MÉTODO PILATES
das Bases Fisiológicas ao
Tratamento das Disfunções

Método Pilates das Bases Fisiológicas ao Tratamento das Difunções

Editores: Joaquim Minuzzo Vega & Rafaela Okano Gimenes

ERRATA

Por motivos independentes de nosso Departamento Editorial, houve um erro gráfico na impressão, listado abaixo. Pedimos desculpas a você, amigo leitor, por este contratempo.

	Pág.	Onde se lê	Leia-se
Folha de rosto	III	Rafaela Okano Gimenes Fisioterapeuta pela Universidade Federal de Londrina (UEL). Especialista em Fisioterapia Aquática. Mestre em Ciências da Reabilitação Neuromotora pela Universidade Bandeirante de São Paulo (Uniban). Doutoranda em Ciências pela Universidade Federal de São Paulo (Unifesp)	Rafaela Okano Gimenes Doutora em Medicina pela Universidade Federal de São Paulo (Unifesp). Mestre em Reabilitação Neuromotora pela Universidade Bandeirante de São Paulo (UNIBAN). Fisioterapia pela Universidade Estadual de Londrina (UEL). Ministrante do Módulo "Método Pilates em Ambiente Aquático" nos Cursos de Pós-Graduação em Fisioterapia Aquática do Hospital Israelita Albert Einstein (HIAE) e Universidade Cidade de São Paulo (UNICID). Formação completa no Método Pilates Clássico - Original Pilates. Formação completa no Método Pilates (autorizado PMA) - Liberty Pilates. Participante de *workshops* com profissionais renomados do Pilates, como Lolita San Miguel, Kathy Corey John Garey e Alice Becker. Formações internacionais nos Métodos Water/Aqua Pilates. Autora de artigos científicos publicados em revistas nacionais e internacionais sobre Fisioterapia.

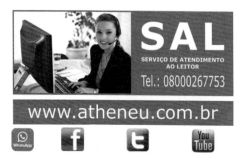

MÉTODO PILATES
das Bases Fisiológicas ao Tratamento das Disfunções

Joaquim Minuzzo Vega
Graduado em Fisioterapia pela Universidade Metodista de Piracicaba (Unimep). Mestre em Fisioterapia pelo Centro Universitário do Triângulo (Unitri). Certificado em Osteopatia pelo Colégio Brasileiro de Osteopatia (CBO). Docente da Academia Brasileira de Fáscias (ABF). Docente do CBO. Treinador do Voll Pilates Group. Terapeuta e Sócio-Proprietário do Espaço UNU, Piracicaba, SP.

Rafaela Okano Gimenes
Fisioterapeuta pela Universidade Federal de Londrina (UEL). Especialista em Fisioterapia Aquática. Mestre em Ciências da Reabilitação Neuromotora pela Universidade Bandeirante de São Paulo (Uniban). Doutoranda em Ciências pela Universidade Federal de São Paulo (Unifesp).

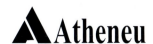

EDITORA ATHENEU

São Paulo	— *Rua Jesuíno Pascoal, 30* *Tel.: (11) 2858-8750* *Fax: (11) 2858-8766* *E-mail: atheneu@atheneu.com.br*
Rio de Janeiro	— *Rua Bambina, 74* *Tel.: (21) 3094-1295* *Fax.: (21) 3094-1284* *E-mail: atheneu@atheneu.com.br*

CAPA: Equipe Atheneu
PRODUÇÃO EDITORIAL: Sandra Regina Santana

CIP-BRASIL. CATALOGAÇÃO NA PUBLICAÇÃO
SINDICATO NACIONAL DOS EDITORES DE LIVROS, RJ

M552
Método pilates : das bases fisiológicas ao tratamento das disfunções / editores
Joaquim Minuzzo Vega, Rafaela Okano Gimenes. - 1. ed. - Rio de Janeiro :
Atheneu, 2019.

Inclui bibliografia
ISBN 978-85-388-0939-5

1. Pilates, Método. 2. Fisioterapia. I. Vega, Joaquim Minuzzo. II. Gimenes, Rafaela
Okano.

18-53692

CDD: 613.7192
CDU: 615.825

Vanessa Mafra Xavier Salgado – Bibliotecária – CRB-7/6644
07/11/2018   12/11/2018

VEGA J. M.; GIMENES R. O.
Método Pilates – das Bases Fisiológicas ao Tratamento das Disfunções

© Direitos reservados à Editora ATHENEU – São Paulo, Rio de Janeiro, 2019.

Colaboradores

Adriana de Almeida Nogueira Costa Rasera
Graduação em Educação Física pela Universidade Estadual Paulista (Unesp). Especialista em Educação Infantil pela Universidade Federal de São Carlos (UFSCar). Mestre em Educação pelo Centro Universitário Moura Lacerda. Formada pelo Método Pilates pela Metacorpus. Formada em Pilates Avançado pela Oficina Zen Pilates. Formada em Pilates Suspenso pela Suspensus Pilates. *Workshop* no True Pilates, Nova York/EUA.

Adriana L. Moreno Camargo
Doutora em Ciências da Saúde – Uroginecologia pela Escola Paulista de Medicina da Universidade Federal de São Paulo (EPM-Unifesp). Mestre em Reabilitação pela EPM-Unifesp. Formação em Pilates-Reab pela Phisiopilates.

Agnes B. de Thomaz
Fisioterapeuta. Pós-Graduada em Dor Cervicotemporomandibular e Dor Crônica. Formação de Pilates Contemporâneo – FisioCiência – Profa. Eliana Coutinho. Formação de Pilates Clássico – Authentic Pilates – Profa. Inelia Garcia.

Alice Becker
Pioneira em Pilates no Brasil. Graduada em Dança pela Universidade Federal da Bahia (UFBA). Mestrado em Dança pela Cal Arts, CA, EUA. Presidente da Physio Pilates. Educadora e licenciada pela Polestar Pilates Brasil. Membro do Comitê de Currículo Internacional da Polestar Pilates. Formações e certificações em Pilates: Long Beach Dance Conditioning – CA, EUA; Polestar Education; Physicalmind Institute; Fletcher Pilates Intensive. Formação e Certificação em Gyrotonic, Gyrokinesis e CoreAlign. Fundadora do Departamento de Pilates no Ambulatório de Dor do Hospital Universitário Prof. Edgard Santos (Hupes-UFBA). Proprietária do Estúdios de Pilates, Salvador/BA. Ministrante em eventos no Brasil, Europa, América do Sul, América do Norte, Ásia e Oceania. Bailarina e Professora de Pilates e Gyrokinesis do Balé Teatro Castro Alves (BTCA), coordenando o Núcleo de Saúde do Bailarino.

Andrea Scarlato
Especialista em Saúde da Mulher pelo Conselho Federal de Fisioterapia e Terapia Ocupacional (Coffito). Supervisora de Estágio em Uroginecofuncional e Obstetrícia do Centro Universitário São Camilo.

Andréia Cristina Ribeiro

Pós-Graduada em Fisioterapia Aplicada à Ortopedia e Lesões do Esporte pela Faculdade Inspirar – SP. Curso de Pilates completo (solo e aparelhos) no Espaço Vida Pilates (Voll Pilates Group). Curso de Treinamento Funcional no Core 360.

Bárbara Cristina Kimura

Graduação em Fisioterapia pela Universidade Estadual Paulista (Unesp) – Campus Presidente Prudente/SP. Pós-Graduação em Fisioterapia Respiratória na Irmandade pela Santa Casa de Misericórdia de São Paulo/SP. Pós-Graduação em Gerontologia pela Universidade Nove de Julho (Uninove) – São Paulo/SP. Curso completo de Mat Pilates e Studio pela Stott Pilates Merrithew Corporation (2011-2012). Curso de Gestão de Estúdios de Pilates. Treinadora do Grupo Voll Pilates. Treinadora do Método Suspensus (Treinamento em Suspensão). Certificada em Acroyoga pelo Acroyoga Brasil (2015). Certificada em Acroyoga pelo Acroyoga International.

Bruno Amoroso Borges

Graduação em Fisioterapia pela Universidade Paulista. Especialista em Fisioterapia Aplicada à Neurologia Adulto pela Universidade Estadual de Campinas (Unicamp). Especialista em Fisioterapia Osteopática pelo Colégio Brasileiro de Estudos Sistêmicos. Mestrado em Fisioterapia pela Universidade Metodista de Piracicaba. Aprimoramento em Reeducação Postural Global, Facilitação Neuromuscular Proprioceptiva, Pilates e Fáscias. Docente da Faculdade de Jaguariúna e do Colégio Brasileiro de Osteopatia. Tem experiência na área de Fisioterapia e Terapia Ocupacional, atuando principalmente em Reabilitação Motora.

Caio Cezar de Lima Maciel

Fisioterapeuta pela Universidade Nove de Julho (Uninove). Mestre em Ciências do Envelhecimento pela Universidade São Judas Tadeu. Formação no Método Pilates em suas linhas contemporânea e clássica. Atua formando novos instrutores no Método Pilates pela empresa Voll Pilates Group, onde atua também como instrutor treinador e tem um curso de sua criação e coordenação: Curso de Pilates para Idosos.

Cristiani Junqueira

Graduação em Educação Física pelo Centro Universitário das Faculdades Associadas de Ensino (Unifae), São João da Boa Vista, SP. Formação e Certificação pela STTOT Pilates, Canadá. Idealizadora da metodologia Liberty Pilates Training, com registro na Pilates Method Alliance (PMA). Especialista no Método Pilates pela Universidade Gama Filho. Certificada pela PMA. Graduanda em Fisioterapia pela Universidade de Itaúna.

Cristina Maria Nunes Cabral

Graduação em Fisioterapia pela Universidade Federal de São Carlos (UFSCar). Mestrado em Fisioterapia pela UFSCar. Doutorado em Ciências pela Universidade de São Paulo (USP). Professora Doutora do Programa de Mestrado e Doutorado em Fisioterapia da Universidade Cidade de São Paulo (Unicid).

Denise Pripas

Graduada em Fisioterapia pela Universidade de São Paulo (USP). Aprimorada em Fisioterapia em Reabilitação de Pessoa Portadora de Doença Física Incapacitante pelo Instituto de Medicina e Reabilitação do Hospital das Clínicas da Faculdade de Medicina da USP. Especialista em Pilates pelo Pilates Postura Funcional. Docente no Curso de Formação no Método Pilates pelo Pilates Postura Funcional.

Eduardo Andrade

Graduação em Educação Física pela Escola Superior de Educação Física de Jundiaí. Especialização em Fisiologia do Exercício pela Universidade Estadual de Campinas (Unicamp). Formação em Treinamento Funcional pelo Core 360 e Mormaii. Formação em Pilates pela Metacorpus. Mestrando pela Universidade Federal de São Paulo (Unifesp) em Adaptações Morfofisiológicas da Visão perante o Exercício Físico.

Eduardo de Latorre Fusatto

Graduação em Fisioterapia pela Universidade Metodista de Piracicaba (Unimep). Especialista em Fisioterapia Desportiva pela Unimep. Mestre em Fisioterapia pela Unimep. Certificado em Osteopatia pelo Colégio Brasileiro de Osteopatia (CBO). Docente do Colégio Brasileiro de Osteopatia (CBO).

Érika Kinosita Jacobucci

Graduação em Educação Física pela Faculdade de Educação Física de Santo André (Fefisa). Graduação em Fisioterapia pelas Faculdades Metropolitanas Unidas (FMU). Pós-graduação *lato sensu* em Método Pilates: Prescrição do Exercício Físico e Saúde. PMA®-CPT. Certificação em Pilates pela Merrithew™, Canadá. Formação em Balé Clássico pela Escola Municipal de Bailado de São Paulo. Sócia-Proprietária da Liberty Pilates Trainning.

Fabio Augusto Facio

Fisioterapeuta pela Universidade Metodista de Piracicaba (Unimep). Mestre em Fisioterapia pela Unimep. Pós-Graduado em Fisioterapia Ortopédica e Traumatológica pela Fundação Hermínio Ometto (Uniararas). Pós-Graduado em Osteopatia pela Faculdade Jaguariúna (FAJ)/Colégio Brasileiro de Osteopatia (CBO). Especialista em Osteopatia pelo Conselho Federal de Fisioterapia e Terapia Ocupacional (Coffito).

Gabriela Zaparoli Belucci

Graduada em Fisioterapia pela Universidade Bandeirante de São Paulo (Uniban). Pós-Graduação em Fisioterapia Neuromusculoesquelética pela Santa Casa de Misericórdia de São Paulo. Trabalha com Pilates e RPG desde 2006. Formação em Osteopatia (a concluir) no IDOT São Paulo.

Gisela Cristiane Miyamoto

Fisioterapeuta pela Universidade Cidade de São Paulo (Unicid). Especialista em Fisioterapia Ortopédica e Desportiva pela Unicid. Mestre em Fisioterapia pela Unicid. Doutoranda em Fisioterapia pela Unicid.

Gustavo Luis Bortolazzo

Fisioterapeuta pela Universidade Metodista de Piracicaba (Unimep). Especialista em Fisioterapia Osteopática pela Universidade Castelo Branco (UCB), RJ. Mestre em Fisioterapia pela Unimep, em 2010. Doutor em Anatomia pela Universidade Estadual de Campinas (Unicamp).

Hugo Pasin Neto

Graduado em Fisioterapia pela Universidade Metodista de Piracicaba (Unimep). Mestrado em Fisioterapia pela Unimep. Doutorado em Ciências da Reabilitação pela Universidade Nove de Julho (Uninove), SP. Diplomado em Osteopatia pelo Colégio Brasileiro de Osteopatia (CBO). Professor da Universidade de Sorocaba (Uniso), Sorocaba, SP. Professor do CBO.

Jacqueline Testa Quilice

Graduação em Fisioterapia pelo Centro Universitário Octávio Bastos (Unifeoeb). Especialista em Fisioterapia Neurofuncional pelo Centro Universitário Claretiano. Formada no Método Pilates pela Metacorpus.

Jones Macagnan

Graduado em Fisioterapia pela Universidade do Vale do Itajaí (Univali). Pós-Graduação em Fisioterapia Ortopédica Traumatológica e Desportiva pela Faculdade Evangélica do Paraná. Mestrado em Educação pela Univali. Doutorando em Ciências Farmacêuticas pela Univali. Formação em Osteopatia pela Escuela de Osteopatía de Madrid. Professor da Univali. Professor do Centro de Ciências Avançadas (CCA). Professor do Colégio Brasileiro de Osteopatia (CBO).

Katherinne Ferro Moura Franco

Fisioterapeuta pela Universidade de Ciências da Saúde de Alagoas (Uncisal). Especialista em Fisioterapia Musculoesquelética pela Irmandade Santa Casa de Misericórdia de São Paulo (ISCMSP). Especialista em Fisioterapia Esportiva pela Sociedade Nacional de Fisioterapia Esportiva (Sonafe). Mestre em Fisioterapia pela Universidade Cidade de São Paulo (Unicid). Doutoranda em Fisioterapia pela Unicid.

Keyner Luiz Martins Pedreira

Especialista em Acupuntura pelo Centro de Estudos de Acupuntura e Terapias Alternativas (Ceata). Especialista em Quiropraxia pelo Instituto Physion. Fisioterapeuta pela Universidade Santa Cecília (Unisanta), atualmente responsável pela equipe de natação. Instrutor/Treinador do Método Pilates no Voll Pilates Group.

Luiz Alfredo Braun Ferreira

Graduado pela Universidade Estadual do Centro-Oeste (Unicentro), Guarapuava, PR. Pós-Graduação em Terapia Manual e Postural pelo Centro Universitário de Maringá (Cesumar). Mestrado em Engenharia Biomédica pela Universidade do Vale do Paraíba (Univap), SP. Doutorado em Ciências da Reabilitação pela Universidade Nove de Julho (Uninove), SP. Professor da Unicentro. Professor da Faculdade Guairacá, Guarapuava, PR.

Marcia Maria Gimenez

Pós-Graduanda do Departamento de Ginecologia pela Escola Paulista de Medicina da Universidade Federal de São Paulo (EPM-Unifesp). Mestre em Ciências na Saúde pela EPM-Unifesp. Especializada em Disfunções dos Músculos do Assoalho Pélvico para Fisioterapeutas pela EPM-Unifesp. Coordenadora da Extensão Universitária e Pesquisa do Centro Universitário São Camilo, São Paulo.

Márcio Tubaldini Sousa

Fisioterapeuta pelo Centro Universitário Claretiano de Batatais. Especialista em Fisioterapia Respiratória pela Universidade Federal de São Paulo (Unifesp). Mestre em Educação Física pela Universidade São Judas Tadeu. Doutorando em Educação Física pela Universidade São Judas Tadeu.

Naiane Teixeira Bastos de Oliveira

Fisioterapeuta pela Faculdade de Ciências Biomédicas de Cacoal (Facimed). Especialista em Fisioterapia Ortopédica e Traumatológica pela Facimed. Especialista em Fisiologia e Prescrição de Exercícios pela Universidade Cidade de São Paulo (Unicid). Mestre em Fisioterapia pela Unicid. Doutoranda em Fisioterapia pela Unicid.

Patricia Lettieri Rossi

Formada em Educação Física pela Universidade Paulista. Pós-Graduada em Administração e Marketing Esportivo. Certificada em Pilates pela Stott Pilates, Madri, Espanha. Certificada pelo PMA (Pilates Method Aliance). Especializada em Pilates Clássico pelo The Classical Syllabus, EUA. Diretora Técnica do Estúdio em São Paulo Elevar-se Método Pilates.

Rafael Kalil Dias Ferraresi

Formado em Fisioterapia pela Universidade Metodista de Piracicaba (Unimep). Formação em Quiropraxia pelo Instituto Brasileiro de Quiropraxia (Ibraqui). Formação Completa no Método Pilates pelo The Pilates Studio® Brasil, com Inélia Garcia. Certificado em Osteopatia pelo Colégio Brasileiro de Osteopatia (CBO). Título de Especialista em Osteopatia pelo Conselho Federal de Fisioterapia e Terapia Ocupacional (Coffito). Membro da Associação dos Osteopatas do Brasil (AOB).

Romeu Rodrigues de Souza

Médico pela Faculdade de Ciências Médicas da Santa Casa de São Paulo. Livre-Docência pela Universidade de São Paulo (USP). Doutor em Anatomia Funcional: Estrutura e Ultraestrutura pelo Instituto de Ciências Biomédicas da USP. Professor Doutor do Curso de Pós-Graduação em Ciências do Envelhecimento da Universidade São Judas Tadeu.

Vanessa Alves

Fisioterapeuta. Pós-Graduada em Fisiologia e Prescrição do Exercício e Especialista em Pilates Clínico. Bailarina clássica formada pela Royal Academy of London, com diversos cursos na área de Pilates. Trabalho com Artes Circenses há 10 anos, com especialização em Acrobacias de Sono (Duo e Grupos) e Lira. Idealizadora da Metodologia Suspensus, AirMae e Ballet en L'air. Professora de Cursos de Formação no Brasil, Argentina, Chile, Uruguai, Estados Unidos e Europa.

Vanessa Mair

Graduação em Fisioterapia pela Universidade Bandeirante de São Paulo (Uniban). Especialização em Fisioterapia Cardiopulmonar pelo Hospital Nossa Senhora de Lourdes. Formação completa no Método Pilates pela Korper Studio. Fisioterapeuta Sênior do Centro de Reabilitação do Hospital Israelita Albert Einstein (HIAE). Docente do Curso de Pós-Graduação em Fisioterapia Cardiopulmonar do HIAE.

Prefácio

Este livro foi feito a muitas mãos, na tentativa de deixar um registro cuidadoso dos conhecimentos acumulados por diversos profissionais que aqui se dispõem a depor sobre este método centenário de movimento: o método Pilates.

Joseph Pilates criou a Contrologia, que passou a ser chamada de Pilates após a sua morte. Em seu livro *Return to Life*, de 1945, ele define: "A Contrologia é a completa coordenação do corpo, da mente e do espírito".

O método de Joseph Pilates vive seu momento de glória em todo o mundo e tem hoje apontados para si todos os holofotes das áreas profissionais da *performance*, do bem-estar e da saúde. Presente em cada esquina das principais capitais brasileiras, infiltra-se pelas cidades menores do litoral e do interior do país, demarcando sua força de superestrela entre os métodos holísticos que, como ele, focam na integração e interação de todos os corpos que nos habitam.

O Pilates cresceu e se desenvolveu no meio da dança. Absorveu desse meio a busca incessante pelo refinamento e aperfeiçoamento do movimento corporal. Sua essência vem sendo transmitida há décadas por grandes mestres da dança e seus pupilos, que em uníssono declaram que, para compreender profundamente o método, é indispensável a prática de seus exercícios com disciplina, dedicação, alma e arte.

Falar sobre Pilates é, portanto, um grande desafio. Escrever sobre esse método brilhante exige apropriação e experiência do movimento vivido com o próprio corpo, ou com o ensino dele no corpo do outro, para finalmente poder traduzi-lo consistentemente em palavras. São necessários anos de prática para que as palavras expressas carreguem sua essência e não sejam uma vã oportunidade de surfar na onda do momento.

Registrar o suor dessas experiências exige paciência e generosidade, na doação de horas de vida ao árduo trabalho de tornar concreto e palpável o que é essencialmente efêmero: o movimento humano.

Esta obra contém resultados de alguns estudos fundamentados nesse método genial. Nela também se resgata um pouco da história de Joseph Pilates, sua filosofia e suas criações, cultuando-se a sua memória para que esta não se perca na aceleração do nosso tempo. Que este resgate aqui eternizado possa contribuir com a preservação do seu presente, que vem sofrendo de um imediatismo avassalador.

Joseph Pilates acreditava que o cultivo diário de seus princípios de organização corporal, por meio da prática dos exercícios de seu método, seria capaz de promover saúde e felicidade para todos e que só era possível nos tornarmos uma sociedade saudável em todos os seus âmbitos praticando disciplinadamente movimentos de qualidade, para obtermos a saúde integral do nosso corpo físico, emocional e espiritual:

"Eu ficaria muito contente de demonstrar meu sistema e minhas invenções para qualquer um interessado. Meu objetivo é oferecer um serviço verdadeiro para a humanidade de um ponto de vista altruísta e filantrópico... Eu faço este apelo para atingir os que se interessam pelo bem-estar futuro da nossa raça, não por lucro. Apelo a estes que ajudem a difundir meu método prático de educação do corpo para o público onde ele será mais benéfico e permitir que vejam e testem por si mesmos minhas invenções produtoras de saúde com o fim da humanidade desfrutar a benção de Deus – saúde e felicidade." (Joseph Pilates/Miller, *Your Health*, 1934.)

Em seu apelo, fica claro o quão definitiva para a continuidade do sucesso de sua obra é a vocação de ensinar.

O Pilates não pode transformar-se num simples filão de mercado com fórmulas mágicas e instantâneas. A ética do Pilates exige disciplina e tempo de maturação do trabalho, primeiro no próprio corpo, para só depois poder transmiti-lo ao outro.

O desafio segue lançado aqui neste livro, por esses praticantes de Pilates que acumulam função de professores ou pesquisadores, na esperança de que o Pilates tenha direito a regozijar-se de seu brilho estelar num futuro ascendente e promissor, libertando-se da sombra da decadência que o ameaça e começa a ferir.

Tornam-se imprescindíveis e urgentes a união e a organização dessas pessoas que transformaram positiva e definitivamente suas vidas a partir do estudo consistente desse método e que assumiram como seus os objetivos e a missão do mestre Joseph Pilates.

Unidos pela qualidade do Pilates!

Alice Becker

Sumário

1. **Neurofisiologia do Controle e Aprendizado Motor: Embasando Fundamentos do Método Pilates, 1**
   Joaquim Minuzzo Vega
   Bruno Amoroso Borges
   Jones Macagnan

2. **Fisiologia Básica, Princípios e Conceitos de Cinemática e Ação das Molas, 17**
   Eduardo de Latorre Fusatto
   Gustavo Luis Bortolazzo

3. **Fáscia e o Conceito de Biotensegridade do Corpo Humano, 33**
   Gustavo Luis Bortolazzo
   Eduardo de Latorre Fusatto

4. **Posturologia Clínica: Descobrindo as Disfunções do Sistema Locomotor, 47**
   Hugo Pasin Neto
   Luiz Alfredo Braun Ferreira
   Jones Macagnan

5. **Joseph Pilates e a Origem da Contrologia, 69**
   Alice Becker

6. **Princípios e Fundamentos do Método Pilates, 113**
   Cristiani Junqueira
   Érika Kinosita Jacobucci

7. *Mat* Pilates: Construindo o *Power House*, 137

Cristiani Junqueira
Érika Kinosita Jacobucci

8. Estúdio de Pilates (Equipamentos), 185

Rafael Kalil Dias Ferraresi
Adriana de Almeida Nogueira Costa Rasera
Jacqueline Testa Quilice

9. Suspensus – Pilates em Suspensão, 217

Vanessa Alves

10. Uso dos Acessórios no Método Pilates, 237

Rafaela Okano Gimenes
Patricia Lettieri Rossi
Agnes B. de Thomaz

11. Evitando Lesões durante a Execução do Método Pilates, 263

Caio Cezar de Lima Maciel
Keyner Luiz Martins Pedreira

12. Aplicação do Método Pilates nas Disfunções do Cíngulo Escapular e Membros Superiores, 281

Katherinne Ferro Moura Franco
Gisela Cristiane Miyamoto
Naiane Teixeira Bastos de Oliveira
Cristina Maria Nunes Cabral

13. Método Pilates nas Disfunções do Cíngulo Pélvico e Membros Inferiores, 401

Joaquim Minuzzo Vega
Bruno Amoroso Borges
Fabio Augusto Facio

14. Aplicação do Método Pilates nas Disfunções da Coluna Vertebral, 451

Gisela Cristiane Miyamoto
Katherinne Ferro Moura Franco
Naiane Teixeira Bastos de Oliveira
Cristina Maria Nunes Cabral

15. O Método Pilates para a Terceira Idade, 639

Caio Cezar de Lima Maciel
Márcio Tubaldini Sousa
Romeu Rodrigues de Souza

16. O Método Pilates para Pediatria, 663

Denise Pripas

17. O Método Pilates para Gestantes, 701

Andrea Scarlato
Marcia Maria Gimenez

18. Pilates nas Disfunções do Assoalho Pélvico, 721

Adriana L. Moreno Camargo

19. Aplicação do Método Pilates para o Paciente Cardiopata, 725

Vanessa Mair

20. Desenvolvimento e Montagem de um Estúdio de Pilates , 737

Gabriela Zaparoli Belucci
Andréia Cristina Ribeiro
Bárbara Cristina Kimura
Eduardo Andrade

Neurofisiologia do Controle e Aprendizado Motor: Embasando Fundamentos do Método Pilates

1 –

Joaquim Minuzzo Vega
Bruno Amoroso Borges
Jones Macagnan

INTRODUÇÃO

Neste capítulo serão abordados os conceitos neurofisiológicos do controle e aprendizado motor, com ênfase na integração sensório-motora para a obtenção da habilidade motora vinculada ao padrão motor, focando os níveis pré-atencional, atencional e subatencional da integração sensório-motora. O objetivo é fundamentar os princípios de conscientização, controle e precisão embutidos na aplicação de exercícios físicos com o método Pilates, para a adequada reprogramação do padrão motor "ideal".

INTEGRAÇÃO SOMATOSSENSORIAL

Durante o desenvolvimento, o equilíbrio (homeostase) é constantemente transitório e nunca pode ser atingido em sua totalidade, uma vez que o próprio crescimento cria continuamente desequilíbrios regionais normais. O simples aumento de volume por proliferação celular já sugere esse estado. Esse processo faz com que outras partes sofram constante adaptação (desenvolvimento), uma vez que funcionam em conjunto para um equilíbrio composto. É esse próprio desequilíbrio que desencadeia os sinais que ativam a inter-relação das respostas histogênicas. O equilíbrio, quando atingido por um momento, desliga os sinais, e a atividade de crescimento regional é interrompida. O processo passa por reciclagens na infância, adolescência e vida adulta (com magnitude variável), até a velhice, com um equilíbrio morfológico variável que responde a condições intrínsecas e externas em constante variação.

A morfogênese funciona constantemente objetivando o equilíbrio arquitetônico entre todas as partes separadas em crescimento. Isso significa que todas as diferentes partes se reúnem em um todo funcional, em que cada parte complementa as outras e todas crescem e funcionam em conjunto.

Um exemplo é que o músculo, à medida que continua a se desenvolver em massa e função, aumenta a tração/tensão no osso ao qual está inserido, modificando seu padrão mecânico. Contudo, esse desequilíbrio envia um sinal para os tecidos osteogênicos, condrogênicos, neurogênicos e fibrogênicos, que respondem imediatamente, e todo o conjunto ósseo, com seu tecido conjuntivo, suprimento vascular e inervação, desenvolve-se (sofre remodelação) para funcionar continuamente, buscando a homeostasia.

É importante compreender como esse processo de diferenciação morfogênica e histogênica progressivamente acontece. Assim, o profissional pode seletivamente aumentar os sinais de ativação intrínseca do próprio organismo, usando processos controlados para estimular o processo de remodelação no sentido de atingir o objetivo terapêutico desejado. Para tanto, é importante compreendermos como isso é possível e de que maneira o corpo humano se desenvolve no sentido de gerar sistemas de integração. Sendo assim, uma consulta à Embriologia é fundamental.

FORMAÇÃO DO DISCO EMBRIONÁRIO TRIDÉRMICO (GÁSTRULA)

A terceira semana de desenvolvimento se caracteriza pela formação da superfície do ectoblasto (Figura 1.1), que está voltada para a cavidade amniótica da linha primitiva. As células da capa ectoblástica se deslocam para a superfície do disco, em direção à linha primitiva. Ali se invaginam, formando um sulco e voltam a se direcionar lateralmente, entre o ectoblasto e o endoblasto, para formar o mesoblasto.

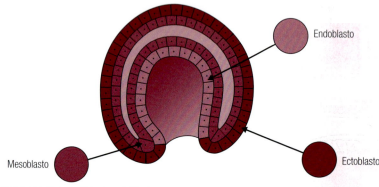

Figura 1.1. Formação da superfície do ectoblasto.

DIFERENCIAÇÃO DOS FOLHETOS E DETERMINAÇÃO DO EMBRIÃO

Da quarta até a oitava semana, cada um dos três folhetos dará origem a certo número de tecidos específicos e de órgãos. Durante esse período, o embrião muda consideravelmente, e as principais formas externas do corpo se colocam perceptíveis.

Mesoblasto

O mesoblasto é dividido em três partes.

Mesoblasto paraxial: é formado pela proliferação de células limítrofes do mesoblasto com a linha média. Até o final da terceira semana de gestação, o mesoblasto paraxial se segmenta para formar os somitos (42 a 44 pares que vão surgindo em direção craniocaudal). Com esse arranjo, vão formar o esclerótomo dos futuros níveis vertebrais a partir de células com grande poder de diferenciação (tecido conjuntivo jovem), que podem se transformar em fibroblastos, condroblastos ou osteoblastos.

Os somitos, depois que o esclerótomo migra distalmente, vai formar o que se chama inicialmente de dermomiótomo. Da face interna, se projetará o miótomo, responsável pelo fornecimento de células neurais para a formação das vias motoras (eferentes) do segmento metamérico correspondente. As células restantes darão origem ao derma e tecido subcutâneo.

Mesoblasto intermediário: desse segmento, vão formar-se os nefrotomas e também os demais componentes do sistema excretor.

Lâminas laterais do mesoblasto: essas lâminas se diferenciam em somatopleura, que recobre as paredes laterais e ventrais do embrião, e esplancnopleura, que envolve o endoblasto para ajudar a formar as paredes dos órgãos do sistema digestório. Essas células também vão formar o coração e os vasos sanguíneos e suas relações placentárias.

Ectoblasto

No começo da terceira semana, uma vez formada a notocorda (Figura 1.2), o disco ectoblástico dará origem ao sistema nervoso central (SNC) – formação da placa neural. Na sequência, essas placas neurais se elevam, formando as cristas neurais. Estas, por sua vez, vão se aproximando uma da outra e do sulco central, até que formam o tubo neural. Nesta fase, o sistema nervoso é formado por uma porção cilíndrica estreita, o cordão medular e uma porção cefálica mais larga e, além desses, as vesículas primitivas cerebrais, de onde surgirão as vesículas ótica e óptica.

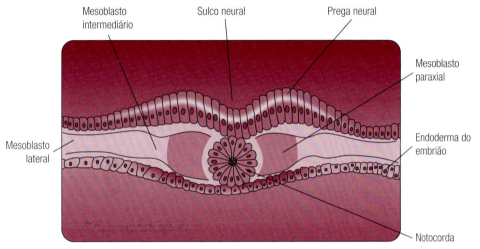

Figura 1.2. Corte transversal do disco embrionário trilaminar mostrando a diferenciação do mesoblasto (mesoderma) intraembrionário e a formação da notocorda.

Em resumo, o ectoblasto se divide em duas grandes porções:
- Uma parte será envolvida pelo mesoblasto para formar o sistema nervoso com as respectivas expansões ao mesoblasto e ao endoblasto;
- Outra parte recobre o mesoblasto para formar a epiderme.

Em geral, o ectoblasto forma: SNC e sistema nervoso periférico (SNP), epitélio sensorial dos órgãos dos sentidos, epiderme e seus anexos (pelos, unhas, glândulas sebáceas, glândulas sudoríparas), glândula hipófise e esmalte dos dentes.

De forma sucinta, pode-se dizer que o embrião é inicialmente formado por três folhetos superpostos, depois cresce e se desenvolve de maneira contínua. Esse crescimento vem acompanhado de uma espécie de enrolamento do embrião, tanto cranial quanto caudalmente, além de lateralmente. Cada um desses elementos terá função importantíssima na constituição e principalmente nas relações anatômicas (funcionais e/ou disfuncionais) do indivíduo. A partir do momento de encontro do óvulo com o espermatozoide, o ovo fecundado tem um movimento contínuo, ininterrupto, até formar um novo ser de perfeição extraordinária.

Cada folheto se une e se associa, para se interpenetrar com o vizinho, fazendo crescer e desenvolver as diferentes partes do corpo humano, de forma contínua e com uma inteligência extraordinária. Com efeito, a partir de um mesmo tecido de base, as células que o constituem devem diferenciar-se para criar osso, músculo, fáscia, pele, nervo, fígado, baço, entre outros. Esse crescimento transcorre no ritmo de uma pulsação enérgica, que é o ritmo natural de um organismo em desenvolvimento. Esse ritmo que imprime a vida desde a fecundação nunca cessará, até a morte. É por esse ritmo que o corpo cresce, move e se desenvolve, estando apto a cumprir suas exigências fisiológicas. Segundo Paoletti (2004), esse ritmo é derivado de uma memória embriológica. Isso permitirá ao corpo adaptar-se às flutuações das condições externas considerando a estabilidade do meio interno, a fim de manter o equilíbrio e a saúde.

A seguir, vamos descrever os processos de integração somatossensorial. Para isso, devemos compreender como nosso corpo capta as informações e os estímulos ao nosso redor e, consequentemente, o caminho dessas informações até o córtex cerebral especializado. Os receptores sensitivos descritos a seguir são resultado do desenvolvimento ectodérmico descrito acima.

CARACTERÍSTICAS GERAIS DOS RECEPTORES SENSITIVOS

Existem três tipos principais de receptores sensitivos: neuroepitelial, epitelial e neuronal:

- Neuroepitelial: é formado por um neurônio com um corpo celular situado próximo a uma superfície sensitiva e um axônio que transmite sinais sensitivos para o SNC para fazer sinapse com um neurônio de segunda ordem. Por exemplo: neurônio sensitivo do epitélio olfatório;
- Epitelial: célula modificada a partir de um epitélio sensitivo não nervoso, sendo esse inervado por um neurônio com um corpo celular posicionado próximo ao SNC. Por exemplo: células de Merkel da epiderme, receptores auditivos e botões gustatórios;
- Neuronal: neurônio sensitivo primário que tem corpo celular neuronal em um gânglio cranioespinhal e um axônio periférico que termina em um terminal sensitivo. Todos os sensores cutâneos e proprioceptores são desse tipo: seus terminais sensitivos podem ser encapsulados ou ligados a estruturas mesodérmicas ou ectodérmicas especiais para formar uma parte do aparelho sensitivo.

O estímulo no receptor é transduzido em uma alteração graduada de potencial elétrico na superfície do receptor (potencial de receptor), e isso inicia um potencial de ação "tudo ou nada", que é transmitido ao SNC.

As respostas quantitativas das terminações sensitivas aos estímulos variam muito e aumentam a flexibilidade do desenho funcional dos sistemas sensitivos. As respostas desses sensores podem ser de excitação ou de inibição. Prova disso é que mesmo sensores não estimulados mostram graus variados de atividade espontânea para promover ajustes eferentes dependendo do estímulo (proveniência ou intensidade). Em todos os receptores estudados há uma explosão inicial (chamada de fase dinâmica), seguida por uma adaptação gradual ao nível constante (fase estática). Uma ou outra fase pode predominar dependendo do tipo de sensor e do tipo de fibra que predomina na sua composição: terminações de adaptação rápida (taxa inicial do estímulo) ou de adaptação lenta (amplitude constante de um estímulo – sentido de posição).

CLASSIFICAÇÃO FUNCIONAL DOS RECEPTORES

Os receptores podem ser classificados pelas modalidades às quais são sensíveis:

- Mecanorreceptores (sensíveis à deformação): tato, pressão, ondas sonoras etc.;
- Quimiorreceptores;
- Fotorreceptores;
- Termorreceptores;
- Polimodais (nociceptores): respondem a mais de uma modalidade e têm limiares altos que respondem a estímulos lesivos associados com irritação ou dor.

Podem ser classificados, pela sua distribuição, em:
- Exteroceptores;
- Proprioceptores;
- Interoceptores.

Os dois primeiros são componentes do sistema aferente somático. Já os interoceptores são receptores das vias aferentes viscerais.

Exteroceptores: respondem a estímulos externos e são encontrados na superfície do corpo ou imediações. São subdivididos em órgãos dos sentidos gerais (terminações nervosas livres e encapsuladas na pele e junto aos pelos) e órgãos dos sentidos especiais (olfatórios, visuais, acústicos, vestibulares e gustatórios).

Proprioceptores: respondem preferentemente por estímulos do aparelho locomotor. Por essa razão, detectam movimento, esforços mecânicos e posição corporal. Incluem os corpúsculos de Pacini, os fusos neuromusculares (FNMs) e os órgãos tendinosos de Golgi (OTGs). São estimulados pela contração dos músculos, pelos movimentos das articulações e pelas mudanças na posição do corpo, ou seja, são essenciais para a coordenação dos músculos, a graduação da força da contração muscular e a manutenção do equilíbrio.

Interoceptores: são encontrados na parede das vísceras, glândulas e vasos. Incluem quimiorreceptores vasculares (glomo carótico), barorreceptores (regulação do fluxo e pressão sanguíneos e controle da respiração).

Desses, nos interessam principalmente as terminações encapsuladas como OTGs, FNMs e receptores articulares (Figura 1.3). Em comum, essas estruturas compartilham o fato de que cada terminal axônico é encapsulado por células não excitáveis.

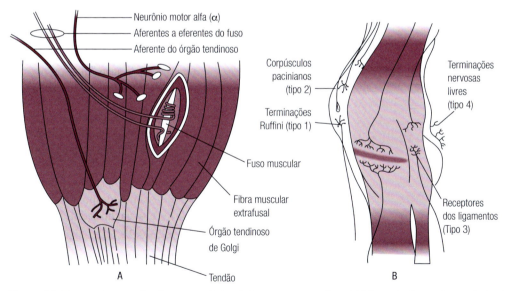

Figura 1.3. Representa as terminações encapsuladas. A. Fusos neuromusculares (FNM) e os órgãos tendinosos de Golgi (OTG) B. Receptores articulares tipo I, II, III e IV.

Órgãos **tendinosos de Golgi (OTGs):** normalmente encontrados na proximidade de junções musculotendinosas, onde cada terminal do OTG está estreitamente relacionado a um grupo de fibras musculares (cerca de 20) que se inserem no tendão. Esses órgãos são ativados pelo estiramento passivo do tendão, mas são muito mais sensíveis à contração ativa do músculo. São fundamentais para completar a informação que chega aos FNMs. Suas respostas são de adaptação lenta e eles sinalizam tensão sustentada.

Fusos neuromusculares (FNMs): esses órgãos recebem dois tipos de inervação sensitiva pelas terminações não mielinizadas de grandes axônios mielinizados:

- Primárias ou anuloespirais: são as terminações de grandes fibras sensitivas (do tipo 1a), responsáveis por grande parte da inervação das fibras intrafusais;
- Secundárias ou em ramalhete: são limitadas às fibras de cadeia nuclear e são os terminais ramificados de aferentes mielinizados com menor calibre (grupo II). Estão localizadas junto ao sarcolema. Em síntese, as terminações primárias são de adaptação rápida, enquanto as terminações secundárias têm uma resposta regular, de adaptação lenta ao estiramento estático. Há três tipos de terminações neurais no FNM. Dois são de eferentes fusomotores γ finos e mielinizados, e outro é de colaterais eferentes mielinizados β de axônios que suprem fibras musculares extrafusais de contração lenta.

Os FNMs sinalizam o comprimento do músculo extrafusal tanto em repouso quanto durante toda a contração e relaxamento, a velocidade de sua contração e alterações na velocidade.

RECEPTORES ARTICULARES

Estão posicionados nas adjacências das cápsulas articulares e proveem informação sobre a posição, movimentos e esforços que estão atuando sobre as articulações. Estudos recentes demonstraram pelo menos quatro tipos de receptor, bastante variados quando comparados uns aos outros. Três são terminações encapsuladas, e o quarto é uma arborização terminal livre.

Terminações tipo I: são corpúsculos encapsulados do tipo mecanorreceptor de adaptação lenta. Localizam-se na camada superficial das cápsulas fibrosas das articulações e são inervados por axônios aferentes mielinizados. Como são de adaptação lenta, fornecem percepção da posição e movimento das articulações. São muito comuns nas articulações nas quais o sentido estático de posição é necessário para o controle da postura (joelho e quadril, por exemplo).

Terminações tipo II: são receptores lamelados. São mecanorreceptores de adaptação rápida, de baixo limiar, sensíveis a alterações de movimento e pressão e respondem a movimento articular e tensões transitórias da cápsula articular. São supridas por axônios aferentes mielinizados, mas provavelmente não estão envolvidas na percepção consciente da sensibilidade articular.

Terminações tipo III: são idênticas ao OTG em estrutura e função. Ocorrem nos ligamentos articulares, mas não nas cápsulas. São receptores de limiar alto e de adaptação lenta, e servem para evitar tensões excessivas nas articulações, por promover inibição reflexa dos músculos adjacentes. São inervadas por axônios aferentes mielinizados.

Terminações tipo IV: são terminações nervosas livres de axônios mielinizados e não mielinizados que se ramificam nas cápsulas articulares, nos corpos adiposos adjacentes e em torno dos vasos sanguíneos da membrana sinovial. São receptores de limiar alto, de adaptação lenta e respondem a movimentos excessivos, dando base para a sensação de dor articular.

O sistema postural é extremamente complexo e intervém de forma permanente no ato de levantar-se, sentar-se, manter-se em pé, manter-se sentado, se opor a forças externas, assim como, igualmente, no movimento, pois ele o prepara, contribui para seu início, guia-o, equilibra-o, reforça-o e serve-lhe de apoio. Esse sistema ajuda o trabalho das fibras fásicas durante o esforço, ação determinada por fibras vermelhas – tônicas. A manutenção do estado de equilíbrio, que não é estático, se traduz na conjugação de um conjunto de micromovimentos. As diferentes cadeias fasciais e musculares se adaptam de maneira permanente, adaptando seu tônus para permitir a esse pêndulo invertido suspenso pelos pés manter sua posição vertical com o máximo de economia de energia. Esses músculos são controlados pelo centro integrador do sistema tônico-postural na área de associação somatossensorial no lobo parietal, onde a orelha interna tem ação determinante, já que é responsável por receber, analisar e gerar ações tanto excitatórias quanto inibitórias para manter a posição e a postura corporal. Funciona como um acelerômetro, ou seja, detecta o mecanismo de aceleração e desaceleração dos movimentos da cabeça. Isso garante a focalização de uma imagem mesmo com a cabeça em movimento, bem como instrui os mecanismos de controle do tônus e da postura sobre quais e em que intensidade deve haver contração muscular (cerebelo, por exemplo). Para isso, dois "informantes" são determinantes, já que geram os referenciais mais importantes de informação: os OLHOS (capazes de analisar as distâncias horizontais e verticais e também de nos situar no espaço-tempo estruturado que nos envolve) e os PÉS (apoio podal – referência fundamental da luta antigravitacional). Quando não há movimento corporal, existe diminuição da atividade da orelha interna e aumento da ação dos pés e dos olhos na geração de estímulos para a área de associação somatossensorial. Nesse momento, olhos e pés associam exterocepção e propriocepção. São ao mesmo tempo sensores internos e externos, mas não são os únicos; a pele, os músculos e as articulações obviamente contribuem absolutamente. Outros locais de *input* para a equilibração do sistema são o aparelho estomatognático e a região do complexo occipital-atlas-áxis.

Quando as informações vindas dos captores são assimétricas ou patológicas, fazem com que o centro integrador determine ações adaptativas compensatórias, que podem ser temporárias ou tornarem-se permanentes, dependendo da origem ou estado do corpo. Isso causa alterações em todo o conjunto do sistema de controle, e a adaptação pode se tornar a forma com que aquele corpo age ou se comporta, ou seja, a dor aparece.

As sensações somáticas correspondem aos mecanismos neurais responsáveis pela aquisição de informações sensoriais do que se passa em todo o corpo. Essas formas de sensação, por serem gerais, contrastam com os chamados sentidos especiais (visão, audição, olfato, paladar e do equilíbrio).

Classificação das sensações somáticas:

1. Sensações somáticas mecanorreceptivas: são aquelas do tato (pressão, vibração e cócegas) e da posição do corpo (posição estática e velocidade dos movimentos), cujo estímulo é o deslocamento mecânico de algum tecido do corpo;
2. Sensações termorreceptivas: frio e calor;
3. Sensação da dor: lesões.

As sensações somáticas também podem ser classificadas como:

- *Sensações exteroceptivas*: provenientes da superfície do corpo;
- *Sensações proprioceptivas*: relacionadas com o estado físico do corpo, incluindo as sensações de posição, sensações provenientes dos tendões e dos músculos, sensações da pressão na planta dos pés e até mesmo a sensação de equilíbrio (que é frequentemente considerada como um sentido especial, e não como uma modalidade sensorial somática);
- Sensações viscerais: sensações provenientes de órgãos internos.

VIAS SENSORIAIS PARA A TRANSMISSÃO DOS SINAIS SOMÁTICOS ATÉ O SISTEMA NERVOSO CENTRAL

Quase todas as informações sensoriais dos segmentos somáticos do corpo entram na medula espinhal pelas raízes dorsais dos nervos espinhais. Desde esse ponto até o encéfalo deverão uma de duas vias possíveis que vão conectar-se novamente ao nível do tálamo:

1. Sistema da coluna dorsal – lemnisco medial: fibras mais calibrosas, que, por sua vez, são mais rápidas (30 a 110 m/s). Essas fibras são extremamente organizadas na sua distribuição em relação a sua origem, ou seja, informações que devem chegar ao encéfalo rapidamente e com fidelidade temporal e espacial utilizam essa via. Sensações mecanorreceptivas são, principalmente: sensações táteis que requerem alto grau de localização do

estímulo, sensações táteis que requerem a transmissão de graduações finas de intensidade, sensibilidades vibratórias, sensações que sinalizam movimento contra a pele, sensações de posição das articulações;

2. Sistema anterolateral: fibras menos calibrosas, que são um pouco mais lentas (de alguns metros até 40 m/s). Essa via não tem a mesma organização, velocidade e precisão do sistema da coluna dorsal-lemnisco lateral, mas tem a capacidade de transmitir um amplo espectro de modalidades sensoriais: dor, calor, frio e sensações táteis não discriminativas grosseiras, cócegas, tato e pressão grosseiros.

Parte significativa do controle motor do corpo humano é condicionada a respostas dos sinais somatossensoriais recebidos nas áreas 1, 2, 3, 5 e 7 de Brodmann e direcionada para as áreas motoras localizadas no lobo frontal (4, 6 e 8, mais especificamente). As áreas motoras são munidas de informações sobre as posições e os movimentos das diferentes partes do corpo a cada instante.

Na parte anterior do lobo parietal, estão localizadas as áreas somatossensoriais I e II. Dessas, a chamada área I é bem mais ampla, conhecida e descrita. Já a área II, menor, ainda carece de estudos mais profundos para que suas tarefas no processamento e integração entre aferências e eferências sensório-motoras sejam elucidadas. A área somatossensorial I está localizada imediatamente atrás do sulco central no giro pós-central. Ali encontramos uma representação do corpo de acordo com a quantidade de sensores neurais disponíveis para captar estímulos. Todas as áreas do corpo estão representadas na área somatossensorial I, mas merece destaque o espaço ocupado pelos lábios, pelos polegares, pelo restante da face e pelas mãos. Outro detalhe fundamental é que cada lado do córtex recebe informações sensoriais vindas do lado oposto do corpo. Atribuem-se à área somatossensorial as seguintes funções:

- Localização das diferentes sensações em diferentes partes do corpo. A pessoa pode localizar essas sensações de modo grosseiro (área somatossensorial II) como em uma das mãos ou nas pernas. Essa descrição imprecisa deixa apenas uma certeza: o tronco cerebral, o tálamo e algumas outras regiões do córtex cerebral têm participação em algum grau no processo de localização da sensação;
- Análise de diferentes graus de pressão em qualquer ponto do corpo;
- Capacidade de avaliar o peso dos objetos;
- Esterognosia (capacidade de avaliar o contorno e as formas dos objetos).
- Avaliação da textura dos materiais (depende de movimentos suaves de deslizamento dos dedos sobre a superfície do objeto).

Para completar a análise sensorial, existe mais uma estação de análise: a área de associação somatossensorial. Essa área corresponde as áreas 5 e 7 de Brodmann, localizadas no córtex parietal. Essa área está envolvida em dar significado e interpretar os significados da informação somatossensorial. Faz isso combinando informações provenientes da área somatossensorial I, dos núcleos ventrobasais do tálamo, bem como de outros núcleos desse órgão, do córtex visual e do córtex auditivo.

Sensação de posição (proprioceptivas):

- Sensação de posição estática: percepção consciente da orientação das diferentes partes do corpo relacionadas entre si;
- Sensação da velocidade do movimento (propriocepção dinâmica): cinestesia.

Os receptores para esse tipo de sensação, tanto estática quanto dinâmica, dependem do conhecimento dos graus de angulação de todas as articulações, em todos os planos, e de suas velocidades de variação. Para tal empreitada, múltiplos tipos diferentes de receptores auxiliam na determinação da variação das angulações, e sempre são utilizados em conjunto para determinar a sensação de posição. São usados receptores táteis superficiais, cutâneos, comum nos dedos, e também receptores profundos, mais comuns nas grandes articulações, em grau de relevância para gerar informações. Entre os receptores mais importantes, estão os FNMs. Quando o ângulo da articulação está variando, alguns músculos são estirados, enquanto outros sofrem ação oposta ou não sofrem ação alguma, e a informação sobre a intensidade da ativação ou não das fibras musculares é detectada pelos FNMs. Essa informação é transmitida constantemente ao sistema computacional da medula espinhal e das regiões superiores do sistema da coluna dorsal, para a decifração das angulações articulares. Vale ressaltar que não apenas a informação sobre o comprimento das fibras contráteis dos FNMs é levada em consideração, mas a velocidade em que a mudança no comprimento das fibras ocorre. Nas amplitudes máximas, além da informação dos FNMs, a informação gerada pelo estiramento dos ligamentos e das cápsulas é um fator adicional importantíssimo. Nessas estruturas são ativados os corpúsculos de Pacini, as terminações de Ruffini e receptores similares aos OTGs encontrados nos tendões.

O DESENVOLVIMENTO MOTOR

O desenvolvimento motor pode ser definido, de acordo com Gallahue (2000), como a "mudança nas capacidades motoras de um indivíduo que são desencadeadas através da interação desse indivíduo com seu ambiente e com a tarefa praticada por ele".

A habilidade motora para realizar essas tarefas deve atingir um patamar com máxima certeza e mínimo de esforço e tempo. Para isso, é necessária a prática para que as habilidades se tornem organizadas e coordenadas de forma a alcançarem objetivos predeterminados com máxima certeza e mínimo esforço.

Segundo Gallahue e Ozmun (2003), nosso desenvolvimento motor ocorre por fases (Figura 1.4), para que utilizemos nas nossas práticas na vida diária, de recreação e competitivas. São elas:

- Fase motora reflexiva: ocorrem codificação de informações (até 4 meses de idade) e estágio de decodificação (4 meses a 1 ano);
- Fase motora rudimentar: estágios de inibição de reflexos (até 1 ano) e de pré-controle (um a dois anos após o nascimento);
- Fase motora fundamental: estágios inicial (2 a 3 anos), elementar (4 a 5 anos) e de maturação (6 a 7 anos);
- Fase motora especializada: estágios transitório (7 a 10 anos), de aplicação (11 a 13 anos) e de utilização permanente (14 anos e acima).

A partir do desenvolvimento de uma criança até sua fase adulta, os movimentos serão aprimorados até que cheguem à sua forma automática. Inicialmente, ocorrem movimentos considerados rudimentares, até por volta dos 2 anos. Possuem uma sequência de aparecimento de forma consistente, dependente do ambiente e do indivíduo. A sequência inicia-se com a estabilização em todas as posturas possíveis, primeiro no controle cefálico, depois no sentar e finalmente na postura em pé, passando pelos quatro apoios, ajoelhado e semiajoelhado. Outro processo de movimento rudimentar é a locomoção, que inicialmente ocorre com o rastejar, engatinhar até a aquisição da marcha. E, finalmente, a manipulação, na qual a criança desenvolve o alcance, preensões e capacidade de soltar um objeto.

Conforme a criança se desenvolve, os movimentos tornam-se mais aprimorados, sendo classificados como fundamentais e desenvolvendo mais sua estabilização por meio do equilíbrio estático (como um apoio unipodal), estabilização axial (como um rolamento) e equilíbrio dinâmico (como marcha mais aprimorada). A partir disso, a locomoção torna-se mais hábil, possibilitando à criança correr e saltar, assim como o desenvolvimento manual como quicar, arremessar, receber, chutar.

Passando por essas fases, os movimentos tornam-se especializados, ou seja, um refinamento e acoplamento dos movimentos fundamentais resultando em novos padrões motores, sempre mais complexos.

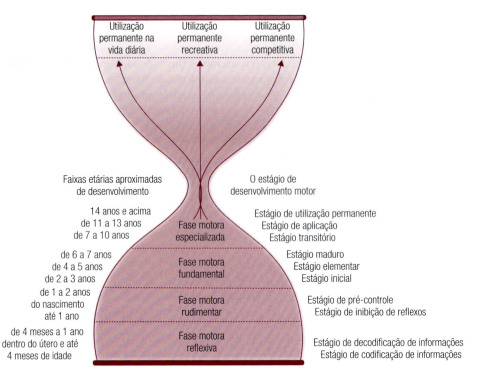

Figura 1.4. Representação das faixas etárias e seus respectivos estágios durante o desenvolvimento motor.

Porém, o comportamento motor ao longo da vida não se aprimora cada vez mais, e sim há um declínio do desempenho com o avançar da idade. Tudo isso depende de diversos fatores. Antigamente, acreditava-se que todo esse processo do comportamento motor ocorria no SNC. Todavia, outros sistemas também influenciam o desenvolvimento motor, tais como o sistema musculoesquelético e o cardiorrespiratório. É preciso entender também que o ambiente e fatores pessoais e emocionais também podem gerar tal influência.

Durante o processo do envelhecimento, os movimentos tornam-se mais lentos, por exemplo. E é provável que isso ocorra devido ao processo de envelhecimento cortical, no qual a circuitaria neuronal é reduzida e pode influenciar alguns padrões motores. Portanto, ocorreria um declínio global e uniforme de desempenho em tarefas sensório-motoras. Por outro lado, a perda funcional não ocorreria para funções que continuam a ser praticadas durante o envelhecimento. Essa perda poderia ser atribuída ao desuso.

Mas por que estudar desenvolvimento motor em um livro sobre Pilates? Deficiências motoras, seja por questões de eventos neurológicos, disfunções musculares ou pelo processo de envelhecimento, podem afetar a independência funcional. Quando isso ocorre, o padrão natural do desenvolvimento motor é um guia muito útil para recuperar tal independência, seja ela parcial ou total. Compreender como se consegue aquisição de uma habilidade pode ser útil para os tipos de prática, ou seja, entender como se consegue controlar uma postura, uma transição ou manipulação de objetos deve ser o foco para uma meta terapêutica para cada indivíduo, por exemplo, que pratica Pilates.

Além disso, compreender o que acontece com os indivíduos após o diagnóstico de doenças é importante para os profissionais da área de saúde. Para isso, visando esclarecer sobre as consequências de uma doença, em 1976 a Organização Mundial da Saúde (OMS) publicou e aprimorou a Classificação Internacional de Funcionalidade, Incapacidade e Saúde (CIF). A CIF é uma ferramenta que descreve a condição de saúde de um indivíduo e como isso vai repercutir nas suas atividades de vida diária. Quando há uma doença, deficiências serão encontradas de acordo com a extensão e a localização da lesão. Por exemplo, um indivíduo hemiplégico apresentará espasticidade devida a uma lesão encontrada no sistema piramidal. Além das deficiências, as atividades funcionais também serão repercutidas, como a marcha e a manipulação de objetos, que poderia afetar a alimentação, por exemplo, devido às deficiências. Outro ponto importante são as atividades de participação que podem ser afetadas, como atividades de lazer e profissional. Toda essa relação é influenciada tanto pelos fatores ambientais (local onde o indivíduo desempenha a tarefa) como pelos fatores pessoais (Figura 1.5). Em suma, uma doença ou uma condição patológica repercutirá em deficiências que limitarão funcionalmente, sendo influenciada pelo ambiente e fatores pessoais.

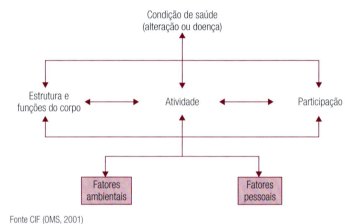

Fonte CIF (OMS, 2001)

Figura 1.5. Interações entre os componentes da Classificação Internacional de Funcionalidade, Incapacidade e Saúde (CIF).

APRENDIZAGEM MOTORA

Todo o nosso repertório motor tem origem em duas fontes:
- **Filogenética:** ligações automáticas entre estímulos ambientais e respostas motoras, presentes desde o desenvolvimento embrionário. Independe da prática (reflexos);
- **Ontogenética:** adquiridas somente a partir de experiências práticas do indivíduo em interação com o ambiente (aprendizagem); desempenhadas rudimentarmente e progressivamente refinadas por meio da prática sistemática.

O aprendizado motor depende de alterações persistentes e de longa duração das conexões sinápticas. Isso torna as habilidades motoras mais eficientes e relativamente permanentes. Para que isso ocorra, depende da repetição e dos estímulos adequados. Um violonista terá grande habilidade se realizar as tarefas de forma repetitiva.

No início, toda tarefa é sempre mais difícil. O instrumentista pressionará as cordas de violão com maior intensidade e necessitará de vários estímulos como o visual para ver se todos os dedos estão no posicionamento correto. Nem sempre as cifras ou os solos sairão como planejado, ou seja, os erros são frequentes no início. A prática no início despende mais energia, os dedos doem e o som que emana do violão não é o esperado. Essa fase é denominada aprendizagem cognitiva. Para aprender a tocar violão, o aprendiz olha para o mestre: onde ele posiciona os dedos, como seus membros superiores se posicionam, como o som das cordas ocorre, como a mão que toca as cordas se movimenta; no entanto, a execução não é precisa e algumas vezes não é bem-sucedida. Por meio de técnicas de neuroimagem, é possível identificar grandes e difusas áreas do encéfalo sendo ativadas.

Conforme os dias passam, se o violonista persistir no treinamento, sua *performance* vai melhorar de forma significativa. As cifras serão mais límpidas e os erros serão gradativamente diminuídos. Isso envolve a capacidade de detectar os erros e corrigi-los. Se as cifras não saem harmônicas, o instrumentista identifica os erros e os corrige. Essa fase é chamada de associativa, na qual há um refinamento da *performance*. Nesse processo, o indivíduo, se insistir no erro, aprende de forma inadequada, ou seja, ele não deve repetir por repetir, e sim refletir sobre seus erros e refinar seus movimentos. Como sempre, a prática adequada faz com que o acerto apareça.

Se o violonista insistir na sua prática, minimizando os erros, depois de um tempo, ele não precisará mais olhar para a barra o braço do violão para posicionar de forma correta seus dedos. A troca das cifras ou notas durante um solo ocorrerá de forma mais fluida, mais precisa, no tempo correto. A execução motora se tornará independente da atenção. Essa fase é chamada de aprendizagem automática. É nesse processo que o instrumentista pode desempenhar outras ações em conjunto ao tocar o violão, como cantar. Quando finalmente a tarefa foi aprendida, apenas pequenas áreas distintas do encéfalo mostram atividade aumentada durante a tarefa.

Portanto, o controle motor passa por uma sequência de atividades de processamento de informações, que vai desde a captura dos receptores sensoriais até a própria efetivação da habilidade motora a ser produzida. Na Figura 1.6, apresentamos um modelo de integração sensório-motora que representa o fluxo de informações entre seus diferentes componentes: nível pré-atencional, nível atencional e nível subatencional.

Em meio a essas etapas, estão a codificação dos sinais ambientais (interno e externo ao organismo) pelo sistema sensorial (nível pré-atencional), o processamento de informações por meio dos centros superiores (nível atencional) e, por fim, a coordenação entre a grande gama de unidades de controle, que se incumbirá de estimular as unidades motoras de forma organizada (nível subatencional).

Perceba que no modelo acima (Figura 1.6), existem dois caminhos que podem ser traçados para a execução de uma tarefa motora (processamento de *feedback*). Em um, a realização do movimento produz alterações ambientais (externas e internas) que podem ser percebidas (siste-

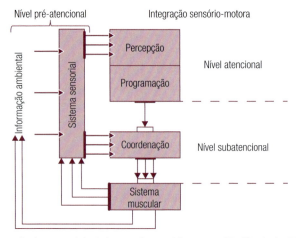

Figura 1.6. Representação de um modelo de integração sensório-motora. Modificada de: Teixeira (2006).

ma sensorial) pelo indivíduo de forma atencional (conscientização). Essas informações advindas de uma ação motora podem, então, ser quantificadas, analisadas e interpretadas pelo indivíduo executor, ou até mesmo por quem tenha acesso sensorial a elas (fisioterapeuta). Sendo assim, a orientação do fisioterapeuta será um *feedback* ambiental para que, de maneira atencional, o indivíduo regule a sua tarefa motora especificada (controle e precisão).

Já um segundo caminho pode ser observado em nível subatencional, no qual ocorre uma conexão direta entre o sistema sensorial e os mecanismos de coordenação motora responsáveis pela ativação do sistema muscular. Nesse caminho, percebemos que existe um desvio das funções superiores do SNC, relacionadas ao controle voluntário e consciente de uma ação motora. Portanto, torna-se claro que existe uma ligação de baixa latência entre a informação gerada pela realização dos movimentos motores e sua utilização para regular os próprios movimentos que serviram como fonte de novas informações. Assim, nesse processo, os movimentos serão de maneira automatizada.

Inicialmente as funções de processamento motor que são executadas de maneira consciente e atencional vão sendo progressivamente automatizadas e assumidas pelo nível subatencional de controle motor, para liberar recursos para outras tarefas motoras. Isso significa que fatores como dor, fraqueza muscular, má postura, espasmo muscular, estiramento muscular, contenção fascial e exercícios físicos mal elaborados podem desprogramar-reprogramar a ação motora, ocasionando uma "memória patológica" e modificando o programa motor anteriormente estabelecido, levando a bloqueios e compensações durante o movimento. Se esse fato perdurar, podem ocorrer alterações estruturais e fasciais adaptativas. Toda atividade em uma parte do corpo terá repercussões no todo (conceito físico de biotensigridade do corpo humano).

A sistematização de exercícios físicos elaborada por Joseph Pilates propõe a precisão dos movimentos corporais, realizados com muita concentração e controle motor voluntário. Na maioria das vezes, são movimentos de grandes cadeias musculares dinâmicas, porém realizados com dissociação dos segmentos corporais. O método Pilates projeta movimentos que requerem intensidade e progressividade, integrando coordenação, precisão e equilíbrio. Sendo assim, a prática de Pilates promove novas experiências motoras, levando o SNC a se adaptar e se reorganizar diante das experiências proporcionadas por esse novo padrão motor. A repetição da contínua exigência de um controle neuromuscular mais elaborado estimula a plasticidade neural, criando um padrão motor reorganizado.

Um controle motor diferenciado, associado a uma grande eficiência mecânica, possibilita que músculos gerem maior tensão ao se contraírem. Muitos estudos demonstraram que os ganhos de força agudos são, em grande parte, devidos ao aprendizado neural (capacidade de recrutamento), e não a alterações na estrutura muscular. O método Pilates se utiliza muito de contrações excêntricas, sendo assim, potencializa uma maior quantidade de informação sensorial referente ao alongamento das estruturas musculares e um maior número de variáveis que devem ser controladas durante o movimento. Isso exige maior atividade cortical relacionada à preparação e à execução da contração muscular excêntrica, que se traduz em reorganização motora com ganho de força e flexibilidade, fator importante para evitar a ocorrência de lesões musculares, que está associada a essa dificuldade.

Hodges *et al.* (2000) e Hodges Richardson (1997) demonstram, em seus estudos, que, antes de uma ação motora, existem ajustes posturais antecipatórios, que são movimentos preparatórios do tronco. Esses ajustes posturais ocorrem com a ação antecipada dos músculos ("*Power House*") que proporcionam estabilização central para que ocorra um movimento mais harmonioso, sem sobrecarga e desperdício de energia. A estabilidade central é um programa motor preestabelecido, condicionado conforme uma organização neural, proporcionando habilidade motora do complexo lombopélvico para a prevenção e o retorno ao equilíbrio depois de perturbado. Um atraso na resposta dos músculos do tronco para perturbação tem grande potencial de provocar uma instabilidade central, e com isso há grande risco para lombalgia mecânica crônica, pois uma das causas de lombalgia é a instabilidade da coluna lombar.

Segundo a OMS, 80% das pessoas terão um episódio de dor lombar. A dor lombar é uma resposta neuromotora anormal dos estabilizadores do tronco, assim, indivíduos com lombalgia apresentam menor relação do pico de torque da flexão/extensão, demonstrando uma alteração do equilíbrio entre a musculatura flexora e extensora do tronco. Ou seja, em indivíduos normais, o traçado eletromiográfico alterna a contração entre a musculatura agonista e antagonista nos movimentos de tronco, e em indivíduos com lombalgia ocorre cocontração ou retardo na contração do transverso do abdome.

A proposta de enfatizar conscientemente a contração da musculatura profunda estabilizadora desde o início do movimento pode ser considerada como um dos fatores mais relevantes do método Pilates, no que concerne a uma adequada reorganização motora. A sistematização de exercícios do método Pilates preconiza uma reprogramação motora da estabilização central, promovendo a coordenação e o reforço adequado dessa musculatura profunda. O ponto ótimo de estabilidade não está na força máxima de contração muscular, mais sim na contração dos músculos certos, na quantidade certa, no momento certo.

A realização do exercício requer atenção e concentração. Não se trata de uma repetição mecânica, e sim uma atuação conjunta de mente e corpo.

É fundamental manter o foco na experiência motora durante o exercício. Inúmeras propriedades sensoriais nos permitem extrair informações proprioceptivas e exteroceptivas relevantes para o controle de ações motoras. Para que essa ampla gama de informações potencialmente úteis ao controle motor seja devidamente aproveitada, é necessário, frequentemente, que os sinais sensoriais sejam selecionados, organizados e interpretados pelo indivíduo que as recebe.

Dessa forma, devemos selecionar o que é prioritário e ignorar o que é irrelevante numa dada situação, potencializando determinadas fontes de aferências e inibindo a estimulação proveniente de outras fontes. Esse mecanismo é chamado de atenção seletiva e é muito importante para o adequado controle da ação motora durante o exercício.

Joseph Pilates denominou o método de *"Contrology"* (a arte do controle), no qual os movimentos não devem ser muito bruscos, e sim mais lentos e controlados, percebendo-se claramente como o movimento acontece.

Quando uma ação motora é realizada mais lentamente, aumenta-se consideravelmente a precisão do movimento. A relação inversamente proporcional entre a velocidade com que um segmento corporal é deslocado e a precisão que se obtém com esse movimento é algo bastante consistente em estudos de controle motor, sendo conhecida como efeito de troca de velocidade por precisão. Sendo assim, é fundamental controlar os exercícios, para que eles sejam executados de maneira mais lenta, objetivando à maior precisão possível.

O movimento deve ser apurado, equilibrando a ação de toda a musculatura envolvida durante o movimento e diminuindo o gasto energético proveniente de contrações musculares compensatórias e inadequadas.

Quanto mais precisos são os movimentos, menores são as compensações e os desequilíbrios musculares, produzindo-se maior efeito na memória neuromotora e na flexibilidade de cada segmento articular. Foi devidamente evidenciado que parâmetros de controle motor podem ser usados consciente e voluntariamente para pré-programar, programar e reprogramar ações motoras.

Algo que fortalece essa noção é o fato de que no início da prática de uma tarefa motora, os movimentos são controlados de forma mais consciente e precisa, e executados de maneira mais lenta e com pouca fluência. Conforme o paciente se torna habilidoso na tarefa, seus movimentos passam a ser encadeados com grande fluência e exigem um mínimo envolvimento cognitivo para o seu controle.

BIBLIOGRAFIA RECOMENDADA

Almeida CCV, Barbosa CGD, Araújo AR, Braga NHM. Relação da fáscia tóraco-lombar com o mecanismo ativo de estabilização lombar. Rev Bras Ci e Mov. 2006;14(3):105-12.

Bricot B. Posturologia. 3ª ed. São Paulo: Ícone; 2004.

Brockett CL, Morgan DL, Proske U. Human hamstring muscles adapt to eccentric exercise by changing optimum length. Med Sci Sports Exerc. 2001;33(5):783-90.

Brockett CL, Morgan DL, Proske U. Predicting hamstring strain injury in elite athletes. Med Sci Sports Exerc. 2004;36(3):379-87.

Bulea TC, Kim J, Damiano DL, Stanley CJ, Park HS, et al. Prefrontal, posterior parietal and sensorimotor network activity underlying speed control during walking. Front Hum Neurosci. 2015;9:247.

Caldwell K, Harrison M, Adams M, Triplett NT. Effect of Pilates and taiji quan training on self-efficacy, sleep quality, mood, and physical performance of college students. J Bodyw Mov Ther. 2009;13(2):155-63.

Calvo JB. Pilates terapéutico para la rehabilitación del aparato locomotor. 1ª ed. Editorial Médica Panamericana: Madri; 2012.

Crow WT, King HH, Patterson RM, Giuliano V. Assessment of calvarial structure motion by MRI. Osteopath Med Prim Care. 2009;3:8.

Cui H. From intentional to action: hierarchical sensoriomotor transformation in the posterior parietal cortex. eNeuro. 2014;1(1)e0017-14.

Enlow DH, Hans MG. Noções básicas sobre o crescimento facial. 2ª ed. São Paulo: Santos; 2012. 532p.

Evans N, Gale S, Schurger A, Blanke O. Visual feedback dominates the sense of agency for brain-machine actions. PLoS One. 2015;10(6):e0130019.

Farias N, Buchalla CM. A classificação internacional de funcionalidade, incapacidade e saúde da organização mundial da saúde: conceitos, usos e perspectivas. Rev Bras Epidemiol. 2005;8(2).

Gallahue D. Educação física desenvolvimentista. Rev Cinergis. 2000;1:7-17.

Gallahue D, Ozmun JC. Compreendendo o desenvolvimento motor: bebês, crianças, adolescentes e adultos. São Paulo: Phorte Editora; 2003.

Goldberg C, Vansant A. Desenvolvimento normal. In: Tecklin JS. Fisioterapia pediátrica. 3ª ed. Porto Alegre: Artmed; 2002.

Hall JE. Tratado de fisiologia médica. 12ª ed. Rio de Janeiro: Elsevier; 2011.

Herrington L, Davies R. The influence of Pilates training on the ability to contract the transversus abdominis muscle in asymptomatic individuals. J Body Work Mov Ther. 2005;9(1):52-7.

Hodges PW, Cresswell AG, Daggfeldt K, Thorstensson A. Three dimensional preparatory trunk motion precedes asymmetrical upper limb movement. Gait Posture. 2000;11(2):92-101.

Hodges PW, Richardson CA. Contraction of the abdominal muscles associated with movement of the lower limb. Phys Ther. 1997;77(2):132-42.

Jull GA, Richardson C, Toppenberg R, Comerford M, Bui B. Towards a measurement of active muscle control for lumbar stabilization. Aust J Physiot, 1993;39(3):187-93.

Machado A. Neuroanatomia funcional. 2ª ed. São Paulo: Atheneu; 2010.

Machado A, Haertel LM. Neuroanatomia funcional. 3ª ed. Rio de Janeiro: Atheneu; 2014.

Moore KL, Persaud TVN. The developing human: clinically oriented embryology. 7ª ed. Philadelphia: Elsevier; 2003.

Neumann DA. Cinesiologia do aparelho musculoesquelético: fundamentos para a reabilitação física. 2ª ed. São Paulo: Elsevier; 2011.

O'Sullivan PB. Lumbar segmental 'instability': clinical presentation and specific stabilizing exercise management. Man Ther. 2000;5(1):2-12.

Paoletti S. Las fascias: el papel de los tejidos en la mecánica humana. Barcelona: Editorial Paidotribo; 2004.

Pilates JH. A obra completa de Joseph Pilates. 1ª ed. São Paulo: Phorte Editora; 2010.

Proske U, Morgan DL. Muscle damage from eccentric exercise: mechanism, mechanical signs, adaptation and clinical applications. J Physiol. 2001;537(Pt 2):333-45.

Pull MR. Ranson C. Eccentric muscle actions: implications for injury prevention and rehabilitation. Phys Ther Sport. 2007;8:88-97.

Richardson C, Jull G, Toppenberg R, Comerford M. Techniques for active lumbar stabilisation for spinal protection: a pilot study. Aust J Physiother. 1992;38(2):105-12.

Ruiz FF. Cuadernos de Osteopatía n. 10. 2ª ed. Madrid: Editorial Dilema; 2009.

Rydeard R, Leger A, Smith D. Pilates-based therapeutic exercise: effect on subjects with nonspecific chronic low back pain and functional disability: a randomized controlled trial. J Orthop Sports Phys Ther. 2006;36(7):472-84.

Santos-Lobato BL, Del-Bel EA, Pittella JE, Tumas V. Effects of aging on nitrergic neurons in human striatum and subthalamic nucleus. Arq Neuropsiquiatr. 2015;73(9):779-83.

Santos JPM, Freitas GFP. Métodos de treinamento da estabilização central. Ciências Biológicas da Saúde. 2010;31(1):93-101.

Shumway-Cook A, Woollacott MH. Controle motor: teoria e aplicações práticas. 3ª ed. São Paulo: Manole; 2010.

Standring S. Gray's Anatomia – a base anatômica da prática clínica. 40ª ed. Rio de Janeiro: Elsevier; 2010.

Teixeira LA. Controle motor. 1ª ed. São Paulo Manole; 2006.

Teixeira LA. Declínio de desempenho motor no envelhecimento é específico à tarefa. Rev Bras Med Esporte. 2006;12(6):351-5.

Toledo DR, Barela JA. Diferenças sensoriais e motoras entre jovens e idosos: contribuição somatossensorial no controle postural. Rev Bras Fisioter. 2010;14(3):267-75.

Fisiologia Básica, Princípios e Conceitos de Cinemática e Ação das Molas

2

Eduardo de Latorre Fusatto
Gustavo Luis Bortolazzo

O Pilates é uma modalidade de exercício em plena expansão. Trabalha com maestria a estabilização do tronco, além dos músculos periféricos. Promove bem-estar e é um importante auxiliador na reabilitação de diversas patologias musculoesqueléticas.

Para que haja uma prática de qualidade do Pilates, é importante o conhecimento prévio do material contido neste capítulo. O conhecimento básico da estrutura muscular, sua fisiologia e fundamentos imprescindíveis, como a ação das molas e como utilizá-la como uma auxiliadora ou uma fonte de resistência, é de extrema importância na qualidade da instrução e da execução do exercício proposto.

Este capítulo tem o objetivo de apresentar a anatomia e a fisiologia do músculo, assim como os tipos de contração, cadeias cinéticas e a ação das molas.

ANATOMIA E FISIOLOGIA MUSCULAR BÁSICA

O corpo humano é composto de três tipos de fibras musculares: músculo liso (responsável pelos movimentos viscerais, como o peristaltismo, por exemplo), músculo estriado cardíaco (miocárdio) e músculo estriado esquelético (músculos da estrutura corporal, como bíceps braquial, peitoral maior, trapézio, entre outros). Os músculos estriados têm um mecanismo de contração semelhante, já os músculos lisos mudam um pouco.

Os músculos estriados são formados por muitas fibras musculares. Cada fibra muscular possui miofibrilas e cada miofibrila possui actina (filamento fino) e miosina (filamento grosso), que se dispõem de forma alternada. Os filamentos (actina e miosina) são fixados em uma membrana intracelular chamada de membrana Z. A parte entre as membranas Z tem o nome de sarcômero.

Características do filamento de miosina: O filamento é formado por cerca de 200 moléculas de miosina, que possuem uma região dobrável e uma cabeça. A miosina é dividida em meromiosina leve e meromiosina pesada. A cabeça da miosina fica em aposição aos filamentos de actina, promovendo o movimento do sarcômero (Figura 2.1).

Características do filamento de actina: Formado por três componentes: actina, tropomiosina e troponina. *Actina:* é uma molécula com duas cadeias paralelas enroladas como hélice. Existem moléculas de ADP presas em cada molécula que são seus pontos ativos, ou seja, irão reagir com as pontes cruzadas dos filamentos de miosina. *Tropomiosina*: Acredita-se que seja fixado frouxamente na actina, e estando em repouso, cobre os pontos ativos da actina. *Troponina*: localizada em intervalos ao longo da molécula de tropomiosina, possui três proteínas. Uma delas tem forte afinidade com a actina, outra com a tropomiosina e a terceira com ions de cálcio. A afinidade da tropomiosina por íons de cálcio é considerada como fator desencadeante do processo contrátil (Figura 2.2).

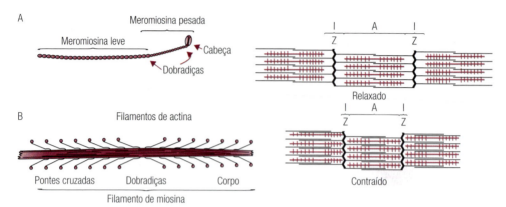

Figura 2.1. Filamentos de actina e miosina. Modificada de: Guyton (2009).

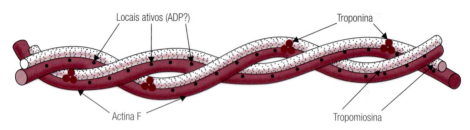

Figura 2.2. Troponina e tropomiosina. Modificada de: Guyton (2009).

Em um corte longitudinal pela micrografia eletrônica, pode-se observar que os filamentos de actina e miosina são parcialmente sobrepostos, o que faz que a miofibrila tenha faixas mais claras e faixas escuras alternadas. As faixas claras são compostas pela actina e são chamadas de faixas I. As camadas escuras são compostas pelas fibras de miosina e são chamadas de faixa A (Figura 2.3).

Essas miofibrilas estão contidas dentro de uma matriz chamada de sarcoplasma. Esse sarcoplasma possui grandes quantidades de potássio, magnésio, fosfato e enzimas proteicas, além de mitocôndrias que ficam localizadas entre miofibrilas e paralelas a elas, o que demonstra a grande necessidade de adenosina trifosfato (ATP) pelas miofibrilas.

Também, dentro do sarcoplasma, existe o retículo sarcoplasmático, que possui importância ímpar para o controle da contração muscular. As fibras tipicamente brancas possuem um retículo sarcoplasmático mais extenso, indicando que essa estrutura é importante na produção de contração muscular das fibras mais rápidas.

FISIOLOGIA DA CONTRAÇÃO MUSCULAR

A contração muscular basicamente é a aproximação e o afastamento das miofibrilas. Durante o movimento de contração muscular, há um deslizamento no sentido da aproximação das actinas promovida pela miosina. No relaxamento, há a volta desse movimento.

Assim, quando o músculo está no estado relaxado, os filamentos de actina ficam superpostos somente em sua extremidade interna, ao mesmo tempo em que ficam sobrepostas à miosina. Durante o período de contração, as actinas são tracionadas ao centro do filamento de miosina, havendo maior superposição da actina.

As forças atrativas, resultantes de forças mecânicas, químicas e eletrostáticas, geradas pelas pontes cruzadas de actina e miosina, é que têm a função de promover o deslizamento dos filamentos ao centro. Em condições de repouso, essas forças atrativas são neutras.

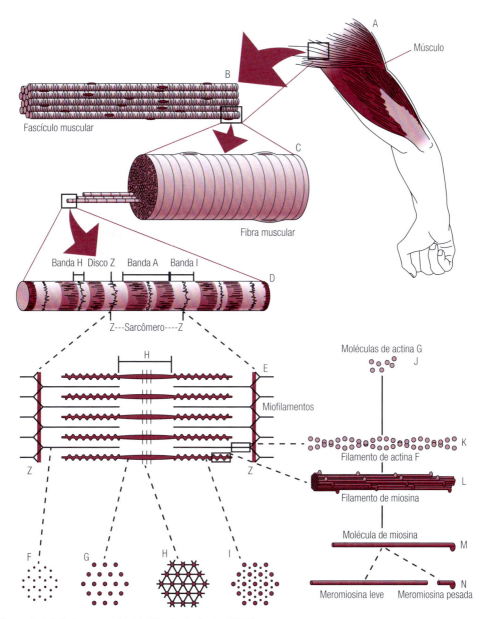

Figura 2.3. Estrutura muscular. Modificada de: Guyton (2009).

Fisiologia do exercício básica

Um ATP consiste de uma molécula de adenosina (adenina + ribose), combinada com três grupos de fosfato inorgânico (P), sendo a adenina uma base nitrogenada e a ribose um açúcar ligado a cinco moléculas de carbono. Quando há combinação dessa molécula com água + ação da ATPase, o último fosfato é separado, liberando grande quantidade de energia livre. O ATP é usado para diversas atividades, como transporte de moléculas e íons e contração muscular.

A atividade física, neste caso o Pilates, impõe maior demanda no que tange à transferência de energia. Em exercícios de alta velocidade, a produção de energia ultrapassa 120 vezes o valor de repouso. Se a atividade é menos intensa, esse valor cai para 20 a 30 vezes. A relação dos sistemas de transferência de energia depende da intensidade, duração e da aptidão do praticante.

A energia é gerada por uma molécula de ATP, que deve ser reposta para a produção de mais energia.

Basicamente temos três sistemas que fazem a reposição do ATP: sistema ATP-CP, sistema glicolítico e sistema oxidativo (Tabela 2.1).

Tabela 2.1. Relação entre sistema energético e tempo de atividade

Sistema energético	Tempo de atividade
ATP-CP (fosfagênio)	10 a 15 segundos
Glicolítico (anaeróbico)	30 a 40 segundos
Oxidativo	Ilimitado (até se esgotarem os nutrientes)

Sistema ATP-CP

É o mais simples sistema energético. Exercícios de alta intensidade e curta duração necessitam de um suprimento imediato de energia. Nesse sistema, a energia provém somente de fontes representadas pelos fosfatos intramusculares.

A atividade se inicia e o aumento de adenosina difosfato (ADP) estimula uma enzima chamada creatina-quinase (CPK). A CPK "separa" o fosfato da fosfocreatina (PCr), unindo-o ao ADP, formando, assim, uma nova molécula de ATP.

Esse sistema tem a duração de aproximadamente 10 a 15 segundos e produz grande quantidade de energia rápida.

Sistema glicolítico

Esse sistema faz o fracionamento da glicose por sua passagem em uma via de sequências enzimáticas. A glicose representa em torno de 99% dos açúcares presentes no sangue e provém da ingestão de carboidratos e da utilização do glicogênio hepático. O glicogênio é armazenado no músculo ou no fígado, senso utilizado assim que necessário. Em caso de necessidade, o glicogênio é quebrado em glicose-1-fosfato. Para ser utilizado na produção de energia, deve ser transformado em glicose-6-fosfato; para isso, gasta-se uma molécula de ATP.

Todo sistema demanda em torno de 10 a 12 reações enzimáticas. Assim, nesse sistema, a glicose é quebrada num processo chamado glicólise. O resultante da quebra são duas moléculas de ácido pirúvico.

O ácido pirúvico reage com o oxigênio dentro da mitocôndria para a produção de mais ATP, porém nessa fase o oxigênio não é suficiente, transformando grande parte do ácido pirúvico em ácido láctico, que vai para o meio intersticial e o sangue. Esse sistema, sendo anaeróbio, é utilizado como uma forma rápida de produção de ATP, mas não sendo tão rápido quanto o anterior.

Em condições excelentes, esse sistema tem a capacidade de produzir 30 a 40 segundos de atividade muscular.

Sistema oxidativo

O último sistema de produção de energia celular é o oxidativo, sendo o mais complexo dos sistemas. Neste capítulo, haverá apenas um breve resumo das atividades oxidativas.

A respiração celular (método pelo qual o corpo "decompõe" os combustíveis com ajuda do oxigênio) ocorre dentro de uma organela celular, chamada mitocôndria.

Esse metabolismo produz ATP de forma mais lenta que os demais, porém possui grande capacidade de produção de energia, sendo o mais importante produtor de energia no sistema aeróbio, exigindo do sistema cardiovascular e respiratório aumento da demanda para fornecimento de oxigênio para as atividades.

Nesse sistema, há grande liberação de ATP, se o compararmos aos outros sistemas.

O sistema oxidativo é dividido em três processos:

- Glicólise aeróbia: há quebra da glicose, igualmente, na presença ou não de O_2, o qual apenas determina o produto final do ácido pirúvico. Nesse sistema há a transformação do ácido pirúvico proveniente da quebra da glicose em acetil-CoA, justamente pela presença de O_2;
- Ciclo de Krebs: a acetil-CoA entra no ciclo de Krebs e sofre uma série de reações químicas, terminando em sua completa oxidação. São resultantes desse processo o dióxido de carbono (CO_2) e o hidrogênio (H+);
- Cadeia transportadora de elétrons: o H+ é transportado por duas coenzimas de membrana: nicotinamida adenina dinucleotídeo (NAD) e flavina adenina dinucleotídeo (FAD). Essas coenzimas transportam os átomos de H+ e eles serão divididos em prótons e elétrons. Quando termina toda cadeia de acontecimentos, há junção de uma molécula de O_2, formando H_2O (água), o que impede a acidificação. Esses H+ passam por diversas reações até a formação de ATP

Há sempre uma predominância de um sistema, assim, não há troca de sistema como se fossem módulos. Ou seja, os ciclos se alternam em domínios, mas sempre haverá um pouco do ciclo fosfagênio e glicolítico mesmo que o sistema oxidativo esteja soberano.

TIPOS DE FIBRAS MUSCULARES (I E II)

Basicamente existem dois tipos de fibras musculares nos humanos (Tabela 2.2):

- Fibras brancas, tipo II, fásicas ou de contração rápida: são fibras de alta contratilidade e produção anaeróbica. São pobres em mioglobina, por isso apresentam a característica de serem brancas. São pouco resistentes à fadiga, assim, fadigam com maior facilidade. Utilizam sistemas anaeróbios como substratos energéticos (fosfagênio e glicolítico);
- Fibras vermelhas, tipo I, tônicas ou de contração lenta: são abundantes em mioglobina, o que lhes confere a característica de serem vermelhas. São mais lentas, se comparadas às fibras brancas. São mais resistentes à fadiga e produzem menor força, ou seja, apresentam elevado nível de resistência aeróbia. Muito comum nos músculos posturais.

Aparentemente, a fibra muscular do tipo II possui mais motoneurônios que as do tipo I. Há também uma sequência de recrutamento predeterminado das unidades motoras, por exemplo, se o quadríceps femoral tiver 500 unidades motoras, estas são elencadas de forma gradual de 1 a

500. Se houver a necessidade de uma contração pequena, a unidade 1 será recrutada e, conforme a necessidade vai aumentando, as unidades 2, 3 e 4 são recrutadas, e assim por diante, até a contração máxima.

O princípio do tamanho é que determina a sequência; os motoneurônios menores são recrutados antes dos maiores. Sabendo que as unidades motoras dos músculos do tipo I são menores, esses são recrutados antes.

Tabela 2.2. Características das fibras musculares

Característica	Tipo de fibra		
	Tipo I	Tipo IIa	Tipo IIx
Fibras por motoneurônio	≤ 300	≥ 300	≥ 300
Tamanho do motoneurônio	Menor	Maior	Maior
Velocidade de condução nervosa	Mais lenta	Mais rápida	Mais rápida
Velocidade de contração (ms)	110	50	50
Tipo de miosina ATPase	Lento	Rápido	Rápido
Desenvolvimento do retículo sarcoplasmático	Baixo	Alto	Alto

Modificada de: Wilmore *et al.* (2010).

TIPOS DE CONTRAÇÃO

Há três tipos de contração muscular: isotônica concêntrica, isotônica excêntrica e isométrica:

- Isotônica concêntrica: é o tipo de contração mais comum, em que o músculo encurta (a inserção proximal se aproxima da inserção distal), por meio do movimento de aceleração (o músculo vence a resistência);
- Isotônica excêntrica: ocorre uma contração muscular com o músculo sendo alongado, afastando, assim, as inserções proximal e distal com um movimento de freio (o músculo perde para a resistência). Por exemplo, quando pegamos um copo com água, levando-o até a boca, exercemos uma contração concêntrica do músculo bíceps braquial, porém, quando devolvemos esse copo à mesa, exercemos uma contração excêntrica do mesmo músculo, já que o movimento é controlado para que o copo "pouse" de forma suave na mesa. Assim, o músculo bíceps braquial perde para a resistência nesse exemplo do copo;
- Isométrica: há contração muscular, porém não há movimento articular, fazendo-se, dessa maneira, uma contração estática. Utilizando o mesmo exemplo do copo, essa contração quando se segura o copo sem levá-lo à boca nem à mesa, como um garçom segurando uma bandeja.

CADEIAS CINÉTICAS

A terminologia "cadeia cinética" foi utilizada inicialmente para analisar sistemas articulados em engenharia mecânica. O engenheiro Steindler, em 1955, observou que, quando o pé ou a mão sofre considerável resistência durante um exercício, o recrutamento muscular e o movimento articular ocorrem de maneira diferente de quando eles são executados de forma livre. A parti de 1980, Reulaux lançou o conceito de elos rígidos e juntas na engenharia mecânica e construção de máquinas e, consequentemente, criou os conceitos de cadeia cinemática e mecanismo. A *cadeia cinemática* é definida como uma montagem de elos e articulações interconectadas de maneira que promova um movimento controlado em resposta a um movimento fornecido como estímulo; já o *mecanismo* é definido como uma cadeia cinemática na qual pelo menos um elo foi fixado, ou conectado, à moldura de referência, a qual pode estar em movimento.

Esses conceitos são relacionados com a biomecânica desde 1973, afirmando-se que o corpo humano pode ser visto como um sistema de elos rígidos interconectados por articulações e que o comportamento articular e o recrutamento muscular se modificam quando a extremidade encontra resistência do que quando está livre.

Nos livros de cinesiologia, encontra-se também o conceito de cadeia cinemática, trazido por Steindler para a reabilitação, mudando-se a sua denominação para cadeia cinética.

A definição mais clássica que temos é a diferenciação em cadeia cinética aberta (CCA) e cadeia cinética fechada (CCF).

A cadeia cinética aberta ocorre quando o segmento distal de uma extremidade se move livremente no espaço, resultando no movimento isolado de uma articulação. Suas características são: na maioria das vezes o movimento ocorre em uma articulação; movimentos balísticos e pendulares; maiores acelerações; maiores desacelerações; aumento das forças de cisalhamento; diminuição das forças compressivas; melhora da força e amplitude do movimento; maior risco de lesão (Figura 2.4).

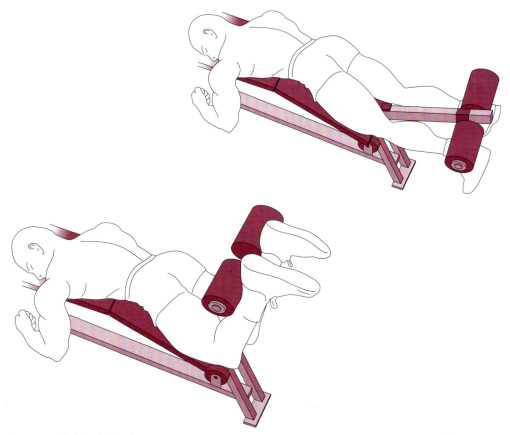

Figura 2.4. Cadeia cinética aberta.

A cadeia cinética fechada é aquela nas quais as articulações distais encontram resistência externa considerável, a qual impede ou restringe sua movimentação livre, ou seja, o segmento distal não fica livre no espaço. Suas características são: forças compressivas maiores; forças de cisalhamento menores; menores acelerações; menores desacelerações; melhor ativação proprioceptora; melhor estabilidade dinâmica; mais indicada em atividades pós-lesões (Figura 2.5).

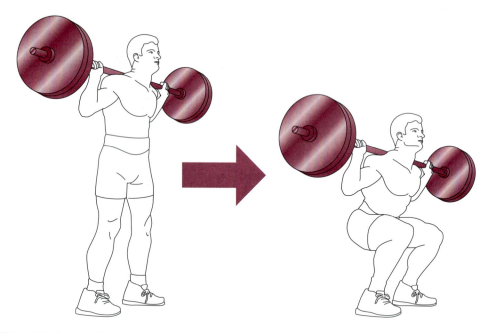

Figura 2.5. Cadeia cinética fechada.

Existe ainda a possibilidade de uma cadeia cinética parcial, sendo caracterizada por uma mescla de CCA e CCF. Assim, o membro ficaria fixo, porém conseguiria se movimentar no espaço. São exemplos, o *leg press* e as molas do Pilates, quando estas são fixadas nos segmentos distais dos membros superiores ou inferiores durante os exercícios (Figura 2.6).

Diversos autores utilizam a cadeia cinética como recurso terapêutico em diversas articulações e patologias. Mello *et al.* (1998) propuseram um protocolo de tratamento para 17 mulheres com instabilidade patelofemoral. Após dois anos e oito meses de tratamento, eles concluíram que 15 pacientes apresentavam-se sem dor ou com dor eventual, 14 não sofreram episódio de "reluxação", 16 consideraram seu joelho funcionalmente excelente ou bom e nenhuma das pacientes aceitaria tratamento cirúrgico. Baseados nesses resultados, os autores concluíram que esse método de tratamento é seguro e eficiente no controle das instabilidades patelofemorais, pois proporciona bom nível funcional do joelho e alto grau de satisfação, com pequeno potencial de complicações.

Fehr *et al.* (2006), em um estudo, dividiram pacientes com síndrome patelofemoral em dois grupos. O grupo I realizou CCA e o grupo II realizou CCF. O tempo de tratamento foi de oito semanas, sendo três sessões semanais. Utilizaram como instrumento avaliativo a eletromiografia (EMG) no vasto lateral (VL) e no vasto medial oblíquo (VMO). A dor e a funcionalidade foram avaliadas por meio de questionários (Kujala). A análise dos valores da razão VMO/VL nos grupos I e II demonstrou que não houve diferenças significativas entre os tempos pré e pós-tratamento nas fases concêntrica (p > 0,05) e excêntrica (p > 0,05) dos exercícios em CCA e CCF. Apesar disso, o músculo VMO apresentou menor taxa de ativação em relação ao VL na fase excêntrica do exercício em CCF. Foram encontrados aumentos significativos na funcionalidade (p < 0,05) e redução da intensidade da dor (p < 0,05) entre os tempos pré e pós-tratamento em ambos os grupos, porém o grupo II mostrou-se superior ao grupo I nessas duas variáveis. Na sua conclusão, sugerem que os exercícios de CCA e CCF não tiveram diferença estatística nos padrões de atividade EMG nos músculos VL e VMO, porém houve mudança na dor e funcionalidade muscular nesse período de tratamento para o grupo II (CCF).

Boeck *et al.* (2012) fizeram um ensaio clínico randomizado de equivalência com 20 pacientes que apresentavam lesão de graus I e II de manguito rotador na classificação de Neer. Os pacientes foram divididos em dois grupos: grupo I, com protocolo de exercícios em CCF, e grupo II, com exercícios em CCA. Os pacientes foram submetidos a 20 sessões, três vezes por semana, e foram avaliados quanto a dor, mobilidade ativa, passiva, força muscular, atividade elétrica muscular e funcionalidade. Essa avaliação ocorreu em três momentos: inicialmente, com 10 sessões e ao fim do tratamento. Concluiu-se que exercícios em CCF apresentam melhoras importantes na mobilidade, funcionalidade e força para os pacientes com síndrome de impacto de ombro.

Em seu estudo de mestrado, Tucci (2007) avaliou e comparou o sinal eletromiográfico de sete músculos da cintura escapular (serrátil, deltoide anterior e posterior, peitoral maior, trapézio superior, cabeça longa do bíceps e tríceps braquial), durante a realização de três exercícios para a cintura escapular – *wall-press*, *bench-press* e *push-up* –, com dois níveis de esforço: submáximo (80%) e máximo (100%). Ele observou que a mudança dos exercícios alterava a contração específica dos músculos.

É possível compreender que as diversas cadeias cinéticas têm sua utilidade e uso, trazendo ao paciente/cliente/aluno uma maneira diversificada de trabalho muscular e uma especificidade maior de acordo com o objetivo traçado.

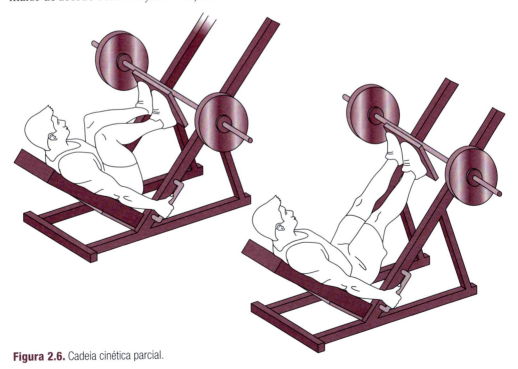

Figura 2.6. Cadeia cinética parcial.

TORQUE E ALAVANCAS

Para entender as alavancas, é necessária a compreensão sobre torque.

Torque

Quando uma força causa uma rotação, ocorrendo sobre um eixo (pivô), o produto da força vezes a distância perpendicular (que forma um ângulo de 90°) à sua linha de ação é denominado torque.

Segundo Hamill e Knutzen (1999), um torque não é uma força, mas a efetividade de uma força para causar o efeito de rotação. Assim, se usarmos essa definição, torque é a tendência de uma força causar rotação sobre um eixo específico.

A fórmula matemática do torque é: $T = F \times d$.

Onde: T = torque; F = força em newtons e d = distância perpendicular em metros, sendo seu resultado final expresso por newtons/metros. É uma quantidade vetorial, assim, tem propriedades de magnitude e direção. Dessa forma, tem-se a magnitude sendo representada pela quantidade de magnitude da força vezes a magnitude do braço de momento. Já a direção é determinada pela convenção da regra da mão direita, sendo o sentido anti-horário considerado positivo (+), enquanto o sentido horário é considerado negativo (-).

Exemplos da vida cotidiana não faltam para mostrar o quanto o torque está presente. Todos já usaram uma chave de boca para soltar ou afrouxar a porca de um parafuso. Se a chave é segurada na extremidade, o braço de momento (d) é aumentado e, consequentemente, o torque também. Agora, se a chave é segurada no meio, há diminuição do braço de momento (d); para se obter o mesmo resultado anterior, a força (F) deve ser dobrada.

Na reabilitação, o conceito é igualmente utilizado se houver a necessidade de fazer uma resistência manual em algum membro, por exemplo, membro superior no músculo bíceps. O avaliador poderá colocar sua resistência no punho em vez da região medial do antebraço, já que ganharia braço de momento e necessitaria fazer uma força menor para resistir ao músculo.

No Pilates, utilizando a mola no segmento distal (pé ou mão), a força exercida pelo aluno/cliente/paciente deverá ser maior. Se houver a necessidade de diminuir a exigência muscular, deve-se colocar a resistência da mola próxima ao joelho, assim, o praticante do Pilates precisará de menor força para a realização do exercício. Tudo depende do nível de exigência que o fisioterapeuta deseja.

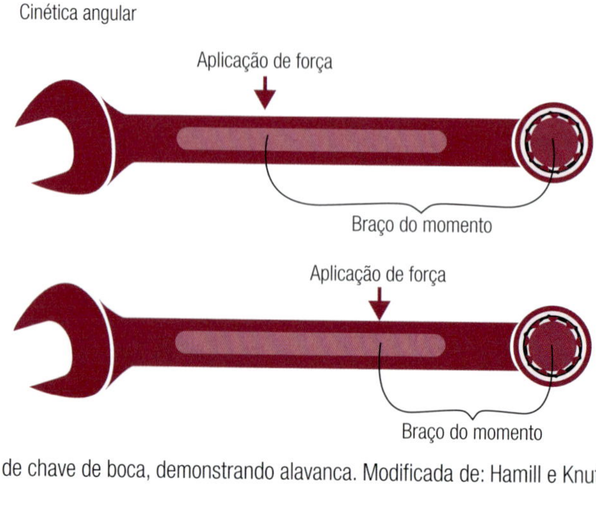

Figura 2.7. Ilustração de chave de boca, demonstrando alavanca. Modificada de: Hamill e Knutzen (1999).

Alavancas

Como descrito anteriormente, o resultado de um torque é produzir um efeito rotacional ou pivotar sobre um eixo. Quando se discute sobre a rotação em um ponto fixo (eixo), podem ser abordados os efeitos da alavanca.

Alavanca é uma haste rígida que é rodada sobre um ponto fixo chamado eixo ou fulcro. Para existir uma alavanca, são necessários quatro elementos: haste rígida, uma força de resistência, uma força de esforço e um eixo/fulcro.

Além desses elementos, existem dois momentos ou braços de alavancas denominados: braço de resistência – distância perpendicular da linha de ação da força de resistência até o fulcro/eixo – e braço de esforço – distância perpendicular a partir da linha de ação da força de esforço até o eixo/fulcro.

A efetividade da alavanca é medida pela vantagem mecânica, que é definida como a relação entre o braço de esforço e o braço de resistência, pela fórmula seguinte:

$$VM = \frac{\text{Braço de esforço}}{\text{Braço de resistência}}$$

Existem três possibilidades que podem surgir e definir a função da alavanca.

A primeira é VM = 1 (o braço de resistência é igual ao braço de esforço). Nesse caso, a função da alavanca é alterar a direção do movimento ou o equilíbrio da alavanca, sem alterar ou ampliar a força de esforço nem a de resistência.

A segunda possibilidade é VM > 1 (o braço de esforço é maior que o braço de resistência). Nesse caso, a alavanca amplia a força de esforço.

Enfim, a terceira possibilidade é VM < 1 (o braço de esforço é menor que o braço de resistência). Nesse caso, uma força de esforço deverá ser maior para superar a força de resistência.

Sabendo-se o que são alavancas e suas vantagens mecânicas, assim como o que é torque, deve-se entender que as alavancas são divididas em três classes.

Alavanca de primeira classe: nessa classificação, a força de esforço e a força de resistência estão em lados opostos do eixo/fulcro. Um exemplo clássico é a gangorra. No corpo humano, temos diversas alavancas de primeira classe. Um exemplo citado por Hamill e Knutzen (1999) são os músculos agonistas e antagonistas; outro exemplo é a ação do músculo esplênio contraindo para equilibrar a cabeça sobre a articulação atlantoaxial.

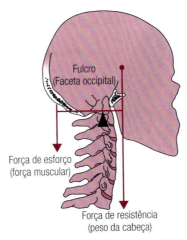

Figura 2.8. Alavanca de primeira classe. Modificada de: Hamill e Knutzen (1999).

Mola da Cadeira
k = 81 kgf por metro = 810
Molas do *Reformer*
Verde – k = 24,4 kgf por metro = 244N
Azul – k = 14,2 kgf por metro = 142N
Amarela – k = 10 kgf por metro = 100N

Assim, para calcular uma resistência que deverá ser aplicada ao aluno, pode-se utilizar o seguinte fórmula. Exemplo: em aluno localizado a 1,5 metro da fixação da mola amarela do Cadillac, qual resistência oferecida pela mola?

$$F = K.\Delta l \ à \ F = 10 \times 1,5 \ à \ F = 15 \ kgf = 150N$$

É importante ter em mente o trajeto do exercício para se ter ideia da força necessária para a conclusão dele. Por exemplo, se, em posição anatômica, for solicitada ao aluno uma abdução do ombro com a mola presa ao chão, ao final do movimento essa mola estará mais deformada, e a exigência muscular para a conclusão do exercício será maior.

A mola pode tanto facilitar quanto dificultar o movimento. Tudo depende de onde a mola está fixada e se a mola vai a favor ou contra o exercício proposto. Isso é importante, já que alguns alunos necessitarão de ajuda para fazer o movimento sem compensações, o que acarretaria o recrutamento anormal dos músculos estabilizadores e, consequentemente, o objetivo não seria atingido.

Outro fator importante é que variáveis como o tipo de mola e a posição dela podem mudar a demanda do exercício, não somente pela intensidade, mas também pelo recrutamento muscular, conforme Silva *et al.* (2009). Segundo Loss *et al.* (2010), alterações da posição da mola e distância do sujeito poderão mudar a exigência muscular de concêntrico para excêntrico e, consequentemente, provocar mudança do padrão de recrutamento muscular para os músculos do tronco. O conhecimento desses fatores pode auxiliar o fisioterapeuta, porém a falta dele poderá gerar adaptações musculares tanto no sentido do equilíbrio quanto do desequilíbrio no aluno/paciente/cliente.

Silva (2011) avaliou 20 voluntários em três exercícios diferentes de extensão do quadril, com e sem molas: *leg lower* mola alta, *leg lower* mola baixa e *leg extension*. Ele observou que os diferentes exercícios de extensão do quadril apresentaram configurações distintas que interferiram na força muscular dos extensores do quadril, e a velocidade de execução afetou de forma diferente cada exercício.

Silva *et al.* (2008) compararam a ativação elétrica do reto femoral (RF), da cabeça longa do bíceps femoral (BF) e do semitendíneo (ST) e o torque de resistência (TR) do movimento de extensão de quadril (EQ), realizado com a mola fixada em duas posições distintas no Cadillac. Foram avaliados 12 sujeitos, que realizaram cinco repetições de EQ com a mola fixada em duas posições (alta e baixa). Dados de EMG e eletrogoniometria foram coletados simultaneamente. Observou-se que, com a mola fixa na posição alta, o TR foi classificado como decrescente e ocorreu no "sentido" de flexão na maior parte da ADM. Para a posição baixa, o TR foi decrescente até 60º de flexão de quadril no sentido da flexão e, a partir daí, assumiu um comportamento crescente no sentido da extensão. Concluiu-se que a análise EMG pareceu acompanhar o TR, apresentando valores maiores para o RF na posição baixa e maiores valores de ativação para o BF e o ST na posição alta, em que a demanda externa foi maior. Dados de EMG e TR fornecem informações complementares para prescrição de exercícios no Pilates.

Loss *et al.* (2010) verificaram a influência de diferentes regulagens de mola e posições do indivíduo sobre a ativação elétrica dos multífidos (MU) e oblíquos externos (OE) durante a flexoextensão do quadril (FEQ) no Cadillac. Foram avaliadas oito mulheres praticantes de Pilates por seis meses, as quais realizaram 10 repetições de FEQ nas situações: mola baixa (MB), mola fixada a 30 cm do nível em que estava o indivíduo; mola alta (MA), mola fixada a 90 cm do nível em que estava o indivíduo; posição próxima (PP), distância de 10 cm da fixação da mola; posição distante (PD), distância de 30 cm da fixação da mola. Observou-se que os músculos MU apresentaram valores de ativação muscular de 10% a 20% da CVM, sendo os maiores valores observados na MA e na PD. Para os OE, valores de ativação de 20% a 45% da CVM foram encontrados, com os maiores valores obtidos na MB e na PP. Concluiu-se que os músculos OE e MU apresentaram ativação elétrica distinta durante as diferentes regulagens de mola e posições dos indivíduos avaliados

Melo *et al.* (2011) avaliaram o comportamento do torque de resistência (Tr) do exercício de EQ realizado no Cadillac, realizando uma análise biomecânica a partir do comportamento do Tr e das distâncias perpendiculares médias ponderadas (DPMPs) para estimar a força muscular resultante (FMR) dos extensores e flexores e propor critérios mecânicos para a progressão do exercício de EQ realizado no Cadillac. Foram avaliados 14 praticantes de Pilates, que realizaram EQ no aparelho Cadillac em quatro situações em ordem aleatorizada – usando duas molas (vermelha e azul) fixadas em duas posições (alta e baixa). As posições angulares foram coletadas por meio de eletrogoniometria. Para o cálculo do Tr, do torque muscular (Tm) e da FMR, foram usados diagramas de corpo livre e equações de movimento. Os valores de DPMP dos músculos flexores e extensores do quadril foram quantificados usando dados da literatura. Observou-se que o Tr e a FMR apresentaram comportamentos semelhantes em todas as situações, entretanto os valores máximos de Tr não ocorrem na mesma posição articular que a FMR máxima. A DPMP dos flexores de quadril apresentou um comportamento crescente-decrescente, com máximo próximo aos 55º de flexão, enquanto os extensores de quadril apresentaram comportamento semelhante, com máximo próximo aos 25º de flexão. Concluiu-se que a análise biomecânica do exercício e a avaliação das características mecânicas associadas à articulação do quadril podem ser usadas como critérios objetivos de prescrição e progressão do exercício de EQ no Pilates.

CONSIDERAÇÕES FINAIS

Diante do exposto no capítulo, é importante que o fisioterapeuta de Pilates tenha noção dos conceitos básicos apresentados. Desse modo, ele entenderá os conceitos científicos, poderá aplicá-los e fazer uma aula embasado em conceitos sólidos da anatomia e fisiologia. Assim, ele buscará de maneira mais consciente o sucesso dos objetivos de tratamento traçados para cada aluno/paciente.

É importante saber que não se trata de fazer uma atividade simplesmente por fazer. São necessários um conceito fixado e um raciocínio clínico na colocação e posicionamento das molas (Auxiliar ou dificultar a atividade? Qual carga estou impondo? Qual o braço de alavanca? Qual o torque gerado? Quais músculos desejo priorizar? Qual fibra muscular estou priorizando nessa atividade?), de cadeias cinéticas (Aberta? Fechada? Parcial?), de sistemas energéticos (ATP-CP? Glicolítico? Oxidativo?), principalmente respeitando os princípios do Pilates. Esse raciocínio deve estar de acordo com os objetivos e estes, de acordo com as condutas para aquele aluno específica e exclusivamente.

Para uma boa aula e o sucesso integral da atividade, deve-se saber cada vez mais sobre diversos assuntos e ter várias visões de diferentes autores. Assim, deve-se ler e estudar continuamente, na busca de soluções para os possíveis casos e patologias que irão aparecer no estúdio.

BIBLIOGRAFIA RECOMENDADA

Boeck RL, Döhnert MB, Pavão TS. Cadeia cinética aberta versus cadeia cinética fechada na reabilitação avançada do manguito rotador. Fisioter Mov. 2012;25(2):291-9.

Fehr GL, Cliquet Jr AC, Cacho EWA, Miranda JB. Efetividade dos exercícios em cadeia cinética aberta e cadeia cinética fechada no tratamento da síndrome da dor femoropatelar. Rev Bras Med Esporte. 2006;12(2).

Guyton AC. Fisiologia. 6ª ed. Rio de janeiro: Guanabara Koogan; 2009.

Hamill J, Knutzen KM. Bases biomecânicas do movimento humano. 1ª ed. São Paulo: Manole; 1999.

Loss JF, Melo MO, Rosa CH, Santos AB, La Torre M, Silva YO. Atividade elétrica dos músculos oblíquos externos e multífidos durante o exercício de flexoextensão do quadril realizado no Cadillac com diferentes regulagens de mola e posições do indivíduo. Rev Bras Fisioter. 2010;14(6):510-7.

Mcardle WD, Katch FI, Katch VL. Fisiologia do exercício. 7ª ed. São Paulo: Guanabara Koogan; 2011.

Mello W, Marchetto A, Wiezbicki R, Abreu AD, Prado AMA. Tratamento conservador das instabilidades patelofemorais com exercícios de cadeia cinética fechada. Rev Bras Ortop. 1998;33(4):255-60.

Melo MO, Gomes LE, Silva YO, Bonezi A, Loss JF. Análise do torque de resistência e da força muscular resultante durante exercício de extensão de quadril no Pilates e suas implicações na prescrição e progressão. Rev Bras Fisioter. 2011;15(1):23-30.

Moser ADL, Malucelli MF, Bueno SN. Cadeia cinética aberta e fechada: uma reflexão crítica. Fisioter Mov. 2010;23(4):641-50.

Silva YO. Efeito da mola e da velocidade de execução de três exercícios do Pilates na força muscular resultante do quadril [tese]. Porto Alegre: Universidade Federal do Rio Grande do Sul; 2011.

Silva YO, Melo MO, Gomes LE, Bonezi A, Loss JF. Análise da resistência externa e da atividade eletromiográfica do movimento de extensão de quadril realizado segundo o método Pilates. Rev Bras Fisioter. 2009;13(1):82-8.

Silva YO, Melo MO, Gomes LE, Bonezi A, Loss JF. Analysis of the external resistance and electromyographic activity of hip extension performed according to the Pilates method. Braz J Phys Ther. 2009;13(1):82-8.

Tucci HT. Avaliação eletromiográfica de músculos da cintura escapular e braço durante a realização de exercícios com a extremidade distal do segmento fixa e carga axial controlada. Tese de mestrado. Universidade de São Paulo – Ribeirão Preto, 2007.

Wilmore JH, Costill DL, Kenney WL. Fisiologia do esporte e do exercício. 4ª ed. São Paulo: Manole; 2010.

Fáscia e o Conceito de Biotensegridade do Corpo Humano

3

Gustavo Luis Bortolazzo
Eduardo de Latorre Fusatto

O corpo humano tem sido estudado sob diversos aspectos durante muitos anos. Um fator importante que tem evoluído com relativa rapidez é a forma como ocorrem a estabilidade e a dinâmica corporal. Para evoluir nesses aspectos, desenvolveram-se estudos da postura e da biomecânica, com suas especializações (articular, muscular e dos diversos tecidos). A especialização desses estudos trouxe diversos avanços, que têm contribuído para o melhor entendimento do funcionamento do corpo humano, porém levou à segmentação do corpo, o que gerou dificuldades aos estudantes na compreensão da globalidade do corpo humano e de como ele funciona de maneira integrada.

O entendimento de que o corpo funciona de maneira global e integrada pode, em muitos casos, auxiliar na tomada de decisões terapêuticas e na aceleração do processo de reabilitação.

Atualmente diversas correntes de estudo têm utilizado a forma global de entendimento do corpo humano e têm buscado embasamento teórico para suas observações. Dentre elas, destacam-se a osteopatia, o método Pilates, entre outras.

Há diversos aspectos que demonstram a maneira de agir integrada do corpo (aspectos neurofisiológicos, de controle postural, anatômicos, mecânicos, entre outros). Nesse sentido, destacam-se dois aspectos para os profissionais da área da saúde que trabalham com movimento: as características da fáscia e o conceito de biotensegridade. Os dois estão intimamente relacionados e dão embasamento para esse entendimento não segmentado do corpo humano.

Até hoje, na maioria das universidades, a estabilidade e a dinâmica corporal são ensinadas de acordo com o modelo newtoniano. Segundo esse modelo, uma carga compressiva aplicada sobre uma viga incidirá localmente do outro lado da viga, sem que haja repercussão sobre outras regiões. Esse conceito é utilizado, por exemplo, na construção civil, em que as estruturas são estáticas ou com pouca flexibilidade.

Seguindo o modelo newtoniano, pode-se entender a coluna vertebral como uma "torre de blocos", em que a força compressiva que vem da gravidade e é aplicada sobre a parte superior da coluna incidiria diretamente sobre o osso sacro, que dissiparia essa força compressiva para os dois lados da pelve e, consequentemente, para os membros inferiores.

Isso não ocorre no corpo humano, e esse modelo poderia ser aplicado de maneira segura apenas numa situação em que houvesse total simetria anteroposterior e laterolateral e em que esse segmento corporal fosse estático.

Sabe-se que a coluna vertebral não apresenta simetria em nenhum plano do espaço em condições de normalidade (cabe salientar que "normal" é aquilo que mais ocorre), porém é estável tanto na condição estática quanto na dinâmica. Essa estabilidade é dada pela conformação estrutural da coluna, pela ação neuromuscular e pelo fato de a coluna ser apenas uma parte de uma estrutura maior – o corpo humano –, que é estável por apresentar-se num modelo de tensegridade.

O mesmo conceito aplicado à coluna vertebral pode ser aplicado às outras regiões do corpo humano. Toda parte do corpo humano deve ser estável tanto estática quanto dinamicamente, atuando segundo o modelo de tensegridade.

A tensegridade é um conceito físico que surgiu das teorias de compressão-tensão desenvolvidas pelo matemático, artista e inventor estadunidense Richard Buckminster Fuller (1895-1983), na década de 1920. As formas construídas segundo esse modelo são estabilizadas por estruturas de compressão descontínuas unidas por uma estrutura de tensão contínua e podem se manter estáveis durante a dinâmica, inclusive se sobre ela não incidir a força gravitacional. Essa maneira de compreender a estabilidade de estruturas foi um avanço no entendimento do modelo segundo o qual as estruturas são estabilizadas apenas pela força da gravidade, proposto pela teoria newtoniana.

Mesmo numa condição fisiológica, as diversas partes do corpo apresentam desalinhamentos anteroposteriores e laterolaterais (gerados pelas curvaturas fisiológicas da coluna vertebral ou pela atitude escoliótica desenvolvida pela existência de um membro dominante, por exemplo). Nessa condição de desalinhamento, se admitido o modelo newtoniano, ocorreriam aumento da tensão muscular (que seria constante), compressão exagerada e excesso de gasto energético. Isso levaria à degeneração precoce e à incapacidade de se manter ereto ou de realizar movimentos com o tronco e os membros superiores e inferiores.

No modelo de tensegridade, uma carga compressiva ou tensional aplicada sobre uma estrutura deve ser assimilada sobre todo o conjunto, o que faz com que haja dissipação de forças e se minimize a repercussão sobre uma região específica. Essa condição minimiza a chance de as estruturas chegarem ao seu ponto de falha e, consequentemente, de ocorrerem rupturas, fraturas e lesões.

A estabilidade estática e dinâmica dos modelos de tensegridade ocorre independentemente de a estrutura apresentar simetria nos planos do espaço, como observado na Figura 3.1 (nessa figura a estrutura se apresenta assimétrica, porém mantém a estabilidade e não colapsa), e pode ser

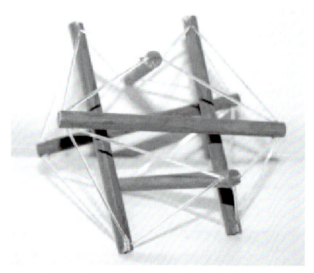

Figura 3.1. Modelo de tensegridade; estável apesar da assimetria. Modificada de: Swanson (2013).

alcançada porque essa estrutura está organizada numa situação de tensão mantida por um único cabo e triangulações. Essa situação de assimetria é aquela encontrada no corpo humano quando observadas as características morfológicas da coluna vertebral, do fêmur, da caixa torácica e de todas as suas demais partes, principalmente quando estão em movimento.

A aplicação desse modelo ao corpo humano foi iniciada na década de 1970, especialmente estudando a coluna vertebral de humanos. O precursor desses estudos foi o médico-cirurgião Stephen Levin, que utilizou o termo "biotensegridade". Na década de 1980, ele evoluiu para outras áreas de estudo e se desenvolveu especialmente no nível celular, principalmente com os estudos de Donald E. Ingber.

Ingber e outros autores demonstraram que a célula apresenta tensão, mesmo sem estímulo mecânico externo, o que denominaram condição de pré-estresse. Na célula, os microfilamentos geram o componente tensional (*in vivo* estão tensos e adquirem formas triangulares) e os microtúbulos são os componentes compressivos descontínuos, num modelo de tensegridade. Essa condição faz com que estímulos mecânicos aplicados na matriz extracelular sejam transferidos diretamente para o interior da célula. Esses estímulos fazem com que os microfilamentos alterem sua forma e os microtúbulos alterem sua posição, e que, mesmo após o estímulo (compressivo e/ou tensional), a célula continue estável, porém com nova organização e nova forma.

A célula pode adaptar-se a diferentes ambientes. Se estivesse em um ambiente mais flexível, tenderia a perder tensão e, consequentemente, colapsar, porém isso não ocorre, porque ela se adapta a essa condição "enrugando" sua membrana. Essa adaptação traciona a matriz extracelular, transferindo tensão de dentro da célula para a matriz extracelular, o que mantém sua membrana num estado de tensão constante. A tensão constante garante a interdependência dos componentes de compressão em qualquer situação.

A célula pode tracionar a matriz extracelular, porque há integração mecânica entre a membrana celular e a matriz extracelular, que se dá, principalmente, pelas integrinas. As integrinas (Figura 3.2) são proteínas de adesão, presentes na membrana celular, que participam da interação mecânica entre a célula e a matriz celular e auxiliam na regulação intracelular e na fisiologia celular.

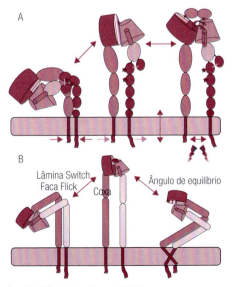

Figura 3.2. Integrina inativa e ativa. Modificada de: Hynes, 2002.

Além da integração mecânica entre a célula e a matriz extracelular dada pelas integrinas, há a integração mecânica entre as células, que é dada pelos fibroblastos.

Nesse sentido, forças mecânicas aplicadas sobre os tecidos podem interferir na estrutura celular e no seu funcionamento. Para investigar essa relação, Langevin *et al.* (2010) avaliaram os efeitos da tração, na fáscia superficial de ratos, sobre as características estruturais do núcleo dos fibroblastos e encontraram aumento da área de secção transversal do núcleo e diminuição do número de invaginações da membrana nuclear.

A partir dessa condição, as células, por se apresentarem unidas e tensas (condição de pré--estresse), permanecem prontas para receber sinais mecânicos e convertê-los em respostas bioquímicas, fenômeno conhecido como mecanotransdução. Esse fenômeno é importante para a compreensão do desenvolvimento e funcionamento celular e tecidual, de como se relacionam as estruturas dentro de um tecido corporal, de como os tecidos se relacionam entre si e de como ocorrem alguns processos patológicos.

A mecanotransdução pode auxiliar no entendimento dos efeitos não mecânicos dos tratamentos que utilizam tração e compressão sobre os tecidos e estimulam a flexibilidade corporal.

Além das células, as outras estruturas do corpo humano, como coração, pulmão, ossos e moléculas, também são estabilizadas por esse sistema de compressão-tensão, assim como todo o organismo. O corpo funciona num modelo de tensegridade formado por diversos modelos de tensegridade menores. Para melhor entendimento, pode-se iniciar de estruturas menores para estruturas maiores e suas relações, como segue.

Cada célula está estabilizada segundo um modelo de tensegridade dado pelos microfilamentos e pelos microtúbulos, como propôs Ingber. Um conjunto de células também pode ser entendido como uma estrutura de tensegridade, com as células unidas entre si pelos fibroblastos e cada célula unida com a membrana extracelular pelas integrinas. A junção de conjuntos de células forma um tecido (músculo, ligamento, cápsula articular), que também se comporta como um modelo de tensegridade, no qual os conjuntos de células estão unidos por um tecido conectivo (endomísio, perimísio, endoneuro). Os tecidos estão unidos entre si formando uma parte do corpo (perna, braço, abdome), que também é estável dinamicamente, e as diversas partes unidas formam o corpo, que é estável dinamicamente, num modelo de tensegridade formado pela união de diversos modelos de tensegridade menores.

Quando é aplicada compressão/tensão sobre qualquer parte desse conjunto, todo o conjunto é afetado. Haverá deformação, porém a estabilidade será mantida na nova condição/forma.

A estabilidade dos ossos pode ser explicada pela biotensegridade. O fêmur recebe a força compressiva proveniente do acetábulo e, por apresentar um ângulo de aproximadamente 45º do colo em relação à diáfise, a parte medial da diáfise recebe compressão, enquanto a parte lateral da diáfise recebe tração, como mostra a Figura 3.3. Nesse caso, o osso não funciona como uma viga, porém é estável. A estabilidade existe porque, no seu interior, o osso compacto é substituído por osso esponjoso, que tem sua forma organizada de maneira triangular e contínua, o que dissipa a força compressiva medial no sentido lateral sobre todo o fêmur e reduz a compressão que chega ao joelho.

A estabilidade visceral também pode ser explicada sob o ponto de vista da biotensegridade. O pulmão funciona numa condição de constante tensão. Essa tensão é imposta de uma parte superficial para uma profunda, desde a periferia até o hilo pulmonar, sendo transmitida pelo sistema fibroso do pulmão. O sistema fibroso pulmonar apresenta forma geodésica, que impõe constante tensão sobre o hilo pulmonar. Durante a inspiração, o pulmão é tracionado pela ação do diafragma, que gera pressão negativa intratorácica, e pela caixa torácica, que é tracionada superior e lateralmente pela ação dos músculos acessórios da inspiração. As costelas são as estruturas de compressão, enquanto a tensão é gerada pela arquitetura fibrosa do pulmão. Por essa característica, o pulmão se mantém estável, mesmo alterando sua posição e tamanho durante a respiração.

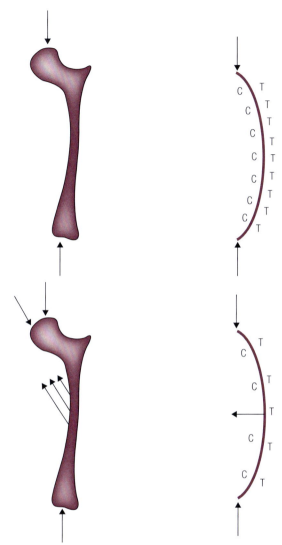

Figura 3.3. Força compressiva sobre o fêmur (C indica compressão e T, tração). Modificada de: Chen e Ingber (1999).

Quando observado como unidade, o corpo apresenta tensegridade, com os ossos sendo os componentes de compressão descontínuos e a fáscia sendo o componente de tensão. Os ossos são descontínuos, pois há articulações entre eles. A fáscia pode ser considerada o componente de tensão, porque apresenta conexões entre suas diversas partes (macroscopicamente) e é formada pela união celular (microscopicamente). Isso mantém todos os tecidos/células numa condição de pré-estresse, o que pode explicar a integração que existe entre os sistemas corporais durante os movimentos. A contração de um músculo esquelético altera a posição de uma região desse modelo de tensegridade e repercute, mecanicamente, sobre todo o conjunto, facilitando as adaptações que devem ocorrer nas outras regiões para que o conjunto se mantenha estável, mesmo durante o movimento. Portanto, a integração que se dá entre as diferentes partes do corpo e entre os diferentes sistemas corporais não é somente elétrica, química e neurológica, mas também mecânica, inclusive no nível celular.

A contração realizada pelos músculos estabilizadores da coluna durante a movimentação do membro superior ou inferior é dada pelo padrão de movimento, que é modulado neurológica e mecanicamente. Nesse sentido, justificam-se a atenção e o controle de todo o conjunto durante a execução de exercícios e durante as atividades de vida diária, mesmo que o exercício e a atividade estejam sendo realizados apenas com o membro superior, por exemplo.

A fáscia corporal é composta por tecidos derivados do mesoderma durante o desenvolvimento embrionário. Dentre esses tecidos, destacam-se os tecidos conectivos, músculos estriados, ligamentos, cápsulas articulares, ossos, dura-máter, peritônio, pleura, pericárdio, células sanguíneas e linfáticas, paredes do coração, vasos sanguíneos e linfáticos, epitélio do intestino, gônadas, córtex e medula da suprarrenal, baço, bexiga urinária, rins e uretra.

Durante o desenvolvimento embrionário, os tecidos conectivos derivam do mesoderma, mais especificamente do mesênquima. As células mesenquimais se proliferam e migram para todas as regiões do embrião, preenchendo locais vazios e separando diversos órgãos e tecidos e também diferentes partes de um mesmo tecido. A proliferação a partir de um mesmo local reforça o conceito de unidade da fáscia. Essas células são as precursoras da maioria das células do tecido conectivo no adulto. Algumas delas são indiferenciadas e fazem parte do processo de crescimento, de reparação tecidual e de defesa.

O crescimento do embrião se dá simultaneamente à sua segmentação, que é craniocaudal, formando as curvaturas cefalocaudais, e laterolateral, que vão dar forma às paredes e às cavidades. Durante esse processo, os órgãos vão se posicionando, tomando forma e adquirindo seu tamanho. Isso ocorre também nos membros superiores e inferiores com seus respectivos tecidos. O tamanho do tecido e o número de células de cada tecido também são influenciados pelo espaço que esse tecido pode preencher. A proliferação celular também é influenciada por um componente compressivo dado pela fáscia, ou seja, há influência mecânica, inclusive no desenvolvimento tecidual.

Essas informações referentes ao desenvolvimento embriológico, especialmente a proliferação e a migração das células mesenquimais, fazem que a fáscia seja o tecido responsável pelo componente de tensão contínua no modelo de biotensegridade. Isso se dá, pois a fáscia é contínua, sem interrupções, e se expande em todas as partes do corpo humano.

Para o entendimento macroscópico, a fáscia pode ser dividida de diversas maneiras. Apresentaremos, de forma resumida, a divisão proposta por Paoletti (2006), que contém a fáscia superficial, fáscia externa e interna, fáscia do eixo central, diafragma, fáscia interna toracoabdominal e meninges.

Salientamos que a fáscia é única e essa divisão é, sobretudo, didática.

A fáscia superficial (Figura 3.4) se situa entre a camada adiposa da pele e o tecido celular subcutâneo. Dá passagem a vasos linfáticos (Figura 3.5) e é importante para a nutrição e a oxigenação dos tecidos dessa região.

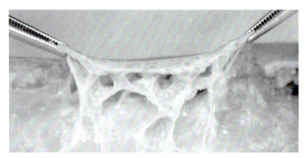

Figura 3.4. Fáscia superficial. A figura mostra a continuidade tecidual e a distribuição segundo o modelo de tensegridade nos tecidos corporais. Modificada de: Swanson (2013).

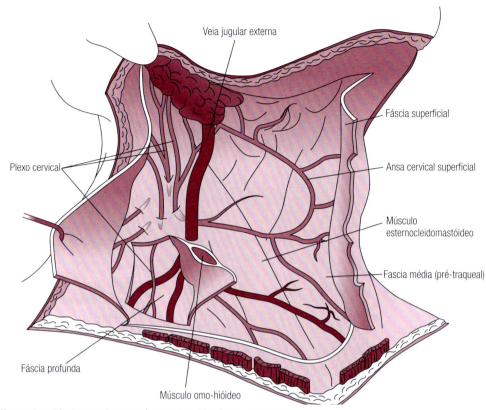

Figura 3.5. Fáscia superficial ao nível cervical. Modificada de: Paoletti (2006).

Inicia-se no zigomático e chega até os punhos e tornozelos. Não está presente na face, na parte superior do músculo esternocleidomastoideo, na nuca, sobre o esterno e nas nádegas.

A fáscia externa pode ser dividida em algumas partes:
- Aponeurose epicraniana, que reveste a parte convexa do crânio, como um capacete e está separada do periósteo craniano e da pele por finas camadas de células. Inclui a fáscia temporal e massetérica e a fáscia da face.
- Fáscia cervical superficial, que se fixa na linha nucal superior, processo mastoide, cartilagem da orelha e aponeurose massetérica na margem inferior da mandíbula e vai até o esterno, clavícula e espinha da escápula. Dá expansões que se fixam à parte anterior do músculo trapézio superior, escalenos e osso hioide. Apresenta outra expansão fibrosa na linha média posterior, que se inicia na protuberância do occipital e termina em C6, fixando-se nos processos espinhosos das vértebras cervicais, chamado de ligamento cervical posterior. É perfurada pela veia jugular e pelos ramos superficiais das raízes nervosas de C2, C3 e C4.
- Fáscia do tronco (Figura 3.6), que se insere no esterno, na clavícula e na espinha da escápula e vai até o sacro e parte posterior da crista ilíaca (posteriormente) e púbis, ligamento inguinal e parte anterior da crista ilíaca (anteriormente). Contém fibras do latíssimo do dorso, trapézio médio e inferior, iliocostal, reto abdominal, oblíquo interno e externo do abdome e transverso abdominal, subclávio, peitoral maior e menor, linha alba, cicatriz umbilical e fáscia toracolombar. Na sua parte inferior, faz conexão com o peritônio parietal e a fáscia transversal.

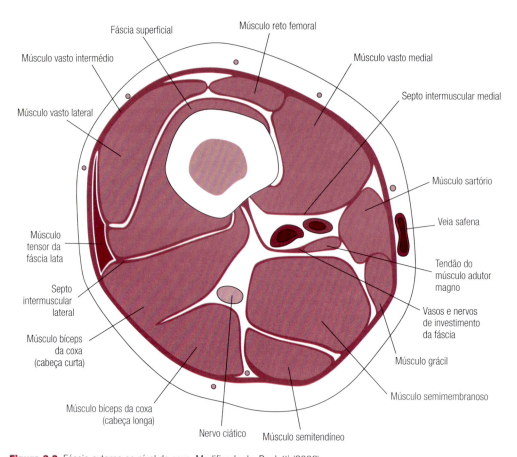

Figura 3.8. Fáscia externa ao nível da coxa. Modificada de: Paoletti (2006).

A fáscia interna pode ser dividida em cervical, torácica, abdominal e pélvica.
- Fáscia cervical (Figura 3.9) interna, que se divide em anterior e posterior. A anterior inicia-se no osso hioide e termina na face posterior do esterno e das clavículas. Em seu trajeto, envolve o músculo omo-hioideo, tiro-hioideo, esternotireo-hioideo, esternocleidomastóideo e a face anterior do músculo trapézio superior, além de se fixar na laringe, veia jugular, artéria carótida comum, nervo vago, glândula tireoide e membrana perifaríngea. A posterior (ou pré-vertebral) se inicia no processo basilar do osso occipital, fixa-se aos processos transversos das vértebras cervicais e envolve os músculos longo do pescoço, reto anterior maior e menor da cabeça, faringe e esôfago, e termina na primeira vértebra torácica para continuar com a fáscia endotorácica.
- Fáscia torácica, que forma a parede interna da caixa torácica e se fixa à parte interna das costelas, músculos intercostais internos, esterno e face anterior dos corpos vertebrais torácicos, recobre a cúpula pleural e está firmemente fixada à primeira costela, especialmente na sua parte posterior. Termina no diafragma.
- Fáscia abdominal, que se inicia no diafragma e termina na pelve (nas paredes do canal inguinal e crista ilíaca). Dá expansões anteriores que vão até a linha alba. No seu trajeto, envolve os rins e se fixa às vertebras lombares e ao peritônio parietal.

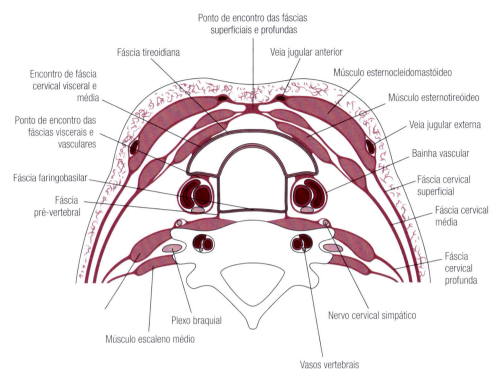

Figura 3.9. Fáscia interna no nível da cervical C6. Modificada de: Paoletti (2006).

- Fáscia pélvica (Figura 3.10), que tem a função de fechar a abertura inferior da pelve e dar suporte às vísceras da pelve menor. Fixa-se no ramo isquiopúbico, pênis ou lábio menor, cóccix, sacro e ísquios e envolve e dá passagem a diversas estruturas dessa região, incluindo os músculos do períneo, uretra, esfíncteres, vasos sanguíneos e nervos.
- A fáscia do eixo central (Figura 3.11) se inicia no crânio, fixando-se à face externa do osso temporal e osso esfenoide e na maxila, mandíbula e base da língua, e tem trajeto descendente, envolvendo o palato mole, ligamento esfenomandibular, parte do esôfago, traqueia, faringe, fáscia estilofaríngea, fixando-se ao osso hioide e continuando seu trajeto descendente para ligar-se ao pericárdio. O pericárdio apresenta fixações inferiores no diafragma pelos ligamentos frenopericárdicos anterior e laterais, fixações anteriores no esterno pelos ligamentos esternopericárdicos superior e inferior e fixações posteriores na coluna torácica pelos ligamentos vertebropericárdicos. Além dessas fixações, o pericárdio se relaciona via tecido conjuntivo com o esôfago (ligamentos esofagopericárdicos), a bifurcação da traqueia (ligamentos broncopericárdicos e traqueopericárdicos) e as veias pulmonares.

O diafragma apresenta um tendão fibroso, que é contínuo à fáscia pré-vertebral. Sua face superior é coberta pela fáscia endotorácica, pericárdio e pleura e sua face inferior é coberta pela fáscia transversal, peritônio e fáscia renal. Fixa-se à coluna vertebral e às costelas baixas.

A fáscia interna toracoabdominal (Figura 3.12) é formada pela pleura parietal, que se fixa às paredes do tórax, pericárdio, diafragma, costelas e vértebras cervicais inferiores, e pela pleura visceral, que se ramifica até as regiões mais internas do pulmão e se continua com o peritônio parietal e peritônio visceral, que contém os mesos, omentos e ligamentos viscerais.

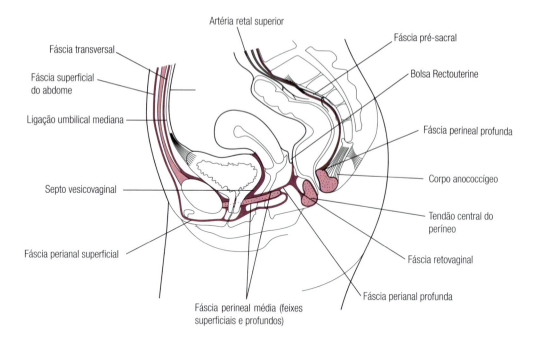

Figura 3.10. Fáscia interna ao nível da pelve feminina. Modificada de: Paoletti (2006).

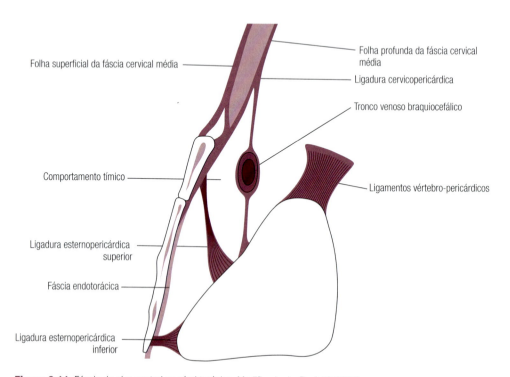

Figura 3.11. Fáscia do eixo central no nível torácico. Modificada de: Paoletti (2006).

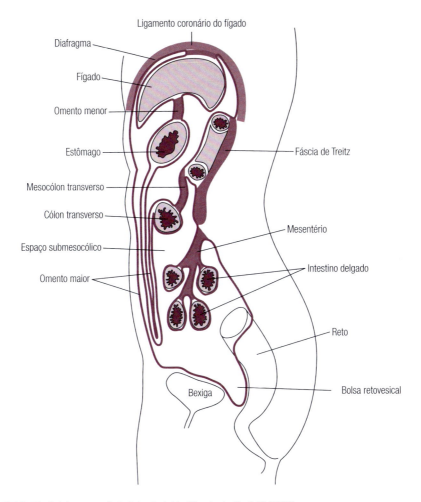

Figura 3.12. Fáscia interna ao nível abdominal. Modificada de: Paoletti (2006).

As meninges envolvem o sistema nervoso central. A dura-máter recobre toda a face interna do neurocrânio e está intimamente ligada ao periósteo. Além disso, dá expansões para formar as foices do cérebro e do cerebelo, a tenda do cerebelo e a bainha fibrosa de vasos e nervos dentro do cérebro. Apresenta importante fixação no nível do forame magno do occipital, onde termina o folheto externo. É contínua ao periósteo da face externa do crânio no nível dos forames cranianos. A dura-máter espinhal é composta pela continuidade do folheto interno da dura-máter craniana, inicia-se no forame magno e termina no nível da segunda vértebra sacral e é contínua ao epineuro no nível de cada forame intervertebral.

Cabe reforçar a existência de conexões mecânicas entre as divisões didáticas da fáscia apresentadas acima. Segundo Swanson (2013), a derme é contínua à fáscia axial e a fáscia axial é contínua ao epimísio; pela relação mecânica entre as células, essa continuidade se dá até os tecidos mais profundos. A relação mecânica entre as células é especialmente mantida pelos fibroblastos, e a relação mecânica da célula com a matriz extracelular é mantida pelas integrinas. Isso faz com que haja apenas um tecido fascial, que é permeado por células especializadas (miócitos, tenócitos, hepatócitos etc.).

Isso justifica as respostas mecânicas, bioquímicas e elétricas que ocorrem após intervenção sobre esse sistema e sua repercussão sobre a dinâmica corporal, bem como sobre os sistemas cardíaco, pulmonar, circulatório, digestório, de controle postural e neurofisiológico. Mesmo que a intervenção seja realizada em uma parte específica do conjunto fascial, pode haver repercussão sobre outras partes, mesmo que distantes do local em que houve a intervenção.

O profissional da área da saúde que se propõe a intervir na postura, na flexibilidade e na força muscular deve reconhecer as repercussões de seus exercícios e manobras sobre os diferentes sistemas corporais e deve buscar especificidade nas suas ações terapêuticas, pois, se o trabalho for realizado diretamente sobre a região disfuncional, todo o conjunto receberá repercussão positiva dessa ação terapêutica.

BIBLIOGRAFIA RECOMENDADA

Clark EA, Brugge JS. Integrins and signal transduction pathways: the road taken. Science. 1995;268(5208):233-9.

Chen CS, Ingber DE. Tensegrity and mechanoregulation: from skeleton to cytoskeleton. Osteoarthritis Cartilage. 1999;7(1):81-94.

Hynes RO. Integrins: Bidirectional, Allosteric Signaling Machines. Cell. 2002;110(6):673-87.

Langevin HM, Storch KN, Snapp RR, Bouffard NA, Badger GJ, Howe AK, et al. Tissue stretch induces nuclear remodeling in connective tissue fibroblasts. Histochem Cell Biol. 2010;133(4):405-15.

Levin SM. The tensegrity-truss as a model for spine mechanics: biotensegrity. J Mech Med Biol. 2002;2(375).

Matthews BD, Overby DR, Alenghat FJ, Karavitis J, Numaguchi Y, Allen PG, et al. Mechanical properties of individual focal adhesions probed with a magnetic microneedle. Biochem Biophys Res Commun. 2004;313(3):758-64.

Paoletti S. The fasciae: anatomy, disfunction and treatment. Seattle: Eastland Press; 2006.

Parson J, Marcer N. Osteopatía: modelos de diagnóstico, tratamiento y práctica. Madrid: Elsevier; 2007.

Swanson RL 2nd. Biotensegrity: a unifying theory of biological architecture with applications to osteopathic practice, education, and research--a review and analysis. J Am Osteopath Assoc. 2013;113(1):34-52.

Posturologia Clínica: Descobrindo as Disfunções do Sistema Locomotor

4

Hugo Pasin Neto
Luiz Alfredo Braun Ferreira
Jones Macagnan

A manutenção da postura envolve o controle da posição do corpo no espaço com o objetivo duplo de estabilidade e orientação. A cada nova postura adotada pelo ser humano, respostas neuromusculares são necessárias para manter o equilíbrio do corpo. O estabelecimento postural se dá por meio de um balanço entre sinergias neuromusculares, estratégias sensoriais, mecanismos antecipatórios e adaptativos, representações internas e componentes periféricos.

Todas essas respostas são decorrentes de uma informação prévia, originada em estruturas denominadas captores posturais, que, somados, determinam o ajuste postural estático e dinâmico.

São considerados captores posturais os pés, a mandíbula e os olhos.

CAPTOR PODAL

O pé, no sentido amplo do termo, considerando-se também o tornozelo, é um conjunto proprioceptivo e exteroceptivo excepcional, que recebe dos músculos, das articulações e da pele tantas informações quantas lhes conhecemos a função. O captor podal é, juntamente com o olho, um elemento fundamental do sistema postural. O pé pode ser causativo, adaptativo, ou ambos, e intervém sempre, qualquer que seja o desequilíbrio postural.

O homem em pé é um pêndulo invertido que se equilibra sobre um triângulo de sustentação harmonioso, formado lateralmente por duas estruturas normalmente simétricas: os pés. Sendo ao mesmo tempo um captor externo (exocaptor) e interno (endocaptor), o pé é igualmente o ponto de suspensão do pêndulo invertido. Uma deformação ou assimetria qualquer repercutirá sempre acima e necessitará de uma adaptação do sistema postural. Essa adaptação é, num primeiro momento, reversível, mas depois se fixará, tornando a correção podal indispensável.

Controle sensório-motor

Muitos estudos demonstram que a informação somatossensitiva é, com frequência, a mais utilizada pelo sistema nervoso central (SNC). Sendo assim, pode-se inferir que, aparentemente, o SNC dá maior preferência às aferências somatossensitivas ao realizar reajustes posturais, pois essas aferências atuam informando ao SNC a relação entre os diferentes segmentos do corpo. Isso ocorre por meio dos proprioceptores como fusos neuromusculares, órgãos tendinosos de Golgi e receptores articulares, bem como de mecanoceptores cutâneos como corpúsculos de Pacini e discos de Merckel, principalmente.

Segundo Wu *et al.* (2006), existem controvérsias em relação à maneira como o SNC integra e processa as informações sensoriais. Alguns estudos concordam que a resposta reflete a influência de entradas sensoriais diversas, enquanto outros defendem que apenas um tipo de informação sensorial domina esse mecanismo. Mais especificamente no controle do equilíbrio, a manutenção postural ocorre mediante um mecanismo compensatório (*feedback*), gerando forças musculares para respostas de correção automática de equilíbrio, ou se ações antecipatórias (*feedforward*) também são requeridas para manter a postura em pé.

Vuillerme e Pinsault (2007) trazem a ideia de que o SNC seleciona as informações sensoriais para uma resposta motora, sendo essas informações, em grande parte, de responsabilidade dos proprioceptores dos tornozelos e mecanoceptores plantares. Meyer *et al.* (2004), anestesiando os músculos cutâneo-plantares, concluíram que o *feedback* sensorial é extremamente necessário para a manutenção do equilíbrio postural, comprovando que as informações dos mecanoceptores plantares têm relativa importância no ajuste postural.

Com relação à estabilidade postural, os ajustes posturais antecipatórios apresentam influência considerável no desempenho, no tipo de movimento isolado e na posição inicial do centro de massa (CM). Existem duas estratégias recrutadas de maneira isolada ou simultânea pelo SNC para a manutenção do CM. A estratégia de tornozelo é utilizada para reposição do CM por meio do movimento do corpo com um discreto movimento do quadril. Essa estratégia é observada em respostas às perturbações relativamente lentas, necessitando da integridade da amplitude e força muscular da articulação do tornozelo. Já a estratégia de quadril controla o CM por meio da produção de um movimento amplo e rápido no quadril, com combinação de extensão de quadril com dorsiflexão de tornozelo ou flexão de quadril com plantiflexão de tornozelo.

Pode-se deduzir, então, que as aferências proprioceptivas têm grande papel nesse contexto, mas não se pode descartar a importância da integridade do mecanismo de discriminação cutâneo-plantar. Tal mecanismo deve facilitar para o SNC a detecção das projeções do CM e, dessa forma, permitir uma diminuição da oscilação corporal na manutenção da postura.

As respostas de antecipação (*feedfoward*) apresentam diferenças consideráveis quando comparadas às respostas compensatórias de ajuste postural (*feedback*). As repostas de *feedback* podem ser realizadas por um circuito relativamente simples de arco reflexo, enquanto as respostas de *feedforward* necessitam de acesso a um circuito de armazenagem de padrões de ativação muscular. Uma resposta compensatória tem maior relação na manutenção do corpo em posição ereta, estática e dinâmica. Em contrapartida, o mecanismo de *feedforward* tem maior participação em resposta a uma perturbação. A coordenação dessas estratégias depende do envio de informações dos proprioceptores articulares; se ocorrer um distúrbio na transmissão de informação somatossensitiva proveniente dos aferentes de pés e tornozelo, o SNC envia informações para uma redistribuição do torque para os quadris.

Nos pés, além das aferências desencadearem reflexos segmentares, as vias proprioceptivas e cutâneo-plantares, por meio do sistema epicrítico, emitem ramos colaterais para o cerebelo e para estruturas romboencefálicas de propriocepção inconsciente. Isso permite que as informações provenientes dos mesmos proprioceptores sejam processadas simultaneamente pelo SNC, que, por sua vez, transmite informações aos músculos agonistas ou antagonistas, conforme se articulem com interneurônios excitatórios ou inibitórios. Esse fato aperfeiçoa as respostas de adaptação postural e torna os pés uma excelente ferramenta de informação aferente proprioceptiva.

A ideia de que o SNC ajusta seletivamente as diversas contribuições sensoriais para uma resposta motora é confirmada por Vuillerme e Pinsault (2007), que ainda ressaltam que grande parte dessas contribuições é de responsabilidade dos proprioceptores dos tornozelos e mecanoceptores plantares. Sendo assim, a partir das informações citadas acima, utilizar ferramentas proprioceptivas, como órteses plantares, pode trazer grandes benefícios sensoriais para a melhora da capacidade funcional de indivíduos com déficits neurológicos.

Diferentes tipos posturais de pé

Segundo Bricot (2010), podemos distinguir quatro diferentes tipos de pés no plano postural.
a) Pé causativo: responsável pelo desequilíbrio postural – Desde que haja uma perturbação, mesmo que mínima, no pé, seja quanto à sua mobilidade ou quanto ao apoio, haverá obrigatoriamente um desequilíbrio postural ascendente. Sua origem pode ser congênita (origem de pés cavos, valgos, metatarsos varos, assimétricos etc.), adquirida (por diferentes traumatismos, má programação primária de marcha, sapatos inapropriados, entorses, pequenas restrições de mobilidade) ou iatrogênica (palmilhas ortopédicas clássicas ou sapatos com suporte para o arco medial).
b) Pé adaptativo: adapta-se ao desequilíbrio descendente. podendo ser reversível, fixo ou compensador – No caso do pé adaptativo reversível, a correção da causa primária do desequilíbrio é suficiente para corrigir o sistema postural. Porém, em um intervalo de tempo, as deformações adaptativas acabam se fixando e então estaremos diante de um pé adaptativo fixo, cuja correção se torna indispensável. Não havendo a correção, ocorrerão alterações a partir dos pés, de forma irreversível.
c) Pé misto: associa um componente causativo e um componente adaptativo.
d) Pé duplo componente: patológico em sua dinâmica, atualmente é considerado um pé causativo – Frequentemente encontrado, é essencialmente patológico em sua dinâmica. Na estática, esse pé é variável, ligeiramente valgo ou varo, porém na dinâmica revela sua verdadeira característica, o mau desenvolvimento do passo (Figura 4.1).

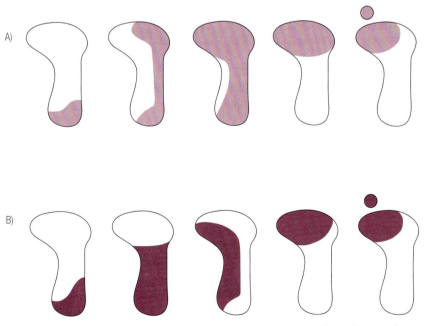

Figura 4.1. Análise do passo do indivíduo. **A)** Mecânica normal do passo; **B)** Mecânica do passo de um pé duplo componente. Modificada de: Bricot (2010).

Consequências posturais oriundas de disfunções podais

Pé plano valgo

Considerado como um pé causativo devido ao enfraquecimento ou desabamento do arco longitudinal medial do pé, pode ser consequência de distúrbios posturais ascendentes, tais como (Figura 4.2):

- Calcâneo valgo;
- Rotação interna tibial e femoral;
- Patelas medializadas;
- Tendência a uma báscula articular medial e flexo;
- Abertura da pelve;
- Anteversão dos Ilíacos;
- Horizontalização sacral;
- Aumento da lordose lombar e cervical;
- Hipercifose torácica;
- Projeção de tronco anterior.

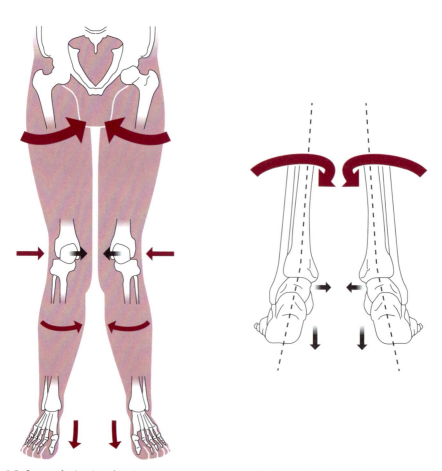

Figura 4.2. Consequências dos pés valgos nos membros inferiores. Modificada de: Bricot (2010).

Pé cavo varo

Também considerado um pé causativo, é cada vez mais frequente, herança de calçados com arcos plantares e palmilhas ortopédicas clássicas. Por definição, é acompanhado por um tálus varo e queda da articulação talocalcânea lateral, que leva a perna em rotação externa. As consequências posturais desse tipo de pisada estão descrita como (Figura 4.3):

- Calcâneo varo;
- Rotação externa tibial e femoral;
- Posicionamento mais lateral das patelas que levam à hiperpressão patelar lateral;
- Tendência a uma báscula lateral da articulação e ao *recurvatum*;
- Rotação externa do fêmur;
- Retroversão ilíaca;
- Verticalização do sacro com diminuição da lordose lombar.

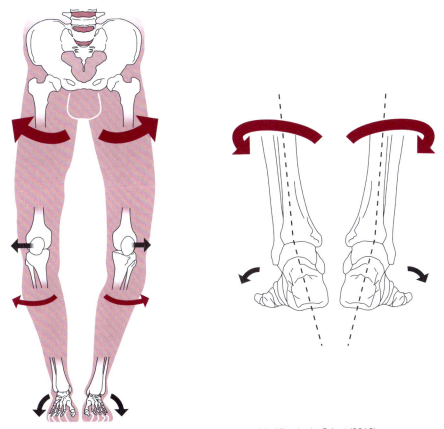

Figura 4.3. Consequências dos pés varos nos membros inferiores. Modificada de: Bricot (2010).

Pés assimétricos

São de dois tipos: pés planos assimétricos e pés cavos assimétricos.

A) Pés planos assimétricos – São pés mistos causativos que se adaptaram a uma descompensação do sistema postural. Caracterizam-se por um valgo assimétrico do retropé.

Geralmente o pé mais valgo nos destros está do lado esquerdo, e nos canhotos, do lado contrário, sendo a lateralidade determinante para o padrão adaptativo (Figuras 4.4 e 4.5).

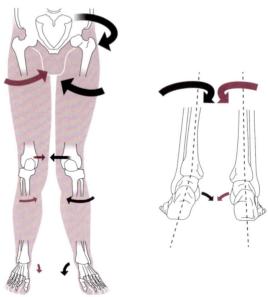

Figura 4.4. Consequências dos pés valgos assimétricos nos membros inferiores. Modificada de: Bricot (2010).

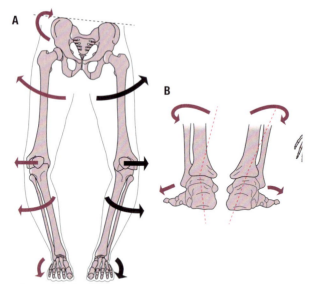

Figura 4.5. Duas formas de repercussão dos pés valgos assimétricos. A) Básculas e rotações da cintura escapular e pélvica. B) Atitude escoliótica. Modificada de: Bricot (2010).

B) Pés cavos assimétricos – Podem ser mistos ou causativos puros (como submetidos a vários episódios de entorse). Normalmente são mistos, com a vertente causativa representada pelo varo e a vertente adaptativa pela assimetria. As dores geralmente aparecem no lado mais varo, sendo o dorso geralmente plano (Figura 4.6).

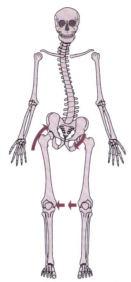

Figura 4.6. Consequências dos pés varos assimétricos nos membros inferiores demonstrando suas repercussões ascendentes. Modificada de: Bricot (2010).

Pés desarmônicos

Os pés desarmônicos têm como característica apresentar dois retropés de tipos opostos, sendo valgo de um lado e varo de outro lado. São pés que sempre têm um forte caráter adaptativo. Geralmente no indivíduo destro a tendência valgizante é para a esquerda, a tendência varizante é para a direita; no canhoto ocorre ao contrário (Figura 4.7).

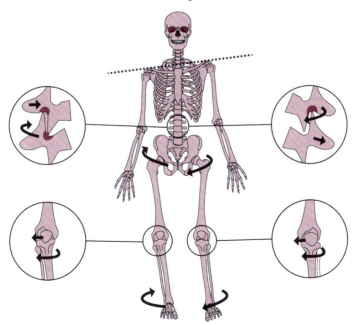

Figura 4.7. Os pés desarmônicos vêm acompanhados de uma rotação de joelhos, bem como de uma torsão pélvica sobre seu eixo. Modificada de: Bricot (2010).

O equilíbrio estático ascendente – palmilhas posturais

As palmilhas posturais buscam reorganizar o tônus das cadeias musculares e influenciar na postura corporal mediante reflexos de correção. Essas palmilhas agem na propriocepção muscular e provocam modificações nas cadeias proprioceptivas ascendentes, produzindo uma alteração no controle postural como resposta a um estímulo proprioceptivo. Além disso, as palmilhas podem corrigir a distribuição das cargas plantares em contato com a superfície rígida, favorecendo uma melhor distribuição da massa corporal sobre a área plantar, fornecendo melhor alinhamento dos joelhos, quadris, pelve e coluna vertebral e proporcionando, desse modo, melhora na habilidade de realização de suas atividades diárias por meio da adequação do tônus postural.

De acordo com Gagey e Weber (2000), existem regiões específicas na planta dos pés cuja estimulação provoca modificação do tônus postural e reposicionamento do nivelamento da pelve e das assimetrias musculares da coluna vertebral. A reprogramação postural ocorre quando os mecanorreceptores da região plantar são ativados por uma deformação na pele proporcionada por relevos descritos como peças podais e que são fixadas nas palmilhas. Essas peças são divididas em elementos, barras, calços ou cunhas.

As palmilhas posturais, segundo Pasini Neto *et al.* (2012), apresentam três camadas: superficial, média e profunda. A porção de superfície é composta por tecido que abrange as outras porções e serve para absorver o suor e proporcionar conforto. A porção central é feita de acetato de vinila-etileno (EVA) com espessura de 3 mm. A porção mais profunda é feita por material formado por uma rede de fibras de algodão e resina com espessura de 1 mm, em que as peças podais estão localizadas (barras, cunhas e calços), fabricados com EVA com as respectivas espessuras, densidades e resiliência, cujo objetivo é o de estimular a pele em regiões predeterminadas e promover reprogramação postural (Figura 4.8).

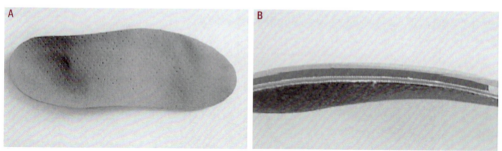

Figura 4.8. Representação das palmilhas após moldagem térmica. A) Visão frontal. B) Visão lateral demonstrando as três camadas. Modificada de: Pasini Neto *et al.* (2012).

CAPTOR MANDIBULAR

A influência da posição da mandíbula e da oclusão sobre os ajustes posturais ainda é controverso e necessita de mais estudos comprobatórios. Nesse sentido, muitas pesquisas vêm sendo realizadas para buscar essas respostas.

Lopes *et al.* (2009) avaliaram 41 crianças que apresentavam alterações de oclusão e concluíram que todas apresentavam alterações posturais. Em um estudo semelhante, com 116 crianças, Aldana *et al.* (2011) buscaram avaliar a relação entre má oclusão e alterações posturais da cabeça e pescoço. Entre os resultados encontrados, está a associação entre a posição de rotação da cabeça com alterações de oclusão.

Perillo *et al.* (2011), após avaliarem 1.178 crianças, evidenciaram uma correlação positiva entre pacientes com má oclusão e assimetria de tronco. Esse resultado foi semelhante ao encontrado por García *et al.* (2012), que, após investigar a relação da má oclusão com a postura cervical avaliando 28 adolescentes, encontraram diferença significativa na postura cervical dos indivíduos com má oclusão dentária.

Buscando interpretar esses resultados, as discussões se apoiam em dois aspectos: mecânico e proprioceptivo. O aspecto mecânico está relacionado ao fato de a mandíbula estar conectada diretamente à cabeça pela articulação temporomandibular e "indiretamente" por ligamentos e que estabelecem uma relação com a coluna cervical, o osso hioide e a cintura escapular, além da cabeça. Assim, mecanicamente, todo desequilíbrio da mandíbula atinge outras regiões podendo gerar uma "cascata" de adaptações que altera todo o sistema tônico postural, podendo ser justificada pela alteração do centro de gravidade, exigindo de todo o corpo um rearranjo biomecânico.

Além disso, deve-se considerar o fato de que os músculos relacionados ao sistema estomatognático pertencem à cadeia muscular cervical e que ela é integrada com as outras cadeias que formam o sistema musculoesquelético, permitindo entender que qualquer perturbação de um segmento do corpo afetará outro segmento (Figura 4.9).

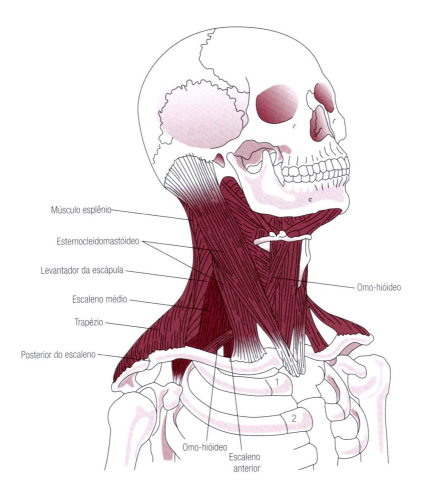

Figura 4.9. Músculos relacionados ao sistema estomatognático que pertencem à cadeia muscular cervical.

Além dessa via de influência sobre o sistema tônico postural, destaca-se a via proprioceptiva.

As articulações temporomandibulares, os músculos diretamente relacionados à mastigação e as articulações dentoalveolares (ligamento periodontal) são inervadas pelo nervo trigêmeo. O nervo trigêmeo é o quinto par de nervos cranianos e possui uma função mista, ou seja, é um nervo sensitivo e motor. Sua função motora está relacionada à inervação dos músculos da mastigação (temporal, masseter, pterigóideo lateral e medial) e dos músculos milo-hióideo e ventre anterior do músculo digástrico (Figura 4.10).

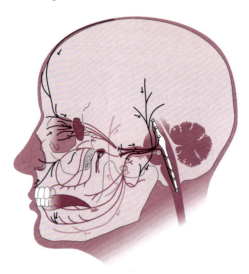

Figura 4.10. Representação da distribuição do nervo trigêmeo.

Porém, apesar dessas importantes inervações, o nervo trigêmeo é considerado um nervo com predomínio sensitivo. Essa sensibilidade, advinda de fibras aferentes somáticas, inervam 2/3 anteriores da língua, dentes, conjuntiva ocular, pele da face, dura-máter craniana, nariz e seios paranasais (Figura 4.11).

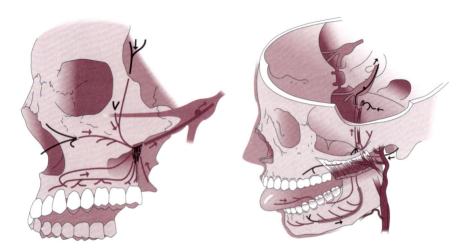

Figura 4.11. Representação do ramos maxilar e mandibular do nervo trigêmeo.

O nervo trigêmeo se origina no tronco encefálico, juntamente com outros nove nervos cranianos, e possui o maior núcleo desses nervos, iniciando no mesencéfalo e terminando em núcleos espinhais, atingindo até a terceira vértebra cervical (Figura 4.12).

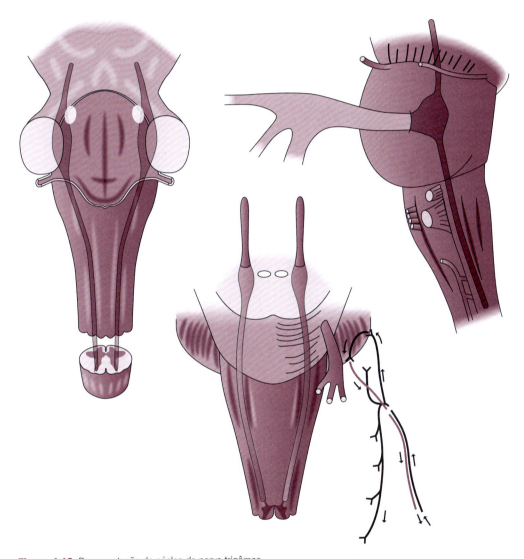

Figura 4.12. Representação do núcleo do nervo trigêmeo.

Considerando as teorias que discutem o fenômeno da facilitação, entre elas a de Korr (1947), que relacionava o aumento do tônus do músculo com o fenômeno da diminuição do limiar excitabilidade de determinado nível medular provocado por outras aferências, Slosberg (1990), que denominava esse fenômeno de sensibilização central, e Van Buskirk (1990), que o chamou de reflexo nociceptivo, é possível entender que esse grande núcleo do trigêmeo pode interferir em outros núcleos e, assim, gerar adaptações proprioceptivas.

Segundo Bricot (2010), os dentes inferiores devem estar circunscritos pelos dentes superiores em uma atitude denominada intercuspidação máxima, na qual os incisivos superiores recobrem um terço dos inferiores e os molares superiores (maxilares) estão posicionados "meio dente" para trás. Dessa forma, as articulações temporomandibulares estariam em equilíbrio e os músculos teriam tensões equilibradas, assim como os dentes, que durante a pressão gerada pelo aperto dentário produziriam uma força equilibrada dentro do processo alveolar.

Caso esse equilíbrio não esteja preservado, aferências sensitivas oriundas do nervo trigêmeo atingirão o SNC e alterações decorrentes dessa facilitação medular gerarão tensões musculares adversas, que, por sua vez, poderão desencadear uma série de adaptações em "cascata". Por exemplo, ao atingir o tronco encefálico, essas aferências podem alterar o limiar de excitabilidade do nervo acessório e consequentemente modificar a condição dos músculos inervados por ele, trapézio e esternocleidomastóideo, interferindo na posição da cabeça.

Corroborando, Tardieu *et al.* (2009) afirmaram que alterações nos músculos da mastigação, ligamento periodontal ou articulação temporomandibular poderiam levar a uma perturbação no controle postural, devido às relações entre os diferentes núcleos neurais no tronco cerebral.

Dessa forma, a relação craniomandibular exerce uma influência mecânica e proprioceptiva na postura e deve ser considerada sempre que o objetivo terapêutico for o equilíbrio postural.

Ratificando o que foi dito no início, essas evidências ainda são controversas, visto que em muitos artigos não foram evidenciados os mesmos resultados significativos.

Perinetti *et al.* (2010), após avaliarem 122 indivíduos quanto à sua oclusão e ao seu equilíbrio postural, por meio de uma plataforma de força, relataram resultados com grande variabilidade, porém semelhantes nas condições de repouso e de intercuspidação máxima, concluindo não haver correlação entre má oclusão e postura. Da mesma forma, Silvestrini-Biavati *et al.* (2013) concluíram não haver diferenças significativas posturais em indivíduos com ou sem má oclusão, após avaliarem 605 crianças.

Esse assunto ainda é tão controverso que durante uma "Conferência de Consenso", realizada em 2008, afirmou-se que a literatura científica fornecia fraca evidência relacionando postura e oclusão.

Diante disso, surge a necessidade de mais pesquisas que possam responder definitivamente se existe essa relação direta entre oclusão e postura. E mais, mesmo que não sejam evidenciados ajustes posturais em plataformas de força ou pressão, quer dizer que não está ocorrendo alteração tônica de músculos facilitados pelo aumento de aferência do trigêmeo? Seria possível a articulação temporomandibular não ser a causa de uma alteração postural, mas ser a consequência?

Certamente a articulação temporomandibular tem relação direta com a postura, podendo sua disfunção ser causa ou consequência de uma alteração postural. Possivelmente a dificuldade em responder a essas perguntas esteja no fato de não existir um padrão de comportamento, e sim indivíduos que respondem de forma diferente a estímulos diferentes.

Disfunções mandibulares

A compreensão das disfunções mandibulares está atrelada ao entendimento do corpo como um todo, tendo em vista as relações apresentadas anteriormente.

Focando na mandíbula, ou melhor, na relação craniomandibular, pode-se utilizar a classificação proposta por Edward Hartley Angle, no início do século XIX. Essa classificação baseia-se nas relações anteroposteriores dos primeiros molares permanentes, a qual é denominada de "chave de oclusão". Segundo o autor, os primeiros molares superiores ocupam posições normais com mais frequência que qualquer outro, por isso poderiam ser usados como referência para avaliar a posição da arcada dentária inferior.

Para o entendimento dessa classificação, é necessário uma breve revisão anatômica dental. Cada lado do dente é denominado face. As faces livres são as que não mantêm contato com outros dentes da mesma arcada, diferente das faces denominadas proximais, que realizam esse contato.

O aprofundamento anatômico do momento será nas faces livres, visto que serão elas as utilizadas para o entendimento da classificação. As faces livres são divididas em face vestibular e lingual ou palatina, sendo a face vestibular a que está voltada para os lábios ou bochechas e a face lingual ou palatina a que está voltada para a língua ou para o palato. Além dessa divisão, deve-se considerar uma segunda, dessa vez em uma vista vestibular, na qual as faces são divididas em três porções: mesial, média e distal.

Vale reforçar que a vista vestibular remete a uma "vista lateral" e que a face mesial seria a "anterior", enquanto a distal seria a "posterior".

Voltando à classificação de Angle, essa divide a oclusão em três classes:

- Classe I: Quando relação anteroposterior dos primeiros molares superior e inferior é normal. Nesse caso, a cúspide mesiovestibular do primeiro molar superior ocupa o sulco central do primeiro molar inferior.
- Classe II: Quando a arcada inferior se encontra em relação distal com a arcada superior. A cúspide mesiovestibular do primeiro molar superior ocupa o espaço entre a cúspide mesiovestibular do primeiro molar inferior e a face distal da cúspide vestibular do segundo pré-molar inferior. A classe II apresenta duas divisões:
  - Classe II, divisão 1: Está relacionada à protrusão dos incisivos superiores, que apresentam uma inclinação labial. Está comumente associada a funções musculares anormais, como respiração bucal ou hábitos de sucção de dedo ou língua.
  - Classe II, divisão 2: Está relacionada à inclinação axial vertical ou lingual dos incisivos superiores. O arco superior geralmente se apresenta achatado na região anterior, devido à inclinação lingual excessiva dos incisivos centrais superiores. Está comumente associado à mordida vertical.
- Classe III: Quando o primeiro molar inferior se encontra em posição mesial com relação ao primeiro molar superior. A cúspide mesiovestibular do primeiro molar superior ocupa o espaço entre a cúspide distal do primeiro molar inferior e a cúspide mesiovestibular do segundo molar inferior.

Segundo Bricot (2010), a relação craniomandibular influencia a postura devido a toda relação proprioceptiva já discutida anteriormente. De acordo com o autor, todo corpo se adapta a essas condições, influenciado pela posição alterada da cabeça, que, por sua vez, assume essa condição por uma alteração de um captor diretamente relacionado a ela, o captor mandibular.

Conforme essa proposta, existe uma tendência de comportamento-padrão relacionado a diferentes formas de oclusão. Nos indivíduos classificados como classe I, os dentes da arcada dentária maxilar estão em posição normal com relação aos mandibulares. Esse fato tende ao equilíbrio postural. Já na classe II, a projeção distal ou posterior da mandíbula tende a uma adaptação de anterioridade da cabeça e consequentemente a um aumento de curvaturas da coluna vertebral. No caso dos indivíduos classificados como classe III, a projeção mesial ou anterior da mandíbula tenderia a gerar uma adaptação de retificação da cabeça e, consequentemente, uma retificação da coluna vertebral.

Vale ressaltar que essa teoria é controversa na literatura e possui poucas evidências, como a descrita por Deda *et al.* (2012), que evidenciou no exame clínico um comportamento de anteriorização de cabeça em 100% dos indivíduos classificados como classe II de Angle. Diante disso, a avaliação e a intervenção postural devem considerar a classificação de Angle, mas com cuidado para não assumida como uma regra, mas sim como uma tendência, tratando o indivíduo como único e buscando reconhecer as disfunções presentes e relevantes em cada caso.

CAPTOR OCULAR

Para a adequada interpretação dos elementos contidos no captor ocular, faz-se necessária uma análise da anatomia vinculada a essa região, já que o aspecto estrutural está intimamente atrelado aos componentes funcionais, de comando e controle motor e sua relação com a postura corporal.

Órbita

O globo ocular está posicionado num espaço adequadamente formado para seu formato e funções: a órbita. Ela é formada por ossos do viscerocrânio (zigomático, maxilar, lacrimal e palatino) e do neurocrânio (esfenoide, etmoide e frontal), que vão formar um conjunto de 14 suturas no espaço da órbita. Além dos músculos extrínsecos do olho, a órbita acomoda todo o sistema vascular e de inervação do olho, o que permite a captação dos estímulos visuais (focalização da imagem), bem como o sentido da visão (enxergar as imagens).

As órbitas estão posicionadas simetricamente em relação às cavidades nasais. Elas têm formato piramidal, com base anterior e ápice posterior, onde se observam os forames, canais e fissuras (seis ao todo), que permitirão a passagem dos elementos que se conectam aos olhos (artérias, veias, nervos), essenciais ao seu funcionamento (Figura 4.13).

Cada órbita possui teto (lâmina orbital do osso frontal que se une posteriormente com a asa menor do esfenoide), assoalho (face orbital da maxila unida à face orbital do zigomático e ao processo orbital triangular do osso palatino), parede medial (lâmina orbital do osso etmoide e corpo do esfenoide) e parede lateral (face orbital da asa maior do esfenoide e processo frontal do osso zigomático). As paredes de cada órbita protegem o olho de lesão e fornecem ponto de fixação para seis músculos extrínsecos do bulbo do olho, que permitem o posicionamento preciso do eixo visual e determinam a relação espacial entre os dois olhos, essencial à visão binocular e aos movimentos oculares conjugados.

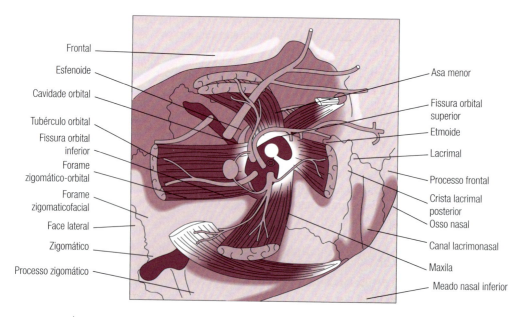

Figura 4.13. Órbita óssea e principais passagens: fissura orbital superior e inferior, canal óptico. Fonte: www.imaios.com.

Cada parede medial está separada por uma lacuna de aproximadamente 25 mm nos adultos e são praticamente paralelas entre si. O ângulo entre as paredes medial e lateral é de cerca de 45° (Figuras 4.14 e 4.15).

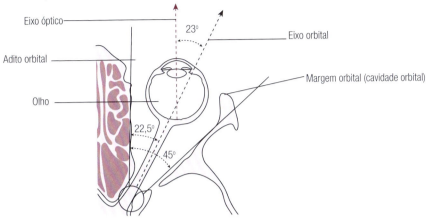

Figura 4.14. Corte horizontal da órbita mostrando os eixos e os ângulos da órbita e do globo ocular e a relação de ambos com a cavidade óssea. Fonte: www.imaios.com.

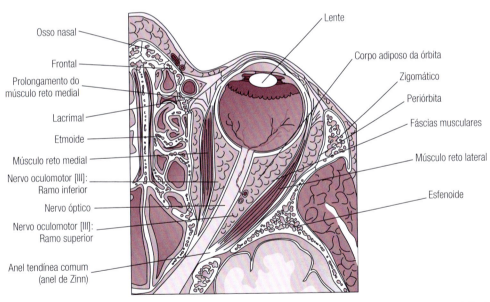

Figura 4.15. Corte horizontal da órbita evidenciando os componentes extraglobulares da órbita e a disposição dos músculos reto medial e lateral. Fonte: www.imaios.com.

Movimento do globo ocular

O olho humano, do ponto de vista da motricidade, é formado por um conjunto de seis músculos, classificados como músculos estriados esqueléticos: m. reto superior, m. reto lateral, m. reto inferior, m. reto medial, m. oblíquo superior e m. oblíquo inferior. Esse conjunto de músculos se une num anel tendinoso localizado no fundo da órbita, chamado de anel tendíneo comum (Figura 4.16).

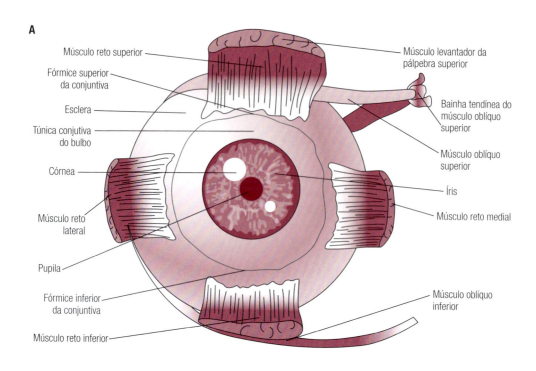
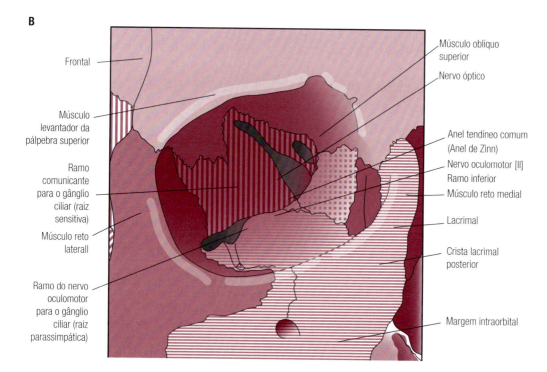

Figura 4.16. A) Distribuição dos músculos do globo ocular. Fonte: www.imaios.com. B) Anel tendíneo comum: ponto de fixação mais posterior dos músculos periglobulares. Fonte: www.imaios.com.

O globo ocular se move e se posiciona dentro da órbita graças à ação desses músculos. Cada um deles tem capacidade de mover o globo ocular na órbita em uma ação dinâmica, mas também é capaz de impedir o movimento do olho em sentido contrário à sua contração. Essa ação, chamada de ação estática, é fundamental para a fixação do olhar (mirada) e também para definir uma referência estável do nosso entorno para alimentar os órgãos do equilíbrio.

Os músculos extrínsecos do bulbo do olho coletivamente o posicionam na cavidade da órbita e impedem seus movimentos anteroposteriores, a não ser uma ligeira retração durante o piscar.

Individualmente atuam sobre processos de rotação e/ou torção do globo ocular, de forma a trazer a imagem dos objetos de interesse visual para a fóvea central da retina e reter a imagem constantemente no mais alto grau de acuidade visual.

Para tal feito, diversos tipos de movimentos são requeridos, bem como a perfeita combinação dos movimentos de ambos os olhos (binocularidade). Dessa forma, são necessários combinados movimentos voluntários e reflexos. Essas duas ações possuem características distintas e são geradas por diferentes mecanismos neurais em resposta a diferentes estímulos, mas compartilham de uma via motora final comum.

O aparelho vestibular induz uma variedade de movimentos oculares reflexos para compensar os efeitos potencialmente perturbadores sobre a visão causados pelo movimento da cabeça e do corpo. Quando o corpo faz movimentos rotacionais substanciais, um reflexo vestíbulo-ocular gera um ciclo de respostas que envolvem ao mesmo tempo a mudança e a estabilização da mirada, sendo a rotação do corpo equiparada pela contrarrotação dos olhos.

Outro exemplo seria a marcha. Durante a realização da marcha ocorre um desvio linear nos globos oculares devido à oscilação vertical da cabeça para estabilizar a imagem na retina. Esse mesmo princípio é válido em resposta à ação da gravidade na inclinação da cabeça, em que os olhos farão sempre uma contrarrotação para compensar o movimento do corpo.

A disponibilidade simultânea de múltiplas fontes de informação visual, a existência de inúmeras possibilidades de arranjo da configuração neuromuscular para cada movimento e as oscilações contínuas que incidem sobre a estrutura do corpo o desafiam a criar um movimento articular perfeito a cada sutil movimento da cabeça ou dos olhos e são indicações da complexa natureza das ligações entre percepção e ação (sistema sensório-motor e olhos).

O mecanismo pelo qual a visão e o controle postural estão associados ainda sugere debates. O primeiro baseia-se nas características do fluxo visual para a retina e o segundo, na eferência do comando motor dos músculos extraoculares, bem como suas aferências.

Os resultados da literatura indicam que esses dois modelos de detecção visual do balanço corporal são efetivos e podem agir de forma simultânea, principalmente em grandes oscilações, pois para pequenos ajustes somente o componente extraocular parece ser ativado.

De forma direta, associamos os movimentos dos olhos aos movimentos da cabeça para que possamos manter o olhar fixo, mantendo a imagem estática, enquanto nos movemos caminhando, correndo e saltando.

Isso se dá pelo fato de que existem áreas especializadas de controle motor localizadas no córtex motor humano (áreas 4, 6 e 8 de Brodmann). Essas regiões foram localizadas por estimulação elétrica ou por observação da perda da função motora, quando ocorrem lesões destrutivas em áreas corticais específicas. Entre essas áreas, está a área de controle motor da cabeça (poderíamos citar ainda a área das habilidades manuais ou a área da formação das palavras). Essas áreas correspondem à área 8 de Brodmann (Figura 4.17).

Experimento feito por John Pierce e Dorell Boyd Harmon demonstrou que, quando se colocavam lentes inadequadas em um indivíduo e eram solicitadas tarefas como ler ou escrever, em alguns minutos se registravam aumento da frequência cardíaca, modificação na amplitude e frequência do eletroencefalograma, alteração do ritmo e do volume respiratório, aumento da pressão arterial, alterações eletromiográficas no músculo trapézio, aumento da temperatura da pele e alteração da postura corporal. Outra observação é que, ao se retirarem as lentes, todas as situações citadas se normalizavam.

Segundo Busquet e Gabarel (2008), a via de conexão para justificar essas alterações são anatômicas e fisiológicas. Os corpos geniculados, os pulvinares e o centro primário da visão são todos núcleos posteriores do tálamo. O tálamo se relaciona com a formação reticulada, com a hipófise e com o hipotálamo, ou seja, centros de controle das funções vegetativas. Além disso, existe conexão direta dos músculos intrínsecos e extrínsecos do olho com o sistema simpático via gânglio ciliar.

Mas o que mais deve despertar o interesse é sobre a relação da oculomotricidade com a regulação do tônus postural. Isso se justifica pelas vias vestibuloespinhais e pelos músculos do sistema oculomotor e seu arranjo. Esse arranjo, localizado no anel tendíneo comum, interliga esses músculos com o núcleo espinhal acessório do V par e, por meio deste, aos músculos suboccipitais.

Ao menor sinal de modificação da posição da cabeça determinado pela contração desses músculos, o sistema vestibular é ativado. Quando esse aparelho é ativado pelas vias vestibuloespinhais, a informação chega aos neurônios alfa do corno anterior da medula espinhal e leva a uma contração que levará o corpo em direção oposta.

Cada vez que os globos oculares se movem, esses músculos controlam, em parte, a tensão dos músculos do pescoço e indiretamente os músculos paravertebrais (Figura 4.18).

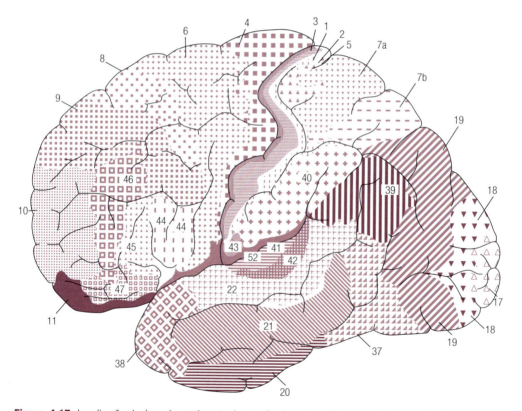

Figura 4.17. Localização da área do movimento de rotação da cabeça. Componente de organização da estrutura postural do corpo. Fonte: Machado, 2008.

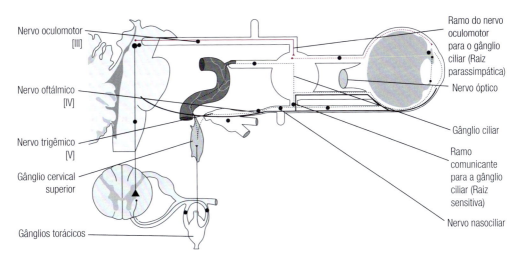

Figura 4.18. Conexões neurofisiológicas do olho em relação à motricidade dos músculos suboccipitais, sistema nervoso autônomo, divisão simpática e núcleos talâmicos. Fonte: www.imaos.com.

Outro aspecto a ser considerado é o fato de estudos comparativos entre cegos e indivíduos com visão normal, em tarefas de equilíbrio estático e dinâmico, confirmarem que aproximadamente 80% da percepção sensorial do indivíduo se dão pela união das informações visuais, a qual processa e integra outros sistemas que contribuem na tomada de decisão da estratégia de equilíbrio. Esse fato que corrobora os achados de Giagazoglou *et al.* (2009), que evidenciaram que indivíduos com baixa visão demonstraram menos estabilidade postural que indivíduos com visão normal.

Duarte e Zatsiorski (2002) relataram que a dependência da informação visual no controle do balanço é maior quando o indivíduo está num apoio unipodal ou em um plano inclinado do que em uma superfície normal ou posição neutra. Os mesmos autores informam ainda que a informação proprioceptiva dos mecanorreceptores das plantas dos pés poderiam provavelmente ser reduzidas durante a maioria das atividades desafiadoras (bases instáveis e/ou inclinadas) e o sistema de controle postural precisaria confiar mais nas informações visuais e vestibulares para controlar o balanço numa posição inclinada e nas informações vestibulares em condições de baixa visão ou em indivíduos cegos.

Por tudo que foi descrito e explanado acima, podemos entender a grandeza e a importância dos olhos na construção dos mapas de integração do corpo com o sistema postural.

BIBLIOGRAFIA RECOMENDADA

Aldana PA, Sandoval CC, Vergara NC, Cauvi LD, Báez RJ, Fernández de la Reguera A. Asociación entre maloclusiones y posición de la cabeza y cuello. Int J Odontostomat. 2011;5(2):119-25.

Alexandrov AV, Frolov AA, Horak FB, Carlson-Kuhta P, Park S. Feedback equilibrium control during human standing. Biol Cybern. 2005;93(5):309-22.

Almeida JS, Carvalho Filho G, Pastre CM, Padovani CR, Martins RADM. Comparação da pressão plantar e dos sintomas osteomusculares por meio do uso de palmilhas customizadas e pré-fabricadas no ambiente de trabalho. Rev Fisioter Bras. 2009;13(6):542-8.

Bernard-Demanze L, Burdet C, Berger L, Rougier P. Recalibration of somesthetic plantar information in the control of undisturbed upright stance maintenance. J Integr Neurosci. 2004;3(4):433-51.

Bricot B. Posturologia. São Paulo: Ícone; 2004.

Bricot B. Posturologia clínica. São Paulo: CIES Brasil; 2010.

Busquet LE, Gabarel B. Osteopatía y oftalmologia. Barcelona: Paidotribo; 2008

Camargo MR, Fregonesi CEPT. A importância das informações aferentes podais para o controle postural. Rev Neurocienc. 2011;19(1);165-70.

Ciancaglini R, Cerri C, Saggini R, Bellomo RG, Ridi R, Piscella V, et al. Posture and occlusion: hypothesis of correlation. J Stomat Occ Med. 2009;1:87-96.

Deda MRC, Mello-Filho FV, Xavier SP, Trawitzki LVV. Postura de cabeça nas deformidades dentofaciais classe II e classe III. Rev CEFAC. 2012;14(2):274-80.

Duarte M, Freitas SMSF. Revisão sobre posturografia baseada em plataforma de força para avaliação do equilíbrio. Rev Bras Fisioter. 2010;14(3):183-92.

Duarte M, Zatsiorsky VM. Effects of body lean and visual information on the equilibrium maintenance during stance. Exp Brain Res. 2002;146(1):60-9.

Ferry M, Cahouët V, Martin L. Postural coordination modes and transition: dynamical explanations. Exp Brain Res. 2007;180(1):49-57.

Friedrich M, Grein HJ, Wicher C, Schuetze J, Mueller A, Lauenroth A, et al. Influence of pathologic and simulated visual dysfunctions on the postural system. Exp Brain Res. 2008;186(2):305-14.

Gagey PM, Weber B. Posturologia: regulação e distúrbios da posição ostostática. 2ª ed. São Paulo: Manole; 2000.

García N, Sanhueza A, Cantín M, Fuentes R. Evaluation of cervical posture of adolescent subjects in skeletal class I, II, and III. Int J Morphol. 2012;30(2):405-10.

Giagazoglou P, Amiridis IG, Zafeiridis A, Thimara M, Kouvelioti V, Kellis E. Static balance control and lower limb strength in blind and sighted women. Eur J Appl Physiol. 2009;107(5):571-9.

Hall JE. Tratado de fisiologia média. 12ª ed. Rio de Janeiro: Elsevier; 2011.

Korr IM. The neural basis of the osteopathic lesion. J Am Osteopath Assoc. 1947;47(4):191-8.

Lent R. Cem bilhões de neurônios: conceitos fundamentais de neurociência. São Paulo: Atheneu; 2005.

Lopes JJM, Lucato A, Boeck EM, Kuramae M, Vedovello Filho M. Relação entre mordida cruzada posterior e alterações posturais em crianças. RGO (Porto Alegre). 2009;57(4):413-8.

Lundy-Ekman L. Neurociência: fundamentos para a reabilitação. Rio de Janeiro: Guanabara Koogan; 2000.

Machado A. Neuroanatomia funcional. 2ª ed. São Paulo: Atheneu; 2000.

Meyer PF, Oddsson LI, De Luca CJ. The role of plantar cutaneous sensation in unperturbed stance. Exp Brain Res. 2004;156(4):505-12.

Moore KJ, Dalley AF, Agur AMR. Anatomia orientada para a clínica. 7ª ed. Rio de Janeiro: Guanabara Koogan; 2014.

Park S, Horak FB, Kuo AD. Postural feedback responses scale with biomechanical constraints in human standing. Exp Brain Res. 2004;154(4):417-27.

Pasini Neto H, Grecco LA, Christovão TC, Braun LA, Giannasi LC, Salgado AS, et al. Effect of posture-control insoles on function in children with cerebral palsy: randomized controlled clinical trial. BMC Musculoskelet Disord. 2012;13:193.

Perillo L, Femminella B, Farronato D, Baccetti T, Contardo L, Perinetti G. Do malocclusion and Helkimo Index ≥ 5 correlate with body posture? J Oral Rehabil. 2011;38(4):242-52.

Perinetti G, Contardo L, Silvestrini-Biavati A, Perdoli L, Castaldo A. Dental malocclusion and bod posture in Young subjectts: a multiple regression study. Clinics. 2010;65(7):689-95.

Przysiezny WL, Salgado ASI. Manual de podoposturologia: reeducação postural através de palmilhas. Brusque: Laboratório de Posturologia do Cefit/Hospital Evangélico de Brusque; 2002.

Rocabado M. Cabeza e cuello – tratamiento articular. Buenos Aires: Intermédica Editorial; 1979.

Shumway-Cook A, Woollacott MH. O controle motor: teorias e aplicações práticas. São Paulo: Manole; 2003.

Silvestrini-Biavati A, Migliorati M, Demarziani E, Tecco S, Silvestrini-Biavati P, Polimeni A, et al. Clinical association between teeth malocclusions, wrong posture and ocular convergence disorders: an epidemiological investigation on primary school children. BMC Pediatr. 2013;13:12.

Slosberg M. Spinal learning: central modulation of pain processing and long-term alteration of interneuronal excitability as a result of nociceptive peripheral input. J Manipulative Physiol Ther. 1990;13(6):326-36.

Souchard PE. Reeducação Postural Global. São Paulo: Ícone; 1990.

Souza GS, Pastre CM, Gonçalves DF. Propriocepção cervical e equilíbrio: uma revisão. Fisioter Mov. 2006;19(4):33-40.

Standring S. Anatomia – a base anatômica da prática clínica. 40ª ed. Rio de Janeiro: Elsevier; 2010.

Tardieu C, Dumitrescu M, Giraudeau A, Blanc JL, Cheynet F, Borel L. Dental occlusion and postural control in adults. Neurosci Lett. 2009;450(2):221-4.

Van Buskirk RL. Nociceptive reflexes and the somatic dysfunction: a model. J Am Osteopath Assoc. 1990;90(9):792-4, 797-809.

Vuillerme N, Pinsault N. Re-weighting of somatosensory inputs from the foot and the ankle for controlling posture during quiet standing following trunk extensor muscles fatigue. Exp Brain Res. 2007;183(3):323-7.

Wu G, Haugh L, Sarnow M, Hitt J. A neural network approach to motor-sensory relations during postural disturbance. Brain Res Bull. 2006;69:365-74.

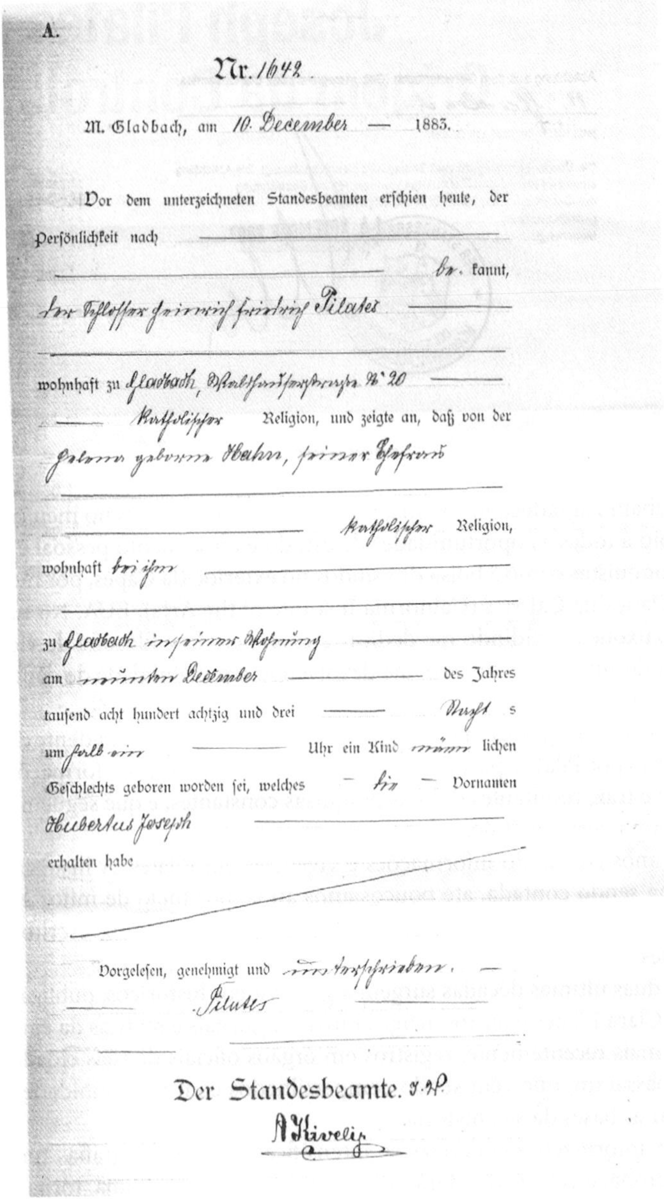

MÉTODO PILATES: DAS BASES FISIOLÓGICAS AO TRATAMENTO DAS DISFUNÇÕES

Figura 5.1. Certidão de nascimento de Joseph H. Pilates. Cortesia da Balanced Body®.

Depois dos recentes lançamentos das biografias de Pilates, a da historiadora e escritora alemã Eva Rincke e a de Javier Pérez Pont e Esperanza Aparicio Romero, muitos mitos sobre Joseph Pilates vêm sendo desfeitos, outros confirmados ou esclarecidos e alguns ainda permanecem como verdades inquestionáveis de forma generalizada na comunidade. Javier afirmou em sua palestra, na Conferência de Nice em 2012, que sua biografia é um verdadeiro *"work in progress"*, ou seja, um trabalho ainda por ser terminado, uma vez que as pesquisas e descobertas sobre a vida de Joseph Pilates estão apenas no começo.

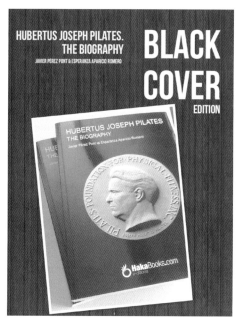

Figura 5.2. Capa da biografia de Javier Pérez Pont e Esperanza Aparicio Romero. Cortesia de Javier Pont.

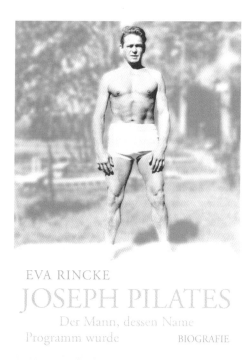

Figura 5.3. Capa da biografia de Eva Rincke. Cortesia de Eva Rincke.

Segundo Eva, um exemplo disso é a mais recente polêmica sobre a informação de que Joseph Pilates foi uma criança frágil e asmática, conforme descrito em revistas e jornais, como no artigo de Doris Hering no *Dance Magazine*, de 1956, e oito anos depois, no que Evelyn Ringold escreveu, no *New York Herald Tribune*, afirmando que "Joseph era tão frágil que teve que se fortalecer contra a ameaça de uma tuberculose e os ataques dos garotos maiores". Clara fortaleceu essa crença quando acrescentou a informação da asma de Joe na infância, em sua entrevista publicada na *Women's Wear Daily*, em 1972.

No entanto, como resultado de seus achados, Eva levanta questionamentos sobre essa fragilidade, tendendo a acreditar que, na verdade, Joe foi uma criança forte e robusta, sendo assim capaz de sobreviver às condições precárias de seu tempo.

Mas deixemos que o futuro descortine preciosidades hoje ainda enevoadas como essa, e sigamos com o que atualmente se tem como verdades consolidadas pela comunidade do Pilates no mundo.

De acordo com registros encontrados por Ken Endelman, há cerca de seis anos, Joseph Hubertus Pilates era filho de Heinrich Friedrich Pilates (1859-1922), trabalhador da indústria metalúrgica, ginasta e provável instrutor de esportes, e de Helena Hahn (1857?-1901), também operária da indústria têxtil, a qual se tornou dona de casa após o casamento.

Ele foi o segundo mais velho de nove irmãos: Maria (1882), Joseph Hubertus (1883-1967, imigrou para os EUA), Helena (1886, imigrou para os EUA e teve oito filhos), Clemens Friedrich (1890, imigrou para os EUA), Aloysia (1892), Elizabeth (1894), Gertrude (1895-1895, viveu dois meses), Johann Wilhelm (1897-1900) e Peter Anton (1900-1900, viveu 10 meses).

Quando Joseph nasceu, seus pais residiam numa casa na Waldhausener Strasse número 20. Mönchengladbach era uma pequena cidade industrial do reino da Prússia, próxima da fronteira com a Bélgica. Muitos de seus ancestrais Pilates habitavam a região já há algumas centenas de anos.

Eva Rincke descreve Heinrich Friedrich Pilates como um mecânico habilidoso que trabalhava em pequenas oficinas que consertavam os teares mecânicos e as máquinas de fiação das grandes fábricas. Apesar do crescimento econômico que a indústria têxtil trouxe para a região, trabalhadores como ele, com seus salários baixos e as 12 horas de labuta diária, tinham dificuldades em oferecer conforto para seus dependentes.

Numerosas famílias mais pobres da região residiam nas chamadas *"wet houses"*, que eram casas recém-construídas, ainda úmidas e insalubres e, portanto, com aluguéis mais baratos. Quando essas casas secavam, seus preços subiam e as famílias mais abastadas as ocupavam.

Registros mostram que a família Pilates teve muitas moradas nos limites de Gladbach e condados próximos, quase uma diferente a cada ano. Essa troca frequente estimula a crença de que teriam então vivido nessas casas molhadas, pequenas, com dois ou no máximo três ambientes, sendo um deles o espaço de convivência que reunia as funções de sala de estar, cozinha, lavanderia e sala de banho. A banheira, preenchida semanalmente com água aquecida ali mesmo, só era esvaziada uma vez, após a última criança terminar seu banho. Não havia banheiros dentro de casa e as famílias utilizavam pequenas casinhas nos quintais para alívio de suas necessidades.

Reza a lenda que as dificuldades respiratórias de Joe seriam oriundas de seus primeiros muitos anos vividos nessas casas mofadas, escuras e mal ventiladas por suas janelas pequenas, com pisos e paredes úmidas e repletas de percevejos.

Na biografia de Rincke, o menino Joseph Pilates era introvertido e com interesses bem diferentes dos da maioria das crianças da sua idade. Aos 5 anos, perdeu a visão de um olho. Entrou na escola com 6 anos e sofria com a frequente perseguição de colegas. Costumava ficar sozinho, observando os movimentos e a respiração de seus colegas nas brincadeiras, comparando-os com os adultos e notando que nestes últimos os movimentos eram bem menos livres e ágeis. Encantava-se com a elegância, a precisão, a fluidez, o pouco esforço e a forma silenciosa e integrada de todo o corpo com que os animais se moviam, quando os analisava por incansáveis horas em suas frequentes escapadas para uma floresta próxima.

Seu pai foi entusiasta da ginástica e um grande incentivador de seu interesse por atividade física. Desde cedo levava os dois filhos, Joseph e Friedrich, para o clube de ginástica Gladbach, do qual era membro e o responsável pela manutenção dos equipamentos. Lá praticavam uma variedade de estilos de exercícios com e sem equipamentos, realizados em pé, pendurado, andando, correndo, pulando ou girando, incluindo lutas, boxe, jogos e levantamento de peso.

Sonhando em tornar-se forte como os adultos daquele ambiente, Joe decide dedicar-se a cultivar seu físico, sem se importar com sua deficiência. Ele praticava até atingir a perfeição. Quando lhe demonstravam algum exercício, ele observava detalhadamente, tentando compreender a função, o objetivo e os resultados que provocava no corpo.

Um dos ídolos da ginástica na sua época, Adolf Spieß, ditava que "o esforço consciente fosse trabalhado junto com a estética do movimento, para preencher o ginasta de espírito". Também seu pai, Heinrich Friedrich Pilates via, o boxe como uma atividade que ia além do exercício físico, por fortalecer o corpo e o espírito. Assim, desde garoto, Joseph Pilates conviveu com a importância da prática de uma diversidade de estilos de movimento e de usar mente, corpo e espírito de forma integrada.

Aos 12 anos, ganhou um livro de anatomia de um médico, que havia ficado impressionado com sua atenção durante os exames físicos realizados na irmã doente, um interesse bastante incomum para a sua idade. Fascinado pelo livro, passava horas a fio estudando-o e passou a utilizar as ilustrações como referência para guiá-lo, enquanto experimentava movimentos que ativassem cada músculo separadamente, desenvolvendo, assim, um controle refinado deles.

Relatam os antigos que, aos 14 anos, Pilates já posava como modelo de mapas de anatomia, corporificando um triunfo pessoal. Revelava já ali o adulto forte e atlético que se tornaria, como resultado de uma vida de esforços como ginasta, praticante de esqui, mergulho, boxe e lutas corpo a corpo (*wrestling*).

Aos 16 anos, ele foi morar sozinho em Neuwerk, num distrito próximo, onde aprendeu a arte da cervejaria. Registros posteriores revelam que ele trabalhou como fabricante de cerveja entre 1901 e 1904, quando viveu em Gelsenkirchen, uma cidade próxima da sua cidade natal. Outros indicam que em 1908 atuou como *healer* (curador), uma profissão não registrada, que poderia significar algo como herbalista ou fisioterapeuta.

Com a morte de sua mãe em 1901, rompe-se a estrutura da família de Joseph Pilates. Seu pai entrega as crianças menores aos cuidados de familiares e vai morar em Gelsenkirchen. Maria, a irmã mais velha, com 19 anos na época, casa-se com um belga.

Em 1905, Joe casa-se com Maria Tutman (1882-1913), que tinha um filho, Wilhelm Tutman, de um relacionamento prévio, e a quem Joe deu seu sobrenome. Tiveram dois filhos: Helena (1905-?) e Hans, que faleceu com aproximadamente 1 ano de vida.

Joseph Pilates seguiu expandindo seus conhecimentos, praticando e estudando o que havia disponível no seu tempo em termos de técnicas e métodos de movimento. Iniciou sua futura brilhante carreira como instrutor de "cultura física", um movimento amplo da época, que defendia o exercício, a excelência atlética e a disciplina mental.

Existiram durante muitos anos duas versões de como Joe foi para a Inglaterra em 1912 (ou teria sido em 1913 de acordo com o novo *Guia da Pilates Method Alliance (PMA)*, reeditado em 2014). A primeira era a de que ele havia decidido perseguir sua carreira de boxeador. A versão mais aceita hoje conta que ele se empregou como acrobata de circo, possivelmente realizando um ato circense de estátua grega viva. Qualquer uma dessas possibilidades revela sua coragem, determinação e força incomum por, após a morte prematura de sua esposa, abandonar a segurança de uma profissão estabelecida e aventurar-se em uma nova vida num país do qual sequer sabia falar o idioma.

Quando estourou a Primeira Guerra Mundial, no verão de 1914, Joe e a trupe do circo foram detidos como "estrangeiros inimigos", em Lancaster, na Inglaterra. Importante ressaltar que ele não lutou na guerra, ou seja, não foi um prisioneiro comum de guerra. Em 17 de novembro de 1914, ele foi transferido, juntamente com os 23 mil prisioneiros, para outro campo, o Knockaloe, na Isle of Man (Ilha do Homem).

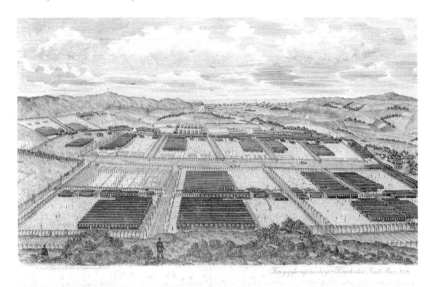

Figura 5.4. Campo de prisioneiros de Knockaloe. Cortesia e direitos reservados ao The Knockaloe and Patrick Visitors Centre (www.knockaloe.im).

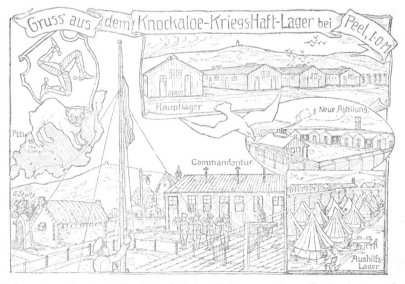

Figura 5.5. Campo de prisioneiros de Knockaloe. Cortesia e direitos reservados ao The Knockaloe and Patrick Visitors Centre (www.knockaloe.im).

Um campo como esse era destinado a prisioneiros políticos ou membros de minorias perseguidas, deliberadamente aprisionados em áreas relativamente pequenas com acomodações inadequadas, algumas vezes para realizar trabalhos forçados ou esperar a execução em massa. Apesar de terem seus direitos de cidadãos violados, os internos eram tratados de forma relativamente humana.

Neste período, apesar de existirem controvérsias sobre os fatos, conta-se que Joe foi um dos especialistas em cultura física que conduziam as rotinas de exercícios para os milhares de internos do campo e assim ganhou grande experiência de ensino e refinou suas ideias sobre condicionamento físico, desenvolvendo o início do trabalho de solo que hoje conhecemos como Pilates *Mat*.

Robert Wernick descreve essa experiência em um artigo intitulado "*Joe Pilates, learning to be an animal*", que publicou em 12 de fevereiro de 1962 na *Sports Illustrated*, dizendo que "...enquanto semanas viravam meses e anos, ele observava seus companheiros se entregarem à apatia e ao desespero...". Isso provavelmente acontecia pela ausência de alimentação adequada, uma vez que o bloqueio dos submarinos alemães deixou a Inglaterra esfomeada, e pela monotonia de não ter nada para fazer, com exceção das caminhadas ocasionais pelo pátio nu. Wernick acrescenta que, observando os gatos famintos e desnutridos caçando um rato ou um pássaro ocasional, Pilates percebeu como eram elásticos, flexíveis e eficientes no ataque a suas presas. E então, por que "... os gatos estavam em tão boa forma, com olhos tão brilhantes, enquanto os humanos se tornavam a cada dia mais pálidos, fracos e apáticos e prontos para desistir caso pegassem uma gripe, caíssem ou torcessem o tornozelo?". Joe via os gatos se alongando e mantendo constantemente seus músculos vivos e flexíveis e começou então a trabalhar uma série de exercícios ordenados para alongar todos os músculos dos humanos. Ele passou a demonstrar esses exercícios para as figuras deprimidas ao seu redor, que, uma vez que não tinham mais nada para fazer, começaram a praticá-los também e aos poucos se tornaram mais confiantes e mais saltitantes, como os gatos.

Terminaram a guerra em melhor forma física do que quando ela começou, e mesmo quando a grande epidemia de influenza varreu os países em guerra, por volta de 1918, nenhum deles sucumbiu. A influenza se alastrou pelo mundo, e na Inglaterra matou milhares de pessoas. Joe creditava à eficiência de seu sistema o fato de que nenhum dos prisioneiros que treinavam com ele foi a óbito.

Ele foi também voluntário do hospital de Knockaloe, e conta-se que foi lá que ele começou a desenvolver o projeto de seus futuros equipamentos.

Javier Pont levanta um questionamento a respeito de que ele realmente tenha conectado molas das camas de hospital às suas estruturas de metal, como sempre escutamos. As camas dos prisioneiros no campo não possuíam molas ou metais, um material precioso e direcionado inteiramente para a guerra. Eva Rincke, no entanto, observa que no hospital do campo, as camas eram de metal, tipo camas de campanha. Essa foto das camas do hospital, assim como outras fotos e mais informações sobre o Knockaloe, pode ser encontrada no Knockaloe Internment Camp & Patrick Visitor Centre (www.knockaloe.im). Essa é uma instituição de caridade que desenvolveu um centro de visitantes e um banco de dados na Isle of Man, dirigido por um grupo voluntário da comunidade de Patrick Village, que possui um arquivo imenso de registros históricos do campo Knockaloe e seus ocupantes na Primeira Guerra Mundial. Esse foi o maior campo de prisioneiros das ilhas Britânicas, e o grupo de voluntários dessa comunidade possui grande interesse nas informações sobre os internos para alimentar seu banco de dados e, assim, poder reconstruir a história fragmentada desse período.

O RETORNO À ALEMANHA

Foi no início de 1919 que Joseph Pilates foi libertado e retornou para seu país de origem. Ainda nesse ano casou-se, pela segunda vez, com Elfrieda (1879-1931), de Dortmund.

A Alemanha era então o centro de um movimento intelectual, que foi denominado de Cultura Weimar. Esse período de florescimento da ciência, da literatura, da filosofia e das artes teve seu auge nesse hiato entre a Primeira e a Segunda Guerra Mundial.

A contextualização desse momento histórico nos ajuda na compreensão da essência do pensamento do mestre do Pilates.

O momento social era caótico e a política passional, combinando o Marxismo com a psicanálise Freudiana e o movimento da antropologia filosófica alemã. O pensamento oriental também provocou forte influência nos intelectuais da República Weimar quando um bom número de monges se estabeleceu na região.

Berlin foi o polo agregador da liberdade de pensamento desses inúmeros inovadores de diferentes áreas. Lá Joseph conviveu com médicos e com profissionais das técnicas e terapias somáticas do oriente europeu, também denominadas de psicoterapias do corpo, que posteriormente derivaram as "ginásticas suaves" e as tantas terapias holísticas, as quais, somadas à dança e à meditação, deixaram marcas profundas em seu trabalho.

Existiram diversos mestres de movimento seus contemporâneos ou mesmo predecessores, no final do século XIX e início do século XX.

A cada vivência, estudo ou pesquisa que realizo em sistemas de movimento que integram mente-corpo-espírito, observo as similaridades deles com o método Pilates. Alguns exemplos claros aparecem no trabalho de Rudolf Von Laban, criador da escrita de dança denominada Labanotation, ou no repertório de exercícios da renomada coreógrafa e dançarina alemã Mary Wigman, ou ainda nos conceitos sobre movimento e saúde propagados pelo mundo pelos discípulos de Elsa Gindler, considerada uma pioneira dos trabalhos corporais somáticos na Alemanha.

Em um estudo recente intitulado "*The origins of Western mind-body exercise method*", do israelense Jonathan Hoffman e de Philip Gabel, ambos fisioterapeutas, foram pesquisados métodos ocidentais de movimento que integram mente-corpo e que emergiram simultaneamente entre 1890 e 1925. O estudo mostra as impressionantes semelhanças entre filosofias e repertório de exercícios dos métodos de seis pioneiros carismáticos que pertenciam ao movimento cultural intitulado The Modern Mind-Body (MMB): Edwin Checkley (1847-1925), Jørgen Peter Müller (1866-1938), Frederick M. Alexander (1869-1955), Joseph Hubertus Pilates (1883-1967), Minnie Randell (1875-1974) e Margaret Morris (1891-1980). Hoffman e Gabel afirmam que, mesmo que hoje esses métodos ocidentais de mente-corpo estejam mais esquecidos, eles desfrutaram de um amplo sucesso durante a primeira metade do século XX, sendo indicados por médicos e outros profissionais da área de saúde e praticados por milhões de pessoas, desde a elite até as minorias menos favorecidas. O estudo levanta a questão de que existem fortes indícios de Joseph Pilates ter sido exposto às filosofias e exercícios desses cinco pioneiros e outros como Kathleen Vaughan pouco antes de desenvolver a Controlagia, entre 1912 e 1914. Ele mostra que boa parte dos exercícios hoje considerados como clássicos do repertório de Pilates já haviam sido registrados em materiais publicados por outros mestres de movimento que o precederam. No final de seu artigo, Hoffman e Gabel sugerem a existência dessa influência, por meio da comprovada semelhança de filosofia e repertório de exercícios e o fato de que vários deles operavam na Inglaterra e na Alemanha nos períodos em que Pilates lá viveu, como famosos educadores de mente-corpo promovendo vigorosamente seus métodos por todo país e sendo indicados por médicos e praticados em instituições de renome.

Ainda na Alemanha, o método de Joe ganhou popularidade na comunidade de dança, primariamente por intermédio de Rudolf Von Laban.

Joe também trabalhou como treinador de boxe com um famoso empresário, ainda em Berlim, nos anos 1920.

O terreno fértil preparado por seus pais desde sua infância e a admiração que possuía pelo ideal greco-romano de equilíbrio entre corpo, mente e espírito ("*mens sana in corpore sano*"), somados com a experiência do trabalho durante a guerra e todo o aprendizado com a medicina holística vivido na Alemanha, incluindo as influências da meditação, da ioga, da dança moderna, da homeopatia e das diversas terapias holísticas, moldaram suas ideias num sistema sobre saúde e condicionamento físico e mental, que ele inicialmente chamou de "Exercício Corretivo", mudando depois para "Contrologia", e que finalmente, só após a sua morte, se estabeleceu como "Pilates".

A primeira referência histórica que se tem desse sistema ter sido chamado de Pilates, por Joe ou Clara, está em uma carta de Clara para Ron Fletcher, na qual ela diz: "Sua carta me deixou muito feliz, porque chegou no meu aniversário de 89 anos. A corporação me ofereceu um jantar. Estou marchando para os meus 90 – uma mulher não deveria ficar tão velha... mas estou me sentindo bem. Graças ao – Sistema Pilates" (de fevereiro de 1972).

PILATES NOS EUA

Ao ser convidado para ensinar seu método para o exército alemão, Joseph Pilates decidiu deixar sua terra natal para sempre, emigrando para os Estados Unidos da América, em abril de 1926, já que não concordava com a direção dos caminhos políticos que se apontava em seu país.

Não se sabe precisamente quando ele conheceu Anna Clara Zeuner (1882-1977), sua parceira de vida e profissão. Acredita-se que nunca tenham oficializado sua união, uma vez que ela fez sua petição para ser cidadã norte-americana em 1933 e declarou não ser casada ("*not married*"). Reza novamente a lenda que eles se conheceram na viagem de navio aos EUA.

Durante muitos anos acreditamos que Clara teria sido enfermeira, e depois que teria sido professora de escola maternal. Em seu registro de imigração, no "Manifest for Alien Passengers for the United States", no SS Westphalia de Hamburgo (o navio no qual Joe e Clara viajaram aos EUA), em abril de 1926, consta que ela declarou ser "*household*", que na época poderia significar "*housekeeper*" (doméstica) ou "*childcare*" (cuidadora de crianças).

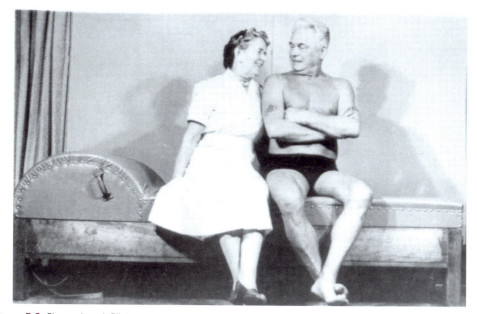

Figura 5.6. Clara e Joseph Pilates.

Eva Rincke acredita na possibilidade de Clara ter sido voluntária na guerra, atuando como enfermeira. Isso era comum na época, e talvez justifique a utilização diária no estúdio de sua famosa vestimenta, conforme consta em fotos e é descrita por seus ex-alunos, e que foi responsável pelas suposições a respeito de sua profissão.

Joe e Clara abriram um estúdio em Nova York, na *Eighth Avenue,* 939, em Manhattan, onde também residiam. Segundo Javier Pond, isso foi no ano de 1927, apesar da inclusão de seu Pilates Universal Gymnasium na lista telefônica de Nova York ter acontecido no outono de 1929.

Nesse mesmo ano, Joseph solicitou sua cidadania norte-americana e se declarou profissionalmente como Diretor de Cultura Física.

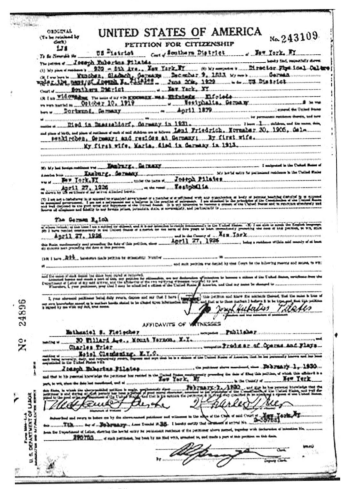

Figura 5.7. Petição de cidadania de Joseph Pilates.

Segundo os achados de Ken Endelman, o irmão de Joe, que já vivia em St. Louis, Missouri, o ajudou a aperfeiçoar o equipamento original, que ele posteriormente denominou de *Universal Reformer*. Eles aproximaram a estrutura do solo, substituíram a pilha original de pesos por molas espirais e acrescentaram alças de couro para simular movimentos de remada, um esporte popular na época.

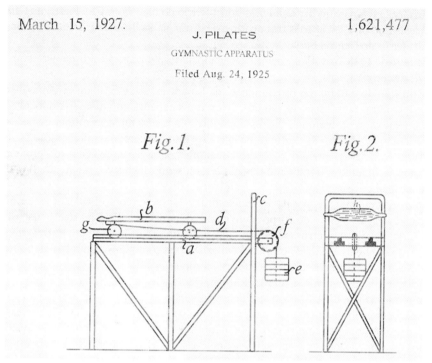

Figura 5.8. Projeto original do *Reformer*.

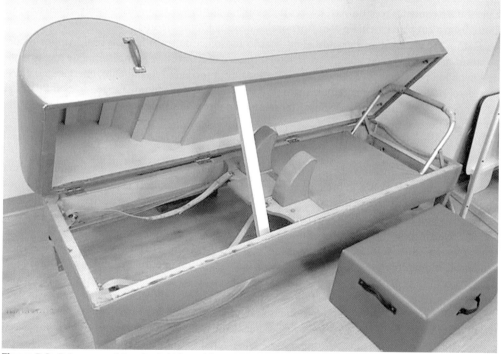

Figura 5.9. *Reformer* aperfeiçoado, do Universal Gymnasium. Cortesia da Balanced Body®.

O Universal Gymnasium ficava no mesmo endereço do New York City Ballet, na Oitava Avenida, entre as ruas 55 e 56, apenas três quadras de distância da Broadway e do Columbus Circle, na ponta inferior do Central Park.

Nesse final de 1930, Nova York havia se tornado a Meca da dança e a Broadway empregava a maioria desses profissionais.

A localização do estúdio nas proximidades da Broadway, onde existiam centenas de casas de espetáculos e outras tantas salas de ensaios, favoreceu a expansão do método no meio da dança, permitindo que esses profissionais incluíssem o Pilates nas suas intensas rotinas de trabalho.

Pilates então se popularizou entre os bailarinos, tanto auxiliando na preparação técnica para as atividades complexas, intensas e de alto risco, que fazem parte do dia a dia profissional da dança, como facilitando o tratamento de suas lesões, sendo inclusive recomendado por alguns importantes médicos da cidade.

O famoso coreógrafo George Balanchine estudou *at Joe's* (como Balanchine mesmo dizia) e chamava Pilates de "o gênio do corpo", convidando-o para dar aulas para suas bailarinas jovens do New York City Ballet. Outros expoentes da dança como Martha Graham, Ruth St. Denis, Ted Shawn, Jerome Robbins e Hania Holm também estudaram com *Uncle Joe* (Tio Joe), e muitos de seus exercícios foram incorporados na "Holm Technique".

Eva Rincke nos conta como, em 1929, Ruth St. Denis, a diva da dança, considerada a pioneira da dança moderna nos EUA, chegou ao Pilates Universal Gymnasium de Joe e Clara para recuperar o seu joelho. Ela tinha então 50 anos de idade e o medo de que essa lesão significasse o fim da sua carreira. A dor já a acompanhava por alguns anos e ela não conseguia mais ajoelhar. Seus tornozelos estavam inchados e já apresentava um leve sobrepeso. Joseph a levou para um pequeno ambiente reservado para o trabalho com portadores de lesões mais severas, onde havia o que ele chamava simplesmente de *the table* (a mesa) e que ficou depois conhecido como Cadillac ou Trapézio. Depois desses exercícios iniciais de alongamento e fortalecimento, ela sentiu melhoras e passou a frequentar o estúdio três vezes por semana por meses seguidos. Depois de um ano, St. Denis estava em plena forma e com "tornozelos de uma jovem menina".

Ruth e Joe encontraram grande identificação filosófica de trabalho corporal. Ambos incorporaram nas bases do seu trabalho o *Delsarte System of Expression*, um sistema de movimento desenvolvido por Genevieve Stebbins (1857-1934), com foco em relaxamento, energização e respiração consciente, que floresceu no meio da dança moderna norte-americana. Joseph Pilates já havia lido na Alemanha textos de Bess Mensendieck sobre esse sistema e Ruth havia sido treinada no sistema por sua mãe.

Ruth continuou a frequentar o estúdio e uma longa amizade se estabeleceu entre ela e o casal Pilates.

O sucesso da recuperação de Ruth e o valor que ela dava à Contrologia se espalharam pela sua gigantesca rede de relações no meio da dança dos EUA. Ela era conhecida por todos os bailarinos de dança moderna ativos, principalmente por conta da famosa escola "Denishawn", que ela fundou quando ainda era casada com o bailarino Ted Shawn.

Ted Shawn, vendo o incrível resultado do trabalho de Joe com Ruth, obtido ao longo daquele primeiro ano, também passou a frequentar regularmente as aulas de Pilates, observando mudanças importantes na sua forma física e no seu condicionamento. Ted então convidou Joe a desenvolver um programa de exercícios para o seu centro de dança, o Jacob's Pillow, nas Montanhas Berkshire, durante o Jacob's Pillow Dance Festival, que acontecia no verão, onde ele dava aulas de alongamento e fortalecimento todas as manhãs, além de aulas particulares e tratamentos corretivos para bailarinos e professores de dança. Considera-se que nesse período ele formatou o programa de exercícios de solo que hoje é considerado como o *mat* Pilates clássico. Joseph ensinou seu sistema de exercícios no festival de 1941 a 1943, interrompendo por quatro anos e retornando mais tarde, conforme consta em registros encontrados na biblioteca do Jacob's Pillow e também em depoimentos de profissionais que lá trabalharam com ele por volta dos anos 1950. Ted Shawn descreve em um manuscrito de 1945, não publicado em sua autobiografia, que a causa da interrupção se deveu ao fato de o comportamento de Joe ter se tornado difícil de administrar. Ele relata que Joe, com seu forte temperamento alemão, e com seus 63 anos de idade, queria comandar tudo e só fazia o que queria, na hora que queria, desrespeitando regras, bebendo bastante e flertando com as alunas. Criticava fortemente a forma de Shawn dirigir seu negócio, afirmando que a importância estava na saúde e que a arte era trivial, não essencial e sem sentido, e que a Jacob's Pillow deveria lhe ser entregue para que ali conduzisse uma "fazenda de saúde". Depois dessa longa pausa, Pilates e Shawn reataram e Joe voltou a ensinar na Jacob's Pillow por muitos anos seguidos. Em 1948, ele comprou um chalé nas proximidades, onde montou um estúdio com seus equipamentos e onde ele e Clara passavam seus verões. Esse estúdio é mencionado num artigo da *Berkshire Eagle*, de 21 de outubro de 1965: "...Pilates afirma que quase não existem mais seres humanos normais. Ele acredita que o homem moderno usa cerca de 10% de seus músculos e que fica de pé, senta e dorme errado. Ele até atribui o índice de criminalidade ao pouco uso dos músculos. Mesmo não estando mais no Festival de Jacob's Pillow, Pilates ainda mantém o estúdio Route 20, na Jacobs Ladder no verão".

O Pilates continuou sua trajetória de sucesso e virou peça fundamental na preparação de bailarinos não somente na Meca da dança. Uma nota publicada em 1964, no *New York Herald Tribune*, demonstrava a popularidade de Pilates também fora de Nova York: "em aulas de dança pelos Estados Unidos, centenas de jovens estudantes se deparam diariamente com um exercício que eles conhecem como 'o pilates', sem saber que a palavra tem a letra maiúscula P, e se refere ao nome de um ser vivo que neste momento respira".

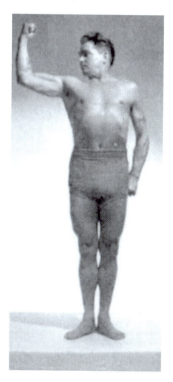

Figura 5.10. Joseph Pilates.

O DIA A DIA DO UNIVERSAL GYMNASIUM

De acordo com depoimentos de John Steel, um advogado que foi aluno de Joe e Clara nesse estúdio em NY e que nos anos 1960 tornou-se o gerente do negócio, Joe foi um gênio de personalidade forte e marcante, um visionário com valores muito claros, dedicação intensa ao movimento e à saúde e pouca tolerância com os que demonstravam falta de compromisso e dedicação com o seu trabalho.

Steel relata em uma entrevista para a Balanced Body que, quando marcada a sessão, ele recebia pessoalmente o aluno na porta do seu estúdio, no topo das escadas do segundo andar, vestido no seu tradicional calção e preferencialmente sem camisa, se o clima assim permitisse. Forte, musculoso, com aproximadamente 1,70m de altura, veias saltadas e poucas palavras, conduzia o cliente ao vestiário, no fundo do estúdio, que era simples e sóbrio como também o era todo o resto.

Após a troca de roupa, ele entregava ao aluno uma espécie de sapatilha de balé e, sem explicações, perguntas, nem preenchimento de fichas ou qualquer tipo de avaliação ou questionário, orientava cada um detalhadamente em como se posicionar e mover no equipamento ou no solo, e assim conduzia a sua aula do início ao fim. Toda sua atenção estava no aluno, nos detalhes da movimentação correta. Ele só tinha tempo para dedicação máxima e, se não a obtivesse, a permanência do aluno no estúdio tornava-se muito breve.

Na saída, o pagamento de 5 dólares era feito sempre em espécie, se o aluno os tivesse, ou se Joe tivesse troco. Caso contrário, ele dizia "na próxima", e a pessoa saía sem pagar. Não havia recibo, ou qualquer forma de registro ou controle, muitas vezes sequer na memória de Joe e Clara.

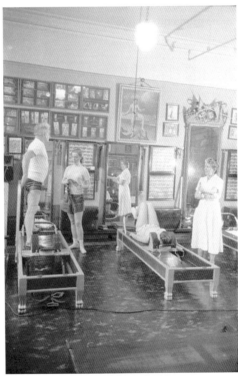

Figura 5.11. À esquerda, Joseph Pilates em pé sobre o *Reformer*, com sua aluna, a cantora de ópera norte-americana Roberta Peters, em Nova York, em fevereiro de 1951. À direita, em pé, sua esposa Clara e, deitada no *Reformer*, uma aluna não identificada. Fonte: Photo by Michael Rougier/Time & Life Pictures/Getty Images.

Sua parceira Clara estava sempre presente no estúdio, vestida em um uniforme completo de enfermeira, com seu longo vestido branco, meias brancas e sapatos com um leve salto. Era pequena e delicada, apesar de muito forte. Ao contrário de Joe, era sempre muito quieta, calma, falava baixo, digna, simples, mais reservada e, no entanto, calorosa e afetuosa. Sempre atenta, deslocava-se silenciosamente entre os alunos e seu toque ou correção de movimentos era considerado por eles como um momento muito precioso. Com sua delicadeza, ela fazia um contraponto importante à forma mais rude de seu companheiro. Ela incorporou silenciosamente seus conceitos e exercícios de uma maneira que beneficiava os clientes lesionados ou com problemas mais sérios. Seu estilo mais acessível inspirou toda uma linhagem de professores, colorindo de forma muito particular o mundo do Pilates. Sua abordagem permitia a adequação do Pilates a cada nível de condicionamento ou de saúde dos clientes, proporcionando uma experiência positiva de movimento.

Robert Wernick também descreve sua experiência no Universal Gymnasium, em seu artigo da *Sports Illustrated*, no qual diz que existia "...um bando de pessoas felizes, do qual aspirava ser membro, e que onde quer que estivessem, distinguiam-se de todos os outros, por seu andar saltitante e um ar de estar a 'salvo' das massas de seus contemporâneos que se arrastam em corpulência desorganizada". Estavam salvos porque "...frequentavam fielmente as sessões exaustivas e, no entanto, incrivelmente revigorantes do Universal Gymnasium de Joseph H. Pilates na Oitava Avenida no meio de Manhattan". Sessões que duravam em torno de 45 minutos, frequentadas duas ou três vezes por semana.

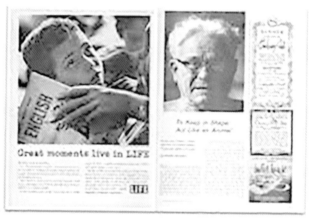

Figura 5.12. Artigo de Wernick na *Sports Illustrated*.

Wernick relata a presença do "...octagenário de cabelos brancos e bochechas vermelhas, e de sua esposa Clara e também Hannah (que há 25 anos atrás veio para uma aula e lá ficou), lançando de longe ordens enquanto todos torciam, alongavam e reclamavam durante os exercícios que formavam o centro do que Joe, com seu gosto por nomenclatura científica, denominava de Contrologia...".

Para Robert Wernick, o sistema de Pilates tinha algo a ver com "...uma tensão e relaxamento racionais dos músculos, que vinham de um profundo conhecimento cinético do corpo...", iniciado em torno de 75 anos antes, quando Joe ainda era uma criança e observava seus colegas de escola e os animais da floresta. O jornalista acrescenta ainda que, quando Joe vivia como boxeador e artista de circo, começou a desenvolver uma série de exercícios que o relaxassem após um dia exaustivo, mas que foi na Primeira Guerra Mundial, na Isle of Man, que os princípios de seu método se revelaram.

Quando Robert Wernick se juntou ao seu bando, Joseph o cumprimentou como fazia com todos, deitou-se de costas e o intimou a pisar na barriga dele. Robert hesitou em subir no abdome de um senhor de 80 anos, mas, quando o fez, ouviu Joe dizer: "veja, é fácil". Mais tarde, vestido no obrigatório calção, Robert recebeu uma cutucada do dedo de Joe na sua barriga, que diz: "Típico, como todos os americanos! Querem ir a 600 milhas por hora e não sabem caminhar! Olhe-os na rua. Curvados! Tossindo! Homens jovens com caras acinzentadas! Por que não olham os animais? Veja um gato, veja qualquer animal. O único que não sustenta seu abdômen é o porco. Veja todos na calçada agora, como porcos. Ao exercitar os músculos abdominais, você espreme o corpo, você não fica gripado, não tem câncer, não ganha hérnias. Animais têm hérnias? Eles fazem dieta? Coma o que quiser, beba o que quiser. Eu bebo um quarto de liquor por dia, e mais algumas cervejas e fumo talvez uns quinze cigarros".

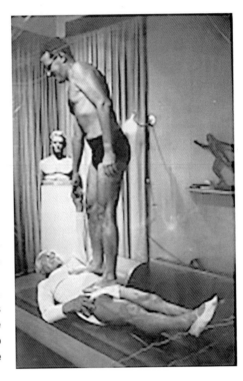

Figura 5.13. Story and photograph ©1962 Robert Wernick. Fonte: http://www.robertwernick.com/articles/pilates.htm.

Nesse mesmo artigo, Robert Wernick define o ambiente do estúdio como repleto de pessoas famosas, de editores, produtores a âncoras e estrelas da dança, todos recebendo o chicote repleto de filosofias pilateanas: "'É a rigidez. Você deve abrir mais o peito, duas polegadas mais... Estique os joelhos! 'Onde você está indo assim – como um elefante? E a famosa bailarina responde: 'Oh, Joe, agora você me chama de elefante...' e ele então lhe diz: 'Eu não insultaria um elefante. Um elefante poderia caminhar nesta sala e você não o escutaria. Um elefante caminha delicadamente. Mas você CLUMP, CLUMP CLUMP... Pra cima! Não! Com este músculo (cutucando uma protuberância na altura da cintura)... Americanos! Jogadores de *baseball*! Corredores! Levantadores de peso! Não me surpreende que venham a mim com artrites! Úlceras! Animais não têm úlceras! Animais não fazem dietas! Estenda os joelhos! Ar pra fora!'".

Wernick conta que, com o passar das semanas, os abusos diminuíam e surgiam por parte de Clara e Hannah murmúrios gentis e elogios sutis, e que as dores e tensões desapareciam e o indivíduo parecia um pouco mais alto ao andar pelas ruas.

Nas paredes fotos, pinturas e esculturas de Joe, pescando aos 56 anos e esquiando aos 78, além de depoimentos de ex-alunos famosos que o exaltavam dizendo: "Ao mais grandioso" ou ainda "Para o único e imortal Joe". Havia também reportagens de jornais que documentavam os horrores da postura dos americanos.

Em uma conversa informal no encontro de fundação da PMA em 2003 em Miami, EUA, Ron Fletcher (1921-2011), um dos famosos Elders (aqueles que estudaram diretamente com Joseph

Pilates), nos contou que no final das suas aulas Joe o levava ao vestiário para tomar banho e muitas vezes exigia que Ron esfregasse fortemente a própria pele com uma bucha áspera e que só depois disso a sessão finalizava.

O genial Pilates, já naquela época, compreendia a importância dos cuidados com a pele, que hoje entendemos como um órgão fundamental para a saúde de todo o corpo.

UM HOMEM DO FUTURO

Como o próprio Pilates disse uma vez: "estou 50 anos à frente de meu tempo". Seu sonho não era pouco pretencioso. Ele acreditava que sua Contrologia poderia trazer o aperfeiçoamento físico, intelectual e espiritual de toda a raça humana.

Com sua visão futurista, Joseph Hubertus e sua Contrologia promoviam a prática de virtudes muito à frente da sociedade de seu tempo, que se estendem inclusive até a nossa atualidade. Já no princípio do século XX, o estrangeiro alemão rompeu com regras e costumes da sociedade norte-americana.

Como depõe Javier Pond, desde o começo seu estúdio era também aberto a mulheres, que treinavam ao lado de homens, algo incomum naquela época, quando os ginásios e academias mais famosos eram para a prática exclusiva dos homens. Ele também aceitava clientes afrodescendentes, que dividiam o espaço com todos, em um país que só terminou com a segregação racial praticada abertamente cerca de 30 anos depois. Ele aceitava clientes independentemente de sua classe, nível social, opção religiosa ou sexual. Segundo Javier Pond, "de milionários a pessoas que não podiam pagar as aulas. Todos no mesmo ambiente".

Os norte-americanos estavam muito atrás dos alemães na compreensão de treinamento e medicina do esporte, e esta se tornou uma grande oportunidade para Joseph. Ele já possuía a visão integrada do corpo, ou melhor, de todos os nossos corpos, perspectiva que só vem se tornando oficialmente reconhecida, no meio clínico da nossa metade do planeta, há cerca de duas décadas.

Pilates publicou dois livros: "*Your Health*", em 1934, e "*Return to Life Through Contrology*", em 1945. Neste último, ele define mais claramente sua doutrina sistemática e disciplinada, que levaria os indivíduos para um plano de consciência pessoal mais elevado um impacto positivo sobre o mundo, eliminando o sofrimento humano e reduzindo a necessidade de hospitais, sanatórios, manicômios e até mesmo prisões.

"A Contrologia é a completa coordenação do corpo, da mente e do espírito. Por meio da Contrologia, você pode primeiro adquirir propositadamente o controle completo do seu próprio corpo e então, por meio da repetição adequada de seus exercícios, você pode, gradual e progressivamente, adquirir aquele ritmo e coordenação naturais, associados com todas as suas atividades subconscientes" (Joseph Pilates, "*Return to Life*", 1945).

"Equilíbrio perfeito entre corpo e mente é aquela qualidade do homem civilizado, que não somente dá a ele uma superioridade sobre o reino selvagem e animal, mas também provê ao mesmo todos os poderes físicos e mentais que são indispensáveis para atingir o objetivo da humanidade – SAÚDE e FELICIDADE" (Joseph Pilates/Miller, "*Your Health*", 1934).

"Eu devo estar certo. Nunca uma aspirina. Nunca machucado por um dia na minha vida. O país inteiro, o mundo inteiro, deveriam fazer meus exercícios. Eles seriam mais felizes" (Joseph Hubertus Pilates, em 1965, aos 86 anos).

Javier Pont afirma que o maior desejo e frustração pessoal de Joe Pilates era a falta do reconhecimento oficial do valor da Contrologia como um tijolo essencial na construção da educação do ser humano desde o início, na infância, nas escolas, na tenra idade.

Em 1982, Trier escreveu um livro para crianças, intitulado *"Exercise, what it is, what it does* (Exercício, o que ele é, o que ele faz), no qual introduziu em linguagem infantil o prazer e os benefícios do exercício feito sozinho ou com amigos. Ela parou de ensinar regularmente em 1986 e faleceu em 28 de outubro de 2000, com 87 anos.

Com Bob Seed, a história foi outra. Ele era um ex-jogador de *hockey* que se tornou entusiasta do Pilates. Conta Lolita San Miguel, que conheceu Bob e foi sua aluna e amiga ainda quando ele ensinava no Estúdio de Pilates, que Joe parecia ter uma predileção por Bob Seed, e a impressão era a de que existia por parte do mestre a expectativa de que Bob viesse a ser seu herdeiro no comando do estúdio, pelas qualidades como pessoa e professor, somadas ao fato de ser um homem. No entanto, num belo dia, de forma repentina e sem aviso prévio, Seed abriu um estúdio a poucas quadras do Universal Gymnasium e tentou levar alguns clientes de Joe ao abrir horários bem cedo pela manhã. De acordo com John Steel, num certo dia Joe visitou Seed com um revólver e o avisou para sair da cidade. Seed saiu e nada mais soubemos dele.

Romana Kryzanowska nasceu em 30 de junho de 1923 em Farmington, Michigan. Foi filha única de um pai russo e mãe americana, Roman e Sari Kryzanowsky, ambos pintores. Romana estudou balé desde criança e aos 17 anos, quando estudava na School of American Ballet, sofreu uma lesão no tornozelo, e George Balanchine a levou para Joseph Pilates, na tentativa de evitar uma cirurgia. Conta Romana que Joe lhe disse que fizesse cinco sessões e, se funcionasse, ela continuaria, caso contrário não precisava pagar. No início, a abordagem de Joe lhe pareceu muito estranha, uma vez que ele não fez nada específico para o tornozelo, e sim exercícios para todo o corpo. Mas na terceira sessão, Romana percebeu que seu tornozelo já havia desinchado, compreendendo então um dos princípios básicos do trabalho de Pilates, o de que a cura vem pela circulação. Entre 1944 e 1958, viveu no Peru com seu marido Pablo Mejia, onde dançou, ensinou Pilates e teve seus dois filhos, Paul e Sari. Depois desses 15 anos fora, retornou a Nova York, voltando a ensinar balé e a frequentar o estúdio de Joe e Clara como aluna e assistente. Também ensinou no estúdio de Carola Trier. Após o falecimento de Joe e Clara, Romana Kryzanowska tornou-se diretora do Universal Studio, numa parceria com 20 investidores, entre eles John Steel. Por volta de 1972, o estúdio mudou para a *29 West 56th street*, em Nova York. Em 1973, o Universal Studio mudou o nome para Pilates Studio, Inc., e Romana tornou-se proprietária de 50% do negócio, com a outra metade dividida entre os outros parceiros do antigo estúdio. Em 1975, ela começou a ensinar na *State University of New York*, e a treinar professores no método Pilates. Em 1980, auxiliou seus alunos Phillip Friedman e Gail Eisen com o livro *"The Pilates Method of Physical and Mental Conditioning"*. Em 1984, parte do Pilates Studio, Inc. foi vendida para Aris Isotoner Gloves, Inc., dirigido por uma aluna de Romana que desejava ajudar na sobrevivência do estúdio que passava por dificuldades financeiras, e passou a se chamar Isotoner Fitness Center. Em 1986, nova transferência de recursos ocorre da Aris Isotoner, Inc. para a Healite, Inc., de propriedade de Wee Tai Hom, outro aluno de Romana, que transferiu o estúdio para a *East 56th Street*, 160, também em Nova York. Romana e Hom implementaram e formalizaram um programa de treinamento de professores, emitindo certificado para os instrutores que concluíam seu programa. Em 1989, o estúdio fechou por conta da dificuldade financeira da Halite, Inc., e Romana passou a ensinar no The Gym, de propriedade de Dragutin Mehandzic, conhecido como "Drago". Foi nesse mesmo ano que ela conheceu Sean Gallagher. Em 1990, treinou instrutores na Synergy Exercises Systems, de Sean Gallagher e Steve Giordano. Em 1992, Sean incorporou o The Pilates Studio, Inc. e em 1993 ele e Romana formalizaram o treinamento de instrutores de Pilates. Em 1999, ela foi coautora do livro *"The Pilates Method of Body Conditioning"* e em 2000 do *"Joseph H. Pilates Archive Collection: The Photographs, Writings and Designs"* e gravou o vídeo *"Authentic Pilates: Complete Mat Workout"*. Em 2003, Romana se desligou do The Pilates Studio e, junto com sua filha, Sari Mejia Santo, e sua neta, Daria Pace, filha de Sari, fundou o Romana's

Pilates que hoje funciona em Fort Lauderdale, Flórida, EUA. Em 2009 ela se aposentou, e faleceu em 30 de agosto de 2013, aos 90 anos.

Ron Fletcher nasceu em 29 de maio de 1921. Ele foi bailarino da companhia de Martha Graham e de Yeichi Imura, além de dançar e coreografar para a Broadway, televisão, cinema e *show business* em Las Vegas e em cabarés. Ron também coreografou para campeonatos de patinação no gelo (Ice Capades) criando as sequências para atletas que se tornaram campeãs. Ele iniciou seus estudos com Joe e Clara nos anos 1940 por conta de um problema crônico de joelho. Ao longo de quase 30 anos, frequentou muitas vezes o estúdio até se mudar para Los Angeles por volta de 1970. Em 1º de maio de 1972, abriu o *Ron Fletcher Studio for Body Contrology*, em Beverly Hills. Clara tinha um carinho especial por Ron e o abençoou para levar adiante o nome e o trabalho de Pilates. Em seu estúdio, ele atraiu muitas estrelas de Hollywood. Fletcher trouxe inovações e progressos para o trabalho de Pilates, incorporando elementos da dança, com variações inspiradas no trabalho de Martha Graham assim como de sua outra mentora Yeichi Imura. Ele foi o primeiro e levar o trabalho de Pilates para a vertical, e esse trabalho sem equipamentos e o que utiliza uma toalha (*Towelwork*) foram cruciais na expansão do método.

A repórter investigativa Alice Wignal, em junho de 2008, escreveu um artigo para o *The Guardian*, intitulado "Pilates é uma Arte", no qual conclui que, "se Fletcher não tivesse desenvolvido uma forma das pessoas praticarem o método sem a necessidade do equipamento, você provavelmente nunca teria ouvido falar de Pilates". Também, com a sua famosa clientela hollywoodiana, Fletcher provocou uma renascença do trabalho de Joe, que até então não havia se recuperado completamente após o período de decadência iniciado em 1959. Wignal credita a Fletcher "ter mantido o nome Pilates vivo e para o público". Ron Fletcher faleceu em 6 de dezembro de 2011, deixando estabelecido, desde sua fundação em 2003, o Ron Fletcher Program of Study, um currículo formal completo de seu trabalho.

Outros alunos do Universal Gymnasium que abriram seus próprios estúdios incluem: Eve Gentry, Robert Fitzgerald, Dolores Cori, Bruce King e Mary Bowen.

Eve Gentry, uma bailarina que ensinou no Pilates Studio em Nova York, de 1938 até 1968, também ensinou Pilates no início dos anos 1960 no Departamento de Teatro da Universidade de Nova York. Depois que deixou Nova York, abriu seu estúdio em Santa Fé, Novo México. Gentry foi professora da High School for the Performing Arts e cofundadora do Dance Notation Bureau. Em 1979, recebeu o título de "Pioneira da Dança Moderna" pela Faculdade de Bennington.

Robert Fitzgerald abriu seu estúdio na *West 56th Street* nos anos 1960, onde ele tinha uma grande clientela da comunidade de dança.

Pouco se sabe da bailarina Dolores Corey, que em algum momento mudou a escrita de seu sobrenome e posteriormente passou a ser conhecida como Naja Cori. Ela nasceu em 2 de julho de 1936 e faleceu em 5 de setembro de 2009. De acordo com o depoimento de Mary-Beth Holland, que foi sua pupila por mais de seis anos antes de ela falecer, "Naja foi pessoalmente treinada pelo Sr. Pilates para ensinar seu método. Sua implacável paixão pela pureza dos ensinamentos de Joseph Pilates fez dela uma professora e mentora tanto maravilhosa quanto desafiadora. Sua abordagem era organizada, disciplinada e, se seguida à risca, era também eficaz. Os ganhos se estendiam muito além do físico. Seu trabalho abriu portas para ferramentas que podiam ser usadas em cada aspecto da vida".

Num artigo da Berkshire Eagle, de 21 de outubro de 1965, consta que Joe a tinha escolhido para abrir o estúdio no andar superior da loja de departamento Henri Bendel na *57th Street*, onde ela desenvolveu o programa ao longo de sete anos: "Joe Pilates, fisioculturista que por muitos anos participou do Festival de Dança Jacobs Pillow, em Becket, descreveu num artigo recente do *New York Herald Tribune*, sua nova sala de exercícios na loja Henri Bendel em Nova York. O fisioculturista oferecerá um curso na loja de departamento que abastece os mais chiques de Nova York.

seu programa preparatório de exercícios para a realização do método Pilates, que mais tarde foi denominado de Before the Hundred (Antes do Hundred). Grant faleceu em 27 de maio de 2010.

Nascida em Nova York, Lolita celebrou, em 2016, 58 anos de prática em Pilates. Sua primeira certificação em Pilates ela recebeu de Carola Trier, ainda antes de conhecer o próprio Joe. San Miguel foi ensinar Pilates como parte do aquecimento das aulas de balé que ministrava em diversos locais em Nova York. Muitos anos depois de obter sua certificação em Pilates, assinada pelo próprio mestre, Lolita também se certificou em Pilates pela Polestar Pilates e recebeu da PMA o Gold Certificate (Certificado de Ouro da PMA). Ela foi solista do Metropolitan Opera Ballet por 10 anos e também *ballet mistress* do Balé Hispânico por três anos. Ela se mudou para Porto Rico em 1977, onde fundou o Ballet Concierto de Puerto Rico, uma companhia de dança da qual foi professora de Pilates e balé, além de diretora artística e executiva durante 27 anos, aposentando-se em 2005. Em 2000, ela fundou o Pilates y Mas, Inc., em Porto Rico, para treinar professores em associação com a Polestar Pilates. Aos 70 anos de idade, ela iniciou uma carreira nova, dedicada ao ensino do método Pilates, o Pilates Mentor Program, e segue hoje formando profissionais de todos os continentes. No dia 7 de maio de 2011, depois de uma ampla campanha para levantar fundos, Lolita ergueu uma placa memorial para Joseph Pilates na pequena Mönchengladbach, assentada sob uma árvore no exato local em que ficava a casa onde Joe nasceu, na Waldhausener Strasse número 20. Para sua surpresa, pouco se sabia das conquistas de Joseph Pilates em sua própria cidade natal.

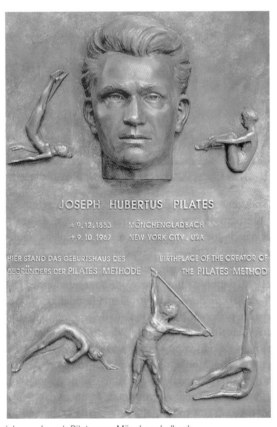

Figura 5.20. Placa memorial para Joseph Pilates em Mönchengladbach.

Lolita é até hoje uma incessante pesquisadora da história de Joe e Clara. Após insistentes solicitações de informações sobre o paradeiro do corpo de Joe e Clara, por parte de seus alunos e seguidores, Lolita iniciou uma busca, e um de seus discípulos descobriu no Ferncliff Cemetery, um pequeno cemitério em Hartsdale, Nova York, as duas urnas contendo as cinzas do casal Pilates. Como Joseph Pilates era maçom, seu funeral deve ter sido realizado segundo os rituais da maçonaria, que prima pela discrição, o que justifica o evento não ter chegado a público. Em 7 de maio de 2016, ela reuniu grandes nomes do Pilates, que, juntos, celebraram um Pilates Day histórico na Capela desse cemitério, com Brent Anderson como mestre de cerimônia, além de palestras de Mary Bowen, Elizabeth Anderson (diretora executiva da PMA), Deborah Lessen, Alycea Ungaro, Jillian Hessel, Ann Toran, Kathy Corey, Valentin, Pat Guyton, Brett Howard e Kevin Bowen.

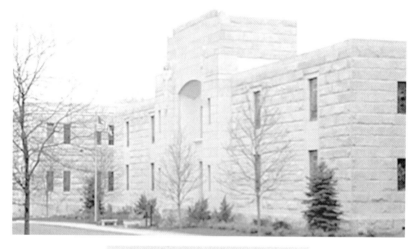

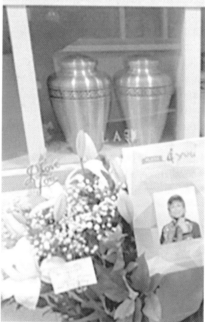

Figura 5.21. Convite do Pilates Day no Ferncliff Cemetery.

Finalizo com Jay Grimes essa lista de discípulos diretos de Joe e Clara Pilates, uma vez que soube mais recentemente de seu trabalho. Jay iniciou seus estudos em Pilates em meados dos anos 1960. Depois da morte de Joe, continuou estudando com Clara por mais 10 anos, até Clara falecer. Grimes também estudou com Romana Kryzanowska e John Winters. Ele começou a ensinar o método no Universal Studio e vem desde então ministrando cursos pelo mundo. Jay dançou profissionalmente tanto o balé como musicais da Broadway por 18 anos, sem sofrer sequer uma lesão, o que atribui inteiramente ao Pilates. Ele hoje oferece cursos de educação continuada, *workshops* e aulas *master* regulares, além de dirigir o Vintage Pilates' Master's Program, em Los Angeles, para professores certificados.

A GRANDE EXPANSÃO

Apesar da aceitação restrita da comunidade médica, o método expandiu silenciosamente suas raízes pela comunidade de dança, sendo incluído por diversos coreógrafos de dança moderna no aquecimento de seus bailarinos, e também pelas instituições como a New York University, o Dance Theatre of Harlem, o 92nd Street Y e a Katherine Dunham School. O Pilates começou a se espalhar pelo país e o mundo com Ron Fletcher mudando-se para a Califórnia, Jerome Andrews para Paris e Eve Gentry para o Novo México.

Enquanto Romana Kryzanowska mudava o estúdio de Joe e Clara para o novo endereço, por volta de 1972, as celebridades de Hollywood descobriam Pilates via o estúdio de Ron Fletcher em Beverly Hills, e onde as estrelas vão, a mídia segue.

Na década de 1980, com a segunda geração de instrutores, escolas de formação com programas de treinamento formalizados começaram a surgir por todo o país. No final dos anos 1980, com o reconhecimento do público, a mídia passou a fazer cobertura extensa do método e o negócio Pilates teve sua primeira explosão.

Ken Endelman teve um papel extremamente importante nessa deslanchada do Pilates, e sua estória com o Pilates se iniciou em 1973, quando uma cliente entrou na sua então loja de móveis e o surpreendeu ao mostrar projetos rústicos de um equipamento de *fitness* "meio maluco" que ela gostaria que ele fabricasse para ela. Apesar de principiante na fabricação de móveis, ele aceitou o desafio, sem imaginar que isso mudaria sua vida para sempre. O equipamento era um *Reformer* e a cliente era Isa Bohn, uma colega de Ron Fletcher. Ken conheceu Ron, que lhe apresentou todo um novo mundo e o fez apaixonar-se por tudo que o método e seus equipamentos ofereciam ao corpo humano. Por intermédio de Ron, ele conheceu Carola Trier, Eve Gentry, Romana Kryzanowska, Kathy Grant e outros Elders e profissionais da segunda geração, e pode discutir com eles questões filosóficas sobre o método e seu futuro, além de inovações técnicas e de design dos equipamentos.

Na década de 1970, a comunidade de Pilates ainda era bem pequena e dispersa, e não havia fabricantes de equipamentos como hoje. Quem quisesse um equipamento de Pilates precisava encontrar alguém que o fizesse e, com as limitações na tecnologia de comunicação da época, essa não era uma tarefa fácil.

Ken Endelman percebeu o potencial que havia e em 1976 fundou a Current Concepts, a sua primeira fábrica de equipamentos de Pilates, um negócio verdadeiramente familiar criado com o apoio integral de sua esposa. Na época a fábrica dividia o espaço com uma oficina mecânica.

Nos anos 1980, surgiram o Pilates Institute e a primeira Conferência Nacional de Pilates, que impulsionaram o método, assim como as publicações sobre Pilates nas revistas *Shape*, *Self* e *Harper's Bizarre*.

Em 1983, o Dr. James Garrick, diretor de ortopedia de St. Francis Memorial Hospital, em São Francisco, Califórnia, inaugurou, dentro do hospital, o Centro de Medicina do Esporte. Em 1984 ele abriu o Departamento de Dança, convidando especialistas de Pilates em Medicina da Dança. Ron Fletcher e suas assistentes Diane Severino e Michael Podwal treinaram a equipe de professores no programa de Pilates como importante ferramenta de prevenção e tratamento de lesões dos bailarinos. Elizabeth Larkam, uma das musas do Pilates, hoje reconhecida internacionalmente, também trabalhou nesse centro educando o movimento de clientes e pacientes.

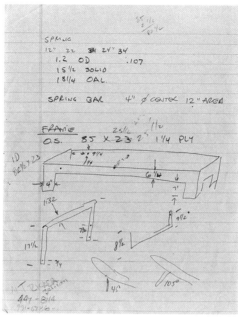

Figura 5.22. Desenhos do Reformer por Ron Fletcher. Cortesia da Balanced Body®.

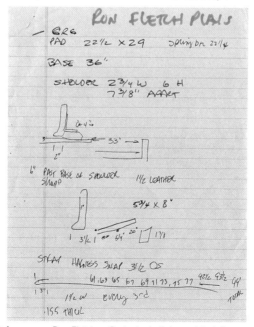

Figura 5.23. Desenhos do Reformer por Ron Fletcher. Cortesia da Balanced Body®.

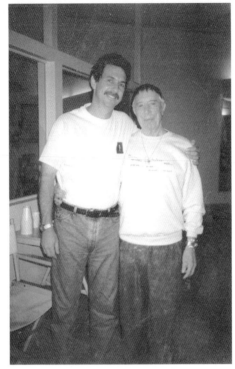

Figura 5.24. Ken Endelman e Ron Fletcher. Cortesia da Balanced Body®.

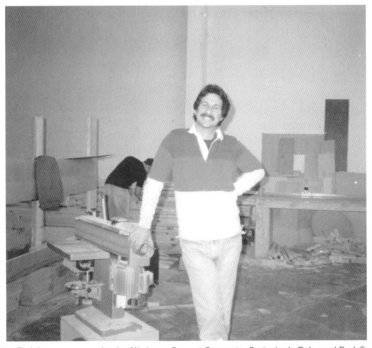

Figura 5.25. Ken Endelman em sua primeira fábrica, a Current Concepts. Cortesia da Balanced Body®.

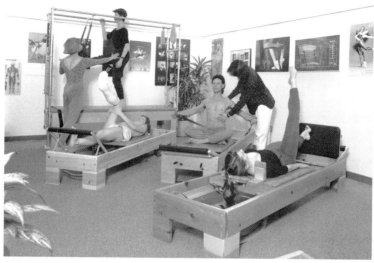

Figura 5.26. Elizabeth Larkam (de costas, auxiliando um bailarino no Trapézio), membros e bailarinos no Centro de Dance Medicine do San Francis Memorial Hospital. Cortesia da Balanced Body®.

Ao mesmo tempo, em Nova York, Pilates era recomendado por ortopedistas para a pós-reabilitação.

Na década de 1990, o método se popularizou com as aulas em grupo e não sendo mais uma malhação reservada para a elite, Pilates entrou na onda do *fitness* não somente nas academias, como também se tornou parceiro crucial no treinamento de atletas profissionais em todo o mundo, incluindo muitos atletas olímpicos. O interesse da mídia e da comunidade médica aumentou, e em 1995 a palavra "Pilates" se tornou um verbete no *Webster's Dictionary*, indicando sua ampla aceitação.

Ken continuou pesquisando e promovendo o Pilates, e seu negócio cresceu em paralelo com o crescimento do método. A Current Concepts mudou seu nome para Balanced Body e ampliou seu estabelecimento em Sacramento, Califórnia.

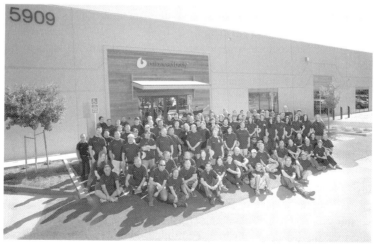

Figura 5.27. Equipe da Balanced Body em Sacramento, Califórnia, EUA. Cortesia da Balanced Body®.

O PROCESSO JUDICIAL

Em 1992, Sean Gallagher, ex-bailarino e fisioterapeuta, proprietário do The Pilates Studio, iniciou uma série de processos judiciais de direitos exclusivos sobre o nome Pilates, impedindo seu uso por profissionais e estúdios que já atuavam na época com o método, mas que não eram seus licenciados. Alguns desses profissionais, como Deborah Lessen, já vinham inclusive ensinando o método muito antes de Gallagher o ter conhecido.

Esse foi um momento histórico nos EUA, quando os que não eram filiados ao The Pilates Studio ficaram impedidos de nominar o que faziam de Pilates.

Gallagher alegava ter recebido esse direito diretamente de Romana Kryzanowska, afirmando que ela havia sido indicada pessoalmente por Joe como sua sucessora.

Em 1996, Gallagher abriu um processo contra a Balanced Body, e Ken decidiu encabeçar essa disputa em nome da comunidade de Pilates afirmando que: "Joe Pilates morreu sem um tostão, tentando promover o Pilates para as massas. Não existe a possibilidade de ele querer que fosse tão exclusivo. Ele próprio teve muitas chances de registrar seu nome e seus exercícios, mas ele nunca tentou fazê-lo, sequer uma vez".

Depois de quatro anos de litígio, ou seja, no ano 2000, a corte federal norte-americana considerou fraudulento o registro do nome Pilates pelo The Pilates Studio, liberando, assim, seu uso para toda a comunidade de Pilates. Devemos esse resultado ao empenho da Balanced Body, Ken Endelman e Deborah Lessen, e de uma equipe de advogados de excelência, que, juntos, conseguiram comprovar a fraude do registro da marca Pilates.

Essa decisão se transformou em parâmetro para ações judiciais semelhantes em diversas partes do mundo. No Brasil essa questão chegou de forma mais branda, no final dos anos 1990, quando a licenciada do The Pilates Studio em nosso país iniciou algumas ações, que depois se revelaram infrutíferas, na tentativa de impedir judicialmente alguns estúdios de usarem o nome Pilates. Por já trabalhar com o método no Brasil desde 1990, recebi mensagens e telefonemas de alguns profissionais assustados com as notificações recebidas. Porém não havia respaldo legal e a questão foi sendo contestada, e em pouco tempo essas tentativas desapareceram de forma definitiva.

Com essa importante conquista, Ken Endelman e Deborah Lessen se tornaram celebridades internacionalmente respeitadas no meio do Pilates. Ken considera esse o momento de início da explosão de Pilates no mundo, com mais e mais pessoas reconhecendo seus benefícios de longo prazo para a saúde e o bem-estar geral. Muitos estúdios novos abriram e as academias incluíram na sua programação aulas de Pilates em grupo.

São mais de 10 milhões de norte-americanos que hoje praticam Pilates, e os números continuam a crescer.

Pilates disse que estava 50 anos à sua frente, e estava certo!

A PILATES METHOD ALLIANCE – PMA

Professores bem treinados, com formação completa, de qualidade e consistente, são o elemento essencial para que um cliente realize seu potencial e aprecie o processo de aprendizado em Pilates.

Joe trabalhava longamente com seus próprios professores, cerca de dois ou três anos entre treinamento e assistência ou estágio, antes de eles finalmente começarem a ensinar. Dizem os antigos que ele que repetia frequentemente as frases: "Roma não foi feita em um dia" e "Paciência e persistência são qualidades vitais para a completa e bem-sucedida realização de qualquer projeto de valor".

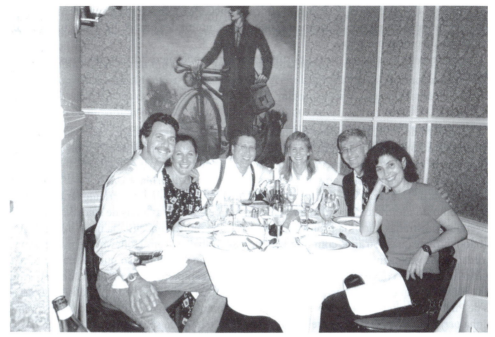

Figura 5.28. Jantar de celebração do fim do litígio pelo nome Pilates, com Ken Endelman, Deborah Lessen, Gordon Troy, Tama Kudman, Joe Sullivan e Hila Paldi. Cortesia da Balanced Body®.

Para definir, manter e apoiar o compromisso com educação de qualidade por parte dos professores de Pilates, e empolgado com o fim do litígio pelo nome Pilates, um grupo de profissionais nos EUA fomentou a proposta de criação de uma associação de Pilates.

Foi em 2003, em um encontro em Miami, no qual tive a oportunidade de estar presente, que a proposta se concretizou, e fundamos uma associação profissional internacional de Pilates, a Pilates Method Alliance, hoje conhecida como PMA. Em comparação com outros profissionais de Pilates presentes nesse evento de fundação, que possuíam décadas de experiência no método, meus parcos 14 anos e pouco de prática e ensino de Pilates me deixavam a sensação de estar ainda engatinhando. Era um deslumbre estar ali participando daquele encontro memorável, dividindo o espaço e as reflexões com os grandes mestres do Pilates, entre eles quatro dos cinco *elders* ainda vivos na época: Lolita San Miguel, Kathy Grant, Ron Fletcher e Mary Bowen, além de inúmeros profissionais da segunda geração.

Celebramos ali, todos juntos, a união de uma comunidade profissional que até então vivia em conflitos e divisões. Ken também foi cofundador da PMA, e sua empresa vem apoiando integralmente essa instituição desde então.

Em 2005, a PMA lançou o Exame de Certificação e o Guia para Estudo da PMA®. Esse exame é baseado em competência e projetado para garantir um ensino seguro de Pilates para o público. Ele é a única forma independente de medir a competência do ensino de Pilates disponível hoje no mercado mundial, que é isenta de interesses comerciais privados.

Entre os profissionais que fizeram parte do comitê de elaboração desse guia para o exame, estão Brent Anderson, Carol Appel, Dawn-Marie Ickes, Deborah Lessen, Diane Miller, Kevin A. Bowen e Sherri Betz.

O BTCA é a companhia de dança oficial do estado da Bahia e foi a primeira companhia profissional de dança brasileira a incorporar o método Pilates e o Gyrokinesis° na preparação técnica regular dos seus bailarinos. O Núcleo hoje acrescenta ao seu acervo equipamentos e acessórios de outros métodos de movimento que também promovem integração e consciência corporal, como os rolos de Feldenkrais, as Flymoons, as bolas de Bobath e bolinhas de tênis para facilitar exercícios da antiginástica. Essas aulas de Pilates e métodos afins, ministradas por mim e por profissionais convidados pelo Núcleo, são direcionadas aos bailarinos da companhia e também a profissionais da comunidade, de diversas áreas, que as frequentam nos dias das aulas gratuitas e abertas ao público.

Em setembro de 2015, Cristiane Garcia Macedo, Silvana Vilodre Goellner e Aline Nogueira Haas publicaram um estudo realizado na Universidade Federal do Rio Grande do Sul, intitulado "O método Pilates no Brasil segundo a narrativa de algumas de suas instrutoras pioneiras". Esse artigo tinha como objetivo reconstruir a história da inserção do método Pilates no Brasil e fundamentou a pesquisa em entrevistas, livros e artigos, concluindo que a inserção do método no Brasil se dá por intermédio de pessoas que fizeram a formação nos Estados Unidos que envolve três linhas diferentes de intervenção. O artigo relata que a presença de trabalhos com Pilates nos Estados Unidos parece ter sido determinante para a formação das seis brasileiras entrevistadas, visto que elas a realizaram nesse país, entre os anos de 1990 e 1996: Alice Becker fez sua formação em 1990 com Marie Jose Blom, na Califórnia; Alessandra Tegoni, em 1992, com Romana Krysanowska, em Nova York; Ruth Rachou, em 1993, com Robert Fitzgerald, também em Nova York; Cristina Abrami, em 1994, com Michelle Larson, em Santa Fé, Novo México, assim como Elaine de Markondes, que a concluiu em 1995; e finalmente Inélia Garcia, em 1996, com Romana Kryzanowska, em Nova York. As pesquisadoras consideram importante destacar que as instrutoras designadas no estudo como pioneiras na aplicação do Pilates no Brasil foram aquelas que fizeram sua formação no método, abriram estúdios ou espaços para a prática e de alguma forma tiveram destaque e reconhecimento nacional. Outro ponto que chama a atenção e traz proximidade com a prática nos Estados Unidos é que todas as entrevistadas tinham relação com a dança. Em termos da cronologia, as pesquisadoras concluíram que "a primeira brasileira a iniciar a formação e o trabalho com Pilates no Brasil foi Alice Becker" em 1991 e que "o ano de 1997 foi marcado pela instalação de três estúdios: em São Paulo (SP) por Maria Cristina Abrami, em Curitiba (PR) por Elaine de Markondes e em Porto Alegre (RS) por Alessandra Tegoni". O artigo concluiu ainda que o método se consolidou pela implantação de locais destinados à prática, divulgação, acesso aos equipamentos e formação de professores no próprio país.

A MAIORIDADE DO PILATES NO BRASIL E NO MUNDO

O Pilates, que durante muitos anos foi praticado quase exclusivamente por mulheres, em sua maioria maduras, hoje atrai consistentemente jovens, homens, atletas, crianças e idosos. Ele vem sendo recomendado por médicos e utilizado para diversos objetivos, sendo reconhecido tanto no meio clínico como no de *fitness*, além dos ambientes de *performance* atlética e artística.

Surgem todos os dias novos centros nas cidades pelo mundo, e no Brasil podemos dizer que nas principais capitais já existe pelo menos um espaço por bairro onde o método é oferecido. Sua versatilidade, associada a outras abordagens, amplia os recursos na prevenção da saúde e tratamento das doenças da modernidade.

O Pilates segue sua jornada no serviço público nacional e internacional com excelentes conquistas em centros de pesquisa em universidades. Estudos científicos se voltam para seus resultados surpreendentes com populações portadoras de disfunções nas áreas de ortopedia, neurologia e dor crônica, além de seus benefícios para a diminuição de lesões em bailarinos e atletas. Nos Estados Unidos, o Pilates é praticado em escolas públicas, provando a melhora comportamental e cognitiva dos alunos.

Esse crescimento intenso tem gráfico ascendente em todos os continentes, e sua progressão é geométrica.

Essa expansão demanda a parametrização de uma profissão que, apesar de já existir de fato, ainda é uma especialidade de outras atividades profissionais, como de fisioterapeutas, professores de dança e de ginástica, enfermeiros, psicólogos e até médicos.

Inspirada na PMA, iniciei um movimento no Brasil pela criação de uma aliança nacional de Pilates. Esse longo processo começou a apresentar resultados concretos em 2006, num histórico encontro nacional realizado em Salvador, por iniciativa da então diretoria da Abapi (Associação Baiana de Pilates), contando com o apoio da Physio Pilates, que acolheu o evento em sua I Conferência Sul Americana Physio Pilates – Polestar. A partir desse encontro histórico, que contou com a presença de Deborah Lessen, fundadora, ex-presidente e atual conselheira da PMA, surgiram outros em São Paulo e Curitiba, reunindo mais de 100 profissionais de Pilates das diversas regiões e estados brasileiros, representando as diferentes escolas nacionais e internacionais de Pilates que atuavam na época no Brasil.

Finalmente, em janeiro de 2010, no Rio de Janeiro, após quatro anos de trabalho, fundamos a Abrapi (Aliança Brasileira de Pilates). Ela foi por quatro anos uma associação de profissionais (e não de empresas) que ministravam o método Pilates para a população brasileira. Seu objetivo era o de preservar e elevar a qualidade do serviço prestado no que se refere ao método Pilates, unindo os profissionais independentemente de linha de trabalho, escola de formação ou tempo de experiência. Ela reuniu, entre seus membros, os mais antigos, experientes e respeitados instrutores de Pilates do Brasil. Pude contribuir por três anos como sua presidente e, após um ano de meu afastamento dessa posição, a Abrapi fechou, deixando a lacuna, que necessita ser preenchida, de uma importante instituição imparcial e de referência para o Pilates no nosso país.

Finalmente, acredito que o processo de evolução qualitativa do método Pilates no Brasil e fora dele precisa ser conquistado com paciência e ser condizente com seus quase trinta anos de existência aqui e quase cem anos nos EUA. Isso precisa ser feito de forma democrática, inteligente, cuidadosa, respeitosa, sensível e, acima de tudo, inclusiva.

Precisamos ampliar a discussão com a classe profissional que hoje atua com o método, para que, juntos, encontremos os parâmetros nacionais e internacionais que garantirão vida longa ao Pilates.

BIBLIOGRAFIA RECOMENDADA

Alpers AM, Segel RT, Gentry L. The Everything Pilates Book – The ultimate guide to makig your body stronger, leaner and healthier. Massachusetts: Adams Media; 2002.

Arquivos gentilmente cedidos por Ken Endelman, presidente da Balanced Body, Inc.

Davis RG. An interview with Lolita San Miguel. 2012. Disponível em: <http://www.ideafit.com/fitness-library/lineage-links-lolita-san-miguel>. Acesso em: 3 dez. 2016.

Davis RG. Lineage Links: Mary Bowen. 2012. Disponível em: <http://www.ideafit.com/fitness-library/lineage-links-mary-bowen>. Acesso em: 3 dez. 2016.

Davis RG. Romana Kryzanowska: Pilates legend. IDEA Fitness Journal. 2007.

Entrevistas pessoais e presenciais com Lolita San Miguel, Ron Fletcher, Kathy Grant e Mary Bowen.

Entrevistas por e-mail com Madeline Black e Mary-Beth Holland.

Eve Gentry. In: Wikipédia: a enciclopédia livre. Disponível em: <https://en.wikipedia.org/wiki/Eve_Gentry>. Acesso em: 9 jan. 2017.

Hoffman J. On Writing "The origins of Western mind-body exercise methods". Disponível em: <http://www.pilatesintel.com/hoff/>. Acesso em: 12 jan. 2017.

Hoffman J, Gabel P. The origins of Western mind-body exercise methods. Phys Ther Rev. 2015; 20(5-6):315-24.

Interview With the 'Pilates Elder' Mary Bowen. 2017. Disponível em: <http://www.pilateslessons.org/pilates-elder.html>. Acesso em: 5 jan. 2017.

Macedo GC, Haas AN, Goellner AV. O método Pilates no Brasil segundo a narrativa de algumas de suas instrutoras pioneiras. Pensar a Prática. 2015;18(3).

Pilates JH. Pilates Return to Life Through Contrology; (originally published in 1945). Reprinted by Presentation Dynamics, Incline Village NV EE. UU., 1998.

Pilates JH. Your health: a corrective system of exercising that revolutionizes the entire field of physical education; (originally published in 1934). Reprinted by Presentation Dynamics, Incline Village NV EE. UU., 2000

Pilates Mary Bowen. Disponível em: <http://www.pilates-marybowen.com/pages/more.html>. Acesso em: 9 jan. 2017.

Pont JP. Hubertus Joseph Pilates – The Biography. Conference in Nice; 2012.

Ray MB. Cutting a fine figure. Readers Digest. 1934

Rincke E. Joseph Pilates: der mann, dessen name programm wurde. Biografie. Freiburg im Breisgau: Verlag Herder; 2015.

Romana Krizanowska. In: Wikipédia: a enciclopédia livre. Disponível em: <https://en.wikipedia.org/wiki/Romana_Kryzanowska>. Acesso em: 10 jan. /2017.

Ron Fletcher. In: Wikipédia: a enciclopédia livre. Disponível em: <https://en.wikipedia.org/wiki/Ron_Fletcher>. Acesso em: 13 dez. 2016.

Straus R. Hanya Holm. Dance Teacher Magazine. 2012.

The PMA Pilates Certification Exam Study Guide. 3rd ed. ©2014, Pilates Method Alliance Inc. (PMA) Miami, Florida.

Wernick R. Joe Pilates: Learning to be an animal. 1962. Disponível em: <http://www.robertwernick.com/articles/pilates.htm>. Acesso em: 5 jan. 2017.

Princípios e Fundamentos do Método Pilates

6

Cristiani Junqueira
Érika Kinosita Jacobucci

Neste capítulo serão abordados os fundamentos do método Pilates, esclarecendo cada fundamento segundo sua particularidade neurofisiológica e biomecânica.

O método Pilates teve grande disseminação nos últimos 20 anos pelo grande potencial para a promoção, a prevenção e a recuperação da saúde, bem como para a prevenção e tratamento de atletas.

Originalmente denominado por seu criador Joseph Hubertus Pilates (1880-1967) como Contrologia, é um método que utiliza uma filosofia de treinamento que integra corpo, mente e espírito, com o objetivo de conseguir um controle preciso do corpo. Baseado em princípios da cultura oriental, como ioga, meditação e artes marciais, e em movimentos naturais com base na observação de bebês e animais quadrúpedes, tem o objetivo de controlar os músculos e o corpo da forma mais consciente possível, por meio dos princípios essenciais: o corpo como um todo, equilíbrio muscular, respiração, centralização, concentração, controle, precisão e fluidez.

Os princípios essenciais são alcançados com a prática do método, sendo incorporados por meio da experiência, vivência e prática dos movimentos. Em uma visão mais contemporânea, foram incorporados ao método princípios biomecânicos de alinhamento e organização corporal para maior eficiência e segurança durante os exercícios.

Segundo a Pilates Method Alliance, uma renomada associação que cuida do Método Pilates no mundo, para a prática dos exercícios criados por Joseph Pilates, deve-se lembrar de que Joe acreditava que seus exercícios eram uma filosofia de vida e que é imprescindível seguir o guia dos princípios e os princípios essenciais do método.

GUIA DOS PRINCÍPIOS ESSENCIAIS DO MÉTODO PILATES

O corpo como um todo

O método prioriza o desenvolvimento do corpo como um todo, envolvendo também mente e espírito, em total sintonia. Pilates destacava não somente a importância de praticar exercícios, mas também de ter boa alimentação, bons hábitos de sono, higiene pessoal, contato com a natureza (sol e ar fresco) e equilíbrio entre trabalho e lazer.

"O condicionamento físico é a obtenção e manutenção de um corpo uniformemente desenvolvido com uma mente sã plenamente capaz de realizar, de forma natural, fácil e satisfatória, as nossas muitas e variadas tarefas, com entusiasmo espontâneo e prazer."

Compromisso de corpo inteiro

É a disciplina física e mental com o trabalho, a ética e a atitude de assumir um estilo de vida necessário para atingir o corpo como um todo.

"Fielmente pratique os exercícios da Contrologia quatro vezes por semana, durante apenas três meses... você vai encontrar o seu desenvolvimento corporal se aproximando do ideal, acompanhado pelo vigor mental renovado e aprimoramento espiritual."

Respiração

A respiração é fundamental, além de aumentar a capacidade pulmonar, a oxigenação e a troca gasosa. A inspiração profunda e a expiração ajudam o sistema circulatório, nutrem os tecidos, oxigenam o sangue e carregam as impurezas. Pilates se refere a uma limpeza interna resultando em físico e mente revigorados e rejuvenescidos.

"Acima de tudo, aprenda a respirar corretamente."

"Expire completamente."

PRINCÍPIOS ESSENCIAIS DO MÉTODO PILATES

"O condicionamento físico é o primeiro requisito para a felicidade. Nossa interpretação de condicionamento físico é a obtenção e manutenção de um corpo uniformemente desenvolvido com uma mente sã, plenamente capaz de, natural e facilmente, de forma satisfatória, realizar variadas tarefas diárias com entusiasmo, espontaneidade e prazer."

Os Princípios Essenciais de Movimento devem estar presentes em todos os exercícios, garantindo sua eficiência e segurança.

1. Movimentar o corpo como um todo
2. Respiração
3. Equilíbrio muscular
4. Concentração
5. Controle
6. Centralização
7. Precisão
8. Fluidez

O corpo é organizado para se mover partindo da Centralização. O Equilíbrio Muscular garante a eficiência biomecânica de movimento. A constante Concentração é necessária para desenvolver o corpo como um todo. Precisão significa exatidão, movimento definido, específico e consciente, de grande importância para um excelente gesto motor. Poucas repetições do exercício com o máximo de qualidade e Controle, usando somente os músculos e o esforço necessário para cada movimento. A Respiração dá naturalidade ao movimento e a Fluência estimula os músculos a uma maior atividade. O desempenho no Pilates é distingue de outras modalidades por ser sempre de Corpo Inteiro.

FUNDAMENTOS DO MÉTODO PILATES

Um conceito muito importante do Método Pilates é sempre trabalhar primeiro o tronco, depois os periféricos, princípio essencial de Centralização. Aos músculos do tronco, deu-se o nome de "*power house*" – casa de força –, por se um grupo de músculos globais e locais responsáveis pela estabilização do tronco, especialmente da região lombopélvica.

Estabilidade do "power house" – Centralização

A estabilidade lombopélvica é frequentemente considerada um princípio estático. Entretanto, o controle e a estabilidade deveriam ser pensados como um processo dinâmico de domínio da posição estática, quando esta fosse apropriada no contexto funcional, permitindo que o tronco se movesse de maneira controlada em outras situações.

Para que essa estabilização seja alcançada, é necessária a integridade do sistema passivo (ossos, cápsulas, ligamentos etc.), do sistema ativo (músculos e fáscias) e do sistema modulador (neuromuscular) (Figura 6.1). As estruturas passivas da coluna e da pelve contribuem para a estabilidade, oferecendo uma contenção no final da amplitude de movimento, porém não proporcionam um suporte substancial quando a coluna está em posição neutra. O sistema ativo refere-se à capacidade de geração de força muscular para estabilizar os segmentos vertebrais. Entretanto, esse sistema depende diretamente de quem o administra: o sistema modulador (neuromuscular).

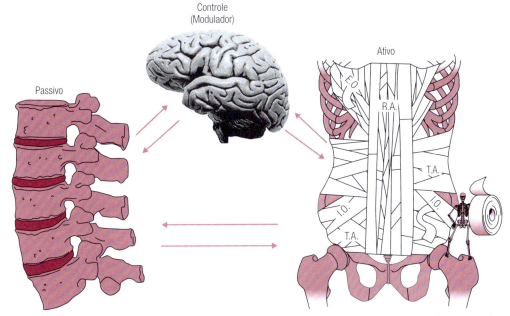

Figura 6.1. Para que a estabilização lombopélvica seja alcançada, é necessária a ação conjunta dos sistemas passivo, ativo e modulador. Fonte: Netter, 2003, p. 148; Biel, 2005, p. 215; Richardson *et al.*, 2011, p. 30.

Sistema passivo

Para que seja possível um controle da estabilidade lombopélvica, é importante a integridade das estruturas osteoarticulares que envolvem a região lombopélvica.

A estrutura da coluna vertebral consiste em 33 vértebras (7 cervicais, 12 torácicas, 5 lombares, 5 sacrais e 3 ou 4 coccígeas) e seus respectivos discos intervertebrais. Articulam-se com a coluna 12 pares de costelas na região torácica, o crânio no topo da coluna na articulação atlantoccipital e a pelve na articulação sacroilíaca.

A coluna vertebral consiste em uma série de curvaturas recíprocas no plano sagital. Na posição neutra anatômica, as colunas cervical e lombar são naturalmente convexas anteriormente e côncavas posteriormente, exibindo um alinhamento chamado de lordose (secundária). As regiões torácica e sacrococcígea, em contraste, exibem uma cifose natural (primária). Essas curvaturas não são fixas, mas dinâmicas, e mudam o formato de acordo com os movimentos e ajustes posturais. O movimento de extensão da coluna vertebral acentua as lordoses cervical e lombar, mas reduz a cifose torácica. Em contrapartida, a flexão da coluna vertebral diminui ou retifica a lordose lombar e cervical, enquanto acentua a cifose torácica. Em contraste, a curvatura sacrococcígea é fixa.

É importante ressaltar que a presença de curvaturas na coluna vertebral aumenta sua resistência às forças de compressão axial.

As vértebras lombares possuem os corpos vertebrais mais largos, adaptados para o suporte de peso da cabeça, do tronco e dos braços. As articulações facetárias de cada região da coluna têm suas próprias considerações no que diz respeito ao movimento artrocinemático e à função. Na região lombar, as facetas superiores são côncavas e articulam-se com as facetas convexas inferiores adjacentes. Os discos intervertebrais, que consistem em um núcleo pulposo central circundado por um ânulo fibroso, têm a função de absorção de choque e são capazes de dissipar e transferir cargas de modo contínuo pelas vértebras consecutivas.

Sistema ativo

Segundo Panjabi (1992), o sistema ativo (músculos e fáscias) oferece o mecanismo para o controle modular e a estabilidade postural. Esse sistema equilibra ou altera a rigidez para se adequar às exigências de forças internas ou externas. Ressalta-se que o movimento é necessário para ajudar na dissipação de forças e para minimizar o consumo enérgico.

Entretanto, além de diferentes estratégias para a manutenção do equilíbrio postural, diferentes músculos são utilizados para controlar a estabilidade lombopélvica – controle segmentar (sistema local) e controle de orientação do tronco (sistema global).

Sistema global: músculos superficiais que atravessam múltiplos segmentos, geram torque e atuam como cabos de sustentação para o controle e a orientação postural, com a contração de algum músculo isolado ou uma coativação para enrijecer a coluna.

Sistema local: músculos intrínsecos que se inserem diretamente nas vértebras lombares e, por esse motivo, estão relacionados com o controle segmentar, sendo altamente proprioceptivos.

Entretanto, com características tão diferentes, existem limitações em ambos os sistemas, razão pela qual o controle de estabilidade lombopélvica depende do trabalho conjunto desses dois sistemas.

Quando os músculos globais geram torque no tronco, para que ele se mantenha na vertical, é necessária uma coativação muscular antagonista, que, por sua vez, promoverá uma compressão na coluna. Se essa compressão for excessiva, acarretará dor e degeneração discal.

Os músculos locais possuem um mecanismo altamente favorável ao controle segmentar pelo sistema nervoso central (SNC). Isso se aplica também quando se fala em forças de cisalhamento (perpendiculares), já que os músculos globais não têm participação significativa nesse controle.

A coativação muscular antagonista realizada pelo sistema global gera um movimento restrito da coluna, ou seja, um enrijecimento.

Embora se acredite que a estabilidade está relacionada com o controle de rigidez da coluna, o SNC utiliza movimentos para superar os desafios da estabilização. Um tronco muito rígido, endurecido por compressão, pode comprometer a funcionalidade da coluna.

Por outro lado, o sistema local, apesar de sua ação estabilizadora eficiente, não é eficaz no controle de orientação postural.

A combinação dos músculos globais e locais do tronco é comparada a uma orquestra e seus instrumentos (Figura 6.2). Assim como os músculos do tronco, todos os instrumentos ajudam na produção final: o auxílio de cada um é especializado, mas todos são necessários para a otimização da função.

Músculos locais: assoalho pélvico, transverso do abdome, multifídio, rotadores curtos e longos, quadrado lombar (fibras verticais) e oblíquo interno.

Músculos globais: reto do abdome, oblíquo externo e interno, quadrado lombar (fibras diagonais), eretor espinhal e iliopsoas.

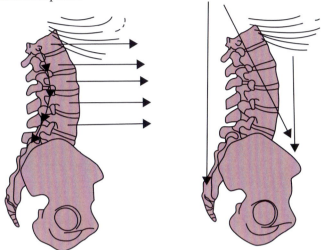

Figura 6.2. Ação dos músculos locais e globais na estabilização lombopélvica. Fonte: Richardson *et al.*, 2011, p. 32.

Para alcançar o controle segmentar local, necessita-se de ativação e treino dos músculos sinergistas locais. A ação desses músculos deve ser sinérgica, partindo da ativação do assoalho pélvico, com a respiração envolvendo atividade cíclica do diafragma com expiração forçada para ativação do músculo transverso do abdome (Figura 6.3), que, por sua vez, exerce tensão na fáscia toracolombar, auxiliando no controle intervertebral por meio da manutenção da lordose lombar (zona neutra). Essa manutenção é, principalmente, de responsabilidade dos músculos multifídios lombares. Essa ação sinérgica garante o aumento da pressão intra-abdominal e, consequentemente, a estabilidade lombopélvica.

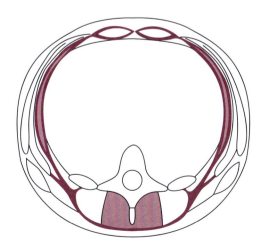

Figura 6.3. Ação sinérgica dos músculos do assoalho pélvico e transverso do abdome e ação cíclica do diafragma por meio de expiração forçada exercendo tração na fáscia toracolombar. Fonte: Richardson *et al.*, 2011, p. 110.

MÉTODO PILATES: DAS BASES FISIOLÓGICAS AO TRATAMENTO DAS DISFUNÇÕES

Sistema modulador – Controle motor

A estabilidade lombopélvica deve ser considerada sobre vários aspectos interdependentes do controle intervertebral, do controle da orientação lombopélvica e do controle do equilíbrio postural. Estabilizar a região lombopélvica é uma tarefa desafiadora para o controle motor, que exige que a todo o momento o SNC interprete as perturbações do tronco (centro de massa), crie mecanismos de resposta a esses desafios, comparados com modelo interno de dinâmica corporal, e gere impulsos eferentes produzindo uma reação coordenada dos músculos do tronco na hora e intensidade certas.

O SNC possui mecanismos de controle da estabilidade lombopélvica antecipatórios (*feedforward*) e controle via *feedback*. Quando há uma previsibilidade da tarefa, o SNC prevê o efeito do movimento e planeja uma sequência de atividades musculares para superar a perturbação causada pela tarefa. O tronco constitui uma grande proporção de massa e seu domínio é importante para o equilíbrio postural. Se uma perturbação súbita acelera o tronco em qualquer direção, uma maior demanda será colocada sobre o SNC para restaurar o equilíbrio e minimizar a possibilidade de lesão na coluna ou estruturas adjacentes. Essa perturbação pode ser decorrente de forças externas, por exemplo, por um movimento inesperado da superfície de apoio ou por forças internas, como forças de reação do movimento dos membros; e o tronco se movimentará para passar o centro de massa sobre a nova base de suporte ou para alterar a orientação corporal. Esse processo de organização da resposta motora envolve a execução de sinergias neuromusculares coordenadas e apropriadamente sequenciadas para neutralizar essas perturbações internas ou externas do centro de gravidade.

PRINCÍPIOS BIOMECÂNICOS DE ALINHAMENTO

Pesquisas científicas foram realizadas ao longo dos anos para melhorar a segurança e a eficiência do movimento.

Os cinco princípios descritos abaixo têm como objetivo proporcionar maior consciência corporal, aumentando a habilidade e o controle motor, permitindo maior estabilidade e funcionalidade.

Respiração

O processo de respiração é essencial para a manutenção da vida e pode ser definido como a troca de gases entre células do organismo e a atmosfera. A respiração pode ser classificada como interna e externa.

A respiração interna refere-se às trocas gasosas entre os capilares pulmonares e as células dos tecidos ao redor, que necessitam de oxigênio para desempenhar suas funções.

A respiração externa descreve o momento em que se inspira e o oxigênio é levado através da árvore traqueobrônquica para os alvéolos, espaço intersticial e para a corrente sanguínea através das paredes dos capilares pulmonares.

O oposto ocorre com o transporte de dióxido de carbono para as duas respirações.

Ventilação é a troca maciça de ar para dentro e para fora do corpo durante a inspiração e a expiração. Esse processo exige ação coordenada dos músculos ventilatórios, movimentos da caixa torácica e estrutura e função apropriada dos tratos respiratórios superiores e inferiores.

O trato respiratório superior é composto da cavidade nasal, faringe e laringe. À medida que o ar entra no corpo com a inspiração, ele passa por três fases distintas: a cavidade nasal e a faringe filtram e removem as partículas do ar e, por fim, passam a fazer sua umidificação e aquecimento.

O trato respiratório inferior é composto das vias aéreas condutoras da árvore traqueobrônquica. A traqueia divide-se em brônquios principais direito e esquerdo, os quais se dividem em brônquios lobares e segmentares. Esse processo continua abaixo, nos bronquíolos terminais, que, por sua vez, se dividem em bronquíolos respiratórios, finalmente chegando aos ductos alveolares, estruturas inteiramente revestidas com alvéolos, local onde ocorrem as trocas gasosas, também chamado de zona respiratória.

Durante a inspiração e a expiração, vários músculos que se inserem na caixa torácica têm impacto importante no movimento do ar para dentro e fora dos pulmões.

Músculos inspiratórios

O diafragma, músculo delgado e achatado em formato de cúpula côncava na parte de baixo, relaciona-se inferiormente com as vísceras abdominais e superiormente com os pulmões e o pericárdio.

A porção direita dessa cúpula apresenta-se mais alta do que a esquerda e, na fase expiratória, eleva-se até a altura do quinto arco costal à direita e do sexto, à esquerda.

A porção central do diafragma é fibrosa e em formato de trevos, divididos em anterior, direito e esquerdo, ligados por duas bandas: oblíqua e arciforme. O orifício da veia cava resulta do cruzamento dessas duas bandas.

Há estreita relação do diafragma com os músculos psoas, quadrado lombar e transverso do abdome por meio de aponeuroses que se comunicam entre si, por meio de suas inserções costais, esternais e lombares, que serão explicadas a seguir.

A porção vertebral é constituída por dois grossos feixes de fibras que se agrupam e se cruzam formando os pilares do diafragma. O pilar direito tem um alcance mais para baixo do que o esquerdo, inserindo-se sobre os discos intervertebrais L1-L2, L2-L3, podendo descer até L3-L4. O pilar esquerdo insere-se sobre o disco L2-L3.

O cruzamento das fibras provenientes dos dois pilares forma um oito, onde um dos orifícios dá passagem ao esôfago e o outro, à aorta.

O ligamento arqueado medial liga a face lateral do corpo de L2 ao processo costiforme de L1, formando uma arcada pela qual passa o psoas (arcada do psoas), e o ligamento arqueado lateral promove a ligação entre o corpo de L1 à 12ª costela, também formando uma arcada pela qual passa o quadrado lombar (arcada do quadrado lombar).

A porção costal refere-se à parte lateral do diafragma. Sua origem encontra-se na face interna das últimas costelas e sobre as arcadas aponeuróticas, por onde passam vasos e nervos, entre a 12ª e a 10ª costela (arcada de Sénac). Suas fibras terminam nas bordas laterais dos folíolos laterais e anterior do centro tendíneo.

A porção esternal as inserções ósseas do diafragma no esterno não são encontradas com precisão. Entretanto, pode-se observar um prolongamento aponeurótico que contém o transverso do abdome e o transverso do tórax (localizado na face interna do esterno), e o diafragma parece estar inserido nessa aponeurose (Figura 6.4).

Durante a inspiração tranquila, o diafragma é o músculo primário responsável pela movimentação do ar, realizando 70% a 80% do trabalho de respirar. À medida que ele se contrai, move-se em direção caudal em forma de cúpula, aumentando a capacidade da caixa torácica.

Os escalenos anterior, médio e posterior atuam como uma unidade, elevando e fixando a primeira e a segunda costela, auxiliando na inspiração profunda. Durante a respiração calma, também permanecem ativos, além da possibilidade de participarem de esforços expiratórios.

Os músculos intercostais externos originam-se das bordas inferiores das costelas e fixam-se nas bordas superiores das costelas inferiores; os músculos intercostais internos, por sua vez, originam-se da superfície interna das costelas e cartilagens costais e inserem-se nas bordas superiores das costelas adjacentes inferiores. Esses músculos funcionam como estabilizadores, mantendo a forma e a integridade da caixa torácica, e prevenindo movimentos para dentro da parede torácica.

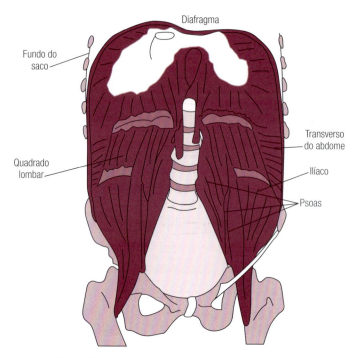

Figura 6.4. Interseções do músculo diafragma com o iliopsoas por meio do ligamento arqueado medial e com o músculo quadrado lombar por meio do ligamento arqueado lateral. Fonte: Campignion, 1998.

Em caso de respiração profunda, forçada e sob tensão, os músculos acessórios serão recrutados: esternocleidomastóideo, trapézio superior, peitoral maior e menor, subclávio e intercostais externos.

Músculos expiratórios

Após uma contração, o diafragma relaxa e se eleva, e as costelas abaixam, ocorrendo uma retração elástica dos pulmões, diminuindo a área intratorácica e aumentando a pressão intra-abdominal.

Durante a expiração ativa, que pode ser controlada, forçada ou prolongada, os músculos expiratórios permanecem ativos e os abdominais são os principais responsáveis por esse evento. Reto do abdome, oblíquo interno e externo, transverso do abdome e transverso do tórax, ao se contraírem, pressionam a caixa torácica para baixo e o conteúdo abdominal para cima contra o diafragma. A pressão intratorácica aumenta e o ar é expulso para fora dos pulmões.

Além dos músculos abdominais, o peitoral maior, latíssimo do dorso, iliocostal, serrátil posterior inferior, quadrado lombar, com sua inserção na 12ª costela, e intercostais internos também podem participar do processo de expiração, seja para estabilizar a o diafragma durante a fonação ou agindo na depressão da caixa torácica.

Muito embora os músculos sejam divididos segundo sua função principal inspiratória ou expiratória, é importante considerar que eles podem estar ativos em situações diferentes, pois o processo respiratório pode ser alterado devido ao estado emocional, doenças, postura, sono ou vigília, e até mesmo uma vestimenta apertada pode desencadear um padrão diferente.

Músculos acessórios podem se tornar principais em alguns casos de déficit na contração do músculo diafragma ou dos músculos intercostais internos. Assim, o músculo esternocleidomastóideo e a porção superior do trapézio passam a cumprir o papel dominante.

Padrões respiratórios ineficientes, medo, ansiedade, estresse, desequilíbrios musculares provocados por fraqueza ou inibição, sobrepeso e falta de coordenação são fatores que contribuem para aumento do gasto energético, levando o indivíduo à fadiga dos músculos respiratórios e ao comprometimento da função.

Por outro lado, músculos fortes e bem condicionados demandam menor quantidade de oxigênio, produzindo mais trabalho. Os abdominais fortalecidos promovem compressão suficiente para que o diafragma exerça sua função em uma posição vantajosa, tanto na inspiração quanto na expiração.

É fundamental a diminuição do trabalho respiratório, com consequente queda no gasto energético e maior resistência à fadiga.

Grande parte dos músculos respiratórios possui função postural, pois estão inseridos no gradil costal ou nas cartilagens. Sendo assim, influenciam a mecânica da respiração. Devem ter plena capacidade de sustentar as estruturas esqueléticas da bomba respiratória e dar suporte aos órgãos para que as trocas gasosas ocorram de maneira contínua e funcional.

Assoalho pélvico

O assoalho pélvico representa o conjunto de músculos, ligamentos e fáscias que têm como objetivo sustentar e suspender as vísceras, órgãos pélvicos e abdominais, manter a continência uretral, anal e vaginal (nas mulheres), auxiliar na função sexual e distender-se em sua porção máxima na passagem do produto conceptual.

É formado por três camadas com inserções ósseas no púbis e no cóccix: diafragma pélvico, diafragma urogenital e fáscia endopélvica.

A primeira camada é a fáscia endopélvica, formada de colágeno, elastina, músculo liso e ligamentos, e constituída por dois folhetos: parietal e visceral. O primeiro reveste as paredes pélvicas e une-se com as fáscias dos músculos, e o segundo recobre o útero, a vagina, a bexiga e o reto. As fáscias viscerais interligam-se originando as fáscias vesicovaginal e retovaginal, estruturas importantes para a sustentação desses órgãos.

Os músculos elevadores do ânus (puborretal, pubococcígeo e iliococcígeo), isquiococcígio e suas fáscias de revestimento formam a segunda camada: o diafragma pélvico.

Os elevadores do ânus são os principais componentes do assoalho pélvico, responsáveis pela manutenção do tônus urogenital e pela contração reflexa em resposta ao aumento da pressão abdominal.

Os músculos do assoalho pélvico são constituídos de 70% de fibras do tipo I (fibras de contração lenta) e 30% de fibras do tipo II (fibras de contração rápida).

Assim, as fibras do tipo I apresentam grande quantidade de capilares sanguíneos, mitocôndrias e alta concentração de mioglobina, caracterizando-se por contrair lentamente e por longos períodos. Essas fibras são responsáveis pela ação antigravitacional dos músculos do assoalho pélvico, mantendo o tônus constante, e também pela manutenção da continência em repouso.

As fibras do tipo II possuem grande quantidade de enzimas glicolíticas e pequena concentração de mitocôndrias e contraem rapidamente em resposta ao um aumento de pressão abdominal, contribuindo para um aumento de pressão de fechamento uretral.

Os músculos puborretal, pubococcígeo e iliococcígeo (elevador do ânus) levam o reto para frente, indo a sua parede posterior de encontro à anterior, comprimindo a vagina, cujas paredes também se unem aproximando-se da uretra, promovendo a continência urinária.

O músculo pubovaginal também é considerado como constituinte das fibras anteriores do elevador do ânus. Esse músculo envolve a vagina, se insere no corpo perineal e é a porção mais sujeita a rupturas durante o parto.

O períneo, frequentemente confundido com o assoalho pélvico, constitui-se na região superficial do assoalho pélvico, em forma de losango delimitado anteriormente pela sínfise púbica e pelos ramos isquiopúbicos, posteriormente pelo cóccix e lateralmente pela tuberosidade isquiática.

A região perineal é dividida em dois trígonos: anterior e posterior (Figura 6.5). A porção anterior contém a vagina e a uretra, e a região posterior contém o ânus.

A linha que divide as duas regiões passa transversalmente à porção central do períneo, unindo as extremidades inferiores das tuberosidades isquiáticas.

O corpo perineal é a estrutura responsável pela resistência do assoalho pélvico, servindo de ponto de apoio e sustentação para todas as camadas. Trata-se de um nódulo compacto, fibromuscular no plano mediano, de 1,5 cm frente à margem do ânus, onde vários músculos convergem em sua direção, sendo esses o músculo bulboesponjoso, transverso superficial e profundo do períneo, fibras pré-retais do elevador do ânus e da parede do reto, fibras superficiais do esfíncter anal, fibras musculares uretrovaginais e algumas fibras musculares lisas retovaginais.

O assoalho pélvico feminino permite a passagem da uretra, da vagina e do reto, fato que gera menor estabilidade inerente em comparação com a anatomia masculina.

Por fim, todos os músculos do assoalho pélvico sustentam os órgãos pélvicos, função de extrema importância durante a expiração forçada e também para a modulação da PIA. É por esse último mecanismo que os músculos do assoalho pélvico mais contribuem para o controle vertebral, embora esse grupamento também possa influenciar nas articulações sacroilíacas por intermédio da inserção do cóccix.

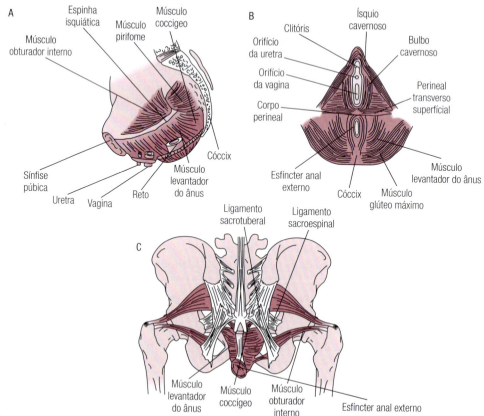

Figura 6.5. Divisão da região perineal em dois trígonos: anterior e posterior. Fonte: Kisner e Colby, 2016.

O músculo diafragma e os músculos do assoalho pélvico

O diafragma e o assoalho pélvico contribuem para uma resposta postural do tronco, e suas ativações condizem mais com o controle do movimento intervertebral do que com o ajuste da orientação postural. A atividade do diafragma foi observada com antecedência aos movimentos do membro superior comum à latência e foi similar à do transverso abdominal.

A observação clínica na qual a atividade do transverso abdominal acompanha a atividade dos músculos do assoalho pélvico e vice-versa motivou dois estudos, nos quais se observou que a contração máxima dos músculos do assoalho pélvico estava associada à atividade de todos os músculos abdominais; a atividade submáxima dos músculos do assoalho pélvico relacionava-se mais com a contração isolada do transverso abdominal; e, finalmente, a especificidade da reação foi melhor quando a coluna lombar e a pelve encontravam-se mais em postura neutra do que em inclinação posterior da pelve.

Existe uma coordenação das atividades concêntrica e excêntrica do músculo transverso abdominal e do diafragma durante a respiração, em exercícios nos quais a estabilidade é mantida por atividade tônica desses músculos. Na inspiração ocorre uma contração concêntrica do diafragma, enquanto o transverso abdominal se distende contraindo excentricamente, já na expiração ocorre o inverso.

Mecânica da respiração no método Pilates:
- Inspirar pelo nariz profundamente buscando uma expansão tridimensional da caixa torácica;
- Expirar pela boca realizando uma expiração forçada para a ativação da musculatura abdominal, especialmente do transverso do abdome, com a sensação de fechar e abaixar as costelas;
- Durante a respiração, é fundamental manter a contração da musculatura do assoalho pélvico em torno de 25% a 30%;
- Para a eficiência de contração da musculatura profunda, é importante a pelve estar em alinhamento neutro (posição descrita no próximo tópico).

Exercícios de respiração

1. Percepção do padrão natural respiratório
Posição inicial: decúbito dorsal.
Descrição: respirar naturalmente percebendo o padrão natural da respiração.

Respiração tridimensional

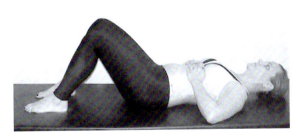
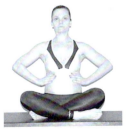

Posição inicial: decúbito dorsal, sentada com as pernas cruzadas ou em pé, colocar as mãos nas costelas de forma que os polegares fiquem apoiados nas costelas posteriores e as palmas das mãos fiquem apoiadas nas costelas lateralmente.

Descrição: inspirar pelo nariz inflando as costelas tridimensionalmente e expirar pela boca, sentindo as costelas se fecharem para dentro e para baixo, aumentando a contração abdominal de dentro para fora. Na inspiração, procurar manter a ativação de assoalho pélvico e transverso do abdome.

Percepção da ativação de transverso do abdome

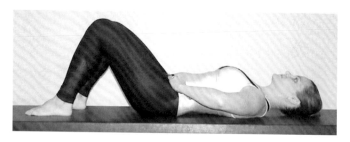

Posição inicial: decúbito dorsal, com dedos apoiados para dentro das espinhas ilíacas anterossuperiores.

Descrição: praticar a respiração tridimensional sentindo a contração do transverso do abdome; treinar manter a contração de transverso do abdome na inspiração.

Percepção da ativação do assoalho pélvico

Posição inicial: sentada sobre uma almofadinha entre as tuberosidades isquiáticas (em contato com o períneo), com a pelve neutra.

Descrição: praticar a respiração tridimensional sentindo a contração dos músculos do assoalho pélvico com sensação de elevação.

Respiração com a coluna em flexão

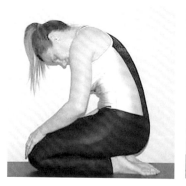
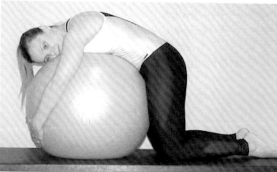

Posição inicial: ajoelhada e sentada sobre as pernas, com a coluna em flexão. Pode ser ajoelhada e deitada sobre a bola caso tenha limitação na amplitude da flexão plantar dos tornozelos ou flexão dos joelhos.

Descrição: praticar a respiração tridimensional enfatizando a porção posterior e lateral da caixa torácica, já que a flexão limita a expansão anterior.

Respiração com a coluna em flexão lateral

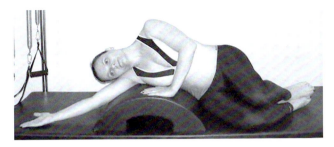

Posição inicial: decúbito lateral direito sobre a meia-lua em flexão lateral.
Descrição: praticar a respiração tridimensional enfatizando a porção lateral esquerda da caixa torácica, já que a flexão lateral direita limita a expansão lateral direita.

Cintura pélvica e coluna lombar

A pelve é uma estrutura que contém a porção terminal do trato gastrointestinal e o sistema urinário, bem como os órgãos reprodutores internos. Sua função se define por proteger as vísceras pélvicas, suportar o peso do corpo, auxiliar na deambulação, fornecer pontos para a inserção de músculos, além de criar suporte ósseo para o canal do parto, no caso feminino.

A cintura pélvica óssea é o ponto de fixação do membro inferior ao tronco, e os ossos que a compõem são:
- Ossos pélvicos direito e esquerdo, formados pela fusão de três ossos: ílio, ísquio e púbis, que se unem formando o acetábulo;
- Sacro: fusão das cinco vértebras sacrais, onde os dois ossos pélvicos se articulam posteriormente;
- Cóccix: extremidade terminal da coluna vertebral; um remanescente da cauda embrionária.

A cintura pélvica forma uma articulação estável para suportar a transferência de peso do tronco para o membro inferior. Por meio das articulações sacroilíacas, a carga é transferida da coluna lombar para o sacro, para os ossos pélvicos e, finalmente, para o acetábulo. As articulações e os ligamentos refletem essa estabilidade, considerando que o ligamento sacroilíaco posterior é um dos mais fortes do corpo, suportando seu peso total.

As articulações e ligamentos refletem essa estabilidade (sistema passivo).

A presença de curvaturas na coluna vertebral aumenta sua resistência às forças de compressão axial. É importante a preservação das curvaturas naturais da coluna para uma boa estabilidade e eficiente ativação dos músculos do tronco. Quando as curvas da coluna são mantidas, encontra-se a posição de energia mais eficiente para que o corpo permaneça aprumado contra as forças da gravidade e para suportar outras forças que são aplicadas à coluna. Para manter a curvatura da coluna lombar, necessita-se da integração dos músculos globais e locais.

Quando existe uma curvatura normal da coluna lombar, a pelve está em posição neutra: espinhas ilíacas anterossuperiores estão no mesmo plano transverso e as espinhas e a sínfise púbica, no mesmo plano vertical (Figura 6.6).

Com a pelve e a extremidade caudal da coluna bem estabilizadas, forças que fazem impacto sobre o tronco são eficazmente transferidas às articulações sacroilíacas, ao longo dos quadris e, por fim, às extremidades inferiores.

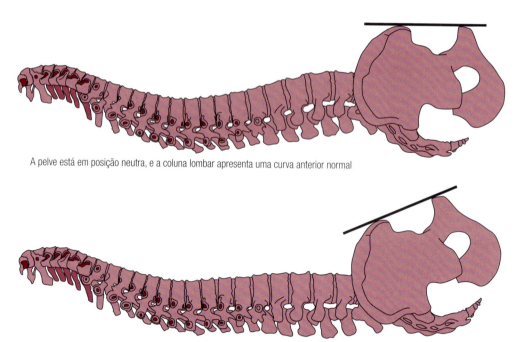

A pelve está em posição neutra, e a coluna lombar apresenta uma curva anterior normal

A pelve está em inclinação posterior de 10°, e a região lombar está retificada (flexão normal)

Figura 6.6. Coluna neutra mantendo a lordose lombar e os espaços articulares e coluna retificada com flexão da coluna lombar. Fonte: Kendal *et al.*, 2007, p. 173.

No método Pilates, independentemente da posição do corpo, a pelve é mantida em alinhamento neutro. Quando não é possível manter a pelve neutra, por encurtamentos dos músculos que cruzam a pelve ou por falta de força e controle da musculatura abdominal, é usada uma posição compensatória com flexão lombar de pequena amplitude. Nessa posição, as costelas se aproximam das cristas ilíacas por uma ativação dos músculos oblíquos externos e internos, como consequência ocorre uma inclinação posterior da pelve de pequena amplitude, sem retificar a curvatura lombar e sem ativação do glúteo máximo.

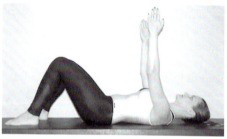
Pelve neutra

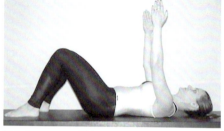
Posição compensatória

Exercícios para posicionamento da pelve

Considerações: começar os exercícios de controle da pelve inicialmente em cadeia cinética fechada; após a melhora do controle motor da região lombopélvica, iniciar os exercícios em cadeia cinética aberta.

1. Percepção da pelve neutra

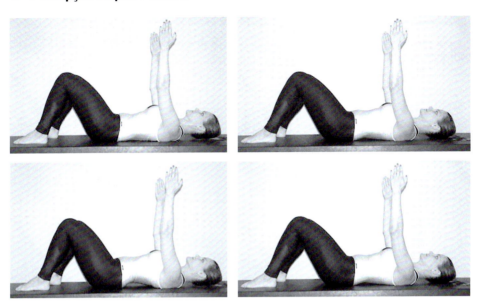

Posição inicial: decúbito dorsal, pelve e coluna neutras, joelhos flexionados, pés apoiados no chão, abduzidos na distância do quadril. Braços apoiados no chão, com uma leve flexão dos cotovelos e palmas das mãos para baixo. Se necessário, colocar as palmas das mãos para cima para que favoreça uma melhor estabilização das escápulas.

Descrição:
- Inspirar para preparar, mantendo a ativação do assoalho pélvico e do transverso do abdome;
- Expirar inclinando a pelve posteriormente (retroversão);
- Inspirar retornando à posição inicial;
- Expirar inclinando a pelve anteriormente (anteversão);
- Repetir por três a cinco vezes e encontrar o alinhamento neutro.

2. Dissociando o quadril

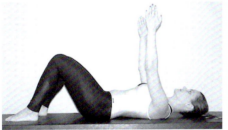
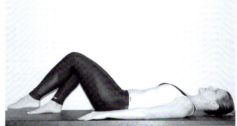

Posição inicial: decúbito dorsal, pelve e coluna neutras, joelhos flexionados, pés apoiados no chão, abduzidos na distância do quadril. Braços apoiados no chão, com uma leve flexão dos cotovelos e palmas das mãos para baixo. Se necessário, colocar as palmas das mãos para cima para que favoreça uma melhor estabilização das escápulas.

Descrição:
- Inspirar para preparar, mantendo a ativação de assoalho pélvico e do transverso do abdome;
- Expirar fazendo uma flexão de um quadril de pequena amplitude, mantendo a estabilização da pelve na posição neutra;
- Inspirar retornando o pé no chão, mantendo a estabilização da pelve na posição neutra;
- Repetir com a outra perna.

Modificações:
- Unilateral: fazer inicialmente um lado e depois o outro;
- Unilateral com a posição inicial da cadeira (quadril em flexão, flexão dos joelhos a 90°);

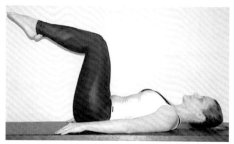
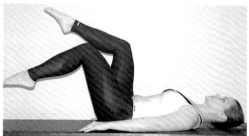

- Alternado com a posição inicial da cadeira;
- Recíproco com a posição inicial da cadeira: estender um quadril e, reciprocamente, quando flexionar um, estender o outro.

3. Abdução com rotação externa do quadril

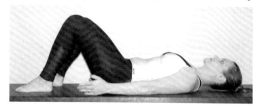
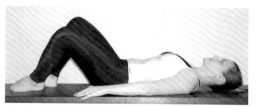

Posição inicial: decúbito dorsal, pelve e coluna neutras, joelhos flexionados, pés apoiados no chão, abduzidos na distância do quadril. Braços apoiados no chão, com uma leve flexão dos cotovelos e palmas das mãos para baixo. Se necessário, colocar as palmas das mãos para cima para que favoreça uma melhor estabilização das escápulas.

Descrição:
- Inspirar para preparar, mantendo a ativação de assoalho pélvico e do transverso do abdome;
- Expirar fazendo a abdução e a rotação externa de um quadril mantendo a estabilização da pelve na posição neutra;
- Inspirar retornando à posição inicial,
- Repetir com a outra perna.

4. Extensão do quadril e joelho

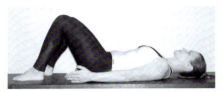 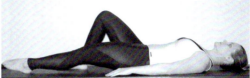

Posição inicial: decúbito dorsal, pelve e coluna neutras, joelhos flexionados, pés apoiados no chão, abduzidos na distância do quadril. Braços apoiados no chão, com uma leve flexão dos cotovelos e palmas das mãos para baixo. Se necessário, colocar as palmas das mãos para cima para que favoreça uma melhor estabilização das escápulas.

Descrição:
- Inspirar para preparar, mantendo a ativação do assoalho pélvico e do transverso do abdome;
- Expirar estendendo o quadril, mantendo a estabilização da pelve na posição neutra;
- Inspirar retornando à posição inicial;
- Repetir com a outra perna.

Modificações:
- Fazer o exercício de abdução com rotação externa, em seguida extensão do quadril e retornar à posição inicial.

Caixa torácica e coluna torácica

A coluna torácica possui 12 vértebras e é dividida em torácica superior (T1 a T7) e torácica inferior (T8 a T12). Os 12 pares de costelas envolvem a cavidade torácica, formando uma caixa protetora para os órgãos cardiopulmonares. Por seu posicionamento na parte central do esqueleto axial, inegavelmente a caixa torácica e o posicionamento da coluna torácica estão diretamente ligados à mecânica respiratória, ao posicionamento da pelve e da coluna lombar, ao posicionamento da cintura escapular e ao posicionamento da coluna cervical e da cabeça.

Quando um adulto está em pé, a região torácica tipicamente exibe aproximadamente 40° a 45° de cifose natural. A partir da posição neutra, o movimento ocorre nos três planos.

A inspiração e a extensão da região torácica da coluna elevam a caixa torácica e alinham a coluna. Os músculos intercostais funcionam como músculos posturais para estabilizar e mover as costelas, e agem como uma membrana dinâmica entre elas, prevenindo a sucção e a ruptura para fora dos tecidos moles durante as mudanças de pressão da respiração. A função estabilizadora do músculo transverso do abdome também age com o músculo diafragma, em uma resposta antecipatória aos movimentos rápidos do braço. A contração do músculo diafragma e o aumento da pressão intra-abdominal ocorrem antes de um movimento rápido do braço, independentemente da fase da respiração ou da direção desse movimento. As atividades tônicas dos músculos transverso do abdome e diafragma são moduladas para suprir as demandas respiratórias durante a inspiração e a expiração e proporcionam estabilidade à coluna quando há movimentos repetitivos dos membros.

Exercícios para o posicionamento da caixa torácica e da coluna torácica

Considerações: todos os exercícios anteriores trabalham a estabilização da caixa torácica.

Flexão de ombros

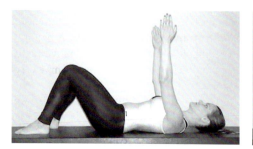
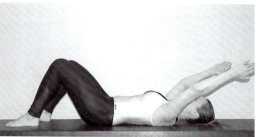

Posição inicial: decúbito dorsal, pelve e coluna neutras, joelhos flexionados, pés apoiados no chão, abduzidos na distância do quadril. Braços apoiados no chão, com uma leve flexão dos cotovelos e palmas das mãos para baixo. Se necessário, colocar as palmas das mãos para cima para que favoreça uma melhor estabilização das escápulas.

Descrição:
- Inspirar flexionando os ombros a 90°, mantendo a ativação do assoalho pélvico e do transverso do abdome;
- Expirar continuando a flexão até onde conseguir manter a contração abdominal sem estender a coluna torácica;
- Inspirar voltando até 90°, estendendo os ombros;
- Expirar voltando à posição inicial.

Modificações:
- Unilateral: fazer primeiramente para um lado, depois para o outro;
- Alternado;
- Recíproco;
- Modificar a posição inicial: sentada ou em pé.

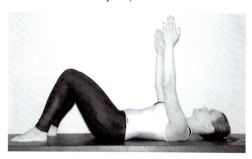
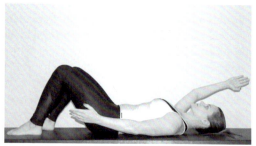

Cintura escapular

Trata-se de uma estrutura que sofreu adaptações à bipedia, em que as escápulas não estão conectadas entre si. Suas articulações não são muito estáveis, e isso delega grande importância para a musculatura na transferência de forças para a coluna vertebral e na manutenção da estabilidade do complexo escapular.

O complexo escapular é um conjunto de quatro articulações interdependentes envolvendo o esterno, a clavícula, as costelas, a escápula e o úmero. Esse grupo de articulações – esternoclavicular, acromioclavicular, escapulotorácica e glenoumeral – possibilita que a extremidade superior realize uma extensa variação de movimentos, aumentando, assim, a habilidade de alcançar e manipular objetos.

Raramente, um músculo age isoladamente nesse complexo, portanto trabalham em equipe para produzir as ações altamente coordenadas expressas por múltiplas articulações. A natureza cooperativa dos músculos aumenta a versatilidade, o controle e a amplitude dos movimentos ativos. A paralisia ou fraqueza de qualquer músculo isolado frequentemente interrompe a sequência cinemática natural de todo o complexo.

O plano escapular de abdução do ombro é considerado o plano de abdução verdadeira, em que ocorre o movimento do úmero relativo à escápula, ou seja, desviado a 30° do plano sagital e, dessa maneira, alinhado com a escápula (desviada a 35° anterior ao plano frontal) (Figura 6.7). Por outro lado, a abdução do ombro no plano frontal é definida como o movimento do úmero relativo ao tronco. A abdução em cada um desses planos resulta em diferentes orientações e comprimentos dos tecidos moles e componentes osteoarticulares do complexo do ombro. Segundo Kapandji (2008), a escápula está em um plano que forma um ângulo de 30° com o plano frontal, paralelo ao plano frontal. Esse ângulo representa o plano fisiológico de abdução do ombro.

Para que tenha uma manutenção do espaço subacromial, além de manter o plano escapular, deve-se manter o ombro neutro de rotação, na posição anatômica, ou em rotação externa.

Nos exercícios propostos no método Pilates, usa-se sempre o plano escapular para beneficiar a biomecânica e evitar o impacto da cabeça do úmero com o acrômio.

Movimentos da escápula:
- Elevação: trapézio superior, levantador da escápula, romboides.
- Depressão: trapézio inferior, latíssimo do dorso, peitoral menor, subclávio;
- Abdução: serrátil anterior;
- Adução: trapézio superior, médio e inferior, romboides;
- Rotação superior: serrátil anterior e trapézio superior e inferior;
- Rotação inferior: romboides, levantador da escápula.

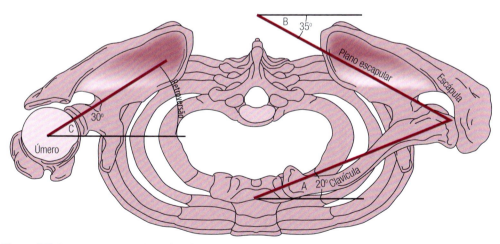

Figura 6.7. Plano escapular a 35° do plano frontal. Fonte: Neumann, 2011, p. 123.

Exercícios para o posicionamento da cintura escapular

1. Abdução e adução das escápulas

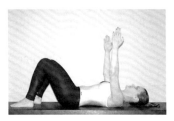 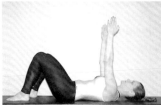 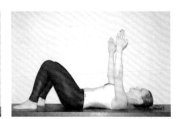

Posição inicial: decúbito dorsal, pelve e coluna neutras, joelhos flexionados, pés apoiados no chão, abduzidos na distância do quadril. Ombros flexionados a 90°.

Descrição:
- Inspirar abduzindo as escápulas;
- Expirar aduzindo as escápulas.
- Modificações:
- Modificando a posição inicial: sentada ou em pé;

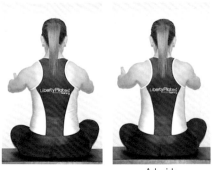

Abduzida   Aduzida

- Passando pela posição neutra: abduzir e voltar para a posição neutra e aduzir e voltar para a posição neutra.

2. Elevação e depressão das escápulas

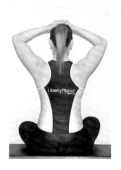 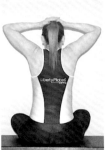 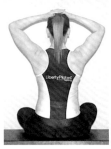

Posição inicial: sentada ou em pé, pelve e coluna neutras, mãos apoiadas sobre a cabeça.
Descrição:
- Inspirar elevando as escápulas;
- Expirar deprimindo as escápulas.
- Modificações:
- Modificando a posição inicial: decúbito dorsal;
- Passando pela posição neutra: elevar e voltar para a posição neutra e deprimir e voltar para a posição neutra.

3. **Rotação para cima e para baixo das escápulas**

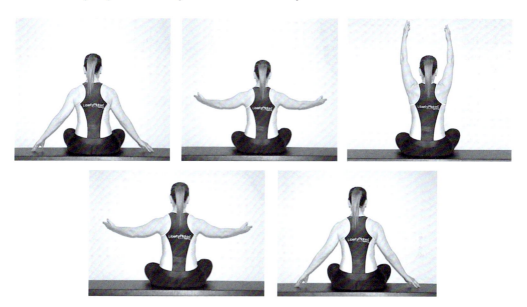

Posição inicial: sentada ou em pé, pelve e coluna neutras, braços ao lado do corpo.
Descrição:
- Inspirar abduzindo os ombros e fazendo a rotação para cima das escápulas, respeitando o ritmo escapuloumeral;
- Expirar aduzindo os ombros e fazendo rotação para baixo das escápulas, respeitando o ritmo escapuloumeral.
- Modificações:
- Modificação da posição inicial: decúbito dorsal;
- Circundução: movimento que combina sucessivamente flexão, abdução, extensão e adução.

Coluna cervical e cabeça

As vértebras cervicais são as menores e mais móveis de todas as vértebras móveis. O alto grau de mobilidade é essencial para a grande amplitude de movimentos de que a cabeça necessita. A posição neutra ou de leve extensão maximiza a área de contato das articulações apofisárias.

O apoio da cabeça sobre a coluna cervical se dá pela articulação atlantoccipital. O centro de gravidade da cabeça é anterior ao eixo da articulação e, portanto, tem um momento de flexão. O peso da cabeça é contrabalançado pelos músculos extensores cervicais (trapézio superior e eretor cervical da espinha). A maioria das pessoas que sofre de estresse postural na cabeça e no pescoço sente tensão e fadiga nesses músculos, assim como nos músculos levantadores das escápulas (que mantêm a postura das escápulas). A posição da mandíbula e a tensão nos músculos da mastigação são influenciadas pela relação postural entre a coluna cervical e a cabeça.

Os mecanismos potenciais para controlar a estabilização da cabeça e do pescoço incluem movimentos voluntários, o sistema vestibular e proprioceptivo, além dos reflexos.

A estabilização da região cervical pelo músculo longo do pescoço é necessária para prevenir lordose excessiva decorrente da contração da parte descendente do trapézio, enquanto esse funciona com os músculos do complexo do ombro nas atividades que envolvem levantar e puxar.

Assim como a coluna lombar, a coluna cervical e a cabeça são estabilizadas por um sistema local e um sistema global.

Músculos locais: reto anterior da cabeça, longo do pescoço, reto posterior maior e menor da cabeça, oblíquo superior da cabeça e intertransversários.

Músculos globais: esternocleidomastóideo, escalenos, levantador da escápula, trapézio superior e eretor espinhal.

Exercícios para o posicionamento da coluna cervical e da cabeça

1. Flexão craniovertebral

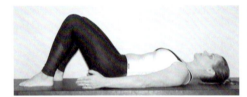 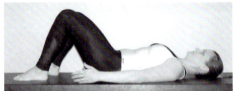

Posição inicial: decúbito dorsal, pelve e coluna neutras, joelhos flexionados, pés apoiados no chão, abduzidos na distância do quadril. Braços apoiados no chão, com uma leve flexão dos cotovelos e palmas das mãos para baixo. Se necessário, colocar as palmas das mãos para cima para que favoreça uma melhor estabilização das escápulas.

Descrição:
- Inspirar fazendo uma flexão craniovertebral;
- Expirar voltando à posição inicial.

2. Estabilização da coluna cervical em decúbito dorsal

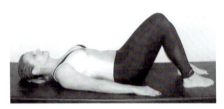 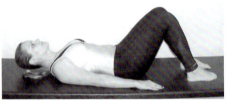

Posição inicial: decúbito dorsal, pelve e coluna neutras, joelhos flexionados, pés apoiados no chão, abduzidos na distância do quadril. Braços apoiados no chão, com uma leve flexão dos cotovelos e palmas das mãos para baixo. Se necessário, colocar as palmas das mãos para cima para que favoreça uma melhor estabilização das escápulas.

Descrição:
- Inspirar mantendo a contração de assoalho pélvico e do transverso do abdome;
- Expirar elevando a cabeça do chão, mantendo a posição neutra da coluna cervical (lordose).

3. Extensão craniovertebral

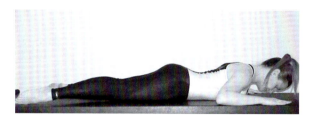

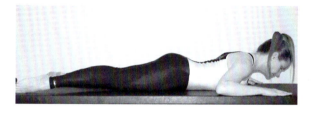

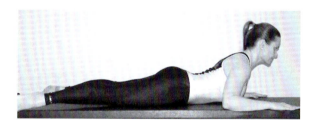

Posição inicial: decúbito ventral, pernas aduzidas ou abduzidas na distância do quadril, pelve e coluna neutras. Mãos e cotovelos apoiados no chão na altura das orelhas.

Descrição:
- Inspirar para preparar, mantendo a ativação de assoalho pélvico e do transverso do abdome;
- Expirar iniciando pela extensão craniovertebral e continuar a extensão até a coluna torácica, mantendo as últimas costelas apoiadas no chão;
- Inspirar, mantendo a posição;
- Expirar, voltando sequencialmente para a posição inicial.

CONSIDERAÇÕES FINAIS

O aprendizado dos princípios biomecânicos garante ao aluno a segurança e a eficiência dos exercícios. Ensinamos e praticamos os princípios separadamente para conscientizar os alunos, buscando a automatização desses alinhamentos. No entanto, é importante lembrar que os princípios biomecânicos atuam conjuntamente em todos os exercícios do método Pilates.

BIBLIOGRAFIA RECOMENDADA

Biel A. Trail Guide to the Body. 3rd ed. Boulder, CO: Books of Discovery; 2005.

Calais-Germain B. Respiração: Anatomia – Ato respiratório. 1ª ed. São Paulo: Manole; 2005.

Camarrão S, et al. Avaliação da eletroestimulação na terapêutica da incontinência urinária de esforço feminina. Rev Ginecol Obstet. 2003;14(4):166-9.

Campignion P. Respir-Ações: a respiração para uma vida saudável. 2ª ed. São Paulo: Summus; 1998.

Cresswell AG, Oddsson L, Thorstensson A. The influence of sudden perturbations on trunk muscle activity and intra-abdominal pressure while standing. Exp Brain Res. 1994;98(2):336-41.

Deindl FM, Vodusek DB, Hesse U, Schüssler B. Activity patterns of pubococcygeal muscles in nulliparous continent women. Br J Urol. 1993;72(1):46-51.

Galhardo C, Katayama M. Anatomia e fisiologia do trato urinário inferior feminino. In: Chiarapa TR, Cacho DP, Alves AFD (Orgs.). Incontinência urinária feminina: assistência fisioterapêutica e multidisciplinar. 1ª ed. São Paulo: Livraria Médica Paulista; 2007. cap. 1, p. 8-25.

Hebert JJ, Koppenhaver SL, Magel JS, Fritz JM. The relationship of transversus abdominis and lumbar multifidus activation and prognostic factors for clinical success with a stabilization exercise program: a cross-sectional study. Arch Phys Med Rehabil. 2010;91(1):78-85.

Kapandji AI. Fisiologia articular: coluna vertebral, cíngulo dos membros inferiores, coluna lombar, coluna torácica, coluna cervical, cabeça. 6ª ed. Rio de Janeiro: Editorial Médica Panamericana/Guanabara Koogan; 2008.

Kendall FP, McCreary EK, Provance PG, Rodgers MM, Romani WA. Músculos, provas e funções: com postura e dor. 5ª ed. São Paulo: Manole; 2007.

Keshner FA, Peterson BW. Mechanisms controlling human head stabilization. I. Head-neck dynamics during random rotations in the horizontal plane. J Neurophysiol. 1995;73(6):2293-301.

Kisner C, Colby LA. Exercícios terapêuticos: fundamentos e técnicas. 6ª ed. São Paulo: Manole; 2016.

MacDonald DA, Moseley GL, Hodges PW. The lumbar multifidus: does the evidence support clinical beliefs? Man Ther. 2006;11(4):254-63.

Netter FH. Atlas de anatomia humana. 3ª ed. Porto Alegre: Artmed; 2003.

Neumann DA. Cinesiologia do aparelho musculoesquelético: fundamentos para a reabilitação. 2ª ed. São Paulo: Elsevier; 2011.

Oliveira AS, Rodrigues D, Bérzin F. Atividade eletromiográfica das porções anterior, média e posterior do músculo deltoide na abdução do braço. Rev Bras Fisioter. 2001;5(1):17-24.

Panjabi MM. The stabilizing system of the spine. Part I. Function, dysfunction, adaptation, and enhancement. J Spinal Disord. 1992;5(4):383-9.

Richardson C, Hodges PW, Hides J. Fisioterapia para estabilização lombopélvica: um sistema de controle motor para tratamento e prevenção da lombalgia. 2ª ed. São Paulo: Phorte Editora; 2011.

Richardson CA, Snijders CJ, Hides JA, Damen L, Pas MS, Storm J. The relation between the transversus abdominis muscles, sacroiliac joint mechanics, and low back pain. Spine (Phila Pa 1976). 2002;27(4):399-405.

Sedaghat N, Latimer J, Maher C, Wisbey-Roth T. The reproducibility of a clinical grading system of motor control in patients with low back pain. J Manipulative Physiol Ther. 2007;30(7):501-8.

Sharkey NA, Marder RA. The rotator cuff opposes superior translation of the humeral head. Am J Sports Med. 1995;23(3):270-5.

Silva RS. Cinesioterapia do assoalho pélvico feminino: abordagem fisioterapêutica na incontinência urinária e nas disfunções sexuais femininas. 1ª ed. São Paulo: Phorte Editora; 2011.

Wong AY, Parent EC, Funabashi M, Stanton TR, Kawchuk GN. Do various baseline characteristics of transversus abdominis and lumbar multifidus predict clinical outcomes in nonspecific low back pain? A systematic review. Pain. 2013;154(12):2589-602.

Mat Pilates: Construindo o *Power House*   7

Cristiani Junqueira
Érika Kinosita Jacobucci

Neste capítulo serão abordados o conceito dos exercícios de solo, a importância desses exercícios para a construção do *power house*, os principais exercícios para a construção do *power house* e os exercícios de solo mais utilizados.

Para que a construção do *power house* seja segura e eficiente, durante todos os exercícios serão aplicados os princípios biomecânicos de alinhamento para manter a estabilização lombopélvica.

Acreditamos que, para a execução segura dos exercícios originais criados por Joseph Pilates, é necessário garantir um excelente controle motor da região lombopélvica, por isso sugerimos exercícios de preparação.

EXERCÍCIOS DE PREPARAÇÃO PARA O *MAT* PILATES

Os nomes dos exercícios originais serão mantidos em inglês, de acordo com a nomenclatura usada pela Pilates Method Alliance.

1. Preparação para a flexão em cadeia cinética fechada

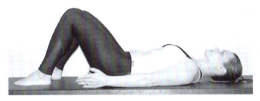 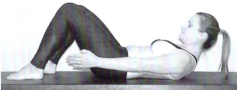

Posição inicial: decúbito dorsal, pelve e coluna neutras, joelhos flexionados, pés apoiados no chão, abduzidos na distância do quadril. Braços apoiados no chão, com uma leve flexão dos cotovelos, e antebraços em alinhamento neutro.

Descrição:
- Inspirar, iniciando por uma leve flexão craniovertebral, mantendo a ativação do assoalho pélvico e do transverso do abdome;
- Expirar flexionando a coluna torácica e mantendo a pelve neutra e flexionando os ombros até a altura dos quadris;

- Inspirar, mantendo a posição;
- Expirar voltando sequencialmente à posição inicial.

Foco: flexionar a coluna cervical e torácica sequencialmente, estabilizando dinamicamente as escápulas e a região lombopélvica em posição neutra.

Modificações:
- Em uma respiração completa;
- Mãos apoiadas atrás da cabeça: aumenta a alavanca, mas diminui o trabalho dos flexores do pescoço;

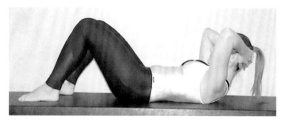

- *Softball* entre os joelhos para estimular a ativação do assoalho pélvico;

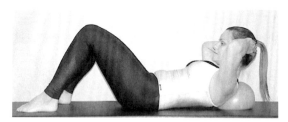

- *Softball* na coluna torácica superior para auxiliar a flexão;

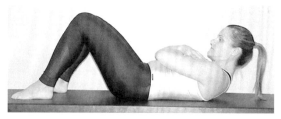

- Braços cruzados no peito para facilitar a estabilização das escápulas;

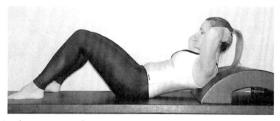

- Apoio das escápulas no meia-lua ou no rolo para auxiliar na flexão.

2. Preparação para a flexão em cadeia cinética aberta

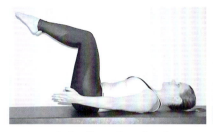 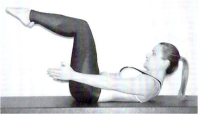

Posição inicial: decúbito dorsal, pelve neutra ou em posição compensatória, flexão do quadril e joelhos a 90° (posição da cadeira), flexão plantar. Braços apoiados no chão, com uma leve flexão dos cotovelos, e antebraços em alinhamento neutro.

Descrição:
- Inspirar, iniciando por uma leve flexão craniovertebral, mantendo a ativação do assoalho pélvico e do transverso do abdome;
- Expirar flexionando a coluna torácica, mantendo a pelve neutra ou posição compensatória e flexionando os ombros até os quadris;
- Inspirar, mantendo a posição;
- Expirar voltando sequencialmente à posição inicial.

Foco: flexionar a coluna cervical e torácica sequencialmente, estabilizando dinamicamente as escápulas e a região lombopélvica em posição neutra ou compensatória em cadeia cinética aberta.

Modificações:
- Em uma respiração completa;
- Mãos apoiadas atrás da cabeça: aumenta a alavanca, mas diminui o trabalho dos flexores do pescoço;
- *Softball* entre os joelhos para estimular a ativação do assoalho pélvico;
- Braços cruzados no peito para facilitar a estabilização das escápulas;

3. Preparação para a extensão

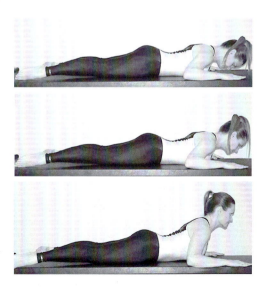

Posição inicial: decúbito ventral, pernas aduzidas ou abduzidas na distância do quadril, pelve e coluna neutras. Mãos e cotovelos apoiados no chão na altura dos ombros. As mãos podem estar apoiadas na altura das orelhas para diminuir a amplitude do movimento.

Descrição:
- Inspirar para preparar, mantendo a ativação do assoalho pélvico e do transverso do abdome;
- Expirar iniciando pela extensão craniovertebral e, sequencialmente, da coluna torácica, mantendo as últimas costelas e os cotovelos apoiados;
- Inspirar mantendo a posição;
- Expirar voltando sequencialmente à posição inicial.

Foco: articular a coluna cervical e torácica em extensão sequenciada, mantendo a estabilização dinâmica das escápulas e a pelve neutra, aquecendo os extensores da coluna.

Modificações:
- Em uma respiração completa;
- Mãos na altura das orelhas;
- Espinhas ilíacas anterossuperiores sobre a meia-lua, atrás do topo do arco, joelhos relaxados, coluna lombar com flexão de pequena amplitude. Isola a extensão na coluna torácica e cervical.

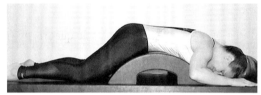
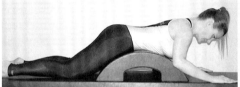

4. Preparação para a flutuação 1

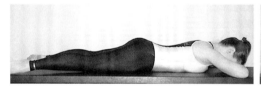
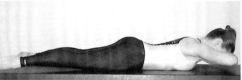

Posição inicial: decúbito ventral, pernas aduzidas ou abduzidas na distância do quadril, pelve e coluna neutras. Testa apoiada nas mãos.

Descrição:
- Inspirar para preparar, mantendo a ativação do assoalho pélvico e do transverso do abdome;
- Expirar crescendo pelo topo da cabeça, estendendo a coluna para uma linha longa, flutuando;
- Inspirar, mantendo a posição;
- Expirar retornando à posição inicial.

Foco: flutuar para a posição neutra aquecendo os extensores da coluna.

Modificações:
- Em uma respiração completa;
- Meia-lua nas espinhas ilíacas anterossuperiores, com pernas estendidas e metatarsos apoiados no chão, aumenta a alavanca.

5. Preparação para a flutuação 2

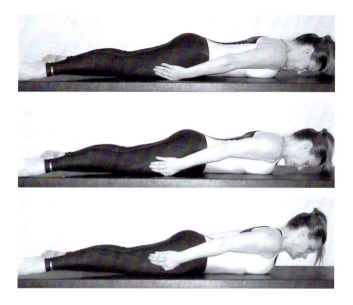

Posição inicial: decúbito ventral, pernas aduzidas ou abduzidas na distância do quadril, pelve e coluna neutras. Mãos nos quadris.
Descrição:
- Inspirar retraindo as escápulas até a posição neutra, mantendo a ativação do assoalho pélvico e do transverso do abdome;
- Expirar crescendo pelo topo da cabeça, estendendo a coluna para uma linha longa, flutuando;
- Inspirar, mantendo a posição;
- Expirar retornando à posição inicial.

Foco: flutuar para a posição neutra aquecendo os extensores da coluna.
Modificações:
- Em uma respiração completa;
- Meia-lua nas espinhas ilíacas anterossuperiores, com pernas estendidas e metatarsos apoiados no chão, aumenta a alavanca.

6. Alongamento do gato

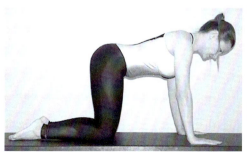 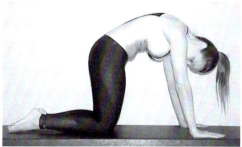

Posição inicial: mãos e joelhos apoiados no chão, mãos embaixo dos ombros ou um pouco à frente para diminuir a amplitude da extensão dos punhos e joelhos embaixo do quadril e abduzidos na distância do quadril, pelve e coluna neutras.

Descrição:
- Inspirar para preparar, mantendo a posição inicial e a ativação do assoalho pélvico e do transverso do abdome;
- Expirar flexionando a coluna do centro para o cóccix e, simultaneamente, para a coluna cervical até que a coluna esteja completamente flexionada;
- Inspirar, mantendo a posição;
- Expirar articulando sequencialmente para a posição inicial, finalizando com uma leve extensão da coluna torácica.

Foco: articular a coluna sequencialmente.

Modificações:
- Iniciar a articulação da coluna pelo cóccix;
- Iniciar a articulação da coluna pela coluna cervical;
- Usar duas respirações.

7. Ponte com articulação de coluna

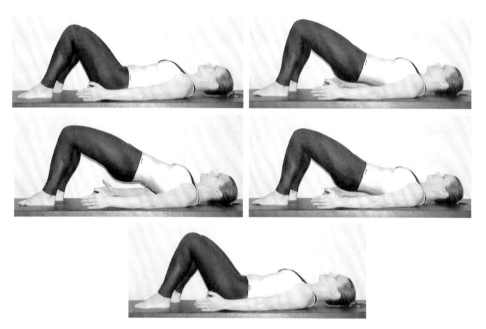

Posição inicial: decúbito dorsal, pelve e coluna neutras, joelhos flexionados, pés apoiados no chão, abduzidos na distância do quadril. Braços apoiados no chão, com uma flexão dos cotovelos de pequena amplitude, antebraços em alinhamento neutro.

Descrição:
- Inspirar para preparar, mantendo a ativação do assoalho pélvico e do transverso do abdome;
- Expirar, iniciando a contração dos abdominais, glúteos e isquiossurais, elevando a pelve r articulando a coluna, iniciando pelo cóccix e estendendo o quadril e mantendo o peso na coluna torácica superior, e não na coluna cervical;

- Inspirar, mantendo a posição;
- Expirar, articulando a coluna, iniciando pela coluna torácica até o cóccix, sequencialmente até a posição inicial.

Foco: articular a coluna sequencialmente, mantendo a conexão abdominal para não hiperestender a coluna.

Modificações:
- Em uma respiração completa;
- Elevar os pés (sobre a meia-lua) para ajudar na mobilidade da coluna lombar; principalmente para hiperlordose ou encurtamento de flexores do quadril.

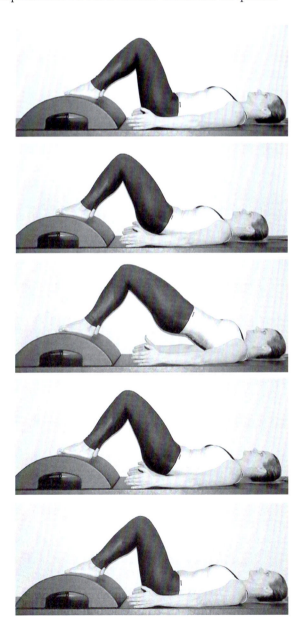

8. Ponte com estabilização de coluna

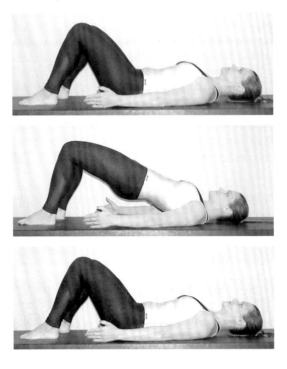

Posição inicial: decúbito dorsal, pelve e coluna neutras, joelhos flexionados, pés apoiados no chão, abduzidos na distância do quadril. Braços apoiados no chão, com uma leve flexão dos cotovelos, e antebraços em alinhamento neutro.

Descrição:
- Inspirar para preparar, mantendo a ativação do assoalho pélvico e do transverso do abdome;
- Expirar, mantendo pelve e coluna neutras e estendendo os quadris, mantendo o peso na coluna torácica superior, cuidando para não hiperestender a coluna;
- Inspirar, mantendo a posição de extensão dos quadris;
- Expirar retornando à posição inicial.

Foco: estabilizar a pelve, a coluna (neutras) e as escápulas, enquanto estende e flexiona o quadril.

9. Aperto dos calcanhares

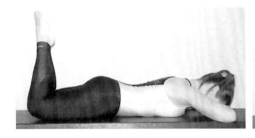
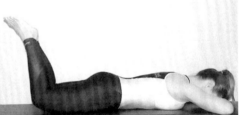

Posição inicial: decúbito ventral, pelve e coluna neutras, quadris em leve rotação lateral e abduzidos, joelhos flexionados e calcanhares unidos em dorsiflexão, testa apoiada sobre as mãos.
Descrição:
- Inspirar para preparar, mantendo a ativação do assoalho pélvico e do transverso do abdome;
- Expirar apertando os calcanhares e estendendo suavemente os quadris, sem permitir que os joelhos percam o contato com o chão e a coluna lombar hiperestenda;
- Inspirar retornando à posição inicial.

Foco: estabilizar a pelve, a coluna (neutras) e as escápulas, enquanto mantém os quadris em extensão.

10. Preparação para o nadando 1

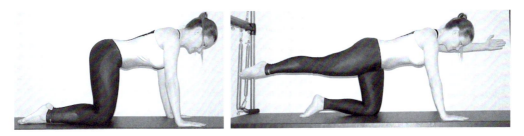

Posição inicial: mãos e joelhos apoiados no chão, mãos embaixo dos ombros ou um pouco à frente para diminuir a amplitude de extensão dos punhos, joelhos embaixo do quadril e abduzidos na distância do quadril, pelve e coluna neutras.
Descrição:
- Inspirar para preparar, mantendo a ativação do assoalho pélvico e do transverso do abdome contra a gravidade;
- Expirar flexionando um braço até onde mantém a estabilização da escápula e simultaneamente estender o quadril e o joelho oposto até onde mantém a estabilidade lombopélvica;
- Inspirar retornando à posição inicial;
- Expirar executando para o outro lado.

Foco: estabilizar a pelve e a coluna (neutras), enquanto flexiona o ombro e estende quadril e joelho em oposição.
Modificações:
- Fazer primeiramente um lado em oposição e depois o outro para ajudar na coordenação e no equilíbrio;
- Fazer somente braços ou pernas;

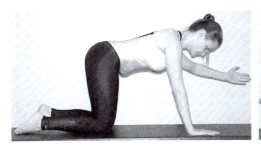 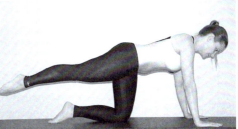

- Fazer somente um lado, acrescentando a flexão da coluna.

11. Quadrado

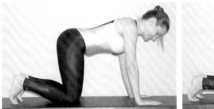 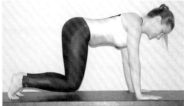

Posição inicial: mãos e joelhos apoiados no chão, mãos embaixo dos ombros ou um pouco à frente para diminuir a amplitude da extensão dos punhos e joelhos embaixo dos quadris e abduzidos na distância dos quadris, metatarsos apoiados, pelve e coluna neutras.

Descrição:
- Inspirar para preparar, mantendo a ativação do assoalho pélvico e do transverso do abdome;
- Expirar elevando os joelhos para fora do chão, mantendo a coluna neutra e o formato da posição;
- Expirar retornando à posição inicial.

Foco: estabilizar a coluna, a pelve (neutras) e as escápulas, enquanto desafia essa estabilização pela descarga de peso nos braços e metatarsos.

12. Rotação em decúbito lateral

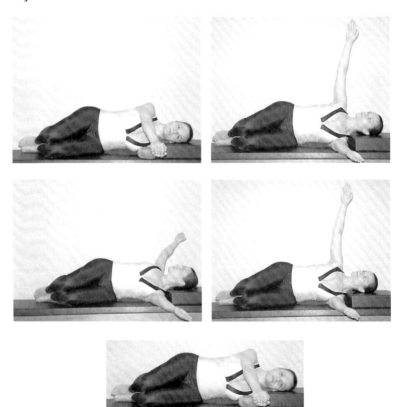

Posição inicial: decúbito lateral, pelve e coluna neutras, quadris e joelhos flexionados a 90°, ombros flexionados a 90°.

Descrição:
- Inspirar para preparar, mantendo a ativação do assoalho pélvico e do transverso do abdome;
- Expirar fazendo a rotação da coluna e a abdução horizontal do ombro, mantendo a estabilização lombopélvica.

Foco: estabilizar a pelve (neutra) e as escápulas, enquanto faz a rotação da coluna e a abdução horizontal do ombro. Excelente exercício para trabalhar a respiração.

Modificação:
- Cruzar as mãos atrás da cabeça para maior controle da amplitude abdução horizontal do ombro, evitando a exposição das estruturas anteriores da articulação glenoumeral.

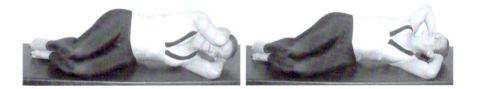

13. Sereia sentada

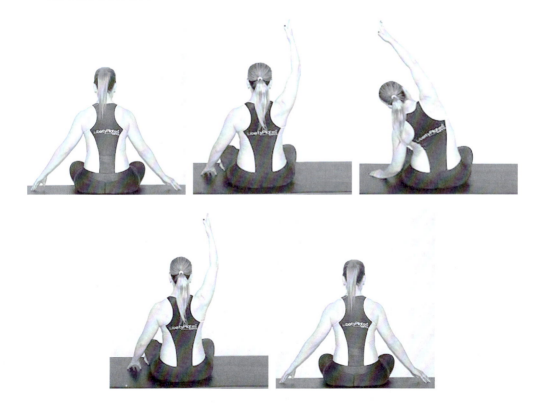

Posição inicial: sentada, pernas cruzadas, pelve e coluna neutras, braços relaxados ao lado do corpo. Para manter a pelve e a coluna neutras, pode ser necessário sentar em uma cadeira.

Descrição:
- Inspirar abduzindo um ombro e elevando o braço acima da cabeça;
- Expirar fazendo a flexão lateral da coluna, mantendo a estabilização lombopélvica;
- Inspirar retornando da flexão lateral da coluna;
- Expirar aduzindo o ombro e retornando à posição inicial.

Foco: estabilizar a pelve, a coluna (neutras) e as escápulas, enquanto faz a flexão lateral da coluna e a abdução do ombro.

MAT PILATES BÁSICO

1. *The hundred*/cem

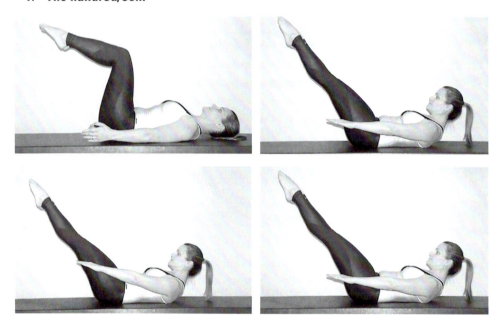

Posição inicial: decúbito dorsal, pelve neutra ou posição compensatória, flexão do quadril e joelhos a 90° (posição da cadeira), flexão plantar. Braços apoiados no chão, com uma leve flexão dos cotovelos e palmas das mãos para baixo.

Descrição:
- Inspirar para preparar, mantendo a ativação do assoalho pélvico e do transverso do abdome;
- Expirar fazendo flexão craniovertebral e, sequencialmente, flexionar a coluna torácica, elevar os braços com as escápulas estabilizadas até a altura dos quadris e, simultaneamente, estender os quadris e joelhos, mantendo a flexão plantar até onde consiga manter a coluna neutra ou em posição compensatória, sem usar os extensores da coluna lombar;
- Inspirar contando até cinco, pulsando os braços (flexionando e estendo os ombros), mantendo a estabilização das escápulas;

- Expirar contando até cinco, continuando os pulsos dos braços;
- Repetir os pulsos na inspiração e na expiração por 10 vezes, completando 100 pulsos dos braços.

Foco: aquecimento, mantendo a isometria dos músculos flexores da coluna cervical e torácica, enquanto flexiona e estende os ombros.

Modificações:
- Somente os pulsos dos braços até coordená-los com a respiração;
- Pés apoiados no chão;
- Mantendo a posição da cadeira (quadris e joelhos flexionados a 90°);
- Diminuindo os pulsos dos braços: na inspiração flexionar os ombros e na expiração estender;
- Apoiando ombros na meia-lua para ajudar na flexão da coluna torácica até o fortalecimento dos abdominais;
- Apoiando uma mão atrás da cabeça e pulsando somente um braço 50 vezes e trocar: para diminuir a tensão nos flexores do pescoço;
- Mantendo a posição da cadeira na inspiração e na expiração, estendendo as pernas em uma diagonal, mantendo a pelve neutra ou em posição compensatória;

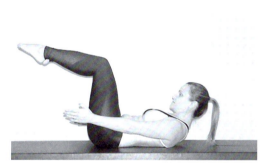 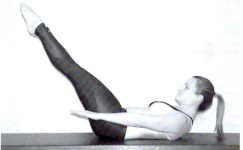

- Na inspiração flexionar somente os quadris e na expiração estender, elevando e abaixando as pernas, mantendo a pelve neutra ou em posição compensatória.

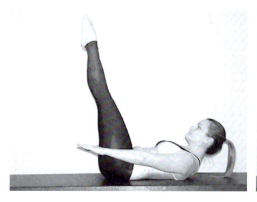 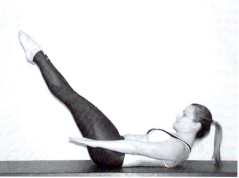

2. Rolamento parcial para trás

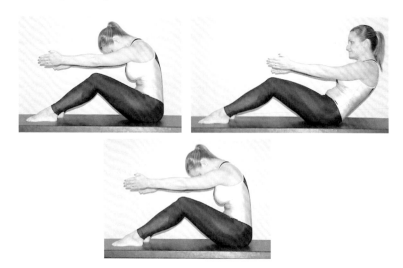

Posição inicial: sentada em cima dos ísquios, pés apoiados no chão, pernas abduzidas na distância do quadril, quadris e joelhos flexionados, coluna em flexão "C", ombros em flexão até 90°.

Descrição:
- Inspirar para preparar, mantendo a flexão da coluna em "C";
- Expirar estendendo o quadril, rolando para trás dos ísquios e mantendo a flexão da coluna;
- Inspirar retornado à posição inicial, flexionando o quadril e mantendo a flexão da coluna.

Foco: manter a coluna em flexão enquanto estende e flexiona o quadril, estabilizando as escápulas dinamicamente.

Modificações:
- Em duas respirações completas;
- Posição inicial com a coluna neutra;

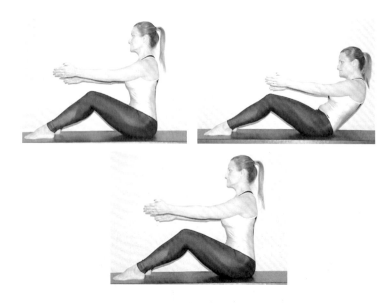

- Segurando atrás dos joelhos para os braços ajudarem a suportar o peso do tronco;
- *Softball* entre os joelhos para auxiliar na conexão dos adutores.

3. *The roll up*/rolamento para cima

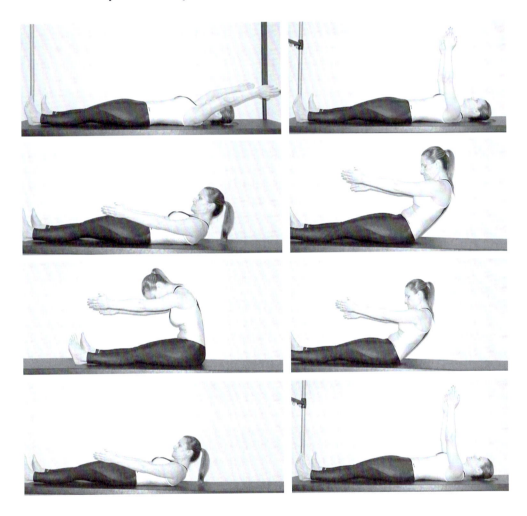

Posição inicial: decúbito dorsal, pernas estendidas aduzidas ou abduzidas na distância do quadril, pelve e coluna neutras, pés em dorsiflexão, braços estendidos acima da cabeça.

Descrição:
- Inspirar trazendo os braços na linha dos ombros, dedos em direção ao teto;
- Expirar fazendo a flexão craniovertebral e continuar sequencialmente a flexão da coluna até sentar com o peso sobre os ísquios;
- Inspirar, mantendo a flexão da coluna e começar a rolar para trás dos ísquios;
- Expirar continuando o rolamento para baixo até a posição inicial.

Foco: articular a coluna sequencialmente estabilizando as escápulas.

Modificações:
- Executar o rolamento somente até a coluna torácica para fortalecer os abdominais;

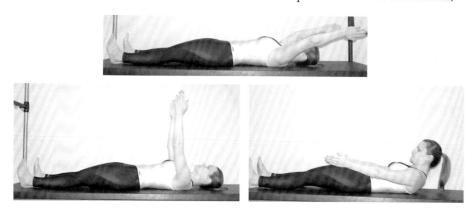

- Flexionar levemente os joelhos para tirar a tensão dos flexores do quadril, quando encurtados.

4. *One leg circle*/círculo de uma perna

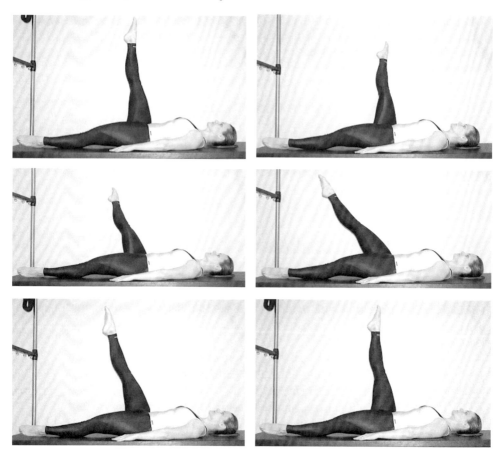

Posição inicial: decúbito dorsal, pernas estendidas, uma apoiada no chão e a outra com o quadril flexionado a 90°, pelve e coluna neutras, pés em flexão plantar, braços apoiados no chão, com uma leve flexão dos cotovelos, antebraços em alinhamento neutro.

Descrição:
- Inspirar, iniciando o círculo medialmente na primeira metade;
- Expirar, completando a segunda metade do círculo lateralmente.

Foco: estabilizar a região lombopélvica enquanto circunda o quadril com amplitude proporcional à estabilização.

Modificações:
- Flexionar o joelho a 90° da perna que está com o quadril em flexão para quem tem encurtamento de isquiossurais;

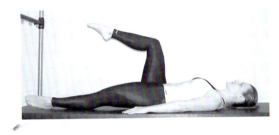

- Flexionar a perna que fica no chão dificulta a estabilidade da pelve contra a circundução do quadril;
- Amplitude e velocidade do círculo de acordo com a estabilização lombopélvica.

5. *Spine twist*/torção da coluna

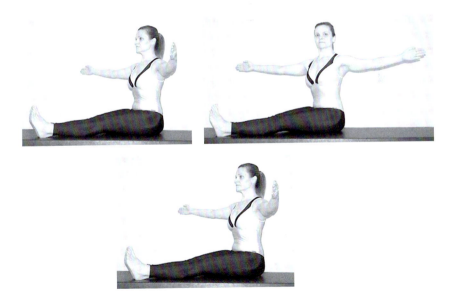

Posição inicial: sentada, pelve e coluna neutras, pernas estendidas e aduzidas, braços abduzidos um pouco abaixo dos ombros na visão periférica, escápulas estabilizadas dinamicamente.

Descrição:
- Inspirar para preparar, mantendo a ativação do assoalho pélvico e do transverso do abdome e alongando axialmente;
- Expirar fazendo a rotação da coluna, mantendo os braços na mesma posição;
- Inspirar retornando à posição inicial;
- Expirar executando a rotação para o outro lado.

Foco: manter a estabilidade dinâmica da pelve e das escápulas, executando uma rotação da coluna com trabalho contralateral dos oblíquos interno/externo.

Modificações:
- Sentada de pernas cruzadas, para quem possui encurtamento de isquiossurais, ou em caixa para conseguir manter pelve e coluna neutras;
- Inverter a respiração para ajudar no alongamento axial;
- Cruzar os braços no peito para enfatizar a sensação da rotação da coluna.

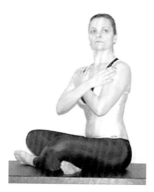

6. *Rolling like a ball*/rolando como uma bola

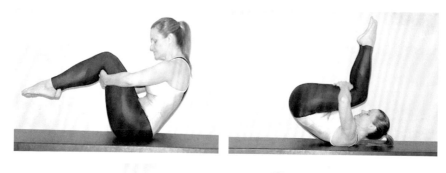

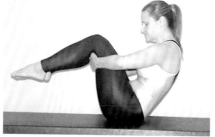

Posição inicial: sentada, peso atrás dos ísquios, coluna em flexão "C", pés fora do chão, tornozelos em flexão plantar, pernas aduzidas, quadril e joelhos flexionados, braços abraçando os joelhos, mãos entre os joelhos e tornozelos.

Descrição:
- Inspirar, aumentando a flexão da lombar utilizando a contração dos abdominais e rolando para trás até a coluna torácica alta;
- Expirar retornando à posição inicial utilizando os abdominais e mantendo o equilíbrio.

Foco: manter a estabilidade da coluna e do quadril em flexão, e das escápulas, fazendo o rolamento para trás e para frente.

Modificações:
- Respiração invertida para ajudar na contração dos abdominais no retorno à posição inicial;
- *Softball* entre os joelhos para aumentar a conexão dos adutores;
- *Softball* entre o abdome e as coxas para evitar impulso das pernas.

7. *Single leg stretch*/alongamento de uma perna

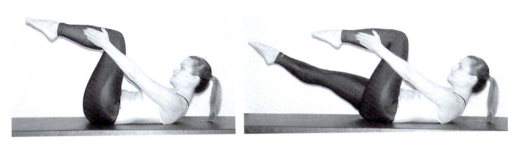

Posição inicial: decúbito dorsal, pelve e coluna neutras ou em posição compensatória, joelhos flexionados na posição da cadeira e coluna cervical e torácica flexionadas, mãos apoiadas abaixo dos joelhos lateralmente.

Descrição:
- Inspirar para preparar, mantendo a flexão da coluna cervical e torácica;
- Expirar estendendo o quadril e o joelho de uma perna em uma diagonal, enquanto uma mão fica medialmente no joelho flexionado e a outra, no tornozelo lateralmente;
- Inspirar voltando à posição inicial;
- Expirar executando o movimento para o outro lado.

Foco: estabilizar a coluna em flexão, a região lombopélvica e as escápulas dinamicamente, enquanto flexiona e estende o quadril com movimento recíproco das pernas.

Modificações:
- Ombros na meia-lua para ajudar a manter a flexão da coluna;
- Mãos atrás da cabeça, aumentando a alavanca, porém diminuindo a ativação dos flexores da coluna cervical e a coordenação do movimento de braços.

8. *Criss-cross*/cruzado/oblíquos

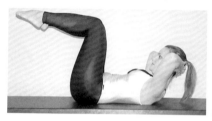 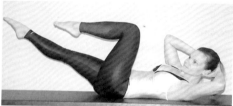

Posição inicial: decúbito dorsal, pelve e coluna neutras ou em posição compensatória, joelhos flexionados na posição da cadeira e coluna cervical e torácica flexionadas, mãos atrás da cabeça.

Descrição:
- Inspirar, mantendo a flexão da coluna cervical e torácica;
- Expirar executando uma rotação da coluna em direção ao joelho flexionado, mantendo a estabilidade dinâmica da pelve e das escápulas;
- Inspirar voltando à posição inicial;
- Expirar executando o movimento para o outro lado.

Foco: estabilizar a região lombopélvica, as escápulas e a coluna em flexão, enquanto executa uma rotação da coluna com o movimento recíproco das pernas.

Modificações:
- Ombros na meia-lua para ajudar a manter a flexão da coluna;
- Mantendo os pés apoiados no chão, com quadril e joelhos flexionados;
- Mantendo as pernas na posição da cadeira para facilitar a coordenação;
- Retornar o tronco a cada rotação até o fortalecimento dos abdominais.

9. *Scissors*/tesoura

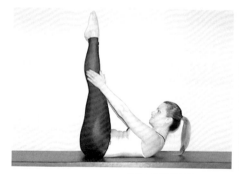 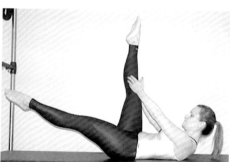

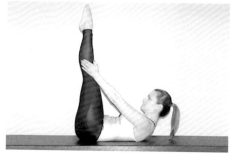

Posição inicial: decúbito dorsal, pelve e coluna neutras ou em posição compensatória), quadris flexionados a 90° e coluna cervical e torácica flexionadas, mãos apoiadas ao lado dos joelhos lateralmente.

Descrição:
- Inspirar para preparar, mantendo a flexão da coluna cervical e torácica;
- Expirar flexionando um quadril e estendendo o outro, com mãos no tornozelo da perna do quadril em flexão;
- Inspirar unindo as pernas na posição inicial;
- Expirar executando do outro lado.

Foco: estabilizar a coluna cervical e torácica em flexão, e as escápulas, enquanto flexiona e estende o quadril reciprocamente.

Modificações:
- Joelhos levemente flexionados para quem tem encurtamento de isquiossurais;
- Ombros na meia-lua para ajudar na flexão.

10. *Shoulder bridge prep*/preparação para a ponte sobre os ombros

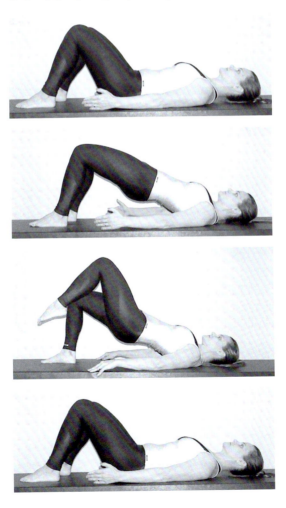

Posição inicial: decúbito dorsal, pelve e coluna neutras, joelhos flexionados, pés apoiados no chão aduzidos. Braços apoiados no chão, com uma leve flexão dos cotovelos, e antebraços em alinhamento neutro.

Descrição:
- Inspirar para preparar, mantendo a ativação do assoalho pélvico e do transverso do abdome;
- Expirar, mantendo pelve e coluna neutras e estendendo os quadris, mantendo o peso na coluna torácica superior, cuidando para não hiperestender a coluna;
- Inspirar, mantendo a posição de extensão dos quadris;
- Expirar flexionando um quadril e elevando uma perna;
- Inspirar retornando a perna e o quadril em extensão;
- Expirar executando o movimento do outro lado;
- Inspirar retornando a perna e o quadril em extensão;
- Expirar retornando à posição inicial.

Foco: estabilizar a pelve, a coluna (neutras) e as escápulas, mantendo um quadril em extensão, enquanto flexiona o outro.

Modificações:
- Executar somente a extensão dos quadris para adquirir força e consciência do movimento;
- Transferir o peso de uma perna para outra, mantendo a extensão do quadril, mas omitindo a flexão.

11. *The roll over prep*/preparação para o rolamento para cima

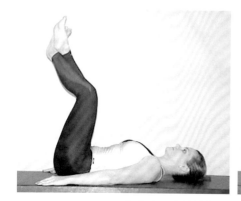
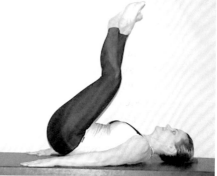
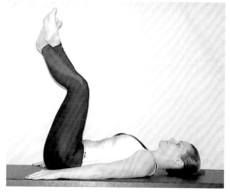

Posição inicial: decúbito dorsal, pelve neutra ou em posição compensatória, flexão do quadril e joelhos a 90° (posição da cadeira), tornozelos cruzados, flexão plantar. Braços apoiados no chão, com uma leve flexão dos cotovelos, e antebraços em alinhamento neutro.

Descrição:
- Inspirar para preparar, mantendo a ativação do assoalho pélvico e do transverso do abdome;
- Expirar rolando a pelve para trás utilizando a contração dos abdominais até a flexão da coluna lombar, podendo progredir até a coluna torácica inferior;
- Inspirar retornando à posição inicial;
- Executar o mesmo número de movimentos trocando os tornozelos de posição.

Foco: estabilizar as escápulas enquanto mobiliza a coluna lombar em flexão pela contração dos abdominais.

12. *Single leg kick prep*/preparação para o chute de uma perna

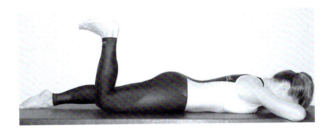

Posição inicial: decúbito ventral, pelve e coluna neutras, pernas estendidas e aduzidas, flexão plantar, testa apoiada nas mãos.

Descrição:
Inspirar para preparar, mantendo a ativação do assoalho pélvico e do transverso do abdome;
- Expirar, mantendo a estabilidade lombopélvica, flexionando um joelho com dois pulsos, o primeiro em flexão plantar e o segundo em dorsiflexão;
- Inspirar estendendo o joelho e retornando à posição inicial;
- Expirar executando para o outro lado.

Foco: estabilizar a região lombopélvica e as escápulas, enquanto executa a flexão dos joelhos com pulsos, mantendo a extensão do quadril.

13. *Spine stretch forward*/alongamento da coluna para frente

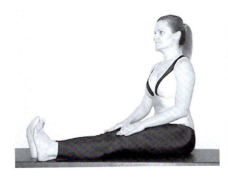 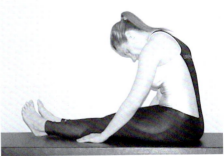

Posição inicial: sentada, pelve e coluna neutras, pernas estendidas e abduzidas a distância do quadril, mãos apoiadas nas coxas.

Descrição:
- Inspirar para preparar, mantendo a ativação do assoalho pélvico e do transverso do abdome;
- Expirar flexionando a cervical e a torácica, mantendo o peso sobre os ísquios e a pelve vertical;
- Inspirar, mantendo a flexão da coluna;
- Expirar articulando a coluna sequencialmente à posição inicial.

Foco: articular a coluna cervical e torácica em flexão, mantendo o peso sobre os ísquios e a pelve vertical, estabilizando a região lombopélvica e as escápulas.

Modificação:
- Flexionar os joelhos quando há encurtamento de isquiossurais.

14. Extensão de uma perna

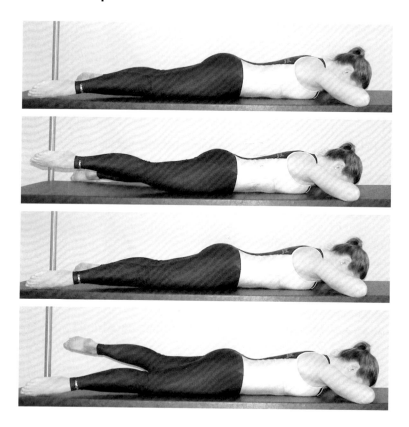

Posição inicial: decúbito ventral, pelve e coluna neutras, pernas estendidas abduzidas e em rotação lateral, testa nas mãos.

Descrição:
- Inspirar para preparar, mantendo a ativação do assoalho pélvico e do transverso do abdome;

- Expirar estendendo um quadril, mantendo as espinhas ilíacas anterossuperiores apoiadas no chão e a estabilidade lombopélvica;
- Inspirar retornando à posição inicial;
- Executar para o outro lado

Foco: estabilizar a região lombopélvica e as escápulas, enquanto estende e flexiona o quadril.

Modificação:
- Estendendo as duas pernas simultaneamente.

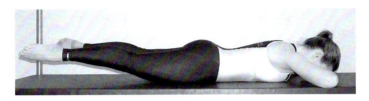

15. *Swan dive prep*/preparação para o mergulho do cisne

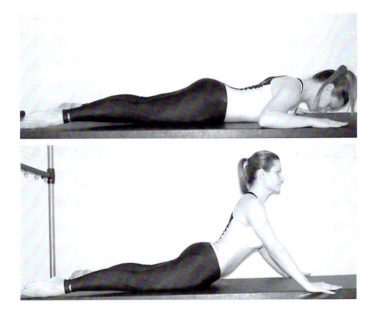

Posição inicial: decúbito ventral, pelve e coluna neutras, pernas estendidas abduzidas e em rotação lateral, mãos apoiadas no chão na altura dos ombros.

Descrição:
- Inspirar para preparar, mantendo a ativação do assoalho pélvico e do transverso do abdome;
- Expirar estendendo a coluna, iniciando pela extensão craniovertebral e continuando a extensão da coluna torácica e lombar, mantendo a contração excêntrica dos abdominais e estendendo os cotovelos simultaneamente, fazendo uma retroversão pélvica;
- Inspirar retornando à posição inicial sequencialmente.

Foco: mobilizar a coluna em extensão completa, mantendo suporte abdominal e a estabilização dinâmica das escápulas.

16. *Swimming prep*/preparação para o nadando 2

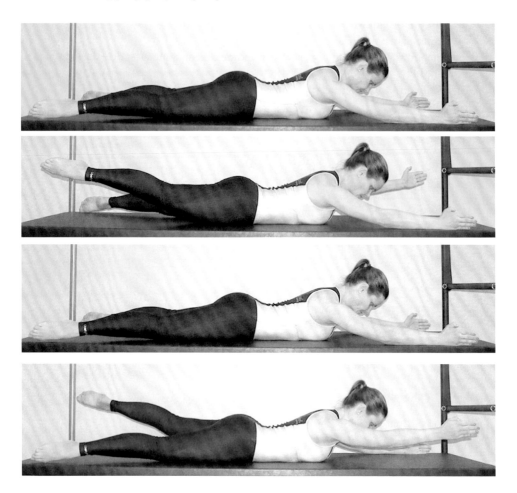

Posição inicial: decúbito ventral, pelve e coluna neutras em posição de flutuação, pernas estendidas, abduzidas na distância do quadril em rotação lateral, braços estendidos à frente acima da cabeça.

Descrição:
- Inspirar para preparar, mantendo a ativação do assoalho pélvico e do transverso do abdome;
- Expirar estendendo um quadril e elevando o braço oposto do chão, flexionando o ombro;
- Inspirar retornando à posição inicial;
- Expirar executando o movimento para o outro lado em oposição.

Foco: estabilizar a pelve e a coluna (neutras), enquanto flexiona o ombro e estende o quadril em oposição.

Modificação:
- Fazer primeiramente um lado em oposição e depois o outro para ajudar na coordenação e no equilíbrio.

17. *Side bend prep*/preparação para inclinação lateral

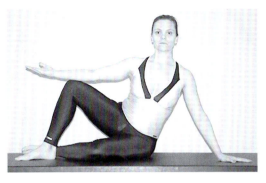

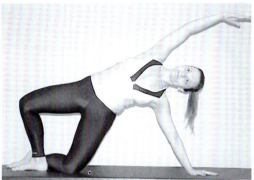

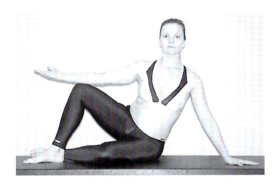

Posição inicial: sentada com o peso lateralizado, pelve e coluna neutras, quadris e joelhos flexionados, uma perna abduzida e em rotação lateral, a outra apoiada no chão em rotação lateral, tornozelos cruzados, o da perna de cima à frente, uma mão apoiada no chão entre o joelho e o quadril, a outra apoiada no joelho de cima, palma da mão para cima.

Descrição:
- Inspirar, mantendo a posição inicial;
- Expirar estendendo os quadris, mantendo o outro joelho no chão, elevando a pelve e o braço estendido acima da cabeça;
- Inspirar retornando à posição inicial.

Foco: estabilizar a coluna (em flexão lateral) e as escápulas, enquanto estende e flexiona o quadril com descarga de peso em um dos braços.

MAT PILATES INTERMEDIÁRIO

1. *Double leg stretch*/alongamento das duas pernas

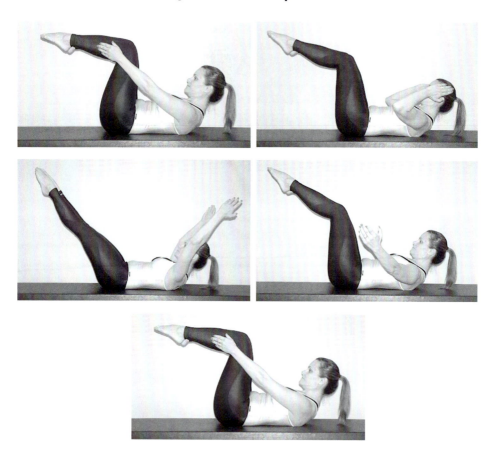

Posição inicial: decúbito dorsal, pelve e coluna neutras ou em posição compensatória, joelhos flexionados na posição da cadeira e coluna cervical e torácica flexionadas, mãos apoiadas abaixo dos joelhos lateralmente.

Descrição:
- Inspirar, mantendo a flexão da coluna cervical e torácica;
- Expirar estendendo os quadris e joelhos em uma diagonal e simultaneamente flexionar os ombros, elevando os braços acima da cabeça na visão periférica, estabilizando dinamicamente as escápulas;
- Inspirar executando um círculo com os braços e retornando à posição inicial.

Foco: estabilizar a região lombopélvica, a coluna cervical e torácica em flexão e as escápulas, enquanto estende os quadris e flexiona os ombros simultaneamente.

Modificações:
- Mãos atrás da cabeça para diminuir a tensão nos flexores da cervical, a alavanca e a coordenação;
- Ombros na meia-lua para ajudar a manter a flexão da coluna.

2. *Lower lift*/abaixar e elevar

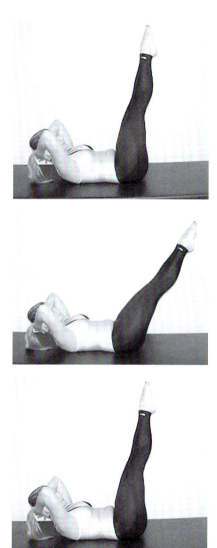

Posição inicial: decúbito dorsal, pelve e coluna neutras ou em posição compensatória, quadris flexionados até onde possa manter o posicionamento da coluna lombar, pernas estendidas, coluna cervical e torácica flexionadas, mãos atrás da cabeça.

Descrição:
- Inspirar para preparar, mantendo a ativação do assoalho pélvico e do transverso do abdome;
- Expirar estendendo os quadris;
- Inspirar retornando à posição inicial.

Foco: estabilizar a coluna lombar, a coluna cervical e torácica em flexão, enquanto estende e flexiona os quadris.

3. *Sholder bridge*/ponto sobre os ombros

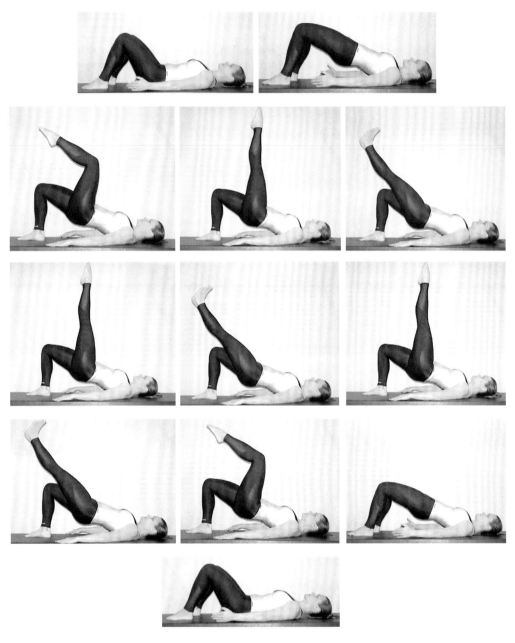

Posição inicial: decúbito dorsal, pelve e coluna neutras, joelhos flexionados, pés apoiados no chão aduzidos. Braços apoiados no chão, com uma leve flexão dos cotovelos, e antebraços em alinhamento neutro.

Descrição:
- Inspirar para preparar, mantendo a ativação do assoalho pélvico e do transverso do abdome;

- Expirar, mantendo pelve e coluna neutras e estendendo os quadris, mantendo o peso na coluna torácica superior, cuidando para não hiperestender a coluna;
- Inspirar flexionando um quadril a 90° e elevando a perna, com flexão plantar em direção ao teto;
- Expirar na dorsiflexão, estendendo o quadril até onde possa manter a pelve neutra (até a altura do joelho da perna apoiada no chão); repetir três vezes a flexão e a extensão do quadril;
- Inspirar retornando a perna, flexionando o quadril, com flexão plantar;
- Expirar retornando a perna na posição da ponte;
- Inspirar executando o movimento completo para o outro lado;
- Expirar retornando à posição inicial.

Foco: estabilizar a pelve, a coluna (neutras) e as escápulas, mantendo um quadril em extensão, enquanto flexiona e estende o outro.

Modificações:
- Executar a flexão e a extensão do quadril na ponte por duas ou três vezes desafiando a resistência muscular e a estabilização;
- Marcha na ponte com extensão e flexão do joelho.

4. *The roll over*/rolamento para cima

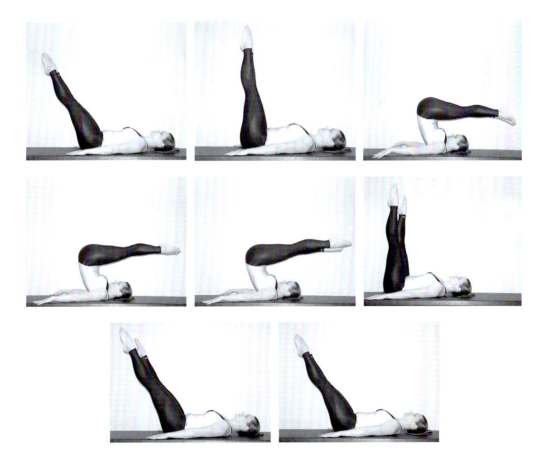

Posição inicial: decúbito dorsal, pelve e coluna neutras ou em posição compensatória, quadris flexionados em uma diagonal, Braços apoiados no chão, com uma leve flexão dos cotovelos, antebraços em alinhamento neutro.

Descrição:
- Inspirar flexionando os quadris até 90°;
- Expirar, continuando a flexão dos quadris e articulando sequencialmente a coluna até apoiar o peso na coluna torácica superior (não na cervical), com pernas acima da cabeça e paralelas ao chão; se possível tocar os dedos no chão;
- Inspirar elevando as pernas paralelas ao chão e abduzindo as pernas na distância do quadril;
- Expirar articulando a coluna sequencialmente até a posição inicial, aduzindo as pernas.

Foco: estabilizar as escápulas enquanto articula a coluna, sequencialmente, do cóccix à torácica superior utilizando os abdominais.

Modificações:
- Flexionar os joelhos quando iniciar o rolamento por cima e no retorno à posição inicial;
- Dorsiflexão no retorno do rolamento para ativar uma contração excêntrica de isquiossurais.

5. *Single leg kick*/chute de uma perna

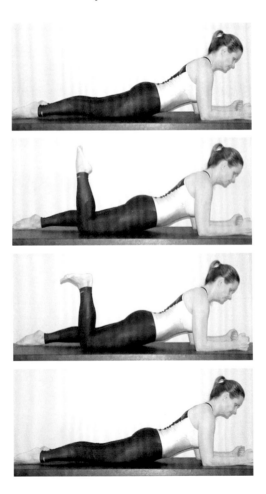

Posição inicial: posição anterior do corpo voltada para o chão, antebraços apoiados, cotovelos alinhados com os ombros, mantendo a pelve e a coluna o mais próximo da neutralidade, quadril estendido (espinhas ilíacas anterossuperior fora do chão, osso púbico apoiado), pernas estendidas e aduzidas, flexão plantar.

Descrição:
- Inspirar para preparar, mantendo a posição inicial;
- Expirar mantendo a estabilidade lombopélvica, flexionando um joelho com dois pulsos: o primeiro em flexão plantar e o segundo em dorsiflexão;
- Inspirar estendendo o joelho e retornando à posição inicial;
- Expirar executando para o outro lado.

Foco: estabilizar a região lombopélvica, o quadril estendido e as escápulas, enquanto executa a flexão dos joelhos com pulsos.

6. *The saw*/serrote

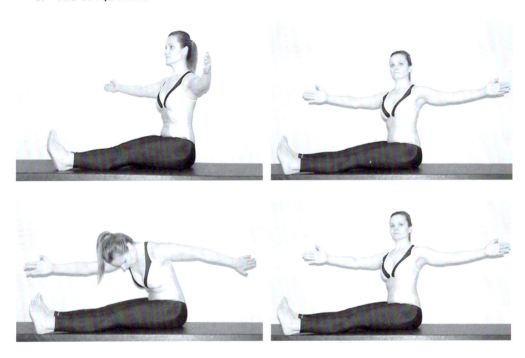

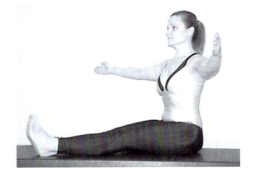

Posição inicial: sentada, pelve e coluna neutras, pernas estendidas e abduzidas a distância dos ombros, braços abduzidos um pouco abaixo dos ombros na visão periférica, escápulas estabilizadas dinamicamente.

Descrição:
- Inspirar executando uma rotação da coluna, mantendo a pelve neutra; braços continuam o movimento: o do mesmo lado até a diagonal atrás e o do lado oposto em direção à perna oposta;
- Expirar, iniciando uma flexão da coluna cervical e torácica, mantendo o peso nos ísquios, e simultaneamente fazer uma rotação medial no braço de trás, apontando o polegar para baixo;
- Inspirar articulando a coluna até a posição da rotação, retornando o braço de trás da rotação medial;
- Expirar retornando à posição inicial;
- Executar o movimento para o lado oposto.

Foco: estabilizar a pelve (neutra) e as escápulas dinamicamente, enquanto combina o movimento de rotação com flexão da coluna cervical e torácica.

7. Rolamento parcial para trás com torção

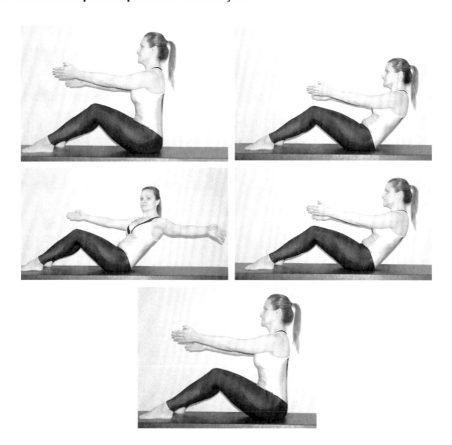

Posição inicial: sentada sobre os ísquios, pelve e coluna neutras, pés apoiados no chão e pernas abduzidas na distância do quadril, quadris e joelhos flexionados, ombros em flexão até 90°.

Descrição:
- Inspirar para preparar, mantendo a ativação do assoalho pélvico e do transverso do abdome;
- Expirar rolando para trás dos ísquios e flexionando a coluna lombar e, sucessivamente, a coluna torácica e cervical, simultaneamente fazendo a rotação do tronco e estendendo o braço do mesmo lado, desenhando um arco para trás;
- Inspirar retornando à posição inicial, flexionando o braço, desenhando um arco até a posição inicial.

Foco: estabilizar as escápulas dinamicamente, enquanto flexiona e faz rotação com a coluna, retornando a pelve e coluna à posição neutra.

Modificações:
- Em duas respirações completas;
- Mãos atrás da cabeça para aumentar a alavanca.

8. *Side kicks*/chutes em decúbito lateral

Posição inicial: decúbito lateral, pelve e coluna neutras, pernas aduzidas estendidas, mantendo o alinhamento do tronco, tornozelos em flexão plantar, braço estendido abaixo da cabeça como apoio e o outro com a mão apoiada na direção do esterno.

Descrição A: Flexão e extensão do quadril

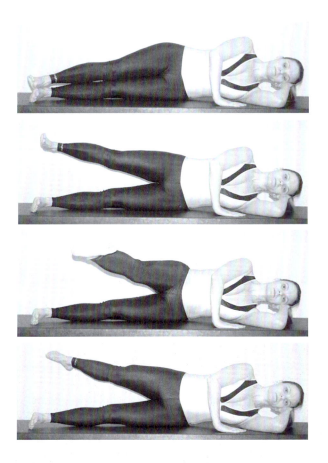

- Quadris levemente flexionados e a perna de cima abduzida na distância do quadril.
- Inspirar flexionando o quadril de cima até onde consiga manter a estabilização da pelve e coluna (neutras), tornozelo em dorsiflexão;
- Expirar estendendo o quadril, tornozelo em flexão plantar até onde consiga manter pelve e coluna neutras.

Foco: estabilizar a pelve, a coluna (neutras) e as escápulas em decúbito lateral, enquanto flexiona e estende o quadril.

Descrição B: Abdução do quadril

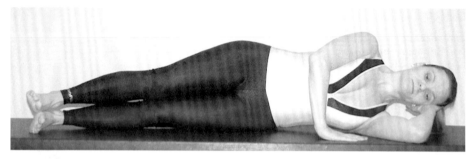

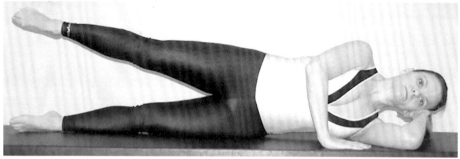

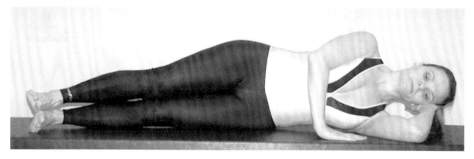

- Inspirar abduzindo a perna de cima até onde consiga manter a estabilidade lombopélvica e a perna paralela;
- Expirar fazendo uma dorsiflexão do tornozelo e aduzindo a perna.

Foco: estabilizar a pelve, a coluna (neutras) e as escápulas em decúbito lateral, enquanto faz abdução e adução do quadril.

Descrição C: Círculos

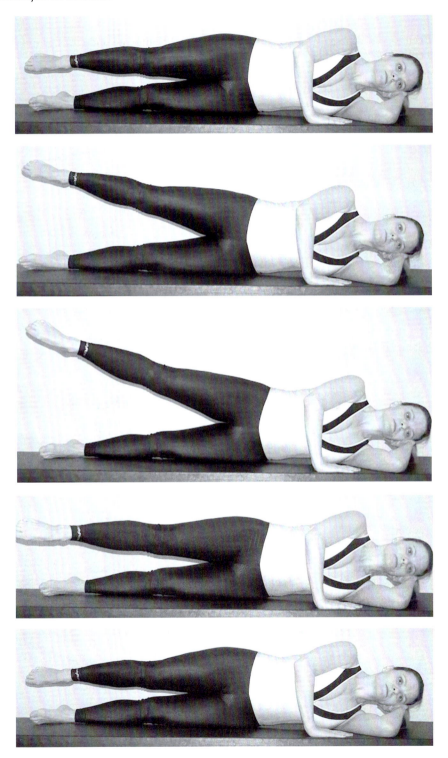

- Inspirar para preparar, mantendo a ativação do assoalho pélvico e do transverso do abdome;
- Expirar estendendo o quadril, executando a primeira metade do círculo (abdução e extensão) até onde mantém a região lombopélvica estabilizada;
- Inspirar aduzindo, flexionando o quadril, completando o círculo e mantendo a região lombopélvica estabilizada;
- Executar o círculo no sentido contrário.

Foco: estabilizar a pelve, a coluna (neutras) e as escápulas em decúbito lateral, enquanto faz circundução do quadril.

Descrição D: Abdução de um quadril e adução do outro

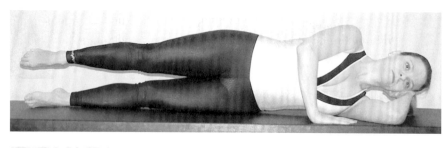

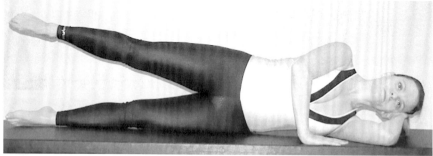

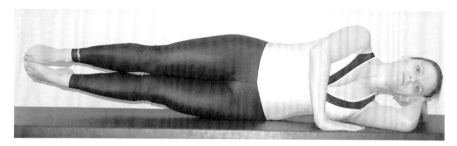

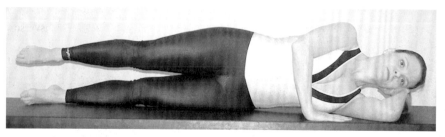

- Inspirar abduzindo a perna de cima, mantendo paralela com a perna de baixo e estabilizando a região lombopélvica;
- Expirar aduzindo a perna de baixo e descendo as duas para a posição inicial.

Foco: estabilizar a pelve, a coluna (neutras) e as escápulas em decúbito lateral, enquanto faz abdução e adução do quadril.

Descrição E: Abdução de um quadril e adução do outro simultaneamente

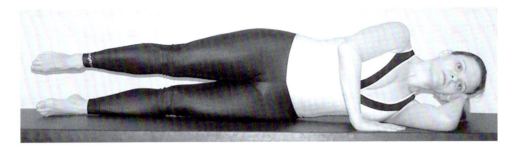

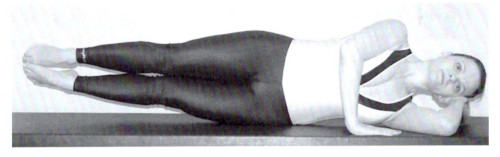

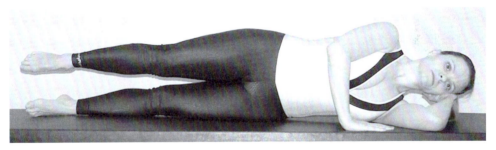

- Inspirar para preparar, mantendo a ativação do assoalho pélvico e do transverso do abdome;
- Expirar abduzindo o quadril de cima e aduzindo o quadril debaixo simultaneamente, mantendo a estabilidade lombopélvica;
- Inspirar voltando à posição inicial.

Foco: estabilizar a pelve, a coluna (neutras) e as escápulas em decúbito lateral, enquanto faz a abdução de um quadril e a adução do outro simultaneamente.

Descrição F: Abdução de um quadril e adução do outro simultaneamente com flexão lateral da coluna

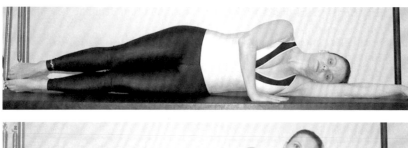

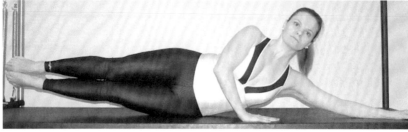

- Inspirar para preparar, mantendo a ativação do assoalho pélvico e do transverso do abdome;
- Expirar abduzindo o quadril de cima e aduzindo o quadril de baixo simultaneamente, mantendo a estabilidade lombopélvica e flexionando a coluna lateralmente, mantendo a mão apoiada no chão;
- Inspirar voltando à posição inicial.

Foco: estabilizar a pelve, a coluna (neutras) e as escápulas em decúbito lateral, enquanto faz a elevação das pernas aduzidas e a flexão lateral da coluna.

9. *Teaser prep*/preparação para o desafio

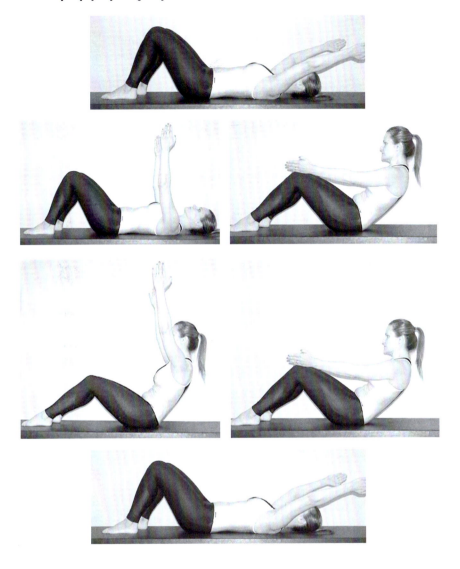

Posição inicial: decúbito dorsal, pelve e coluna neutras, joelhos flexionados, pés apoiados no chão abduzidos na distância do quadril, braços estendidos acima da cabeça.

Descrição:
- Inspirar estendendo os ombros e apontando os dedos para o teto;
- Expirar iniciando pela flexão craniovertebral e continuar a flexão da coluna até sentar com o peso atrás dos ísquios e a coluna em flexão "C";
- Inspirar elevando os braços para o lado das orelhas acima da cabeça e alongando a torácica, coluna em "J";
- Expirar rolando para trás sequencialmente até retornar à posição inicial.

Foco: articular a coluna sequencialmente para a flexão "C" e depois para a coluna em "J", estabilizando as escápulas.

10. *Swan dive prep*/preparação para o mergulho do cisne 2

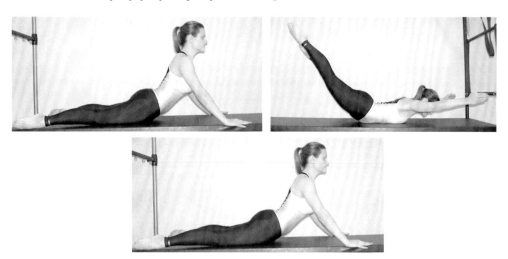

Posição inicial: decúbito ventral, pelve e coluna neutras, pernas estendidas abduzidas e em rotação lateral, mãos apoiadas no chão na altura dos ombros.

Descrição preparatória:
- Inspirar para preparar, mantendo a ativação do assoalho pélvico e do transverso do abdome;
- Expirar estendendo a coluna, iniciando pela extensão craniovertebral e continuando a extensão da coluna torácica e lombar, mantendo a contração excêntrica dos abdominais e estendendo os cotovelos simultaneamente.

Descrição:
- Inspirar mantendo a extensão da coluna e a contração excêntrica dos abdominais;
- Expirar mantendo a extensão da coluna e do quadril, balançar para frente e estender os braços para frente;
- Inspirar balançando para trás e apoiando as mãos novamente, como na posição inicial.

Foco: manter a extensão completa da coluna, enquanto transfere o peso para frente e para trás para retornar o apoio das mãos no chão.

11. *Swimming*/nadando

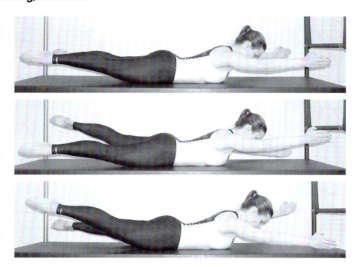

Posição inicial: decúbito ventral, pelve e coluna neutras em posição de flutuação, pernas estendidas abduzidas na distância do quadril em rotação lateral e em extensão (fora do chão), braços estendidos para frente ao lado da cabeça, ombros em flexão (fora do chão).

Descrição:
- Expirar contando até cinco, realizando o movimento de oposição perna e braço, mantendo a flutuação do tronco e a estabilização da região lombopélvica na velocidade proporcional ao controle do movimento;
- Realizar dez respirações completas e relaxar em decúbito ventral.

Foco: estabilizar a pelve, a coluna (neutras) em flutuação, enquanto flexiona o ombro e estende o quadril em oposição coordenadamente com a respiração.

12. *Leg pull back prep*/preparação para elevação da perna para trás

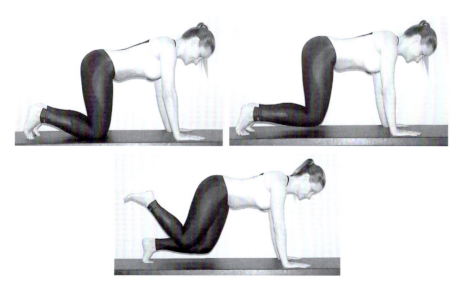

Posição inicial: mãos e joelhos apoiados no chão, mãos embaixo dos ombros e joelhos embaixo do quadril e abduzidos na distância do quadril, metatarsos apoiados, pelve e coluna neutras.

Descrição:
- Inspirar para preparar, mantendo a ativação do assoalho pélvico e do transverso do abdome;
- Expirar elevando os joelhos para fora do chão, mantendo a coluna neutra e o formato da posição (quadrado);
- Inspirar, mantendo a posição;
- Expirar estendendo um quadril, mantendo a flexão do joelho e tirando o apoio dos metatarsos;
- Inspirar flexionando o quadril e mantendo a flexão do joelho, retornando o apoio dos metatarsos;
- Expirar fazendo o movimento para o outro lado;
- Inspirar retornando o apoio dos metatarsos e retornando à posição inicial.

Foco: estabilizar a coluna, a pelve (neutras) e as escápulas, enquanto desafia essa estabilização pela descarga de peso nos braços e metatarsos.

13. *Seal*/foca

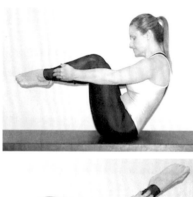

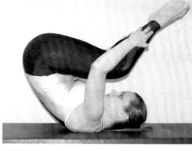

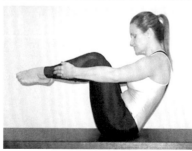

Posição inicial: sentada, peso atrás dos ísquios, coluna em flexão "C", pés fora do chão, tornozelos em flexão plantar, pernas abduzidas em rotação lateral, quadril e joelhos flexionados, braços abraçando os joelhos, mãos entre os joelhos e tornozelos.
Descrição:
- Inspirar aumentando a flexão da lombar utilizando a contração dos abdominais e rolando para trás até a coluna torácica superior, manter a posição e bater três palmas com os pés;
- Expirar retornando à posição inicial utilizando os abdominais e mantendo o equilíbrio.

Foco: manter a estabilidade da coluna e do quadril em flexão, das escápulas fazendo o rolamento para trás, batendo palmas com os pés, e rolando para frente. Equilíbrio e coordenação.
Modificação:
- Omitir a batida das palmas.

14. *Side bend*/inclinação lateral

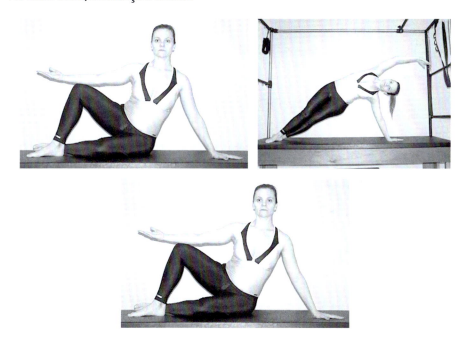

Posição inicial: sentada com o peso lateralizado, pelve e coluna neutras, quadris e joelhos flexionados, uma perna abduzida e em rotação lateral, a outra apoiada no chão em rotação lateral, tornozelos cruzados, o da perna de cima à frente, uma mão apoiada no chão entre o joelho e o quadril, a outra apoiada no joelho de cima, palma da mão para cima.
Descrição:
- Inspirar, mantendo a posição inicial;
- Expirar transferindo o peso e estabilizando o braço de apoio, flexionando a coluna lateralmente, estendo o quadril e unindo as pernas, mantendo somente mão e pés apoiados no chão, braço estendido acima da cabeça;
- Inspirar retornando controladamente à posição inicial.

Foco: estabilizar a coluna em flexão lateral concêntrica e excêntrica ipsilateral, e as escápulas, enquanto estende e flexiona o quadril com descarga de peso em um dos braços.

Modificações:
Em duas respirações completas;
Tornozelos mais afastados diminuindo a flexão lateral.

15. *Push up*/flexão de braços

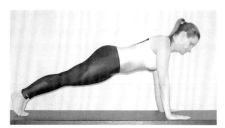 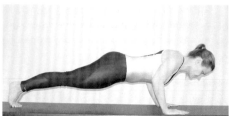

Posição inicial: posição de flexão de braços, pelve e coluna neutras, pernas estendidas e aduzidas, metatarsos apoiados, mãos embaixo dos ombros, dedos apontando para frente.
Descrição:
- Inspirar flexionando os cotovelos;
- Expirar estendendo os cotovelos.

Foco: estabilizar a coluna, a pelve (neutras) e as escápulas, enquanto flexiona e estende os cotovelos.
Modificação:
- Apoiar os joelhos no chão para diminuir a descarga de peso e a intensidade.

16. *Tight stretch*/alongamento da coxa

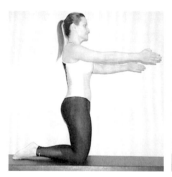 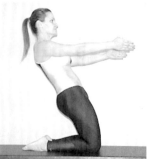

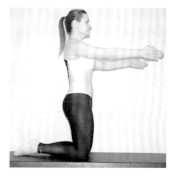

Posição inicial: ajoelhada, coluna e pelve neutra, joelhos abduzidos na distância do quadril, ombros flexionados a 90°.

Descrição:
- Inspirar para preparar, mantendo a posição;
- Expirar aumentando a flexão dos joelhos, mantendo o alinhamento entre joelhos, quadril e ombros;
- Expirar retornando à posição inicial.

Foco: estabilizar a coluna, a pelve (neutras) e as escápulas, enquanto aumenta a flexão dos joelhos.

BIBLIOGRAFIA RECOMENDADA

Calais-Germain B, Raison B. Pilates sem riscos: os riscos mais comuns e como evitá-los. 1ª ed. São Paulo: Manole; 2012.

Corey-Zopich C, Howard B, Ickes D. Pilates for Children and Adolescents: Manual of Guidelines and Curriculum. 1ª ed. Edinburgh: Handspring; 2014.

Fiasca P. Discovering Pure Classical Pilates: Theory and Practice as Joseph Pilates Intended The Traditional Method vs. The Lies for Sale. 2ª ed. 2009.

Friedman P, Eisen G. The Pilates Method: physical and mental conditioning. 1ª ed. New York: Penguin Group; 2005.

Junqueira C. Mat Pilates Liberty Pilates Training. São Paulo; 2016.

Lessen D. Exame de certificação em Pilates da Pilates Method Alliance: Guia de Estudo; 2012.

Siler B. The Pilates Body. 1ª ed. New York: Brooke Siler; 2000.

Sttot Merrithew Corporation. Comprehensive Mat Work. Toronto; 2006.

Estúdio de Pilates (Equipamentos) 8

Rafael Kalil Dias Ferraresi
Adriana de Almeida Nogueira Costa Rasera
Jacqueline Testa Quilice

INTRODUÇÃO

No período que marcou o início da Primeira Guerra Mundial, Joseph Pilates foi exilado e mandado para a Isle of Man, onde trabalhou num hospital com exilados e mutilados de guerra. Como os recursos eram escassos, Joseph foi obrigado a improvisar e ser criativo para promover a reabilitação dos pacientes.

Seu objetivo era colocar em prática tudo que ele acreditava ser útil nos tratamentos, de forma a promover mobilidade e força aos pacientes, que, vindos da guerra, se encontravam acamados por longos períodos. Dessa forma, como alternativa, Joseph adaptou as camas, molas e latas à disposição para alcançar seus objetivos.

A sua tentativa de solução do problema era bastante singular. Pilates desenvolveu um método de exercícios que nos reconecta aos movimentos mais simples do ser humano (movimentos cotidianos) e à sua mente. Além disso, planejou equipamentos para certificar-se de que as pessoas poderiam trabalhar o seu corpo e ao mesmo tempo melhorar a postura.

Joseph, com o passar dos tempos, promoveu um refinamento da sua técnica, resultando na criação de equipamentos específicos para o método Pilates, como o Cadillac e o *Universal Reformer*, com função de manter o alinhamento corporal.

A peça central e primeiro aparelho desenvolvido por ele foi designado como *"Reformer"*. Originalmente, Pilates chamou a máquina de *Universal Reformer*: *"reformer"* porque "reformava" todo o corpo e "universal", pois poderiam ser feitos todos os movimentos possíveis de se imaginar (todos os planos de movimento). Ele é composto por molas, alças e cordas, e funciona com um carrinho que corre sobre uma plataforma de madeira. A resistência das molas pode ser alterada para diminuir ou aumentar a potência dos exercícios.

O Cadillac foi inspirado nas camas hospitalares do campo de concentração na Primeira Guerra Mundial, quando Pilates adaptou alguns acessórios como alças, molas, barras e outros que auxiliam na execução dos movimentos. Além disso, existem duas barras paralelas na parte superior do equipamento, similar às barras paralelas utilizadas por ginastas.

Existe também o *Wall Unit* ou *Mat Wall*, que seria uma versão menor e mais simplificada do Cadillac. A cama fica no chão, e ele não possui as barras paralelas; e a estrutura onde são utilizadas as molas fica fixa à parede.

A *Wunda Chair* foi criada por Joseph ao pensar em um aluno que gostaria de ter o *Reformer* em seu apartamento, mas não tinha espaço. O equipamento é uma espécie de poltrona que se transforma em um equipamento para a prática do método Pilates. A cadeira foi inspirada no trabalho de artistas de circo; também são utilizadas molas para resistência. Essa cadeira, designada como "cadeira maravilhosa", faz realmente maravilhas para o corpo; pois, apesar de ser um equipamento pequeno, ela possui ampla possibilidade de exercícios.

Preocupado com exercícios de mobilidade de coluna, Joseph criou uma série de aparelhos com esse fim a partir de um barril. O *Ladder Barrel* foi inspirado no aparelho "cavalo" da ginástica olímpica e possui um espaldar e uma espécie de barril cortado ao meio. O *Spine Corrector* é compacto e para exercícios que treinam a flexibilidade da coluna. E a Meia-Lua ou *Small Barrel* é uma superfície de barril cortado ao meio. Esses equipamentos não utilizam as tão comuns molas dos outros aparelhos.

Além desses equipamentos, que são mais comuns e facilmente encontrados nos estúdios, existem outros como a Guilhotina, o *Ped-o-pull* e a *Baby Chair*, que iremos mostrar neste capítulo.

A seguir, abordaremos com mais detalhes, a história, os materiais utilizados e a construção dos equipamentos do método Pilates.

CADILLAC

História

O Cadillac é um equipamento de Pilates criado por Joseph Pilates. É um equipamento grande, robusto, confortável e muito benéfico para trabalhar todo o corpo. Ele foi criado com o objetivo de ajudar pacientes acamados, possibilitando-lhes realizar um treino apenas deitados ou sentados.

Durante a Primeira Guerra Mundial, Joseph Pilates e outros cidadãos alemães foram presos pelas autoridades britânicas na Isle of Man. As condições de saúde nesse campo eram precárias, mas Pilates insistia que todos do seu pavilhão participassem das rotinas diárias de exercícios que ele inventou para ajudar a manter o bem-estar físico e mental. Como alguns soldados alemães feridos estavam muito fracos para sair da cama, Pilates, insatisfeito em deixar seus companheiros deitados e inativos, tirou molas das camas e prendeu-as na cabeceira e nos pés das camas de ferros, transformando-as em equipamentos que possibilitavam tipos de exercícios de resistência para seus pacientes acamados.

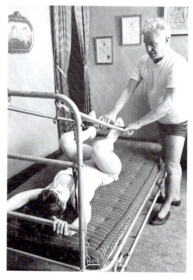

Figura 8.1. Cadillac improvisado com colchão.

Surge, então, o Cadillac, com o improviso das camas hospitalares e adaptações de alguns acessórios como alças e molas. Como percebeu que havia criado um equipamento de grande porte, Pilates o relacionou com o carro mais requintado daquela época: o Cadillac.

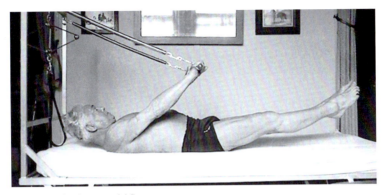

Figura 8.2. Cadillac improvisado com colchão.

O Cadillac possui duas barras de ferro fixas a um colchão, barra de trapézio, dois pares de alças para pernas e braços e duas barras móveis – uma vertical e outra horizontal –, que são utilizadas para exercícios aéreos. As barras, molas e acessórios auxiliam na execução dos movimentos.

Devido à altura do equipamento, o profissional pode corrigir a postura dos praticantes. As barras e os diversos acessórios auxiliam na execução dos movimentos por praticantes saudáveis ou que estão se reabilitando de lesões. Praticantes em níveis avançados utilizam as barras de ferro localizadas na parte superior do equipamento, de forma similar às acrobacias realizadas por ginastas em barras paralelas. Nesse aparelho versátil, mais de 80 exercícios podem ser executados, sem considerar as variações. O Cadillac foi criado para corrigir as necessidades individuais, ou seja, estimular mudanças de desequilíbrios e favorecer o desenvolvimento da força, flexibilidade, mobilidade articular e estabilidade, aprimorando o centro de força.

É um dos equipamentos mais comuns nos estúdios em que o Pilates é ministrado por fisioterapeutas qualificados. É imponente e permite trabalhar praticamente todas as variáveis de exercícios do método que os praticantes necessitem.

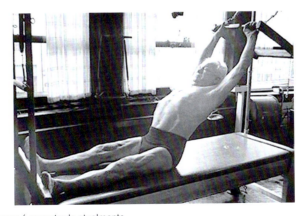

Figura 8.3. Cadillac como é encontrado atualmente.

Materiais e construção

Revestimento

O material ideal é o *courvin* náutico, por ser lavável e ter maior durabilidade e resistência à umidade (transpiração). Outro tipo de revestimento, no entanto menos utilizado, é o EVA tipo exportação.

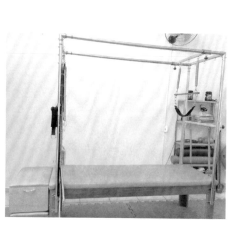
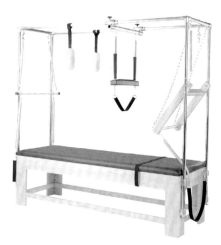

Figura 8.4. Cadillac atual, com base de madeira.

Estrutura

O material mais utilizado é a madeira, mas existem também equipamentos feitos de aço inoxidável. A madeira mais segura é a madeira maciça, pois esse equipamento está em constante torção quando utilizado e, se não for bem projetado e construído, pode sofrer dilatações indesejadas, podendo apresentar rachaduras ou mesmo a quebra do aparelho.

Caixas

São caixas de madeira com estofamento na parte superior e servem para prolongar o tamanho da cama ou para serem utilizadas sob ela.

Molas

As molas estão disponíveis numa escala de resistência e comprimentos apropriados para a adequada prática do método Pilates. A intensidade e as cores delas podem variar de acordo com cada fabricante.

Barra torre

É confeccionada geralmente em aço inoxidável. Os sistemas que oferecem engate fácil simplificam ao profissional a adequação das medidas de ajuste, sem a necessidade de ficar medindo o nível para a fixação da barra; além disso, possibilitam o correto ajuste em diferentes alturas e o pivô pode ser ajustado na posição: alta, média ou baixa. A barra torre pode ser utilizada com molas vindas de cima ou de baixo, para proporcionar o exercício desejado, com a obtenção de melhores resultados na aplicação do método.

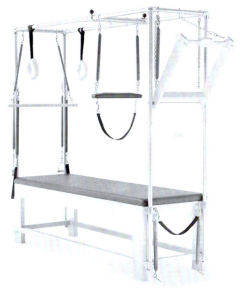
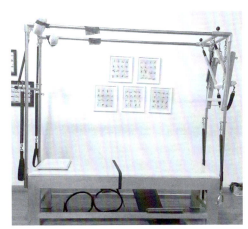

Figura 8.5. Cadillac atual, com base de alumínio.

Barra flexível

A barra flexível também deve ser confeccionada em aço inoxidável para evitar oxidação. Ela também pode ser utilizada com molas vindas de cima ou de baixo, para proporcionar o exercício desejado, com a obtenção de melhores resultados na aplicação do método.

Trapézio flexível

Fica conectado e desliza sobre a barra transversal superior.

Acessórios

Alças de pé: um par; alças de mão: um par; alças de velcro: para tornozelos e para coxas; alças de lã (*fuzzies*): para apoio dos pés quando o corpo estiver suspenso; faixa de segurança: para exercícios suspensos.

Medidas

As medidas mínimas geralmente são de: 2,09 metros de comprimento, 79 centímetros de largura e 2,35 metros de altura.

O equipamento pesa cerca de 100 quilos e suporta até 140 quilos.

Essas medidas são uma média. Tendo em vista o grande número de marcas e fabricantes de equipamentos, esses números podem variar.

REFORMER

História

O *Reformer* foi o primeiro equipamento a ser criado por Joseph Pilates. Ele é grande e se assemelha a uma cama deslizante com molas. O nome dado a ele pelo próprio Joseph foi *Universal*

Reformer (nome original do *Reformer*). O aparelho foi chamado assim porque "reforma" o corpo como um todo. O *Reformer* permite exercícios em todos os planos de movimento e faz com que as pessoas se mexam de forma completa.

Caracteriza-se por ser em forma de cama e é constituído por: um carrinho deslizante; cinco molas (duas vermelhas nas extremidades, uma azul, uma verde e uma amarela no meio); barra alta e baixa, que podem ser utilizadas em dois níveis de alavanca, perto (mais intenso) ou mais afastado (menos intenso) dos pés da cama; cordas, que são utilizadas com alças nos pés ou mãos.

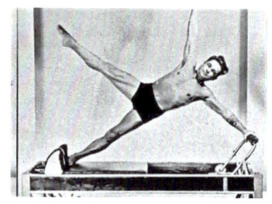

Figura 8.6. *Reformer* – "reformador de corpos".

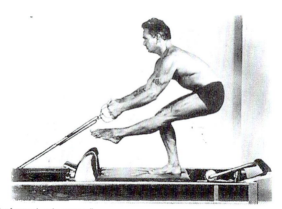

Figura 8.7. *Reformer* – "reformador de corpos".

Segundo Pilates, ao treinar com uma carga externa (molas do *Reformer*), o movimento humano se tornaria mais eficiente e harmonioso. Além disso, a resistência oferecida incentiva uma adaptação mais rápida do sistema neuromuscular. Ainda, a resistência das molas pode ser alterada para diminuir ou aumentar a potência, dificultando ou facilitando a execução da proposta de cada movimento.

O *Reformer* permite uma grande variedade de exercícios, conjugado ou não com outros pequenos equipamentos, como bola, *Spine Corrector*, faixas, entre outros. Também é um aparelho que pode ser utilizado por pessoas de qualquer nível de condição física. Joseph Pilates acreditava que realizar exercícios na posição horizontal era útil para aliviar o estresse e a tensão das articulações, alinhar o corpo e mudar as forças gravitacionais nas várias posições.

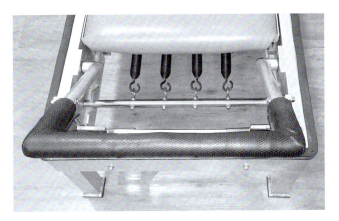

Figura 8.8. *Reformer* – modelo de colocação das molas.

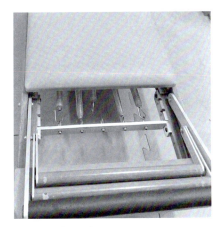

Figura 8.9. *Reformer* – modelo de colocação das molas.

A instabilidade gerada pela movimentação do carrinho promove desafios de estabilidade que ajudam no desenvolvimento da força muscular e de um melhor equilíbrio. Por exemplo, quanto menor a intensidade das molas, mas difícil se torna a realização do movimento, por ser exigida muita estabilidade e equilíbrio corporal.

O *Reformer* também é muito popular nos estúdios de Pilates. Tradicionalmente, existem mais de 100 movimentos criados para esse equipamento.

Material e construção do *Reformer*

Revestimento

O material ideal é o *courvin* náutico, por ser lavável e ter maior durabilidade e resistência à umidade (transpiração). Outro tipo de revestimento utilizado é o EVA tipo exportação.

Estrutura

O *Reformer* é composto por um carrinho com estofado macio que desliza sobre trilhos e é preso por um sistema de molas com ajuste por níveis de intensidade.

A base do equipamento geralmente é feita de madeira maciça, mas existem estruturas em aço inoxidável.

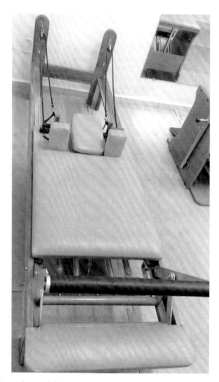

Figura 8.10. *Reformer* em estrutura de madeira.

Molas

O *Reformer* possui de quatro a cinco molas.
Ombreiras (removíveis em algumas marcas)
As ombreiras dão suporte aos ombros na posição deitada.

Barra de apoio para pés e mãos

A barra pode ser regulada e está posicionada próxima aos pés quando o aluno está na posição deitada.

Alças

Par de alças para as mãos e os pés. É possível a utilização de apenas uma alça ou das duas alças simultaneamente para um trabalho de simetria.

Barra ajustável

Próximo às molas, há uma barra ajustável chamada *footbar*, que serve tanto para apoio e trabalho de pés (*footwork*) como para apoio de mãos, em alguns exercícios na posição sentada ou em pé.

Suporte para cabeça

Desenvolvido com regulagens que devem ser utilizadas de acordo com a curvatura da coluna cervical, proporcionando mais conforto e comodidade para o aluno enquanto o movimento é realizado.

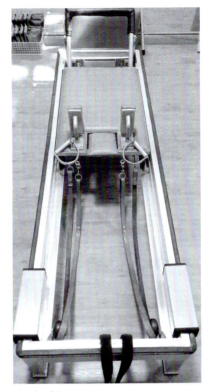

Figura 8.11. *Reformer* em estrutura de alumínio.

Cordas ou tiras de couro

É um equipamento muito utilizado nos exercícios realizados no *Reformer*. Originalmente e hoje, algumas fábricas que se orientam pelos projetos mais clássicos utilizam tiras de couro de preferência sem emenda, já nos aparelhos mais modernizados são utilizadas cordas. Ambos os materiais devem ser apropriadas ao aparelho, possibilitando a realização de movimentos fluidos e com maior leveza. Nos aparelhos com cordas, estas muitas vezes podem ser ajustadas com os mordedores (fixadores) de acordo com a estatura do aluno ou com a necessidade do exercício, podendo, assim, ficar mais curtas ou compridas.

Mordedor de cordas

Alguns mordedores de cordas provocam a eventual soltura da corda, podendo ocorrer acidentes indesejados com os alunos. Deve-se optar por mordedores com ajustes, que não permitem a soltura. Atualmente são encontrados no mercado alguns *Reformers* com esse avanço tecnológico, que contam com moderadores exclusivos, como o *Pull Tight*, que não solta as cordas, proporcionando total segurança e evitando acidentes indesejáveis com os alunos.

Roldanas

Mais uma vez existe diferença entre os aparelhos clássicos e os contemporâneos. Classicamente, as roldanas são afixadas na própria estrutura do aparelho, não tendo nenhuma regulagem como nos aparelhos mais contemporâneos, em que as barras são fixadas na estrutura e as roldanas são fixadas na barra. Dessa forma, é possível regular a altura em alguns modelos de aparelho quando necessário ao aluno, objetivando a adequada dinâmica dos exercícios pretendidos, otimizando a potência muscular, ajustando de acordo com o exercício realizado e a estatura do aluno.

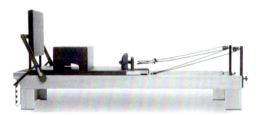 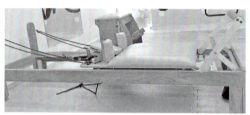

Figura 8.12. O *Reformer*.

Caixas

As caixas, feitas de madeira e com estofamento na parte de cima, são acessórios com diferentes medidas para adequar confortavelmente os alunos em cima do carrinho do *Reformer* com finalidade de executar determinados exercícios.

Prancha de salto (acessório exclusivo do Reformer)

Devem ser utilizadas as que se encaixam perfeitamente na base do *Reformer*, não permitindo, assim, a vibração. A prancha é utilizada na base do *Reformer* quando se está realizando exercícios de salto e aterrissagem.

Prancha de salto sem impacto (acessório exclusivo do Reformer)

Especialmente desenvolvido de forma semelhante ao sistema de cama elástica, encaixa-se perfeitamente na base do *Reformer*, não vibra e é utilizada na base do *Reformer*, quando se está realizando exercícios de salto e aterrissagem, com finalidade de não causar impacto, protegendo as articulações.

Medidas

Medidas: 0,40m × 2,70m × 0,77m aproximadamente.
Peso médio: 90 quilos aproximadamente.
Peso suportado médio: 140 quilos aproximadamente.

CADEIRA BAIXA (*WUNDA CHAIR – LOW CHAIR*)

História

Joseph Pilates criou a *Wunda Chair* com a intenção de suprir as necessidades de seus alunos, para os quais já não bastavam os exercícios realizados apenas no estúdio e que gostariam de continuar desenvolvendo seus corpos em suas casas. No entanto, não era comum ter espaço para um *Reformer* ou um Cadillac em uma casa, dessa forma Pilates desenvolveu um aparelho compacto, versátil e extremamente efetivo na construção do *power house*, para alguns de seus alunos poderem levar para casa, ampliar seus treinamentos e até usá-lo como cadeira (de certa forma estilizada) em sua sala de estar.

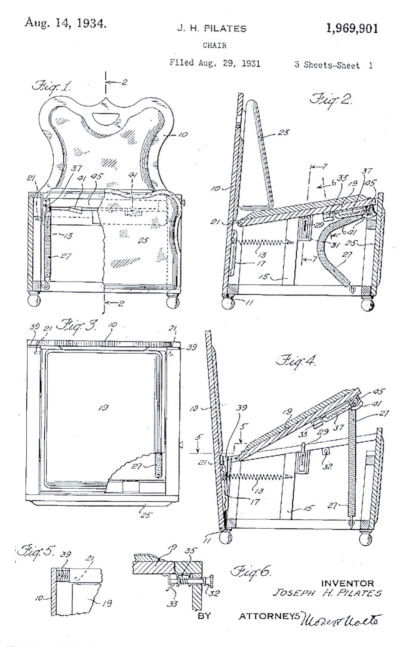

Figura 8.13. Projeto da *Wunda*.

Existe outra versão para a criação desse aparelho, a qual diz que, por meio de suas observações, Pilates notou o uso, por um grupo circense chinês, de um tipo de caixa para acrobacias, a qual, quando era virada, se transformava em uma cadeira. A preocupação dele com a postura das pessoas, principalmente na posição sentada, teria o estimulado a projetar um mobiliário que ajudasse a manter uma boa postura, além de servir como instrumento de exercícios.

Com o poder de observação e criatividade de Joseph, possivelmente as histórias são complementares, e não distintas. Sendo assim, surge a *Wunda Chair*, a "*Cadeira maravilhosa*", nome sugestivo que, como no caso dos outros aparelhos, deve ter sido sugerido por seus alunos.

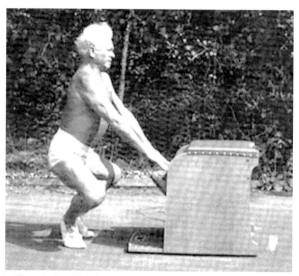

Figura 8.14. Exercício de "Papa Joe" na Wunda.

É um equipamento muito importante na dinâmica de um estúdio e na construção de *power house* dos alunos, possibilitando mais de 40 exercícios, nos mais diferentes níveis de dificuldade.

Como todos os aparelhos que Joseph criou no início do século passado, a *Wunda* (nome adotado neste capítulo) sofreu alterações em seu projeto inicial, com o intuito de se adequar às descobertas na ciência da biomecânica e da própria engenharia e ergonomia.

Hoje se encontram no mercado diferentes modelos de *Wunda Chair*. O primordial é que o fisioterapeuta escolha um aparelho de cuja manipulação ele tenha domínio e no qual tenha desenvoltura e, principalmente, que ofereça total segurança e conforto para seu aluno.

Materiais e construção

Revestimento

Como já foi dito, originalmente foi um aparelho concebido para, em algumas situações, se tornar uma cadeira, por isso ele apresenta regiões estofadas, que devem ser fabricadas com espuma de alta densidade e revestidas com material lavável e resistente à umidade (transpiração), a produtos de limpeza (para higiene) além de resistir a trações e compressões.

Dos materiais presentes atualmente no mercado, utilizam-se espumas com densidades acima de D33 e *courvin* náutico, por apresentarem todas essas características, porém têm surgido outros materiais similares, com características muito boas e que devem ser observados.

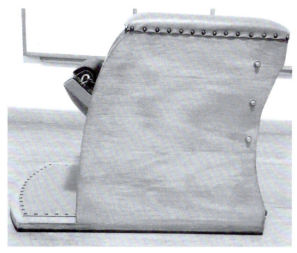

Figura 8.15. *Wunda* clássica de lado.

Estrutura

Originalmente era construída apenas com madeira. Hoje, além da madeira, há *Wundas* construídas de ligas de aço, que dão a elas um visual mais moderno, porém devem ser observadas características como peso e barulho na realização dos exercícios.

No projeto original, esse aparelho foi concebido com um pedal único por toda a extensão da cadeira, com duas molas, cada uma podendo ser ancorada em três ganchos fixados na estrutura, configurando seis colocações diferentes de molas, portanto seis intensidades distintas. Hoje existem esses aparelhos com dois pedais, que podem ser fixados, e então configurados como um pedal único; geralmente nesses casos, há quatro molas (duas por pedal) e três a quatro ganchos de fixação por mola.

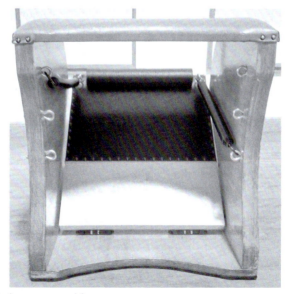

Figura 8.16. *Wunda* clássica com um pedal.

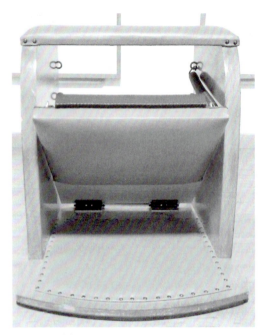

Figura 8.17. *Wunda* clássica com um pedal.

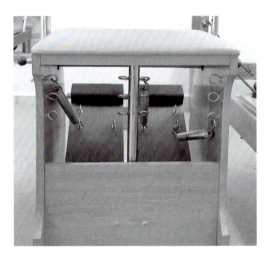

Figura 8.18. *Wunda* modernizada com dois pedais.

Molas

Para esse aparelho, as molas são todas de mesma densidade; as colocações é que determinam a intensidade dos exercícios.

Medidas

É sempre válido lembrar que, devido ao grande número de marcas e fabricantes de equipamentos, as medidas podem variar, e mais uma vez valem a adaptação do fisioterapeuta e a segurança e o conforto do aluno.

Medidas médias da *Wunda*: 80 centímetros de comprimento, 54 centímetros de largura e 60 centímetros de altura, pesando por volta de 40 quilos.

CADEIRA ALTA (*ELECTRIC CHAIR – HIGH CHAR*)

História

Joseph Pilates, no tempo em que transitava pelas enfermarias de guerra, verificava muitos pacientes que se encontravam em cadeiras de rodas. Então, observando o corpo e seus movimentos, usou sua criatividade e projetou o que seria o protótipo da atual Cadeira Alta, usada principalmente para o treinamento de força e estabilidade dos membros inferiores e do tronco.

A cadeira é formada por assento com almofada removível e espaldar alto, um pedal com molas para exercícios de membros inferiores e duas hastes fixadas nas laterais, de maneira paralela entre si e perpendicular em relação ao solo.

As hastes laterais possibilitam exercícios de força e estabilidade para membros superiores e tronco, e o espaldar ajuda na estabilidade para uma série de exercícios de força de membros inferiores, com a ajuda das duas molas mais resistentes.

É um aparelho bastante interessante e importante para se ter no estúdio. Com ele, podem ser desenvolvidos em torno de 15 exercícios que cooperam de maneira efetiva para a construção do *power house*. Porém, atualmente em muitos estúdios a *Electric Chair* tem sido substituída por um quite de adaptação da *Wunda* em *Electric*, mantendo a versatilidade de uma com a especificidade da outra.

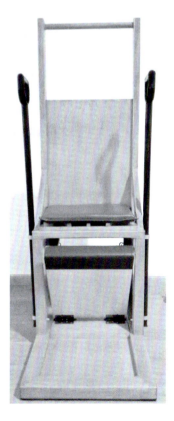

Figura 8.19. A *Electric Chair*.

É importante considerar o quanto se pode contribuir para o resultado de seu aluno antes de descartar o emprego de um aparelho em seu projeto original.

Mais uma vez, acredita-se que o nome *Electric Chair* foi atribuído pelos alunos de Joseph, pela semelhança (aparência) com a cadeira de sacrifício das prisões americanas, um nome sugestivo, mas um tanto tétrico, por isso muitos usam o nome Cadeira Alta.

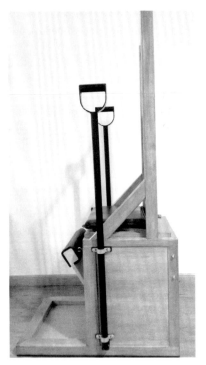

Figura 8.20. A *Electric Chair*.

Materiais e construção

Revestimento

A *Electric Chair* tem apenas uma almofada removível, colocada para os exercícios sentados, e que pode facilmente ser retirada para os exercícios em que se deve colocar o pé no assento.

Portanto, essa almofada também deve ser fabricada com espuma de alta densidade e revestida com material lavável e resistente à umidade (transpiração).

Dos materiais presentes atualmente no mercado, utilizam-se espumas com densidades acima de D33 e *courvin* náutico.

Estrutura

Esse aparelho, em sua origem, foi construído apenas de madeira com as hastes de ferro redondo e alças também de ferro na extremidade superior. Nos estúdios que usam o aparelho em sua forma original, ele ainda é assim nos tempos atuais. Em se tratando do *kit* de adaptação da *Wunda Chair*, geralmente também se usa a mesma madeira da *Wunda*, e quando é de outro material, não se recomenda adaptar, a não ser que o fabricante garanta a segurança e o fisioterapeuta tenha habilidade com o equipamento.

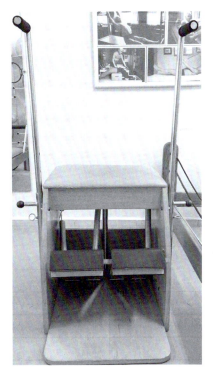

Figura 8.21. A *Electric Chair* adaptada da *Wunda*.

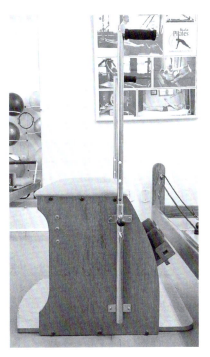

Figura 8.22. A *Electric Chair* adaptada *da Wunda*.

Molas

Originalmente são duas molas com densidade maior que as da *Wunda*. Cada uma pode ser ancorada em dois ganchos fixados na estrutura, o que configura três colocações de molas, portanto três intensidades distintas. Com já dito anteriormente, as molas do mercado atual são de várias densidades e são diferenciadas por cores. O importante é o fisioterapeuta verificar as marcas, sentir as densidades e trabalhar atento à particularidade de cada aluno.

Medidas

É sempre válido lembrar que, por existirem algumas marcas e fabricantes de equipamentos, as medidas podem variar. Mais uma vez valem a adaptação do fisioterapeuta e a segurança e o conforto do aluno.

Medidas médias da *Electric Chair*: 83 centímetros de comprimento, 63 centímetros de largura e 1,65 metro de altura; peso por volta de 55 quilos.

ARM CHAIR (BABY CHAIR)

História

Quando da criação do protótipo da *Electric Chair* (ainda na cadeira de rodas), Joseph Pilates incluiu molas mais finas, com menos resistência para a reabilitação de pessoas com dificuldades em braços e ombros.

Com o passar do tempo e a reformulação dos aparelhos para o formato de estúdio, Pilates criou uma cadeira com o assento bem próximo ao chão, com espaldar articulável, que modifica o ângulo em relação ao assento dependendo do exercício ou da intenção do fisioterapeuta.

É um aparelho que não apresenta uma gama muito grande de exercícios. No entanto, para alunos que necessitam de reabilitação de membros superiores e suas articulações e aqueles com tenra idade, ou mulheres com cirurgias nas mamas, é um aparelho fundamental.

Existe uma versão de que o nome *Baby Chair* surgiu justamente por conta da recuperação de uma lesão de ombro da filha adolescente de uma das queridas aprendizes de Pilates.

Mais uma vez se faz necessário considerar a importância do quanto se pode contribuir para o resultado de seu aluno antes de descartar o emprego de um aparelho em seu projeto original.

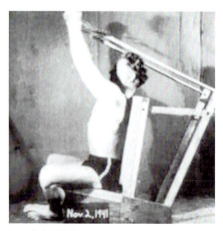

Figura 8.23. Pilates se exercitando na *Baby Chair*.

Materiais e construção

Revestimento

A *Baby Chair* tem assento e espaldar estofados que devem ser fabricados com espuma de alta densidade e revestidos com material lavável e resistente à umidade (transpiração) e a produtos de limpeza (para higiene), além de ser resistente a trações e compressões.

Utilizam-se espumas com densidades e *courvin* náutico, por apresentarem todas essas características, porém têm surgido outros materiais similares com características muito boas que devem ser observados.

Estrutura

É um aparelho invariavelmente construído de madeira maciça tratada de alta qualidade; suas articulações entre o espaldar e o assento são feitas com hastes de aço inoxidável roscadas e presas por porcas do mesmo material, com um gancho de também de aço inox de cada lado para prender as molas.

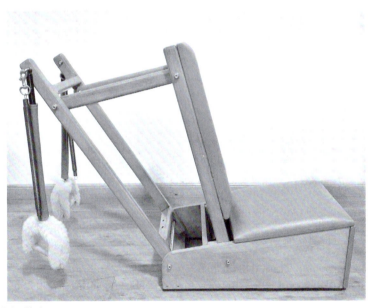

Figura 8.24. *Baby Chair.*

Molas

São duas molas de braço com baixa densidade.

Medidas

É um aparelho que poucas fábricas produzem nos dias atuais, então haverá poucas alterações em seu tamanho e aspecto. Medidas médias da *Arm Chair* (*Baby Chair*): 1,18 metro de comprimento total e 62,87 de comprimento da base, 40 centímetros de largura e 86 centímetros de altura, pesando por volta de 35 quilos.

O *PEDI-PULL* OU *PEDI POLE* TAMBÉM É CONHECIDO COMO *PED-O-PULL*

História

Como podemos ver pelo próprio título da descrição desse aparelho, ele é conhecido por alguns nomes distintos, todavia, no cerne, descrevem a mesma coisa: uma estrutura aparentemente simples, porém poderosa no alinhamento vertical da coluna vertebral e no equilíbrio corporal, trabalhando de maneira intensa, profunda e efetiva a musculatura paravertebral e estabilizadora.

Além da questão do alinhamento estrutural da coluna, conta-se que Joseph criou esse aparelho para alunos que cantavam ópera e, portanto, precisavam desenvolver uma respiração correta para obter maior eficiência da voz em suas apresentações.

Potencializando a postura correta e trabalhando a respiração pelo *power house*, esse aparelho se tornou o "queridinho" dos cantores, oradores e de todos os alunos que necessitam de alinhamento e treino de respiração.

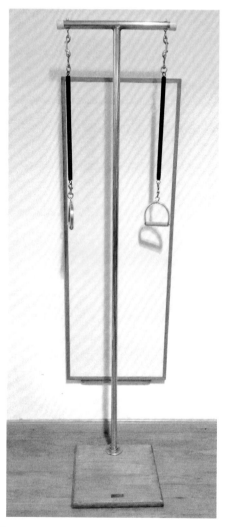

Figura 8.25. O *Pedi-pull* clássico.

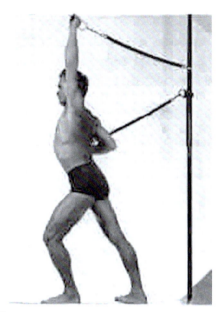

Figura 8.26. Joseph no *Pedi-pull*.

Materiais e construção

Estrutura do Pedi-pull

É o aparelho provavelmente de estrutura mais simples criado por Joseph Pilates. É composto por uma base de madeira na qual é preso um "poste" (cano) de aço inoxidável com uma trave do mesmo material fixada na extremidade superior, formando um grande "T"; nas pontas da trave há argolas de fixação das molas de braço.
Molas
São duas molas de braço com densidades baixas, com objetivo único de intensificar o *power house*, e não de ganhar força nos braços.

Medidas

Também é um aparelho produzido por algumas marcas e fabricantes de equipamentos, dessa maneira as medidas podem sofrer variações. Mais uma vez vale a adaptação do fisioterapeuta ao equipamento, além da segurança e do conforto do aluno.
Medidas médias do *Pedi-pull*: 50 centímetros de comprimento, 50 centímetros de largura e 2,10 metros de altura, pesando por volta de 25 quilos.

GUILHOTINA (*GUILLOTINE TOWER*)

História

Trata-se de mais um aparelho que Joseph Pilates criou de maneira bastante engenhosa, como todas as suas criações. Para tirar proveito dos inúmeros benefícios do aparelho, é necessária uma instalação específica, em estúdio com pé-direito baixo ou alguma estrutura firme (aço reforçado ou concreto armado) para sustentar a parte superior do aparelho. Talvez seja por isso que no

Brasil poucos estúdios tenham esse aparelho, tornando-o desconhecido por grande parte dos fisioterapeutas.

Existe uma gama bastante grande de exercícios que podem ser executados na Guilhotina, incluindo quase todos os realizados no *Mat Wall* (*Wall Unit*) mais uma grande parte daqueles do Cadillac, além de exercícios exclusivos para a própria Guilhotina.

O desenho do aparelho o torna versátil, a ponto de, mexendo no posicionamento do aluno, fazer com que os menos flexíveis consigam treinar e evoluir muito em exercícios considerados impróprios para eles nos outros aparelhos; ao mesmo tempo, alunos mais flexíveis e avançados podem levar seu desempenho a níveis muito elevados.

Mais uma vez, os espirituosos alunos do mestre Pilates denominaram esse belíssimo aparelho de *"Guillotine Tower"* ou Guilhotina, o lendário aparelho de sacrifício muito usado no século XVIII, talvez por sua aparência ou pelo nível de esforço para realizar nele os exercícios propostos.

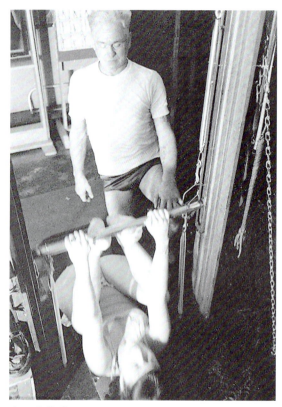

Figura 8.27. Aula de Joseph na Guilhotina.

Materiais e construção

Revestimento

A Guilhotina tem uma estrutura destinada a que o aluno deite para a realização de uma série de exercícios. Muitas vezes são duas tábuas articuladas, (para se poder fechar o aparelho para que ele não ocupe muito espaço no estúdio), estofadas com espuma de alta densidade e revestidas com *courvin* náutico, que é lavável e resistente à umidade (transpiração) e a produtos de limpeza (para higiene), além de se resistente a trações e compressões.

Estrutura

Antigamente a estrutura era de madeira dura e maciça, com corrediças e barras metálicas, além das molas. Hoje em dia, poucas fábricas produzem esse aparelho, sendo usados, na maioria das vezes, perfis e corrediças de alumínio reforçado, com solda específica e parafusos inoxidáveis, ganchos de aço inoxidável afixados por fora da estrutura do aparelho em várias alturas, para exercícios com molas de braço e perna, além de uma barra que corre pela estrutura presa ao chão por molas.

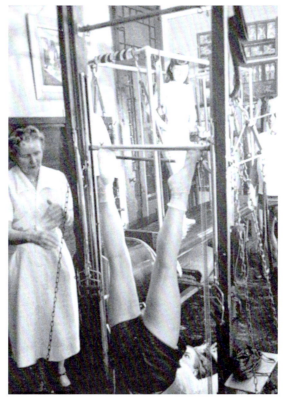

Figura 8.28. Aula de Clara Pilates na Guilhotina.

Molas

São duas molas de braço, duas molas de perna (duas menos densas e duas mais densas) e duas molas semelhantes (em tamanho e intensidade) às de braço para a barra transversal móvel do aparelho.

Medidas

Esse também é um aparelho produzido por algumas marcas e fabricantes de equipamentos, dessa maneira as medidas podem sofrer variações. Mais uma vez vale a adaptação do fisioterapeuta ao equipamento, além da segurança e do conforto do aluno.

Medidas médias do Guilhotina: 95 centímetros de comprimento 18 centímetros de largura. A altura deve ser personalizada de acordo com o pé-direito ou a estrutura construída para fixar o aparelho. O peso depende do tamanho (altura) da estrutura.

LADDER BARREL

História

Os barris foram desenvolvidos a partir da observação de um antigo barril de cerveja. A princípio, foi feito um corte no barril, sendo utilizada a metade dele para a realização de exercícios. Logo depois, eles foram elaborados em diversos tamanhos para melhor adaptação das diversas estruturas físicas, necessidades e habilidades individuais.

O *Ladder Barrel*, traduzido ao pé da letra como "Barril Escada", é uma das invenções de Joseph Pilates que funciona sem o auxílio de molas. Ele possui uma espécie de tambor estofado que tem a função de ajudar no apoio das costas e dos ombros, permitindo que o praticante se curve para frente e para trás, trabalhando os músculos mais profundos do abdome (*power house*). No lado oposto do aparelho, há uma escada, conectada ao barril por uma base deslizante que se ajusta ao comprimento da perna do praticante.

É excelente para movimentos de extensão e flexão da coluna e para o fortalecimento da musculatura do abdome, pernas, glúteos e coxas. Permite exercícios em pé, sentado e deitado.

Preocupado com um trabalho completo de mobilidade da coluna e força do *power house*, Joseph Pilates criou vários tipos de barris:

O *Ladder Barrel*, utilizado em treino individualizado, oferece exercícios desafiadores para os abdominais, bem como exercícios de flexibilidade e força, responsáveis por trabalhar todo o corpo.

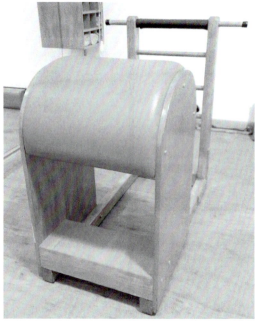

Figura 8.29. *Ladder Barrel.*

Materiais e construção

Revestimento

O barril é estofado com couro ou *courvin* náutico sintético, evitando a proliferação de fungos e bactérias e facilitando a limpeza, com a função de dar apoio às costas, abdominal, ombros e cabeça.

Estrutura

O *Ladder Barrel* possui uma escada, também chamada de espaldar, que se conecta a uma espécie de barril por uma base deslizante ajustável ao comprimento da perna do praticante. A escada possui quatro a seis níveis de altura e tem como função o apoio para os exercícios no barril e, também, a pega para mãos e pés em alguns exercícios.

A madeira utilizada para a fabricação desse aparelho é normalmente da Lyptus® certificada pela FSC (Forest Stewardship Council) e obtida por meio de fontes renováveis, o que garante alta resistência à ação do sol e de ambientes úmidos, permitindo o uso seguro em regiões litorâneas, oferecendo também uma aparência robusta e original. O processo de envernizamento e impermeabilização da madeira elimina a porosidade, isolando a umidade do meio, realçando sua beleza e ampliando a resistência aos impactos e ao calor.

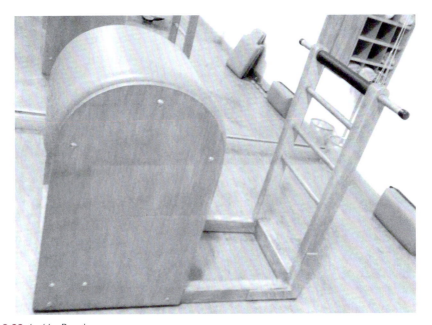

Figura 8.30. *Ladder Barrel.*

Medidas aproximadas

Altura: 90 a 98 centímetros; comprimento: 125 a 191 centímetros; largura: 58 a 98 centímetros; peso: 37,5 a 40 quilos; peso suportado: até 140 quilos.

SPINE CORRECTOR OU STEP BARREL

É utilizado em treino individualizado para a realização de alongamentos, alinhamento da coluna e fortalecimento da musculatura, sendo responsável por uma boa postura. Alivia a rigidez dos ombros e quadris e dores nas costas, e melhora a expansão torácica, pois é extremamente eficaz para alongar a região superior do corpo de maneira segura e estável, sendo também utilizado para a reabilitação de lesões e fortalecimento dessa região. Esse aparelho está se tornando popular para programas de *mat* Pilates e em aulas de ginástica em grupo, pois é versátil e acrescenta variedade e desafio ao treino.

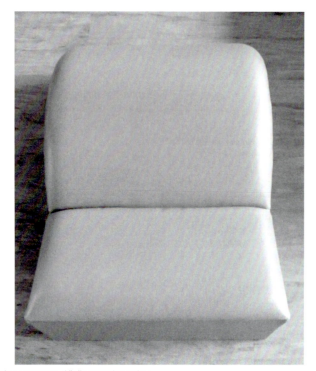

Figura 8.31. *Spine corrector* – Visão superior *spine*.

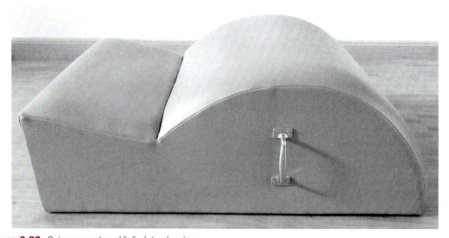

Figura 8.32. *Spine corrector* – Visão lateral *spine*.

Suas medidas são: altura de 33 centímetros; largura de 50 centímetros; comprimento de 71 centímetros.

PILATES BABY ARC, MEIA-LUA OU *SMALL BARREL*

É uma peça versátil que permite a realização de vários exercícios típicos no solo. Trabalha também o alongamento da parte superior do corpo e a força do centro (*power house*). Possui uma sequência de movimentos voltada para a musculatura abdominal e cintura pélvica.

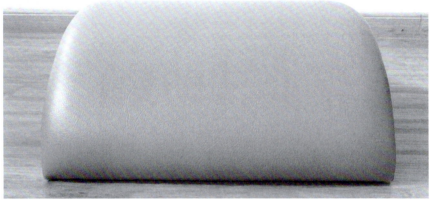

Figura 8.33. *Small Barrel.*

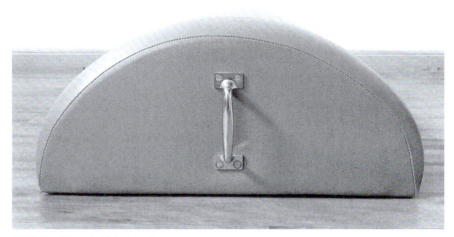

Figura 8.34. *Small Barrel* – Visão lateral.

Suas medidas são: altura de 22 centímetros; largura de 53 centímetros; comprimento de 64 centímetros; peso de 7,6 quilos.

Cada um desses equipamentos possui uma superfície de barril arredondado que ajuda a isolar os músculos posturais profundos de uma maneira específica e desafia o corpo a manter-se simultaneamente forte e flexível durante todos os movimentos.

WALL UNIT – "MAT WALL"

História

Também conhecido como Tower, é um equipamento que consiste em um ferro fixo na parede e um colchão, sendo muito utilizado em estúdios com espaço reduzido. Dispõe dos mesmos acessórios que o Cadillac: molas, alças de pé, alças de mão, barra móvel, cinto de segurança e 10 pares de ganchos, os quais determinam a intensidade do exercício (quanto mais altos estiverem, maior a intensidade). É encontrado nos modelos clássico e contemporâneo. No modelo clássico, duas pequenas caixas, denominadas *moon box*, correm por fora do tatame e auxiliam na execução de alguns exercícios e posturas.

Na *Chair* e no trabalho com o *Reformer*, o contato com a mola é feito por meio de um pedal ou uma barra de pé; no *Wall Unit* as molas são livres, dando um *feedback* mais imediato e consciente. O foco especial do *Wall Unit*, assim como acontece com o Cadillac, é o crescimento e o alongamento do corpo. Alguns dos trabalhos mais profundos de flexibilidade podem ser realizados nesses aparelhos, o que os torna ideais para pessoas que são encurtadas ao sentar ou fazer exercícios.

O *Wall Unit* também funciona muito bem em uma sessão combinada com exercícios de solo. É, talvez, o aparelho mais acessível para as pessoas familiarizadas com o trabalho de solo, juntamente com o desafio de adicionar as molas. Muitos dos exercícios executados no *Wall Unit* fazem com que o aluno vá mais profundamente ao trabalho do centro de força, se estendendo para os adutores de coxa e adutores de escápulas.

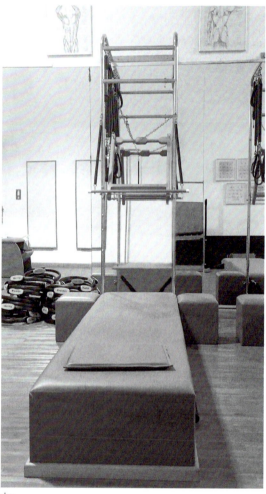

Figura 8.35. *Mat Wall* clássico.

Materiais e construção

Revestimento

O material ideal é *courvin* náutico sintético, que evita a proliferação de fungos e bactérias, facilita a limpeza e possui espessura adequada para atendimento profissional. A espuma ortopédica de alta resistência proporciona conforto e possui densidade, adequada para suportar o peso corporal (até 140 quilos) durante os exercícios, sem danificar o equipamento.

Estrutura

O *Wall Unit* possui uma barra torre com regulagem de altura das molas, o que possibilita diversificar o ângulo desejável dos exercícios de extremidades, bem como facilita o posicionamento adequado à estatura do aluno. É composto por aço inoxidável, que tem maior resistência mecânica, impedindo a corrosão. A barra fixada na parede tem normalmente (existindo variações) 10 pares de anéis para colocação das molas, o que permite uma variedade maior de adequação da tensão das molas, de acordo com a resistência ou assistência desejada para a execução dos exercícios propostos.

A parte que fica no chão, para que o praticante possa se deitar, é feita de madeira maciça, normalmente em Lyptus®, certificada pela FSC e obtida por meio de fontes renováveis, garantindo alta resistência à ação do sol e de ambientes úmidos e permitindo o uso seguro em regiões litorâneas. Tem a aparência robusta e original, com um processo de envernizamento e impermeabilização que elimina a porosidade da madeira, isolando a umidade do meio, realçando a sua beleza e ampliando a resistência aos impactos do calor.

Caixas

Disponibiliza duas caixas pequenas como acessórios para posicionar confortavelmente os alunos na altura adequada para uso do aparelho. São fabricadas de madeira com a parte superior revestida em *courvin*.

Molas

A quantidade de molas varia de acordo com cada fabricante, sendo em média de quatro a seis pares de diferentes densidades. São feitas em aço carbono niquelado, e nas suas extremidades há mosquetões também em aço com travamento de segurança.

Barra torre

Geralmente é confeccionada em aço inoxidável. Oferece engate fácil, que facilita ao profissional adequar as medidas de ajuste com maior facilidade, sem necessidade de ficar medindo o nível para fixação da barra, bem como o correto ajuste em diferentes alturas; o pivô pode ser ajustado na posição: alta, média ou baixa. A barra torre pode ser utilizada com molas vindas de cima ou de baixo, para se realizar o exercício desejado e obter melhores resultados na aplicabilidade do método.

Barra de apoio

Fixada na barra torre, a barra de apoio possui cinco regulagens de altura, que podem ser ajustadas de acordo com o tamanho do aluno ou com o modelo de exercício. Quando não estiver sendo utilizada, a barra de apoio pode ser retirada do *Wall Unit* para facilitar e não atrapalhar o uso de outros acessórios.

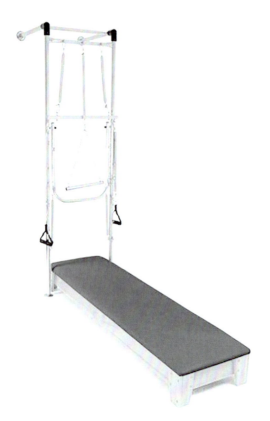 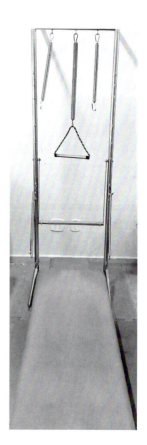

Figura 8.36. *Wall Unit* contemporâneo.

Acessórios
Um par de alças de pé; um par de alças de mão; um cinto de segurança.

Medidas
Estrutura de aço – largura: 70 cm; altura: 2,10 m; profundidade: 60 cm.
Cama: largura – 58 cm; comprimento: 1,80 m; altura: 20 cm.

CONSIDERAÇÕES FINAIS

Para a prática do método Pilates, os equipamentos devem oferecer segurança e durabilidade, e ser construídos com materiais de qualidade como madeira maciça, alumínio de alta resistência e aço inoxidável. Os revestimentos devem ser feitos com espumas de densidade firme e confortável e tecido resistente a água e a produtos de limpeza. Essas são as escolhas mais assertivas para um bom estúdio.

Atualmente, existem muitas fábricas de equipamentos, sendo necessária muita atenção na compra dos equipamentos, para que o trabalho com o método possa ser oferecido com segurança, conforto, eficácia e resultados.

Este capítulo foi escrito com a intenção de apresentar a história, a construção e os materiais utilizados nos equipamentos de Pilates. É importante que os equipamentos cooperem com o instrutor, para que possam ser atendidas as necessidades de cada aluno, levando-o aos seus objetivos da melhor maneira possível.

BIBLIOGRAFIA RECOMENDADA

Basil. Tower (Guillotine). Disponível em: <http://www.pilatesdesignsbybasil.com/addapp.html>. Acesso em: 26 nov. 2015.

Calmon A. O grande livro de Pilates. São Paulo: Nova Leitura; 2011.

Canal Pilates. Ladder Barrel no Pilates – Guia Completo. Disponível em: <http://www.canalpilates.com.br/ladder-barrel-pilates>. Acesso em: 26 nov. 2015.

Canal Pilates. Ped-o-pull no Pilates – O Guia Completo. Disponível em: <http://www.canalpilates.com.br/ped-o--pull-pilates> Acesso: em 26 nov. 2015.

Daltro F, Fernandes F. Curso de Sistema de Abordagem Corporal Fundamentado na Técnica de Pilates. Curso de Capacitação Profissional. Corpore-Centro de Desenvolvimento Físico. Salvador. n. 4; 2004.

Franz GA. A criação do método Pilates [TCC]. Campinas, SP: Universidade Estadual de Campinas; 2011.

Hirano, Myra. Pilates Baby arm chair. Disponível em: <http://myrapilates.com/2015/06/09/pilates-baby-arm--chair-por-myra-hirano/>. Acesso em: 26 nov. 2015.

Impala Brasil Editores Ltda. Método de Pilates. 1ª ed. Barueri: Impala; 2008.

Jacobino A. Simplesmente Pilates: a perfeita forma física ao seu alcance. São Paulo: Discovery publicações; 2014.

Kolyniak IEGG, CavalcantiI SMB, AokiII MS. Avaliação isocinética da musculatura envolvida na flexão e extensão do tronco: efeito do método Pilates*. Rev Bras Med Esporte. 2004;10(6):487-90.

Mcmillan A, Proteau L, Lébe RM. The effect of Pilates based training on dancer's dynamic posture. J Dance Med Sci. 1998;2(3):101-7.

Pilates JH, Miller WJ. A obra completa de Joseph Pilates. Sua saúde e o retorno à vida pela Contrologia. São Paulo: Phorte; 2010.

Pires DC, Sá CKC. Pilates: notas sobre aspectos históricos, princípios, técnicas e aplicações. Efdeportes.com. 2005. Disponível em: <http://www.efdeportes.com/efd91/pilates.htm>. Acesso em: 21 maio 2016.

Rodriguez J. Pilates. São Paulo: Marco Zero; 2006.

Suspensus – Pilates em Suspensão

9

Vanessa Alves

O Pilates hoje se consolidou como uma metodologia forte e conhecida mundialmente, devido aos seus princípios, aplicabilidade e, principalmente, resultados. Sendo assim, com o tempo surgiram variações do método original, mas nem todas se consolidaram. Algumas foram consideradas apenas "a febre" do momento e mais uma moda do mercado *fitness*, porém outras provaram para o que vieram e estão até hoje no mercado como parte do chamado Pilates contemporâneo.

O Pilates em suspensão é uma delas, e a mais nova dentro todas as variantes da técnica. E como toda técnica nova, até ser provada, sofre preconceitos de quem não a conhece.

Nosso intuito neste capítulo é o de apresentar a técnica do Pilates em suspensão e fazer com que se entendam os propósitos e princípios da técnica, provando que não é apenas mais uma moda do mercado *fitness*, e sim uma técnica que veio para acrescentar no mundo do Pilates. Não é concorrente do Pilates, mas sim um aliado, e a união das técnicas trará ainda mais benefícios aos alunos.

RELAÇÃO PILATES × SUSPENSÃO

Hoje há duas principais vertentes do método Pilates: o Pilates original/clássico e o Pilates contemporâneo. O Pilates em suspensão está enquadrado no Pilates contemporâneo.

Afinal, qual a principal diferença entre os dois?

O Pilates original/clássico, ou Pilates "puro", é o método como foi criado por Joseph H. Pilates, seguindo à risca seus ensinamentos, sequências e variações.

O Pilates contemporâneo tem como base os princípios do método original, porém aceita adaptações e variações, pensando em ser mais abrangente, realizando adaptações que com o tempo se tornaram necessárias para a nossa realidade.

São muito comuns hoje em dia discussões sobre o que é e o que não é Pilates, e claro que há os defensores de causa do clássico e os que defendem o método contemporâneo. Acredito que nessas discussões quem sai perdendo e o método Pilates e seus praticantes.

É importante ter em mente hoje em dia, independentemente de qual vertente seja seguida:

- Os princípios;
- As bases;
- E os porquês de cada movimento.

O treinamento em suspensão, apesar de ser algo muito falado atualmente, já se fazia presente em alguns exercícios do método Pilates original, por exemplo, nas sequências aéreas do aparelho conhecido como Cadillac ou trapézio.

Tendo em vista que todos sabem o que é Pilates e conhecem sua história, vamos entrar no nosso assunto em questão: o Pilates em suspensão.

Há muito que se falar quando o assunto é exercício em suspensão, assim também como há muito que explicar no que diz respeito à execução dos movimentos respeitando os princípios do Pilates.

A SUSPENSÃO

Primeiramente, vamos entender o que é suspensão. Se procurarmos essa palavra no dicionário, teremos alguns significados:

- Ato ou efeito de suspender-se.
- Suspender, deixar pendente; pendurar; pender de cima; suster no ar.
- Manter em posição alta; erguer.
- Ficar suspenso; pendurar-se ou equilibrar-se no ar. Estar em lugar muito alto.

Treino em suspensão

Sendo assim, o que é treino em suspensão?

O treino consiste na realização de movimento com o corpo suspenso, seja em partes ou por completo, e o peso corporal é utilizado como a principal ferramenta para desafiar-se.

A ideia principal é utilizar a gravidade a favor do treino e realizar movimentos mais desafiadores, que estimulem a resistência corporal e o equilíbrio, e ao mesmo tempo exijam força e flexibilidade, podendo-se trabalhar todas as partes do corpo.

O treinamento suspenso engloba uma vasta variedade de movimentos funcionais, com diversos níveis de dificuldade e intensidade. Por se tratar de material desestabilizador, torna-se uma ferramenta que pode ser usada para aumentar os níveis de estabilização do tronco, gerando um ambiente que aumentará a atividade proprioceptiva e neuromuscular e, por conseguinte, as exigências de controle postural.

O treinamento em suspensão emprega uma variedade de exercícios para membros superiores e inferiores que obrigam o indivíduo a manter uma postura de equilíbrio durante a execução dos exercícios.

Pelo fato de a resistência do exercício poder ser modificada de forma instantânea, simplesmente ajustando-se a posição do corpo (braço de resistência da alavanca), os treinos em suspensão são seguros e eficazes para pessoas de qualquer nível de condicionamento.

Os exercícios realizados no treino em suspensão permitem a realização de exercícios de força e equilíbrio em um único formato dinâmico, exigindo muito do sistema nervoso, permitindo a realização de qualquer movimento que o corpo humano consiga executar em todos os três planos e eixos de movimento e maximizando os efeitos do treinamento com o peso do corpo na busca da melhora das capacidades biomotoras do ser humano.

Por exigir um grande nível de coordenação, força e flexibilidade, a aplicação desses exercícios é uma estratégia interessante para o treinamento de atletas.

Apesar de ser uma forma de treinamento bastante divulgada e comercializada atualmente, ainda são poucas as pesquisas envolvendo o treinamento suspenso e há pouco conteúdo científico e na literatura a respeito do assunto.

Origem do treino em suspensão

O treino em suspensão não é algo novo, muito pelo contrário, são encontrados vestígios da prática de exercícios suspensos séculos atrás. O que é novo é a maneira de treino como se conhece hoje. E então, de onde surgiu essa técnica?

Circo

Dos chineses aos gregos, dos egípcios aos indianos, quase todas as civilizações antigas já praticavam algum tipo de arte circense há pelo menos 4 mil anos – mas o circo como conhecemos hoje só começou a tomar forma durante o Império Romano.

Tudo isso, porém, não passa de pré-história das artes circenses, porque foi só na Inglaterra do século XVIII que surgiu o circo moderno, com seu picadeiro circular e a reunião das atrações que compõem o espetáculo ainda hoje, entre elas malabarismo, acrobacia e, é claro, os números aéreos.

A categoria números aéreos, no complexo que envolve as inúmeras e distintas atividades circenses, subdivide-se em: suspensão por partes do corpo, suspensão em aparelhos rígidos, suspensão em aparelhos maleáveis e rígidos e suspensão em aparelhos maleáveis.

Os números aéreos abrangem: trapézio de voo, trapézio fixo, tecido acrobático, corda indiana, lira, bambu japonês, anéis volantes ou argolas, arame, trapézio duplo, corda bamba, quadrante, entre outros.

É provável que esse tipo de prática tenha surgido a partir do aprimoramento das técnicas utilizadas para fuga na China, há milhares de anos, especialmente pelas mulheres que tentavam escapar dos refúgios e prisões que o estrito regime político da época impunha. Além disso, o domínio das cordas e de outros elementos que permitiam subir e descer de alturas foi de grande interesse para a guerra, sendo, portanto, uma técnica necessária e frequentemente estudada e empregada pelos soldados (parte do adestramento militar). Sabe-se ainda que, já no Renascimento, os artistas mambembes utilizavam aparelhos semelhantes ao trapézio, possivelmente as primeiras versões dele.

Também existe a hipótese de que essas práticas tenham surgido dos marinheiros, que, com muito tempo no mar e vasta experiência com cordas e mastros, desenvolveram técnicas que depois puderam ser utilizadas nas apresentações. As técnicas de nós e amarrações dos marinheiros são muito semelhantes à dos artistas.

Trapézio

A modalidade aérea mais antiga de que se tem informação é o trapézio. Parece que foi a partir dela que surgiu a maior parte dos aparelhos empregados nas *performances* circenses aéreas. Possivelmente existem dezenas de variações de cada modalidade aérea, sendo as principais do trapézio: trapézio fixo, trapézio de balanço, doble trapézio, trapézio ao voo, trapézio duplo/triplo, trapézio Washington, que se diferenciam no formato e tamanho do aparelho e nas acrobacias realizadas individualmente, em dupla, com portagem, em balanço, com voo, entre outras.

No entanto, não há registros precisos de quem inventou o trapézio, nem de onde surgiram as primeiras experiências artísticas, tampouco de como ele foi introduzido no contexto circense. Contudo, podemos dizer que o desejo e a fantasia de "voar", cultivados pelo homem, foram determinantes para o surgimento do trapézio.

Lira

A lira acrobática é um aro de metal, uma variação do trapézio, no qual são executadas várias coreografias.

A lira recebeu esse nome porque no passado era um quadrado e tinha adornos nas laterais, o que o tornava parecido com o instrumento musical. Com o passar dos anos, tornou-se um aro de metal de acrobacias para bailarinas de circo.

Tecido

O tecido acrobático consiste em uma prática circense relativamente recente, que deriva da modernidade, característica do circo contemporâneo. A primeira apresentação veiculada pela mídia de que se tem notícia foi realizada pelo Cirque de Soleil, em 1995.

A atividade, também conhecida por tecido circense, tecido aéreo, *tissu* aéreo, seda aérea ou cortina aérea, se utiliza de um pedaço de pano, em geral do tipo liganete, de comprimento correspondente ao dobro do espaço em que será praticado. Esse tecido é dobrado ao meio por meio de um nó específico, de forma a possibilitar, por meio de uma faixa e mosquete de segurança, a fixação do material. A partir dessa estrutura fixa, duas pontas longas ficam pendidas, e nelas o acrobata desenvolve a *performance* artística.

Sobre a história dessa prática, Desiderio (2003) faz um relato expressivo da historiadora de circo Alice Viveiro de Castro, no qual relata que, quando ela esteve no festival Internacional de Acrobacias de Wuqia (China), em 1999, foram expostos alguns desenhos orientais apresentados por uma pesquisadora da escola de Circo de Beijing, com *performances* em grandes panos nas festividades dos imperadores da China, por volta do ano 600 d.C., utilizando a seda como tecido da época. Ainda segundo Desiderio (2003), no ocidente, um dos relatos mais antigos é uma experiência nas décadas de 1920 e 1930, em Berlim (Alemanha), vivida por alguns artistas que realizaram movimentos com as cortinas de um cabaré.

Não se sabe ao certo quem o inventou, mas se acredita que o tecido é uma extensão do trabalho de corda lisa. Por sua vez, parece que as *performances* na corda tenham surgido das evoluções realizadas pelos artistas quando subiam ao trapézio, ou até mesmo durante a instalação (montagem) do circo, na qual se utilizam as cordas para subir e descer das alturas.

O circo atualmente saiu de baixo das lonas e atingiu outro público, em academias, teatros, escolas, universidades, boates, clubes, entre outros, e também com distintos objetivos. Os três principais âmbitos de aplicação das atividades circenses são: recreativo, educativo e profissional.

Ioga

Ha relatos milenares de indianos e monges budistas que utilizavam "cordas" para realizar movimentos no ar ou invertidos e, assim, meditar.

Há escrituras remotas que falam sobre iogues que viviam nas florestas e que faziam diversos movimentos pendurados em cordas presas a galhos de árvores.

Surge, então, uma modalidade de ioga conhecida como Yoga Kuruntha, uma prática que utiliza a ajuda de cordas fixas e suspensas na parede por argolas, bem como o apoio da própria parede, como instrumentos na progressiva construção de ásanas (posturas) do ioga e no desenvolvimento da autopercepção presencial-integral (mental, emocional e energética-sutil) do praticante. Em sânscrito, "*kuruntha*" quer dizer "marionete". O uso de *kuruntha* no ioga é comumente associado ao mestre B. K. S. Iyengar, mas é sabido que se trata de uma técnica muito antiga, pertencente à tradição tântrica do sul da Índia.

Já há centenas de anos, os professores de ioga trabalhavam o conceito de gravidade zero (e mesmo de levitação).

Muitos séculos depois, surge a AeroYoga ou ioga aérea, que utiliza um tecido conhecido como columpio para a realização das posturas.

A origem dessa ioga "suspensa" tem múltiplas versões.

Em 2003, verifica-se em Bali, na Indonésia, o Yoga Swing, sistema de ioga no ar concebido pelos instrutores Kerrie Neal, da Austrália, e Stacy Schumann, da Califórnia. Mais recentemente, o nome AeroYoga foi registado pela Aeroyoga Associação Internacional, localizada em Madrid, por Rafael Martinez, que é instrutor de Natha Yoga há 30 anos.

Esse método vem crescendo na Europa e na América do Norte há anos e é ensinado na América Latina e na Europa desde 2010.

Algumas das técnicas que influenciam o método de ioga aérea surgiram séculos atrás na Índia. Uma das grandes influências é a corda de *mallakhamb*, antigo sistema de *fitness* holístico, original de Mumbai, onde as cordas e outros elementos são usados para desenvolver a força, a destreza e o equilíbrio em suspensão. Também inspirou o Natha Yoga (ioga ancestral) e o Ayurveda (medicina antiga que ainda se aplica e está sendo estudada na Índia).

Segundo a filosofia da ioga aérea, a suspensão permite uma nova visão do corpo que são "*dodges*" ("truques"). O corpo em gravidade zero deixa de ser um peso, um fardo, um sofrimento e torna-se um *cockpit* de prazer, bem-estar e experimentação.

E assim a ioga aérea sai do campo somente espiritual e invade as academias, clubes, estúdios e centros de atividade física.

TRX

Criado nas forças especiais da Marinha americana (*Navy Seal's*), o TRX teve sua origem no final da década de 1990, quando Randy Hetrick, ex-comandante de um desses grupos de elite da Marinha norte-americana, estava em missão secreta com seus soldados; eles ficaram por aproximadamente 15 dias confinados em um local escondido. Com o passar dos dias, percebeu certa inquietação em sua equipe, pela necessidade de manter a forma física, pois estavam confinados e sem recursos para manter o condicionamento físico. Pensando em como minimizar o estresse causado por esses fatores, durante a espera do *start* da operação, Hetrick, usando a criatividade, pedaços de corda de paraquedas, uma faixa de jiu-jitsu e um mosquetão, construiu a primeira versão do que seria o TRX Suspension Training®, originando o inovador sistema de treinamento funcional suspenso.

TRX é a sigla de **T**otal-body **R**esistance E**x**ercise.

O TRX e a ferramenta mais conhecida no mercado atual para treino em suspensão.

Pilates

O *Cadillac* é um dos equipamentos de Pilates criado por Joseph Pilates. É grande, confortável e permite trabalhar praticamente todas as variáveis que os praticantes possivelmente necessitem. Foi criado com o objetivo de ajudar pacientes acamados e possibilitar que pudessem fazer um treino apenas deitado ou sentado.

O *Cadillac* também é conhecido como trapézio, por possibilitar a execução de uma série de exercícios em suspensão. A série de aéreos do *Cadillac* é o verdadeiro sonho de consumo de todo pilateiro, afinal exercícios aéreos são desafiadores, e o praticante deve ter grande evolução para realizar os movimentos avançados, seguindo os princípios de Joseph. Já que os movimentos exigem bastante dos músculos posturais e geram novos estímulos para o corpo, eles não podem ser feitos por qualquer um, pois, além de força, é necessário ter boa consciência corporal.

Então, no Pilates, os exercícios em suspensão podem ser considerados como exercícios avançados.

O SUSPENSUS

O Suspensus surgiu em 2011 com o intuito de unir realmente o Pilates com a técnica da suspensão, que até então era pouco explorada na metodologia do Pilates.

Após alguns anos de aplicabilidade e vivência do método, surgiu o curso de formação em Suspensus, em 2014.

MÉTODO PILATES: DAS BASES FISIOLÓGICAS AO TRATAMENTO DAS DISFUNÇÕES

Acreditamos na história. E os princípios criados por Joseph Pilates marcaram nossa história e estão presentes nos dias atuais. Controle, respiração, centro, concentração, precisão e fluidez são as bases em que nosso método é fortalecido e desenvolvido.

E temos como base não utilizar esses princípios em vão. Se realizarmos um movimento, o realizaremos com um propósito, e não simplesmente por acharmos bonito ou conveniente.

No método Suspensus utilizamos cinco equipamentos:

- Columpio;
- Lira;
- *Power Balance*;
- *Power Cord*;
- AirMat.

O Columpio

Columpio, do verbo "columpiar", que em espanhol significa balançar, é um aparelho originário da ioga, primeiramente utilizado por monges budistas para posições de inversão (originário da *korunta*).

É um tecido com alta resistência e costuras reforçadas, similar ao tecido de paraquedas. O que poucos sabem é que o tecido de paraquedas passa por diversos processos de aplicação de resina. Quando há pouca ou nenhuma resina, o tecido fica muito fino, chegando a machucar em um movimento ou outro, mas quando há muita resina, o tecido impedirá a realização de uma série de exercícios. Nosso tecido é próprio para a fabricação do columpio. Por isso, temos tão clara a questão clínica em nosso curso, pois o tecido utilizado favorece esse atendimento.

Columpio Wall

Denominamos *Columpio Wall* a utilização do columpio na parede, o que possibilita a execução de diversos movimentos diferentes daqueles apenas pendurados. É uma exclusividade do método Suspensus essa forma de utilização.

A lira

É um aparelho de origem circense que tem como base exercícios acrobáticos. É um aro de metal – variação do trapézio –, no qual são executadas várias posturas acrobáticas, que podem se feitas por uma ou duas pessoas na mesma lira.

A lira recebeu esse nome porque no passado era um quadrado e tinha adornos nas laterais, o que a tornava parecida com o instrumento musical; com o passar dos anos, se tornou o aro de metal que conhecemos hoje.

É possível fazer trabalhos de flexibilidade, força, resistência, suavidade e graciosidade com os exercícios que o aluno faz em toda a sua circunferência.

Nossa lira é a única no mercado a ter uma fita de borracha, dando ao aluno uma pegada mais confortável para realizar os exercícios. Outro diferencial é que é possível se manter no posicionamento com muito mais facilidade, pois essa lira não desliza como as outras apenas em ferro ou pintura.

Também é comum as liras de empresas que trabalham com treinamento em suspensão serem com dois ou mais pontos de fixação. Nossa lira tem apenas um ponto de fixação por um motivo particular do método Suspensus. Chamamos de lira tridimensional, ou seja, a instabilidade é maior para todos os lados, fazendo-se necessária a utilização dos princípios ensinados no curso de concentração, respiração e controle para conseguir realizar o movimento com excelência, caso o contrário o aparelho mexerá e girara muito, ficando fácil para o fisioterapeuta identificar algum problema na execução do exercício. O próprio aluno se perceberá melhor em nosso aparelho.

O *Power Balance*

O *Power Balance* é um equipamento exclusivo do método Suspensus. Consiste na junção entre um balanço convencional e um trapézio (circense), gerando, assim, várias possibilidades de exercícios para todos os públicos.

O *Power Cord*

O aparelho *Power Cord* também é exclusivo do método Suspensus. É inspirado no TRX, com adaptações que tornam possível suspender mãos e pés em um único equipamento. Utiliza-se de duas roldanas como mecanismo de intensidade, sendo possível utilizá-las soltas ou travadas. É, sem dúvida, um aparelho muito produtivo, podendo ser compartilhado por duas pessoas ao mesmo tempo, realizando exercícios diferentes e otimizando o espaço.

É um aparelho para trabalhos unilaterais e dissociações, que torna possível a suspensão total de pés e mãos e a sua utilização por duas pessoas ao mesmo tempo. Tem um giro 360°, otimizando, assim, o seu espaço, pois poderá direcionar para qualquer ponta da sala. Devido ao sistema de roldanas, é possível aplicar mais cargas do que em aparelhos estáticos como o TRX.

O AirMat

O AirMat é outro aparelho exclusivo da Suspensus. Como já falamos antes, e gostamos de deixar muito claro em nossa metodologia, acreditamos muito nas bases e nos princípios originais do método Pilates, criados por Joseph Pilates. Também acreditamos que uma boa evolução só e possível se temos uma boa base. Por isso, os exercícios originais são de extrema importância para o método e são a essência do que praticamos.

Logo, resolvemos trazê-los para o Suspensus não de forma adaptada como fazemos no columpio, na lira, no Balance e no Cord, mas sim na maneira original como conhecemos, porém sem perder a nossa essência, que e a suspensão. Queremos mostrar que e possível realizar coisas diferentes sem perder a essência.

Assim surgiu o AirMat, um aparelho versátil que oferece diversas formas de trabalho, sendo a primeira, que deu origem ao nome, o *mat* Pilates, recriando os movimentos originais de *mat* Pilates em uma plataforma suspensa que possibilita um trabalho de estabilidade maior, exercitando, além da musculatura estabilizadora, o equilíbrio, a coordenação e percepções diferentes.

Além do trabalho de *mat*, também podem ser utilizadas molas, criando, assim, um exercício de força e resistência muito interessante.

Há também o trabalho de suspensão total utilizando uma cadeirinha, com o auxílio da qual o aluno permanece totalmente suspenso, podendo realizar desde posturas invertidas até um trabalho de isometria de estabilizadores muito interessante.

E por último o minicolumpio, um columpio adaptado que possibilita a execução de algumas posturas já realizadas no columpio convencional associadas com o trabalho de molas, trabalhando dessa forma mais força e resistência.

É possível criar uma infinidade de variações de exercícios, que podem ser utilizados por diversos níveis de alunos.

O AirMat tem duas possibilidades de plataforma: quadrada – plataforma *fitness*, que possibilita a execução de movimentos funcionais livres ou com molas (força e resistência), treinando os padrões de movimento; retangular – plataforma Pilates, que possibilita a execução da série dos

34 exercícios originais de *mat* Pilates e suas variações contemporâneas e também a associação com molas.

PRINCÍPIOS DO TREINAMENTO EM SUSPENSÃO

A elaboração dos exercícios em suspensão se baseia em três princípios: vetores de resistência, estabilidade e pêndulo. O princípio vetor de resistência dá condição para que seja ajustado o ângulo de resistência em relação ao ponto da alavanca e da gravidade. O princípio da estabilidade ocorre devido à base de apoio e equilíbrio, sendo a estabilidade uma relação entre seu centro de gravidade e sua base de apoio. O princípio de pêndulo é devido à posição de partida em relação ao ponto de ancoragem. Você pode dificultar ou facilitar um exercício mudando a posição inicial com relação à posição neutra.

O treino em suspensão envolve movimentos simples e complexos, integrados e multiarticulares, geralmente multiplanares, exigindo um esforço coordenado, potencializando a capacidade do sistema nervoso de coordenar movimentos de maneira mais eficiente, construindo padrões motores fortes e melhorando a estabilização e massa funcional.

O TRABALHO DO *CORE* NO TREINAMENTO SUSPENSO

O *core* pode ser identificado como o complexo lombopélvico. Na região do *core* também se encontra o nosso centro de gravidade, e é nessa região que todos os movimentos se iniciam.

O treinamento do *core* vem se tornando popular e é frequentemente utilizado e recomendado em programas de reabilitação, prevenção de lesões, aprimoramento do desempenho atlético, saúde e qualidade de vida.

A musculatura do *core* desempenha papel fundamental na estabilização da coluna e da pelve durante as atividades em que a energia é gerada e transferida de um segmento do corpo para outro. Portanto, um *core* forte é a chave de todos os movimentos eficientes. O papel da musculatura do *core* na estabilização da coluna e na resistência à extensão/rotação é tão importante quanto a capacidade de gerar movimento, pois ele e responsável em manter o alinhamento e o equilíbrio postural dinâmico durante as atividades funcionais.

O corpo humano utiliza a força muscular para controlar o seu centro de gravidade durante os movimentos. As técnicas de treinamento suspenso foram elaboradas para deslocar seu centro de gravidade intencionalmente, acionando a musculatura do *core* durante todo o exercício.

A realização de um exercício em posições estáveis (sentada, deitada) oferece menor oportunidade de treinar os músculos posturais e estabilizadores necessários para um movimento eficiente. Já o treinamento suspenso pode contribuir para melhor postura, alinhamento e força do *core*, por meio de movimentos dinâmicos e funcionais, haja vista que a maioria dos exercícios desafia o sistema neuromuscular e de controle postural.

Os exercícios para o *core* realizados em suspensão permitem que suas progressões incluam alterações de resistência, redução de estabilidade ou uma combinação dos dois. Todos os exercícios de treinamento suspenso são carregados de técnicas de força e movimento de flexibilidade que enfatizam o *core*.

O treinamento suspenso possui eficiência em ativar a musculatura do *core*, podendo contribuir para a melhora do desempenho relacionado ao equilíbrio, potência e velocidade de movimento. Dessa forma, parece ser uma ferramenta interessante para ser utilizada no *core training* para objetivos predeterminados.

Instabilidade e estabilidade

O equilíbrio

Equilíbrio é um substantivo masculino que significa harmonia, estabilidade, solidez. É o estado daquilo que se distribui de maneira proporcional.

A expressão "pôr em equilíbrio" significa igualar, contrabalançar. "Manter-se em equilíbrio" significa sustentar-se, aguentar-se.

O equilíbrio corporal depende de um delicado controle efetuado pelo sistema nervoso central sobre o estado dos músculos e das articulações, de tal forma que o corpo possa manter-se em determinadas posições estáticas sem ceder à força da gravidade ou, ainda, deslocar-se harmoniosamente resistindo à inércia dos movimentos, à força da gravidade, à força centrífuga etc. Trata-se de um controle inconsciente, mas constante e dinâmico, exceto quando estamos deitados, pois, para não cairmos, é necessário que se mantenha sempre certa tensão muscular, que uns músculos estejam mais contraídos e outros mais relaxados, que sejam feitos os ajustes adequados dessa tensão ao efetuarmos cada movimento. Trata-se de algo fundamental, tendo em conta que o ser humano, ao contrário da grande maioria dos animais terrestres, utiliza apenas dois membros para andar; por isso, para conservar o equilíbrio, é preciso que as forças produzidas pelos músculos se equilibrem continuamente, que a sua ação seja de tal forma coordenada que enquanto uns se contraem, outros se relaxem.

O equilíbrio é uma habilidade treinável ou nascemos com uma capacidade limitada a cada um e desenvolvemos algo em relação a isso?

A seguir, um exemplo prático para explicar isso.

Como é possível que alguns acrobatas possam manter o equilíbrio em posições inusitadas ou andar num cabo suspenso numa grande altura sem cair? Teriam eles alguma aptidão especial para conseguir realizar tal feito?

Não exatamente. Embora algumas pessoas tenham mais facilidade que outras, o requisito básico é seguir um treino específico e, sem dúvida, trabalhoso. Significa que, tal como acontece com outras habilidades motoras, é possível desenvolver equilíbrio de forma notória com o treino adequado. Aprende-se a efetuar de maneira automática trocas mínimas de atitude do corpo relativamente às posições adotadas, de forma a modificar o centro de gravidade, com o qual se pode chegar a manter o equilíbrio em posições que, para as pessoas não treinadas, seriam completamente instáveis.

Quando uma pessoa planta bananeira, ela coloca em ação duas pequenas bolsas: o utrículo e o sáculo (sistema vestibular). Dentro delas existem uns cristais muito pequenos – os otólitos – imersos num líquido: a endolinfa. Atraídos pela gravidade, os otólitos mudam de posição. O cérebro capta esse movimento e dá as instruções que mantêm a pessoa em equilíbrio na nova posição. Algo parecido acontece quando você mexe a cabeça para os lados. Dessa vez, quem trabalha são três tubos semicirculares, que também contêm endolinfa. Se o movimento é para a direita, o líquido, por força da inércia, desloca-se para a esquerda. As células dos tubos avisam o cérebro. "Os músculos reforçam a informação e os olhos corrigem o deslocamento", explica Mário Munhoz, professor da Universidade Federal de São Paulo.

As inversões

Uma invertida é qualquer postura em que a cabeça está abaixo do coração. Geralmente ligamos as inversões a posturas complexas e que a maioria das pessoas não conseguirá realizar, mas não é bem assim. Existem posturas em que a cabeça está abaixo do coração (invertendo o fluxo circulatório) que na verdade são bem simples e algumas até bem conhecidas de muitos pilateiros. Na verdade, as posturas invertidas são o sonho de consumo entre os praticantes de Pilates.

Vou começar expondo o Pilates convencional, que, sim, é cheio de posturas invertidas. Para quem não sabe, Joseph criou exercícios em posturas invertidas em quase todos os equipamentos.

Mat Pilates, por exemplo:

- *Corkscrew*;
- *Control balance*;
- *Scissors*.

Como todos sabem, Joseph tinha como ideia principal de sua metodologia a Contrologia, ou seja, o controle da mente sobre o corpo. Ele idealizava que todas as pessoas tivessem controle sobre seus corpos e fossem eficientes em todas as suas atividades diárias, ou seja, fizessem da Contrologia um estilo de vida. E, para que isso fosse uma realidade, segundo Joseph, as pessoas precisavam trabalhar o que ele denominou de *power house* ou, como conhecemos hoje, *core*.

As posturas invertidas trabalham muito o centro do corpo (*core*) e são um ótimo desafio para o *core*, e quanto maior o desafio, mais fibras musculares são recrutadas e maior é o fortalecimento. Por isso, são muito encontradas também no método Pilates clássico.

As posturas invertidas também são muito conhecidas da ioga, que, por ser uma técnica milenar, tem seus benefícios passados por gerações de iogues.

As posturas invertidas podem trazer inúmeros benefícios se forem praticadas com bom senso e atenção.

Explicações fisiológicas dos efeitos das invertidas

Modificações do fluxo sanguíneo

O sedentarismo priva certos tecidos de uma boa circulação sanguínea. Hoje sabemos que existe uma interação total entre todas as funções e também que tanto o meio interno como o meio externo têm influência sobre o funcionamento total do ser humano. Existe um sistema de circulação de informação permeando o ser humano.

Cérebro e glândulas endócrinas

Estimulam o funcionamento do cérebro e do sistema nervoso e, ao mesmo tempo, harmonizam o funcionamento das glândulas. As glândulas no meio da massa cerebral (hipotálamo, pituitária, pineal), mesmo sendo de tamanho minúsculo, fazem parte de um sistema muito complexo neuroglandular que gerencia ou influencia todas as funções orgânicas do corpo.

Sistema vascular cerebral

Há grande necessidade de oxigenação e combustível (açúcar) para o cérebro comparando com outros órgãos. O consumo do sangue pelo cérebro é de 2.000 litros. Juntando todos os capilares, são 300 metros de tubinhos em um centímetro cúbico de matéria branca e 1.000 metros de tubinhos em um centímetro cúbico de matéria cinza. Se o sangue não abastece corretamente essa massa faminta, isso gera deficiência na eficiência do cérebro.

Durante as posturas invertidas, o cérebro recebe mais fluxo sanguíneo ajudado pela força da gravidade. Os capilares, por serem elásticos, dilatam-se ou contraem-se devido à pressão sanguínea. Todas as partes do cérebro recebem um fluxo mais intenso, o que rejuvenesce as células cerebrais e permite uma grande "lavagem" das toxinas (já que a massa cerebral não possui um sistema linfático para eliminar as toxinas e, sim, minitubos paralelos aos vasos). Isso gera uma melhoria geral da saúde física e mental.

Coração

O coração fornece um trabalho extraordinário dia e noite: 300 litros de sangue propulsados pelo coração na rede vascular por hora. Então, tudo que pode "dar um tempo" para esse órgão é bem-vindo.

Sistema circulatório

Além de receber o sangue venoso carregado de gás carbônico e outros produtos metabólicos e de mandar o sangue pelos pulmões para ser trocado por sangue oxigenado, é interessante lembrar que o sangue atravessa o fígado e o canal alimentar, de onde são extraídos elementos nutritivos do bolo alimentar. Esses elementos nutritivos são mandados com o oxigênio para todas as partes do corpo, com a intenção de fabricar células novas e de dar energia aos músculos. Durante a ex-piração, o sistema circulatório transfere os resíduos do metabolismo para os órgãos de limpeza (rins, pele).

Influência da gravidade

Em posição sentada ou em pé, o coração deve brigar contra a força da gravidade para mandar o sangue para cima, o que reduz o volume em que pode atingir o cérebro. Invertendo-se a posição do corpo, o sangue pode fluir melhor, ao mesmo tempo em que o sangue venoso que estava nas pernas, nas regiões inferiores do corpo, é direcionado mais rapidamente para os pulmões, onde ele será purificado e oxigenado.

Quem pratica uma atividade física regular terá menos problemas de saúde, já que as con-trações musculares e o trabalho do diafragma auxiliam o coração. Porém, para quem está mais sedentário, o acúmulo de toxinas é o fator principal do envelhecimento geral.

A ação do fluxo acelerado do sangue permite "enxaguar" os vasos e livrá-los dos depósitos, prevenindo, assim, os acidentes cardiovasculares.

Durante as posturas invertidas, o coração bate mais lentamente, podendo, assim, descansar. Mesmo que a pressão arterial esteja subindo nas regiões superiores do corpo, ela baixa depois da postura, já que os vasos são mais elásticos e liberados, o que também gera um descanso do coração e das artérias.

Efeitos psicológicos das posturas invertidas

Muitos distúrbios do cérebro vêm de uma irrigação prejudicada. A maioria dos distúrbios, como depressão, fadiga e nervosismo, pode ser reduzida e eliminada.

No caso da depressão, sabe-se do papel da serotonina, hormônio do bom humor; já no caso da doença de Parkinson, é conhecido o papel da dopamina, hormônio do prazer de viver. Muito provavelmente o avanço nas pesquisas do que acontece dentro do cérebro ajudará a entender como as posturas invertidas podem ser de grande auxílio no tratamento desses tipos de distúr-bios.

Associar a maior vascularização à melhor oxigenação, à maior flexibilidade, ao melhor fun-cionamento do sistema nervoso-glandular será de grande benefício ao portador do cérebro em questão. Isso sem falar da eliminação da maioria das doenças e do equilíbrio tanto físico como psíquico.

As melhorias que se percebem do ponto de vista físico são levadas ao nível psíquico.

Podem ser citados como exemplos vários alunos que, após a conquista das posturas inverti-das, sentiram mais confiança em si e mais firmeza nas decisões e escolhas de vida, assim como a grande experiência milenar dos iogues, que comprova, além dos efeitos físicos, todos os efeitos psíquicos, chamando por milhares de boas razões a postura sobre a cabeça de "sirsasana" – "o rei dos ásanas" – e a postura sobre os ombros de "sarvangasana" – a "rainha das posturas".

Devemos ter responsabilidade ao ensinar as posturas invertidas, ficar atentos às contraindicações e sempre ter em mente todas as propostas do exercício que estamos ensinando. Não faz sentido realizar uma inversão seja no Pilates clássico ou no Suspensus se o movimento for descontrolado, com impulso ou compensações. Se for para realizar o movimento sem qualidade, é melhor não fazê-lo. Nem todos vão chegar ao ponto de virar de cabeça para baixo, e isso não é um problema; problema é ir além do limite de cada um. Deve-se evoluir aos poucos, de acordo com suas capacidades.

Posturas invertidas não podem ser praticadas por:

- Hipertensos;
- Cardiopatas;
- Pessoas com glaucoma, deslocamento de retina ou pressão nos olhos elevada;
- Mulheres em período menstrual;
- Gestantes;
- Aqueles que estão resfriados e com as vias nasais congestionadas;
- Pessoas com problemas nos ouvidos (zumbidos e labirintite).

O LÚDICO

Por que utilizar o lúdico

Quando falamos de lúdico, de ludicidade, de atividades lúdicas, não paramos para analisar o quanto essas palavras remetem à facilidade da aprendizagem, ao desenvolvimento pessoal, social e cultural e, ainda, colaboram para uma boa saúde mental.

O brincar sempre acompanhou e continua presente no dia a dia, na interação, no convívio das pessoas.

O lúdico deve ser considerado como parte integrante da vida do homem não só no aspecto de divertimento ou como a forma de descarregar tensões, mas também como uma maneira de penetrar no âmbito da realidade, inclusive na realidade social.

Quando utilizar do lúdico

Quando se trabalha com crianças, é essencial o trabalho lúdico, para que elas aprendam interagindo com aquilo que está sendo passado. Mas o lúdico não e só para crianças, muito pelo contrário.

Rotina intensa de trabalho, filhos para criar, compromissos urgentes e corre-corre fazem parte da vida das pessoas hoje em dia. Por isso, o brincar precisa estar no cotidiano do ser humano, mesmo que ele esteja mergulhado em compromissos, problemas, trabalho, horários, no embrutecimento da vida.

Ao negligenciar o ato de brincar, o adulto se envolve numa couraça que prejudicará sua saúde mental e até física. Depressão, crises de pânico, isolamento, solidão, medo e ansiedade são doenças dos nossos dias que também estão relacionadas com a correria, estresse, cobranças, competição desenfreada e com a falta do brincar. Já é hora de se permitir brincar mais.

Estudos recentes na área comprovam a nossa necessidade por brincar, se distrair e sair da rotina e da seriedade do dia a dia; curtos momentos de brincadeiras podem melhorar, e muito, a sua qualidade de vida.

O Suspensus traz o lado lúdico para dentro do estúdio de Pilates.

Seja criança, jovem, adulto ou idoso, não importa, sempre é tempo de brincar.

A DESCOMPRESSÃO

Outro termo muito conhecido hoje em dia dos estúdios de Pilates é "descompressão". É um substantivo feminino que significa ato ou efeito de descomprimir, de aliviar o que está sob efeito de pressão ou compressão.

Um estudo realizado pela Organização Mundial de Saúde (OMS) concluiu que 80% da população mundial têm ou terão algum evento de dor nas costas. O cotidiano do brasileiro favorece o aparecimento dessas dores, já que a má postura, o sedentarismo e a obesidade são fatores desencadeantes para esses desconfortos.

Para as fases pós-agudas, recomenda-se o reforço da musculatura por meio de fisioterapia ou de diferentes modalidades de exercício físico, como o Pilates. Atualmente muito se fala sobre uma nova opção de tratamento não invasivo para as dores nas costas, conhecida como descompressão vertebral. Esse tratamento é realizado por um equipamento específico, que gera tração e descompressão da coluna vertebral, aliviando as dores causadas por compressões e espasmos musculares. Os resultados científicos encontram-se descritos na literatura médica internacional, e eles têm mostrado que essa técnica é realmente eficaz no tratamento dessas patologias. No entanto, esse tipo que equipamento ainda é muito caro e muito grande, ocupando muito espaço e se tornando inacessível para a maioria das pessoas.

No método Suspensus, também conseguimos trabalhar com essa técnica de descompressão vertebral utilizando o columpio.

BENEFÍCIOS DO MÉTODO SUSPENSUS

Os exercícios em suspensão podem gerar inúmeros benefícios para o tratamento de patologias.

- Descompressão da coluna;
- Alívio da dor;
- Ganho de maior mobilidade e estabilidade articular;
- Ganho de força e resistência;
- Relaxamento;
- Melhora do aumento do fluxo sanguíneo e oxigenação;
- Melhora do retorno venoso e do fluxo linfático;
- Desenvolvimento da consciência sinestésica e controle corporal;
- Melhora da postura;
- Melhora do equilíbrio muscular;
- Melhora da *performance* atlética;
- Melhora do equilíbrio estático e dinâmico;
- Melhora da circulação sanguínea e oxigenação;
- Prevenção de lesões e reabilitação física.

CONTRAINDICAÇÕES E PRECAUÇÕES

O comando verbal e as "dicas táteis" são de extrema importância para a correta execução do movimento, para que o aluno entenda o que está sendo solicitado e realize o movimento da maneira correta e sem compensações, usufruindo realmente dos benefícios propostos por tal movimento.

Assim como no Pilates convencional, é importante o bom senso do fisioterapeuta na escolha dos exercícios, que deve usar seu conhecimento anatômico e biomecânico para saber o que tal aluno pode ou não realizar.

Não há contraindicação absoluta para o método. Apenas alguns cuidados específicos como no método Pilates.

Algumas posturas de inversão não são para todos, sendo importante que o aluno receba orientação específica em relação ao tipo de postura que ele pode realizar e ao período de permanência recomendado.

Mesmo aqueles que não apresentam as condições abaixo devem ter consciência da importância de receber instrução adequada quanto à realização e ao tempo de permanência em tais posturas:

- Hipertensão;
- Cardiopatia;
- Glaucoma;
- Deslocamento de retina;
- Mulheres em período menstrual ou em período de gestação.

ALGUNS ESTUDOS SOBRE O MÉTODO

Em novembro de 2015, desenvolvemos o primeiro congresso exclusivo sobre Pilates em Suspensão no país: o Suspensus Experience.

Nesse congresso abordamos o método Suspensus em temas específicos, como populações especiais (idosos, gestantes e crianças), patologias e exercícios avançados. Para o congresso, nossa equipe de treinadores desenvolveu alguns estudos com o método, a fim de mostrar sua eficácia e aplicabilidade. Entre os estudos apresentados, estavam alguns cujos resumos apresentamos a seguir.

EFEITOS DO MÉTODO SUSPENSUS NA FLEXIBILIDADE DE ADOLESCENTES DO SEXO MASCULINO COM IDADE ENTRE 15 E 17 ANOS

Alana Tâmisa Leonel
Jaqueline de Campos Machado
Patrícia Caroline Tada

RESUMO

Introdução: A flexibilidade consiste na capacidade motora relacionada com a amplitude de movimento atingida pelas articulações, e essa capacidade diminui com a idade, principalmente na adolescência, devido ao estirão de crescimento. Existem vários programas de treinamento para melhora da flexibilidade, porém o que está em maior destaque nos dias de hoje é o método Pilates. Com o aumento da procura e dos estudos baseados no método criado pelo alemão Joseph Pilates, nos últimos cinco anos várias outras metodologias foram sendo desenvolvidas com base em seus ensinamentos, como é o caso do método Suspensus, uma variação do Pilates realizada em suspensão e com equipamentos próprios. Os maiores benefícios estudados até hoje são de melhora da flexibilidade, força e resistência muscular, coordenação motora e equilíbrio. Portanto, o objetivo do presente estudo foi comprovar a eficácia do método Suspensus na flexibilidade de adolescentes do sexo masculino com idade entre 15 e 17 anos e colaborar com as pesquisas científicas a respeito dos assuntos flexibilidade e método Suspensus. **Objetivo:** Comprovar os efeitos do método Suspensus na flexibilidade de adolescentes do sexo masculino com idade entre 15 e 17 anos e colaborar com as pesquisas científicas a respeito dos assuntos flexibilidade e método Suspensus. **Método:** Foram realizadas oito sessões com o método Suspensus, sendo testada a flexibilidade pelo teste de sentar e alcançar com o banco de Wells pré e pós-sessão, utilizando o mesmo protocolo de atendimento com todos os seis voluntários. **Resultados:** Houve melhora da flexibilidade após a utilização do método Suspensus como treinamento para ganho de flexibilidade, entre a pré – primeira sessão – e a pós – oitava sessão –, com ganho maior que 10 cm em um dos participantes. **Conclusão:** O método Suspensus foi eficaz na melhora da flexibilidade de adolescentes do sexo masculino com idade entre 15 e 17 anos.

A Figura 9.1 compara os resultados obtidos pelo teste de sentar e alcançar pré e pós-primeira sessão de Suspensus e comprova que de seis participantes apenas um não apresentou melhora da flexibilidade pós-atendimento e que o maior escore foi do voluntário número 1, com pós-Suspensus de 34,5 cm.

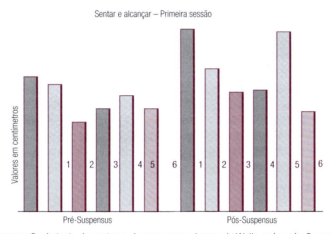

Figura 9.1. Comparação do teste de sentar e alcançar com o banco de Wells, pré e pós-Suspensus, primeira sessão.

Já a Figura 9.2, que compara pré e pós-Suspensus na oitava sessão, comprova que todos os participantes obtiveram melhores resultados pós-Suspensus, que variaram entre 2 e 7 cm, e o maior escore foi do voluntário número 5, com pós-Suspensus de 42 cm.

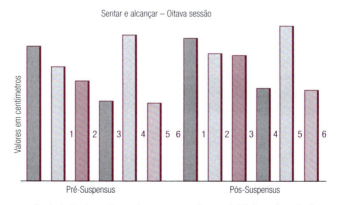

Figura 9.2. Comparação do teste de sentar e alcançar com o banco de Wells, pré e pós-Suspensus, oitava sessão.

A Figura 9.3 compara os resultados do teste do sentar e alcançar pré e pós-primeira e oitava sessão e comprova que, para todos os participantes, o pós-Suspensus se sobressaiu ao pré-Suspensus em escores, obtendo resultados de até 20 cm entre a pré-primeira sessão e pós-oitava sessão.

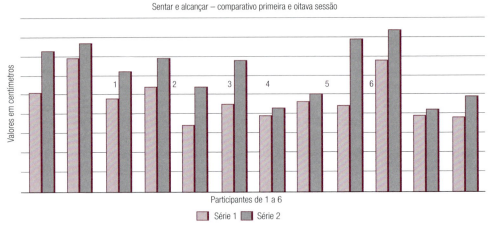

Figura 9.3. Comparação do teste de sentar e alcançar com o banco de Wells, pré e pós-Suspensus, primeira e oitava sessão.

A Figura 9.4 demonstra a porcentagem comparativa de desempenho do teste do sentar e alcançar entre a primeira e a oitava sessão e comprova que 67% dos participantes mantiveram os ganhos de flexibilidade com escores maiores que 10 cm.

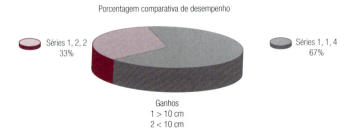

Figura 9.4. Porcentagem comparativa de desempenho do teste de sentar e alcançar com o banco de Wells, pré e pós-Suspensus, primeira e oitava sessão.

EFEITOS DO TREINAMENTO COM O MÉTODO SUSPENSUS NOS SISTEMAS SENSORIAIS NO EQUILÍBRIO CORPORAL DE IDOSOS

Danielle Soares de Souza

RESUMO

As alterações nos sistema sensorial no equilíbrio limitam a realização das atividades funcionais e aumentam a predisposição a quedas. Com o envelhecimento, esses sistemas são afetados e várias etapas do controle postural podem ser suprimidas, diminuindo a capacidade compensatória do sistema e levando o idoso a um aumento de instabilidade postural. O treino em suspensão combina equilíbrio e coordenação motora, e o método Suspensus traz novos exercícios com novos equipamentos que potencializam os resultados. **Objetivos:** Avaliar os efeitos do treinamento específico utilizando o método Suspensus nos sistema sensorial no equilíbrio em idosos. **Métodos:** Participaram do estudo um homem e sete mulheres, com idade média de 65,9 anos, selecionados no Consultório de Fisioterapia Danielle Souza. Foi utilizada a Escala de Equilíbrio de Berg (EEB). Foram realizadas duas sessões semanais de treinamento, durante oito semanas. **Resultados:** Dos 10 participantes, oito concluíram o estudo. Todos apresentaram melhora no escore da EEB; seis apresentaram aumento de quatro ou mais pontos, o que mostra relevância clínica na melhora do equilíbrio funcional. **Conclusões:** O estudo demonstrou que um protocolo de treinamento dos sistemas sensoriais utilizando o método Suspensus no equilíbrio de idosos pode ser benéfico na melhora da funcionalidade de idosos.

Tabela 9.1. Características demográficas e clínicas dos participantes (n = 8)

	Gênero	Idade (anos)	MEEM (pontuação)
P1	F	60	26
P2	F	67	18
P3	F	68	24
P4	F	71	23
P5	F	72	27
P6	F	63	26
P7	F	66	23
P8	M	60	29

Abreviações: M, masculino; F, feminino; MEEM, Miniexame do Estado Mental.

Tabela 9.2. Resultados obtidos na Escala de Equilíbrio de Berg, antes e após o treinamento (n = 8)

	EEB (escores)	
	Antes	Após
P1	37	49
P2	31	35
P3	48	49
P4	46	52
P5	44	49
P6	49	51
P7	44	49
P8	50	54

Abreviações: EEB, Escala de Equilíbrio de Berg.

MÉTODO PILATES: DAS BASES FISIOLÓGICAS AO TRATAMENTO DAS DISFUNÇÕES

Há outros estudos em desenvolvimento com o intuito de comprovar a eficácia do método e aumentar a literatura científica sobre a área, até então pouco estudada. Estudos e artigos sobre o método Pilates ainda são escassos e às vezes nem encontramos material a respeito de suas vertentes. Por isso, nós da Suspensus nos preocupamos em desenvolver um método que dê resultados, bem como em comprová-lo e embasar cientificamente nossos alunos.

BIBLIOGRAFIA RECOMENDADA

Almeida LGV. Ritual, risco e arte circense: o homem em situações-limite. Soc Estado. 2004;19(1).

Aparício E, Pérez J. O autêntico método Pilates: a arte do controle. São Paulo. Editora Planeta do Brasil; 2005.

Baroni JF. Arte circense: a magia e o encantamento dentro e fora das lonas. Pensar a Prática. 2006;9(1).

Bernardo LM. The effectiveness of Pilates training in healthy adults: an appraisal of the research literature. J Bodyw Mov Ther. 2007;11(2):106-10.

Bertolla F, Baroni BM, Leal Junior ECP, Oltramari JD. Efeito de um programa de treinamento utilizando o método Pilates® na flexibilidade de atletas juvenis de futsal. Rev Bras Med Esporte. 2007;13(4):222-6.

Boocock MG, Garbutt G, Linge K, Reilly T, Troup JD. Changes in stature following drop jumping and post-exercise gravity inversion. Med Sci Sports Exerc. 1990;22(3):385-90.

Bortoleto MAC. Introdução. In: Bortoleto MAC (Org.). Introdução à Pedagogia das Atividades Circenses. Jundiaí, SP: Fontoura, 2008.

Bortoleto MAC, Calça DH. O trapézio circense: estudo das diferentes modalidades. Efdeportes.com. 2007;12(109). Disponível em: <http://www.efdeportes.com/efd109/o-trapezio-circense.htm>. Acesso em: 22 nov. 2007.

Bortoleto MAC, Calça DH. O tecido circense: fundamentos para uma pedagogia das atividades circenses aéreas. Revista Conexões. 2007;5(2).

Bortoleto MAC, Machado GA. Reflexões sobre o Circo e a Educação Física. Revista Corpoconsciência – Fefisa. 2003;12:39-69.

Campos MA, Coraucci Neto BC. Treinamento funcional resistido: para melhoria da capacidade funcional e reabilitação de lesões musculoesqueléticas. Rio de Janeiro: Revinter; 2004.

Cohen M, Abdalla RJ. Lesões nos esportes – Diagnóstico, prevenção e tratamento. Rio de Janeiro: Revinter; 2003.

Craig C. Treinamento de força com bola: uma abordagem do Pilates para otimizar força e equilíbrio. São Paulo: Phorte; 2007.

Dangelo JG, Fattini CA. Anatomia humana: sistêmica e segmentar. 2ª ed. São Paulo: Atheneu; 1998. p. 374-83.

Davies JE, Gibson T, Tester L. The value of exercises in the treatment of low back pain. Rheumatol Rehabil. 1979;18(4):243-7.

Desiderio A. Corpos suspensos: o tecido circense como possibilidade para a Educação Física Escolar. 2003. Trabalho de Conclusão de Curso (Graduação) - Faculdade de Educação Física, Universidade Estadual de Campinas, Campinas, 2003.

De Gáspari JC, Schwartz GM. Vivências em arte circense: motivos de aderência e expectativas. Motriz Rev Educ Fís. 2007;13(3):158-64.

Dezan VH, Rodacki ALF, Rodacki CLN, Santos AM, Okazaki VHA, Sarraf TA. Comparação dos efeitos compressivos do disco intervertebral nas condições de levantamento de peso nas posições sentada e em pé. Braz J Biomechanics. 2003;4(7):41-9.

Dolan P, Adams MA. Recent advances in lumbar spinal mechanics and their significance for modelling. Clin Biomech (Bristol, Avon). 2001;16 Suppl 1:S8-S16.

Ferreira CB, Aidar FJ, Novaes GS, Vianna JM, Carneiro AL, Menezes LS. O método Pilates® sobre a resistência muscular localizada em mulheres adultas. Motricidade. 2007;3(4):76-81.

Gallagher SP, Kryzanowska R. O método Pilates de condicionamento físico. 3ª ed. São Paulo: The Pilates Studio Brasil; 2000.

Hall SJ. Biomecânica básica. 3ª ed. Rio de Janeiro: Guanabara Koogan; 2000.

Hermógenes J. Iniciação ao Yoga. Rio de Janeiro: Record.

Herrington, L, Davies, R. The influence of Pilates training on the ability to contract the Transversus Abdominis muscle in asymptomatic individuals. J Bodyw Mov Ther. 2005;9(1):52-7. Disponível em: <http://www.bodyworkmovementtherapies.com/article/S1360-8592(03)00112-8/abstract>. Acesso em: 5 jun. 2006.

Homepage: <http://www.trxtraining.com>.

Homepage: <http://aeroyoga.es>.

Kapandji JA. Fisiologia articular. 5ª ed. São Paulo: Panamericana; 2000.

Kendall FP, McCrear EK, Provance PG. Músculos, provas e funções. 5ª ed. São Paulo: Manole; 1995.

Kolyniak IEGG, CavalcantiI SMB, AokiII MS. Avaliação isocinética da musculatura envolvida na flexão e extensão do tronco: efeito do método Pilates*. Rev Bras Med Esporte. 2004;10(6):487-90.

Krause M, Refshauge KM, Dessen M, Boland R. Lumbar spine traction: evaluation of effects and recommended application for treatment. Man Ther. 2000;5(2):72-81.

Leal SMO, Borges EGS, Fonseca MA, Alves Junior ED, Cader S, Dantas EHM. Efeitos do treinamento funcional na autonomia funcional, equilibrio e qualidade de vida de idosas. Rev Bras Ciênc Mov. 2009;17(3):61-9.

Lee RY, Evans JH. Loads in the lumbar spine during traction therapy. Aust J Physiother. 2001;47(2):102-8.

Maitland GD. Manipulação vertebral: 5ª ed. São Paulo: Ed. Médica Panamericana; 1986. p. 336-7.

Marés G, Oliveira KB, Piazza MC, Preis C, Bertassoni Neto L. A importância da estabilização central no método Pilates: uma revisão sistemática. Fisioter Mov. 2012;25(2):445-51.

Minghua H. As cem diversões: dois mil anos de acrobacia chinesa. O Correio: O circo Arte Universal. 1988;3:8-9.

Mohan AG. Yoga para o corpo, a respiração e a mente: 1ª ed. São Paulo: Pensamento, 1993.

Monteiro AG, Evagelista AL. Treinamento funcional: uma abordagem prática. São Paulo: Phorte; 2010.

Muscolino JE, Cipriani S. Pilates and the "powerhouse". J Bodyw Mov Ther. 2004;8(1):15-24.

Muscolino JE, Cipriani S. Pilates and the "Powerhouse" – II. J Bodyw Mov Ther. 2004;8:122-30,. Disponível em: <http//www.elsevierhealth.com/journals/jbmt>. Acesso em: 5 jun. 2006.

Oliveira RB. Atividades circenses em academias: uma nova opção no âmbito do lazer [TCC]. Rio Claro: Universidade Estadual Paulista, Instituto de Biociências de Rio Claro; 2008.

Pilates JH. Your health. New York: Presentation Dynamics; 1998.

Pilates JH, Miller JW. Return to life trough contrology. New York: Presentation Dynamics; 1998.

Portela TR. O efeito de um treino em superfícies instáveis [tese]. Porto: Universidade do Porto; 2010.

Rissanen A, Kalimo H, Alaranta H. Effect of intensive training on the isokinetic strength and structure of lumbar muscles in patients with chronic low back pain. Spine (Phila Pa 1976). 1995;20(3):333-40.

Rogers K, Gibson AL. Effects of an 8-week mat Pilates training program on body composition, flexibility, and muscular endurance. Med Sci Sports Exercise. 2006;38(5):S279-80.

Ruiz R. Hoje tem espetáculo?: as origens do circo no Brasil. Ministério da Cultura; 1987.

Segal NA, Hein J, Basford JR. The effects of Pilates training on flexibility and body composition: an observational study. 2004;85(12):1977-81.

Van Lysebeth A. Segundo Swami Nischalananda Saraswati do Ashram de Swami Satyananda. Revista Yoga. 257, 1993.

Uso dos Acessórios no Método Pilates 10

Rafaela Okano Gimenes
Patricia Lettieri Rossi
Agnes B. de Thomaz

Os acessórios são comumente utilizados na prática do método Pilates, sendo alguns originais, desenvolvidos pelo próprio Joseph Pilates, e outros desenvolvidos posteriormente, já utilizados em modalidades terapêuticas ou *fitness*. Podem atuar como elementos facilitadores ou dificultar a execução dos exercícios, dependendo do nível de cada indivíduo e do objetivo do exercício.

Se o objetivo for facilitar, o acessório atuará no processo de aprendizado do movimento e promoverá a possibilidade de que o praticante consiga realizá-lo, desmistificando a impossibilidade da execução. Quando o objetivo é intensificar a execução do exercício, utiliza-se o acessório para estimular e propor um novo desafio.

Neste capítulo serão abordados exercícios utilizando acessórios em três diferentes níveis: básico, intermediário e avançado.

Selecionamos alguns dos acessórios mais utilizados nos estúdios atualmente: *Spine Corrector*, *Magic Circle*, bola, faixa elástica, Bosu, *Foam Roller* e *Toning Ball*.

SPINE CORRECTOR

Também chamado de *Step Barrel*, pertence ao grupo dos barris (*Ladder Barrel*, *Arc Barrel* e *Flymoon*), que se diferenciam entre si por seu tamanho e função. É um equipamento que pode ser utilizado para todos os níveis de execução, seja pelo praticante completamente inexperiente ou muito avançado.

Sua função principal é isolar o trabalho da musculatura profunda da coluna. O arco macio permite apoiar as costas, os ombros e a lateral do tronco ou pescoço de forma confortável. Além disso, o *Spine Corrector* desafia o corpo em todos os planos de movimento e permite uma infinidade de exercícios de alongamento, fortalecimento muscular e flexibilidade.

Benefícios dos exercícios com *Spine Corrector*:
- Sua curvatura auxilia no alinhamento da coluna e na correção dos desequilíbrios musculares durante a execução dos exercícios;
- Alivia as tensões da musculatura da coluna e pescoço;
- Realiza posicionamento para exercícios de fortalecimento muscular;
- Promove a expansão torácica, facilitando a respiração e alongamento dos músculos peitorais, e aliviando a tensão provocada por uma postura em hipercifose;
- Facilita a execução de exercícios que solicitam grande força abdominal;
- Relaxamento.

Scapula isolation – nível básico

Nesse exercício, também conhecido como Isolamento da Escápula, o acessório tem a função de estabilizar a região lombar para facilitar o movimento das escápulas e evitar as compensações.

Nesse movimento, deve-se tomar cuidado para não realizar pressão nas clavículas durante a protração das escápulas e a elevação das costelas na retração das escápulas.

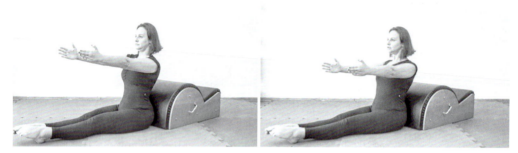

Figura 10.1. *Scapula isolation* – nível básico.

Lower lift – nível básico

O acessório tem a função auxiliar a estabilização da região lombar e potencializar a contração dos músculos do *power house* e cadeia posterior, além de evitar as compensações e o risco de lesão, tornando eficazes os movimentos dos membros inferiores.

O cuidado do exercício é que não ocorra hiperlordose lombar, por isso o movimento dos membros inferiores (MMII) deve ser respeitado ao limite da amplitude de movimento de cada aluno.

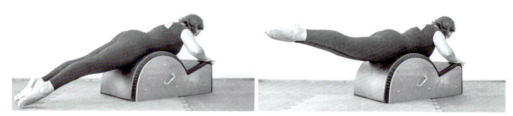

Figura 10.2. *Lower lift* – nível básico.

Swan dive – nível intermediário

O acessório está apoiado nas cristas ilíacas, facilitando a execução do exercício.

Deve-se manter a estabilidade escapular e o alongamento axial da coluna vertebral durante a extensão, evitando a compressão lombar.

De acordo com as instruções de Joseph, os joelhos devem ser mantidos estendidos, o corpo rígido e os músculos paravertebrais em contração durante toda a execução.

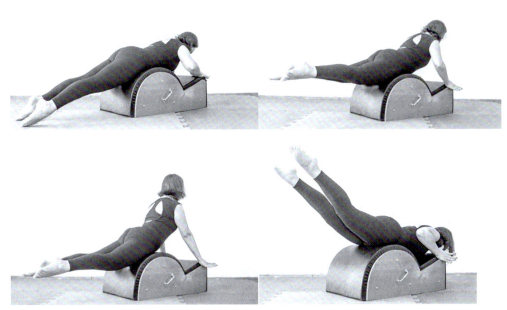

Figura 10.3. *Swan dive* – nível intermediário.

Leg pull front – nível avançado

As mãos devem estar apoiadas na parte côncava do *Spine Corrector* e o aluno deve estar em decúbito dorsal, somente com os calcanhares apoiados no solo.

O aparelho auxiliará na execução do movimento, comparado ao exercício original no solo, devido ao aumento do ângulo de inclinação do corpo.

Durante o movimento, deve-se ter maior atenção à estabilização da pelve e escápulas.

Deve-se posicionar sempre os ombros e as mãos em ângulo reto, a cabeça alinhada ao corpo, os metatarsos apontando para o chão e os joelhos em extensão.

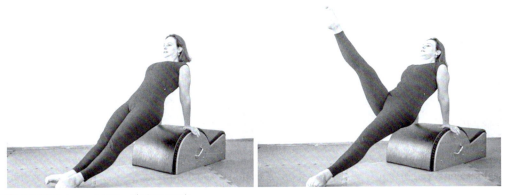

Figura 10.4. *Leg pull front* – nível avançado.

MAGIC CIRCLE

Aparentemente, esse é um dos únicos acessórios que foi criado por Joseph Pilates e que é usado hoje em dia, a partir do anel de um barril.

Quando puxado ou pressionado, o *Magic Circle* realiza resistência para os exercícios. Pode ser utilizado e posicionado em diferentes partes do corpo e, quando incorporado a exercícios clássicos, eleva o nível de dificuldade.

O *Magic Circle* aumenta a eficiência dos exercícios e melhora a qualidade de contração dos músculos de membros superiores e membros inferiores.

Apesar da ausência, até o momento, de evidências científicas que apontem a influência do uso do *Magic Circle* para aumentar a eficiência dos músculos componentes do *power house*, a hipótese aceita empiricamente entre os profissionais de Pilates é que a prática dos exercícios com o *Magic Circle* aumenta a consciência da centralização e melhora a propriocepção dos músculos, podendo ocorrer também aumento do controle corporal e fortalecimento dos músculos apendiculares envolvidos.

Scapula isolation

O acessório estará pressionado pelas mãos, realizando e potencializando a força dos músculos deltoide anterior e posterior e redondo maior e menor, e direcionando o movimento.

As escápulas devem estar e posição neutra, e a pressão no *Magic Circle* deve ser leve para que não ocorra elevação das escápulas. Esse exercício também pode ser realizado em decúbito dorsa

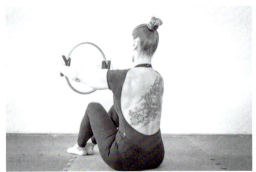
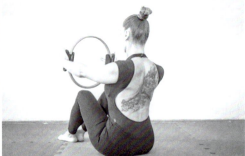
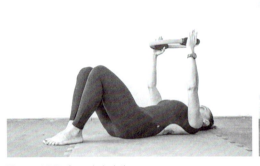
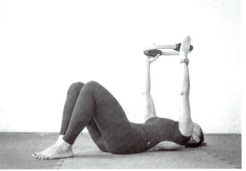

Figura 10.5. *Scapula isolation.*

The roll up – nível básico

O *Magic Circle* estará localizado entre as mãos e deve ser pressionado levemente para que ocorra o auxílio na direção do movimento.

É importante dar atenção ao posicionamento das escápulas para que não ocorra sobrecarga na região do trapézio superior e para que o movimento não se inicie por uma protração das escápulas com extensão do tronco, e sim com flexão craniovertebral, seguida de flexão de tronco.

Certifique-se de que a coluna esteja totalmente apoiada no chão e que ambos os membros inferiores auxiliem no movimento realizando contrações, com a região posterior contra o chão. Esse exercício fortalece os músculos abdominais e alonga os músculos posteriores do tronco.

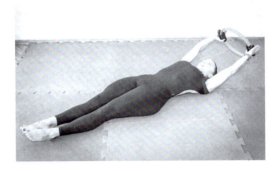

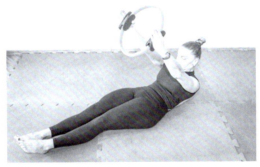

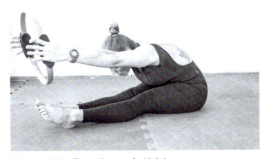

Figura 10.6. *The roll up* – nível básico.

Rolling like a ball – nível intermediário

No exemplo a seguir, o acessório é utilizado como agente para dificultar a execução do exercício.

O *Magic Circle* deve estar encostado nas pernas e receber uma leve pressão das mãos durante toda a execução do movimento. Nesse exercício deve-se tomar cuidado para que não ocorra elevação dos ombros e afastamento dos MMII em relação ao tronco.

Indivíduos com lesões na coluna cervical devem evitar esse exercício.

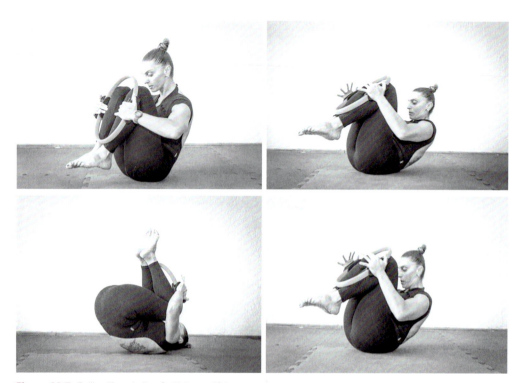

Figura 10.7. *Rolling like a ball* – nível intermediário.

Teaser – nível avançado

Esse é um exercício de difícil execução, cujo objetivo é desafiar o controle abdominal e melhorar a coordenação motora e o equilíbrio do indivíduo.

Os pés estarão apoiados no *Magic Circle*, com as mãos segurando-o. O *Magic Circle* auxiliará na execução do exercício, facilitando a subida dos membros inferiores para extensão total e mantendo-os em aproximadamente 45°.

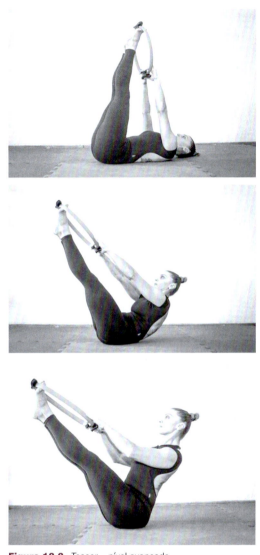

Figura 10.8. *Teaser* – nível avançado.

FAIXA ELÁSTICA

Também conhecida como resistência elástica progressiva, é um material frequentemente usado tanto na fase excêntrica como na concêntrica da contração muscular, tendo em vista a sua eficiência e praticidade.

No fortalecimento muscular, a faixa elástica atuará de acordo com o objetivo e a necessidade de cada um, podendo ser de forma gradual, dependendo da resistência.

No alongamento muscular, a faixa elástica é um recurso auxiliar, pois pode aumentar a gama de movimentos possíveis e proporcionar o controle efetivo deles.

Acessíveis e versáteis, as faixas elásticas são fabricadas com cores e resistências diferentes, o que possibilita adequar o grau de resistência a cada indivíduo de acordo com a necessidade. Diferente dos pesos utilizados nas academias, que identificam claramente seu valor, as faixas elásticas não oferecem nenhuma informação quantitativa da sua resistência real ou relativa, ou seja, ela depende do esforço realizado pelo indivíduo.

Scapula isolation

A faixa elástica é colocada ao redor do tronco, abaixo do ângulo inferior das escápulas. Nesse exercício a faixa dificultará o movimento, oferecendo resistência para o movimento de protração das escápulas e para o movimento de retração.

Aqui, deve-se tomar o cuidado para não realizar pressão na região das clavículas durante a protração das escápulas, devendo-se elevar as costelas na retração das escápulas.

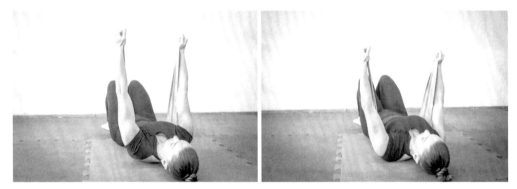

Figura 10.9. *Scapula isolation.*

The one leg circle – nível básico

A seguir, a faixa será utilizada para facilitar a execução do exercício, que deve ser realizado cinco vezes para dentro e cinco para fora, para cada membro inferior.

A faixa elástica deve estar posicionada sob os metatarsos, com leve pressão durante toda a execução do exercício. Os cotovelos devem ser mantidos apoiados ao solo, com estabilidade da pelve e escápulas.

O objetivo do exercício é desenvolver a estabilidade das regiões lombar e pélvica, aumentar a mobilidade da articulação do quadril e fortalecer a musculatura anterior da coxa. A faixa pode direcionar o movimento, sendo guiada pelas mãos, quando ainda não há esse controle lombo-pélvico.

De acordo com Pilates e Miller (2010), deve-se ter cuidado para que os ombros e a cabeça estejam sempre apoiados no chão.

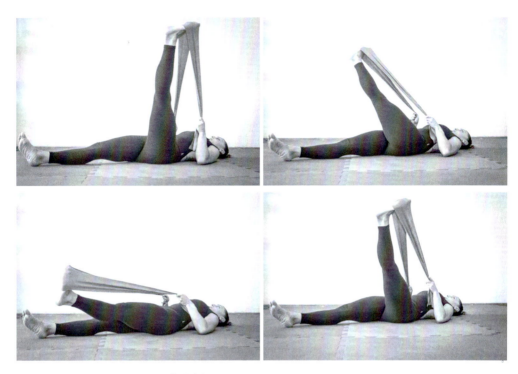

Figura 10.10. *The one leg circle* – nível básico.

Back extension – nível intermediário

O objetivo desse exercício é fortalecer os músculos paravertebrais, alongar os músculos da cadeia anterior do tronco e dar mobilidade à coluna vertebral.

As mãos segurarão a faixa elástica e aumentarão a resistência durante a execução do exercício. O púbis deve-se manter pressionado no solo durante a extensão com alongamento axial.

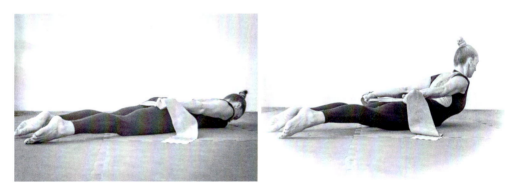

Figura 10.11. *Back extension* – nível intermediário.

Open leg rocker – avançado

A faixa deve estar posicionada sob os metatarsos e os calcanhares unidos, com uma leve resistência nela, que se altera durante a execução do exercício.

A faixa auxiliará a execução do exercício tanto para manter a postura quanto para direcionar o movimento do corpo para trás.

Como cuidados, deve-se manter a estabilidade escapular e não rolar acima das escápulas, mantendo o apoio do corpo até a borda inferior das escápulas.

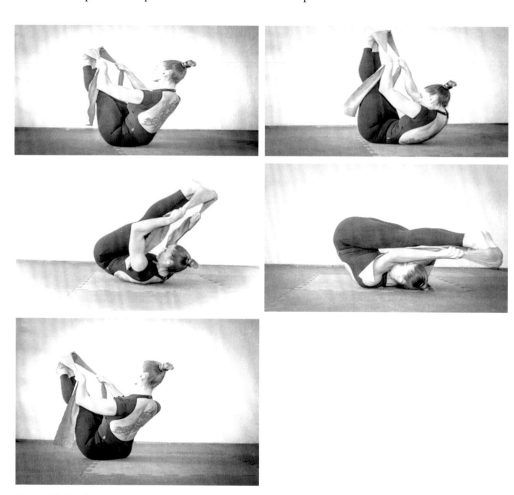

Figura 10.12. *Open leg rocker* – avançado.

BOLA

Desenvolvida na Itália em 1963, por Aquilino Cosani, a bola é usada no processo de tratamento para recém-nascidos em fisioterapia neurológica na Suíça. O termo "bola suíça" começou a ser utilizado quando esses tratamentos começaram a ser praticados na América do Norte.

Atualmente, outras denominações são usadas como bola de Pilates e bola terapêutica. Outras funções também foram aplicadas para a bola, e hoje ela é utilizada em exercícios de rotina para condicionamento físico geral e atividades como Pilates, para auxiliar nas dinâmicas que buscam mobilidade, equilíbrio, aumento da amplitude de movimento articular, força muscular, controle postural, consciência corporal e coordenação motora, podendo prevenir futuras lesões.

Scapula isolation – variação unilateral

Nas ilustrações a seguir, foi utilizada a posição sentada e a bola como acessório para propor *feedback* e melhor direcionamento ao movimento, com o objetivo de mobilização escapular.

O acessório estará entre as pernas na posição sentada. Deve-se pressionar as duas mãos na lateral da bola enquanto se faz o movimento de protração e retração das escápulas.

As escápulas devem estar em posição neutra. A pressão deve ser leve para que não ocorra elevação das escápulas nem tensão do músculo trapézio

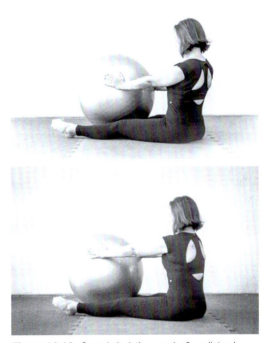

Figura 10.13. *Scapula isolation* – variação unilateral.

Shoulder bridge – nível básico

O acessório estará posicionado contra a planta dos pés, com as pernas flexionadas em ângulo de 90^0 pressionando a bola, braços estendidos ao longo do corpo e antebraços pronados.

Deve-se fazer a elevação da pelve mobilizando a coluna, até a borda inferior das escápulas.

A bola potencializará o trabalho da musculatura posterior de coxas.

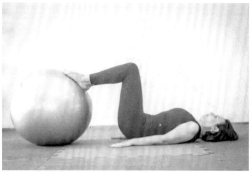
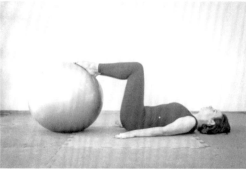
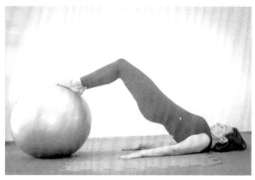

Figura 10.14. *Shoulder bridge* – nível básico.

Double straight leg – nível intermediário

O acessório estará entre os maléolos mediais, joelhos estendidos, mantendo os pés pressionando a bola durante todo o movimento. Deve-se fazer a flexão de coxa bilateral e manter o tronco em flexão durante toda execução do movimento.

É importante manter a estabilidade da pelve.

Neste exemplo a bola dificultará a execução do exercício, na flexão de coxas contra a força da gravidade e peso da bola, e na extensão de coxa pelo peso da bola na parte distal dos MMII.

Deve-se tomar cuidado no instante da extensão, pois, se houver fraqueza abdominal durante a execução, poderá haver hiperlordose lombar indesejada.

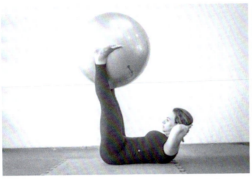
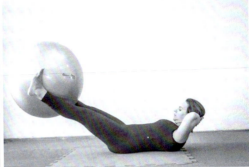

Figura 10.15. *Doble straight leg* – nível intermediário.

Roll over – nível avançado

A bola deve estar posicionada entre os maléolos mediais com uma leve pressão, que dificultar o exercício, porém ele auxiliará a direcionar o movimento. Os joelhos devem estar estendidos durante toda a execução do exercício.

Como cuidado, as escápulas devem estar sempre em contato com o solo, e a pressão entre os tornozelos deve ser constante para segurar a bola.

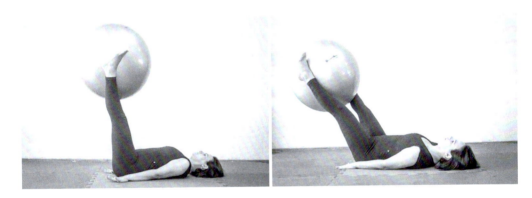

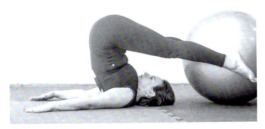

Figura 10.16. *Roll over* – nível avançado.

BOSU

O Bosu é utilizado como um acessório precioso nos exercícios de Pilates por causa de sua capacidade multifuncional, e sozinho ou combinado com outros aparelhos podem potencializar ou facilitar o exercício proposto pelo fisioterapeuta. É um excelente recurso para incrementar as aulas de Pilates.

O treinamento com o Bosu é de origem americana e tem como principal objetivo melhorar a condição física de cada participante com exercícios cardiovasculares, de força e flexibilidade. É um acessório que tem a aparência de uma bola cortada ao meio. É requerido pelos estúdios por ser de fácil uso e pela versatilidade dos exercícios, pois possibilita flexões de braço, abdominais, pulos e diversos exercícios de Pilates. Os exercícios praticados no Bosu trabalham necessariamente com o alinhamento do eixo de gravidade para o equilíbrio.

A consequência disso é o aumento da consciência corporal de quem pratica, além da melhora na coordenação e aumento da eficiência neuromuscular, pois os músculos agonistas, antagonistas, neutralizadores e estabilizadores funcionam juntos durante a maioria dos movimentos.

Pode ser usado tanto na parte plana quanto na parte oval. Por exigir esforço muscular, os exercícios resultam na melhora da postura e dos movimentos funcionais, criando uma nova visão de consciência corporal e alinhamento postural.

Scapula isolation

O acessório será posicionado como apoio na altura da região torácica da coluna, com a pelve no solo.

Deve-se fazer o movimento de protração e retração das escápulas, enquanto todo o membro superior mantém-se em extensão, com as palmas das mãos voltadas para o centro.

A ativação da região abdominal e o alinhamento e a extensão da coluna cervical cevem ser mantidos.

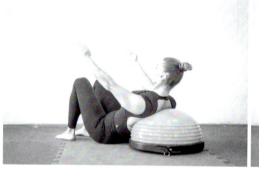
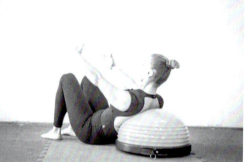

Figura 10.17. *Scapula isolation.*

Single leg strech – nível básico

O Bosu será posicionado abaixo da pelve e na região lombar da coluna.
A flexão da coluna deve ser mantida, alternando as pernas em extensão/flexão.
O acessório será facilitador do movimento.

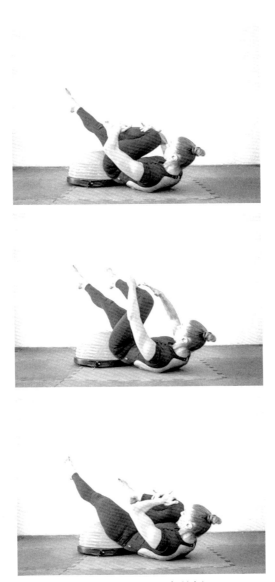

Figura 10.18. *Single leg strech* – nível básico.

Side kick (*up/down*) – nível intermediário

O acessório estará localizado abaixo da pelve na linha da crista ilíaca e o corpo estará em decúbito lateral.

Deve-se manter as pernas 15° à frente do tronco, fazer a abdução e a adução de coxa, mantendo a extensão dos joelhos.

A estabilidade da pelve e a extensão da coluna devem se mantidas. Caso haja dificuldade, pode-se diminuir a alavanca até que o praticante desenvolva o controle do movimento, fletindo os joelhos.

O acessório dificulta o exercício por aumentar a instabilidade.

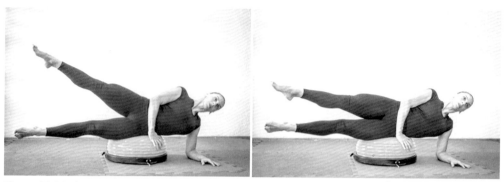

Figura 10.19. *Side kick (up/down)* – nível intermediário.

Push up – nível avançado

Iniciar o exercício em pé, mobilizar a coluna em flexão na direção do solo, caminhar com as mãos até o acessório, fazer a flexão dos cotovelos em 90°, aproximando o peitoral dele.

Retornar caminhando com as mãos em direção aos pés, mobilizando a coluna até total extensão.

Manter a estabilidade da pelve e escápulas.

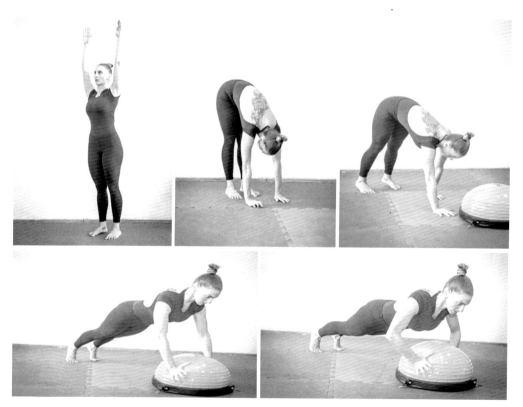

Figura 10.20. *Push up* – nível avançado.

FOAM ROLLER

O *Foam Roller* é um acessório versátil para desafiar o equilíbrio e a estabilidade, além de promover força e flexibilidade. É composto por uma espuma especial de alta densidade e possui uma superfície arredondada. Sua base de suporte é pequena e instável, podendo ser usado em exercícios básicos, intermediários ou avançados.

Existem dois tipos desse acessório:
- *Foam Roller Full*: seu formato de cilindro permite desafios completos de estabilidade, dificultando a execução por rolar para frente e para trás;
- *Foam Roller Half*: é apenas a metade do cilindro como se fosse uma meia-lua, para alunos iniciantes, pelo fato de não deslizar no solo.

Benefícios do Pilates com o uso do *Foam Roller*:
- Alivia dores crônicas;
- Trabalha o realinhamento da postura;
- Promove dissociação entre cíngulos escapular e pélvico;
- Aumenta a flexibilidade dos músculos e a amplitude dos movimentos das articulações;
- Readéqua a postura corporal por meio do alinhamento da coluna vertebral, suavizando curvas excessivas com exercícios de estabilização e mobilidade da coluna em todos os planos;
- Proporciona crescimento axial ativo, importante na execução dos exercícios, para obter ganho de espaço intervertebral e minimizar o risco de lesões.

Scapula isolation

O acessório estará posicionado no solo e os antebraços apoiados sobre ele com o indivíduo em decúbito ventral.

Realizar o movimento de depressão/elevação das escápulas movimentando o rolo para frente na elevação e para trás na depressão.

Não elevar o tronco durante o movimento e manter a contração dos MMII e todo *power house*.

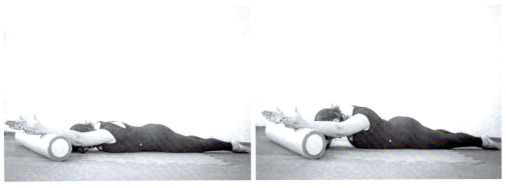

Figura 10.21. *Scapula isolation.*

Roll down – nível básico

O acessório estará posicionado no solo abaixo dos ísquios. Fazer a anteversão e retroversão da pelve, mantendo a coluna sem movimento, com abdominais e paravertebrais ativos.

Como sugestão para facilitar a execução, o rolo é utilizado para dar mais sentido ao movimento, bem como mobilização da porção lombossacra da coluna. Com esse objetivo, no momento da retroversão a contração abdominal pode ser facilitada com a expiração.

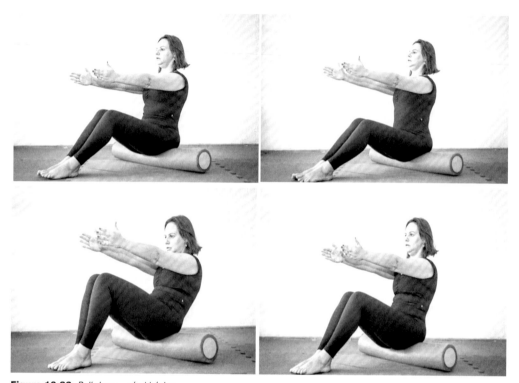

Figura 10.22. *Roll down* – nível básico.

Bicycle – nível intermediário

O rolo estará posicionado abaixo da coluna, com a base do crânio até o sacro apoiados no rolo.

Manter as mãos apoiadas no solo com antebraços pronados e braços estendidos, fazendo movimentos de flexão/extensão/rotação com as pernas.

O acessório aumentará o grau de dificuldade do movimento, pois propõe mais instabilidade.

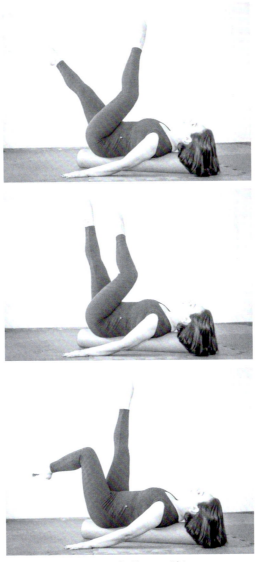

Figura 10.23. *Bicycle* – nível intermediário.

Leg pull front – nível avançado

O acessório estará posicionado no solo e as palmas das mãos apoiadas sobre ele, devendo-se observar o alinhamento da articulação do ombro com o membro superior e punho. Manter o apoio dos metatarsos no solo.

Manter a coluna em extensão durante todo o movimento. Enquanto se alternam as pernas, faz-se extensão/flexão dos tornozelos, mantendo a contração dos músculos do *power house* e as escápulas organizadas.

As escápulas e a pelve devem estar com muita estabilidade, e a aplicação do rolo é exatamente o desafio da estabilidade para dificultar o exercício.

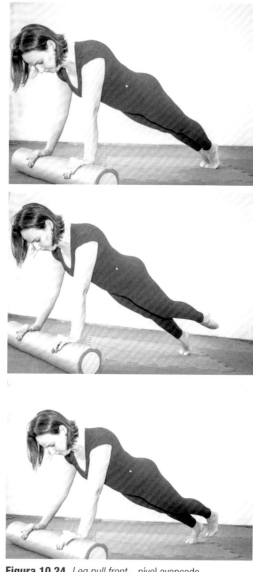

Figura 10.24. *Leg pull front* – nível avançado.

TONING BALL

Toning Ball são pequenas bolas feitas de material emborrachado e preenchidas com areia. São encontradas com pesos diferentes, que podem mudar tanto o objetivo quanto a dificuldade do exercício. Geralmente são utilizadas nas mãos, com tamanho próprio para isso, e basicamente criam estabilidade e *feedback* de sensações para a articulação dos ombros e músculos envolvidos nessa articulação.

Podem ser utilizadas também em outras partes do corpo, como embaixo dos pés e entre os joelhos e tornozelos. Conforme a força ou a evolução de cada indivíduo, é ideal que o peso seja aumentado ou diminuído proporcionalmente.

Scapula isolation

O acessório estará localizado no solo. Pressionar levemente as palmas das mãos sobre as bolas enquanto faz a elevação/depressão das escápulas, mantendo a extensão da coluna.

Nesse momento, o uso do acessório facilita a consciência para que haja mobilização das escápulas.

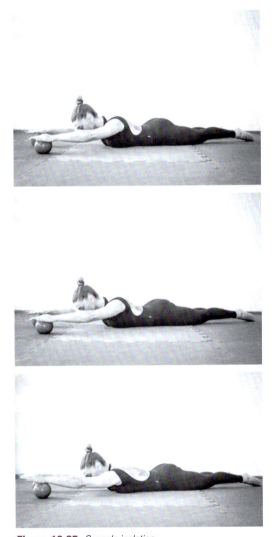

Figura 10.25. *Scapula isolation.*

Spine stretch – nível básico

Na posição sentada sobre os ísquios e MMII estendidos, o acessório estará localizado nas mãos.

Fazer uma leve retroversão da pelve e em seguida uma flexão da coluna torácica com os braços em extensão.

Aqui, o acessório potencializa a flexão torácica, proporcionando maior consciência de extensão ao final do movimento.

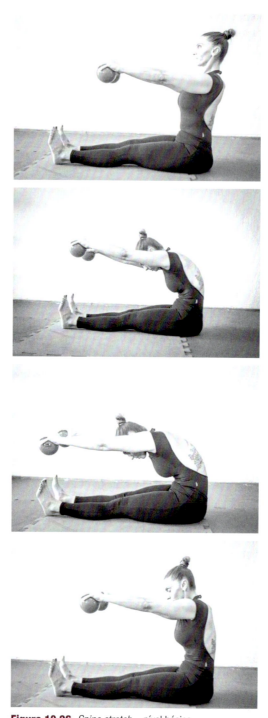

Figura 10.26. *Spine stretch* – nível básico.

Criss cross – nível intermediário

O acessório estará na mão, passando da direita para esquerda, enquanto se alternam as pernas em flexão/extensão, mantendo a coluna em flexão.

O acessório intensifica o exercício devido ao aumento da resistência aplicada.

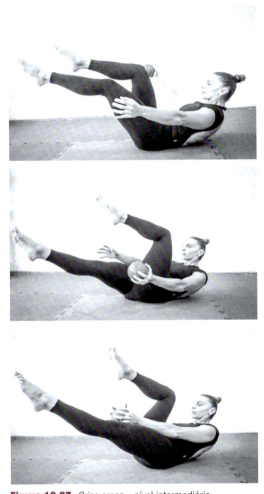

Figura 10.27. *Criss cross* – nível intermediário.

Jack knife – nível avançado

O acessório estará localizado entre os dois pés, mantendo uma leve pressão durante todo o movimento.

No exemplo, a bola auxilia a manter os MMII conectados em adução para execução do movimento, porém uma bola mais pesada pode ser utilizada para facilitação do movimento posterior dos MMII.

Fazer um rolamento para trás, em seguida uma elevação da pelve com a extensão das pernas para o alto, e voltar mobilizando a coluna até apoiar a pelve novamente no solo.

Manter as pernas em extensão durante todo o movimento e rolamento até a altura das escápulas.

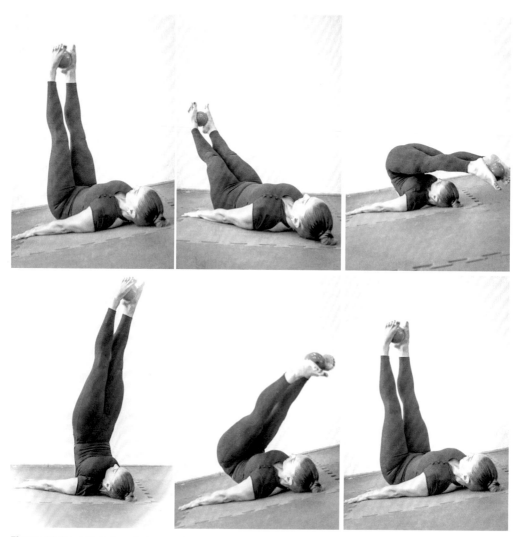

Figura 10.28. *Jack knife* – nível avançado.

BIBLIOGRAFIA RECOMENDADA

Camarão T. Pilates no Brasil: corpo e movimento. Rio de Janeiro: Elsevier; 2004. 212p.

Castilho P. Bosu. Revista Pilates. 2011. Disponível em: <http://revistapilates.com.br/2011/01/05/os-beneficios--do-bosu/. Acesso em: 21 jul. 2015.

Craig C. Pilates com a bola. 2ª ed. São Paulo: Phorte Editora; 2005. 177p.

Os benefícios do círculo mágico. Revista Pilates. 2011. Disponível em: <http://revistapilates.com.br/2011/01/20/os-beneficios-do-circulo-magico/>.

Paulistsch AF. O Magic Circle aumenta a atividade eletromiográfica abdominal e a pressão intravaginal no exercício The hundred no método Pilates. Porto Alegre: Universidade Federal do Rio Grande do Sul; 2013.

Pilates JH. A obra completa de Joseph Pilates. São Paulo: Phorte Editora; 2010. 240p.

Pilates JH, Miller WJ. Return to life through contrology. Miami: The Pilates Method Alliance; 2010. 105p.

Roverci LT. Fitness circle. Revista Pilates. 2011. Disponível em: <http://revistapilates.com.br/2011/06/22/fitness--circle/>. Acesso em: 21 jul. 2015.

Roverci LT. Foam Roller. Revista Pilates, 2011. Disponível em: <http://revistapilates.com.br/2011/06/15/foam--roller/>. Acesso em: 21 jul. 2015.

Evitando Lesões durante a Execução do Método Pilates

11

Caio Cezar de Lima Maciel
Keyner Luiz Martins Pedreira

INTRODUÇÃO

Na atualidade, observa-se o aumento significativo de pessoas interessadas em praticar o método Pilates e, paralelamente, de estabelecimentos que oferecem essa prática, por exemplo, estúdios e academias. No entanto, comumente o método não é aplicado de forma correta, não respeitando os princípios estabelecidos, sendo eles a respiração, concentração, centralização, controle e fluidez. Isso faz com que sua aplicabilidade seja executada erroneamente, sem seguir uma programação individual e evolutiva para cada aluno. O método Pilates preconiza a excelência do movimento com o objetivo de prevenção e tratamento de disfunções do sistema locomotor, visando também desde a melhora da função das atividades de vida diária até o aumento da *performance* em atletas.

Partindo desse princípio, o profissional deve atentar a diversos cuidados, como o ambiente onde o aluno se encontrará para a execução dos exercícios até seu próprio posicionamento como fisioterapeuta de Pilates, para que assim a prática do método possa ser executada de forma segura e eficiente. Sendo assim, este capítulo se divide em tópicos com o objetivo de nortear fisioterapeutas e educadores físicos que atuam, de forma prática, como fisioterapeutas do método Pilates para que adotem condutas a fim de evitar lesões durante a execução dos exercícios.

PROTEGENDO A COLUNA VERTEBRAL

A centralização, um dos princípios do método Pilates, tem como objetivo o fortalecimento do *power house* (centro de força), nomeado assim por Joseph Pilates, em 1945. Seu fortalecimento promove o aumento da proteção da coluna vertebral, por ser composto pela musculatura de tronco como reto abdominal, oblíquos interno e externo, quadrado lombar e, mais profundamente, transverso abdominal, multífidos e paravertebrais, além dos glúteos máximo, médio, mínimo e assoalho pélvico, que estão intimamente ligados com a estabilização da nossa coluna vertebral.

O músculo transverso abdominal é um dos principais músculos do *power house*, e o seu fortalecimento aumenta a pressão intra-abdominal, fazendo com que haja uma descompressão nas vértebras lombares, por promover o crescimento axial. O princípio da respiração, associado ao princípio da centralização do método Pilates, aumenta o nível de ativação dos músculos abdominais em relação ao mesmo exercício, sem a realização da mecânica respiratória exigida no método durante o mesmo exercício. Partindo desse conhecimento, pode-se concluir que a ativação efetiva do *power house* se dá realizando-se a respiração, de acordo com o método Pilates. Um princípio está intimamente ligado ao outro para o êxito da execução do método Pilates.

DESENVOLVENDO MOVIMENTOS FISIOLÓGICOS DA COLUNA VERTEBRAL

Realizar todos os movimentos fisiológicos que o corpo é capaz é de suma importância para a evolução de nosso aluno/paciente. Quando se limita esses movimentos, promovem-se a fraqueza muscular, a rigidez articular e a inaptidão física, prejudicando o funcionamento fisiológico do sistema corporal. Sendo assim, devem-se manter todos os movimentos fisiológicos para promover a qualidade de vida. Os movimentos realizados no decorrer do dia podem levar a lesões caso as estruturas corpóreas não estejam preparadas para realizá-los. Sendo assim, devem ser realizados de forma adequada e com a percepção corporal necessária para evitar o risco de lesões, que podem levar à redução na qualidade de vida e prejudicar a independência funcional por falta de ativação muscular efetiva e propriocepção eficaz durante o movimento.

A Figura 11.1 ilustra como durante o nosso dia a dia realizamos movimentos para a execução dos quais nossa coluna vertebral deve estar preparada, sem levar a uma lesão. Podemos imaginar que, ao brincar com seu filho, essa mãe provavelmente executará o movimento de flexão e rotação segurando a criança, que exercerá uma carga durante a execução do movimento. Assim, torna-se de suma importância colocar em seu repertório exercícios que preparem a coluna vertebral para sua execução.

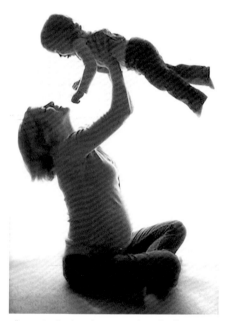

Figura 11.1. Movimento de extensão e rotação da coluna com elevação dos ombros realizado por uma mãe ao brincar com seu filho.

DESCOBRINDO ONDE ESTÁ O DESEQUILÍBRIO MUSCULOESQUELÉTICO

Quando colocamos carga em um exercício para um indivíduo que execute o movimento apresentando compensações posturais durante sua execução a tendência é aumentar tal desorganização postural mesmo que estes movimentos estejam sendo feito de maneira correta, se aquele segmento corporal encontra-se em desalinhamento o exercício proposto perderá sua eficácia podendo levar a uma piora do quadro clínico ou até mesmo promover lesão em outros tecidos.

O desalinhamento postural causado pelo desequilíbrio muscular pode ser explicado pela diferença de força e flexibilidade entre grupos musculares que atuam sobre uma mesma articulação, isto é, ocorre quando determinado grupo muscular se apresenta mais forte e/ou mais tensionado do que seu respectivo antagonista.

Alguns grupos musculares apresentam predisposição natural ao encurtamento. Embora não exista uma explicação para isso, acredita-se que exista correlação com a posição fetal. Dentre os músculos que sabidamente tendem ao encurtamento, destacam-se: eretores espinhais, quadrado lombar, tensor da fáscia lata, piriforme, reto femoral, gastrocnêmio e sóleo, peitoral maior, trapézio superior, elevador da escápula, esternoclidomastóideo, e escaleno; enquanto seus antagonistas diretos tendem ao estiramento.

A chave principal para o sucesso no tratamento é descobrir onde está o problema do seu paciente/aluno. O método Pilates é eficiente na melhora das lesões musculares e articulares, porém **é necessário** ter um foco no tratamento.

ENTENDENDO OS FATORES BIOPSICOSSOCIAIS: LOCAL DA DOR × EMOCIONAL

Com os dias cada vez mais corridos e a pressão que diversas pessoas sofrem no trabalho e em seu cotidiano, algumas lesões acabam sendo resultado de distúrbios emocionais. Situações de estresse, como o chefe gritando, o telefone que não para de tocar e os diversos *e-mails* a serem respondidos, farão que o corpo responda a esses estímulos sofridos ao longo do dia. Isso significa que essas lesões são provenientes de estresse psicológico. São incômodos sentidos onde não existem lesões teciduais, nem motivos físicos para as queixas. Essas dores provenientes do estresse trazem prejuízo para o corpo.

As pessoas mais tensas, estressadas, preocupadas e nervosas tendem a deixar o corpo mais rígido, com músculos mais contraídos do que o necessário. Essa contração faz com que os músculos suportem menos cargas, além de perderem a elasticidade e a resistência, podendo ficar mais doloridos e naturalmente com maior chance de lesão. E, devido à tensão causada pelo estresse na musculatura ao redor das costelas desses indivíduos, a mecânica respiratória fica prejudicada.

RESPEITANDO OS LIMITES DA DOR DO ALUNO/PACIENTE

Muitos profissionais fisioterapeutas do método Pilates se perguntam se podem utilizar o método em um indivíduo com dor aguda. O Pilates pode ajudar de forma eficaz todos aqueles que estão sofrendo em crise de dor, porém esse trabalho deve ser muito cuidadoso e adequado para que não haja agravamento do quadro inflamatório.

Cuidados:

- Os movimentos devem ter uma amplitude pequena no primeiro momento. A primeira, segunda e terceira repetição podem apresentar um pouco de dor, mas ela deve diminuir e desaparecer conforme o corpo se movimenta. Caso a dor esteja aumentando, o movimento deve ser trocado ou adaptado;
- Sempre devemos orientar o aluno/paciente para avisar o profissional caso a região afetada esteja incomodando ou a dor esteja piorando.

DEVEMOS SEMPRE OLHAR O PACIENTE POR COMPLETO

O grande erro é quando o fisioterapeuta ou educador físico foca apenas no local da dor de seu paciente/aluno, ou seja, quando este chega com uma dor local, por exemplo, no ombro, e o profissional foca apenas em trabalhar a musculatura envolvida dessa articulação.

O profissional da saúde deve olhar para o corpo como um todo, de forma biopsicossocial, considerando, por exemplo, que há pessoas que apresentam lesão na articulação do ombro cuja causa é a falta de mobilidade do quadril e, por conexão, as cadeias musculares acabam tencionando a musculatura do ombro.

A região lombar pode ser afetada por desequilíbrio de cadeias musculares distantes, como entorse de tornozelo ou mesmo uma lesão ligamentar no joelho, que levará, por mecanismos de compensação, considerando a conexão das cadeias musculares, ao tensionamento dos músculos da região lombar, gerando dor nessa musculatura.

A Figura 11.2 demonstra como uma dor articular pode, por conexão de cadeias musculares, refletir em um quadro álgico em outras articulações distantes com relação ao seu local de origem.

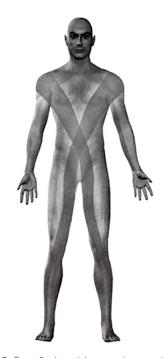

Figura 11.2. Conexão da cadeia muscular cruzada.

DISCIPLINANDO O ALUNO/PACIENTE/CLIENTE

A frequência do aluno/paciente no método Pilates deve ser como a disciplina de um paciente quando toma um antibiótico para conseguir obter seus resultados.

Podemos ressaltar que, para obter um resultado eficiente, é necessário respeitar:
- Os princípios do método Pilates;
- O número de repetições de cada exercício;
- Os limites de carga;
- A frequência à aula/tratamento, pois o organismo responde fisiologicamente aos estímulos dados e, para obter sucesso nos objetivos traçados com o aluno/paciente, esses estímulos devem ser adequados, não sofrer interrupções e ser frequentes;
- A pontualidade, para o atendimento correr de forma fluida e dentro da rotina planejada do ambiente de aula/tratamento e para que a aula/sessão seja totalmente utilizada.

A IMPORTÂNCIA DA HIDRATAÇÃO PARA A SAÚDE ARTICULAR E A NUTRIÇÃO DOS DISCOS VERTEBRAIS

A água promove benefícios à saúde e disposição geral, podendo evitar doenças, assim como proporciona a diminuição do cansaço, da sonolência e das toxinas produzidas pelo próprio organismo ou absorvidas pela alimentação.

A água lubrifica as articulações e cartilagens, permitindo que se movam com maior fluidez. Quando há desidratação, a água afasta-se das articulações, pois torna-se prioritariamente necessária em outros locais do organismo para manter o funcionamento orgânico adequado. Um disco vertebral desidratado age de forma ineficiente com relação à função de amortecimento das vibrações biomecânicas, podendo originar lesões. Sendo assim, a hidratação é um quesito de extrema importância para a saúde no nosso corpo como um todo.

CORREÇÃO DE FATORES EXTERNOS EM SEU ESTÚDIO PARA EVITAR ACIDENTES: FISIOTERAPEUTA × ALUNO/PACIENTE

É de suma importância saber se existem fatores externos que estão causando algum tipo de desequilíbrio muscular, caso contrário, o tratamento não será eficaz, pois esse indivíduo ficará poucas horas da semana corrigindo o problema durante a aplicação do método em seu tratamento/aula e muitas horas agravando esse desequilíbrio.

Os fatores podem ser os mais variados, como o local de trabalho, a prática de esportes com movimentos repetidos exaustivamente em longos períodos de treinamento, e até mesmo o local de descanso (a cama) pode ser citado como fonte de desequilíbrio muscular.

MANUTENÇÃO E CUIDADOS COM OS APARELHOS DE SEU ESTÚDIO DE PILATES

A manutenção dos aparelhos do método Pilates e os cuidados com eles e com o ambiente ao qual o aluno/paciente estará exposto são de suma importância, pois isso evitará não só danificações nos aparelhos, mas também a exposição do aluno/paciente a riscos de acidentes. Esses cuidados estão descritos a seguir.

Cuidados para o armazenamento das molas móveis:
- Quando as molas não estiverem em uso, elas devem ser armazenadas em local livre da luz solar e da umidade;
- As molas não devem ser usadas de forma inadequada, para evitar seu desgaste e a diminuição de sua vida útil, pois elas perdem resistência durante a deformação, necessária como carga nos exercícios e para promover a simetria.

Cuidado para o armazenamento das molas fixas:
- Quando o exercício termina e o aparelho não está sendo utilizado, deve-se desprender as molas e deixá-las desconectadas do conector, para evitar o desgaste e manter a resistência adequada com a sua deformação durante o exercício.

Cuidado para a barra móvel do Cadillac:
- Deve-se usar a faixa de segurança sempre houver resistência ao movimento, principalmente se essa resistência levar a mola para baixo, pois o aluno pode se ferir seriamente em sua face ou mesmo nos membros superiores, por reflexo de defesa para se proteger, por exemplo, durante a realização do exercício *tower*, caso o pé escorregue e a barra venha em direção a sua face.

Cuidado para as barras fixas do Cadillac:
- É necessário atentar à movimentação e ao espaço de execução do exercício, para que o aluno não tenha contato brusco com a cabeça ou membros inferiores durante os exercícios propostos.

Cuidados com exercícios no *Reformer*:
- Tenha certeza de que seu aluno está apto a realizar exercícios mais desafiadores e em posição ortostática, para que ele não se desequilibre e venha a sofrer uma queda;
- É importante atentar-se às molas adequadas para cada tipo de objetivo no exercício proposto, bem como não usar molas que ofereçam alta carga para exercícios cujo objetivo principal é a mobilidade. A mola deve estar adequada à necessidade do aluno e ao exercício proposto;
- O alinhamento das alças de mão e pé durante a execução do movimento proposto no exercício deve ser adequado para não favorecer o desequilíbrio das cadeias musculares e a assimetria.

Cuidado para as molas da *Chair*:
- Deve-se utilizar molas adequadas para cada tipo de objetivo no exercício proposto, não usando molas que ofereçam alta carga para exercícios cujo objetivo principal é a mobilidade, atentando para que estejam adequadas à necessidade do aluno e ao exercício proposto, para evitar as compensações biomecânicas durante o exercício;
- É importante ter cautela com exercícios em posições que desafiem o equilíbrio, para evitar o risco de quedas, e certificar-se de que o aluno/paciente está apto a realizá-lo, sempre começando gradativamente os exercícios.

Cuidado com o *Barrel*:
- Nos exercícios de alta complexidade, em que o aluno faz a total extensão da coluna vertebral, é necessário certificar-se de que seus pés estão fixos para executar o movimento e sempre começar de forma gradativa;
- Deve-se orientar a maneira de movimentação segmentar da coluna vertebral quando envolver exercícios com essa finalidade e/ou mantê-la neutra para exercícios de estabilização.

Cuidado geral com todos os aparelhos:
- Não utilizar substâncias inadequadas para realizar a limpeza dos aparelhos, para não deixar sua superfície escorregadia e promover instabilidade, o que pode fazer que o aluno deslize do aparelho, deixando inviável a estabilização durante a execução do movimento, ou que ele escorregue, desequilibrando-se e caindo;
- Após o uso do aparelho, este deve ser higienizado utilizando uma flanela com um produto adequado como álcool em gel.

Cuidado geral com o posicionamento dos aparelhos:
- Posicionar os aparelhos a uma distância adequada para permitir a movimentação livre do aluno e liberdade nos planos e eixos para a execução dos exercícios.

Cuidado geral com o ambiente/estúdio:
- Manter o ambiente limpo, arejado por janelas, ventiladores ou ar condicionado, dedetizado e sem influência de ruídos externos que possam desconcentrar o aluno/paciente;
- Deixar um bebedouro de fácil acesso ao aluno, para que ele possa manter-se hidratado;

- Verificar as condições de higiene dos copos utilizados ou de descarte, caso sejam descartáveis;
- Evitar barreiras arquitetônicas para evitar tropeços e quedas por população especial e facilitar o acesso de pessoas com mobilidade reduzida.

ERROS MAIS COMUNS DURANTE A EXECUÇÃO DOS EXERCÍCIOS NO MÉTODO PILATES

As Figuras 11.3 a 11.23 demonstram a execução de exercícios com compensações mais comuns e suas respectivas correções.

Extensão exagerada da curvatura da coluna cervical

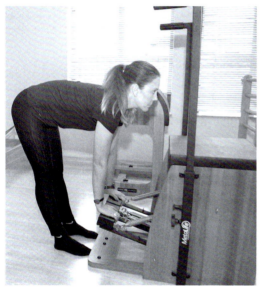

Figura 11.3. Extensão exagerada da coluna cervical.

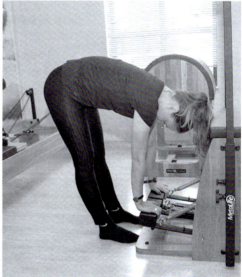

Figura 11.4. Posição correta da coluna cervical.

O que pode causar:
- Aumento da lordose cervical;
- Hérnia discal;
- Tensão dos escalenos e esternocleidomastóideo;
- Dores de cabeça, pescoço e ombro;
- Náuseas e tontura.

Dicas de correção:
- Demonstrar o posicionamento correto durante o exercício;
- Demonstrar o posicionamento errado para o aluno visualizar o que ele está fazendo;
- Orientar que a curvatura da coluna cervical precisa estar na posição neutra.

Flexão exagerada da coluna cervical

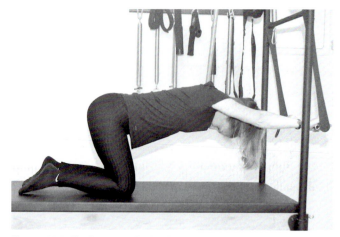

Figura 11.5. Flexão exagerada da coluna cervical.

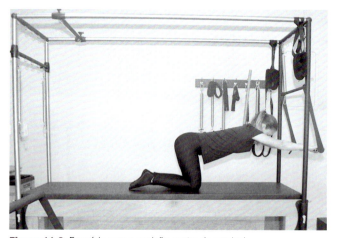

Figura 11.6. Exercício com a posição neutra da cervical.

O que pode causar:
- Retificação da coluna cervical;
- Espondilolistese;
- Artrose;
- Hipercifose;
- Dores de cabeça;
- Tensão da musculatura do trapézio;
- Náuseas e tonturas.

Dicas de correção:
- Tomar cuidado com o termo "queixo no peito", pois o aluno pode exagerar a flexão da cervical para fazer esse movimento;
- Orientar para onde o aluno está direcionando o olhar;
- Manter a posição da cervical neutra.

Elevação dos ombros

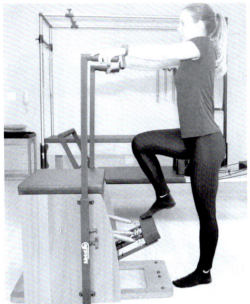 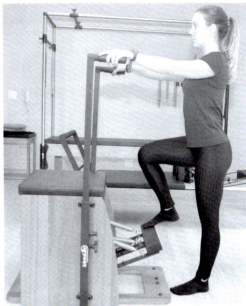

Figura 11.7. Exercício com a elevação inadequada dos ombros.

Figura 11.8. Exercício com a posição correta dos ombros.

O que pode causar:
- Tensão das fibras superiores da musculatura do trapézio;
- Dores na região dos ombros e escápula;
- Enxaqueca;
- Formação de ponto gatilho;
- Cansaço da musculatura envolvida;
- Desconforto para realizar o exercício.

Dicas de correção:
- Trabalhar a elevação e depressão dos ombros para melhorar a consciência postural do aluno;
- Fortalecer a musculatura estabilizadora dos ombros;
- Dar o comando: "afastar os ombros das orelhas".

Acentuação da lordose lombar

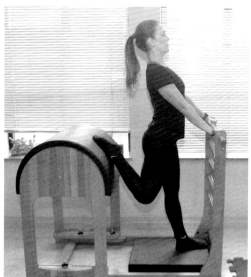

Figura 11.17. Acentuação da lordose lombar.

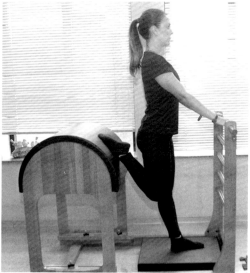

Figura 11.18. Posicionamento correto do aluno para correção da curvatura lombar.

O que pode causar:
- Hérnia discal;
- Espondilolistese;
- Dores no quadril e lombar;
- Tensão do psoas;
- Tensão do quadrado lombar.

Dicas de correção (Figura 11.17):
- Limitar a amplitude do movimento;
- Solicitar o crescimento axial durante o exercício;
- Solicitar a retroversão do quadril.

Flexão/extensão do punho exacerbada

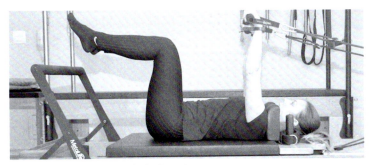

Figura 11.19. Flexão exacerbada do punho.

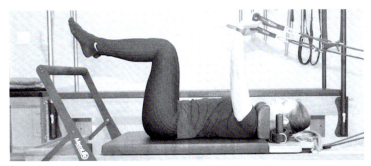

Figura 11.20. Extensão exacerbada do punho.

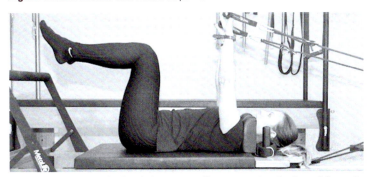

Figura 11.21. Extensão dos dedos para auxiliar na manutenção da posição neutra do punho.

O que pode causar:
- Tendinite de punho;
- Síndrome do túnel do carpo;
- Desconforto para realizar o exercício;
- Dores no antebraço.

Dicas de correção:
- Orientar a posição neutra do punho;
- Trabalhar o fortalecimento da musculatura extensora e flexora do punho;
- Solicitar extensão dos dedos para facilitar o posicionamento neutro e a posição correta do punho;
- Diminuir a intensidade do exercício.

Posição do profissional

O profissional nunca pode dar as costas para seu aluno/paciente, sempre o mantendo em seu campo de visão para evitar acidentes e execução errada dos exercícios.

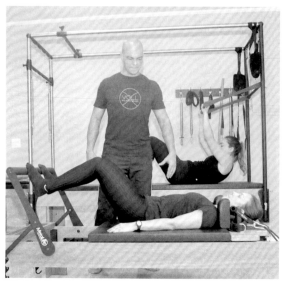

Figura 11.22. Posição errada do fisioterapeuta, que perdeu um dos alunos do seu campo de visão.

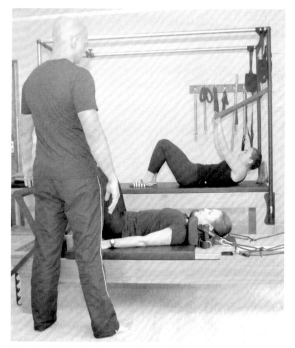

Figura 11.23. Posição correta do fisioterapeuta, mantendo os alunos no seu campo de visão.

Cuidado com as molas

O que pode causar:
- Queda do aluno no aparelho;
- Torções;
- lesões musculares;
- Lesões articulares.

Dicas de correção:
- Verificar a carga antes do aluno/paciente executar o exercício;
- Orientar o aluno para começar o exercício com movimentos mais lentos para testar a carga e trabalhar a propriocepção do movimento.

CONCLUSÃO

Com base nos conhecimentos adquiridos neste capítulo, o fisioterapeuta de Pilates terá aporte de conhecimento necessário para construir seu repertório de exercícios de forma segura tanto para si quanto para seu aluno/paciente, respeitando os limites individuais e as capacidades e particularidades para a execução do movimento, sendo audacioso, porém não imprudente. O repertório de exercícios deve-se iniciar do nível básico, evoluindo para o intermediário até chegar ao avançado, preparando o aluno/paciente com a propriocepção, percepção corporal, mobilidade articular, flexibilidade e força, de forma gradativa e harmônica para a execução do movimento de cada exercício. A consciência corporal se desenvolverá de forma eficaz, desafiando-se o aluno/paciente de forma segura, atentando para as compensações, evitando o risco de queda ou lesão na execução do movimento ou mesmo com os próprios aparelhos utilizados, para que assim se possa manter uma curva ascendente em relação a sua evolução diária, com impacto direto na qualidade de vida de seus alunos/pacientes.

BIBLIOGRAFIA COMPLEMENTAR

Barbosa AWC, Martins FLM, Vitorino DFM, Barbosa MCSA. Immediate electromyographic changes of the biceps brachii and upper rectus abdominis muscles due to the Pilates centring technique. J Bodyw Mov Ther. 2013;17(3):385-90.

Chou YC, Shih CC, Lin JG, Chen TL, Liao CC. Low back pain associated with sociodemographic factors, lifestyle and osteoporosis: a population-based study. J Rehabil Med. 2013;45(1):76-80.

Furtado RNV, Coutinho CD, Martucci Junior CE, Descio FJ, Abdo BA, Ribeiro LZ. Dor lombar inespecífica em adultos jovens: fatores de risco associados. Rev Bras Reumatol. 2014;54(5):371-7.

Kollmitzer J, Ebenbichler GR, Sabo A, Kerschan K, Bochdansky T. Effects of back extensor strength training versus balance training on postural control. Med Sci Sports Exerc. 2000;32(10):1770-6.

Lemos FF. Influência da desidratação no comportamento mecânico do disco intervertebral lombar [tese]. Universidade Estadual Paulista, Faculdade de Engenharia de Guaratinguetá; 2011. Disponível em: <http://hdl.handle.net/11449/105330>.

Marés G, Oliveira KB, Piazza MC, Preis C, Bertassoni Neto L. A importância da estabilização central no método Pilates: uma revisão sistemática. Fisioter Mov. 2012;25(2):445-51.

Miyamoto GC, Costa LOP, Cabral CMN. Efficacy of the Pilates method for pain and disability in patients with chronic nonspecific low back pain: a systematic review with meta-analysis. Braz J Phys Ther. 2013;17(6):517-32.

Paz GA, Lima VP, Miranda H, Oliveira CG, Dantas EHM. Atividade eletromiográfica dos músculos extensores do tronco durante exercícios de estabilização lumbar do método Pilates. Rev Andal Med Deporte. 2014;7(2): 72-7.

Pires DC, De Sá CKC. Pilates: notas sobre aspectos históricos, princípios, técnicas e aplicações. Efdeportes.com. 2005;10(91):1-4.

Rocha ID, Cristante AF, Marcon RM. Estabilizações lombares dinâmicas. Coluna/Columna [Internet]. 2012;11(1):77-80.

Silva FIC, Santos AML, Adriano LS, Lopes RS, Vitalino R, Sa NAR. A importância da hidratação hidroeletrolítica no esporte. Rev Bras Ciênc Mov. 2011;19(3):120-8.

Silva MAC, Dias JM, Silva MF, Mazuquin BF, Taufik A, Cardoso JR. Análise comparativa da atividade elétrica do músculo multífido durante exercícios do Pilates, série de Williams e Spine Stabilization. Fisioter Mov. 2013;26(1):87-94.

Sinzato CR, Taciro C, Pio CA, Toledo AM, Cardoso JR, Carregaro RL. Efeitos de 20 sessões do método Pilates no alinhamento postural e flexibilidade de mulheres jovens: estudo piloto. Fisioter Pesqui. 2013;20(2):143-50.

Stokes M. Neurologia para fisioterapeutas. São Paulo: Editora Premier; 2000.

Veiga PHA, Daher CRM, Morais MFF. Alterações posturais e flexibilidade da cadeia posterior nas lesões em atletas de futebol de campo. Rev Bras Ciênc Esporte. 2011;33(1):235-48.

Aplicação do Método Pilates nas Disfunções do Cíngulo Escapular e Membros Superiores

12

Katherinne Ferro Moura Franco
Gisela Cristiane Miyamoto
Naiane Teixeira Bastos de Oliveira
Cristina Maria Nunes Cabral

CONCEITOS BIOMECÂNICOS BÁSICOS DO CÍNGULO ESCAPULAR E MEMBROS SUPERIORES

Biomecânica do cíngulo escapular e ombro

A função escapular normal é um componente fundamental para a função do ombro e o alinhamento adequado das articulações glenoumeral e acromioclavicular. Biomecanicamente, a escápula proporciona uma base estável para a ativação muscular, ao mesmo tempo em que funciona como uma plataforma móvel para manter a cinemática da articulação glenoumeral. A eficiência da função da articulação glenoumeral depende de um movimento coordenado entre a escápula e o úmero, conseguido a partir de um ritmo escapuloumeral normal.

Cinemática e artrocinemática

O complexo do ombro é formado por quatro articulações, que precisam trabalhar em sincronia para que o movimento do braço ocorra de forma normal e eficiente. São elas as articulações esternoclavicular, acromioclavicular, escapulotorácica e glenoumeral. A articulação esternoclavicular é uma articulação selar que possui como movimentos a elevação/depressão, retração/protração e rotação posterior/rotação anterior (que ocorre pela tensão gerada nos ligamentos acromioclavicular e coracoclavicular – ligamentos trapezoide e conoide – durante o movimento da articulação escapulotorácica), e esses movimentos podem ser observados na Figura 12.1. Para que esses movimentos ocorram, são necessários que pequenos movimentos artrocinemáticos ocorram dentro da articulação. A elevação ocorre quando a superfície articular da clavícula rola superiormente enquanto desliza inferiormente no esterno, e o movimento oposto ocorre na depressão. Já para que ocorra a retração, é necessário que a superfície articular da clavícula role e deslize posteriormente no esterno, e o movimento contrário ocorre na protração.

A articulação acromioclavicular é uma articulação plana e tem como principais movimentos a rotação superior e inferior, e secundariamente a inclinação posterior/inclinação anterior e a rotação interna/rotação externa (sendo esses últimos denominados de movimentos de ajuste rotacional). Dessa forma, o movimento artrocinemático que ocorre nessa articulação é o deslizamento. A articulação escapulotorácica é uma articulação falsa, formada por um ponto de contato entre a superfície anterior da escápula e a parede posterolateral do tórax, mas as duas superfícies não fazem contato direto entre si. Essa articulação possui três grupos de movimentos puros (rotação superior/rotação inferior, inclinação anterior/inclinação posterior, rotação interna/rotação externa) (Figura 12.2) e dois grupos de translações, que estão associados aos movimentos das articulações esternoclavicular e acromioclavicular (deslizamento para cima/deslizamento para baixo, deslizamento medial/deslizamento lateral). Os movimentos de deslizamento para cima e para baixo da articulação escapulotorácica resultam da elevação e depressão da articulação esternoclavicular, enquanto os movimentos de deslizamento lateral e medial são resultado da protração e retração da articulação esternoclavicular. Assim, a associação dos movimentos dessas três articulações promove quatro movimentos combinados da escápula, que são mais facilmente identificáveis de forma clínica: retração (combinação da rotação externa, inclinação posterior, rotação superior e translação medial) e protração (combinação da rotação interna, inclinação anterior, rotação inferior e translação lateral), elevação (combinação da translação para cima, inclinação anterior e rotação interna) e depressão (combinação da translação para baixo, inclinação posterior e rotação externa).

O espaço subacromial, embora não seja uma articulação verdadeira, é um espaço que contém estruturas importantes da articulação glenoumeral e que precisa estar preservado para um bom funcionamento dos movimentos do ombro. Ele é delimitado superiormente pelo arco coracoacromial (formado pelo processo coracoide, acrômio e ligamento coracoacromial) e inferiormente

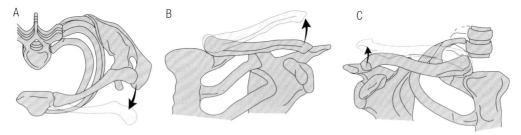

Figura 12.1. Movimentos da articulação esternoclavicular. (A) Protração/retração, (B) elevação/depressão e (C) rotação posterior/rotação anterior. Imagem adaptada de: Ludewig e Reynolds (2009).

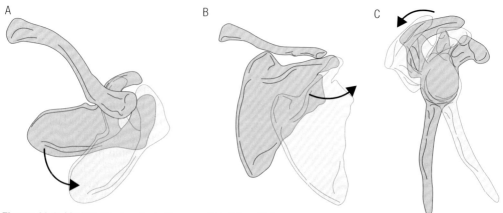

Figura 12.2. Movimentos da articulação escapulotorácica (A) Rotação interna/rotação externa, (B) rotação superior/rotação inferior e (C) inclinação posterior/inclinação anterior. Imagem adaptada de: Ludewig e Reynolds (2009).

pela cápsula articular sobre a cabeça do úmero. Nesse espaço encontram-se a bursa subacromial e subcoracoide, uma parte do músculo supraespinhal e seu tendão, a parte superior da cápsula articular e parte do tendão da cabeça longa do bíceps braquial. Durante o movimento de elevação do ombro, o tubérculo maior deve passar sob o ligamento coracoacromial sem comprimir as estruturas do espaço subacromial.

A articulação glenoumeral é uma articulação sinovial esferoide (bola e soquete) e tem como movimentos a abdução/adução, flexão/extensão e rotação externa/rotação interna. Para que a abdução ocorra, é necessário que a cabeça umeral role superiormente e deslize inferiormente na cavidade glenoide, enquanto o movimento oposto é necessário para que ocorra a adução. Para que ocorra a rotação externa, a cabeça umeral precisa rolar posteriormente e deslizar anteriormente na cavidade glenoide, e o contrário é necessário para que ocorra a rotação interna. Já para a flexão e extensão, a cabeça umeral apenas gira (movimento rotacional) na cavidade glenoide. Um recente estudo biomecânico encontrou que durante a abdução e a flexão do ombro, o úmero roda externamente em relação à cavidade glenoide à medida que aumenta o ângulo de elevação. Porém, foi observado que, durante a abdução, o úmero só mostra um padrão de aumento de rotação externa até aproximadamente 55° de elevação, seguido pela diminuição da rotação externa ou relativa rotação interna para o restante do movimento. Com relação às translações glenoumerais, esse mesmo estudo mostrou que a cabeça do úmero tende a transladar anteriormente em relação a glenoide durante a abdução e a abdução no plano da escápula, mas na flexão ocorre uma ligeira translação posterior durante 30° a 60°, seguida por uma translação anterior até os 120° de flexão. Além disso, a cabeça do úmero translada inferiormente em relação à glenoide durante os movimentos de elevação.

Dessa forma, para que ocorra o movimento de elevação do ombro (abdução, flexão ou abdução no plano escapular), é necessário que haja um ritmo escapuloumeral normal, no qual têm que ocorrer os movimentos de elevação, retração e rotação posterior da articulação esternoclavicular; rotação interna, rotação superior e inclinação posterior da articulação acromioclavicular; e rotação superior e inclinação posterior da articulação escapulotorácica. Alguns estudos também falam que ocorre uma rotação externa da articulação escapulotorácica durante a elevação do ombro, no entanto outros estudos observaram que não há um padrão desse movimento.

VALE LEMBRAR

Plano escapular: Corresponde ao posicionamento da escápula em repouso, com a cavidade glenoide apontando a aproximadamente 35° anterior ao plano frontal. A escápula e o o úmero tendem a seguir esse plano quando o braço é naturalmente elevado sobre a cabeça (Neumann, 2012). Dessa forma, a abdução no plano da escápula corresponde a uma abdução que ocorre com 35° a 40° anterior ao plano frontal (ou seja, o braço é posicionado entre a abdução e a flexão).

IMPORTANTE

Por que é importante conhecer os movimentos artrocinemáticos das articulações que compõem o complexo do ombro?

Porque são movimentos que ficam comprometidos em muitas lesões do ombro e que devem ser restaurados durante a reabilitação. Isso porque, quando o paciente apresenta um déficit de movimento, devem ser realizadas mobilizações em todas as articulações que contribuem para esse movimento, na direção correta que esse movimento ocorre.

Exemplo: Em um paciente com déficit de abdução do ombro, o terapeuta deve realizar mobilizações articulares com movimentos de deslizamentos inferior e posterior nas articulações esternoclavicular e acromioclavicular, além de mobilizações para deslizamento interior e anterior da cabeça umeral na articulação glenoumeral.

Estabilizadores estáticos da glenoumeral

A cavidade glenoide cobre apenas um terço da face articular da cabeça umeral, e a estabilidade articular é conseguida pela associação da tensão passiva gerada pelos tecidos conectivos e pelas forças ativas produzidas pelos músculos dessa região. As principais estruturas passivas que estabilizam o ombro são: cápsula articular, ligamentos capsulares (ou glenoumerais), ligamento coracoumeral e lábio glenoidal.

A cápsula articular é composta por um tecido fibroso que reveste sua camada externa e por uma membrana sinovial que a reveste internamente. Dentro da cápsula há um espaço considerável com duas vezes o tamanho da cabeça umeral, o que permite uma ampla mobilidade nessa articulação, e os estabilizadores ativos e passivos atuando em conjunto é que conferem a estabilidade articular que ela necessita. A camada externa da cápsula articular é reforçada anterior e inferiormente pelos ligamentos glenoumerais (superior, médio e inferior). O ligamento glenoumeral superior limita a adução completa e as translações inferior e posterior do úmero. Na região do ligamento glenoumeral superior existe um espaço denominado intervalo rotador, que é definido como o espaço entre o supraespinhal anteriormente e o subescapular superiormente. A cápsula articular normalmente se estende por essa região para incluir o ligamento glenoumeral superior e o ligamento coracoumeral. O adelgaçamento e a atenuação desse intervalo rotador estão relacionados com a instabilidade multidirecional da articulação glenoumeral, pois ele auxilia os ligamentos glenoumeral superior e coracoumeral a limitar a translação inferior da cabeça umeral.

O ligamento glenoumeral médio limita a translação anterior do úmero e o extremo da rotação externa. O ligamento glenoumeral inferior é o maior dos três e possui três componentes: o feixe anterior, o feixe posterior e uma lâmina de tecido que conecta os dois, chamado de recesso axilar,

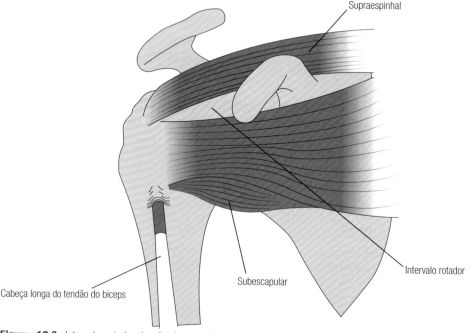

Figura 12.3. Intervalo rotador, localizado anteriormente ao músculo supraespinhal e superiormente ao músculo subescapular.

e que é formado por um prolongamento da membrana sinovial. Os componentes do ligamento glenoumeral inferior limitam especialmente o movimento de abdução do ombro e são importantes para manter a estabilidade anteroposterior do ombro em abdução. Nele, o feixe anterior também limita a rotação externa e o feixe posterior também limita a rotação interna quando o ombro está abduzido. O recesso axilar é um importante componente da estabilidade glenoumeral, e essa estrutura, quando apresenta frouxidão, relaciona-se à instabilidade multidirecional da articulação glenoumeral. Outro ligamento que fornece um reforço à cápsula articular é o ligamento coracoumeral, que limita os extremos da rotação externa, flexão, extensão e translação inferior do úmero. Outro componente importante, que contribui com cerca de 10% a 20% da estabilidade passiva da articulação glenoumeral é o lábio glenoidal, que é um tecido fibrocartilaginoso que envolve a margem da cavidade glenoidal e tem como objetivo aumentar em até 50% a profundidade da cavidade glenoide, fornecendo mais estabilidade e maior coaptação para articulação glenoumeral.

Um importante componente para a estabilização estática do ombro que não se relaciona a um tecido conectivo é o posicionamento escapular, que mantém a cavidade glenoide levemente rodada para cima, o que gera um melhor encaixe entre a cabeça umeral e a cavidade glenoide, além de gerar a tensão necessária nas estruturas capsulares superiores. Esse posicionamento é conseguido, em parte, pela ação dos músculos trapézio superior, supraespinhal e deltoide. Se essa posição é perdida, a tensão nas estruturas capsulares superiores é diminuída, o que produzirá reduzida força de compressão e a articulação glenoumeral poderá se tornar mecanicamente instável. E por fim, a pressão negativa presente dentro da cápsula articular é um fator que também auxilia na estabilização estática do ombro.

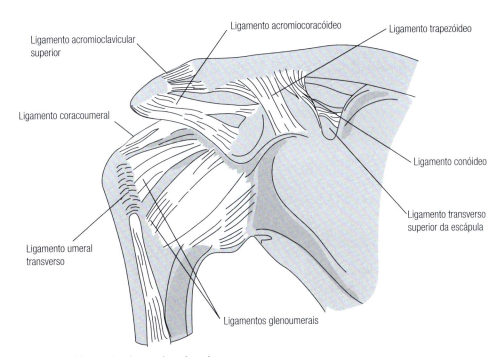

Figura 12.4. Ligamentos do complexo do ombro.

Estabilizadores dinâmicos da glenoumeral

As principais estruturas ativas que fornecem estabilidade dinâmica à articulação glenoumeral são os músculos do manguito rotador (supraespinhal, infraespinhal, redondo menor e subescapular), estabilizadores escapulares, deltoide e a cabeça longa do bíceps.

Pela inserção dos músculos do manguito rotador, eles fornecem um reforço estrutural significativo à cápsula articular. O músculo subescapular (por sua inserção anterior à cápsula articular) e os músculos supraespinhal, infraespinhal e redondo menor (por suas inserções superior e posterior à cápsula) fornecem a maior parte da estabilidade para a articulação glenoumeral durante o movimento ativo.

Interação entre os músculos e os movimentos do complexo do ombro

Devido à mínima estabilidade óssea da escápula, gerada apenas pela articulação acromioclavicular, existe a dependência da ativação muscular para que sua mobilidade e a estabilidade sejam normais. A ativação desses músculos ocorre a partir de pares de força (*force couple*) que permitem a estabilização da posição e controle do movimento acoplado dinâmico, como na elevação do ombro, que depende da rotação superior da articulação escapulotorácica, conseguida pela ativação e acoplamento dos músculos trapézio superior, trapézio inferior e serrátil anterior. A combinação das ações das fibras superiores e inferiores do trapézio, com os músculos serrátil anterior e romboides é o que proporciona a estabilidade escapular dinâmica. O trapézio superior é muitas vezes descrito como um músculo que realiza a rotação superior da articulação escapulotorácica, porém, por sua inserção mais distal à clavícula, esse músculo não parece ter um braço de momento tão eficaz para esse movimento em indivíduos saudáveis, mas ele gera a elevação e a retração clavicular necessárias para evitar a rotação interna excessiva da escápula. No que se refere ao trapézio inferior, por sua inserção medial na espinha da escápula, ele tem como função primária na elevação do braço realizar a rotação superior escapular, pois é um músculo que mantém uma ótima alavanca para esse movimento durante toda a rotação superior. Além disso, o trapézio inferior também ajuda a manter a escápula no gradil costal durante a depressão do braço, ao ser ativado excentricamente para controlar a inclinação anterior excessiva, que ocorre nesse movimento. Os romboides ajudam o trapézio inferior na estabilização da escápula no controle do deslizamento medial e lateral.

Já o serrátil anterior é o músculo que contribui para todos os componentes do movimento tridimensional da escápula durante a elevação do braço, ajudando a produzir rotação superior, inclinação posterior e rotação externa da escápula, ao mesmo tempo em que estabiliza a sua borda medial e o ângulo inferior, além de realizar a protração escapular. Pelo fato de o serrátil anterior realizar a protração, seu papel como um rotador externo da escápula pode parecer contraditório. O movimento de protração escapular decorre da ação muscular do serrátil anterior e do peitoral menor associados. Para que a protração escapular ocorra, deve haver a protração da clavícula na articulação esternoclavicular, e para realização desse movimento, o serrátil anterior puxa primeiramente a borda vertebral e o ângulo inferior da escápula em direção à parede torácica, criando a rotação externa da escápula na articulação acromioclavicular e estabilizando a escápula no tórax para que a protração da clavícula possa ocorrer.

Com relação aos músculos do ombro, o manguito rotador é de extrema importância para que ocorra o movimento normal de elevação glenoumeral, pois funcionam como estabilizadores da articulação glenoumeral em diferentes posições. Eles têm a função de ajudar a elevar e movimentar o braço, comprimir o centro da cabeça do úmero na fossa glenoide durante os movimentos do ombro e resistir à translação superior da cabeça do úmero devido à atividade do deltoide.

A ação do supraespinhal é comprimir a cabeça umeral na cavidade glenoide, abduzir e fornecer um pequeno torque para a rotação externa da articulação glenoumeral. Devido a sua alavanca, o supraespinhal é mais eficaz em menores ângulos da abdução do ombro e no plano escapular, mas consegue gerar força durante toda a amplitude de abdução, sendo capaz de produzir maior torque quando o ombro está em posição neutra, leve rotação interna ou leve rotação externa. O infraespinhal e o redondo menor realizam rotação externa, abdução, abdução na horizontal e compressão da articulação glenoumeral. A eficácia desses músculos em gerar rotação externa depende da posição da articulação, com o infraespinhal sendo mais eficaz em ângulos menores de abdução, enquanto o redondo menor possui um torque de rotação externa constante em todos os graus de abdução do ombro. O infraespinhal não possui um braço de alavanca tão eficiente quanto o supraespinhal para realizar a abdução, enquanto o redondo menor não gera um torque abdutor, e sim um torque fraco para a adução resistida, devido a sua posição anatômica; embora ambos os músculos sejam igualmente eficazes ao realizar a abdução na horizontal, por sua posição posterior. O subescapular é responsável por realizar rotação interna e abdução, e fornecer compressão glenoumeral. Ele é um rotador interno mais eficiente em ângulos menores de abdução do ombro e gera um torque significativo de abdução durante a elevação do ombro.

Quanto ao deltoide, ele é o principal abdutor do ombro (especialmente o deltoide médio), porém possui menor braço de alavanca para abdução que o supraespinhal, infraespinhal e subescapular, entre 0° a 40° de abdução do braço. Isso mostra que o deltoide anterior e médio são abdutores mais eficazes em ângulos mais altos de abdução, enquanto o supraespinhal, infraespinhal e subescapular são abdutores mais eficazes em ângulos mais baixos de abdução. Nessa menor angulação, a força do deltoide favorece a translação superior da cabeça umeral, que é resistida pela ação centralizadora dos músculos do manguito rotador.

Portanto, a escápula deve ser dinamicamente estabilizada em uma posição de retração relativa durante o movimento de elevação do ombro, para potencializar a ativação dos músculos da escápula e do ombro. A retração escapular faz com que a escápula funcione como uma base estável para a origem de todos os músculos do manguito rotador, visto que ela é capaz de aumentar entre 13% e 24% a força desses músculos. E por isso é considerada como uma integrante obrigatória de um ritmo escapuloumeral normal.

Biomecânica do cotovelo

O cotovelo é considerado uma articulação do tipo gínglimo (dobradiça) e é composto por três articulações, que precisam estar funcionando em sincronia para que o movimento do cotovelo ocorra corretamente. São elas: articulação umeroulnar (entre a tróclea do úmero e a incisura troclear da ulna), articulação umerorradial (entre o capítulo do úmero e a cabeça do rádio) e articulação radioulnar proximal (entre a cabeça do rádio e a incisura radial da ulna). Os movimentos que ocorrem no cotovelo são flexão/extensão (realizados pelas articulações umeroulnar e umerorradial) e pronação/supinação (realizados pela articulação radioulnar proximal relativamente ao cotovelo e radioulnar distal em relação ao punho); a força motora e a aceleração dessa articulação depende dos músculos bíceps braquial, tríceps braquial, braquiorradial, supinador e pronador redondo; dos perfis estruturais e interações do úmero distal, rádio e ulna proximal; e das forças relacionadas às variedades de exigências durante atividades de levantamento e lançamento/arremesso.

A flexão do cotovelo normalmente varia de 0° ou ligeira hiperextensão para 150° de flexão. A articulação radioulnar e a umerorradial permitem 85° de supinação e 75° de pronação. O cotovelo também apresenta uma frouxidão axial durante a flexão, que permite uma leve rotação da ulna em torno do próprio eixo. A extensão máxima pode ser limitada pela impactação do olécrano

Para a execução dos movimentos dos dedos, os músculos são divididos em extrínsecos e intrínsecos, baseados na origem. Os músculos extrínsecos são os flexores e extensores, considerados maiores e com isso podendo gerar mais força, e grande parte desses músculos se origina no antebraço. Grande parte dos músculos flexores tem origem na extremidade distal e medial do úmero, já os extensores se originam na extremidade distal e lateral do úmero. Porém, tanto os flexores como os extensores têm inserção nos ossos do carpo, metacarpo ou falanges. Considerando os músculos intrínsecos, a maioria se origina na mão, são pequenos e possibilitam a coordenação precisa dos dedos. Os músculos intrínsecos são divididos em três grupos: grupo tenar, que atua no polegar; o grupo hipotenar, que atua no quinto dedo; e o grupo intermediário, que a atua em todas as falanges, menos no polegar. Os músculos intrínsecos são localizados principalmente na região palmar e realizam a flexão, extensão, abdução e adução de todas as falanges, sendo responsáveis pelos movimentos precisos dos dedos.

DISFUNÇÕES E LESÕES DO CÍNGULO ESCAPULAR E MEMBROS SUPERIORES

Discinese escapular

A discinese escapular (*dys* = alteração e *kinesis* = movimento) descreve a perda de controle da fisiologia, da mecânica e do movimento escapular normal. É uma resposta não específica a uma condição dolorosa no ombro e pode alterar as funções da escápula no ritmo escapuloumeral. A expressão "discinesia escapular" é frequentemente usada como sinônimo de discinese, mas, como definição, a discinesia escapular corresponde à perda de movimento voluntário da escápula. No entanto, apenas os movimentos de elevação/depressão e retração/protração da escápula podem ser realizados de forma voluntária, enquanto as rotações superior e inferior e as inclinações anterior e posterior da escápula são movimentos acessórios involuntários. Portanto, o termo "discinesia" nem sempre é apropriado para descrever o movimento escapular anormal.

A discinese escapular é caracterizada clinicamente pelo movimento escapular dinâmico anormal e/ou pela posição escapular estática alterada, e é avaliada a partir da proeminência da borda medial ou inferomedial, elevação escapular precoce no movimento de elevação do braço e/ou rotação inferior durante a depressão rápida do braço. Todavia, a posição estática e a dinâmica do movimento são duas entidades separadas, por isso, ao descrever a aparência estática da escápula ou uma assimetria, deve-se dizer "posição escapular alterada em repouso" em vez de "discinese escapular". A discinese pode ser avaliada e classificada apenas como presente ou ausente, sendo essa a avaliação com maior confiabilidade interavaliadores e podendo ou não estar associada à síndrome de fadiga muscular excessiva **SICK** (*Scapular malposition, Inferior medial border prominence, Coracoid pain and malposition, and dyskinesis of scapular movement*, isto é, mal posicionamento escapular, proeminência da borda inferior e medial, mal posicionamento e dor coracoide e discinese do movimento escapular).

O **SICK** é a uma síndrome que possui sinais que podem ser observados estaticamente. Esse mau posicionamento estático da escápula sugere alterações na ativação muscular que produzirá alterações da cinemática escapular dinamicamente. Pode ser classificada em três padrões reconhecíveis de discinese escapular: o **tipo I**, que é o destaque da borda inferior medial da escápula e estaria associado à excessiva inclinação anterior da escápula, que é atribuída à inflexibilidade do peitoral maior e menor, assim como à diminuição da ativação do trapézio inferior e serrátil anterior; o **tipo II**, que corresponde ao destaque da borda medial da escápula, associa-se com a excessiva rotação interna escapular e é relacionado à fraqueza do trapézio superior e inferior e romboides; e o **tipo III**, que apresenta proeminência da borda superomedial da escápula e estaria associado à excessiva translação para cima da escápula e também com fraqueza do trapézio inferior, romboides e tensão excessiva do trapézio superior.

A discinese escapular sozinha não é uma lesão, não resulta em lesão em todos os casos e nem sempre está diretamente relacionada com uma lesão específica. Porém, a alteração do movimento diminui a eficiência da função do ombro, podendo gerar tensão na articulação acromioclavicular, alterações nas dimensões do espaço subacromial, na ativação muscular máxima e no posicionamento e movimento ótimo do braço, e cada um desses componentes escapulares individualmente pode gerar sintomas. A discinese escapular tem múltiplas etiologias, que podem ser divididas em causas ósseas (por exemplo: cifose torácica, pseudoartrose de fratura clavicular ou encurtamento da clavícula por consolidação viciosa), articulares (por exemplo: instabilidade e/ou artrose da articulação acromioclavicular e da articulação glenoumeral), neurológicas (por exemplo: radiculopatia cervical e paralisia do nervo torácico longo e espinhal acessório) e alterações nos tecidos moles (por exemplo: inflexibilidade do tecido mole, rigidez muscular ou alterações na ativação da musculatura periescapular), sendo a última a forma mais comum. A relação entre a discinese e os sintomas do ombro não é sempre clara. Em casos de lesão nervosa, fratura de clavícula e luxação da articulação acromioclavicular, a lesão cria a discinese, que, por sua, vez afeta a função do ombro. Já em casos como a lesão do manguito rotador, lesão labral e instabilidade multidirecional, a discinese pode ser a causadora, criando uma patomecânica que predispõe a tais lesões. O resultado final da maioria desses fatores etiológicos é uma escápula protraída com o braço em repouso e/ou excessivamente protraída em movimento, o que pode levar a diminuição do espaço subacromial, aumento ou surgimento de sintomas da síndrome do impacto ou impacto interno do ombro, diminuição da força do manguito rotador, aumento de tensão nos ligamentos glenoumerais anteriores e da pressão sobre os músculos estabilizadores da escápula.

O déficit de rotação interna glenoumeral (GIRD – *glenohumeral internal rotation deficit*) está intimamente relacionado à discinese escapular. Ele ocorre quando há perda de rotação interna associada ao excesso de rotação externa glenoumeral, e é causado pela tensão na região posterior da cápsula glenoumeral, que pode ser desenvolvida como uma adaptação às altas tensões impostas à cápsula posterior. A tensão da cápsula posterior pode levar a movimentos anormais da escápula no tórax (maior inclinação anterior e rotação interna da escápula), principalmente quando os movimentos de flexão, adução na horizontal e rotação interna são associados. Sabe-se que indivíduos com déficit de rotação interna glenoumeral apresentam de 8,5° a 9,5° de inclinação anterior da escápula a mais que indivíduos sem esse déficit nos movimentos de flexão e abdução, que são movimentos conhecidos por estressar mais a cápsula posterior. Além disso, existe grande relação entre a diminuição da rotação interna e o aumento da translação anterior e superior da cabeça umeral. Assim, esses estudos sugerem que a tensão da cápsula posterior é um fator de risco potencial para alterações da cinemática escapular, que são relacionadas ao impacto subacromial. E para o tratamento dessa alteração, os estudos sugerem o alongamento da cápsula posterior, que pode ser realizado por meio de exercícios como o *sleeper stretch* (Figura 12.5).

As principais metas de gestão da discinese escapular se relacionam com a capacidade de recuperar a retração funcional. E atualmente o tratamento dessa condição se baseia em exercícios de flexibilidade, que consistem no alongamento da cápsula posterior do ombro, além do ganho de amplitude de movimento para a flexão, abdução e rotação interna; e os exercícios, concentram-se no trabalho da musculatura periescapular. A maioria dos autores concordam que padrões de discinese escapular, como déficit da rotação superior, inclinação posterior e rotação externa, com a translação superior aumentada, podem ser causados por excesso de ativação do trapézio superior, combinado com a redução da ativação do trapézio inferior e do serrátil anterior, e que o tratamento adequado para essa condição é, portanto, a ativação seletiva das partes musculares mais fracas, com atividade mínima dos músculos hiperativos.

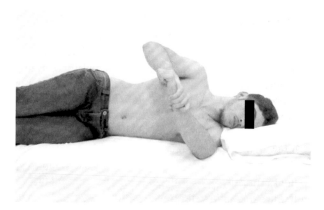

Figura 12.5. *Sleeper stretch* em decúbito lateral.

Síndrome da dor subacromial

Anteriormente era definida como síndrome do impacto subacromial, mas a expressão "síndrome da dor subacromial" descreve melhor a condição, pois nem sempre há o choque entre acrômio e manguito rotador gerando a lesão. Atualmente, devido ao melhoramento das técnicas de imaginologia e artroscopia, sabe-se que a relação direta entre o substrato anatômico, carga funcional e dor nem sempre é explicitamente presente. Dessa forma, a síndrome da dor subacromial é definida como qualquer problema atraumático no ombro, unilateral, que cause dor localizada ao redor do acrômio, que geralmente piora durante ou após a elevação do braço. Fazem parte da síndrome da dor subacromial os termos bursite, tendinite calcária, tendinopatia do supraespinhal, ruptura parcial do manguito rotador, tendinite do bíceps e degeneração do manguito rotador.

Alguns estudos avaliaram as diferenças biomecânicas entre pacientes saudáveis e com dor no ombro, e observaram que participantes diagnosticados com impacto subacromial apresentaram redução significativa da rotação superior da articulação escapulotorácica, da rotação posterior e elevação da articulação esternoclavicular em ângulos mais baixos de abdução no plano da escápula, além de translação anterior glenoumeral maior entre 90° e 120° de elevação do ombro, comparados a indivíduos saudáveis. O que pode ser observado nesse estudo é que as diferenças na cinemática glenoumeral são relacionadas com a articulação escapulotorácica, pois, durante a abdução do úmero no plano escapular, os pacientes com impacto demonstraram 7° (a 30° de abdução) e 6° (a 60° de abdução) a mais de elevação glenoumeral do que indivíduos saudáveis. Esses mesmos participantes também apresentaram 7° (a 30° de abdução) e 3° (a 60° de abdução) a menos de rotação superior escapulotorácica. O que mostra que a elevação glenoumeral aumentada tentou compensar a diminuição da rotação superior da articulação escapulotorácica, assim como a diminuição da rotação superior da articulação escapulotorácica está relacionada com a diminuição da elevação e rotação posterior da articulação esternoclavicular, como visto anteriormente.

Quanto ao prognóstico da síndrome da dor subacromial, sabe-se que existe associação entre maior duração da dor no ombro (superior a três meses) e a meia-idade (entre 45 e 54 anos), com um pior resultado, e que fatores psicossociais podem ter maior associação com curso da dor crônica no ombro (superior a três meses) do que com a dor aguda (inferior a seis semanas). E existem alguns indícios de que um pior resultado está associado com um pior resultado no início do tratamento, maior duração dos sintomas e a morfologia do acrômio tipo II e III.

A recomendação de tratamento conservador para a síndrome da dor subacromial é de repouso relativo, na fase aguda, combinado com prescrição de anti-inflamatórios não esteroidais, se necessário, por uma ou no máximo duas semanas, com retorno gradual à atividade. Injeções de corticosteroides podem ser utilizados para a dor severa, se possível sob orientação ecográfica, nas primeiras oito semanas, porém essa terapia não é recomendada como único tratamento a longo prazo. O uso de terapia por ondas de choque extracorpórea pode ser considerado em casos de tendinite calcária comprovada, mas não é recomendada na fase aguda. A terapia por exercício é mais eficaz do que nenhum tratamento na redução da dor e melhora da função do ombro, porém não parece haver nenhuma diferença na eficácia entre a terapia de exercícios e exercícios domiciliares. Exercícios específicos para manguito rotador e estabilizadores escapulares parecem ser mais eficazes do que a terapia geral de exercício. O exercício deve ser realizado, preferencialmente, em baixa intensidade e alta frequência, dentro do limiar de dor, e com foco no fortalecimento excêntrico. Mobilizações articulares manuais não parecem ter nenhum benefício adicional a um programa de exercícios ativos na redução da dor e melhora da função do ombro. E massagens de tecidos moles e liberação de pontos-gatilho nos músculos do ombro parecem ser mais eficazes do que o placebo ou nenhum tratamento em reduzir a dor e melhorar a função do ombro nesses pacientes.

A síndrome da dor subacromial deve ser tratada preferencialmente de forma conservadora. Se o paciente não responder ao tratamento conservador exaustivo, a bursectomia pode ser considerada. As intervenções realizadas via artroscopia ou miniabertas estão associadas com menor permanência hospitalar e retorno mais rápido ao trabalho. A idade e o nível de atividade do paciente desempenham importante papel na tomada de decisão quando a reparação cirúrgica da lesão do manguito rotador é indicada. O tratamento cirúrgico para tendinite calcária não é recomendado, pela disponibilidade de alternativas equivalentes.

Lesão do manguito rotador

Embora seja considerada, em parte, como síndrome da dor subacromial, algumas particularidades merecem certo destaque. Existem três tipos de lesão do manguito rotador: a tendinite, a tendinose e a ruptura. Tendinite é a inflamação do tendão ou, na maioria dos casos, na verdade, é a inflamação da bainha do tendão, e não do tendão em si. Já a tendinose implica a doença intratendínea, como degeneração substancial ou ruptura. As duas entidades, se apresentam clinicamente como dor em atividades acima da cabeça e fraqueza muscular secundária à dor, mais encontradas no supraespinhal e infraespinhal, e a diferenciação entre as duas doenças se dá pela ressonância magnética (o paciente com tendinite apresentará inflamação da bainha do tendão, enquanto o paciente com tendinose apresentará degeneração do tendão), duração e frequência dos sintomas.

Alterações na cinemática escapular são observadas em pessoas com fraqueza, tendinopatia e ruptura do manguito rotador. As alterações da tendinopatia são as mesmas encontradas na síndrome da dor subacromial. Já pacientes com ruptura do manguito rotador podem apresentar aumento da rotação para cima da escápula de alguma magnitude, e a maioria também apresenta diminuição da inclinação posterior da escápula. Esse aumento da rotação superior em pacientes com ruptura do manguito rotador, contrário ao que normalmente ocorre em pacientes com impacto e outras lesões do manguito rotador, pode ser uma estratégia compensatória para aumentar ou maximizar a elevação do braço, na tentativa de melhorar a ativação do manguito rotador.

Os mecanismos que geram tendinopatia do manguito rotador incluem mecanismos intrínsecos e extrínsecos. Os mecanismos extrínsecos potencialmente envolvem atrito dos tendões do manguito com estruturas como a cabeça do úmero abaixo e o arco coracoacromial acima, possivelmente devido à má função da musculatura responsável por controlar a posição da cabeça do úmero, secundária à fraqueza, fadiga, inibição relacionada à dor e incompetência estrutural. Aproximadamente 45% das pessoas diagnosticadas com tendinopatia do manguito rotador têm redução no espaço subacromial durante a elevação do braço. Estudos sobre o efeito da fadiga muscular do manguito rotador sugerem que o tamanho do espaço subacromial é reduzido pela fadiga dessa musculatura e a recuperação é atrasada em pacientes com tendinopatia do manguito rotador. Além disso, estudos de eletromiografia em pessoas com tendinopatia do manguito rotador relataram reduzida ativação muscular e atraso no início da ativação dos músculos do manguito rotador. Os mecanismos intrínsecos referem-se a fatores que influenciam diretamente a saúde e a qualidade do tendão, incluindo o envelhecimento, genética, alterações vasculares e sobrecarga no tecido. Sobrecarga no tecido continua a ser o fator causal mais importante no desenvolvimento da tendinopatia do manguito rotador, devido ao fato dea tendinopatia ocorrer, mais frequentemente, no membro dominante e em ocupações e esportes com altas taxas de sobrecarga dos membros superiores. Além disso, componentes do estilo de vida como obesidade, síndrome metabólica e tabagismo podem aumentar o risco e impactar negativamente a recuperação das tendinopatias do manguito rotador.

Para o tratamento de lesões pequenas e médias do manguito rotador, foi encontrada evidência moderada em favor da cirurgia comparada com terapia por exercício a médio e longo prazo. Na cirurgia, a técnica de fixação do tendão no osso com âncora de metal foi mais eficaz que o reparo lado a lado com suturas permanentes a médio e longo prazo. Não foram encontradas evidências de qualidade em favor de qualquer intervenção não cirúrgica e pós-cirúrgica para esses pacientes, embora os autores acrescentem que o tratamento conservador pode ser considerado em pacientes que apresentem lesão associada ao mínimo de dor, para melhorar a função por meio do fortalecimento muscular, coordenação, propriocepção ou com o uso criterioso de injeções de corticoides.

Capsulite adesiva

A capsulite adesiva é uma condição comum caracterizada pelo surgimento espontâneo da dor, restrição progressiva do movimento do ombro e incapacidade que restringe atividades da vida diária, trabalho e lazer. A capsulite adesiva é ligeiramente mais prevalente em mulheres do que em homens. Além disso, um estudo mostra que 41% dos pacientes com capsulite adesiva avaliados apresentam sintomas após tempo médio de acompanhamento médico de 4,5 anos.

A capsulite adesiva é caracterizada pela presença de sinovites multirregionais, consistente com inflamação, vascularização focal e angiogênese sinovial. Significantes fibroses no complexo capsuloligamentar e contraturas são frequentemente observadas em cirurgias abertas de ombro ou artroscópicas e exame histológico. Ocorre um processo fibrótico, sendo predominantemente mais envolvidos o intervalo rotador (parte do complexo anterossuperior) e o complexo capsuloligamentar. O intervalo rotador funciona como uma rede superior, e a parte anterior restringe a rotação externa e a parte superior restringe a rotação interna. A liberação do ligamento coracoumeral em pacientes com capsulite adesiva promove aumento da amplitude de movimento do ombro em rotação externa.

Nessa afecção ainda se podem notar cicatrizes subacromial significativas, perda do recesso axilar, inflamação do tendão e bainha sinovial da cabeça longa do bíceps, além de contratura. A capsulite adesiva pode promover perda de movimento passivo em vários planos de movimento. Porém, a rotação externa é o movimento mais afetado com o braço ao lado e em diferentes graus de abdução do ombro. Atualmente, têm sido descritas quatro fases da capsulite adesiva:

- Fase 1: Tem duração de até três meses, com presença de dor no final do movimento, dor em repouso e distúrbios do sono. Nessa fase a capsulite adesiva é caracterizada por perda precoce de movimento de rotação externa, sem sinais de comprometimento de manguito rotador. Nessa fase não ocorrem muitas restrições de amplitude de movimento, dessa forma, o diagnóstico clínico precoce se dá pela presença de impacto subacromial no ombro;

- Fase 2: Tem duração entre três e nove meses. Essa fase é caracterizada como estágio doloroso ou congelado, no qual a dor promove perda gradual de movimento em todos os planos de movimento. Nessa fase ocorre leve perda do movimento testado sob anestesia;
- Fase 3: Tem duração entre 9 e 15 meses e é caracterizada por dor e perda de movimento. Esse é um estágio conhecido como fase congelada, no qual ocorrem fibroses capsuloligamentares progressivas que resultam em perda do recesso axilar e da amplitude de movimento testados sob anestesia;
- Fase 4: Essa fase é conhecida como descongelamento e caracteriza-se por persistente rigidez de 15 a 24 meses após o início dos sintomas. Esse estágio progride para melhora da dor, porém ainda pode ser notada restrição de movimento, que pode ser inalterada, mesmo quando testado sob anestesia.

Apesar de a capsulite adesiva ter duração autolimitada de 12 a 18 meses, dependendo da extensão da fibroplasia e reabsorção subsequente, os pacientes ainda podem apresentar sintomas leves por anos. Além disso, pacientes com *diabetes mellitus* podem apresentar recuperação mais prolongada e piores prognósticos.

A classificação proposta por diretrizes sugere que ombro congelado e a capsulite adesiva primários são semelhantes e não estão associados com uma condição sistêmica ou história de lesão. No entanto, a capsulite adesiva secundária é definida por uma relação entre uma patologia ou doença com três subcategorias: capsulite adesiva secundária sistêmica (por exemplo: *diabetes mellitus* e doenças da tireoide), capsulite adesiva secundária extrínseca (patologias não relacionadas diretamente com o ombro: acidente vascular encefálico, enfarte do miocárdio, doença pulmonar obstrutiva crônica, doença hepática crônica, afecções do disco cervical, fratura de extremidade distal ou imobilização) e capsulite adesiva secundária intrínseca (patologias dos tecidos moles ou articulação glenoumeral: tendinopatia do manguito rotador ou bíceps, tendinite calcificada, artropatia da articulação acromioclavicular ou glenoumeral, fratura do úmero proximal ou escapular). A dor e a perda de amplitude de movimento no ombro, associadas à rigidez de período pós-operatório, não devem ser consideradas capsulite adesiva.

Os tratamentos recomendados para capsulite adesiva descrita por diretrizes são: corticoterapia intra-articular (forte evidência); educação do paciente com orientação sobre a doença e modificação das atividades para incentivar a melhora funcional (moderada evidência); exercícios de alongamento com intensidade determinada pelo nível de irritabilidade do tecido do paciente (moderada evidência); recursos físicos como ondas curtas, ultrassom ou eletroestimulação combinada com exercícios de alongamento e mobilidade (fracas evidências); mobilização articular, principalmente mobilização para articulação glenoumeral (fracas evidências); manipulação translacional sob anestesia direcionada para a articulação glenoumeral para pacientes que não estão melhorando com intervenções conservadoras (fracas evidências).

Uma revisão sistemática sobre os efeitos da terapia manual e exercícios para capsulite adesiva mostrou que a combinação dessas duas terapias não são muito mais eficazes que injeções de glicocorticoides a curto prazo. Além disso, a terapia manual e exercícios possuem efeitos semelhantes comparados à aplicação de ultrassom placebo para os desfechos dor, incapacidade e qualidade de vida. No entanto, podem proporcionar maior taxa de sucesso de tratamento definido pelo paciente, além de promover maior ganho em amplitude de movimento ativa.

Existe um protocolo descrito na literatura que divide o tratamento em fase hiperálgica, fase de congelamento e fase de descongelamento. Na fase hiperálgica, é recomendado tratamento me-

fechada são permitidos a partir de oito semanas. Esses exercícios são essenciais, pois permitem o aumento do controle e padrões de movimento escapular estabelecidos, sem criar cargas excessivas sobre a articulação acromioclavicular. Esses exercícios também parecem ser eficazes para ganho de atividade muscular dos músculos do cíngulo escapular nas fases iniciais da reabilitação de ombro. De 12 a 18 semanas, os exercícios progridem para atividades que envolvam força isotônica em cadeia cinética aberta.

Instabilidade glenoumeral

A instabilidade de ombro é definida como movimento sintomático ou anormal que geralmente envolve deslocamento da cabeça do úmero em relação à glenoide. O deslocamento do ombro é mais comum em homens jovens com idade inferior a 25 anos, e os deslocamentos anteriores representam 95% dos casos. O deslocamento posterior e a instabilidade multidirecional são menos frequentes, mas não menos importantes ou incapacitantes. A instabilidade do ombro pode ser classificada de acordo com a direção: anterior, posterior ou multidirecional; pela etiologia: traumática, *overuse* ou atraumática; pelo grau de instabilidade: subluxação ou luxação; e pela duração dos sintomas: aguda, recorrente ou fixa.

Atualmente, tem sido descrita uma classificação que diferencia o deslocamento entre estático, dinâmico e voluntário. As instabilidades estáticas ou classe A são definidas pela ausência de sintomas clássicos de instabilidade e estão associadas com doenças articulares degenerativas e lesões do manguito rotador. A instabilidade classe A1 (migração superior estática) é caracterizada por distância acromioumeral menor que 7 milímetros, associada a lesões irreparáveis do supraespinhal e infraespinhal. A instabilidade classe A2 (luxação anterior estática) é caracterizada por uma posição fixa anterior da cabeça do úmero na glenoide, com sintomas de impacto subacoracoide. A instabilidade classe A3 (subluxação posterior estática) é caracterizada por uma posição fixa posterior da cabeça do úmero. E a instabilidade classe A4 (subluxação inferior) é caracterizada pela translação inferior reta.

As instabilidades dinâmicas ou classe B são definidas por trauma e sintomas de instabilidade. A instabilidade classe B1 é caracterizada por crônica luxação do ombro e, dependendo da direção, pode ocorrer fratura de compressão Hill-Sachs (lesão na cabeça do úmero). A instabilidade classe B2 é caracterizada por instabilidade unidirecional, sem hiperfrouxidão, e a instabilidade classe B3 é caracterizada por hiperfrouxidão. As instabilidades multidirecionais sem e com hiperfrouxidão são descritas como classe B4 e B5. A classe B6 é responsável por 5% da instabilidade do ombro, sendo classicamente descrita como instabilidade multidirecional do paciente. Em geral, não existem lesões ósseas, porém lesões capsulares e ligamentares estão presentes. A instabilidade classe B6 é caracterizada por instabilidade uni ou multidirecional com redução voluntária. A instabilidade classe C é caracterizada por deslocamento do ombro de forma voluntária.

A instabilidade multidirecional pode ser classificada como congênita (doenças do tecido conjuntivo e formas leves de frouxidão ligamentar generalizada), adquirida (esforço repetitivo para o ombro) ou pós-traumática. Além disso, as instabilidades multidirecionais podem ser classificadas de acordo com a direção. Geralmente, a instabilidade ocorre na direção inferior, combinada a um componente anterior ou posterior. Podem ocorrer luxações e subluxações na direção anteroposterior, posteroanterior e em todas as direções. No entanto, é raro o envolvimento das três direções.

Essa instabilidade multidirecional causa um importante padrão de discinese escapular, com aumento da protração escapular e simultânea migração da cabeça do úmero para longe do centro da articulação quando ocorre o movimento do braço. Isso ocorre, em parte, devido à frouxidão ligamentar e capsular presente nesses pacientes. Dessa forma, durante a elevação do braço, a escápula se desvia do padrão cinemático normal (com rotação para cima, inclinação posterior e rotação interna mínima da escápula) para um padrão de rotação para cima, inclinação anterior e rotação interna excessiva. Essa posição permite que a cavidade glenoide fique voltada para baixo, o que diminui a restrição óssea para translação inferior, permitindo que a cabeça do úmero possa transladar inferiormente para fora da cavidade glenoide, criando, assim, mais instabilidade. A inibição dos músculos subescapular, trapézio inferior e serrátil anterior, juntamente com o aumento da ativação do peitoral menor e grande dorsal, foi demonstrada para colocar a escápula em posição protraída.

Luxação glenoumeral anterior

A instabilidade do ombro em geral ocorre por lesão traumática, colocando a cápsula anterior e o labrum em tensão. A lesão traumática geralmente ocasiona uma interrupção do labrum anteroinferior e do complexo ligamentar glenoumeral da glenoide ou lesão de Bankart, bem como uma fratura por impactação no aspecto posterolateral da cabeça do úmero (Hill-Sachs).

Em geral, nos pacientes com idade inferior a 20 anos, a prevalência de luxação recidivante é alta, e os pacientes com mais de 40 anos possuem menores taxas de instabilidade, porém as taxas de lesão de manguito rotador são maiores. As lesões de manguito rotador têm incidência de 30% em pacientes com idade superior a 40 anos e de 80% em pacientes com idade superior a 60 anos. Um estudo mostrou que, de 247 luxações do ombro anterior primária com 10 anos de acompanhamento, foi necessário tratamento cirúrgico em 62% dos pacientes com idade inferior a 30 anos devido à luxação recidivante. Em contrapartida, somente 9% dos pacientes com idade superior a 30 anos necessitaram de tratamento cirúrgico por causa de recorrência. Além disso, os pacientes com dois ou mais deslocamentos dentro de cinco anos apresentaram 78% de chances de ter outro episódio de instabilidade.

Os pacientes com luxação anterior podem apresentar dor ou instabilidade com determinados movimentos ou posições, que revelam a direção da instabilidade. Os pacientes com instabilidade anterior relatam sintomas na abdução e rotação externa do ombro, adotando uma posição de apreensão. Na instabilidade posterior, os pacientes relatam sintomas na flexão, rotação interna e adução. Já na instabilidade inferior, geralmente os sintomas ocorrem durante o carregamento de peso e podem apresentar parestesia.

O tratamento da instabilidade anterior do ombro aguda é baseado em redução de forma rápida e atraumática. Após a redução, é recomendado um período de imobilização seguida de reabilitação focada no movimento ativo e fortalecimento muscular periescapular. Inicialmente, é recomendado um programa de exercícios ativos, que podem ser progredidos para exercícios de fortalecimento, de acordo com a tolerância do paciente. A melhora dos estabilizadores dinâmicos (músculos manguito rotador, particularmente subescapular, peitoral maior, latíssimo do dorso, bíceps braquial e periescapulares), da força muscular e da propriocepção pode permitir maior funcionalidade mesmo com a presença de instabilidade.

O tratamento conservador tem baixa taxa de sucesso, com alto nível de recorrência. Dessa forma, têm sido recomendados procedimentos cirúrgicos, principalmente para jovens atletas. Entre os procedimentos, estão a estabilização artroscópica e a estabilização aberta. No pós-operatório, os pacientes ficam imobilizados por quatro semanas. Durante esse período são recomendados exercícios pendulares e amplitude de movimento ativa para cotovelo e punho. Após seis semanas pode ser introduzidos exercícios com flexão e rotação externa e exercícios de fortalecimento que enfatizam manguito rotador, latíssimo do dorso e os músculos periescapulares (realizados abaixo do plano horizontal). Após 12 semanas, podem ser iniciados exercícios de estabilização escapular e fortalecimento excêntrico. Entre quatro e seis meses, os pacientes podem progredir para fortalecimento de esportes específicos e trabalho de propriocepção com retorno gradual à atividade esportiva após seis meses, dependendo do avanço da funcionalidade e força muscular.

Luxação glenoumeral posterior

O deslocamento posterior do ombro representa de 3% a 5% dos deslocamentos do ombro. O deslocamento subacromial é o deslocamento da cabeça do úmero posterior à glenoide e inferior ao acrômio. Os mecanismos de lesão podem incluir quedas ou carregamento axial com braço em abdução e rotação interna. Isso pode causar lesão labral posterior ou capsulolabral e pode levar à instabilidade.

Alguns autores classificam a luxação glenoumeral posterior em aguda (presente até seis semanas) ou persistente (presente há seis meses). O grau de comprometimento na lesão persistente pode direcionar o tratamento ideal, sendo dividido por categorias: menor que 20%, entre 20% e 45%, e maior que 45%. A luxação glenoumeral posterior pode estar associada a fraturas do úmero, assim permitindo uma classificação entre deslocamentos simples e complexos, incluindo fraturas de duas partes da tuberosidade menor, de duas partes do colo anatômico, de três partes e quatro partes do úmero proximal.

O comprometimento neurológico ou vascular não é comum na luxação glenoumeral posterior, porém, com o aumento da gravidade da lesão, a probabilidade desses comprometimentos aumenta. As lesões neurológicas ocorrem em conjunto com uma lesão profunda do complexo capsulolabral, manguito rotador e tendão da cabeça longa do bíceps. Os nervos mais frequentemente comprometidos são o nervo axilar e o supraescapular. A luxação glenoumeral posterior traumática pode ocorrer a partir de uma força aplicada na extremidade superior na posição de adução, rotação interna e flexão de ombro. No entanto, são mais comuns as lesões por atividade de apreensão, na qual ocorre forte contração dos rotadores internos superando a força dos estabilizadores estáticos e dinâmicos.

Para o tratamento, devem ser levados em consideração a duração do deslocamento, o grau de comprometimento da lesão da cabeça do úmero e a presença de fratura e de vascularização da superfície articular da cabeça do úmero. O tratamento cirúrgico é o mais indicado, mas o tratamento conservador pode ser indicado para pacientes com várias comorbidades associadas. Os procedimentos mais utilizados são: redução fechada, redução aberta da cabeça do úmero, reparação dos tecidos moles, transferência do subescapular, reconstrução da cabeça do úmero, osteotomia umeral e artroplastia.

Após a redução fechada, são recomendados imobilização em posição neutra para rotação externa por quatro a seis semanas e fortalecimento isométrico de rotação externa. Após a imobilização, é recomendado um programa de exercícios progressivos para amplitude de movimento posterior, com fortalecimento de rotação interna e externa.

Instabilidade multidirecional

A instabilidade multidirecional é uma condição complexa do ombro que envolve subluxação involuntária ou luxação da articulação glenoumeral em mais de uma direção, incluindo inferior, anterior e posterior. Normalmente, ocorre instabilidade anteroinferior e posteroinferior. Os pacientes mais comumente afetados têm idade inferior a 35 anos, e os deslocamentos podem ocorrer por ativação muscular seletiva ou pelo posicionamento do braço em flexão, adução e rotação interna para instabilidade posterior.

A etiologia é multifatorial, incluindo comprometimento capsular secundário à flacidez dos tecidos moles congênita, microtrauma repetitivo ou trauma significativo. Independentemente da etiologia, o tratamento conservador tem como objetivo fortalecer e melhorar a propriocepção dos músculos estabilizadores dinâmicos da articulação glenoumeral e periescapulares. No tratamento conservador, os resultados são em 88% dos casos satisfatórios. Somente após o tratamento conservador é indicado tratamento cirúrgico para reparação capsular e labral.

O tratamento conservador consiste em educação do paciente, modificação das atividades e reabilitação com foco em melhorar a propriocepção do ombro e o fortalecimento do manguito rotador e estabilizadores da escápula (especialmente trapézio inferior e serrátil anterior). Caso o paciente apresente dor significativa, no período inicial são recomendados imobilização e medicamentos para controle do processo inflamatório e da dor antes de se iniciar a fisioterapia. O programa de fisioterapia é dividido em duas fases. Na fase 1, é recomendado um programa de exercícios para fortalecimento do manguito rotador com resistência elástica. Quando o paciente progredir, geralmente após 10 a 12 semanas, pode ser iniciada a fase 2 do tratamento. Na fase 2, os exercícios são progredidos com resistência de pesos e podem ser adicionados exercícios de fortalecimento dos músculos estabilizadores das escápulas e exercícios de propriocepção escapuloumeral. Os pacientes devem continuar com um programa de exercícios para manutenção.

Os procedimentos cirúrgicos são estabilização aberta e estabilização artroscópica. No pós--operatório, é recomendada imobilização com 15° de rotação externa por seis semanas, para evitar alongamento capsular posterior passivo e perda de rotação externa. Na fisioterapia, devem ser realizados exercícios para aumentar lentamente a amplitude de movimento e para recuperar a força dos músculos periescapulares e manguito rotador. Os movimentos devem ser progressivamente normalizados em seis meses. Atletas podem retornar às atividades esportivas após restauração completa da força e amplitude de movimento.

Tendinites

Tendinite do bíceps braquial

A tendinite bicipital é o resultado de um envolvimento secundário do bíceps em seguida a um impacto primário ou laceração do manguito rotador, e também pode estar relacionada à instabilidade. A cabeça longa do bíceps funciona como estabilizador umeral e desacelerador da extensão do cotovelo, portanto, quando ocorre aumento de translação da cabeça do úmero com a atividade, maior esforço é aplicado no bíceps e nas estruturas ligamentares. Frequentemente essa lesão ocorre em função do uso excessivo e repetido durante movimentos rápidos acima da cabeça envolvendo atividades com os movimentos de abdução e rotação externa do ombro e excessiva flexão e supinação do cotovelo. Os sintomas dessa lesão são: dor na parte anterior do ombro, úmero proximal e tendão do bíceps, além de alterações degenerativas crônicas parecidas com as do manguito rotador, devido seu longo trajeto intra-articular. Durante os movimentos ativos, o paciente sentirá dor quando realizar uma rotação interna e externa do ombro, e nos movimentos passivos pode ocorrer dor com o alongamento passivo do bíceps, quando realizar a hiperextensão do ombro com extensão do cotovelo e pronação do antebraço. Quando o paciente realizar movimentos contra a resistência, haverá aumento da dor com resistência da flexão do ombro. O tratamento conservador indicado é repouso, fisioterapia e analgesia. As injeções de esteroides e anestésicos locais têm papel diagnóstico e terapêutico, mas muitas condições da cabeça longa do bíceps são mecânicas e, quando sintomáticas, necessitam de intervenção cirúrgica.

O tratamento conservador para as lesões desse tendão é limitado e quase sempre inclui outras causas de sintomas nos ombros. Uma revisão Cochrane que analisou estudos de fisioterapia para as condições de ombro concluiu que havia alguma evidência de mobilização e exercício para distúrbios do manguito rotador, mas nenhum estudo analisou especificamente a lesão da cabeça longa do bíceps. Massagem por fricção profunda na cabeça longa do bíceps, fortalecimento dos rotadores internos e externos (evitando a abdução horizontal), aplicação de suporte de contra-força à parte proximal do ventre do bíceps e medidas visando restaurar a mecânica articular e manter uma flexibilidade adequada também são indicados.

Tendinite medial, lateral e posterior do cotovelo

As lesões de cotovelo mais comuns envolvem as inserções proximais dos extensores e flexores de punho. Essas lesões geralmente são decorrentes das síndromes de uso excessivo, assim levam ao aumento da tensão e inflamação de um tendãom que acabam compartilhando um mecanismo de lesão para o distúrbio. Os nomes mais utilizados para tendinose dos flexores e pronadores de antebraço são: cotovelo de golfista, epicondilite medial e cotovelo de tenista medial.

A tendinite lateral (cotovelo de tenista) afeta principalmente os músculos: extensor radial do carpo, ocasionalmente o extensor dos dedos e radial longo do carpo e raramente o extensor ulnar do carpo. O mecanismo de lesão ocorre quando há propensão do extensor radial curto do carpo para excessiva sobrecarga de força, em especial no caso de hiperpronação que esteja relacionada à maior carga de tensão imposta ao tendão pela cabeça do rádio quando o tendão está em alongamento. A tendinite lateral é dividida em três graus:

- Primeiro grau: O paciente sentirá sensibilidade generalizada do cotovelo durante a realização das atividades, que, geralmente, passa despercebida ou é ignorada pelo paciente. O paciente apresentará um círculo vicioso de inflamação, dor, enfraquecimento e cicatrização inadequada;
- Segundo grau: O paciente sentirá piora da sensibilidade durante o trabalho e a atividade física, com aumento da dor, tornando-se mais localizada no côndilo lateral ou cabeça do rádio. Na região lateral da articulação, pode haver edema, hipertermia e sensibilidade ao toque. Além disso, a dor pode irradiar para cima (braço e ombro) ou para baixo (antebraço até o punho);
- Terceiro grau: O paciente sentirá piora nos sintomas durante atividades simples. Além disso, a continuação da atividade pode levar a problemas secundários (dor no manguito rotador ou região lombar).

A tendinite medial (cotovelo de golfista) afeta principalmente o pronador redondo e o flexor radial do carpo e, ocasionalmente, o palmar longo, o flexor ulnar do carpo e o flexor superficial dos dedos. O mecanismo de lesão é causado por sobrecarga de tensão medial do cotovelo em decorrência da repetição de microtraumatismos à musculatura flexora-pronadora em sua inserção no epicôndilo medial. A provocação ocorre com flexão do punho e pronação do antebraço contra a resistência, extensão passiva do punho e supinação.

A tendinite posterior (cotovelo de tenista posterior) é considerada uma lesão rara. Acredita-se que esse problema é causado por um esforço agudo do tendão do tríceps (braço completamente estendido). Nessa lesão a dor é causada pela extensão do cotovelo contra a resistência. O uso excessivo de sobrecarga primária em casos de tendinite é causado pela contração muscular concêntrica intrínseca. Além disso, a diminuição da flexibilidade faz com que os músculos fiquem excessivamente esticados durante a contração excêntrica, com sobrecarga dos extensores. Esses autores argumentam que o fortalecimento máximo dos músculos deve necessariamente levar em consideração um trabalho excêntrico, porque é a falta da força que provoca a lesão e também porque o exercício excêntrico gera maior força tênsil para o tendão.

A primeira abordagem de tratamento conservador envolve o uso de medidas convencionais de redução da inflamação e dor, por exemplo, infiltração com corticosteroide. O tratamento pode ser composto por repouso e restrição das atividades, uso de modalidades terapêuticas (crioterapia, eletroterapia, iontoforese e ultrassom e uso de agentes anti-inflamatórios não esteroides). A segunda abordagem vai ser utilizada se o paciente tiver uma inflamação crônica, com o objetivo de ativar o processo inflamatório. Uma opção para essa abordagem é a massagem por fricção, porém seus efeitos ainda não são esclarecidos, mas provavelmente estão relacionados à hiperemia induzida e à influência mecânica que esse efeito pode ter na maturação do tecido; além disso, pode promover orientação do colágeno imaturo ao longo das linhas de tensão. Considerando esses pacientes, é muito importante restaurar a força e a mobilidade. Em pacientes com cotovelo de tenista, serão necessários exercícios de fortalecimento dos extensores do punho, pois os músculos sofrem atrofia por desuso e inibição reflexa. Os exercícios de antebraço são importantes para aumento da potência, flexibilidade e resistência muscular. Os mais utilizados são: exercícios isométricos, isotônicos e isocinéticos. O fortalecimento máximo dos músculos devem incluir exercícios excêntricos. Após um período de seis a oito meses de tratamento conservador sem melhora ou nos casos de recidivas, a cirurgia é indicada.

Síndrome de De Quervain

A síndrome de De Quervain (tenossinovite do primeiro compartimento dorsal) é a mais comum do punho em atletas. Acredita-se que seja uma inflamação com edema do revestimento sinovial da bainha comum dos tendões do abdutor longo e extensor curto do polegar. A dor é insidiosa e relatada sobre a região distal do rádio, podendo ou não ter irradiação para o polegar ou mesmo para a região distal do antebraço. A dor ocorre principalmente durante a execução de movimentos do polegar, como atividade de torcer, espremer ou agarrar. Além disso, o paciente sentirá dor na extensão e abdução do polegar contra a resistência, durante o desvio ulnar do punho com o polegar fixo em flexão e sensibilidade à palpação sobre a bainha do tendão na região do processo estiloide do rádio. O tratamento pode ser com injeção na bainha para reparação, contendo corticosteroide ou anestésico local, ou com o uso de ultrassom e massagem de fricção, em que os músculos passam sobre os extensores do punho, com o objetivo de manter e aumentar a mobilidade dos tendões no interior da bainha e ajudar a resolver o processo inflamatório crônico. Pode ser considerada a restrição temporária dos movimentos do polegar com uma pequena tala no oponente.

Síndrome do túnel do carpo

A síndrome do túnel do carpo é muito comum. É mais comum em mulheres do que em homens e raramente afeta indivíduos mais jovens. A chamada síndrome do túnel do carpo idiopática ou clássica segue certos padrões, sendo mais prevalente em certas profissões como digitadores, cabeleireiros e dentistas. Essa lesão é causada principalmente como um espessamento do ligamento transverso do carpo, decorrente de uma fratura com deslocamento do rádio distal, luxação do semilunar ou periulnar e inchaço da bainha do tendão do flexor comum, além da flexão e extensão excessiva do punho. Os sinais e sintomas que acompanham essa lesão são de um fenômeno compressivo. Os sintomas surgem de forma insidiosa, quando não são decorrentes de traumatismos. A queixa mais frequente é a parestesia (paciente desperta durante o sono por causa desse sintoma) nos três ou quatros dedos. A parestesia ocorre com frequência durante as atividades envolvendo o uso prolongado dos flexores dos dedos (escrever, costurar, entre outras) ou em algumas posições estáticas como ler e dirigir. Os pacientes com essa lesão terão debilidade tenar e, se for persistente e significativa, é considerado indício para a necessidade de cirurgia.

O tratamento conservador será a base de medicamentos anti-inflamatórios não esteroides para reduzir o edema e a inflamação da membrana sinovial no interior do túnel; além disso, a mudança de atividade como a prática de exercício ou a interrupção é considerada muito importante para o alívio dos sintomas. O uso de talas para esses pacientes é recomendado principalmente durante a noite, pois mantém o punho em uma posição de menor pressão no interior do túnel do carpo. A recomendação é que se use a tala para aliviar os sintomas; depois de uma ou duas semanas de alívio dos sintomas, o uso da tala pode ser diminuído gradualmente. Uma revisão sistemática da Cochrane sobre tratamentos conservadores para síndrome do túnel do carpo mostrou que há evidências limitadas de que o uso de talas noturnas seja melhor do que nenhum tratamento a curto prazo, porém sugere-se a investigação sobre os efeitos a longo prazo dessa intervenção. Com relação às injeções de esteroides, concluiu-se que há forte evidência de melhora clínica até um mês, quando comparado ao placebo. Também ajudam a aliviar os sintomas os exercícios de deslizamento do nervo para a mobilização do nervo mediano e exercícios de deslizamento do tendão e manipulação de tecido mole. Além disso, a mobilização articular com descompressão por tração da articulação radiocarpal, deslizamento dorsopalmar da articulação radiocarpal e mobilização da articulação do pisiforme-piramidal são importantes para o tratamento, além dos exercícios de fortalecimento progressivo dos movimentos de flexão e extensão de cotovelo, pronação e supinação de antebraço, flexão e extensão do punho e preensão.

EXERCÍCIOS DE PILATES PARA REABILITAÇÃO DAS LESÕES DO CÍNGULO ESCAPULAR E MEMBROS SUPERIORES

Conceitos básicos

Todos os exercícios devem ser realizados seguindo os princípios fundamentais do método Pilates tradicional e moderno: concentração, controle, centralização, fluidez de movimento, precisão, respiração, consciência, alinhamento, coordenação, alongamento e persistência. Além disso, os músculos do componente *power house* devem ser ativados durante a expiração, a fim de promover maior estabilização durante a execução do movimento. É importante lembrar-se de que os músculos transverso do abdome, oblíquos do abdome, assoalho pélvico, glúteo máximo, trapézio médio e inferior, e o estímulo de autocrescimento são essenciais para uma boa estabilização da coluna vertebral, pelve e escápulas.

A respiração deve seguir dois ciclos respiratórios por repetição de exercício, sendo a inspiração na posição inicial e final, para enfatizar uma isometria muscular, e a expiração durante a execução do movimento, para enfatizar as contrações concêntricas e excêntricas. Os movimentos devem ser realizados em velocidade lenta, respeitando o tempo respiratório. É importante lembrar-se de que deve ser respeitado o tempo respiratório fisiológico, sendo um tempo de inspiração para dois tempos de expiração (exemplo: 2 segundos de tempo inspiratório, então serão 4 segundos expiratórios).

Os exercícios devem ser realizados de 6 a 10 repetições para enfatizar o ganho de força muscular. Para o trabalho de resistência muscular, podem ser realizadas mais de 10 repetições em exercícios com baixa intensidade e baixo nível de complexidade, de acordo com o nível de atividade de cada indivíduo. No entanto, esse tipo de abordagem deve ser recomendado com cautela.

Musculatura periescapular

O fortalecimento da musculatura periescapular é fundamental para o tratamento da maioria das afecções de ombro, como a síndrome da dor subacromial, lesão do manguito rotador, capsulite adesiva, luxações acromioclavicular e glenoumeral, entre outras. O tratamento objetiva a correção da discinese escapular, entre outros pontos que já foram tratados acima. Como explicado, o principal foco da correção da discinese escapular é o fortalecimento das estruturas fracas (especialmente trapézio médio e inferior e serrátil anterior) e a diminuição da atividade das estruturas tensas (trapézio superior, cápsula articular posterior, peitoral menor). Dessa forma, veremos nesta sessão os principais exercícios de Pilates para essa finalidade.

Serrátil anterior

O serrátil anterior é considerado um dos músculos mais importantes da estabilização escapular, pois é o único que atua nos três componentes do movimento escapular normal (rotação superior, inclinação posterior e rotação externa da escápula), além de estabilizar a borda medial e inferior da escápula no gradil costal e atuar, junto ao músculo peitoral menor, na protração escapular. A atividade muscular do serrátil anterior tende a aumentar de forma linear durante a elevação do braço, sendo maior quanto maior for o grau de elevação do braço; além disso, sua atividade muscular também aumenta com exercícios que aumentem o desafio posicional, como exercícios contra a gravidade e com maior grau de instabilidade.

1 – *Punch* (solo)

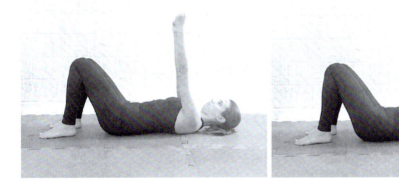

Descrição: Paciente em decúbito dorsal no solo, quadris e joelhos flexionados e pés apoiados no chão, ombros flexionados a 90°, cotovelos e punhos estendidos. Realizar a protração escapular (tirando os ombros do contato com o solo) e retrair (encostando no solo) como se desse pequenos socos no ar.
Nível: Preparatório
Objetivos:
- Conscientizar para o movimento correto e para a retração escapular;
- Ativar serrátil anterior e deltoide porção anterior.

Cuidados:
- Enfatizar o alongamento axial e a posição neutra da coluna;
- Evitar hiperlordose lombar;
- Evitar elevação dos ombros e flexão dos cotovelos.

Variações:
- Nível Básico: Realizar o exercício com a faixa elástica ou segurando *toning ball* e aumentar a carga conforme o tolerado pelo paciente;

- Nível Intermediário: Realizar o exercício com os ombros abduzidos a 120°, pois esse posicionamento leva à maior ativação do serrátil anterior, porém o risco de elevação dos ombros é maior, por isso o paciente já tem que ter boa consciência escapular para realizar o exercício nessa angulação;
- Nível Intermediário: Realizar o exercício com o paciente realizando uma ponte, onde o dorso estará apoiado no Bosu ou na bola suíça. Esse exercício também fortalece glúteo máximo e isquiostibiais;
- Nível Intermediário: Realizar o exercício com o paciente deitado no rolo de EVA, o que tornará o exercício mais instável.

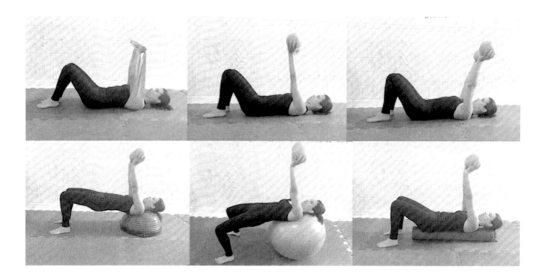

2 – *Scapula isolation* (Cadillac)

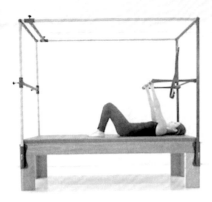
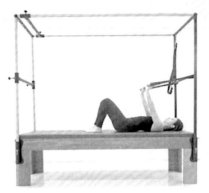

Descrição: Paciente em decúbito dorsal no Cadillac, com quadris e joelhos flexionados e pés apoiados na cama, ombros flexionados a 90°, cotovelos e punhos estendidos, segurando a barra torre. Realizar a protração escapular (tirando os ombros do contato com o solo) e retrair (encostando no solo), como se desse pequenos socos no ar. Acrescentar molas para progressão do exercício.

Nível: Básico

Objetivos:
- Conscientizar para o movimento correto e para a retração escapular;
- Fortalecimento do serrátil anterior e deltoide porção anterior.

Cuidados:
- Enfatizar o alongamento axial e a posição neutra da coluna;
- Evitar hiperlordose lombar;
- Evitar elevação dos ombros e flexão dos cotovelos.

Variações:
- Nível Intermediário: Realizar o exercício com o paciente deitado no rolo de EVA com os pés apoiados na cama;
- Nível Intermediário: Realizar o exercício com o paciente deitado no rolo de EVA com os pés apoiados elevados (90° de flexão de quadris e joelhos);
- Nível Intermediário: Paciente em pé em cima do Cadillac, segurando as alças de mão, com as molas vindo de baixo e de trás. Uma perna na frente da outra, com os joelhos levemente flexionados, ombros levemente abduzidos e cotovelos flexionados. Realizar elevação de ombros até aproximadamente 120° com extensão dos cotovelos, enfatizando o movimento de protração escapular, e retornar à posição inicial.
    - Objetivo: Fortalecer serrátil anterior, deltoide porção anterior, peitoral menor e coracobraquial.

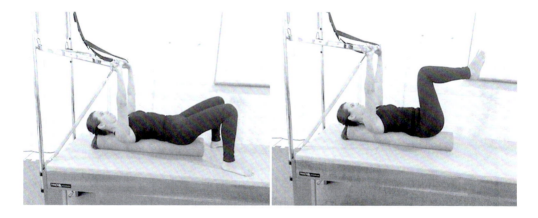

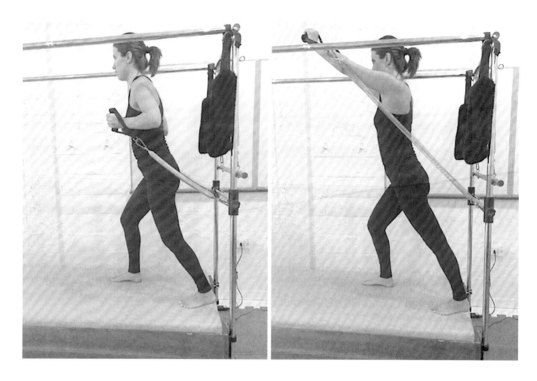

3 – *Standing on floor at open end: hug* (Cadillac)

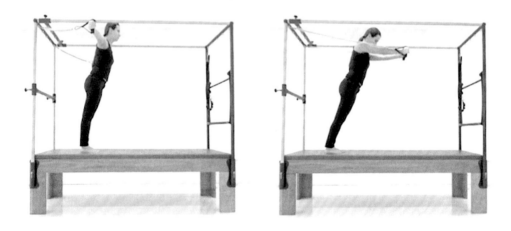

Descrição: Paciente em pé em cima do Cadillac, com o corpo levemente inclinado para frente, segurando as alças de mão, com a mola vinda de trás, ombros abduzidos a 90°. Realizar adução na horizontal dos ombros, mantendo os cotovelos levemente flexionados e retornar à posição inicial.

Nível: Básico

Objetivos:
- Conscientizar para o movimento escapular correto;

- Fortalecer deltoide porção anterior, serrátil anterior, peitoral maior e menor, subescapular e coracobraquial.

Cuidados:
- Evitar hiperextensão lombar;
- Evitar sobrecarga nos ombros e pescoço;
- Evitar elevação dos ombros;
- Manter os punhos neutros.

Variação:
- Nível Intermediário: Realizar o exercício com flexão plantar, o que tornará o exercício mais instável.
    - Fortalecer deltoide porção anterior, serrátil anterior, peitoral maior e menor, subescapular, coracobraquial e tríceps sural;
    - Treinar equilíbrio.

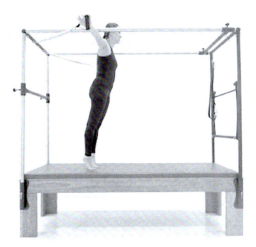
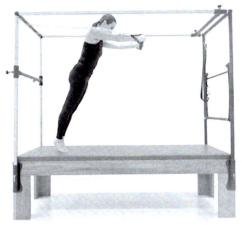

4 – *Hug* (Reformer)

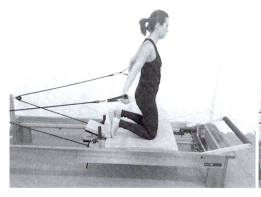
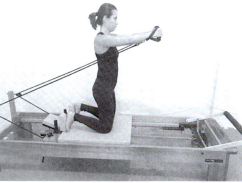

Descrição: Paciente ajoelhado no carrinho, de frente para a barra dos pés, segurando as alças de mão, com ombros levemente abduzidos e cotovelos levemente flexionados. Realizar uma adução na horizontal dos ombros e retornar à posição inicial.

Nível: Avançado

Objetivos:
- Conscientizar para o movimento escapular correto;
- Fortalecer deltoide porção anterior, serrátil anterior, peitoral maior e menor, subescapular e coracobraquial;
- Treino de equilíbrio.

Cuidados:
- Enfatizar o alongamento axial e a posição neutra da coluna;
- Evitar hiperlordose lombar;
- Evitar sobrecarga nos ombros e pescoço;
- Manter punhos neutros

Variações:
- Nível Básico: Realizar o exercício com o paciente sentado, o que confere maior estabilidade;
- Nível Avançado: Paciente em pé. Aumenta muito o grau de instabilidade, com ALTO RISCO DE QUEDA.

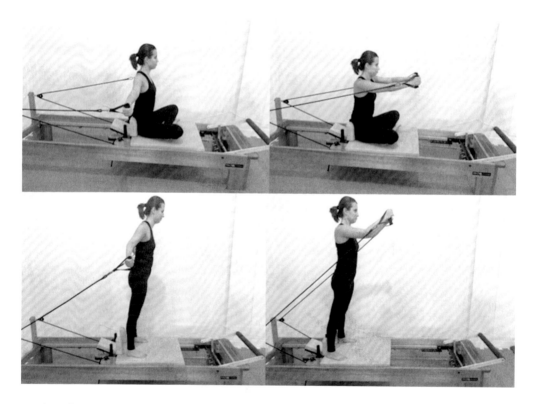

Atenção:
- O paciente deve ter um nível considerável de força muscular de serrátil anterior, consciência escapular e equilíbrio para realizar esses exercícios sem compensações.

5 – *Arms pushing straps* (Reformer)

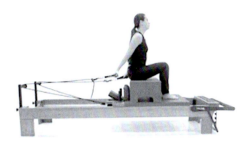
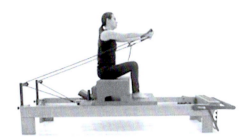

Descrição: Paciente sentado na caixa, de frente para a barra dos pés, segurando a alça de mão com os ombros em hiperextensão e cotovelos estendidos. Realizar flexão dos ombros até aproximadamente 120°, enfatizando a protração escapular, e retornar à posição inicial.

Nível: Intermediário

Objetivos:
- Conscientizar para o movimento escapular correto;
- Fortalecer deltoide porção anterior, serrátil anterior e peitoral maior e menor.

Cuidados:
- Evitar elevação dos ombros;
- Evitar hiperlordose lombar;
- Manter punhos neutros;
- Manter o controle escapular (posição em "V" das escápulas).

Atenção:
- O paciente deve ter um nível considerável de força muscular de serrátil anterior e consciência escapular para realizar esse exercício sem compensações.

6 – *Knee push – up plus* (solo)

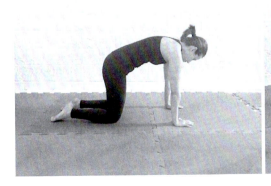
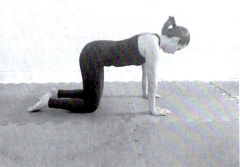

Descrição: Paciente em quatro apoios no solo, cotovelos estendidos. Realizar a protração das escápulas e retornar para a total retração escapular.

Nível: Básico

Objetivos:
- Conscientizar para o movimento escapular correto;
- Fortalecer deltoide porção anterior, serrátil anterior, peitoral maior e menor.

Cuidados:
- Enfatizar a posição neutra da coluna, concentrando o movimento apenas nas escápulas;
- Evitar elevação dos ombros (ombros encolhidos);
- Evitar hiperlordose lombar e cervical;
- Evitar flexão dos cotovelos;
- Evitar inclinação do paciente para frente ou para trás.

Variações:
- Nível Básico: Realizar o exercício com a faixa elástica na altura das escápulas;
- Nível Intermediário (*push – up plus*): Paciente em prono, com o apoio nas mãos e nos pés (realizando uma prancha). Requer mais força muscular e controle escapular para realizar o exercício, que também pode ser realizado com a faixa elástica;
- Nível Avançado: Realizar o exercício com as mãos na bola suíça, o que gerará mais instabilidade.

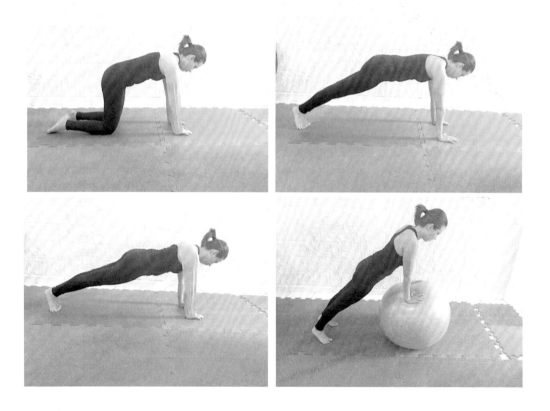

7 – *Scapula isolation* (*Chair*)

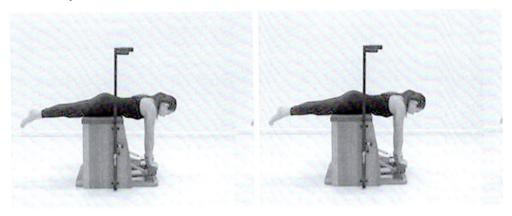

Descrição: Paciente em decúbito ventral na *Chair*, com o tronco para fora do assento (apoio nas espinhas ilíacas anterossuperiores – EIAS), as mãos apoiadas nos pedais, com os ombros flexionados a 90°, cotovelos estendidos e pernas estendidas e aduzidas. Com o pedal levemente elevado, realizar protração e retração das escápulas.

Nível: Básico

Objetivos:
- Conscientizar para o movimento escapular correto;
- Fortalecer serrátil anterior, eretores da coluna e glúteo máximo para manter a posição das pernas.

Cuidados:
- Evitar flexão de cotovelos;
- Manter coluna neutra;
- Manter controle escapular (posição em "V" das escápulas);
- Evitar elevação de ombros e tensão na cervical.

Trapézio

O trapézio é um grande músculo que é dividido em três porções, cada uma com uma ação específica, que se complementam durante os movimentos do ombro. O trapézio superior tem como principais funções a elevação e a retração da clavícula, o que facilita os movimentos escapulares, além de realizar a elevação e auxiliar na rotação superior da escápula. O trapézio médio tem como principal função a retração da escápula. E o trapézio inferior é o principal músculo que realiza a rotação superior da escápula, assim como a inclinação posterior e a depressão da escápula.

O trapézio superior aumenta progressivamente sua atividade muscular entre 0° e 60° de abdução no plano da escápula, permanece constante entre 60° e 120°, e volta a aumentar progressivamente entre 120° e 180°. O trapézio médio tem maior atividade muscular a 90° e acima de 120° de abdução no plano da escápula. Já o trapézio inferior tende a ter atividade muscular relativamente baixa em ângulos inferiores a 90° de abdução no plano da escápula, abdução e flexão, e vai aumentando progressivamente entre 90° e 180°. No que se refere à maior parte das disfunções de ombro, o que mais se observa é a diminuição da atividade do trapézio inferior e médio (associado também com a redução da atividade do serrátil anterior, como já foi falado), frequentemente combinada com o uso excessivo do trapézio superior, na tentativa de compensar a falta dos outros músculos para realizar o movimento. Dessa forma, os exercícios devem enfatizar a ação do trapézio médio e inferior com a mínima ativação do trapézio superior.

Romboides

Os romboides têm como principal função a retração escapular, embora também auxiliem na rotação inferior e elevação da escápula. Por serem importantes retratores da escápula, em associação com o trapézio médio, eles também podem ser fortalecidos durante a reabilitação com enfoque na musculatura periescapular, e ele vai ser bem trabalhado na maioria dos exercícios que trabalha trapézio médio.

1 – *Prone extension* (Cadillac)

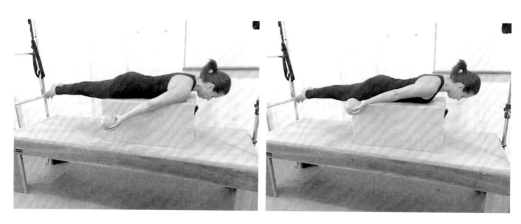

Descrição: Paciente em decúbito ventral na caixa, com quadris e joelhos estendidos e unidos, ombros levemente flexionados, cotovelos e punhos estendidos, segurando o *toning ball*. Realizar a retração escapular (fazendo um "V" com as escápulas) com leve extensão dos ombros e retornar à posição inicial.

Nível: Intermediário

Objetivos:
- Conscientizar para o movimento correto da escápula e para a retração escapular;
- Fortalecer trapézio inferior e médio, romboides, deltoide porção posterior, latíssimo do dorso, eretores da coluna, multífidos e glúteo máximo.

Cuidados:
- Enfatizar o alongamento axial e a posição neutra da coluna;
- Evitar hiperlordose lombar;
- Evitar excessiva extensão do tronco;
- Evitar elevação dos ombros e sobrecarga na cervical;
- Manter punhos neutros.

Atenção:
- Esse não é o exercício que mais ativa o trapézio inferior, devido à angulação em que ele é realizado (menor que 90° de elevação), porém é um exercício que ativa consideravelmente o trapézio inferior, sem ativar o trapézio superior. Por isso, deve ser realizado nas fases iniciais de tratamento, para que o paciente ganhe força em trapézio inferior e consciência escapular para conseguir realizar o exercício corretamente em maiores ângulos de elevação.

Variações:
- Nível Básico: Realizar o exercício sem carga. Deve ser realizado inicialmente para o paciente entender o movimento, pois, para quem tem discinese escapular, até sem carga é difícil realizar o movimento de forma correta;
- Nível Intermediário: Realizar o exercício na bola suíça. A instabilidade gerada pela bola torna o exercício mais difícil;
- Nível Avançado: Realizar o exercício segurando as molas. Exige muito mais força e controle escapular, mesmo com as molas mais leves. Deve ser realizado apenas quando o paciente já tem controle e força considerável

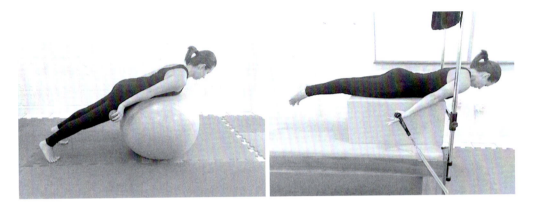

2 – *Prone horizontal abduction* (Cadillac)

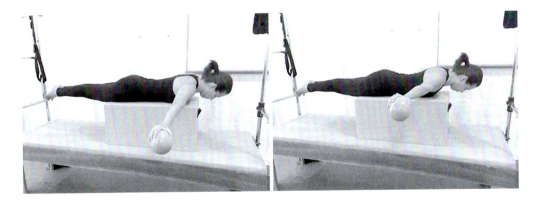

Descrição: Paciente em decúbito ventral na caixa, com quadris e joelhos estendidos e unidos, ombros abduzidos a 90°, cotovelos e punhos estendidos, segurando o *toning ball*. Realizar a retração escapular (fazendo um "V" com as escápulas) com leve abdução na horizontal dos ombros e retornar à posição inicial.
Nível: Intermediário
Objetivos:
- Conscientizar para o movimento correto da escápula e para retração escapular;
- Fortalecer trapézio inferior e médio, romboides, deltoide porção posterior, eretores da coluna, multífidos e glúteo máximo.

Cuidados:
- Enfatizar o alongamento axial e a posição neutra da coluna;
- Evitar hiperlordose lombar;
- Evitar excessiva extensão do tronco;
- Evitar elevação dos ombros e sobrecarga na cervical;
- Manter punhos neutros.

Variações:
- Nível Básico: Realizar o exercício sem carga. Deve ser realizado inicialmente para o paciente entender o movimento, pois nessa angulação já existe uma tendência maior de ativar o trapézio superior excessivamente se o paciente não tiver bom controle escapular;
- Nível Intermediário: Realizar o exercício na bola suíça. A instabilidade gerada pela bola torna o exercício mais difícil;
- Nível Avançado: Realizar o exercício segurando as molas. Exige muito mais força e controle escapular, mesmo com as molas mais leves. Deve ser realizado apenas quando o paciente já tem controle e força considerável.

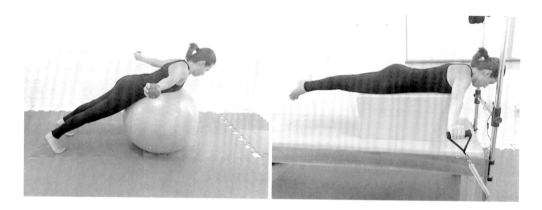

3 – *Prone V-raise* (Cadillac)

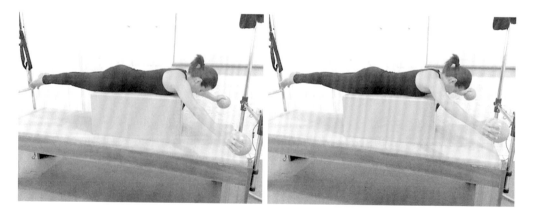

Descrição: Paciente em decúbito ventral na caixa, com quadris e joelhos estendidos e unidos, ombros abduzidos a 120°, cotovelos e punhos estendidos, segurando o *toning ball*. Realizar a retração escapular (fazendo um "V" com as escápulas) com leve abdução na horizontal dos ombros e retornar à posição inicial.

Nível: Avançado.

Objetivos:
- Conscientizar para o movimento correto da escápula e para a retração escapular;
- Fortalecer trapézio superior, médio e inferior, romboides, deltoide porção posterior e média, eretores da coluna, multífidos e glúteo máximo.

Cuidados:
- Enfatizar o alongamento axial e a posição neutra da coluna;
- Evitar hiperlordose lombar;
- Evitar excessiva extensão do tronco;
- Evitar elevação dos ombros e sobrecarga na cervical;
- Manter punhos neutros.

Atenção:
- Esse exercício é o que mais ativa o trapézio inferior, pela angulação em que é realizado. No entanto, ele também causa alta ativação de trapézio superior. Por isso, só deve ser realizado quando o paciente tiver força de trapézio inferior e médio e controle escapular excelentes, para evitar excessiva elevação dos ombros durante o exercício.

Variações:
- Nível Intermediário: Realizar o exercício sem carga. Mesmo sem carga, deve ser realizado apenas quando o paciente tiver força muscular de trapézio inferior e médio e controle escapular excelentes;
- Nível Avançado: Realizar o exercício na bola suíça. A instabilidade gerada pela bola torna o exercício mais difícil;
- Nível Avançado: Realizar o exercício segurando as molas. Exige muito mais força e controle escapular, mesmo com as molas mais leves. Deve ser realizado apenas quando o paciente já tem controle e força excelentes.

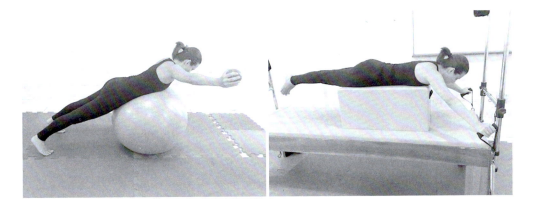

4 – *Prone row* (Cadillac)

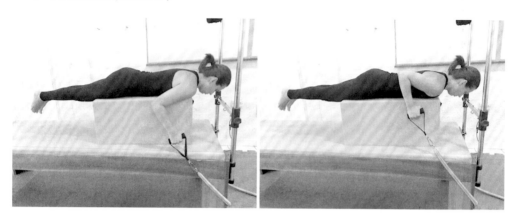

Descrição: Paciente em decúbito ventral na caixa, com quadris e joelhos estendidos e unidos, ombro levemente flexionado, cotovelo flexionado e punho neutro, segurando a alça de mão. Realizar extensão do ombro com retração escapular e retornar à posição inicial.

Nível: Básico

Objetivos:
- Conscientizar para o movimento correto da escápula e para retração escapular;
- Fortalecer trapézio médio e inferior, romboides, deltoide porção posterior, eretores da coluna, multífidos e glúteo máximo.

Cuidados:
- Enfatizar o alongamento axial e a posição neutra da coluna;
- Evitar hiperlordose lombar;
- Evitar elevação dos ombros e sobrecarga na cervical;
- Manter punhos neutros.

5 – *Arms pull up and down* (Cadillac)

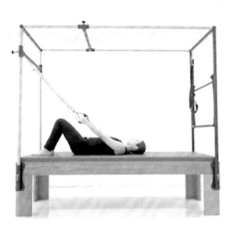
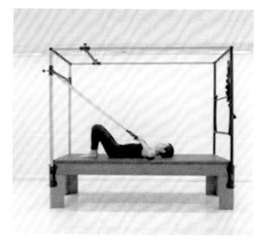

Descrição: Paciente em decúbito dorsal com quadril e joelhos flexionados e pés apoiados. Segurando as alças de mão com as palmas das mãos voltadas para baixo, realizar abdução horizontal dos ombros e flexão dos cotovelos, e retornar à posição inicial.

Nível: Básico

Objetivos:
- Conscientizar para o movimento correto da escápula e para a retração escapular;
- Fortalecer deltoide porção posterior e média, trapézio médio e inferior.

Cuidados:
- Evitar sobrecarga nos ombros e pescoço;
- Manter punhos neutros.

Variações:
- Nível Básico: Realizar o exercício com as pernas elevadas (flexão de quadril e joelho a 90º). Fortalece também iliopsoas e abdome;
- Nível Intermediário: Realizar o exercício em pé, com cotovelos flexionados;
- Nível Intermediário: Realizar o exercício em pé, unilateralmente;
- Nível Intermediário: Realizar o exercício em pé, com a barra torre.

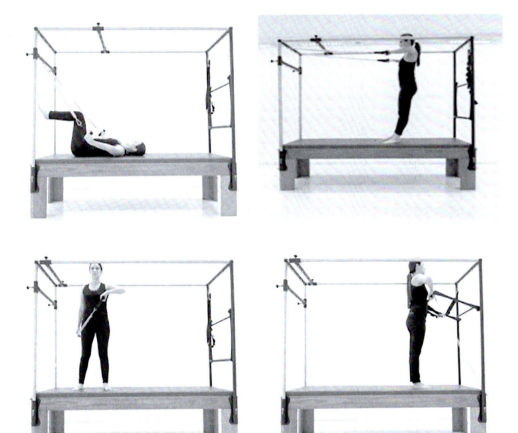

6 – *Arms pulling* (Cadillac)

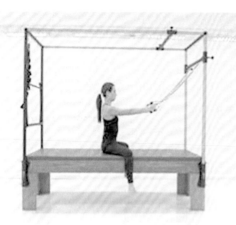
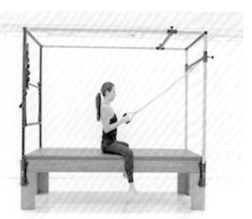

Descrição: Paciente sentado no Cadillac, com quadris abduzidos e joelhos flexionados, segurando as alças de mão, com a mola vinda da frente, ombros flexionados a 90° e cotovelos estendidos. Realizar extensão dos ombros e flexão dos cotovelos, e retornar à posição inicial.

Nível: Básico

Objetivos:
- Conscientizar para o movimento correto da escápula e para a retração escapular;
- Fortalecer latíssimo do dorso, redondo maior, deltoide porção posterior e trapézio médio e inferior.

Cuidados:
- Evitar sobrecarga nos ombros e pescoço;
- Manter punhos neutros;
- Manter coluna neutra;
- Focar no controle escapular.

Variações:
- Nível Básico: Realizar o exercício com supinação do antebraço. Fortalece também bíceps braquial e braquiorradial;
- Nível Básico: Realizar o exercício em pé, em cima do Cadillac.

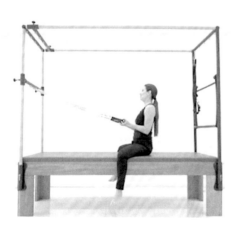
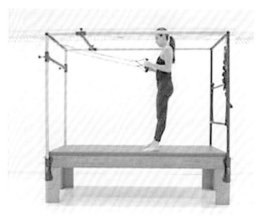

7 – Arms pulling (Reformer)

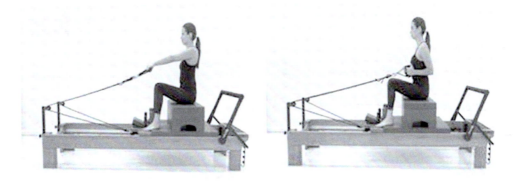

Descrição: Paciente sentado na caixa, de costas para a barra dos pés, segurando as alças de mão, com ombros levemente flexionados e cotovelos estendidos. Realizar leve hiperextensão dos ombros e flexão dos cotovelos, e retornar à posição inicial.

Nível: Básico

Objetivos:
- Conscientizar para o movimento correto da escápula e para a retração escapular;
- Fortalecer romboides, trapézio médio e inferior, latíssimo do dorso, redondo maior e deltoide posterior.

Cuidados:
- Evitar sobrecarga nos ombros e pescoço;
- Evitar hiperlordose lombar;
- Manter punhos neutros;
- Manter cotovelos colados no corpo;
- Manter o controle escapular (posição em "V" das escápulas).

Variações:
- Nível Básico: Realizar abdução na horizontal dos ombros e flexão dos cotovelos;
- Nível Intermediário: Realizar abdução horizontal dos ombros com cotovelos estendidos. Enfatiza a ação de romboides e trapézio médio.

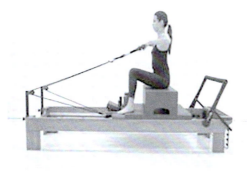
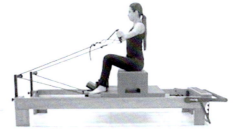

8 – *Midback series: straigth down* (Cadillac)

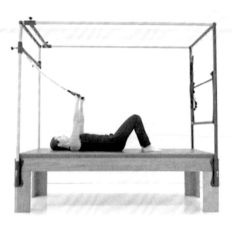
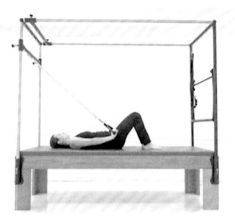

Descrição: Paciente em decúbito dorsal, com quadril e joelhos flexionados e pés apoiados, segurando as alças de mão, com a mola vinda de trás, ombros flexionados e cotovelos estendidos. Realizar extensão dos ombros e retornar à posição inicial.

Nível: Básico

Objetivos:
- Conscientizar para o movimento correto da escápula e para a retração escapular;
- Fortalecer latíssimo do dorso, redondo maior, deltoide porção posterior, trapézio médio e inferior.

Cuidados:
- Evitar sobrecarga nos ombros e pescoço;
- Manter punhos neutros.

Variações:
- Nível Básico: Realizar o exercício com o paciente em pé, fora do Cadillac;
- Nível Intermediário: Realizar o exercício sentado, com pernas estendidas. Fortalece também iliopsoas, quadríceps femoral e abdome;
- Nível Intermediário: Realizar o exercício ajoelhado. Aumenta a contração dos estabilizadores de quadril.

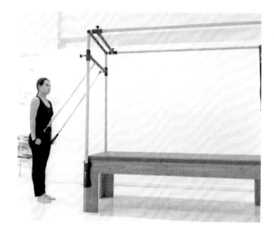
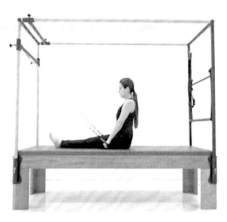

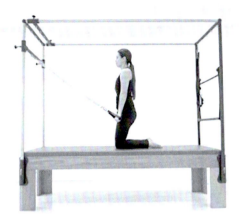

9 – *Arms up and down* (Reformer)

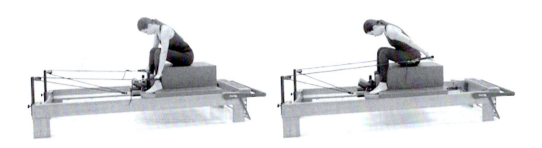

Descrição: Paciente sentado na caixa de costas para a barra dos pés, com o tronco totalmente inclinado para frente, segurando as alças de mão, com ombros flexionados a aproximadamente 120° e cotovelos estendidos. Realizar extensão dos ombros, sem mudar a posição do tronco, e retornar à posição inicial.

Nível: Básico

Objetivos:
- Conscientizar para o movimento correto da escápula e para a retração escapular;
- Fortalecer latíssimo do dorso, redondo maior, deltoide posterior, romboides e trapézio médio e inferior.

Cuidados:
- Evitar sobrecarga nos ombros e pescoço;
- Manter punhos neutros.

Variação:
- Nível Intermediário: Realizar o exercício ajoelhado no carrinho. Trabalha o equilíbrio.

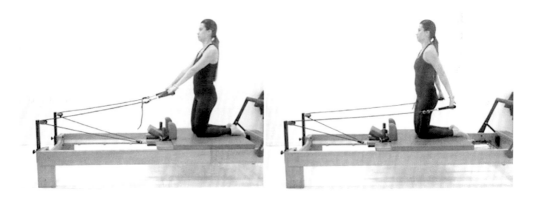

10 – *Diagonal extension, horizontal adduction, internal rotation* (Cadillac)

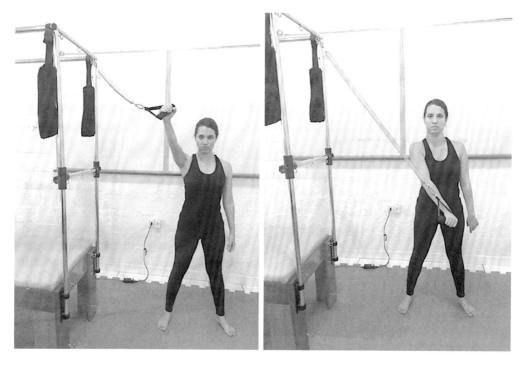

Descrição: Paciente em pé fora do Cadillac, com ombro abduzido a aproximadamente 120°, cotovelo estendido, segurando a alça de mão, com quadris abduzidos (base alargada para dar maior estabilidade) e joelhos estendidos. Realizar extensão, adução na horizontal e rotação interna do ombro, e retornar à posição inicial.

Nível: Intermediário
Objetivos:
- Conscientizar para o movimento correto da escápula e para a manutenção da retração escapular;
- Fortalecer latíssimo do dorso, redondo maior, deltoide porção anterior, peitoral maior e menor, romboides, trapézio médio e inferior e serrátil anterior.

Cuidados:
- Evitar sobrecarga nos ombros e pescoço;
- Evitar rotação do tronco;
- Manter punhos neutros.

Atenção:

Esse exercício exige um grau considerável de força e controle escapular, mesmo com a mola mais leve.

11 – *Diagonal flexion, abduction, external rotation* (Cadillac)

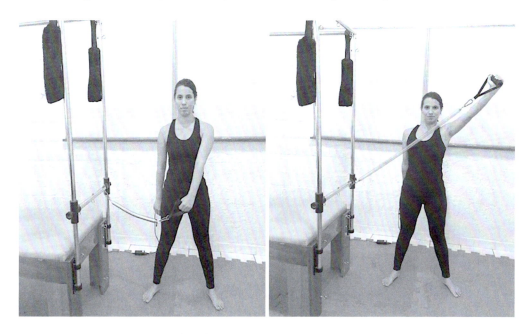

Descrição: Paciente em pé fora do Cadillac, com ombro aduzido horizontalmente, cotovelo estendido, segurando a alça de mão, com quadris abduzidos (base alargada para dar maior estabilidade) e joelhos estendidos. Realizar elevação até aproximadamente 120°, abdução na horizontal e rotação externa do ombro, e retornar à posição inicial.

Nível: Intermediário

Objetivos:
- Conscientizar para o movimento correto da escápula e para a manutenção da retração escapular;
- Fortalecer deltoide porção posterior, romboides, trapézio médio e inferior, serrátil anterior, latíssimo do dorso e redondo maior.

Cuidados:
- Evitar sobrecarga nos ombros e pescoço;
- Evitar rotação do tronco;
- Manter punhos neutros.

Atenção:
- Esse exercício exige um grau considerável de força e controle escapular, mesmo com a mola mais leve.

12 – *Forward flexion in side-lying position* (solo)

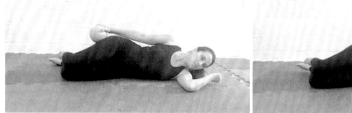
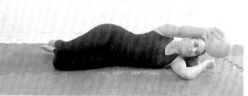

Descrição: Paciente em decúbito lateral no solo, com um apoio de cabeça, ombro de cima em posição neutra, com cotovelo estendido e segurando o *toning ball*, e o membro superior de baixo em flexão de ombro e cotovelo, quadris e joelhos levemente flexionados. Realizar flexão do ombro de cima até aproximadamente 90° e retornar à posição inicial.

Nível: Básico

Objetivos:
- Conscientizar para o movimento correto da escápula e para a manutenção da retração escapular;
- Fortalecer deltoide, romboides, trapézio médio e inferior, serrátil anterior.

Cuidados:
- Evitar sobrecarga nos ombros e pescoço;
- Manter escápula retraída durante todo o movimento;
- Manter punho neutro.

Atenção:
- Esse exercício consegue ativar bastante o trapézio médio e inferior, além do serrátil anterior, sem uma atividade grande do trapézio superior, sendo um ótimo exercício para ser realizado numa fase inicial de tratamento, quando o paciente ainda não tem muito controle escapular e força em trapézio inferior.

13 – *Shoulder down and up* (*Chair*)

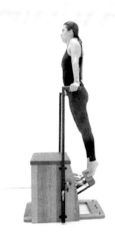
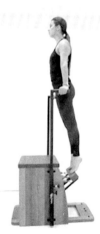

Descrição: Paciente em pé no pedal, de frente para o assento, com tornozelos em flexão plantar, segurando nas barras paralelas, com ombros neutros e cotovelos estendidos (sustentando o peso do corpo). Realizar elevação e depressão dos ombros.

Nível: Intermediário

Objetivo:
- Fortalecer trapézio (maior ênfase na porção superior), latíssimo do dorso, tríceps braquial e serrátil anterior.

Cuidados:
- Alongamento axial;
- Evitar flexão dos cotovelos;
- Manter a coluna neutra.

Atenção:
- Quanto mais molas, mais fácil o exercício;
- Esse exercício não é indicado para pacientes com discinese escapular e dor que tenham hiperativação de trapézio superior e fraqueza de trapézio médio e inferior. Apenas deve ser utilizado em pessoas com ótimo controle escapular e força ou que tenham fraqueza de trapézio superior.

Exercícios de alongamento

Cápsula e estruturas posteriores do ombro

1 – *Posterior capsule stretching* (solo)

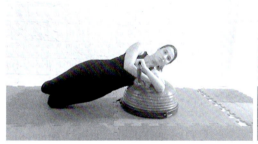
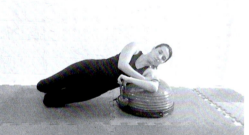

Descrição: Paciente em decúbito lateral no Bosu *ball* (com o apoio no ombro), com quadris neutros e joelhos flexionados, ombro de baixo flexionado a 90°, cotovelo flexionado a 90°, segurando o querobel. Realizar a ponte lateral enquanto permite que o peso rode o ombro internamente. Rodar o ombro internamente o máximo possível sem compensações, sem força nos rotadores externos (apenas deixar o braço cair). Manter a posição de 15 a 30 segundos. Repetir cinco vezes.

Nível: Intermediário

Objetivos:
- Alongar cápsula e estruturas posteriores do ombro;
- Fortalecer reto abdominal, oblíquos interno e externo, glúteo médio, tensor da fáscia lata, extensores de punho.

Cuidados:
- Evitar sobrecarga nos ombros e pescoço;
- Manter punhos neutros.

Variações:
- Nível Básico: Realizar o exercício no solo, sem carga, usando a mão de cima para manter a rotação interna (*sleeper stretch*);
- Nível Intermediário: Realizar o exercício deitado com o dorso no Bosu ou bola suíça, fazendo uma ponte e com os ombros abduzidos a 90°, segurando o *toning ball*;
- Nível Avançado: Realizar a prancha lateral com o apoio nos pés, o que vai exigir mais força para manter a prancha.

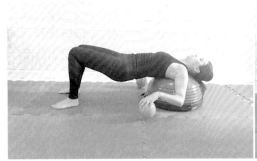
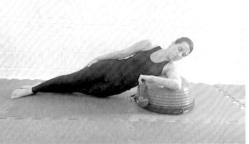

Peitoral maior e menor
1 – *Pectoralis major and minor stretching* (solo)

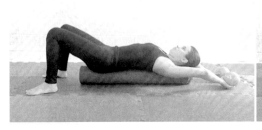
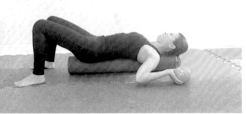

Descrição: Paciente em decúbito dorsal no rolo, com pés apoiados no chão, ombros abduzidos a 180° e cotovelos estendidos, segurando o *toning ball*. Realizar adução dos ombros e flexão de cotovelos, arrastando o dorso da mão no chão, o máximo que conseguir alongar as estruturas anteriores do ombro. Retornar à posição inicial.

Nível: Intermediário

Objetivo:
- Alongar peitoral maior e menor, coracobraquial e deltoide porção anterior.

Cuidados:
- Evitar sobrecarga nos ombros e pescoço;
- Evitar hiperlordose lombar.

Variação:
- Nível Básico: Realizar o exercício sem carga.

Musculatura do ombro e braço
Manguito rotador
Supraespinhal

O supraespinhal é um músculo que vai ser ativado na maioria das atividades em que o ombro é elevado, porém sua maior capacidade de gerar torque ocorre durante a abdução do ombro no plano da escápula. Dessa forma, os exercícios para o supraespinhal devem seguir esse plano de movimento, pelo menos numa fase inicial de tratamento. A elevação do ombro em lata cheia (rotação externa) e lata vazia (rotação interna) geram ativação muscular do supraespinhal de 62% a 67% da contração isométrica máxima, porém o exercício em lata cheia demonstrou atividade significativamente menor do deltoide. Esse dado é importante para a prática clínica, pois no início do tratamento objetiva-se o fortalecimento do supraespinhal com a mínima ativação do deltoide, visando reduzir a força de translação superior da cabeça umeral gerada pela contração do deltoide em angulações mais baixas de elevação do ombro. Além disso, a rotação interna na lata vazia pode diminuir a vantagem mecânica do supraespinhal, o que faz com que ele tenha que gerar mais força para realizar o movimento, o que aumenta as trações no tendão lesionado, que pode, gerar dor e compensações.

1 – *Lunguing swackadee* (solo)

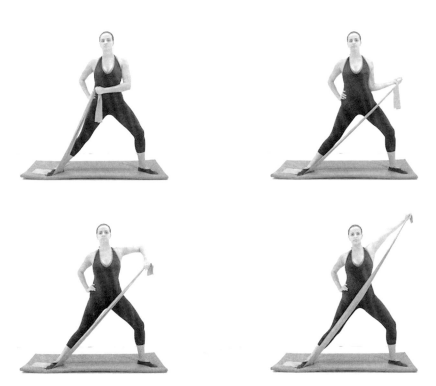

Descrição: Paciente em pé no solo, com abdução de quadril, faixa sob um pé e membro inferior contralateral com rotação externa de quadril e flexão de joelho. Membro superior com apoio na cintura e membro superior contralateral com a faixa na mão com flexão de cotovelo, punho em posição neutra. Realizar rotação externa de ombro seguida de abdução de ombro com extensão de cotovelo.

Nível: Intermediário

Objetivos:
- Conscientizar para o movimento correto da escápula e para a manutenção da retração escapular;
- Fortalecimento dos músculos deltoide porção média, supraespinhal, infraespinhal, redondo menor, latíssimo do dorso, trapézio superior, tríceps braquial e abdominais.

Cuidados:
- Evitar sobrecarga nos ombros e pescoço;
- Alongamento axial;
- Manter coluna neutra;
- Evitar inclinação do tronco.

2 – *Scaption with external rotation* (Cadillac)

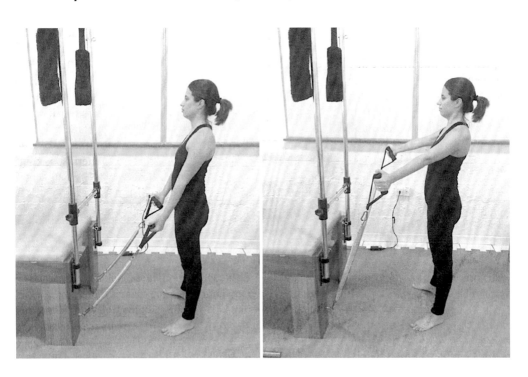

Descrição: Paciente em pé fora do Cadillac, com ombros levemente abduzidos no plano da escápula e rotação externa (polegar para cima), cotovelos estendidos, segurando as alças de mão, com quadris e joelhos estendidos. Realizar abdução dos ombros no plano da escápula até 90° e retornar à posição inicial.

Nível: Intermediário

Objetivos:
- Conscientizar para o movimento correto da escápula e para a manutenção da retração escapular durante a elevação do ombro;
- Fortalecer supraespinhal, deltoide, trapézio e serrátil anterior.

Cuidados:
- Alongamento axial;
- Evitar elevação dos ombros (encolher os cotovelos);
- Evitar flexão dos cotovelos;
- Manter coluna neutra.

Atenção:
- Esse exercício faz uma contração significativa de supraespinhal com mínima ativação de deltoide, pela rotação externa, o que favorece as fases mais inicias de reabilitação, como citado anteriormente.

Variação:
- Nível Básico: Realizar o exercício no solo, sem carga em uma fase inicial, para que o paciente adquira o controle da escápula durante a elevação do ombro, para não compensar a fraqueza com hiperativação do trapézio superior.

Infraespinhal e redondo menor

O músculo infraespinhal possui força de contração máxima de 723N para rotação externa a 90° de abdução e de 909N para rotação externa a 0° de abdução, enquanto a força máxima prevista para o redondo menor é de 111N a 90° de abdução e 159N para rotação externa a 0° de abdução, bem menor que o músculo infraespinhal. O que mostra que o infraespinhal é mais ativado em menores ângulos de abdução, enquanto o redondo menor não é tão afetado pela abdução para gerar torque de rotação externa. Um estudo observou que o exercício que gerou maior sinal eletrográfico para os músculos infraespinhal (62% de contração isométrica voluntária máxima) e redondo menor (67% de contração isométrica voluntária máxima) foi a rotação externa do ombro em decúbito lateral, sendo o exercício ideal para fortalecer os rotadores externos. Portanto, de acordo com esses dados, em todos os programas de exercícios, na tentativa de aumentar a força durante a rotação externa ou diminuir a tensão capsular, a inclusão desse exercício deve ser considerada.

1 – *Side-lying external rotation* (solo)

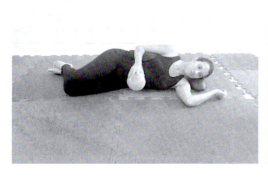 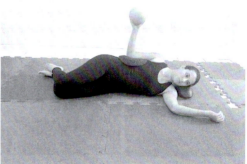

Descrição: Paciente em decúbito lateral no solo, com um apoio de cabeça, ombro de cima em posição neutra (com uma almofada embaixo), com cotovelo flexionado e segurando o *toning ball*, e o membro superior de baixo em flexão de ombro e cotovelo, quadris e joelhos levemente flexionados. Realizar rotação externa do ombro de cima e retornar à posição inicial.

Nível: Básico

Objetivos:
- Conscientizar para o movimento correto da escápula e para a manutenção da retração escapular;
- Fortalecer infraespinhal e redondo menor, romboides, trapézio médio e inferior.

Cuidados:
- Evitar sobrecarga nos ombros e pescoço;
- Manter escápula retraída durante todo o movimento;
- Manter cotovelos sempre a 90°;
- Manter punho neutro.

Atenção:
- Esse exercício consegue ativar bastante trapézio médio e inferior, sem uma atividade grande do trapézio superior. Além disso, consegue ativar bastante infraespinhal e redondo menor sem sobrecarregar o ombro. Dessa forma, é um ótimo exercício para ser realizado numa fase inicial de tratamento, quando o paciente ainda não tem muito controle escapular e força.

2 – *Prone external rotation at* 90° *abduction* (Cadillac)

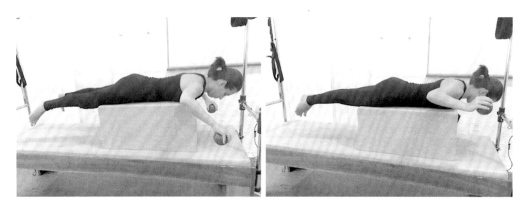

Descrição: Paciente em decúbito ventral na caixa, com quadris e joelhos estendidos, ombros abduzidos a 90° e rodados internamente, cotovelos flexionados a 90° e segurando a *toning ball*. Realizar rotação externa dos ombros e retornar à posição inicial.

Nível: Intermediário

Objetivos:
- Conscientizar para o movimento correto da escápula e para a manutenção da retração escapular;
- Fortalecer infraespinhal e redondo menor, romboides, trapézio médio e inferior, eretores da espinha, multífidos e glúteo máximo.

Cuidados:
- Evitar sobrecarga nos ombros e pescoço;

- Manter escápula retraída durante todo o movimento;
- Manter cotovelos sempre a 90°;
- Manter punho neutro.

Atenção:
- Esse exercício exige alto grau de força e controle escapular para que seja executado corretamente.

3 – Rotação externa (Cadillac)

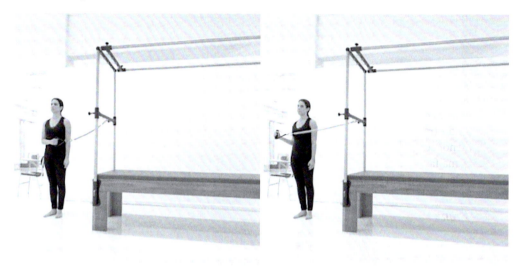

Descrição: Em pé fora do Cadillac, de lado para a barra móvel, segurando a alça de mão com o braço mais longe da barra, ombro neutro (ao lado do corpo) e cotovelo flexionado a 90°. Realizar rotação externa do ombro e retornar à posição inicial.

Nível: Básico

Objetivos:
- Favorecer o controle abdominal (transverso do abdome, reto abdominal, oblíquos internos e externos);
- Fortalecer infraespinhal e redondo menor.

Cuidados:
- Alongamento axial;
- Evitar elevação dos ombros (encolher os cotovelos);
- Manter coluna neutra.

Variações:
- Nível Básico: Sentado no Cadillac;
- Nível Básico: Associada à rotação do tronco;
- Nível Intermediário: Abdução do ombro.

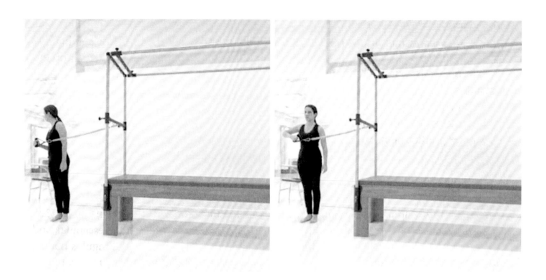

4 – *Sitting spiral* (solo)

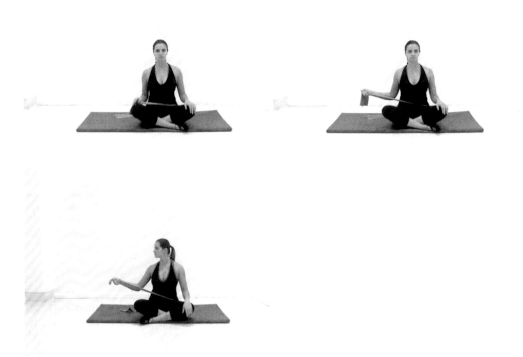

Descrição: Paciente sentado no solo sobre a faixa, com membros inferiores cruzados. Realizar a rotação externa do ombro mantendo a flexão do cotovelo e a rotação do tronco.
Nível: Básico

Objetivo:
- Fortalecer paravertebrais, multífidos, rotadores externos do ombro (infraespinhal e redondo menor), latíssimo do dorso, trapézio inferior e médio, tríceps braquial, oblíquo externo, transverso do abdome.

Cuidados:
- Evitar sobrecarga nos ombros e pescoço;
- Evitar hiperlordose lombar;
- Manter punhos neutros;
- Manter o controle escapular (posição em "V" das escápulas).

Subescapular

O músculo subescapular possui força de contração máxima para rotação interna de 1.725N a 90° de abdução e de 1.297N a 0° de abdução. A porção superior do músculo subescapular pode ser um rotador interno mais eficaz em ângulos menores em comparação com ângulos maiores de abdução. Já a atividade muscular da parte inferior do músculo subescapular durante a rotação interna não parece ser afetada pelo o ângulo de abdução. Dessa forma, para maior ativação desse músculo, são recomendados exercícios de rotação interna a 0° de abdução, em qque a posição do ombro é estável.

1 – *Side arm work* (Cadillac)

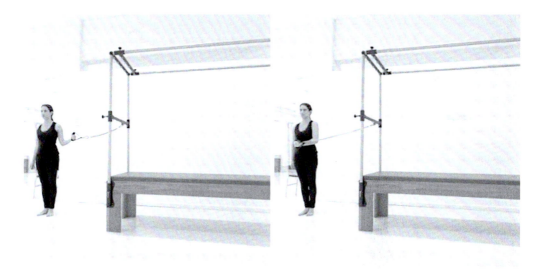

Descrição: Paciente em pé fora do Cadillac, de lado para a barra móvel, segurando a alça de mão com o braço mais próximo da barra, ombro neutro (ao lado do corpo) e cotovelo flexionado a 90°. Realizar rotação interna do ombro e retornar à posição inicial.

Nível: Básico

Objetivo:
- Fortalecer subescapular.

Cuidados:
- Evitar sobrecarga nos ombros e pescoço;

- Evitar flexoextensão dos punhos;
- Manter coluna neutra;
- Focar no controle escapular.

Variações:
- Sentado no Cadillac;
- Associada à rotação do tronco;
- Com elevação do ombro a 90º – mola sai de cima e de trás;
- Adução do ombro.

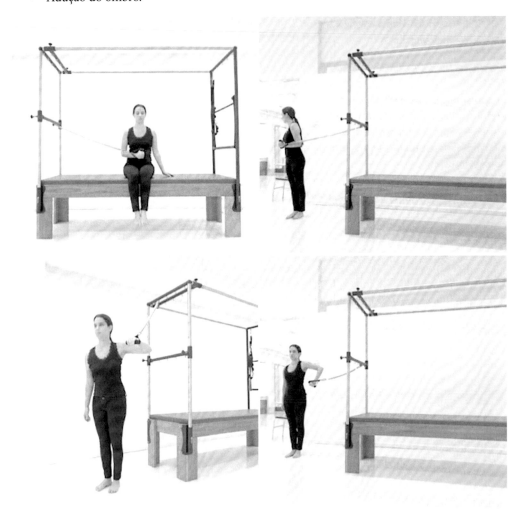

2 – *Arms pull side (Reformer)*

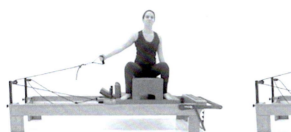 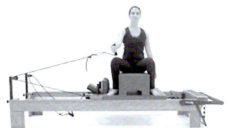

Descrição: Paciente sentado na caixa, de lado para a barra dos pés, segurando a alça de mão com o braço mais próximo da alça, ombro levemente abduzido e cotovelo estendido. Realizar adução na horizontal do ombro até a linha média e retornar à posição inicial.

Nível: Básico

Objetivos:
- Favorecer o controle abdominal (transverso do abdome, reto abdominal, oblíquos internos e externos);
- Fortalecer peitorais, deltoide porção anterior e serrátil anterior.

Cuidados:
- Evitar sobrecarga nos ombros e pescoço;
- Evitar hiperlordose lombar;
- Manter punhos neutros;
- Manter o controle escapular (posição em "V" das escápulas).

Variação:
- Rotação medial: Fortalecer subescapular.

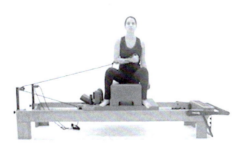

Bíceps braquial

O músculo bíceps braquial pertence aos flexores do cotovelo, porém como ele atua na flexão do cotovelo e na supinação do antebraço, a sua atividade é diferente da dos outros flexores. Um estudo verificou a atividade muscular dos flexores e extensores do cotovelo durante um movimento dinâmico de pronação e supinação. O movimento testado foi para frente e para trás a partir da posição pronada e supinada do antebraço, mantendo a flexão do cotovelo a 30°, 60° e 90°, e observaram que o nível de contração e ganho com o antebraço supinado foi mais elevado e maior do que com a pronação de antebraço, especificamente para o bíceps braquial. Assim, para exercícios que têm como objetivo a maior ativação do bíceps braquial, é indicada flexão de cotovelo com supinação de antebraço.

1 – *Biceps curls* (Cadillac)

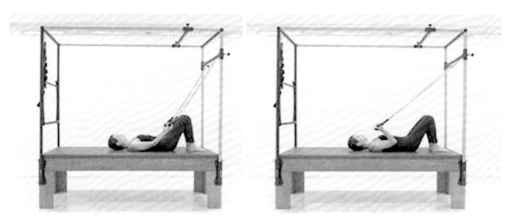

Descrição: Paciente em decúbito dorsal, com quadril e joelhos flexionados e pés apoiados. Segurando as alças de mão, mantendo os cotovelos apoiados no Cadillac, realizar flexão dos cotovelos mantendo punho neutro e retornar à posição inicial.

Nível: Básico
Objetivos:
- Fortalecer braquial e bíceps braquial.

Cuidados:
- Evitar flexoextensão dos punhos;
- Evitar sobrecarga nos ombros e pescoço

Cuidados:
- Manter alinhamento axial;
- Manter coluna neutra;
- Não sobrecarregar ombros e pescoço

Variações:
- Alternando os braços (Básico);
- Ombros flexionados a, aproximadamente, 90° (Básico);
- Sentado, com as pernas estendidas e ombros flexionados a 90° (Básico);
- Em pé, bilateralmente (Básico);
- Em pé, alternando os braços (Básico);
- Em pé, com os cotovelos para fora (Básico);

- Pernas elevadas (Básico);
- Semiajoelhado (Básico);
- Em pé com a barra torre (Básico).

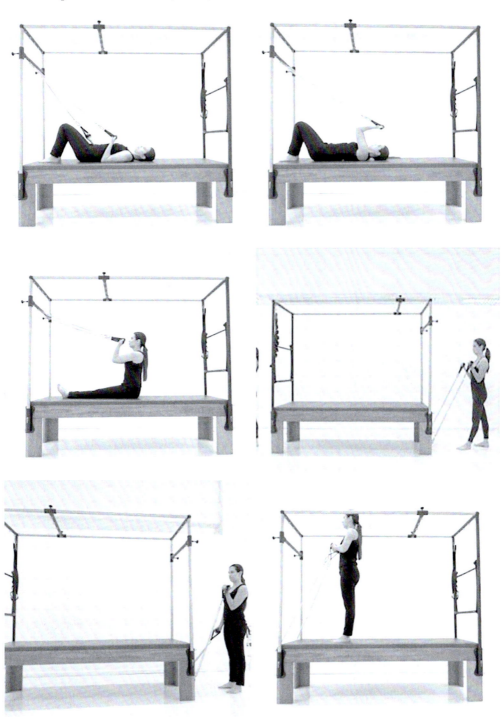

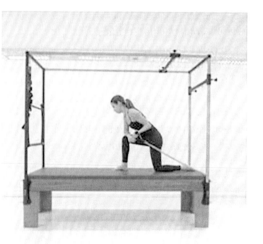
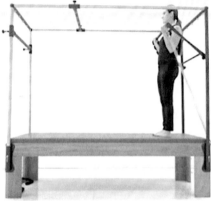

2 – *Lat pull* (Cadillac)

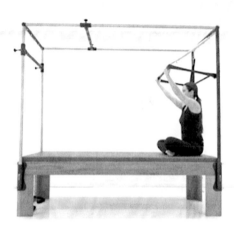
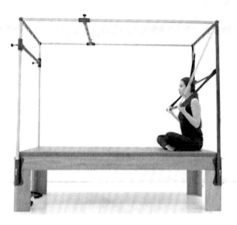

Descrição: Paciente sentado no Cadillac, com as pernas cruzadas, segurando a barra torre com os cotovelos estendidos e ombros flexionados a aproximadamente 90°. Realizar flexão dos cotovelos e extensão dos ombros e retornar à posição inicial.

Nível: Básico
Objetivo:
- Fortalecer braquial e bíceps braquial, grande dorsal e redondo maior.

Cuidados:
- Manter alinhamento axial;
- Manter coluna neutra;
- Não sobrecarregar ombros e pescoço.

Variação:
- Unilateral.

3 – *Side arm pull* (Cadillac)

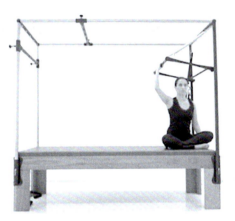
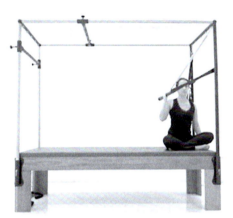

Descrição: Paciente sentado de lado no Cadillac, com as pernas cruzadas, segurando a barra torre com uma mão, cotovelo estendido e ombro flexionado a aproximadamente 90°. Realizar flexão do cotovelo e extensão do ombro, e retornar à posição inicial.

Nível: Básico
Objetivo:
- Fortalecer braquial e bíceps braquial, grande dorsal e redondo maior.

Cuidados:
- Manter alinhamento axial;
- Manter coluna neutra;
- Não sobrecarregar ombros e pescoço;
- Evitar inclinação da coluna.

4 – *Arms biceps (Reformer)*

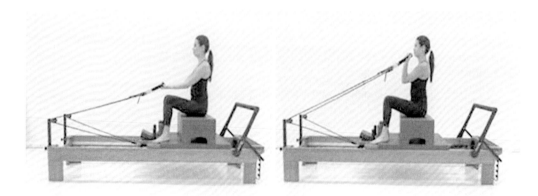

Descrição: Paciente sentado na caixa de costas para a barra dos pés, segurando as alças de mão, com ombros levemente flexionados e cotovelos estendidos. Realizar flexão dos cotovelos e retornar à posição inicial.

Nível: Básico

Objetivos:
- Favorecer o controle abdominal (transverso do abdome, reto abdominal, oblíquos internos e externos);
- Fortalecer braquial e bíceps braquial.

Cuidados:
- Evitar sobrecarga nos ombros e pescoço;
- Evitar extensão de ombros;
- Manter coluna neutra;
- Manter punhos neutros;
- Manter o controle escapular (posição em "V" das escápulas).

Variação:
- Mãos voltadas para a linha média: Enfatiza fortalecimento da porção curta do bíceps braquial.

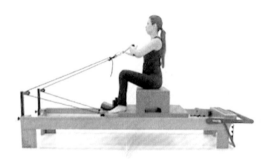

5 – *Arms biceps* (*Chair*)

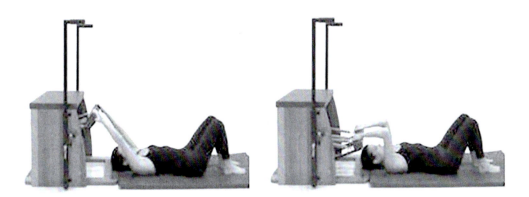

Descrição: Paciente em decúbito dorsal no chão com a cabeça perto da *Chair*, com as mãos segurando os pedais, com os ombros flexionados e cotovelos estendidos, pés no chão com quadris e joelhos flexionados. Realizar flexão dos cotovelos e retornar à posição inicial.
Nível: Básico
- Objetivos:
- Favorecer o controle abdominal (transverso do abdome, reto abdominal, oblíquos internos e externos);
- Fortalecer braquial e bíceps braquial.

Cuidados:
- Alongamento axial;
- Manter coluna neutra.

Variação:
- Unilateral.

6 – *Arms biceps* (*Barrel*)

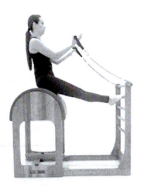
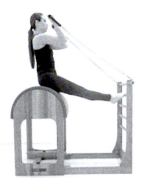

Descrição: Paciente sentado no *Barrel*, com as pernas estendidas e apoiadas na escada, coluna e pelve neutras, segurando as alças de mão, com ombros flexionados a 90° e cotovelos estendidos. Realizar a flexão dos cotovelos e retornar à posição inicial.
Nível: Básico
Objetivos:
- Alongar cadeia posterior;
- Favorecer o controle abdominal (transverso do abdome, reto abdominal, oblíquos internos e externos);
- Fortalecer braquial e bíceps braquial.

Cuidados:
- Alongamento axial;
- Evitar movimento de hiperextensão da coluna lombar;
- Evitar sobrecarga e elevação dos ombros.

Variação:
- Unilateral.

7 – *Roll-down* (solo)

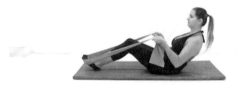
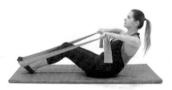

Descrição: Paciente sentado, com flexão de quadril e joelhos, pés paralelos, faixa no antepé, cotovelo flexionado a 90° e punhos em posição neutra. Realizar abdução de ombro com flexão de cotovelo, seguida de extensão de tronco em *round back* e extensão de cotovelo. Retornar à posição inicial com flexão e abdução de ombro e flexão de cotovelo, *round back* até a posição inicial.
Nível: Básico
Objetivo:
- Fortalecimento dos músculos abdominais, latíssimo do dorso, trapézio, bíceps braquial, adutores de quadril, flexores intrínsecos dos pés.

Cuidados:
- Manter alinhamento axial;
- Evitar sobrecarga em ombro e pescoço;
- Manter coluna neutra.

8 – *Arms biceps* (Reformer)

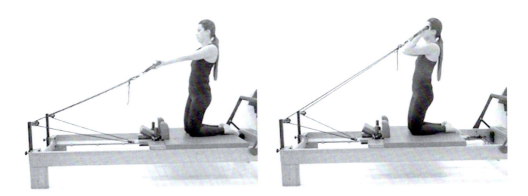

Descrição: Paciente ajoelhado no carrinho, de costas para a barra dos pés, segurando as alças de mão, com ombros levemente flexionados e cotovelos estendidos. Realizar flexão de cotovelos e retornar à posição inicial.

Nível: Intermediário

Objetivos:
- Favorecer o controle abdominal (transverso do abdome, reto abdominal, oblíquos internos e externos);
- Fortalecer braquial e bíceps braquial;
- Trabalhar equilíbrio.

Cuidados:
- Evitar sobrecarga nos ombros e pescoço;
- Evitar hiperlordose lombar;
- Manter punhos neutros;
- Manter cotovelos colados no corpo;
- Manter o controle escapular (posição em "V" das escápulas).

Variação:
- Começar sentado nos pés: Mais fácil.

9 – *Lunging biceps* (solo)

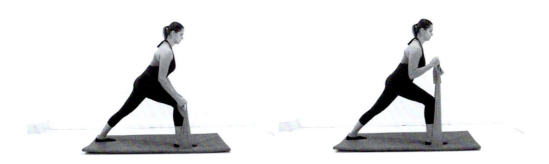

Descrição: Paciente em pé com flexão de tronco, membro inferior à frente com flexão de quadril e joelho, membro inferior contralateral com extensão de quadril e joelho. A faixa fica sob o pé do membro inferior à frente. Membro superior ao lado do corpo. Realizar flexão de cotovelo seguida de extensão de cotovelo e ombro.

Nível: Intermediário

Objetivo:
- Fortalecimento dos músculos bíceps braquial, latíssimo do dorso, trapézio, transverso do abdome e estabilização.

Cuidados:
- Evitar sobrecarga nos ombros e pescoço;
- Evitar hiperlordose lombar;
- Manter punhos neutros;
- Manter cotovelos colados no corpo;
- Manter o controle escapular (posição em "V" das escápulas).

10 – *Arms biceps* (*Chair*)

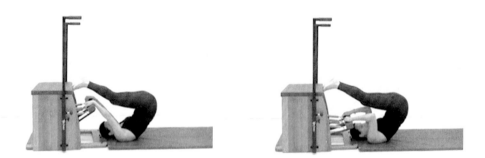

Descrição: Paciente em decúbito dorsal no chão com a cabeça perto da *Chair*, as mãos segurando os pedais, os ombros flexionados e os cotovelos estendidos, quadris flexionados e joelhos estendidos, com os pés apoiados na parte inferior do assento. Realizar flexão dos cotovelos e retornar à posição inicial.

Nível: Avançado

Objetivos:
- Favorecer o controle abdominal (transverso do abdome, reto abdominal, oblíquos internos e externos);
- Fortalecer braquial e bíceps braquial;
- Alongar cadeia posterior.

Cuidados:
- Evitar sobrecarga nos ombros e pescoço;
- Manter punhos neutros;
- Manter cotovelos colados no corpo;
- Manter o controle escapular (posição em "V" das escápulas).

Variação:
- Unilateral.

11 – *Arms biceps* (*Barrel*)

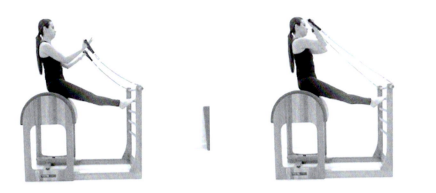

Descrição: Paciente sentado no *Barrel*, com as pernas estendidas e apoiadas na escada, coluna e pelve neutras, segurando as alças de mão, com ombros flexionados a 90° e cotovelos estendidos. Realizar a flexão dos cotovelos associada à extensão de quadril e tronco (deitar no *Barrel*), e retornar à posição inicial.

Nível: Avançado

Objetivos:
- Alongar cadeia anterior;
- Favorecer o controle abdominal (transverso do abdome, reto abdominal, oblíquos internos e externos);
- Fortalecer braquial e bíceps braquial, reto abdominal e oblíquos internos e externos.

Cuidados:
- Alongamento axial;
- Evitar sobrecarga e elevação dos ombros.

Variações:
- Manter-se deitado e flexionar e estender os cotovelos bilateralmente;
- Manter-se deitado e flexionar e estender os cotovelos unilateralmente.

12 – *Balance pelvic lift* (Cadillac)

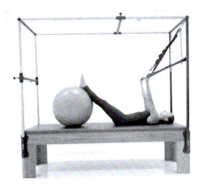 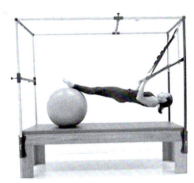

Descrição: Paciente em decúbito dorsal com pés apoiados na bola e joelhos estendidos, segurando a barra torre (fixada com o cinto de segurança), com extensão de cotovelos e flexão de ombros a 90°. Realizar a flexão de cotovelos, ao mesmo tempo que eleva a pelve do solo, e retornar à posição inicial.
Nível: Avançado
Objetivos:
- Favorecer o controle abdominal (transverso do abdome, reto abdominal, oblíquos internos e externos);
- Fortalecer braquial e bíceps braquial, latíssimo do dorso, redondo maior, glúteo máximo e isquiostibiais.

Cuidado:
- Evitar sobrecarga nos ombros e pescoço.

13 – *Arms pulling aéreo: balance swan* (Cadillac)

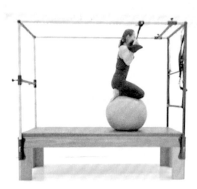
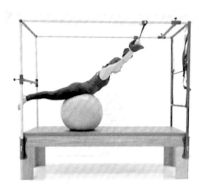

Descrição: Paciente ajoelhado na bola, com as mãos segurando as alças *fuzzies* em flexão completa de cotovelos. Realizar extensão dos joelhos, fazendo com que a bola deslize para região anterior das coxas, associada à extensão de cotovelos e flexão de ombros, e retornar à posição inicial.
Nível: Avançado
Objetivos:
- Favorecer o controle abdominal (transverso do abdome, reto abdominal, oblíquos internos e externos);
- Fortalecer bíceps braquial, latíssimo do dorso, redondo maior, trapézio, glúteo máximo e tríceps sural.

Cuidado:
- Evitar sobrecarga nos ombros e pescoço.

14 – *Reverse pull up* (Cadillac)

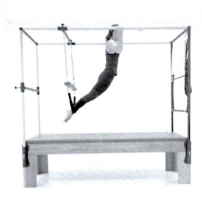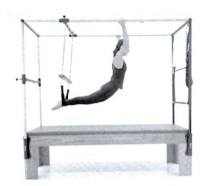

Descrição: Paciente com a barriga para baixo, mãos segurando as hastes horizontais com cotovelos flexionados, dorso dos pés apoiados na alça do trapézio e joelhos estendidos. Realizar extensão dos cotovelos para baixar o tronco o mais baixo possível e flexionar os cotovelos, empurrando os pés para baixo para elevar o tronco o mais alto possível.

Nível: Avançado

Objetivos:
- Favorecer o controle abdominal (transverso do abdome, reto abdominal, oblíquos internos e externos);
- Fortalecer bíceps braquial, latíssimo do dorso, redondo maior e peitoral maior.

Cuidado:
- Evitar sobrecarga nos ombros e pescoço.

15 – Cervo (Cadillac)

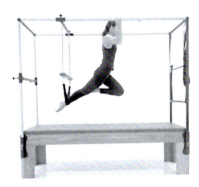

Descrição: Paciente com a barriga para baixo, mãos segurando as hastes horizontais com cotovelos flexionados, com o dorso de um pé apoiado na alça do trapézio com o joelho estendido, e a outra perna com o joelho flexionado, com os dedos apoiados na região posterior do joelho contralateral. Realizar extensão dos cotovelos para baixar o tronco o mais baixo possível e flexionar os cotovelos, empurrando os pés para baixo para elevar o tronco o mais alto possível.

Nível: Avançado
Objetivos:
- Favorecer o controle abdominal (transverso do abdome, reto abdominal, oblíquos internos e externos);
- Fortalecer bíceps braquial, latíssimo do dorso, redondo maior, peitoral maior.

Cuidado:
- Evitar sobrecarga nos ombros e pescoço.

16 – *Arms biceps* (*Reformer*)

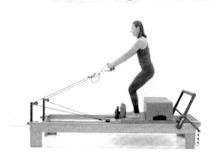
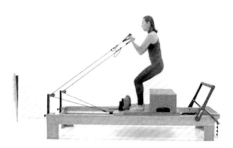

Descrição: Paciente em pé no carrinho, de costas para a barra dos pés, segurando as alças de mão, com ombros levemente flexionados e cotovelos estendidos. Realizar flexão de cotovelos e retornar à posição inicial.

Objetivos:
- Favorecer o controle abdominal (transverso do abdome, reto abdominal, oblíquos internos e externos);
- Fortalecer braquial e bíceps braquial;
- Trabalhar equilíbrio.

Cuidados:
- POSTURA PERIGOSA – RISCO DE QUEDA!
- Evitar sobrecarga nos ombros e pescoço;
- Evitar hiperlordose lombar;
- Manter punhos neutros;
- Manter cotovelos colados no corpo;
- Manter o controle escapular (posição em "V" das escápulas).

Variações:
- Começar levemente agachado: Mais fácil;
- Evoluir com extensão dos joelhos: Maior enfoque em equilíbrio.

Atenção:
- O terapeuta deve sempre ficar ao lado do paciente, pronto para pegá-lo se cair (e só colocar nessa postura pacientes com nível de consciência excelente e que possam ser segurados pelo terapeuta).

Tríceps braquial

O músculo tríceps possui três componentes: cabeça longa, média e lateral, que anatômica e fisiologicamente trabalham independentes, porém de forma sinérgica para a realização da extensão do cotovelo. Alguns estudos observaram que a porção medial do tríceps e o ancôneo são mais ativos na extensão final do cotovelo. Um outro estudo que verificou os níveis de ativação muscular durante uma contração isométrica observou que a ativação é significativamente mais elevada a 10° e 30° de extensão.

Um estudo observou que a porção distal do tríceps medial possui amplitudes altas de ativação muscular no arco de 0° a 30° – nas atividades de extensão *push* e *overhead reach*. A porção lateral é ativada de forma consistente ao longo da extensão do cotovelo, tornando-se um estabilizador dinâmico durante as atividades de extensão do cotovelo. A porção média é minimamente ativada nas atividades funcionais que foram testadas nesse estudo. Assim, de acordo com os dados apontados anteriormente para o treinamento do músculo tríceps, são indicados exercícios que trabalham na angulação de 0° a 30°.

1 – *Breathing*: com os membros superiores (Cadillac)

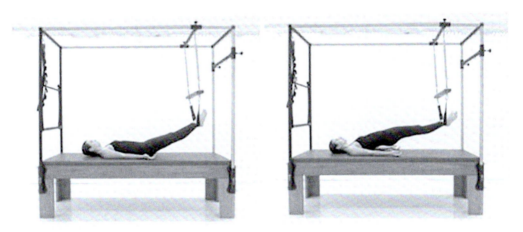

Descrição: Paciente em decúbito dorsal no Cadillac, pés na alça do trapézio, com pernas estendidas, segurando as alças de mão, com ombros flexionados a 90° e cotovelos estendidos. Realizar elevação dos quadris com os joelhos estendidos, ao mesmo tempo em que estende os ombros, mantendo os cotovelos estendidos, e retornar à posição inicial.

Nível: Básico

Objetivos:
- Melhorar a mobilidade da coluna vertebral;
- Favorecer o controle abdominal (transverso do abdome e assoalho pélvico);
- Fortalecer glúteo máximo, isquiostibiais, latíssimo do dorso, redondo menor, porção posterior do deltoide e tríceps braquial.

Cuidados:
- Evitar sobrecarga nos ombros e pescoço;
- Evitar hiperlordose lombar;
- Manter cotovelos colados no corpo;
- Manter o controle escapular (posição em "V" das escápulas).

2 – *Arms triceps* (Cadillac)

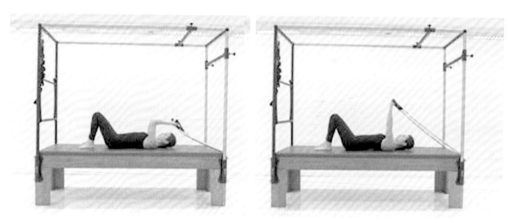

Descrição: Paciente em decúbito dorsal com quadril e joelhos flexionados e pés apoiados, segurando as alças de mão, com a mola vinda de trás, ombros e cotovelos flexionados. Realizar extensão de cotovelos e retornar à posição inicial.

Nível: Básico

Objetivo:
- Fortalecer tríceps braquial.

Cuidados:
- Manter punhos neutros;
- Evitar sobrecarga nos ombros e pescoço;
- Manter a posição dos ombros.

Variações:
- Com as pernas elevadas (flexão de quadril e joelho a 90°);
- Em pé, bilateralmente (com mola ou com barra);
- Em pé, alternado.

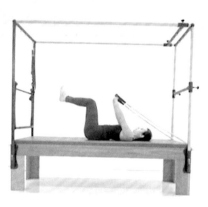
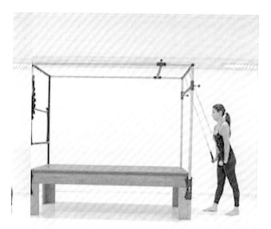

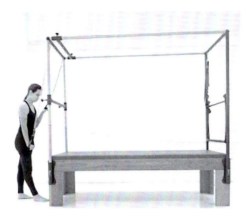

3 – *Arms push up and down* (Cadillac)

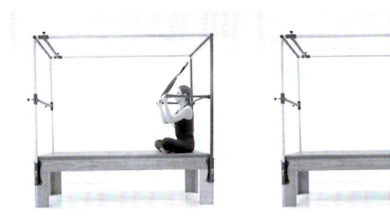

Descrição: Paciente sentado no Cadillac, com as pernas cruzadas, segurando a barra torre com os cotovelos e ombros semiflexionados. Realizar extensão dos cotovelos e flexão de ombros e retornar à posição inicial.

Nível: Básico

Objetivo:
- Fortalecer deltoide, tríceps braquial e trapézio.

Cuidados:
- Evitar sobrecarga nos ombros e pescoço;
- Manter a coluna neutra.

Variação:
- Unilateral, de lado.

4 – *Arms triceps* (*Reformer*)

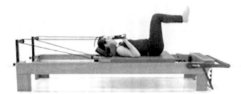 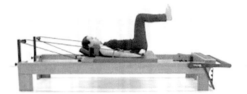

Descrição: Paciente em decúbito dorsal, com a cabeça apoiada no suporte de cabeça, quadris e joelhos flexionados a 90º, segurando as alças de mão, com ombros estendidos (em posição neutra, encostado no estofado) e cotovelos flexionados ao máximo. Realizar extensão dos cotovelos e retornar à posição inicial.

Nível: Básico

Objetivos:
- Favorecer o controle abdominal (transverso do abdome, reto abdominal, oblíquos internos e externos);
- Fortalecer tríceps braquial.

Cuidados:
- Evitar sobrecarga nos ombros e pescoço;
- Evitar hiperlordose lombar;
- Manter punhos neutros.

Variação:
- Com leve flexão de ombro.

5 – *Arms pushing* (*Reformer*)

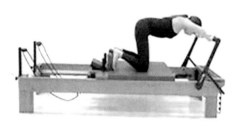 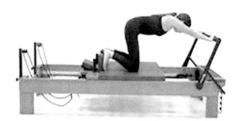

Descrição: Paciente em quatro apoios, mãos apoiadas na barra dos pés, com ombros e cotovelos flexionados e pés apoiados no apoio de ombros. Realizar extensão de cotovelos (empurrando o carrinho) e retornar à posição inicial.

Nível: Básico
Objetivos:
- Favorecer o controle abdominal (transverso do abdome, reto abdominal, oblíquos internos e externos);
- Fortalecer peitorais, deltoide anterior e tríceps braquial.

Cuidados:
- Evitar sobrecarga nos ombros e pescoço;
- Evitar hiperlordose lombar;
- Evitar movimento de quadril e joelho (manter sempre a 90º).

Variação:
- Unilateral em decúbito ventral na caixa, fora do *Reformer*.

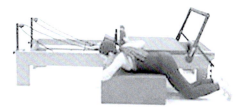 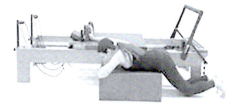

6 – *Triceps sit* (*Chair*)

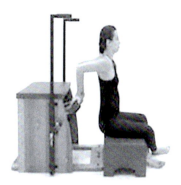 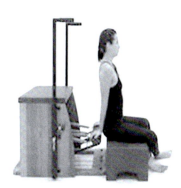

Descrição: Paciente sentado em uma caixa de costas para a *Chair*, com pernas cruzadas, mãos segurando os pedais com hiperextensão de ombros e flexão de cotovelos. Realizar extensão dos cotovelos, empurrando o pedal para baixo, e retornar à posição inicial.

Nível: Básico
Objetivos:
- Favorecer o controle abdominal (transverso do abdome, reto abdominal, oblíquos internos e externos);
- Fortalecer tríceps braquial e ancôneo.

Cuidados:
- Evitar extensão da coluna;
- Evitar sobrecarga nos ombros e pescoço;
- Evitar hiperlordose lombar.

7 – *One arm hand on floor* (*Chair*)

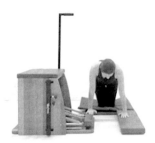 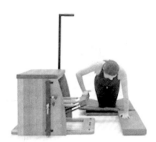

Descrição: Paciente de quatro apoios no chão, de lado para a *Chair*, uma mão segurando nos pedais, com o ombro levemente abduzido e o cotovelo flexionado, enquanto o outro braço permanece estendido com a mão no solo. Realizar extensão do cotovelo, abaixando os pedais, e retornar à posição inicial.

Nível: Básico

Objetivos:
- Favorecer o controle abdominal (transverso do abdome, reto abdominal, oblíquos internos e externos);
- Fortalecer tríceps braquial, peitorais e serrátil anterior.

Cuidados:
- Alongamento axial;
- Manter coluna neutra;
- Manter controle escapular (posição em "V" das escápulas);
- Evitar elevação de ombros e tensão na cervical.

Variações:
- Cotovelos mais para fora – ênfase em peitoral maior;
- Cotovelos mais para dentro – ênfase no tríceps braquial;
- Pernas estendidas e apoio nos pés – maior ênfase nos estabilizadores de tronco, serrátil anterior, glúteo máximo e isquiostibiais;
- De frente para a *Chair*, unilateralmente;
- Com a mão no assento da *Chair*.

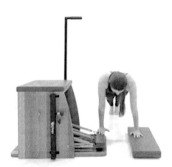 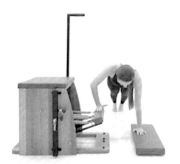

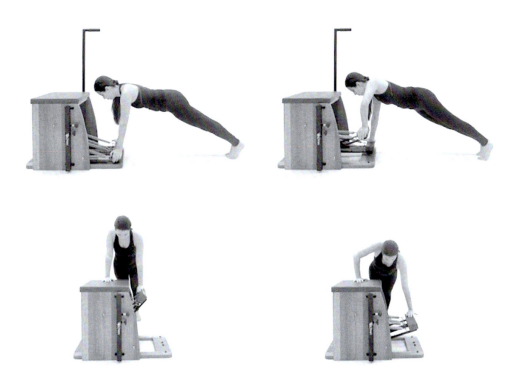

8 – *Swan front* (*Chair*)

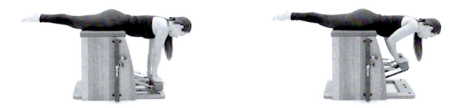

Descrição: Paciente em decúbito ventral na *Chair*, com o tronco para fora do assento (apoio nas EIAS), as mãos apoiadas nos pedais, com os ombros flexionados a 90º e cotovelos estendidos, pernas estendidas e aduzidas. Realizar flexão dos cotovelos e retornar à posição inicial.

Nível: Básico

Objetivos:
- Favorecer o controle abdominal (transverso do abdome, reto abdominal, oblíquos internos e externos);
- Fortalecer tríceps braquial, peitorais, serrátil anterior, eretores da coluna e glúteo máximo.

Cuidados:
- Alongamento axial;
- Manter coluna neutra;

- Manter controle escapular (posição em "V" das escápulas);
- Evitar elevação de ombros e tensão na cervical.

Variações:
- Cotovelos mais para fora – ênfase em peitoral maior;
- Cotovelos mais para dentro – ênfase no tríceps braquial;
- Unilateral.

9 – *Arms triceps* (Cadillac)

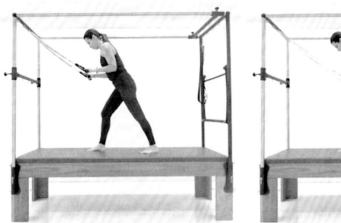
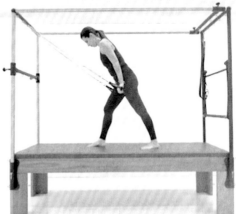

Descrição: Paciente em pé em cima do Cadillac, com tronco flexionado, uma perna na frente da outra, segurando as alças de mão, com a mola vindo de frente, ombros neutros ao lado do corpo e cotovelos flexionados. Realizar extensão dos cotovelos e retornar à posição inicial.

Nível: Intermediário

Objetivos:
- Favorecer o controle abdominal (transverso do abdome, reto abdominal, oblíquos internos e externos);
- Fortalecer tríceps braquial.

Cuidados:
- Manter alinhamento axial;
- Manter coluna neutra;
- Manter controle escapular (posição em "V" das escápulas);
- Evitar elevação de ombros e tensão na cervical.

Variação:
- Ajoelhado em cima do Cadillac, mola de trás – fortalecimento de deltoide, peitoral maior e menor e tríceps braquial.

10 – *Standing on floor at open end: box* (Cadillac)

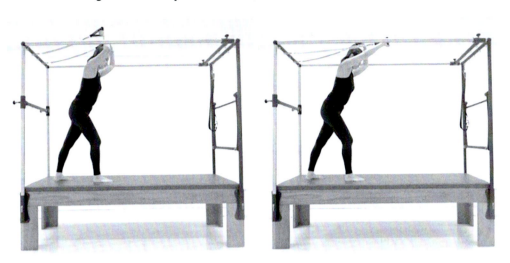

Descrição: Paciente em pé em cima do Cadillac, com corpo levemente inclinado para frente. Segurando as alças de mão, com a mola vindo de trás, ombros e cotovelos flexionados a 90°. Realizar extensão dos cotovelos e retornar à posição inicial.

Nível: Intermediário

Objetivos:
- Favorecer o controle abdominal (transverso do abdome, reto abdominal, oblíquos internos e externos);
- Fortalecer tríceps braquial.

Cuidados:
- Manter alinhamento axial;
- Manter coluna neutra;
- Evitar elevação de ombros e tensão na cervical.

11 – *Arms triceps* (*Reformer*)

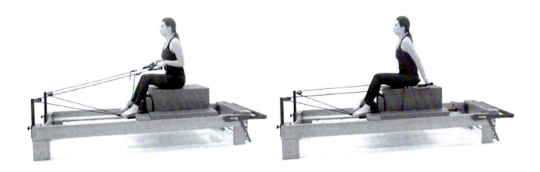

Descrição: Paciente sentado na caixa de costas para a barra dos pés, tronco totalmente inclinado para frente, segurando as alças de mão, com ombros estendidos a aproximadamente 20° e cotovelos flexionados ao máximo. Realizar extensão dos cotovelos, sem mudar a posição do tronco e dos ombros, e retornar à posição inicial.

Nível: Intermediário

Objetivos:
- Favorecer o controle abdominal (transverso do abdome, reto abdominal, oblíquos internos e externos);
- Fortalecer tríceps braquial, latíssimo do dorso, redondo maior, deltoide posterior, romboides e trapézio.

Cuidados:
- Evitar sobrecarga nos ombros e pescoço;
- Evitar hiperlordose lombar;
- Manter punhos neutros.

12 – *Long box arms triceps*

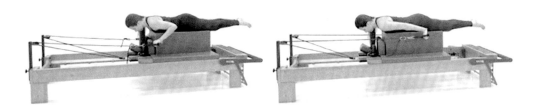

Descrição: Paciente em decúbito ventral na caixa, com a cabeça na direção do suporte de cabeça, quadris e joelhos estendidos, segurando as alças de mão, com ombros estendidos (ao lado do corpo) e cotovelos flexionados ao máximo. Realizar extensão dos cotovelos e retornar à posição inicial.

Nível: Intermediário

Objetivos:
- Favorecer o controle abdominal (transverso do abdome, reto abdominal, oblíquos internos e externos);
- Fortalecer tríceps braquial, latíssimo do dorso, redondo maior, deltoide posterior e glúteo máximo.

Cuidados:
- Evitar sobrecarga nos ombros e pescoço;
- Manter coluna neutra;
- Manter punhos neutros;
- Manter extensão dos membros inferiores.

13 – Sentado na caixa (*Reformer*)

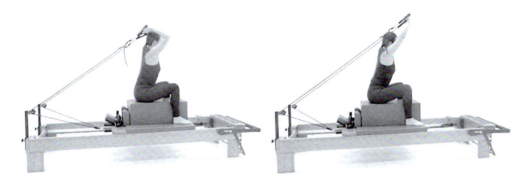

Descrição: Paciente sentado na caixa, de frente para a barra dos pés, segurando as alças de mão, com ombros flexionados a aproximadamente 120° e cotovelos flexionados ao máximo (ao lado da cabeça). Realizar extensão dos cotovelos, sem mudar a posição do tronco e dos ombros, e retornar à posição inicial.

Nível: Intermediário
Objetivos:
- Favorecer o controle abdominal (transverso do abdome, reto abdominal, oblíquos internos e externos);
- Fortalecer tríceps braquial, deltoide anterior e peitoral maior.

Cuidados:
- Evitar sobrecarga nos ombros e pescoço;
- Evitar hiperlordose lombar;
- Manter punhos neutros.

14 – *Triceps press standing* (*Chair*)

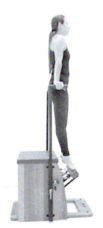 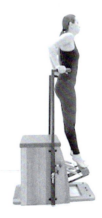

Descrição: Paciente em pé no pedal, de costas para o assento, tornozelos em flexão plantar, segurando nas barras paralelas, com ombros em neutro e cotovelos estendidos (sustentando o peso do corpo). Realizar flexão dos cotovelos, abaixando os pedais, e retornar à posição inicial.

Nível: Intermediário

Objetivos:
- Favorecer o controle abdominal (transverso do abdome, reto abdominal, oblíquos internos e externos);
- Fortalecer tríceps braquial, latíssimo do dorso e trapézio inferior (por sua ação estabilizadora na escápula).

Cuidados:
- Alongamento axial;
- Manter coluna neutra;
- Manter controle escapular (posição em "V" das escápulas);
- Evitar elevação de ombros e tensão na cervical.

Variações:
- Quanto mais molas, mais fácil o exercício;
- Pode ser realizado de frente para o assento;
- Batidas de calcanhar – fortalecer latíssimo do dorso, peitoral maior, deltoide, tríceps braquial, oblíquos, abdutores e rotadores laterais do quadril.

15 – *Triceps sit on foot bar* (*Chair*)

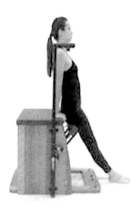
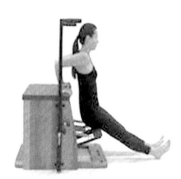

Descrição: Paciente sentado nos pedais da *Chair*, com as pernas estendidas e os pés no chão, mãos segurando o assento com leve hiperextensão de ombros e semiflexão de cotovelos. Realizar flexão dos cotovelos, empurrando o pedal para baixo, e retornar à posição inicial.

Nível: Intermediário

Objetivos:
- Favorecer o controle abdominal (transverso do abdome, reto abdominal, oblíquos internos e externos);
- Fortalecer tríceps braquial e ancôneo.

Cuidados:
- Alongamento axial;
- Manter coluna neutra;
- Evitar elevação de ombros e tensão na cervical.

16 – Flexão de braços (*push up*)

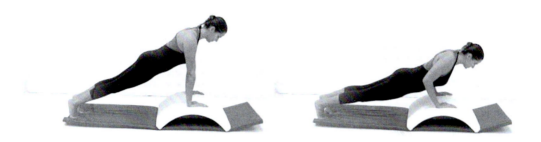

Descrição: Em posição de flexão de braços, de frente para o colchonete, realizar uma linha longa dos pés à cabeça, com pelve e coluna neutras. Pernas estendidas, aduzidas e paralelas, peso nos metatarsos. Braços estendidos, mãos no topo do *Barrel* em frente ao ápice, diretamente abaixo dos ombros, e dedos apontando para frente. Escápulas estabilizadas. Flexionar mais os cotovelos com cada contagem, angulando os cotovelos para trás na diagonal para abaixar o tronco em direção ao *Barrel*. Manter a coluna neutra.

Nível: Intermediário
Objetivo:
- Fortalecer tríceps braquial.

Cuidados:
- Alongamento axial;
- Manter coluna neutra;
- Evitar elevação de ombros e tensão na cervical.

17 – *Spread eagle* (*Chair*)

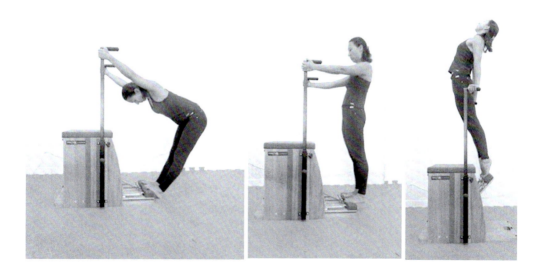

Descrição: Em pé no pedal, de frente para a *Chair*, segurando as barras paralelas com ombros flexionados e cotovelos estendidos, quadril empinado para trás, jogando o peso do corpo. Iniciando a flexão pelo cóccix, vai flexionando vértebra por vértebra, passando pela posição neutra e então estender a coluna e elevar o esterno em direção ao teto. Flexionar o cotovelo para retornar à posição inicial.

Nível: Avançado

Objetivos:
- Mobilizar coluna vertebral;
- Alongar cadeia posterior;
- Favorecer o controle abdominal (transverso do abdome, reto abdominal, oblíquos internos e externos);
- Fortalecer glúteo máximo, isquiostibiais, reto abdominal, oblíquos, eretores da coluna, latíssimo do dorso, redondo maior e tríceps braquial.

Cuidados:
- Manter o alongamento axial;
- Evitar elevação dos ombros.

Atenção:
- É importante o terapeuta sentar na *Chair* para contrabalancear o peso.

18 – *Arms triceps prone* (Cadillac)

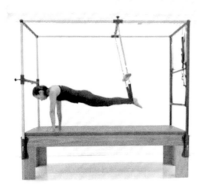
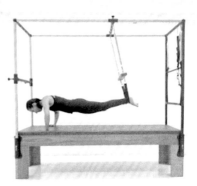

Descrição: Paciente em decúbito ventral, com os pés apoiados no trapézio (quadril e joelhos em extensão) e mãos no Cadillac (flexão de ombros a 90° e cotovelos estendidos), fazendo a posição de prancha. Realizar extensão dos cotovelos e retornar à posição inicial.

Nível: Avançado

Objetivos:
- Favorecer o controle abdominal (transverso do abdome, reto abdominal, oblíquos internos e externos);
- Fortalecer tríceps braquial e peitoral maior e menor.

Cuidados:
- Evitar sobrecarga nos ombros e pescoço;
- Manter a posição dos ombros.

19 – *Press up* (*Reformer*)

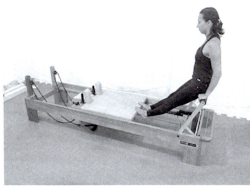
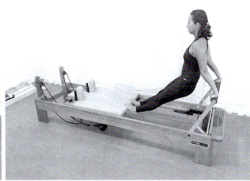
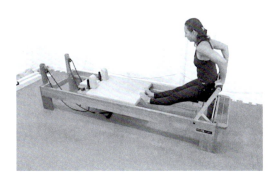

Descrição: Paciente sentado na barra dos pés, segurando a barra ao lado do corpo, com membros inferiores estendidos e os pés na parte da frente do carrinho. Realizar leve extensão dos ombros (para que o corpo fique à frente da barra dos pés) e flexionar os cotovelos a aproximadamente 90°, o que vai empurrar o carrinho levemente para frente. Retornar à posição inicial (sem sentar na barra de pés).
Nível: Avançado
Objetivos:
- Favorecer o controle abdominal (transverso do abdome, reto abdominal, oblíquos internos e externos);
- Fortalecer tríceps braquial e ancôneo.

Cuidados:
- Evitar sobrecarga nos ombros e pescoço;
- Manter punhos neutros.

Musculatura do antebraço e mão

Para as disfunções do cotovelo, punho e mão basicamente o tratamento baseado em exercícios é focado em alongamento, fortalecimento concêntrico, excêntrico e isométrico dos músculos do antebraço (extensores e flexores do punho e dedos, pronadores e supinadores), bem como exercícios para melhorar a preensão palmar.

Atualmente, não existem muitas evidências sobre a eficácia de exercícios nas disfunções do cotovelo, punho e mão. A disfunção mais estudada tem sido a epicondilite lateral, na qual os exercícios de extensão de punho concêntricos e excêntricos podem promover melhora da dor e função. No entanto, os exercícios excêntricos mostram ser mais eficazes que exercícios concêntricos. Além disso, os exercícios supervisionados parecem ser mais eficazes que exercícios realizados em casa.

Um estudo mostrou que um programa de exercícios baseado em alongamento estático dos músculos extensores do punho, seguido de fortalecimento excêntrico dos extensores de punho e alongamento estático na posição sentada com extensão de cotovelo, pronação e flexão de punho com desvio ulnar, melhora a dor e a função de pacientes com epicondilite lateral. Um outro estudo mostrou bons efeitos na síndrome do túnel do carpo com tratamento baseado em exercícios de alongamento dos músculos flexores e extensores do punho.

Força de preensão palmar

É produzida pela cocontração dos flexores e extensores do antebraço. A ativação dos músculos extensores é importante para promover a estabilização do punho durante a preensão. Um estudo mostrou que o treinamento de força isométrica dos músculos extensores do punho melhora a força de preensão palmar e altera o equilíbrio da ativação entre os músculos flexores e extensores do punho. Essa alteração ocorre devido à redução da ativação dos flexores após treinamento dos músculos extensores do punho.

Extensores do punho

1 – *Wrist extension with tonning ball* (Cadillac)

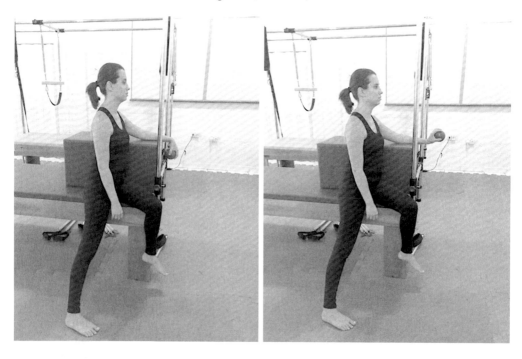

Descrição: Paciente sentado no Cadillac com um membro inferior elevado, o membro inferior contralateral de apoio no chão, o membro superior de gesto sobre a caixa com o ombro levemente abduzido, cotovelo levemente flexionado, antebraço pronado e punho em flexão segurando o *tonning ball*. Durante a expiração, realizar a extensão do punho; inspirar mantendo a posição e expirar retornando à posição inicial.

Nível: Básico
Objetivos:
- Conscientizar o movimento com alinhamento correto;
- Realizar fortalecimento concêntrico e excêntrico dos músculos extensores de punho.

Cuidados:
- Enfatizar o alongamento axial e a posição neutra da coluna;
- Enfatizar estabilização escapular;
- Promover alinhamento adequado do punho durante toda a execução do movimento;
- Realizar o exercício lentamente;
- Iniciar com carga leve e evoluir progressivamente.

Variação:
- Nível Preparatório: Realizar o movimento sem carga para aprendizado do movimento correto.

2 – *Wrist extension with tonning ball* (*Chair*)

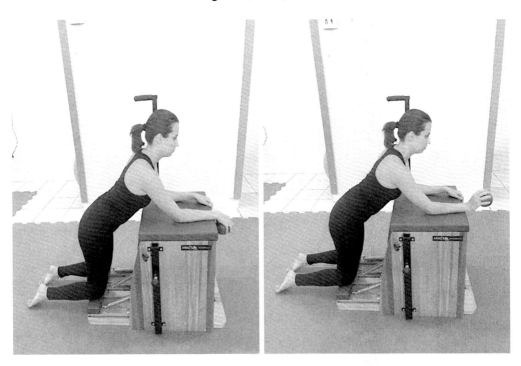

Descrição: Ajoelhado nos pedais da *Chair* com o dorso dos pés apoiados no chão mantendo a flexão plantar, tronco fletido mantendo a coluna neutra, o membro superior de gesto sobre a *Chair* com o ombro e o cotovelo levemente flexionados, antebraço pronado e punho em flexão segurando o *tonning ball*. Durante a expiração, realizar a extensão do punho; inspirar mantendo a posição e expirar retornando à posição inicial.

Nível: Básico

Objetivos:
- Conscientizar o movimento com alinhamento correto;
- Realizar fortalecimento concêntrico e excêntrico dos músculos extensores de punho.

Cuidados:
- Enfatizar o alongamento axial e a posição neutra da coluna;
- Enfatizar estabilização escapular;
- Promover alinhamento adequado do punho durante toda a execução do movimento;
- Realizar o exercício lentamente;
- Iniciar com carga leve e evoluir progressivamente.

Variação:
- Nível Preparatório: Realizar o movimento sem carga para aprendizado do movimento correto.

3 – *Wrist extension standing* (Cadillac)

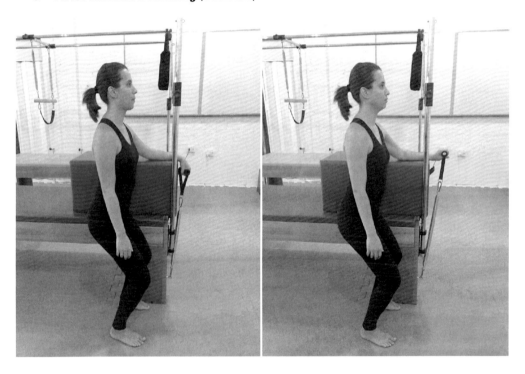

Descrição: Em pé ao lado do Cadillac, com o membro superior de gesto sobre a caixa com o ombro levemente abduzido, cotovelo levemente flexionado, antebraço pronado e punho em flexão segurando a alça de mãos. Durante a expiração, realizar a extensão do punho; inspirar mantendo a posição e expirar retornando à posição inicial.

Nível: Intermediário

Objetivos:
- Conscientizar o movimento com alinhamento correto;
- Realizar fortalecimento concêntrico e excêntrico dos músculos extensores de punho;
- Desafiar os músculos estabilizadores do tronco;
- Melhorar força de preensão palmar.

Cuidados:
- Manter o alinhamento correto da coluna vertebral. Para isso, é necessário manter os membros inferiores flexionados para o alinhamento correto do membro superior de gesto;
- Enfatizar o alongamento axial e a posição neutra da coluna;
- Enfatizar a estabilização escapular;
- Promover alinhamento adequado do punho durante toda a execução do movimento;
- Realizar o exercício lentamente.

Variações:
- Nível Básico: Exercícios com *tonning ball*;
- Colocar uma bola entre os joelhos para facilitar o alinhamento de membros inferiores.

4 – *Wrist extension supine* (Cadillac)

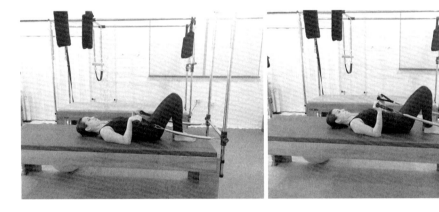

Descrição: Deitado em decúbito dorsal na cama do Cadillac, de frente para a barra de molas, com os braços ao longo do corpo apoiados na cama, cotovelos com 90° de flexão, antebraço pronado e punho em flexão segurando a alça de mãos. Durante a expiração, realizar a extensão do punho; inspirar mantendo a posição e expirar retornando à posição inicial.

Nível: Intermediário

Objetivos:
- Conscientizar o movimento com alinhamento correto;
- Realizar fortalecimento concêntrico e excêntrico dos músculos extensores de punho;
- Melhorar força de preensão palmar.

Cuidados:
- Manter o alinhamento correto do antebraço;
- Enfatizar o alongamento axial e a posição neutra da coluna;
- Enfatizar estabilização escapular;
- Promover alinhamento adequado do punho durante toda a execução do movimento;
- Realizar o exercício lentamente.

Variações.
- Nível Intermediário: Movimentos alternados dos punhos, assim desafiando a coordenação e a estabilidade escapular;
- Nível Intermediário: Sustentando membros inferiores com dorsiflexão e 90° de flexão de quadril e joelhos. Dessa forma, desafiando a estabilização de pelve;

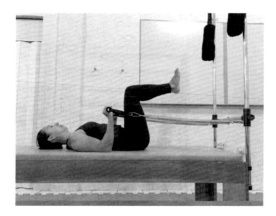

- Nível Avançado: Sustentando membros inferiores com 45° de flexão de quadril e joelhos estendidos, aumentando a alavanca. Dessa forma, desafiando a estabilização de pelve e fortalecendo abdominais;

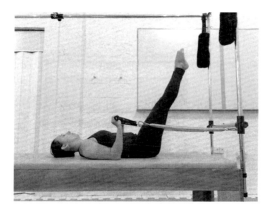

- Colocar uma bola entre os joelhos para facilitar o alinhamento de membros inferiores.

5 – *Wrist extension standing variant* (Cadillac)

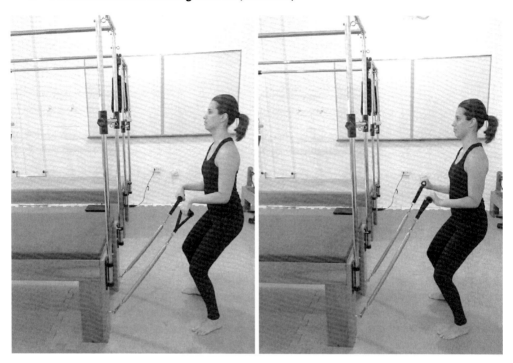

Descrição: Em pé na frente da barra de molas do Cadillac, com membros inferiores levemente flexionados, braços ao longo do corpo, cotovelos com 90° de flexão, antebraço pronado e punhos em flexão segurando as alças de mãos. Durante a expiração, realizar a extensão do punho; inspirar mantendo a posição e expirar retornando à posição inicial.

Nível: Intermediário

Objetivos:
- Conscientizar o movimento com alinhamento correto;
- Realizar fortalecimento concêntrico e excêntrico dos músculos extensores de punho;
- Desafiar os músculos estabilizadores do tronco;
- Melhorar força de preensão palmar.

Cuidados:
- Enfatizar o alongamento axial e a posição neutra da coluna;
- Enfatizar a estabilização escapular;
- Manter a estabilização do antebraço;
- Promover alinhamento adequado do punho durante toda a execução do movimento;
- Realizar o exercício lentamente.

Variações:
- Nível Básico: Exercícios com *tonning ball*;
- Nível Básico: Pisando no Thera Band;

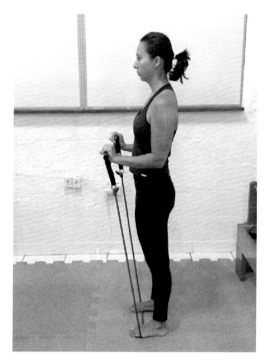

- Nível Intermediário: Movimentos alternados;
- Nível Intermediário: Bilateral com a barra de rolamento;

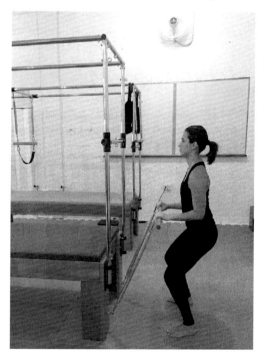

- Colocar uma bola entre os joelhos para facilitar o alinhamento de membros inferiores.

6 – *Wrist extension supine* (Reformer)

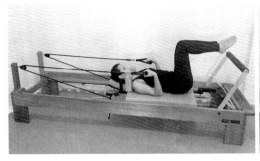
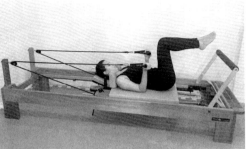

Descrição: Deitado em decúbito dorsal no *Reformer*, sustentando os membros inferiores com dorsiflexão, 90° de flexão de quadril e joelhos, os braços ao longo do corpo apoiados na cama, cotovelos com 90° de flexão, antebraço supinado e punho em flexão segurando a alça de mãos. Durante a expiração, realizar a extensão do punho; inspirar mantendo a posição e expirar retornando à posição inicial.

Nível: Intermediário

Objetivos:
- Conscientizar o movimento com alinhamento correto;
- Fortalecer músculos abdominais;
- Realizar fortalecimento concêntrico e excêntrico dos músculos extensores de punho;
- Melhorar força de preensão palmar.

Cuidados:
- Manter o alinhamento correto do antebraço;
- Estabilizar pelve e coluna lombar;
- Enfatizar o alongamento axial;
- Enfatizar estabilização escapular;
- Promover alinhamento adequado do punho durante toda a execução do movimento;
- Realizar o exercício lentamente.

Variações:
- Nível Básico: Anular a sustentação dos membros inferiores colocando-os sobre o rolo. Neste exercício a barra deve ser abaixada e o rolo deve deslizar sobre a madeira do *Reformer*. Assim, facilitará a estabilização pélvica e coluna lombar;

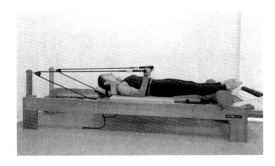

- Nível Avançado: Sustentando membros inferiores com 45° de flexão de quadril e joelhos estendidos. Assim, desafiará a estabilização de pelve e fortalecerá abdominais.

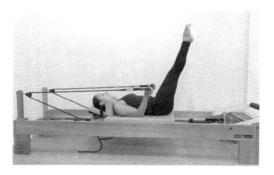

7 – *Wrist extension sitting in box* (*Reformer*)

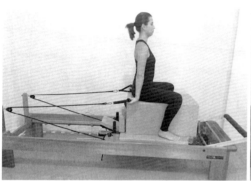 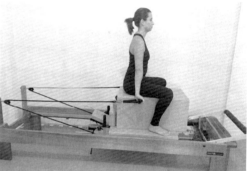

Descrição: Sentado na caixa do *Reformer*, em frente à barra, membros inferiores flexionados e pés apoiados na cama, braços ao longo do corpo, cotovelos estendidos, antebraço pronado e punho em flexão segurando a alça de mãos. Durante a expiração, realizar a extensão do punho; inspirar mantendo a posição e expirar retornando à posição inicial.

Nível: Intermediário
Objetivos:
- Conscientizar o movimento com alinhamento correto;
- Fortalecer músculos estabilizadores de tronco;
- Realizar fortalecimento concêntrico e excêntrico dos músculos extensores de punho;
- Melhorar força de preensão palmar.

Cuidados:
- Manter o alinhamento correto do antebraço;
- Estabilizar tronco;
- Enfatizar o alongamento axial;
- Enfatizar estabilização escapular;
- Promover alinhamento adequado do punho durante toda a execução do movimento;
- Realizar o exercício lentamente.

Variação:
- Nível Intermediário: Membros inferiores estendidos sobre a caixa. Assim, desafiará a estabilização de tronco e promoverá alongamento dos músculos isquiotibiais.

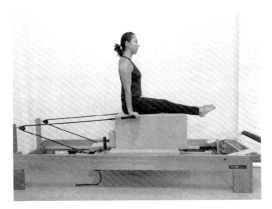

8 – *Sandbag standing* (solo)

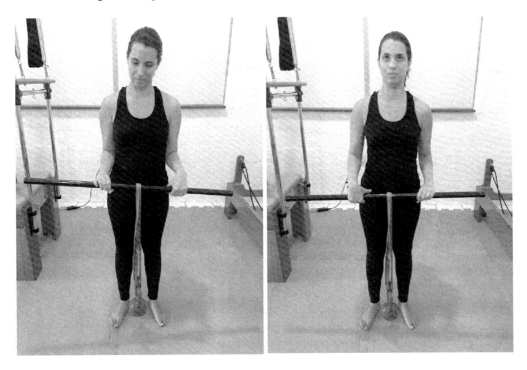

Descrição: Em pé, membros inferiores paralelos e estendidos, braços ao longo do corpo, cotovelos com 90° de flexão, antebraço pronado e punhos em flexão segurando um bastão com carga. Expirar por cinco tempos realizando extensão alternada do punho; inspirar por mais cinco tempos realizando o mesmo movimento.

Nível: Intermediário

Objetivos:
- Conscientizar o movimento com alinhamento correto;
- Melhorar coordenação;
- Realizar fortalecimento concêntrico e excêntrico dos músculos extensores de punho;
- Desafiar os músculos estabilizadores do tronco e escápulas;

- Melhorar força de preensão palmar.

Cuidados:
- Enfatizar o alongamento axial e a posição neutra da coluna;
- Enfatizar estabilização escapular;
- Manter a estabilização do antebraço;
- Promover alinhamento adequado do punho durante toda a execução do movimento;
- Realizar o exercício lentamente.

Variações:
- Nível Preparatório: Movimento no bastão sem carga;
- Nível Básico: Torcendo uma toalha.

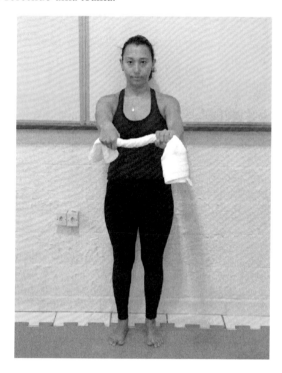

Flexores do punho
1 – *Wrist flexion with tonning ball* (Cadillac)

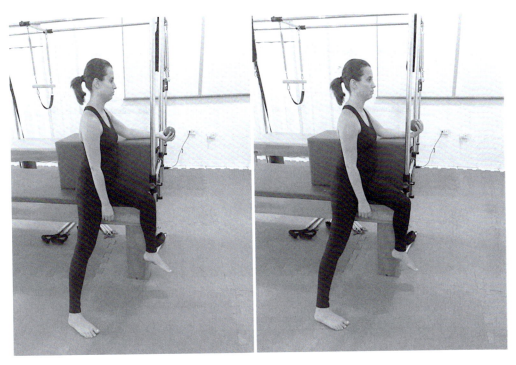

Descrição: Sentado no Cadillac com um membro inferior elevado, o membro inferior contralateral apoiado no chão, o membro superior de gesto sobre a caixa com o ombro levemente abduzido, cotovelo levemente flexionado, antebraço supinado e punho em extensão segurando o *tonning ball*. Durante a expiração, realizar a flexão do punho; inspirar mantendo a posição e expirar retornando à posição inicial.

Nível: Básico

Objetivos:
- Conscientizar o movimento com alinhamento correto;
- Realizar fortalecimento concêntrico e excêntrico dos músculos flexores de punho.

Cuidados:
- Enfatizar o alongamento axial e a posição neutra da coluna;
- Enfatizar estabilização escapular;
- Promover alinhamento adequado do punho durante toda a execução do movimento;
- Realizar o exercício lentamente;

Iniciar com carga leve e evoluir progressivamente.

Variação:
- Nível Preparatório: Realizar o movimento sem carga para aprendizado do movimento correto.

2 – Wrist flexion with tonning ball (Chair)

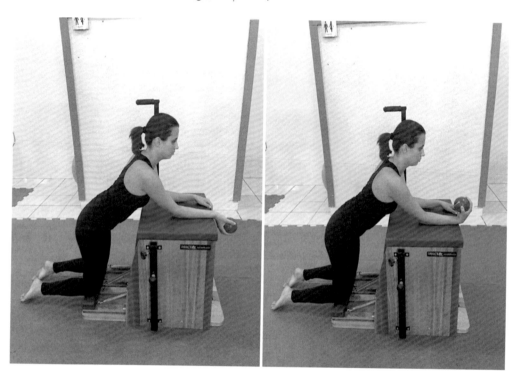

Descrição: Ajoelhado nos pedais da *Chair* com o dorso dos pés apoiados no chão mantendo a flexão plantar, tronco fletido mantendo a coluna neutra, o membro superior de gesto sobre a *Chair* com o ombro e o cotovelo levemente flexionados, antebraço supinado e punho em extensão segurando o *tonning ball*. Durante a expiração, realizar a flexão do punho; inspirar mantendo a posição e expirar retornando à posição inicial.

Nível: Básico

Objetivos:
- Conscientizar o movimento com alinhamento correto;
- Fortalecimento concêntrico e excêntrico dos músculos flexores de punho.

Cuidados:
- Manter o alinhamento correto da coluna vertebral. Para isso, é necessário manter os membros inferiores flexionados para o alinhamento correto do membro superior de gesto;
- Enfatizar o alongamento axial e a posição neutra da coluna;
- Enfatizar estabilização escapular;
- Promover alinhamento adequado do punho durante toda a execução do movimento;
- Realizar o exercício lentamente;
- Iniciar com carga leve e evoluir progressivamente.

Variação:
- Nível Preparatório: Realizar o movimento sem carga para aprendizado do movimento correto.

3 – *Wrist flexion standing* (Cadillac)

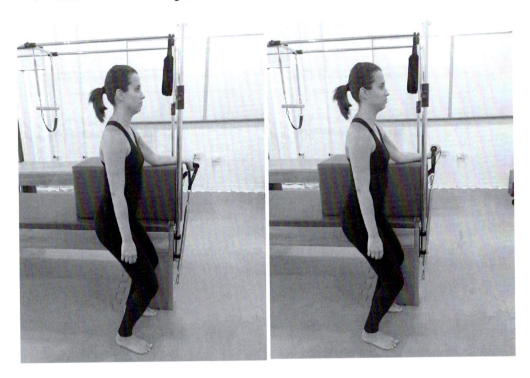

Descrição: Em pé ao lado do Cadillac, com o membro superior de gesto sobre a caixa e o ombro levemente abduzido, cotovelo levemente flexionado, antebraço supinado e punho em extensão segurando a alça de mãos. Durante a expiração, realizar a flexão do punho; inspirar mantendo a posição e expirar retornando à posição inicial.

Nível: Intermediário

Objetivos:
- Conscientizar o movimento com alinhamento correto;
- Desafiar os músculos estabilizadores do tronco;
- Realizar fortalecimento concêntrico e excêntrico dos músculos flexores de punho.

Cuidados:
- Enfatizar o alongamento axial e a posição neutra da coluna;
- Enfatizar estabilização escapular;
- Promover alinhamento adequado do punho durante toda a execução do movimento;
- Realizar o exercício lentamente.

Variações:
- Nível Básico – exercícios com *tonning ball*;
- Colocar uma bola entre os joelhos para facilitar o alinhamento de membros inferiores.

4 – *Wrist flexion supine* (Cadillac)

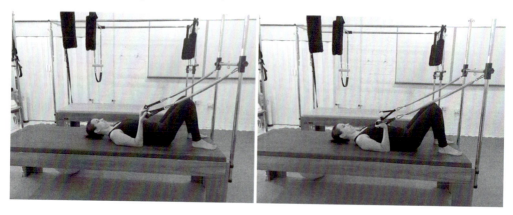

Descrição: Deitado em decúbito dorsal na cama do Cadillac, de frente para a barra de molas, com os braços ao longo do corpo apoiados na cama, cotovelos com 90° de flexão, antebraço supinado e punho em extensão segurando a alça de mãos. Durante a expiração, realizar a flexão do punho; inspirar mantendo a posição e expirar retornando à posição inicial.

Nível: Intermediário

Objetivos:
- Conscientizar o movimento com alinhamento correto;
- Realizar fortalecimento concêntrico e excêntrico dos músculos flexores de punho.

Cuidados:
- Manter o alinhamento correto do antebraço;
- Enfatizar o alongamento axial e a posição neutra da coluna;
- Enfatizar estabilização escapular;
- Promover alinhamento adequado do punho durante toda a execução do movimento;
- Realizar o exercício lentamente.

Variações:
- Nível Intermediário: Movimentos alternados dos punhos, desafiando, assim, a coordenação e a estabilidade escapular;
- Nível Intermediário: Sustentando membros inferiores com dorsiflexão, 90° de flexão de quadril e joelhos. Dessa forma, desafiando a estabilização de pelve;

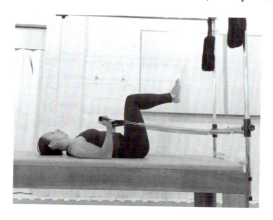

- Nível Avançado: Sustentando membros inferiores com 45° de flexão de quadril e joelhos estendidos, aumentando a alavanca. Dessa forma, desafiando a estabilização de pelve e fortalecendo abdominais;

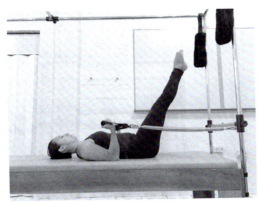

- Colocar uma bola entre os joelhos para facilitar o alinhamento de membros inferiores.

5 – *Wrist flexion standing variant* (Cadillac)

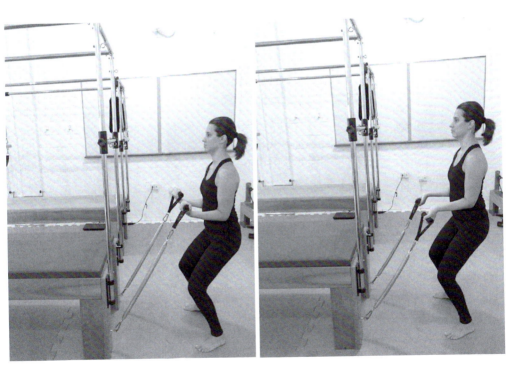

Descrição: Em pé na frente da barra de molas do Cadillac, com membros inferiores levemente flexionados, braços ao longo do corpo, cotovelos com 90° de flexão, antebraço supinado e punhos em extensão segurando as alças de mãos. Durante a expiração, realizar a flexão do punho; inspirar mantendo a posição e expirar retornando à posição inicial.

Nível: Intermediário
Objetivos:
- Conscientizar o movimento com alinhamento correto;
- Desafiar os músculos estabilizadores do tronco;
- Realizar fortalecimento concêntrico e excêntrico dos músculos flexores de punho.

Cuidados:
- Enfatizar o alongamento axial e a posição neutra da coluna;
- Enfatizar a estabilização escapular;
- Manter a estabilização do antebraço;
- Promover alinhamento adequado do punho durante toda a execução do movimento;
- Realizar o exercício lentamente.

Variações:
- Nível Básico: Exercícios com *tonning ball*;
- Nível Básico: Pisando no Thera Band;

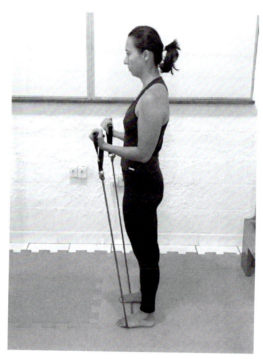

- Nível Intermediário: Movimentos alternados;
- Nível Intermediário: Bilateral com a barra de rolamento;

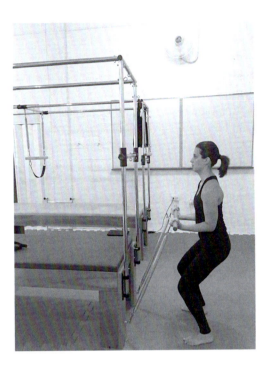

Colocar uma bola entre os joelhos para facilitar o alinhamento de membros inferiores.

6 – *Wrist flexion sitting* (*Reformer*)

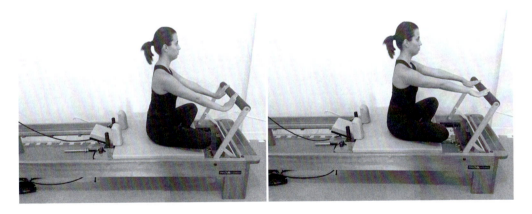

Descrição: Sentado com os membros inferiores em rotação lateral cruzados de frente à barra, ombros flexionados, falanges apoiadas na barra, antebraços pronados e punhos em extensão. Durante a expiração, empurrar a barra com as mãos fazendo força na flexão; inspirar mantendo a posição e expirar retornando à posição inicial.
Nível: Intermediário
Objetivos:
- Conscientizar o movimento com alinhamento correto;

- Promover flexibilidade dos músculos flexores do punho;
- Realizar fortalecimento concêntrico e excêntrico dos músculos flexores de punho.

Cuidados:
- Manter o alinhamento correto do antebraço;
- Enfatizar o alongamento axial e a posição neutra da coluna;
- Enfatizar estabilização escapular;
- Promover alinhamento adequado do punho durante toda a execução do movimento;
- Iniciar com pequenas amplitudes para não sobrecarregar os punhos;
- Realizar o exercício lentamente.

Variação:
- Nível Básico: Ajoelhado e sentado sobre os calcanhares ou posição de sereia.

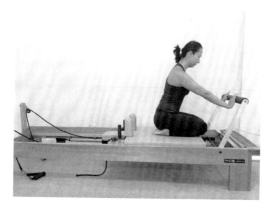

7 – *Wrist flexion supine (Reformer)*

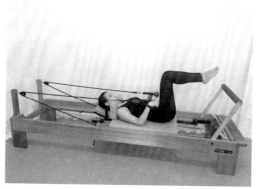

Descrição: Deitado em decúbito dorsal no *Reformer*, sustentando os membros inferiores com dorsiflexão, com 90° de flexão de quadril e joelhos, os braços ao longo do corpo apoiados na cama, cotovelos com 90° de flexão, antebraço pronado e punho em extensão segurando a alça de mãos. Durante a expiração, realizar a flexão do punho; inspirar mantendo a posição e expirar retornando à posição inicial.

Nível: Intermediário

Objetivos:
- Conscientizar o movimento com alinhamento correto;
- Fortalecer músculos abdominais;
- Realizar fortalecimento concêntrico e excêntrico dos músculos flexores de punho.

Cuidados:
- Manter o alinhamento correto do antebraço;
- Estabilizar pelve e coluna lombar;
- Enfatizar alongamento axial;
- Enfatizar estabilização escapular;
- Promover alinhamento adequado do punho durante toda a execução do movimento;
- Realizar o exercício lentamente.

Variações:
- Nível Básico: Anular a sustentação dos membros inferiores colocando-os sobre o rolo. Neste exercício, a barra deve ficar abaixada e o rolo deve deslizar sobre a madeira do *Reformer*. Assim, facilitará a estabilização pélvica e coluna lombar;

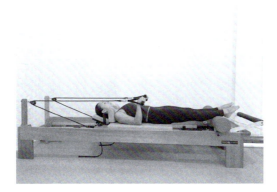

- Nível Avançado: Sustentando membros inferiores com 45° de flexão de quadril e joelhos estendidos. Assim, desafiará a estabilização de pelve e fortalecerá os abdominais.

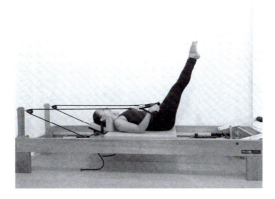

8 – Wrist flexion sitting in box (Reformer)

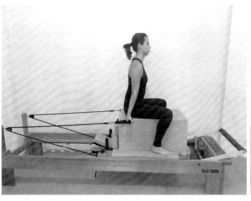 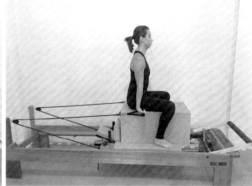

Descrição: Sentado na caixa do *Reformer*, em frente à barra, com membros inferiores flexionados e pés apoiados na cama, braços ao longo do corpo, cotovelos estendidos, antebraço supinado e punho em extensão segurando a alça de mãos. Durante a expiração, realizar a flexão do punho; inspirar mantendo a posição e expirar retornando à posição inicial.

Nível: Intermediário

Objetivos:
- Conscientizar o movimento com alinhamento correto;
- Fortalecer os músculos estabilizadores do tronco;
- Realizar fortalecimento concêntrico e excêntrico dos músculos flexores de punho;
- Melhorar força de preensão palmar.

Cuidados:
- Manter o alinhamento correto do antebraço;
- Manter estabilização do tronco;
- Enfatizar alongamento axial;
- Enfatizar estabilização escapular;
- Promover alinhamento adequado do punho durante toda a execução do movimento;
- Realizar o exercício lentamente.

Variação:
- Nível Intermediário: Membros inferiores estendidos sobre a caixa. Assim, desafiará a estabilização de tronco e promoverá alongamento dos músculos isquiotibiais.

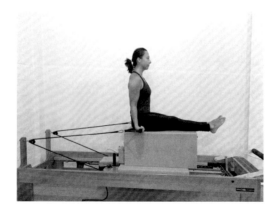

9 – *Sandbag standing* (solo)

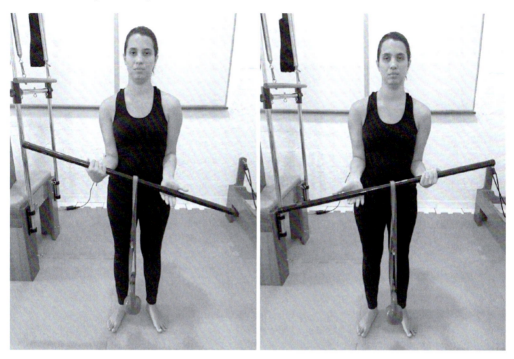

Descrição: Em pé, com membros inferiores paralelos e estendidos, braços ao longo do corpo, cotovelos com 90° de flexão, antebraço supinado e punhos em extensão segurando um bastão com carga. Expirar por cinco tempos realizando flexão alternada do punho; inspirar por mais cinco tempos realizando o mesmo movimento.

Nível: Intermediário

Objetivos:
- Conscientizar o movimento com alinhamento correto;
- Melhorar coordenação;
- Realizar fortalecimento concêntrico e excêntrico dos músculos flexores de punho;
- Desafiar os músculos estabilizadores do tronco e escápulas;
- Melhorar força de preensão palmar.

Cuidados:
- Enfatizar o alongamento axial e a posição neutra da coluna;
- Enfatizar a estabilização escapular;
- Manter a estabilização do antebraço;
- Promover alinhamento adequado do punho durante toda a execução do movimento;
- Realizar o exercício lentamente.

Variações:
- Nível Preparatório: Movimento no bastão sem carga;
- Nível Básico: Torcendo uma toalha.

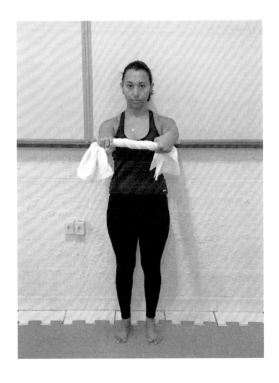

Pronadores e supinadores

1 – *Pronation and supination with tonning ball* (Cadillac)

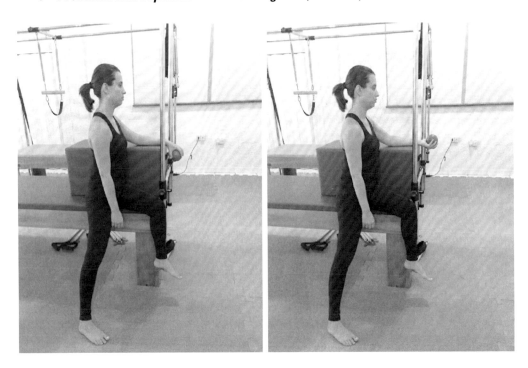

Descrição: Sentado no Cadillac com um membro inferior elevado, o membro inferior contralateral apoiado no chão, o membro superior de gesto sobre a caixa com o ombro levemente abduzido, cotovelo levemente flexionado, antebraço pronado e punho neutro segurando o *tonning ball*. Durante a expiração, realizar a supinação; inspirar mantendo a posição e expirar retornando à posição inicial.

Nível: Básico

Objetivos:
- Conscientizar o movimento com alinhamento correto;
- Realizar fortalecimento concêntrico e excêntrico dos músculos pronadores e supinadores de punho.

Cuidados:
- Enfatizar o alongamento axial e a posição neutra da coluna;
- Enfatizar estabilização escapular;
- Promover alinhamento adequado do punho durante toda a execução do movimento;
- Realizar o exercício lentamente;
- Iniciar com carga leve e evoluir progressivamente.

Variação:
- Nível Preparatório: Realizar o movimento sem carga para aprendizado do movimento correto.

2 – *Pronation and supination with tonning ball (Chair)*

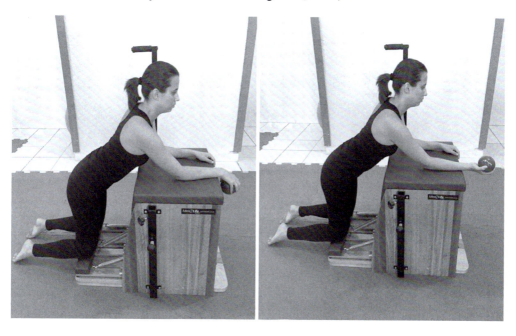

Descrição: Ajoelhado nos pedais da *Chair* com o dorso dos pés apoiados no chão mantendo a flexão plantar, com o tronco fletido mantendo a coluna neutra, o membro superior de gesto sobre a *Chair* com o ombro e o cotovelo levemente flexionados, antebraço pronado e punho neutro segurando o *tonning ball*. Durante a expiração, realizar a supinação; inspirar mantendo a posição e expirar retornando à posição inicial.

Nível: Básico

Objetivos:
- Conscientizar o movimento com alinhamento correto;
- Realizar fortalecimento concêntrico e excêntrico dos músculos pronadores e supinadores de punho.

Cuidados:
- Enfatizar o alongamento axial e a posição neutra da coluna;
- Enfatizar estabilização escapular;
- Promover alinhamento adequado do punho durante toda execução do movimento;
- Realizar o exercício lentamente;
- Iniciar com carga leve e evoluir progressivamente.

Variação:
- Nível Preparatório: Realizar o movimento sem carga para aprendizado do movimento correto.

Mobilização de punho

1 – Mobilização com rolo (solo)

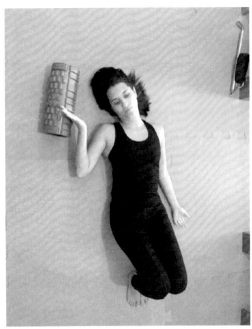
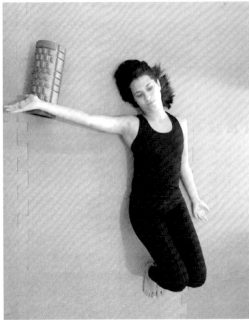

Descrição: Deitado em decúbito dorsal, com membros inferiores flexionados e pés apoiados no chão. A cabeça e a cervical mantêm uma inclinação lateral para o mesmo lado do membro superior de gesto. O membro superior de apoio fica ao longo do corpo, o membro superior de gesto com leve abdução e rotação lateral do ombro, o cotovelo flexionado, o antebraço supinado e o punho em extensão. Durante a expiração, realizar extensão de cotovelo e abdução de ombro, crescendo o membro e enfatizando a extensão do punho. Inspirar mantendo a posição e expirar retornando para a posição inicial.

Nível: Preparatório
Objetivos:
- Promover flexibilidade dos músculos extensores de punho;
- Promover mobilização articular para extensão de punho e neural para o nervo mediano (essencial na síndrome do túnel do carpo).

Cuidados:
- Enfatizar o alongamento axial e a posição neutra da coluna;
- Enfatizar estabilização escapular;
- Realizar amplitude progressiva, de acordo com a tolerância do paciente;
- Realizar o exercício lentamente.

Variação:
- Nível Básico: Manter a cabeça e a cervical com inclinação lateral para o lado contralateral do membro superior de gesto, assim aumentando a intensidade do exercício.

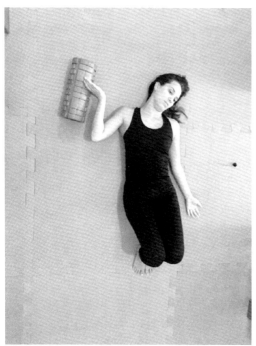
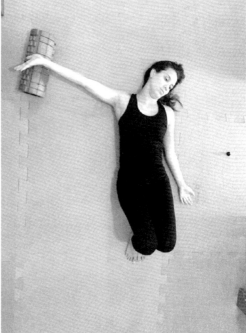

Flexibilidade dos extensores du punho
1 – *Extensor stretching* (*Chair*)

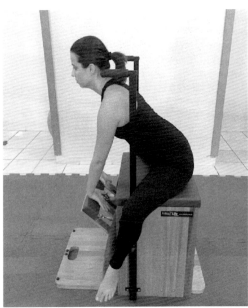 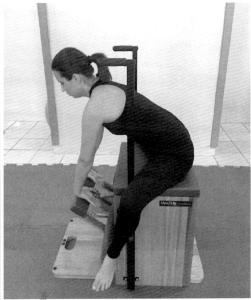

Descrição: Sentado no banco de frente para os pedais, com os membros inferiores abduzidos, coluna vertebral neutra levemente inclinada para frente alcançando as mãos nos pedais, apoiando o dorso da mão, antebraço pronado, cotovelos estendidos e ombros levemente flexionados. Durante a expiração inclinar mais o tronco para frente, mantendo a coluna neutra. Realizar flexão do punho empurrando os pedais. Inspirar mantendo a posição e expirar retornando à posição inicial.

Nível: Básico

Objetivos:
- Promover flexibilidade dos músculos extensores de punho;
- Estabilizar o tronco.

Cuidados:
- Enfatizar o alongamento axial e a posição neutra da coluna;
- Enfatizar estabilização escapular;
- Realizar amplitude progressiva, de acordo com a tolerância do paciente;
- Realizar o exercício lentamente.

Variação:
- Nível Básico – Ajoelhado no banco da *Chair*. Para desafiar mais os estabilizadores de tronco.

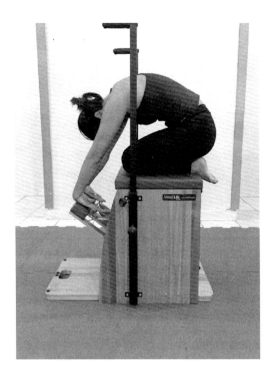

Exercícios para flexibilidade dos flexores do punho
1 – *Flexor stretching* (*Chair*)

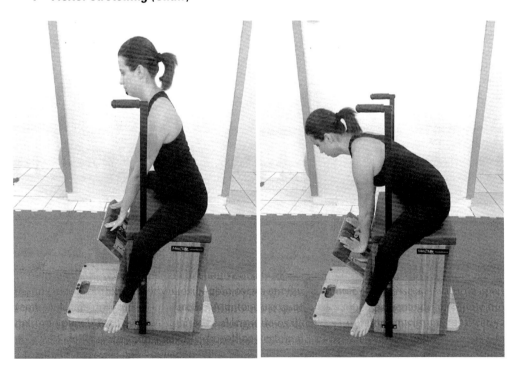

Descrição: Sentado no banco, de frente para os pedais, com os membros inferiores abduzidos, coluna vertebral neutra levemente inclinada para frente alcançando as mãos nos pedais, apoiando a palma da mão, antebraço pronado, cotovelos estendidos e ombros levemente flexionados. Durante a expiração, inclinar mais o tronco para frente, mantendo a coluna neutra. Realizar extensão do punho empurrando os pedais. Inspirar mantendo a posição e expirar retornando à posição inicial.

Nível: Básico

Objetivos:
- Promover flexibilidade dos músculos flexores de punho;
- Estabilizar tronco.

Cuidados:
- Enfatizar o alongamento axial e a posição neutra da coluna;
- Enfatizar estabilização escapular;
- Realizar amplitude progressiva, de acordo com a tolerância do paciente;
- Realizar o exercício lentamente.

Variações:
- Nível Básico: Ajoelhado no banco da *Chair*. Para desafiar mais os estabilizadores de tronco;

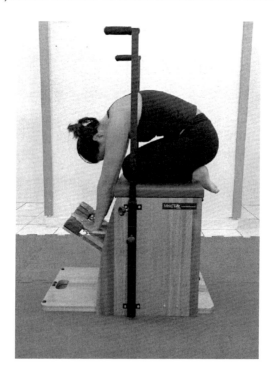

- Nível Intermediário: Em pé, em frente aos pedais. Para desafiar mais os estabilizadores de tronco, fortalecer os músculos abdominais e promover flexibilidade aos músculos isquiotibiais e tríceps sural.

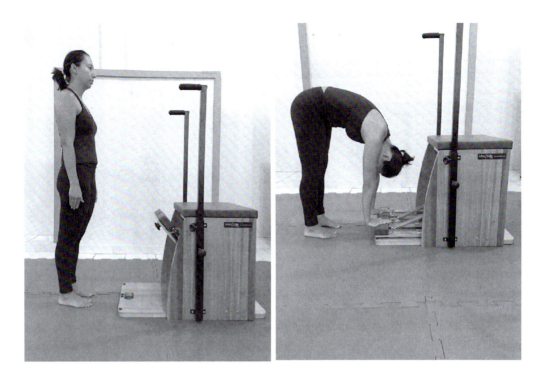

Cuidados importantes com o punho durante os exercícios

- Durante exercícios que exijam apoio das mãos, para pacientes com disfunções de punho, deve ser realizado apoio com as mãos fechadas e falanges apoiadas no solo. Isso minimiza a sobrecarga na articulação do punho e suas estruturas. Esses exercícios devem ser incluídos na fase final do tratamento, para promover maior estabilização do punho, tendo em vista a cocontração entre flexores e extensores de punho nessa posição. Se a posição for desconfortável, é importante utilizar acessórios como o *push-up device* para auxiliar no posicionamento.

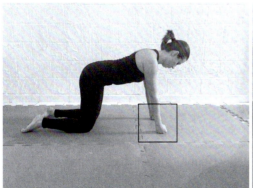
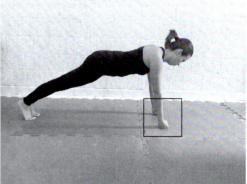

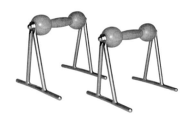
Push-up device

- Sempre iniciar os exercícios com restrição de amplitude de movimento, respeitando a tolerância de cada paciente. Amplitudes excessivas no início do tratamento pode, ocasionar reagudização ou recidivas dos sintomas.
- Também é importante iniciar com cargas baixas durante exercícios de fortalecimento, para não gerar sobrecarga ou fadiga muscular. Cargas excessivas podem piorar o quadro de dor.

BIBLIOGRAFIA RECOMENDADA

Bahu MJ, Trentacosta N, Vorys GC, Covey AS, Ahmad CS. Multidirectional instability: evaluation and treatment options. Clin Sports Med. 2008;27(4):671-89.

Başkurt Z, Başkurt F, Gelecek N, Özkan MH. The effectiveness of scapular stabilization exercise in the patients with subacromial impingement syndrome. J Back Musculoskelet Rehabil. 2011;24(3):173-9.

Basmajian JV. Recent advances in the functional anatomy of the upper limb. Am J Phys Med. 1969;48(4):165-77.

Baumgarten KM, Gerlach D, Galatz LM, Teefey SA, Middleton WD, Ditsios K, et al. Cigarette smoking increases the risk for rotator cuff tears. Clin Orthop Relat Res. 2010;468(6):1534-41.

Berger RA. The anatomy and basic biomechanics of the wrist joint. J Hand Ther. 1996;9(2):84-93.

Borich MR, Bright JM, Lorello DJ, Cieminski CJ, Buisman T, Ludewig PM. Scapular angular positioning at end range internal rotation in cases of glenohumeral internal rotation deficit. J Orthop Sports Phys Ther. 2006;36(12):926-34.

Bot SD, van der Waal JM, Terwee CB, van der Windt DA, Scholten RJ, Bouter LM, et al. Predictors of outcome in neck and shoulder symptoms: a cohort study in general practice. Spine (Phila Pa 1976). 2005;30(16):E459-70.

Bron C, de Gast A, Dommerholt J, Stegenga B, Wensing M, Oostendorp RA. Treatment of myofascial trigger points in patients with chronic shoulder pain: a randomized, controlled trial. BMC Med. 2011;9:8.

Brudvig TJ, Kulkarni H, Shah S. The effect of therapeutic exercise and mobilization on patients with shoulder dysfunction: a systematic review with meta-analysis. J Orthop Sports Phys Ther. 2011;41(10):734-48.

Burkhart SS, Morgan CD, Kibler WB. The disabled throwing shoulder: spectrum of pathology Part III: The SICK scapula, scapular dyskinesis, the kinetic chain, and rehabilitation. Arthroscopy. 2003;19(6):641-61.

Burkhead WZ Jr., Rockwood CA Jr. Treatment of instability of the shoulder with an exercise program. J Bone Joint Surg Am. 1992;74(6):890-6.

Burton CL, Chesterton LS, Chen Y, van der Windt DA. Clinical course and prognostic factors in conservatively managed carpal tunnel syndrome: a systematic review. Arch Phys Med Rehabil. 2016;97(5):836-852.e1.

Cools AM, Dewitte V, Lanszweert F, Notebaert D, Roets A, Soetens B, et al. Rehabilitation of scapular muscle balance: which exercises to prescribe? Am J Sports Med. 2007;35(10):1744-51.

Chopp JN, O'Neill JM, Hurley K, Dickerson CR. Superior humeral head migration occurs after a protocol designed to fatigue the rotator cuff: a radiographic analysis. J Shoulder Elbow Surg. 2010;19(8):1137-44.

Cote MP, Wojcik KE, Gomlinski G, Mazzocca AD. Rehabilitation of acromioclavicular joint separations: operative and nonoperative considerations. Clin Sports Med. 2010;29(2):213-28.

De Mey K, Danneels L, Cagnie B, Cools AM. Scapular muscle rehabilitation exercises in overhead athletes with impingement symptoms: effect of a 6-week training program on muscle recruitment and functional outcome. Am J Sports Med. 2012;40(8):1906-15.

Decker MJ, Tokish JM, Ellis HB, Torry MR, Hawkins RJ. Subscapularis muscle activity during selected rehabilitation exercises. Am J Sports Med. 2003;31(1):126-34.

Dickens VA, Williams JL, Bhamra MS. Role of physiotherapy in the treatment of subacromial impingement syndrome: a prospective study. Physiotherapy. 2005;91(3):159-64.

Diercks R, Bron C, Dorrestijn O, Meskers C, Naber R, de Ruiter T, et al.; Dutch Orthopaedic Association. Guideline for diagnosis and treatment of subacromial pain syndrome: a multidisciplinary review by the Dutch Orthopaedic Association. Acta Orthop. 2014;85(3):314-22.

Dodson CC, Cordasco FA. Anterior glenohumeral joint dislocations. Orthop Clin North Am. 2008;39(4):507-18.

Doheny EP, Lowery MM, Fitzpatrick DP, O'Malley MJ. Effect of elbow joint angle on force-EMG relationships in human elbow flexor and extensor muscles. J Electromyogr Kinesiol. 2008;18(5):760-70.

Ellenbecker TS, Cools A. Rehabilitation of shoulder impingement syndrome and rotator cuff injuries: an evidence-based review. Br J Sports Med. 2010;44(5):319-27.

Escamilla RF, Yamashiro K, Paulos L, Andrews JR. Shoulder muscle activity and function in common shoulder rehabilitation exercises. Sports Med. 2009;39(8):663-85.

Ferreira Filho AA. Capsulite adesiva. Rev Bras Ortop. 2005;40(10):565-74.

Fey A, Dorn C, Busch B, Laux L, Hassett D, Ludewig P. Potential torque capabilities of the trapezius. J Orthop Sports Phys Ther. 2007;37(1):A44-5.

Frizziero A, Trainito S, Oliva F, Nicoli Aldini N, Masiero S, Maffulli N. The role of eccentric exercise in sport injuries rehabilitation. Br Med Bull. 2014;110(1):47-75.

Green S, Buchbinder R, Hetrick S. Physiotherapy interventions for shoulder pain. Cochrane Database Syst Rev. 2003;(2):CD004258.

Gumina S, Carbone S, Postacchini F. Scapular dyskinesis and SICK scapula syndrome in patients with chronic type III acromioclavicular dislocation. Arthroscopy. 2009;25(1):40-5.

Hains G, Descarreaux M, Hains F. Chronic shoulder pain of myofascial origin: a randomized clinical trial using ischemic compression therapy. J Manipulative Physiol Ther. 2010;33(5):362-9.

Hand C, Clipsham K, Rees JL, Carr AJ. Long-term outcome of frozen shoulder. J Shoulder Elbow Surg. 2008;17(2):231-6.

Hertling D, Keseler RM. Tratamento de distúrbios musculoesqueléticos comuns: princípios e métodos de fisioterapia. São Paulo: Manole; 2009.

Holmgren T, Björnsson Hallgren H, Öberg B, Adolfsson L, Johansson K. Effect of specific exercise strategy on need for surgery in patients with subacromial impingement syndrome: randomised controlled study. BMJ. 2012;344:e787.

Hovelius L, Augustini BG, Fredin H, Johansson O, Norlin R, Thorling J. Primary anterior dislocation of the shoulder in young patients. A ten-year prospective study. J Bone Joint Surg Am. 1996;78(11):1677-84.

Hughes RE, An KN. Force analysis of rotator cuff muscles. Clin Orthop Relat Res. 1996;(330):75-83.

Huisstede BM, Koes BW, Gebremariam L, Keijsers E, Verhaar JA. Current evidence for effectiveness of interventions to treat rotator cuff tears. Man Ther. 2011;16(3):217-30.

Johnson G, Bogduk N, Nowitzke A, House D. Anatomy and actions of the trapezius muscle. Clin Biomech (Bristol, Avon). 1994;9(1):44-50.

Kadaba MP, Cole A, Wootten ME, McCann P, Reid M, Mulford G, et al. Intramuscular wire electromyography of the subscapularis. J Orthop Res. 1992;10(3):394-7.

Kamineni S, Gildea C, Nitz AJ, Uhl TL. Triceps activation amplitudes during functional activities. MOJ Orthop Rheumatol. 2015;2(5):1-7.

Karolczak APB, Vaz MA, Freitas CR, Medo ARC. Síndrome do túnel do carpo. Rev Bras Fisioter. 2005;9(2):117-22.

Kelley MJ, Shaffer MA, Kuhn JE, Michener LA, Seitz AL, Uhl TL, et al. Shoulder pain and mobility deficits: adhesive capsulitis. J Orthop Sports Phys Ther. 2013;43(5):A1-31.

Khazzam M, George MS, Churchill RS, Kuhn JE. Disorders of the long head of biceps tendon. J Shoulder Elbow Surg. 2012;21(1):136-45.

Kibler WB, Sciascia A. Current concepts: scapular dyskinesis. Br J Sports Med. 2010;44(5):300-5.

Kibler WB, Sciascia A, Wilkes T. Scapular dyskinesis and its relation to shoulder injury. J Am Acad Orthop Surg. 2012;20(6):364-72.

Kowalsky MS, Levine WN. Traumatic posterior glenohumeral dislocation: classification, pathoanatomy, diagnosis, and treatment. Orthop Clin North Am. 2008;39(4):519-33.

Kuijpers T, van der Windt DA, van der Heijden GJ, Bouter LM. Systematic review of prognostic cohort studies on shoulder disorders. Pain. 2004;109(3):420-31.

Lawrence RL, Braman JP, Laprade RF, Ludewig PM. Comparison of 3-dimensional shoulder complex kinematics in individuals with and without shoulder pain, part 1: sternoclavicular, acromioclavicular, and scapulothoracic joints. J Orthop Sports Phys Ther. 2014;44(9):636-45, A1-8.

Lawrence RL, Braman JP, Staker JL, Laprade RF, Ludewig PM. Comparison of 3-dimensional shoulder complex kinematics in individuals with and without shoulder pain, part 2: glenohumeral joint. J Orthop Sports Phys Ther. 2014;44(9):646-55, B1-3.

Lewis JS. Rotator cuff tendinopathy: a model for the continuum of pathology and related management. Br J Sports Med. 2010;44(13):918-23.

Lewis J, McCreesh K, Roy JS, Ginn K. rotator cuff tendinopathy: navigating the diagnosis-management conundrum. J Orthop Sports Phys Ther. 2015;45(11):923-37.

Lin JJ, Hanten WP, Olson SL, Roddey TS, Soto-quijano DA, Lim HK, et al. Functional activity characteristics of individuals with shoulder dysfunctions. J Electromyogr Kinesiol. 2005;15(6):576-86.

Lombardi I Jr, Magri AG, Fleury AM, Da Silva AC, Natour J. Progressive resistance training in patients with shoulder impingement syndrome: a randomized controlled trial. Arthritis Rheum. 2008;59(5):615-22.

Ludewig PM, Braman JP. Shoulder impingement: biomechanical considerations in rehabilitation. Man Ther. 2011;16(1):33-9.

Ludewig PM, Reynolds JF. The association of scapular kinematics and glenohumeral joint pathologies. J Orthop Sports Phys Ther. 2009;39(2):90-104.

Martin S, Sanchez E. Anatomy and biomechanics of the elbow joint. Semin Musculoskelet Radiol. 2013;17(5):429-36.

Martinez-Silvestrini JA, Newcomer KL, Gay RE, Schaefer MP, Kortebein P, Arendt KW. Chronic lateral epicondylitis: comparative effectiveness of a home exercise program including stretching alone versus stretching supplemented with eccentric or concentric strengthening. J Hand Ther. 2005;18(4):411-20.

Mazzocca AD, Arciero RA, Bicos J. Evaluation and treatment of acromioclavicular joint injuries. Am J Sports Med. 2007;35(2):316-29.

McCreesh K, Donnelly A, Lewis J. 65 immediate response of the supraspinatus tendon to loading in roator cuff tendinopathy. Br J Sports Med. 2014;48(Suppl 2):A42-A3.

Melchior M, Roquelaure Y, Evanoff B, Chastang JF, Ha C, Imbernon E, et al.; Pays de la Loire Study Group. Why are manual workers at high risk of upper limb disorders? The role of physical work factors in a random sample of workers in France (the Pays de la Loire study). Occup Environ Med. 2006;63(11):754-61.

Menta R, Randhawa K, Cote P, Wong JJ, Yu H, Sutton D, et al. The effectiveness of exercise for the management of musculoskeletal disorders and injuries of the elbow, forearm, wrist, and hand: a systematic review by the Ontario Protocol for Traffic Injury Management (OPTIMa) collaboration. J Manipulative Physiol Ther. 2015;38(7):507-20.

Naito A. Electrophysiological studies of muscles in the human upper limb: the biceps brachii. Anat Sci Int. 2004;79(1):11-20.

Naito A, Shimizu Y, Handa Y, Ichie M, Hoshimiya N. Functional anatomical studies of the elbow movements. I. Electromyographic (EMG) analysis. Okajimas Folia Anat Jpn. 1991;68(5):283-8.

Neumann DA. Cinesiologia do aparelho musculoesquelético: fundamentos para reabilitação. London: Elsevier Health Sciences; 2012.

Nogueira AC Jr, Junior Mde J. The effects of laser treatment in tendinopathy: a systematic review. Acta Ortop Bras. 2015;23(1):47-9.

O'Connor D, Marshall S, Massy-Westropp N. Non-surgical treatment (other than steroid injection) for carpal tunnel syndrome. Cochrane Database Syst Rev. 2003;(1):CD003219.

Page MJ, Green S, Kramer S, Johnston RV, McBain B, Chau M, et al. Manual therapy and exercise for adhesive capsulitis (frozen shoulder). Cochrane Database Syst Rev. 2014;(8):CD011275.

Peterson M, Butler S, Eriksson M, Svardsudd K. A randomized controlled trial of eccentric vs. concentric graded exercise in chronic tennis elbow (lateral elbow tendinopathy). Clin Rehabil. 2014;28(9):862-72.

Phillips AM, Smart C, Groom AF. Acromioclavicular dislocation. Conservative or surgical therapy. Clin Orthop Relat Res. 1998(353):10-7.

Rechardt M, Shiri R, Karppinen J, Jula A, Heliövaara M, Viikari-Juntura E. Lifestyle and metabolic factors in relation to shoulder pain and rotator cuff tendinitis: a population-based study. BMC Musculoskelet Disord. 2010;11:165.

Reilingh ML, Kuijpers T, Tanja-Harfterkamp AM, van der Windt DA. Course and prognosis of shoulder symptoms in general practice. Rheumatology (Oxford). 2008;47(5):724-30.

Reinold MM, Escamilla RF, Wilk KE. Current concepts in the scientific and clinical rationale behind exercises for glenohumeral and scapulothoracic musculature. J Orthop Sports Phys Ther. 2009;39(2):105-17.

Reinold MM, Wilk KE, Fleisig GS, Zheng N, Barrentine SW, Chmielewski T, et al. Electromyographic analysis of the rotator cuff and deltoid musculature during common shoulder external rotation exercises. J Orthop Sports Phys Ther. 2004;34(7):385-94.

Robinson CM, Aderinto J. Posterior shoulder dislocations and fracture-dislocations. J Bone Joint Surg Am. 2005;87(3):639-50.

Sein ML, Walton J, Linklater J, Appleyard R, Kirkbride B, Kuah D, et al. Shoulder pain in elite swimmers: primarily due to swim-volume-induced supraspinatus tendinopathy. Br J Sports Med. 2010;44(2):105-13.

Seitz AL, McClure PW, Finucane S, Boardman ND 3rd, Michener LA. Mechanisms of rotator cuff tendinopathy: intrinsic, extrinsic, or both? Clin Biomech (Bristol, Avon). 2011;26(1):1-12.

Shimose R, Matsunaga A, Muro M. Effect of submaximal isometric wrist extension training on grip strength. Eur J Appl Physiol. 2011;111(3):557-65.

Sobotta J, Putz R, Pabst R, Putz R, Weiglein. Sobotta: Atlas of Human Anatomy. Philadelphia: Lippincott Williams & Wilkins; 2001.

Stasinopoulos D, Stasinopoulos I, Pantelis M, Stasinopoulou K. Comparison of effects of a home exercise programme and a supervised exercise programme for the management of lateral elbow tendinopathy. Br J Sports Med. 2010;44(8):579-83.

Tang JB. General concepts of wrist biomechanics and a view from other species. J Hand Surg Eur Vol. 2008;33(4):519-25.

Taheriazam A, Sadatsafavi M, Moayyeri A. Outcome predictors in nonoperative management of newly diagnosed subacromial impingement syndrome: a longitudinal study. MedGenMed. 2005;7(1):63.

Tekavec E, Jöud A, Rittner R, Mikoczy Z, Nordander C, Petersson IF, et al. Population-based consultation patterns in patients with shoulder pain diagnoses. BMC Musculoskelet Disord. 2012;13:238.

Tempelhof S, Rupp S, Seil R. Age-related prevalence of rotator cuff tears in asymptomatic shoulders. J Shoulder Elbow Surg. 1999;8(4):296-9.

Thomas E, van der Windt DA, Hay EM, Smidt N, Dziedzic K, Bouter LM, et al. Two pragmatic trials of treatment for shoulder disorders in primary care: generalisability, course, and prognostic indicators. Ann Rheum Dis. 2005;64(7):1056-61.

Travill AA. Electromyographic study of the extensor apparatus of the forearm. Anat Rec. 1962;144:373-6.

Uhl TL, Kibler WB, Gecewich B, Tripp BL. Evaluation of clinical assessment methods for scapular dyskinesis. Arthroscopy. 2009;25(11):1240-8.

Valero-Cuevas FJ. An integrative approach to the biomechanical function and neuromuscular control of the fingers. J Biomech. 2005;38(4):673-84.

van den Dolder PA, Roberts DL. A trial into the effectiveness of soft tissue massage in the treatment of shoulder pain. Aust J Physiother. 2003;49(3):183-8.

VandenBerghe G, Hoenecke HR, Fronek J. Glenohumeral joint instability: the orthopedic approach. Semin Musculoskelet Radiol. 2005;9(1):34-43.

Viswas R, Ramachandran R, Korde Anantkumar P. Comparison of effectiveness of supervised exercise program and Cyriax physiotherapy in patients with tennis elbow (lateral epicondylitis): a randomized clinical trial. ScientificWorldJournal. 2012;2012:939645.

Walther M, Werner A, Stahlschmidt T, Woelfel R, Gohlke F. The subacromial impingement syndrome of the shoulder treated by conventional physiotherapy, self-training, and a shoulder brace: results of a prospective, randomized study. J Shoulder Elbow Surg. 2004;13(4):417-23.

Werner A Walther M, Ilg A, Stahlschmidt T, Gohlke F. [Self-training versus conventional physiotherapy in subacromial impingement syndrome]. Z Orthop Ihre Grenzgeb 2002;140(4):375-80.

Wilk KE, Obma P, Simpson CD, Cain EL, Dugas JR, Andrews JR. Shoulder injuries in the overhead athlete. J Orthop Sports Phys Ther. 2009;39(2):38-54.

Yamamoto A, Takagishi K, Osawa T, Yanagawa T, Nakajima D, Shitara H, et al. Prevalence and risk factors of a rotator cuff tear in the general population. J Shoulder Elbow Surg. 2010;19(1):116-20.

Yang JL, Chen SY, Hsieh CL, Lin JJ. Effects and predictors of shoulder muscle massage for patients with posterior shoulder tightness. BMC Musculoskelet Disord. 2012;13:46.

Yoo WG. Effect of the release exercise and exercise position in a patient with carpal tunnel syndrome. J Phys Ther Sci. 2015;27(10):3345-6.

Método Pilates nas Disfunções do Cíngulo Pélvico e Membros Inferiores

13

Joaquim Minuzzo Vega
Bruno Amoroso Borges
Fabio Augusto Facio

INTRODUÇÃO

Neste capítulo serão abordados os conceitos biomecânicos básicos do cíngulo pélvico e membros inferiores; as disfunções mais encontradas; alguns exercícios do método para serem utilizados na recuperação das disfunções.

GENERALIDADES DA CINTURA PÉLVICA

A pelve é formada pelos ossos ilíaco, ísquio e púbis (Figura 13.1). Esses ossos fundem-se por volta de 21 anos para formar essa peça que terá um papel fundamental no equilíbrio da coluna vertebral e dos membros inferiores. A junção dos três ossos formará a superfície da articulação coxofemoral: o acetábulo.

Entre esses ossos é encontrado o osso sacral, continuidade de nossa coluna vertebral e do cóccix.

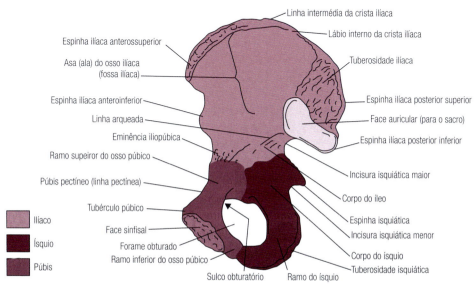

Figura 13.1. Cintura pélvica.

Ilíaco

Na vista anterior (Figura 13.2), podem-se observar nos ilíacos as cristas ilíacas, ponto de referência que pode ser usado de forma bilateral para avaliação do posicionamento pélvico, além de servir para inserções musculares e da fáscia toracolombar. Mais inferiormente, encontram-se as espinhas ilíacas anterossuperior (EIAS) e anteroinferior (EIAI), que servem para inserções musculares dos músculos tensor da fáscia lata, sartório na EIAS e reto femoral na EIAI. Medialmente, destaca-se a fossa ilíaca, local onde se localiza o músculo ilíaco.

Na vista medial (Figura 13.3), destaca-se a superfície articular da articulação sacroilíaca, e na vista lateral (Figura 13.4) encontram-se as linhas glúteas posterior, anterior e inferior, pontos de inserções musculares glúteas.

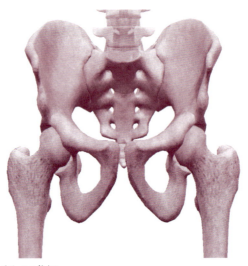

Figura 13.2. Vista anterior da cintura pélvica.

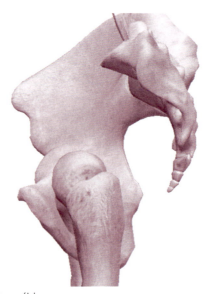

Figura 13.3. Vista medial da cintura pélvica.

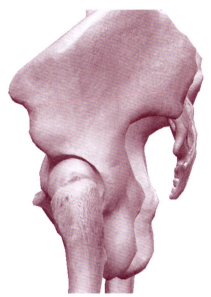

Figura 13.4. Vista lateral da cintura pélvica.

Ísquio

Inferior e posteriormente ao ilíaco, localiza-se o ísquio, estrutura em que se encontram a espinha isquiática, o ponto de inserção do ligamento sacro espinhal e a tuberosidade isquiática. Além de servir para inserção do grupo de isquiotibiais, é uma referência óssea para o bom posicionamento da pelve na postura sentada.

Púbis

Anteriormente, localiza-se o púbis com seu ramo com pontos de inserções musculares, e mais inferiormente está a sínfise púbica, articulação que faz parte da cintura pélvica.

Sacro

Formado pela fusão de cinco vértebras sacrais (S1 a S5) que se articulam superiormente (S1) com a quinta vértebra lombar (L5), lateralmente com o ilíaco por meio da articulação sacroilíaca e inferiormente por meio da articulação sacrococcígea.

Além disso, o sacro serve para inserção muscular, como do piriforme e dos eretores espinhais, assim como para inserções ligamentares.

Cóccix

Constituído por quatro vértebras coccígeas, esse osso é a parte mais inferior de nossa coluna vertebral e nele podem ser encontradas algumas inserções musculares que farão parte do assoalho pélvico.

SISTEMA LIGAMENTAR

Ligamento iliolombar (Figura 13.5)

Ligamento que se insere nos processos transversos de L4 e L5, e se dirige ao ilíaco (superior) e ao sacro (inferior). Tem papel fundamental na dobradiça lombossacra.

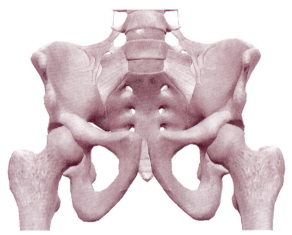

Figura 13.5. Ligamento iliolombar.

Ligamentos sacrococcígeos

Formados pelos ligamentos sacrococcígeos anterior, posterior e lateral, além dos intercornais.

Ligamentos sacroilíacos

Além do ligamento iliolombar, os ligamentos sacroilíacos anterior e posterior, interósseo, sacrotuberal e sacroespinhal fazem parte desse complexo (Figura 13.6).

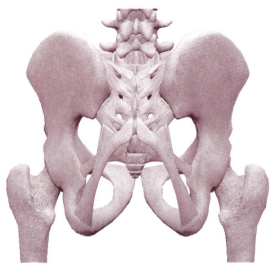

Figura 13.6. Ligamentos posteriores.

SISTEMA MUSCULAR

De forma sucinta, os músculos que se inserem nessa região podem ser visualizados nas Figuras 13.7 e 13.8, as quais mostram os pontos de inserções, segundo Neumann (2011).

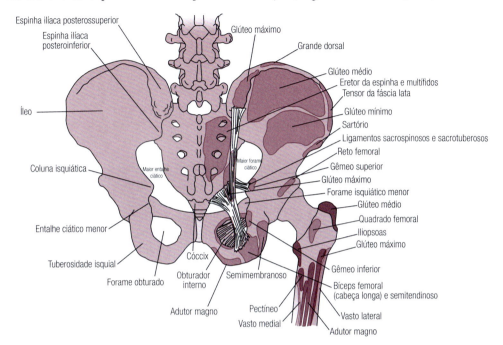

Figura 13.7. Inserções posteriores.

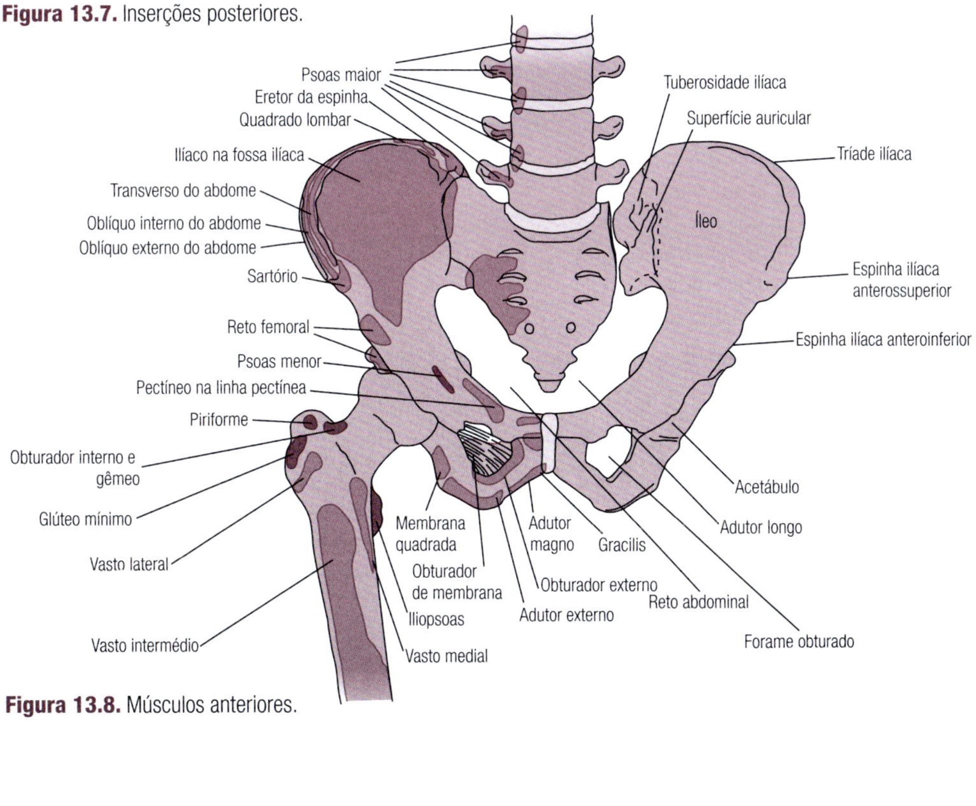

Figura 13.8. Músculos anteriores.

ARTICULAÇÕES

As articulações que compõem essa região são a sacroilíaca, sínfise púbica e sacrococcígea.

Articulação sacroilíaca

Articulação com característica de grande estabilidade e consequentemente de pouca mobilidade. Apresenta um sistema de autobloqueio realizado pelos sistemas ligamentares e a reação do solo quando estamos na posição ortorstática.

É formada pelas faces auriculares do ilíaco e do sacro, dividindo-se em dois braços: menor (superior) e maior (inferior). É uma articulação composta: anteriormente é do tipo sinovial e posteriormente é sindesmose.

Movimentos do sacro

Segundo Kapandji, o sacro realiza movimento de nutação e contranutação na articulação sacroilíaca, sendo os movimentos que ocorrem durante o parto. A nutação é definida como movimento anterior e inferior da base sacral, sendo limitada pelo sacrotuberal e sacroilíacos anteriores, e a contranutação se define como movimento posterior da base sacral, sendo limitada pelos sacroilíacos posteriores.

Por outro lado, o sacro movimenta-se também em conjunto com a coluna lombar acompanhando seus movimentos ou por meio do ritmo craniossacral ou de torções durante a marcha.

Movimentos do ilíaco

O ilíaco também se move nessa articulação, sendo associado aos movimentos da articulação coxofemoral. São eles:

- Rotação anterior: deslocamento da EIAS para anterior e para baixo, enquanto a EIPS sobe. Está associada à extensão da articulação coxofemoral;
- Rotação posterior: deslocamento da EIAS para cima e da EIPS para baixo. Está associada a flexão da articulação coxofemoral;
- Rotação medial: deslocamento medial da EIAS e lateral da EIPS. Está associada à rotação medial da articulação coxofemoral;
- Rotação lateral: deslocamento lateral da EIAS e medial da EIPS. Está associada a rotação medial da articulação coxofemoral;
- Abertura (*out-flare*): deslocamento lateral das EIAS e EIPS. Está associada à adução da articulação coxofemoral;
- Fechamento (*in-flare*): deslocamento medial das EIAS e EIPS. Está associada à abdução da articulação coxofemoral.

Articulação sínfise púbica

Realiza um movimento pequeno de cisalhamento, importante durante a marcha. Durante o período de apoio ocorre um cisalhamento superior e quando retira o apoio, volta à sua posição normal. Além disso, essa articulação serve como eixo para a articulação sacroilíaca.

Articulação sacrococcígea

É uma sínfise e permite alguns movimentos decorrentes da contração dos músculos do assoalho pélvico. São eles: flexão, extensão e inclinação lateral. Porém somente a flexão é considerada ativa, as outras são passivas por intervenções ligamentares.

GENERALIDADES DO QUADRIL

Acetábulo e fêmur

Essas duas estruturas formam a articulação do quadril ou coxofemoral.

O acetábulo é a superfície côncava posicionada para baixo, para fora e para frente, formando um eixo de até 40°.

A cabeça do fêmur é outra superfície que forma essa articulação. É convexa e apresenta sua direção para cima, para dentro e para frente. Sua orientação forma dois ângulos: um no plano frontal, o ângulo de inclinação com média de 125°, e outro no plano horizontal, o ângulo de anteversão com 10° a 30°.

Entre essas superfícies encontra-se o lábio acetabular, uma estrutura de fibrocartilagem que tem, entre as suas funções, aumentar a congruência articular.

Ligamentos

Os ligamentos da articulação são mais potentes anteriormente, sendo formados pelos ligamentos iliofemoral superior e inferior e pubofemoral. Posteriormente se encontram o ligamento isquiofemoral e internamente à articulação o ligamento redondo ou da cabeça do fêmur.

Músculos

Os músculos que se inserem cruzam a articulação, podendo ser visualizados na Figura 13.9, a qual mostra os pontos de inserções, segundo Neumann (2011).

Suas principais ações são:

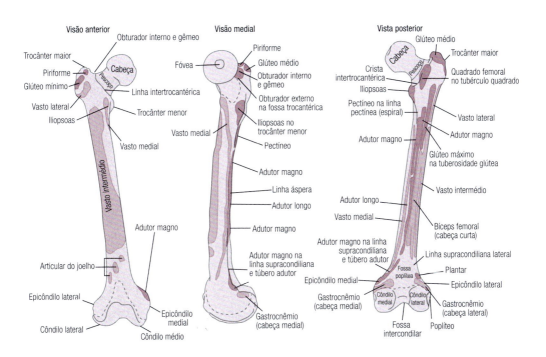

Figura 13.9. Inserções musculares.

- Flexores: iliopsoas, reto femoral, tensor da fáscia lata, sartório, pectíneo, fibras anteriores dos glúteos médio e mínimo;
- Extensores: glúteos máximo, médio e mínimo e isquiotibiais;
- Abdutores: tensor da fáscia lata, glúteos médio e mínimo e piriforme;
- Adutores: adutores magno, longo, curto, pectíneo e grácil;
- Rotadores mediais: tensor da fáscia lata e glúteos médio e mínimo;
- Rotadores laterais: piriforme, quadrado femoral, gêmeos superior e inferior, obturadores lateral e medial e sartório.

Movimentos

Por ser uma articulação do tipo esferoidal, permite três planos de movimentos: flexão-extensão, adução-abdução e rotação medial-rotação lateral.

O acetábulo permanece fixo enquanto a cabeça femoral realiza o movimento. Por ser convexa, a cabeça femoral segue a regra do convexo-côncavo, ou seja, ao realizar um movimento, como a abdução, por exemplo, ocorre um rolamento para o sentido angular e um deslizamento oposto.

Sistemas trabeculares

Em conjunto com a cintura pélvica, a articulação coxofemoral apresenta sistemas de trabéculas que têm como objetivo a distribuição das forças mecânicas que vêm da região superior do corpo. Esses sistemas formam linhas de distribuição que são responsáveis no controle de tração e aproximação articular. O cruzamento das trabéculas formam sistemas ogivais que reforçam as estruturas ósseas.

Equilíbrio transversal da pelve

Outra participação importante da articulação coxofemoral com a cintura pélvica é o equilíbrio necessário dessas estruturas quando estamos em pé, seja com duplo apoio ou único apoio. Esse equilíbrio é importante, pois mantém a estabilização pélvica e do tronco.

Em duplo apoio, esse equilíbrio é garantido por causa da cocontração entre os grupos adutores e abdutores da articulação coxofemoral. Já em único apoio, esse equilíbrio é garantido pelo grupo abdutor, que, em conjunto com a resistência do corpo humano e o eixo na articulação coxofemoral, forma uma alavanca de primeira classe ou interfixa.

A instabilidade dos músculos glúteo médio e tensor da fáscia lata pode provocar um desequilíbrio pélvico denominado Trendelemburg.

GENERALIDADES DO JOELHO

Fêmur, tíbia e patela

O complexo do joelho é formado por três ossos – fêmur, tíbia e patela – e duas articulações – femorotibial e patelofemoral.

Ligamentos

Os ligamentos do joelho são formados pelos colaterais medial e lateral e cruzados anterior e posterior. Os ligamentos colaterais impedem movimentos de lateralidade e os ligamentos cruzados impedem movimentos anteroposteriores. Em conjunto, esses ligamentos estão mais tensionados em extensão, impedindo os movimentos de rotação axial da tíbia.

Meniscos

São cartilagens encontradas entre a articulação femorotibial formadas pelos meniscos medial e lateral. Apresentam inserções na cápsula articular, músculos semimembranoso e poplíteo e ligamentos meniscofemoral, transversal e colateral lateral. Têm como funções a estabilidade, a mobilidade e a transmissão de forças mecânicas.

Músculos

De forma sucinta, os músculos que cruzam essa articulação podem ser visualizados na Figura 13.10, a qual mostra os pontos de inserções, segundo Neumann (2011).
Suas principais ações são:
- Extensores: quadríceps;
- Flexores: isquiotibiais, sartório, grácil, poplíteo e gastrocnêmios medial e lateral;

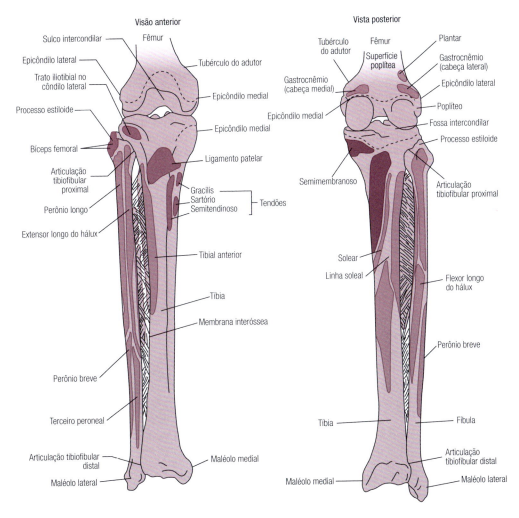

Figura 13.10. Inserções musculares.

- Rotadores mediais; semitendinoso, semimembranoso, poplíteo e sartório;
- Rotadores laterais: bíceps femoral e tensor da fáscia lata

Movimentos

Esse complexo apresenta dois planos de movimentos: flexoextensão e rotação axial. Esse último realizado somente com a articulação em flexão.

Os meniscos acompanham esses movimentos, promovendo deslizamento sobre as superfícies articulares. Assim, na extensão ocorrem deslocamento anterior e flexão posterior, e na rotação os meniscos acompanham de forma oposta, ou seja, numa rotação lateral da tíbia, o menisco lateral desloca-se anteriormente.

GENERALIDADES DO TORNOZELO E PÉ

Tíbia, fíbula e ossos do pé

As porções inferiores da tíbia e da fíbula, o tálus, o calcâneo, o navicular, o cuboide, os cuneiformes medial, intermédio e lateral, além de cinco metatarsos e das 14 falanges, formam o complexo do tornozelo e do pé.

Ligamentos

Os ligamentos da articulação do tornozelo são divididos em colaterais medial e lateral, e fornecem estabilidade laterolateral. O ligamento medial é chamado de deltoide, sendo dividido nos feixes tibionaviculares, calcaneotibiais e talotibiais, que estabilizam a eversão. Já o lateral é dividido nos feixes talofibular anterior, calcaneofibular e talofibular posterior, que estabilizam a inversão.

Além desses ligamentos, os tibiofibulares anterior e posterior, transverso inferior e interósseo também fazem parte desse sistema, mantendo a estabilização tibiofibular.

Os ligamentos dos ossos do pé têm o papel de estabilizar e unir os ossos, e alguns são importantes na formação dos arcos plantares. São eles: talocalcâneos lateral, medial, interósseo e posterior, calcaneonavicular plantar, calcaneocuboideos plantar e dorsal, plantar longo, cuneonaviculares dorsal e plantar, tarsometatarsianos dorsal, plantar e interósseo, colaterais das falanges.

Músculos

De forma sucinta, os músculos que cruzam essa articulação podem ser visualizados na Figura 13.11, a qual mostra os pontos de inserções, segundo Neumann (2011).

Suas principais ações são:
- Dorsiflexores: tibial anterior, extensor longo do hálux, extensor longo dos dedos e fibular anterior;
- Flexores plantares: tríceps sural, flexores dos dedos, fibulares longo e curto e tibial posterior;
- Inversores: tibiais anterior e posterior e extensor longo do hálux;
- Eversores: fibulares anterior, longo e curto.

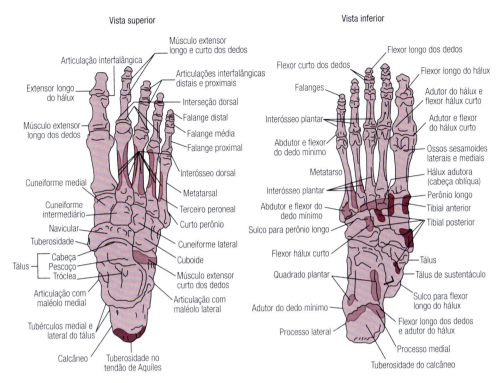

Figura 13.11. Inserções musculares.

Articulações e movimentos

O complexo do tornozelo é formado pelas articulações tibiofibulares superior e inferior e tibiotársica, formada pela pinça bimaleolar e tálus. Essas articulações permitem os movimentos de dorsiflexão e flexão plantar.

Para garantir a amplitude completa, na articulação tibiofibular, a fíbula se move em relação à tíbia. Assim, durante a dorsiflexão, o maléolo lateral se afasta do medial, sobe e roda medialmente e, na flexão plantar, ocorrem os movimentos opostos.

Além disso, esses movimentos são limitados, dessa forma, na dorsiflexão ocorre o limite pelo choque ósseo entre a pinça e tálus, cápsula posterior, ligamento talofibular posterior e músculo tríceps sural. Já na flexão plantar, é limitada também pelo choque ósseo, cápsula anterior, ligamento talofibular anterior e músculos dorsiflexores.

Já as articulações do pé permitem ajustes plantares por meio de deslizamento, além dos movimentos de supinação, pronação, abdução e adução. A inversão e a eversão são movimentos combinados. A inversão é a combinação da flexão plantar, supinação e adução e a eversão é a dorsiflexão, pronação e abdução. As articulações são: subtalar, calcaneocuboide, talonavicular, cuboidenavicular, cuneonavicular, intercuneiformes, cuneocuboide e tarsometatarso.

As articulações talonavicular e calcaneocuboide também são chamadas de articulação de Chopart e divide o pé em retropé e mediopé, e as articulações tarso e metatarsos também são chamadas de articulação de Lisfranc e divide o pé em mediopé e antepé.

Os artelhos contêm como articulações as metatarsofalangianas, que permitem a flexoextensão, abdução e adução, e as interfalangianas, que permitem flexoextensão.

MÉTODO PILATES: DAS BASES FISIOLÓGICAS AO TRATAMENTO DAS DISFUNÇÕES

Arco plantar

Segundo Bienfait, o ligamento calcâneo cuboide plantar tem papel importante na formação dos arcos plantares. Porém, os músculos também exercem função importante para a formação dos arcos longitudinais medial e lateral e transversal.

O arco longitudinal medial apresenta 15 a 16 mm de altura e é sustentado pelos músculos tibial posterior, fibular longo, abdutor do hálux, flexor longo do hálux e flexor longo dos dedos. O arco lateral tem até 5 mm de altura e é estabilizado pelos músculos fibulares longo e curto e abdutor do quinto dedo. E, por fim, o arco transverso é formado pelos músculos abdutor do hálux, fibular longo, tibial posterior, abdutor do quinto dedo, flexor curto dos dedos, flexor longo dos dedos e quadrado plantar.

DISFUNÇÕES E LESÕES DO CÍNGULO PÉLVICO E MEMBROS INFERIORES

Osteoartrite de quadril

A osteoartrite de quadril é uma patologia que tem incidência de 7% a 25% em adultos acima de 50 anos, entretanto, com o aumento da idade da população, as chances de aparecimento da doença crescem em conjunto. No Brasil, estima-se que a população de idosos será de 70 milhões no ano de 2050, com expectativa de vida de 74 anos, sugerindo futuros altos índices de osteoartrite na população brasileira.

A patologia é considerada uma das causas mais importantes para a realização de artroplastia total de quadril. Não existem dados que confirmem a progressão correta da patologia, entretanto a degeneração do quadril parece ser muito mais rápida e intensa que a degeneração do joelho quando ambos estão acometidos pela osteoartrite.

Com início gradual, a patologia afeta a cartilagem articular e progressivamente acomete outras estruturas, seja pela degeneração patológica ou por sequelas de desuso em tecidos moles.

As causas da patologia são diversas, como um trauma articular que produz lesão direta na cartilagem articular, e com o tempo ocorre progressão da lesão com acometimento de outras estruturas. O desenvolvimento da osteoartrite também pode ser decorrente de uma predisposição à condição e apresenta fatores de risco como obesidade, histórico familiar, idade avançada e sexo feminino.

Como a osteoartrite se apresenta na forma de uma doença degenerativa, acredita-se que a sobrecarga da articulação também seja um dos fatores importantes para o desenvolvimento da patologia. Considera-se como sobrecarga articular todo o funcionamento anormal que altera a fisiologia normal da articulação.

Outro fator importante que pode influenciar no desenvolvimento da patologia é a hipermobilidade articular. Articulações com movimentação excessiva e além do limite natural produzem estresse em tecidos moles e duros por tempo prolongado, provocando desgaste de estruturas. De forma geral, as hipermobilidade podem aparecer por causa de problemas sistêmicos como frouxidão ligamentar, mas a hipermobilidade reativa às hipomobilidades de outras articulações próximas parece contribuir para o aparecimento das osteoartrites.

O quadril é uma articulação que se adapta em relação às alterações/disfunções de tornozelo, de joelho, sacroilíaca e lombar. Restrições de mobilidade de articulações como a sacroilíaca e o tornozelo geram grande perturbação na articulação do quadril, mudando seu posicionamento e produzindo alteração de sua mobilidade como forma de compensação para manter o padrão e a quantidade de movimento no segmento.

Os sinais e sintomas dos pacientes acometidos com essa patologia são dor, limitação de movimento, alteração de marcha, rigidez matinal, deformidades, perda da função, travamento e instabilidade.

No exame clínico é possível observar dor profunda na articulação do quadril, tanto na região anterior como na região posterior, bem como dor na região glúteo, na virilha, na coxa e até na altura do joelho.

Os exames de imagem de uma articulação com osteoartrite demonstram diminuição do espaço articular, presença de osteófitos e esclerose óssea. A diminuição do espaço articular é caracterizada pela presença de um espaço articular menor que 2,5 mm, demonstrando perda da cartilagem articular.

A limitação de amplitude de movimento também está presente, acometendo principalmente rotação interna, abdução e flexão de quadril. Essas limitações de movimento, associadas à redução do espaço articular, iniciam um processo de desuso, produzindo encurtamento de tecidos moles e diminuição da força muscular. A redução do espaço articular, além de gerar mais atrito, é responsável por alterações nas respostas proprioceptivas da articulação, uma vez que os ligamentos responsáveis pela aferência articular estarão em uma situação relaxada e transmitirão informações de forma inadequada, alterando o equilíbrio e a propriocepção do paciente.

A limitação de movimento produzida na articulação do quadril gerará reflexos na articulação do tornozelo e na região lombar. Com a reduzida amplitude de movimento no quadril, as regiões citadas serão sobrecarregadas para permitir movimentos e funções que deveriam ser produzidos pelo quadril. O avanço da patologia produz, comumente, dificuldades para a realização de funções como caminhar e subir escadas.

A dor matutina é frequente por causa da diminuição da flexibilidade tissular periarticular provocada pelo longo período sem movimento da articulação durante o repouso. A dor sofre uma pequena amenização após os primeiros movimentos, pelo ganho de flexibilidade, e volta a ocorrer com maior intensidade no período noturno, por causa das alterações vasculares e também como consequência mecânica do uso da articulação durante o dia.

Abbot *et al.* (2013) realizaram estudo sobre a influência do exercício físico em pacientes com osteoartrite. Foram selecionados 206 adultos que apresentavam osteoartrite de quadril e joelho, sendo divididos em quatro grupos experimentais. O primeiro grupo recebeu fisioterapia manual; o segundo grupo foi submetido a exercícios físicos; o terceiro grupo recebeu fisioterapia manual e exercícios físicos; o quarto grupo experimental não recebeu tratamento e foi considerado grupo controle. Observou-se que a aplicação de exercícios físicos, associada aos demais tratamentos diários que os pacientes devem ter, produziu melhoras em relação à aptidão física dos pacientes, mantendo os benefícios do tratamento por um período de um ano após o tratamento.

Em uma revisão sistemática e metanálise, Fransen *et al.* (2014) observaram os benefícios dos exercícios terapêuticos na redução da dor e na melhora da função física e qualidade de vida. Todos os testes clínicos randomizados com pacientes apresentando osteoartrite de quadril foram incluídos, totalizando 10 estudos. Houve alta qualidade na evidência de que os exercícios físicos reduziram a dor e melhoraram a função física logo após o tratamento. A redução da dor foi mantida por seis meses após a interrupção do tratamento.

O tratamento da osteoartrite se baseia na realização de aquecimento pré-exercícios para a preparação do paciente. As modalidades para relaxamento da cápsula articular devem ser utilizadas, como terapias manuais, por exemplo.

Modalidades para diminuição de tensão e aumento de elasticidade de músculos envolvidos no quadril, como os pelvitrocantéricos (piriforme, obturador interno e externo, gêmeos superior e inferior, quadrado femoral), glúteo médio e mínimo, sartório, tensor da fáscia lata, adutores, isquiotibiais, pectíneo, devem ser implantadas. Técnicas manuais como deslizamento profundo, *stretching* e inibição de ponto gatilho podem ser utilizadas.

Alongamento em flexão, rotação externa e abdução, e exercícios para aumento do espaço articular como decoaptação devem ser realizados como forma de melhora da elasticidade tecidual e diminuição da compressão articular. Exercícios para a manutenção ou aumento da amplitude articular do quadril, assim como para a melhora da propriocepção, estabilidade e fortalecimento (principalmente de glúteo médio), são necessários.

Os ajustes manuais com terapia manipulativa, bem como trabalho manual direto nos músculos em tensão, podem auxiliar, de forma considerável, no caso de intervenção sobre o tornozelo, sacroilíaca, vértebras lombares e raízes correspondentes ao quadril.

A redução do peso pode diminuir a sobrecarga de uma articulação já em sofrimento e também diminuir as chances de aparecimento da patologia.

Artroplastia total de quadril

A artroplastia total de quadril é um procedimento em que ocorre substituição das superfícies articulares. É realizada em casos de degeneração grave da articulação do quadril, por exemplo, na osteoartrite de quadril, apresentando ótimos resultados nos pacientes acometidos. São relacionados para a cirurgia pacientes que apresentam alto nível de dor, limitação funcional e perda de mobilidade articular.

A incisão médica para a realização da cirurgia pode ser na região posterolateral ou anterolateral, sendo necessário, na fase inicial de tratamento, evitar movimentos que gerem tensão nas cicatrizes, como movimento de flexão e extensão de quadril.

Lesão labial acetabular

A lesão do lábio acetabular têm se mostrado muito frequente, com incidência de 20% em indivíduos que apresentam algum tipo de dor na virilha. As causas que proporcionam o aparecimento da ruptura geralmente estão relacionadas com movimentos de rotação externa de quadril associados ou não com hiperextensão, entretanto as rupturas também podem ser de origem degenerativa, displásica, traumática ou idiopática. A patologia pode acometer jovens que realizam movimentos em grande amplitude e muitas repetições, como atletas, ou pessoas de qualquer idade que realizam atividades que geram impacto entre a cabeça do fêmur e o lábio do acetábulo.

O impacto femoroacetabular provoca, com frequência, lesão na porção anterior do lábio do acetábulo. Segundo Banerjee e Mclean (2011), essa lesão foi identificada como fator provocativo de osteoartrite de quadril.

O diagnóstico é feito por meio de exames de imagem, como a ressonância magnética e tomografia computadorizada, e dos sinais e sintomas apresentados. O paciente relata, em alguns casos, história de queda, trauma direto, acidentes, lesões em rotação de quadril ou esforço repetitivo. A dor na região da virilha está presente em grande número de casos, bem como dor ao realizar os movimentos de flexão, adução e rotação interna nas lesões labiais anterossuperiores e dor na execução de movimentos de extensão, abdução e rotação externa nas lesões posteriores. Estalido ou travamento podem estar presentes.

O tratamento conservador ainda não está estabelecido para essa patologia. Wall *et al.* (2013) fizeram uma revisão sistemática sobre o tratamento conservador em casos de pinçamento e lesão do lábio acetabular, e observaram poucos benefícios para o tratamento conservador.

O tratamento cirúrgico artroscópico pode ser realizado para a retirada do fragmento lesionado, sendo necessária a realização de fisioterapia para reabilitação. Em um primeiro momento, os exercícios de elevação da perna reta devem ser evitados. A sustentação de peso deve ser aumentada gradativamente com o uso de muletas.

Os exercícios para ganho de amplitude devem ser realizados para todos os movimentos do quadril. Já os exercícios isométricos para fortalecimento podem ser bem explorados na primeira semana de tratamento, envolvendo todos os músculos dos membros inferiores, dando-se preferência para os músculos do quadril.

Os fortalecimentos podem ser executados de forma isotônica quando não existir dor ao realizar o movimento, como exercícios em cadeia cinética fechada para membros inferiores e exercícios em cadeia cinética aberta sem resistência para quadril.

Com o retorno gradual da mobilidade e da amplitude das articulações, os exercícios para aumento da flexibilidade muscular devem ser implantados e intensificados gradativamente.

Assim que tolerados pelo paciente ou em torno da segunda ou terceira semana, podem ser realizados os exercícios de cadeia cinética aberta com resistência e os exercícios em cadeia cinética fechada com maior intensidade.

Distensões musculares

As distensões dos músculos do quadril podem acometer com mais frequência os adutores, iliopsoas, reto do abdome, glúteo médio e isquiotibiais. Qualquer um dos músculos que estiver envolvido provocará alterações na biomecânica normal da articulação, podendo inferir sobre toda a cadeia cinética inferior. Muito comum em atletas, as distensões podem ocorrer por um trauma único de grande intensidade, uma mudança brusca de direção, uma freada brusca ou por microtraumas repetitivos que podem ocorrer por desequilíbrio de algum músculo ou alterações no movimento dos ossos que fazem parte da região.

A lesão dos músculos adutores apresenta grande incidência nas dores do quadril e virilha, principalmente o adutor longo, entretanto adutor curto, adutor magno, pectíneo e grácil também podem estar afetados. O paciente com distensão dos adutores pode apresentar dor em pontadas na virilha e edema. Dor ao realizar adução resistida em 0° indica alteração do músculo grácil, em 45°, do adutor longo e curto e em 90°, do músculo pectíneo.

Da mesma forma, os músculos iliopsoas também podem apresentar distensões, que geralmente são provocadas pela extensão forçada do quadril, gerando dor com os movimentos de flexão, adução e rotação externa resistida e nos movimentos de aceleração.

O músculo quadríceps pode sofrer distensão com movimentos de salto e corrida. A dor se apresenta na região anterior do quadril e pode ser observada com uma força de flexão de quadril resistida ou ao alongamento.

Os isquiotibiais são músculos com maior incidência de lesão na região do quadril, com incidência maior sobre o bíceps femoral. Como todas as distensões musculares, a maioria das lesões ocorre durante a fase excêntrica de uma contração muscular com maior acometimento da junção musculotendínea, por ser a região mais frágil do músculo.

Estudos mostram que os exercícios de fortalecimento podem proteger esses músculos de lesões, portanto a melhor forma de tratar o músculo e prevenir futuras lesões é fortalecer os músculos envolvidos. O treino proprioceptivo também terá grande influência no tratamento, uma vez que auxilia na melhora do controle motor e equilíbrio dos músculos agonistas, antagonistas, sinergistas e estabilizadores.

Pubalgia

A pubalgia é a dor na região púbica e pode ser provocada por diversos fatores. Normalmente a dor no púbis pode aparecer por alterações no funcionamento normal da região, como em casos de tensões musculares elevadas em adutores ou reto abdominal, gerando prejuízo na tensão no sentido superior e inferior do púbis. A hipomobilidade de quadril e lombar pode exigir maior movimento da região púbica, produzindo hipermobilidade. A hipermobilidade sacroilíaca também sobrecarregará o púbis. Pacientes com instabilidade lombar podem apresentar pubalgia.

MÉTODO PILATES: DAS BASES FISIOLÓGICAS AO TRATAMENTO DAS DISFUNÇÕES

O tratamento envolve a abertura do espaço articular do joelho, com relaxamento da cápsula articular e exercícios que promovem aumento da ADM de joelho e o aumento da flexibilidade muscular, com alongamento de quadríceps, isquiotibiais, tríceps sural e tecidos envolvidos.

Os exercícios que promovem reequilíbrio muscular como fortalecimento em cadeia cinética fechada para membros inferiores, fortalecimento dos músculos do joelho e do tornozelo devem ser aplicados, bem como fortalecimento dos músculos do quadril. Além disso, exercícios de propriocepção e exercícios de equilíbrio são necessários.

Ruptura do ligamento cruzado anterior

As lesões do ligamento cruzado anterior (LCA) são amplamente discutidas na literatura médica. Com alta incidência em atletas de alto rendimento e também em atletas recreativos, em sua maioria são provocadas por um mecanismo de torção do joelho.

O paciente com lesão do LCA apresenta dor, instabilidade, incapacidade para caminhar, hemartrose e atrofia de quadríceps. Além disso, apresentará positividade nos teste de gaveta anterior do joelho e no teste de Lachman, bem como evidências nos exames de imagem.

O método Pilates foi utilizado como base para tratamento de pacientes com lesão do LCA do joelho em situações em que o tratamento conservador foi escolhido. Um total de 50 participantes foi dividido em grupo que recebeu exercícios do método Pilates e grupo controle. Os exercícios realizados foram realizados no solo, com foco na força e flexibilidade dos membros inferiores e dos músculos do *core*. Após 12 semanas de tratamento, realizado três vezes por semana, os pacientes foram reavaliados pela escala de Lysholm, escala de Cincinnati e testes isocinéticos. O grupo que realizou o método Pilates como tratamento obteve melhora em todos os parâmetros quando comparado com grupo controle.

Rupturas meniscais

As rupturas meniscais acontecem com grande frequência na população mundial, sendo a lesão que mais acomete o joelho do atleta, principalmente o jogador de futebol profissional. Em sua grande maioria, ocorrem associadas a outras lesões, como a lesão associada de LCA e meniscos.

As lesões meniscais são produzidas por forças de cisalhamento que ocorrem internamente na articulação do joelho. O movimento lesional geralmente está associado a movimentos de rotação sobre o joelho, como mudança de direção.

Pela pouca inervação do menisco, 16% dos pacientes com lesão meniscal são assintomáticos; quando a idade é superior aos 45 anos, a incidência de lesão assintomática sobre para 36%. As dores são produzidas pelo processo inflamatório da lesão, bem como pela compressão de outros tecidos pelo edema ou hemartrose formada.

O paciente com lesão meniscal relata dor na linha interarticular, edema, estalido e bloqueio articular, principalmente nas lesões em alça de balde.

O reparo pode ser conservador quando a região lesionada do menisco é periférica, uma vez que apresenta maior irrigação sanguínea e maiores chances de regeneração; já as lesões de terço interno são tratadas pela meniscectomia. A intervenção conservadora se baseia em resolução do quadro inflamatório, principalmente o edema, e melhora da ADM restrita, da flexibilidade muscular e da força muscular.

Entorses de tornozelo

A entorse de tornozelo é uma das lesões que mais acometem atletas de alto rendimento e atletas recreacionais, chegando à prevalência de lesões para cada 1.000 exposições. Considerando os esportes individuais, o índice de entorse alcança números em torno de 20% de todas as lesões sofridas e entre os esportes de salto a taxa chega até os 28% do total de lesões.

As entorses de tornozelo produzem lesões ligamentares, gerando estiramento de algumas ou de todas as fibras do ligamento, tornando a região instável por falta de suporte, principalmente ao realizar movimentos. Uma entorse, quando não tratada, apresenta taxa de recidiva de 40%, podendo gerar inclusive instabilidade crônica e processos degenerativos articulares.

O mecanismo mais comum de entorse de tornozelo está relacionado com o movimento de flexão plantar e inversão, uma vez que em outras posições o encaixe articular é mais intenso, produzido um travamento natural e diminuindo o número de outros mecanismos de entorse.

As entorses são muito mais frequentes nos ligamentos laterais do tornozelo, pelo estresse que sofrem ao movimento de flexão plantar e inversão, sendo responsáveis por 85% das lesões provocadas por entorses. Os ligamentos mediais acabam acometidos em apenas 5% das entorses de tornozelo. Na região lateral, o ligamento mais acometido é o ligamento talofibular anterior (LTFA), que está envolvido em 60% das lesões de tornozelo, enquanto as lesões associadas do LTFA e do ligamento calcaneofibular (LCF) representam 20% das lesões. Por último e menos acometido durante uma entorse é o ligamento talofibular posterior (LTFP), que é o mais resistente de todos.

Fasciite plantar e esporão calcâneo

A fasciite plantar é um processo inflamatório que ocorre na fáscia plantar, geralmente na inserção junto ao osso calcâneo, e provoca dores e outros sintomas associados, como a dificuldade para uma função normal. A incidência gira em torno de 10% na população mundial.

As causas da fasciite plantar ainda estão sendo pesquisadas, entretanto acredita-se que alguns fatores podem estar envolvidos. A obesidade foi encontrada em 40% dos homens e 90% das mulheres que apresentavam fasciite plantar, mostrando ser um achado forte, uma vez que se observou que descargas de peso acima de 30 kg/m² aumentam as chances de surgimento da fasciite. O trauma direto e a posição em pé também mostraram certa associação com o surgimento da fasciite plantar.

As alterações biomecânicas parecem ser as principais causadoras da fasciite plantar. Problemas de amortecimento na região do calcâneo ou diminuição da elasticidade nessa região podem ser fatores provocativos da doença. Prichasuk (1994) observou que pacientes com coxins gordurosos do calcanhar mais espessos e com menor possibilidade de comprimir-se durante a descarga de peso eram mais acometidos com dor plantar.

Amis *et al.* (1988) observaram que 78% das pessoas com fasciite plantar apresentavam limitação para movimento de dorsiflexão de tornozelo. Corroborando esses resultados, Kibler *et al.* (1991) observaram diminuição de mobilidade para dorsiflexão de tornozelo em 90% de atletas acometidos com fasciite plantar. Os mesmos autores observaram também alto índice de fraqueza dos músculos da planta do pé em atletas acometidos.

O paciente apresenta dor na região da fáscia plantar medial ou na região de inserção anterior no calcâneo. O fisioterapeuta produzirá dor ao realizar alongamento da fáscia plantar.

O tratamento baseia-se em produzir correção na postura e pisada. A postura pode ser trabalhada com exercícios do método Pilates para uma melhor conscientização corporal e postural. A pisada, em alguns casos, pode necessitar de ajustes com palmilhas confeccionadas exclusivamente para o paciente. A mobilização das regiões hipomóveis do pé deve ser realizada com manipulações ósseas.

O alongamento dos músculos de perna e do pé é fundamental. O alongamento de gastrocnêmios e sóleo deve ser realizado ao acordar e durante o dia, principalmente em situações em que houver manutenção de postura ou falta de atividade, como durante o trabalho ou o sono.

O relaxamento da fáscia plantar com massagens deve ser realizado de forma superficial e profunda. Massagens com bolinha de tênis utilizando o peso do corpo do paciente podem auxiliar na mobilização do tecido.

Exercícios para fortalecimento dos músculos da planta do pé são de extrema importância. O fortalecimento de todos os músculos do pé e da perna deve ser realizado, bem como exercícios de propriocepção e equilíbrio.

EXERCÍCIOS DE PILATES PARA O TRATAMENTO E REABILITAÇÃO FUNCIONAL DAS DISFUNÇÕES DO CÍNGULO PÉLVICO E MEMBROS INFERIORES

Como comentado em capítulos anteriores é fundamental na prática do método Pilates que todos os seis princípios sejam executados integradamente pelo paciente durante a realização dos exercícios físicos. Todos os exercícios são realizados com um ritmo respiratório eupneico. Não se deve prender a respiração durante os exercícios, inspirando completamente pelas narinas e expirando com a boca semiaberta. É fundamental exercer uma respiração organizada, com ativação conjunta do diafragma, transverso do abdome e assoalho pélvico. Isso vai favorecer a estabilidade do tronco para suportar a sobrecarga durante os exercícios.

Na sequência, diante da grande variedade de exercícios físicos que existem na prática do método Pilates, nossa intenção foi de organizar e sugerir alguns desses exercícios voltados para o tratamento e a reabilitação funcional das disfunções do cíngulo pélvico e membros inferiores.

EXERCÍCIOS DE PILATES PARA O TRATAMENTO E REABILITAÇÃO FUNCIONAL DAS DISFUNÇÕES DO CÍNGULO PÉLVICO

Single leg circles

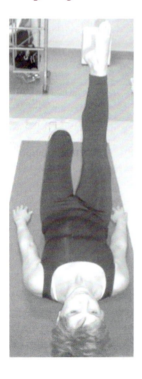
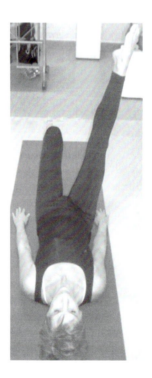
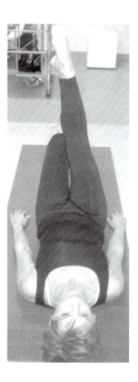

Descrição

O paciente deve estar em decúbito dorsal, com membros superiores paralelamente ao tronco e mãos pronadas, e membros inferiores com o quadril e joelhos flexionados e pés apoiados no solo, alinhados com o quadril. O paciente deve flexionar o quadril e manter o membro inferior direito em extensão, com rotação externa e pé em flexão plantar, levando a perna no sentido do ombro contralateral e realizando pequenos círculos, primeiramente cruzando por cima do corpo, mantendo o quadril estabilizado no solo.

Cuidados e atenções

O paciente deve manter firmemente o membro inferior no movimento ascendente com a força do *power house*, pressionando as palmas das mãos no solo para aumentar a estabilidade. Para melhor recrutamento da musculatura, evitando o trabalho isolado do quadríceps, o paciente de manter a posição do membro inferior em rotação externa.

Single leg stretch

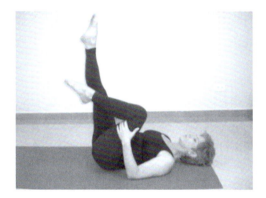
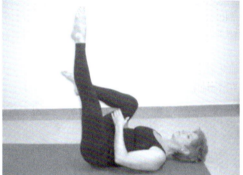

Descrição

O paciente deve se manter em decúbito dorsal, com um quadril e joelho flexionado em direção ao peito e o membro contralateral estendido e em rotação externa. Segurando o membro inferior flexionado com as mãos atrás da coxa e mantendo o pé em flexão plantar, estende-se o membro inferior contralateral em direção ao teto em rotação externa, alternando a posição dos membros inferiores e dos pés.

Cuidados e atenções

É importante o paciente contrair a musculatura dos glúteos ao estender os membros inferiores para a adequação da posição, mantendo sempre ativa a musculatura do *power house* enquanto alterna a posição dos membros inferiores. Para um avanço do exercício, pode-se pedir para o paciente fletir a cabeça para realizá-lo.

Double leg stretch

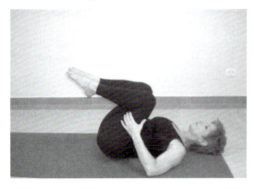 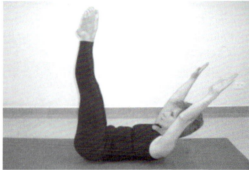

Descrição

O paciente posiciona-se em decúbito dorsal, com o quadril e os joelhos flexionados em direção ao peito, mantendo os joelhos abduzidos e alinhados aos ombros, com os pés unidos em flexão plantar e as mãos atrás das coxas. O paciente deve movimentar os membros superiores em flexão acima da cabeça e os membros inferiores em extensão com rotação externa e com os pés em flexão plantar, retornando para a posição inicial.

Cuidados e atenções

É importante que o paciente mantenha os membros superiores estendidos e os membros inferiores em sentido oposto. Para um avanço do exercício, pode-se solicitar que o paciente realize o movimento com flexão da cervical.

Single straight leg

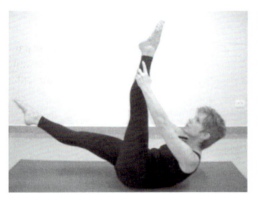 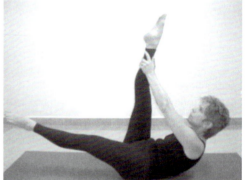

Descrição

O paciente deve estar posicionado em decúbito dorsal, com as escápulas sem contato com o solo, mantendo flexão cervical, e os membros inferiores estendidos em rotação externa e com flexão de quadril. O paciente deve flexionar o membro inferior e segurar o tornozelo com as duas mãos, mantendo os cotovelos estendidos. O membro inferior contralateral deve estar em extensão de 45° em relação ao solo, e os membros inferiores devem ser sustentados na linha do centro do corpo. Deve-se realizar o movimento de *scissors*, alternado os membros inferiores e mantendo-os estendidos por todo tempo.

Cuidados e atenções

É importante que o paciente eleve os cotovelos nas laterais, puxando na sua direção o membro inferior que está flexionado, mantendo uma dinâmica ritmada com uma dupla puxada em direção à cabeça. As mãos seguram seus tornozelos, mantendo os joelhos estendidos e os cotovelos para fora do corpo, para um alongamento máximo.

Side kicks series

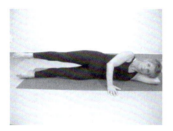
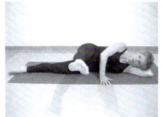
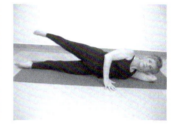

Descrição

O paciente deve estar posicionado em decúbito lateral, com o membro superior do mesmo lado com o cotovelo flexionado e a mão sustentando a cabeça. A mão contralateral deve estar apoiada anteriormente sobre o solo. Os membros inferiores devem estar estendidos com rotação externa de quadril e os pés em flexão plantar. Realiza-se discreta abdução do membro inferior, com movimentos de flexão e extensão do quadril.

Cuidados e atenções

É fundamental que se mantenham a estabilidade do quadril e a ativação do *power house* para estabilizar o tronco e não permitir que o membro inferior caia abaixo da altura do quadril durante os movimentos. Pode-se utilizar menor amplitude de movimento e aumentá-la gradualmente, não permitindo oscilações durante o movimento.

Hip circles (Spine Corrector)

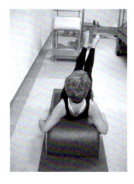
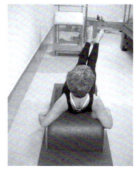
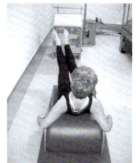

Descrição

O paciente deve se posicionar em sedestação na parte funda do *Spine Corrector* e sua coluna lombar deve estar apoiada na parte alta do aparelho com suas mãos segurando nas alças. Elevam-se os membros inferiores na posição de "*teaser*", com os membros inferiores estendidos e rotação externa do quadril e os pés em flexão plantar. Realiza-se uma circundução do quadril com os membros inferiores aduzidos em direção da face direita e torna-se a voltar ao centro. Em seguida, realiza-se uma circundução do quadril com os membros inferiores aduzidos em direção da face esquerda e torna-se a voltar ao centro.

Cuidados e atenções

É necessário que o paciente mantenha o alinhamento da coluna vertebral, ombros e cintura escapular. Durante os movimentos circulares, é fundamental que o *power house* esteja acionado, bem como os adutores de quadril, para manter a estabilidade e os membros inferiores aduzidos. Começa-se com movimentos circulares pequenos e, aos poucos, vai se aumentando a amplitude dos círculos.

Leg circles (Universal Reformer)

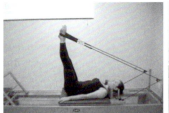
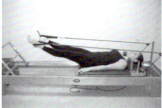
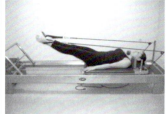
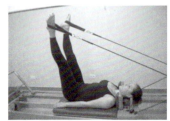
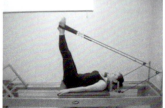

Descrição

O paciente deve colocar as alças de pés posicionadas no arco plantar. Joelhos estendidos e quadril aduzido em flexão de 90° e rotação externa, com os pés em flexão plantar. Mantendo os joelhos estendidos, realiza-se a abdução de quadril até o alinhamento dos ombros, estendendo-o até uns 45°, mantendo a coluna lombar em contato com o aparelho. Aduzir o quadril trabalhando a musculatura adutora e glúteos e retornar flexionando o quadril para a posição inicial, procurando manter a coluna lombar em contato com o aparelho. Logo após, inverter a posição dos círculos.

Cuidados e atenções

Inicialmente, é necessário manter a amplitude dos círculos na largura dos ombros e quadril. Quando o paciente consegue manter o controle do quadril, aumentam-se a amplitude e o ritmo do movimento.

Frog (Universal Reformer)

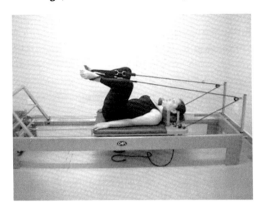
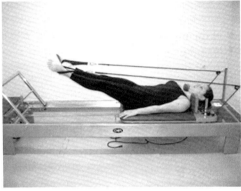

Descrição

O paciente deve colocar as alças de pés posicionadas no arco plantar. Flexionar os joelhos em direção ao peito, mantendo o quadril abduzido na linha do ombro e os pés em flexão plantar. Realizar a extensão de joelhos com adução do quadril e flexão plantar dos pés.

Cuidados e atenções

É necessário manter sempre a ativação do *power house* e dos glúteos durante os movimentos de extensão dos joelhos, para manter a coluna lombar estabilizada e em contato com o aparelho.

Pelvic lift (Universal Reformer)

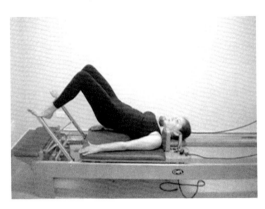
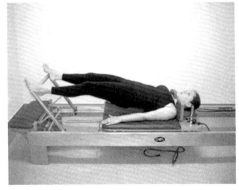

Descrição

O paciente deve se manter em decúbito dorsal, com os arcos dos pés apoiados lateralmente na barra, em rotação externa de quadril e com os pés em flexão plantar. Realiza-se a elevação da pelve na altura de um palmo do aparelho. Mantendo o quadril elevado, o paciente deve empurrar o carrinho para trás, ativando os glúteos e alongando os iliopsoas. Ao retornar, sustenta-se o retorno do carrinho, realizando a flexão dos joelhos e mantendo a pelve elevada. Finalizar realizando o rolamento das vértebras até o apoio do cóccix.

Cuidados e atenções

É fundamental sempre manter a ativação do *power house* e dos glúteos durante os movimentos de extensão e flexão dos joelhos, para manter a coluna lombar bem estabilizada.

Front split (*Universal Reformer*)

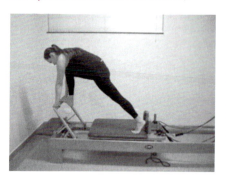 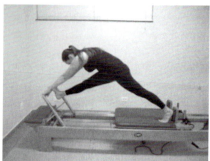

Descrição

O paciente deve ficar com as mãos segurando a barra do aparelho mantendo um alinhamento com os ombros e um dos pés apoiado no carrinho, em rotação externa do quadril e extensão de joelho, apoiado na ombreira. O outro pé ficará apoiado medialmente na barra do aparelho, com flexão de joelho, e alinhado aos ombros. Inicia-se o movimento empurrando o carrinho com o membro inferior, que se mantém apoiado na barra do aparelho, realizando extensão de joelho. Após, deve-se controlar a volta do carrinho, levando o tronco na direção do joelho, que estará realizando uma flexão, voltando para a posição inicial.

Cuidados e atenções

Deve-se auxiliar o paciente iniciante a se posicionar no aparelho, evitando acidentes, e assegurar-se de que a amplitude de movimento seja respeitada de acordo com a possibilidade de cada indivíduo.

É muito importante manter a ativação do *power house* para uma eficiente estabilização da pelve, evitando a rotação dela.

O exercício também pode ser realizado com o paciente retirando os apoios das mãos, para indivíduos mais preparados motoramente.

Side split (*Universal Reformer*)

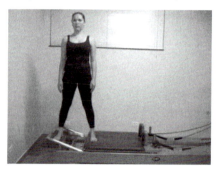 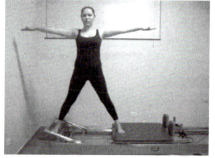

Descrição

O paciente deve ficar em bipedestação lateralmente, subindo com um pé no centro do carrinho e o outro pé na plataforma, mantendo-os alinhados. Realiza-se a abdução do quadril empurrando o carrinho e mantendo por três tempos com estabilização do quadril. Os membros superiores devem acompanhar com movimento de abdução até a altura dos ombros. Em seguida, realiza-se uma resistência à volta do carrinho, ativando excentricamente os músculos abdutores do quadril, mantendo sempre a ativação do *power house*.

Cuidados e atenções

Deve-se auxiliar o paciente iniciante a se posicionar no aparelho, evitando acidentes, e propor o exercício com as molas em leve tensão, para não proporcionar resistência elástica excessiva, evitando, assim, futuras lesões. É fundamental sempre manter a ativação do *power house* e a estabilização durante o exercício.

Pode-se realizar o exercício, com muito cuidado, principalmente para os iniciantes, retirando toda a resistência elástica das molas. Assim, consegue-se proporcionar uma dificuldade para realizar o retorno do carrinho, ativando mais a musculatura adutora do quadril.

O exercício também pode ser realizado com o paciente ajoelhado no carrinho, melhorando a base de sustentação, com maior segurança e estabilização.

Twist/reach (*Universal Reformer*)

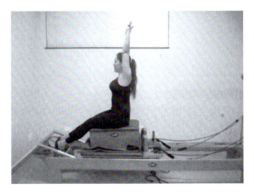
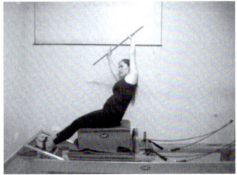
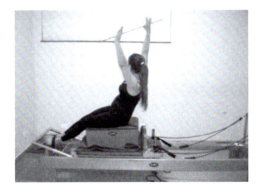

Descrição

O paciente deve se posicionar em sedestação sobre a caixa e de frente para a barra do aparelho, mantendo os membros inferiores estendidos e alinhados com os pés, fixos sob a faixa. Os membros superiores devem estar com os cotovelos estendidos e segurando um bastão em alinhamento com as orelhas. Realiza-se inclinação diagonal posterior e rotação do tronco, retornando para a posição inicial. Realizar o movimento para o lado oposto.

Cuidados e atenções

É fundamental manter o *power house* acionado durante o movimento, bem como o alinhamento pélvico, estabilizando a coluna lombar. A rotação deve ser realizada com o tronco e, os movimentos devem manter uma simetria para os dois lados.

Pull down (Cadillac)

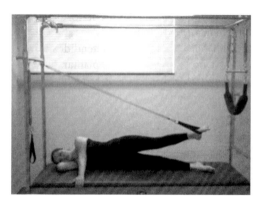
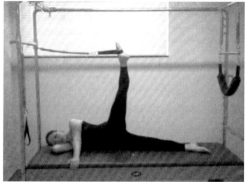

Descrição

O paciente deve estar posicionado em decúbito lateral, com o membro superior do mesmo lado com o cotovelo flexionado e a mão sustentando a cabeça. A mão contralateral deve estar apoiada anteriormente sobre o aparelho. Os membros inferiores devem estar estendidos, com rotação externa de quadril, e os pés, conectados às alças de pé pela mola em flexão plantar. O quadril contralateral deve estar posicionado em uma discreta abdução. Realiza-se abduçao do quadril contralateral, buscando uma amplitude de 90°, suportando a elastância da mola com contração excêntrica dos adutores. Retornar em movimento de adução do quadril para a posição inicial, vencendo a resistência da mola.

Cuidados e atenções

É necessário manter sempre a ativação do *power house* e dos glúteos, durante os movimentos de extensão dos joelhos, para manter a coluna lombar estabilizada, sem rotação da pelve.

Indivíduos iniciantes devem realizar a abdução com o devido cuidado, respeitando sempre a sua possibilidade de amplitude de movimento, evitando, assim, possíveis lesões.

Sempre manter uma leve rotação externa do quadril para liberar o quadríceps e permitir um trabalho eficiente dos glúteos.

Ronde de jambe (Cadillac)

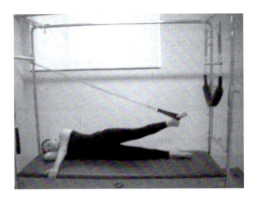

Descrição

O paciente deve estar posicionado em decúbito lateral, com o membro superior do mesmo lado com o cotovelo flexionado e a mão sustentando a cabeça.. A mão contralateral deve estar apoiada anteriormente sobre o aparelho. Os membros inferiores devem estar estendidos com rotação externa de quadril e os pés conectados às alças de pé pela mola em flexão plantar. O quadril contralateral deve estar posicionado em uma discreta abdução. Realizam-se pequenos círculos para dentro e depois para fora.

Cuidados e atenções

É necessário realizar a circundução com a articulação do quadril, mantendo sempre a ativação do *power house* estabilizando a coluna lombar e a pelve para que não ocorra rotação.

Circular frog (Cadillac)

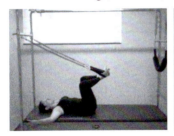 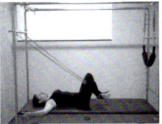 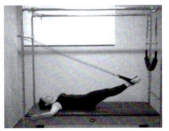

Descrição

O paciente deve se manter em decúbito dorsal, segurando as hastes laterais do aparelho. O quadril deve estar a 90° e os joelhos se mantendo em flexão e abduzidos, com os pés em "V" *position*. Realiza-se a extensão dos joelhos, mantendo os calcanhares unidos e as pontas dos pés separadas. Retornar com os joelhos estendidos e aduzidos, flexionando o quadril. Flexionar os joelhos em direção à posição inicial. Em seguida, pode-se inverter o sentido do movimento.

Cuidados e atenções

É fundamental sempre manter a ativação do *power house* e dos glúteos, para manter a coluna lombar bem estabilizada no aparelho.

Push down (Wunda Chair)

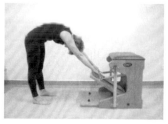 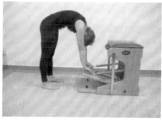 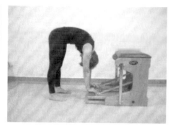

Descrição

O paciente deve estar em pé, de frente para a cadeira, e manter o quadril alinhado sobre os calcanhares. Com o tronco em flexão e as pernas em extensão, apoiar as mãos sobre o pedal. Deve-se empurrar o pedal para baixo e controlar o retorno com os cotovelos estendidos. Pode-se também, manter o pedal forçado para baixo com os cotovelos estendidos e realizar movimento de flexão de cotovelo.

Cuidados e atenções

É importante verificar se o paciente permanece durante todo o exercício, de pé e em flexão de tronco, com o quadril alinhado sobre os calcanhares.

Inicialmente o paciente deve empurrar pouco o pedal, para se evitar estiramento muscular excessivo, sempre mantendo o *power house* acionado durante o movimento.

Horseback (Ladder Barrel)

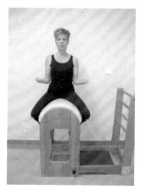 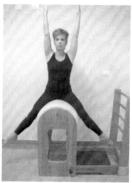

Descrição

O paciente deve estar sentado "a cavalo" sobre o terço posterior do barril, com os membros inferiores flexionados e os cotovelos fletidos. Realiza-se uma pressão das coxas sobre o barril, elevando a pelve, mantendo a posição do tronco e a contração de adutores e elevando os membros superiores em diagonal para cima. Em seguida, retorna-se à posição inicial.

Cuidados e atenções

É fundamental manter o *power house* acionado durante o movimento, evitando a excessividade de uma hiperlordose compensatória.

Front (Ladder Barrel)

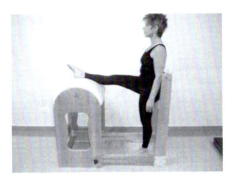 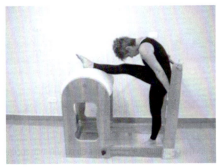

Descrição

O paciente deve estar em pé de frente para o aparelho, com um membro inferior estendido sobre barril em rotação externa de quadril e flexão plantar. O outro membro inferior deve estar estendido e apoiado no solo. Os membros superiores devem ficar estendidos e apoiados ao espaldar. Realiza-se uma flexão de tronco enrolando a coluna vertebral em direção ao barril, retornando com o desenrolar da coluna vertebral para a posição inicial.

Cuidados e atenções

É fundamental manter o *power house* acionado durante o movimento e manter o alinhamento pélvico.

Devem-se evitar compensações com descarga de peso para um lado, somente, mantendo o equilíbrio de apoio laterolateral.

É importante respeitar a individualidade da amplitude de movimento, evitando, assim, possíveis lesões. Os indivíduos com maior dificuldade podem realizar o exercício com uma discreta flexão de joelho do membro inferior apoiado no barril.

Side (Ladder Barrel)

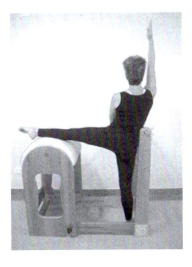 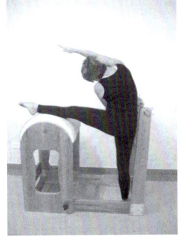

Descrição

O paciente deve estar em pé, centralizado lateralmente ao barril e o espaldar. Um dos membros inferiores deve estar estendido em rotação externa e flexão plantar, e apoiado no meio do barril. O outro membro inferior se mantém estendido e apoiado no solo em rotação externa de quadril. O membro superior que acompanha o lado do barril cruza em direção ao espaldar com a mão apoiada no degrau mais alto. Já o outro membro superior se mantém verticalmente ao espaldar. Realiza-se uma inclinação lateral do tronco para o lado do espaldar e volta-se para a posição inicial.

Cuidados e atenções

É fundamental manter o *power house* acionado durante o movimento e manter o alinhamento pélvico.

Devem-se evitar compensações com descarga de peso para um lado somente, mantendo o equilíbrio de apoio laterolateral.

É importante respeitar a individualidade da amplitude de movimento, evitando, assim, possíveis lesões. Os indivíduos com maior dificuldade podem realizar o exercício com uma discreta flexão de joelho do membro inferior apoiado no barril, ou levar o membro inferior apoiado mais anteriormente.

Stretches back (*Ladder Barrel*)

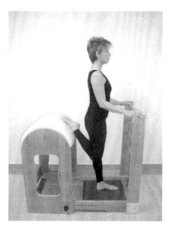 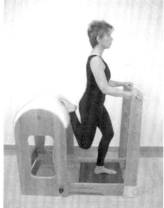

Descrição

O paciente deve estar em pé, centralizado no aparelho e de frente para o espaldar. Um dos membros inferiores deve estar em flexão de joelho e os pés apoiados no barril. O outro membro inferior se mantém estendido e apoiado no solo. Os membros superiores ficam apoiados no espaldar. Realiza-se uma flexão de joelho do membro inferior que está apoiado no solo. Retorna-se para a posição inicial estendendo o joelho.

Cuidados e atenções

É fundamental manter o *power house* acionado durante o movimento e manter o alinhamento pélvico.

Devem-se evitar compensações com descarga de peso para um lado somente, mantendo o equilíbrio de apoio laterolateral.

É importante respeitar a individualidade da amplitude de movimento, evitando, assim, possíveis lesões.

EXERCÍCIOS DE PILATES PARA O TRATAMENTO E REABILITAÇÃO FUNCIONAL DAS DISFUNÇÕES DOS MEMBROS INFERIORES

Single leg kicks

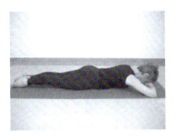
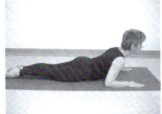
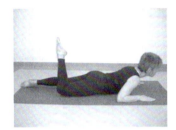

Descrição

O paciente deve se manter em decúbito ventral, com os membros inferiores unidos e estendidos em rotação externa de quadril e flexão plantar. Os membros superiores devem estar com os cotovelos flexionados mantendo o apoio da cabeça. Realiza-se a flexão dos cotovelos estendendo simultaneamente o tronco superior. Em seguida se realiza uma flexão de joelho, levando o calcanhar em direção ao glúteo, mantendo os pés em flexão plantar e chutando por duas vezes. Repete-se a ação com o outro membro inferior.

Cuidados e atenções

Manter o alinhamento da cabeça com a coluna vertebral, não forçando sua extensão. Ativar constantemente o *power house* e os glúteos, para manter a coluna lombar bem estabilizada.

Em determinadas disfunções de joelho, deve-se flexionar lentamente o joelho, levando o calcanhar em direção ao glúteo. Para uma reabilitação funcional, envolva uma faixa ao redor do pé para auxiliar na flexão. Em alguns casos de condromalacia patelar e artrose de joelho, que apresentem dor, esse exercício pode estar contraindicado.

Spine stretch forward

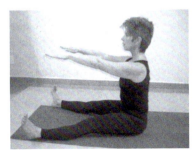
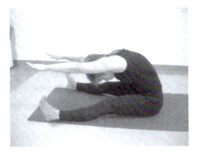

Descrição

O paciente deve se posicionar em sedestação, com a coluna alinhada em crescimento axial. Os membros superiores devem estar estendidos com flexão de ombro de 90°, e os membros inferiores devem estar com uma discreta abdução do quadril, mantendo os joelhos estendidos e os pés em dorsiflexão. Realiza-se uma flexão de tronco, buscando o enrolamento da coluna vertebral para baixo e para frente, mantendo os membros superiores paralelamente aos membros inferiores, perpassando o máximo possível. Retorna-se à posição inicial desenrolando toda a coluna vertebral a partir da articulação lombossacra.

Cuidados e atenções

É fundamental manter o *power house* acionado durante o movimento, mantendo a estabilidade pélvica.

Ao retornar à posição inicial do movimento, deve-se manter o cíngulo escapular estabilizado.

Para enfatizar maior flexibilização da coluna vertebral, manter uma discreta flexão dos joelhos. A extensão dos joelhos, solicitando que o paciente imagine "empurrar os pés contra parede", enfatiza mais o alongamento de toda a cadeia posterior.

Saw

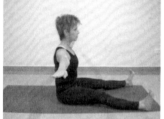 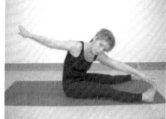 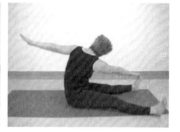

Descrição

O paciente deve se posicionar em sedestação, com a coluna alinhada em crescimento axial. Os membros superiores devem estar em abdução de 90° e os membros inferiores, estendidos em abdução de quadril, buscando um alinhamento um pouco mais além dos ombros e mantendo os pés em dorsiflexão. Realiza-se uma rotação e flexão do quadril, levando o membro superior em direção ao membro inferior estendido, no sentido do dedo mínimo do pé. Executar três insistências como se "serrasse" o dedo do pé. Voltar à posição inicial e repetir o movimento para o lado contrário.

Cuidados e atenções

É fundamental manter o *power house* acionado durante o movimento e manter o alinhamento pélvico.

Devem-se evitar compensações com a rotação interna do membro inferior e a retirada do cíngulo pélvico do solo.

Às vezes, é necessário certo relaxamento do joelho oposto ao movimento (ou dos dois), se houver dificuldade para o alongamento.

Bicycle (Small Barrel)

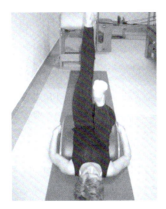
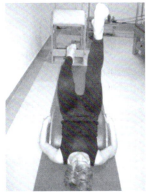

Descrição

O paciente deve se posicionar em decúbito dorsal, apoiando a região lombar no aparelho e segurando as alças dele. Um dos membros inferiores permanece estendido em flexão de quadril, com os pés em flexão plantar, e o outro membro inferior fica estendido, com os pés em flexão plantar em direção ao solo. Realiza-se a flexão do joelho e quadril do membro inferior estendido levando o pé em direção à região medial do joelho oposto. Voltar à posição inicial enquanto o membro inferior repete o mesmo movimento. Inverter a direção do movimento (*bicycle reverse*).

Cuidados e atenções

É fundamental manter o *power house* acionado durante o movimento, mantendo a estabilização pélvica.

É importante não permitir que o membro inferior que está em flexão caia para trás da cabeça.

Quando realizar o alongamento da perna que vai em direção ao solo, manter a coluna lombar bem apoiada no barril.

Half shoulder bridge (Spine Corrector)

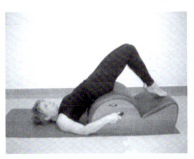
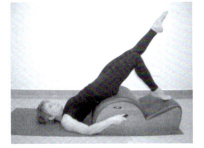

Descrição

O paciente deve se posicionar em decúbito dorsal, apoiando a região lombar no aparelho e os ombros no solo, segurando as alças do aparelho. Os membros inferiores permanecem em flexão dos joelhos, com os pés apoiados no assento do *Spine Corrector*, mantendo-se alinhados com o quadril. Realiza-se a extensão de um dos joelhos tirando o apoio do pé, flexionando o quadril e mantendo a extensão total do joelho, realizando movimentos de dorsiflexão do pé.

Cuidados e atenções

É fundamental manter o *power house* acionado durante o movimento, mantendo a estabilização lombopélvica.

Pode-se iniciar condicionando o paciente com o exercício no solo, como o *one leg up and down*, ou realizando-o inicialmente no *Small Barrel*, onde a coluna não se retifica tanto.

Rocking (Spine Corrector)

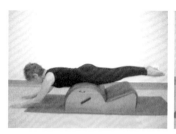
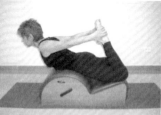
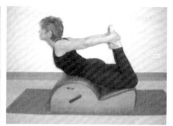

Descrição

O paciente deve se manter em decúbito ventral sobre o barril do aparelho, com os cotovelos flexionados e as mãos apoiadas no solo, buscando o seu ponto de equilíbrio. Realiza-se flexão dos joelhos levando os braços para trás na busca de segurar os tornozelos. Após, estende-se a coluna vertebral, elevando o tronco superior à cabeça e os pés o mais alto possível.

Cuidados e atenções

Manter o alinhamento da cabeça com a coluna vertebral, não forçando sua extensão. Ativar constantemente o *power house* e os glúteos, para manter a coluna lombar bem estabilizada.

Acionar os extensores de joelho simultaneamente a extensão da coluna facilita o movimento.

Em algumas situações, o paciente pode necessitar de auxílio para achar seu ponto de equilíbrio.

Footwork series – toes (Universal Reformer)

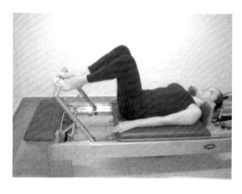
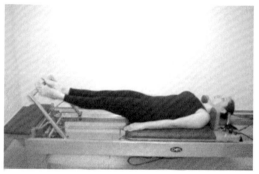

Descrição

O paciente deve se manter em decúbito dorsal no carrinho do aparelho, com os pés apoiados em *"V" position* e os metatarsos sobre a barra em elevação. Os joelhos devem estar flexionados e abduzidos em alinhamento com os ombros. Realiza-se a extensão dos joelhos movimentando o carrinho para trás e flexionam-se os joelhos voltando à posição inicial.

Cuidados e atenções

Ativar constantemente o *power house* e os glúteos para manter o cíngulo pélvico estabilizado.

Estar atento para que não ocorram compensações com discreta rotação interna do quadril e/ou desalinhamento pélvico.

Alguns pacientes podem apresentar perna curta verdadeira e necessitar de um calço para a perna menor, no intuito de organizar e estabilizar melhor o movimento.

O movimento deve ser executado com adequada fluidez, assegurando um bom trabalho concêntrico e excêntrico da musculatura.

Footwork series – arches (Universal Reformer)

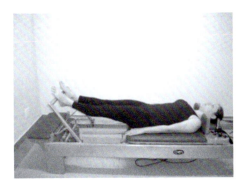

Descrição

O paciente deve se manter em decúbito dorsal no carrinho do aparelho, apoiando o arco dos pés na barra (pés em garra), mantendo os membros inferiores unidos e os pés em flexão plantar durante todo o movimento. Realiza-se a extensão dos joelhos movimentando o carrinho para trás e flexionam-se os joelhos voltando à posição inicial.

Cuidados e atenções

Ativar constantemente o *power house* e os glúteos para manter o cíngulo pélvico estabilizado. Estar atento para que não ocorram compensações com discreto desalinhamento pélvico.

Alguns pacientes podem apresentar perna curta verdadeira e necessitar de um calço para a perna menor, no intuito de organizar e estabilizar melhor o movimento.

O movimento deve ser executado com adequada fluidez, assegurando um bom trabalho concêntrico e excêntrico da musculatura.

Footwork series – heels (Universal Reformer)

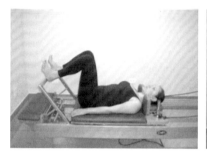
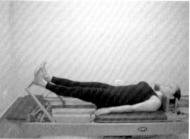

Descrição

O paciente deve se manter em decúbito dorsal no carrinho do aparelho apoiando os calcanhares na barra, mantendo os membros inferiores unidos e os pés em dorsiflexão. Realiza-se a extensão dos joelhos movimentando o carrinho para trás e flexionam-se os joelhos voltando à posição inicial. Os pés são mantidos sempre em dorsiflexão durante todo o movimento.

Cuidados e atenções

Ativar constantemente o *power house* e os glúteos para manter o cíngulo pélvico estabilizado. Estar atento para que não ocorram compensações com discreto desalinhamento pélvico.

Alguns pacientes podem apresentar perna curta verdadeira e necessitar de um calço para a perna menor, no intuito de organizar e estabilizar melhor o movimento.

O exercício pode ser realizado mantendo os joelhos alinhados com os ombros, não permitindo que exista um valgo dinâmico do joelho. Pacientes com pé plano e fraqueza muscular dos rotadores externos do quadril vão se beneficiar muito com o exercício aplicado dessa maneira.

O movimento deve ser executado com adequada fluidez, assegurando um bom trabalho concêntrico e excêntrico da musculatura.

Footwork series – tendon stretch (Universal Reformer)

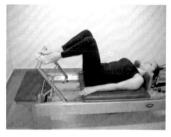
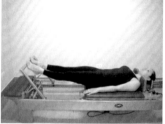
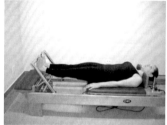

Descrição

O paciente deve se manter em decúbito dorsal no carrinho do aparelho, mantendo os pés apoiados em *"V" position* com os metatarsos sobre a barra em elevação. Os joelhos devem estar flexionados e abduzidos em alinhamento com os ombros. Realiza-se a extensão dos joelhos movimentando o carrinho para trás, permanecendo nessa posição e controlando o movimento para que não ocorra hiperextensão dos joelhos. Em seguida, movimenta-se o carrinho apenas com os calcanhares em dorsiflexão (alongando os tendões) e flexão plantar (ativando o tríceps sural). Ao final, retorna-se à posição inicial.

Cuidados e atenções

Ativar constantemente o *power house* e os glúteos para manter o cíngulo pélvico estabilizado.

Alguns pacientes podem apresentar perna curta verdadeira e necessitar de um calço para a perna menor, no intuito de organizar e estabilizar melhor o movimento.

O movimento deve ser executado com adequada fluidez, assegurando um bom trabalho concêntrico e excêntrico da musculatura.

Pacientes com geno valgo devem trabalhar com os pés separados na largura do quadril e pacientes com geno varo devem trabalhar com os pés em *"V" position*.

Running (Universal Reformer)

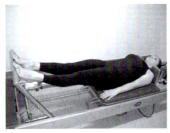 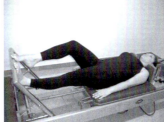 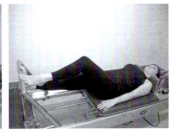

Descrição

O paciente deve se manter em decúbito dorsal no carrinho do aparelho, com os metatarsos apoiados na barra, mantendo os membros inferiores estendidos e alinhados aos ombros. Realiza-se o movimento empurrando o carrinho e em seguida abaixa-se um calcanhar e flexiona-se o joelho contralateral elevando o tornozelo. Manter o movimento intercalado.

Cuidados e atenções

Ativar constantemente o *power house* e os glúteos para manter o cíngulo pélvico estabilizado.

Respeitar individualmente o máximo de repetições e a manutenção do ritmo de corrida, trabalhando igualmente o tornozelo e o arco longitudinal do pé.

Tower (Cadillac)

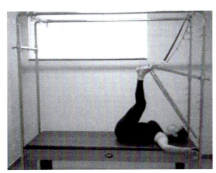 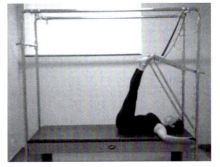

Descrição

O paciente deve se manter em decúbito dorsal embaixo da barra torre do aparelho, com as mãos segurando as hastes laterais do aparelho. Os pés devem estar em flexão plantar, alinhados na largura do ombro e apoiados na barra torre do aparelho. Realiza-se flexão e extensão dos joelhos, mantendo o sacro apoiado no aparelho.

Cuidados e atenções

É fundamental sempre manter a ativação do *power house* para manter a estabilização do cíngulo pélvico.

Respeite a individualidade da amplitude de movimento, evitando, assim, possíveis lesões. Os indivíduos com maior dificuldade podem realizar o exercício utilizando-se da caixa de extensão do aparelho.

Side passé (Cadillac)

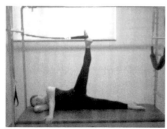 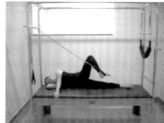 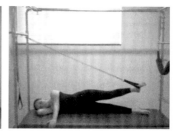

Descrição

O paciente deve estar posicionado em decúbito lateral, com o membro superior do mesmo lado com o cotovelo flexionado e a mão sustentando a cabeça. A mão contralateral deve estar apoiada anteriormente sobre o aparelho. Os membros inferiores devem estar estendidos com rotação externa de quadril e os pés, conectados às alças de pé pela mola em flexão plantar. O quadril contralateral deve estar posicionado em uma discreta abdução. Realiza-se abdução do quadril contralateral, buscando uma amplitude de 90°, suportando a elastância da mola com contração excêntrica dos adutores. Flexionar o joelho e direcionar o pé até a face interna do joelho contralateral, deslizando o pé pela perna até a extensão completa. Pode-se inverter o movimento.

Cuidados e atenções

É necessário manter sempre a ativação do *power house* e dos glúteos durante os movimentos de extensão dos joelhos, para manter a coluna lombar estabilizada, sem rotação da pelve.

Indivíduos iniciantes devem realizar a abdução com o devido cuidado, respeitando sempre a sua possibilidade de amplitude de movimento. Evitando, assim, possíveis lesões.

Sempre manter uma leve rotação externa do quadril para liberar o quadríceps e permitir um trabalho eficiente dos glúteos.

Procurar manter boa fluidez durante todo o movimento.

Pumping one leg (Wunda Chair)

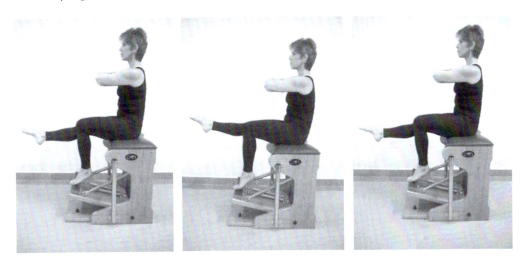

Descrição

O paciente deve estar sentado sobre o aparelho com a coluna alinhada em crescimento axial. Um dos pés deve estar apoiado no pedal e o membro inferior oposto se mantém estendido com uma flexão de quadril de 90° em rotação externa. Os membros superiores permanecem cruzados à frente do corpo ou com as mãos apoiadas atrás do aparelho. Realiza-se uma pressão abaixando o pedal com o pé de apoio e retorna-se controlando a subida do pedal até a posição inicial.

Cuidados e atenções

É fundamental manter o *power house* acionado durante o movimento, mantendo a estabilização e o alinhamento pélvico, com a coluna alinhada e em crescimento axial.

MISCELÂNEAS DE IMAGENS DE EXERCÍCIOS E ACESSÓRIOS UTILIZADOS NA PRÁTICA CLÍNICA PARA O TRATAMENTO E REABILITAÇÃO FUNCIONAL DAS DISFUNÇÕES DO CÍNGULO PÉLVICO E MEMBROS INFERIORES

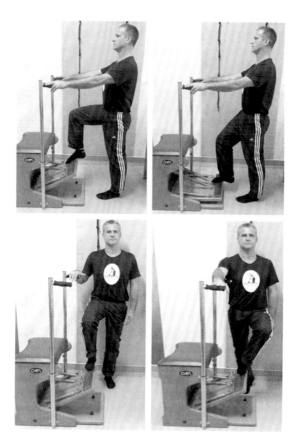

- Integração postural no *one leg pump front*, incorporando movimentos que obriguem o quadril a rodar em várias direções.

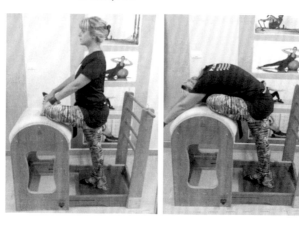

- Variação do *front* no *ladder barrel*, para alongamento do piriforme.

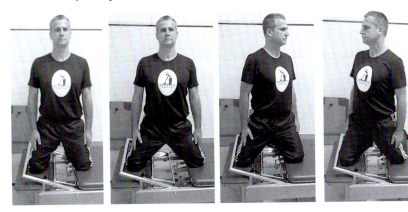

- Realização do *side split* ajoelhado no *Universal Reformer*, com variação de rotação de tronco.

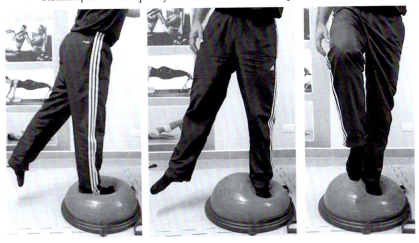

- Treino de equilíbrio sobre o *Bosu Ball* (treino de propriocepção).

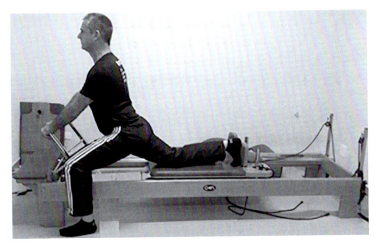

- Alongamento para o iliopsoas (*front splits – Universal Reformer*).

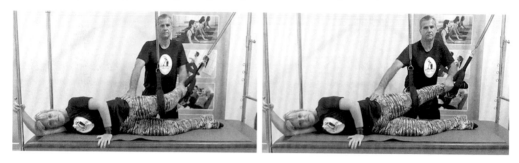

- Decoaptação articular no Cadillac.

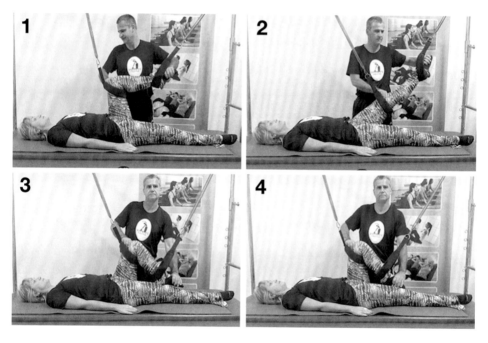

- Exercício que permite uma mobilização passiva e assistida em fase precoce da reabilitação do joelho.

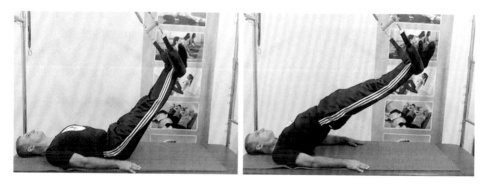

- *Bridge* no Cadillac promove extensão do quadril e joelho, recupera a mobilidade poplítea e fortalece a cadeia posterior.

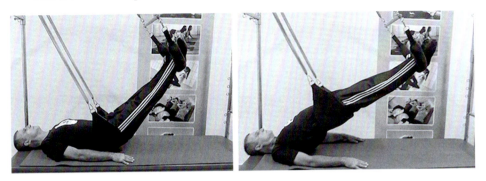

- Facilitando a execução da *bridge* no Cadillac com o auxílio de uma funda conectada em molas, apoiando a subida do quadril.

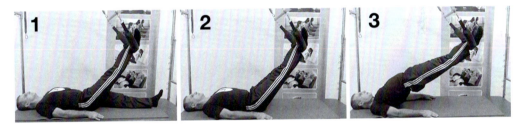

- Realizando a *bridge* no Cadillac, com apoio unilateral no balanço do trapézio, visando estimular a cadeia muscular do lado do apoio.

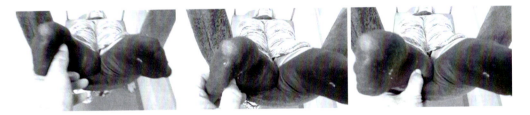

- Estimulação do captor podal em diferentes áreas da região plantar, com a intenção de estimular cadeias musculares ascendentes diferentes durante a *bridge* no Cadillac.

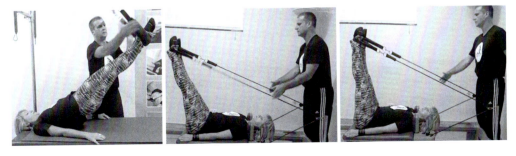

- Perturbação oscilatória manual no balanço do trapézio do Cadillac e nas cordas do *Universal Reformer*, com o intuito de ampliar os estímulos proprioceptivos, promovendo maior recrutamento de unidades motoras durante o exercício.

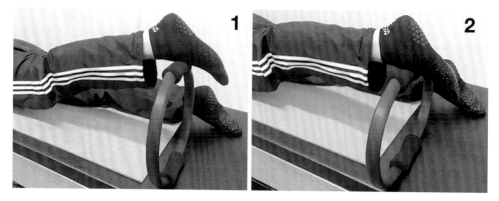

- Exercício isométrico para o quadríceps utilizando o *Magic Circle*.

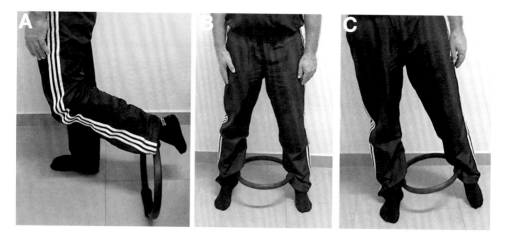

- Exercícios utilizando o *Magic Circle*. A: Isométrico para quadríceps. B: Fortalecimento de adutores com apoio bipodal na ponta dos pés. C: Fortalecimento de adutores com apoio unipodal na ponta do pé.

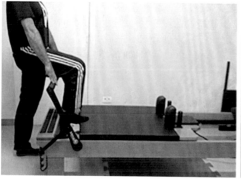
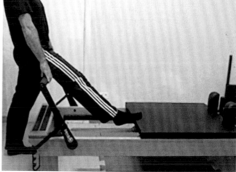

- Exercícios para quadríceps empurrando o carrinho do *Universal Reformer*.

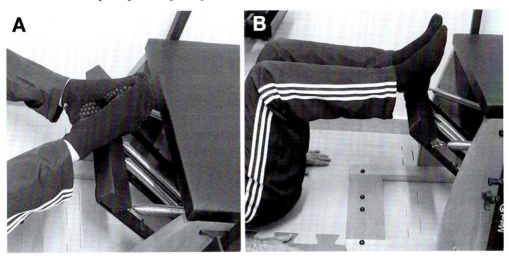

- Exercícios na *Wunda Chair*. A: Fortalecimento de abdutores. B: Fortalecimento de isquiotibiais.

BIBLIOGRAFIA RECOMENDADA

Abbott JH, Robertson MC, Chapple C, Pinto D, Wright AA, Leon de la Barra S, et al.; MOA Trial team. Manual therapy, exercise therapy, or both, in addition to usual care, for osteoarthritis of the hip or knee: a randomized controlled trial. 1: clinical effectiveness. Osteoarthritis Cartilage. 2013;21(4):525-34.

Adamson C, Cymet T. Ankle sprains: evaluation, treatment, rehabilitation. Md Med J. 1997;46(10):530-7.

Almeida CCV, Barbosa CGD, Araújo AR, Braga NHM. Relação da fáscia tóraco-lombar com o mecanismo ativo de estabilização lombar. Rev Bras Ci e Mov. 2006;14(3):105-12.

Altman R, Alarcón G, Appelrouth D, Bloch D, Borenstein D, Brandt K, et al. The American College of Rheumatology criteria for the classification and reporting of osteoarthritis of the hip. Arthritis Rheum. 1991;34(5):505-14.

Amis J, Jennings L, Graham D, Graham CE. Painful heel syndrome: radiographic and treatment assessment. Foot Ankle. 1988;9(2):91-5.

Anderson K, Strickland SM, Warren R. Hip and groin injuries in athletes. Am J Sports Med. 2001;29(4):521-33.

Andrews JR, Harrelson GJ, Wilk KE. Reabilitação física do atleta. In: Harrelson GJ, Wilk KE. Reabilitação da perna, do tornozelo e do pé; 2005. v. 3.

Astur DC, Xerez M, Rozas J, Debieux PV, Franciozi CE, Cohen M. Lesões do ligamento cruzado anterior e do menisco no esporte: incidência, tempo de prática até a lesão e limitações causadas pelo trauma. Rev Bras Ortopedia. 2016;51(6):652-6.

Baker KR, Nelson ME, Felson DT, Layne JE, Sarno R, Roubenoff R. The efficacy of home based progressive strength training in older adults with knee osteoarthritis: a randomized controlled trial. J Rheumatol. 2001;28(7):1655-65.

Baker K, McAlindon T. Exercise for knee osteoarthritis. Curr Opin Rheumatol. 2000;12(5):456-63.

Banerjee P, Mclean CR. Femoroacetabular impingement: a review of diagnosis and management. Curr Rev Musculoskelet Med. 2011;4(1):23-32.

Benzon HT, Katz JA, Benzon HA, Iqbal MS. Piriformis syndrome: anatomic considerations, a new injection technique, and a review of the literature. Anesthesiology. 2003;98(6):1442-8.

Biedert RM, Warnke K, Meyer S. Symphysis syndrome in athletes: surgical treatment for chronic lower abdominal, groin, and adductor pain in athletes. Clin J Sport Med. 2003;13(5):278-84.

Bley AS, Medrado JN, Santiago CAN, Nunes NB, Hubinger RA, Marchetti PH. Efeitos do treinamento de força e flexibilidade em pacientes com osteoartrite de joelho. Rev CPAQV. 2016;8(2):2.

MÉTODO PILATES: DAS BASES FISIOLÓGICAS AO TRATAMENTO DAS DISFUNÇÕES

Boden SD, Davis DO, Dina TS, Stoller DW, Brown SD, Vailas JC, et al. A prospective and blinded investigation of magnetic resonance imaging of the knee. Abnormal findings in asymptomatic subjects. Clin Orthop Relat Res. 1992;(282):177-85.

Bricot B. Posturologia. 3ª ed. São Paulo: Icone; 2004.

Brockett CL, Morgan DL, Proske U. Human hamstring muscles adapt to eccentric exercise by changing optimum length. Med Sci Sports Exerc. 2001;33(5):783-90.

Brockett CL, Morgan DL, Proske U. Predicting hamstring strain injury in elite athletes. Med Sci Sports Exerc. 2004;36(3):379-87.

Burnett RS, Della Rocca GJ, Prather H, Curry M, Maloney WJ, Clohisy JC. Clinical presentation of patients with tears of the acetabular labrum. J Bone Joint Surg Am. 2006;88(7):1448-57.

Calvo JB. Pilates terapéutico para la rehabilitación del aparato locomotor. 1ª ed. Madri: Ed. Panamericana; 2012.

Camarano AA, Kanso S. Como as famílias brasileiras estão lidando com idosos que demandam cuidados e quais as perspectivas futuras? A visão mostrada pelas PNADs. In: Camarano AA, organizadora. Cuidados de longa duração para a população idosa: um novo risco social a ser assumido?. Rio de Janeiro: Instituto de Pesquisa Econômica Aplicada; 2010. p. 93-122.

Çelik D, Turkel N. The effectiveness of Pilates for partial anterior cruciate ligament injury. Knee Surg Sports Traumatol Arthrosc. 2015:1-8.

Cibulka MT, Delitto A. A comparison of two different methods to treat hip pain in runners. J Orthop Sports Phys Ther. 1993;17(4):172-6.

Coggon D, Croft P, Kellingray S, Barrett D, McLaren M, Cooper C. Occupational physical activities and osteoarthritis of the knee. Arthritis Rheum. 2000;43(7):1443-9.

Cooper C, Campbell L, Byng P, Croft P, Coggon D. Occupational activity and the risk of hip osteoarthritis. Ann Rheum Dis. 1996;55(9):680-2.

Crawford F. Plantar heel pain and fasciitis. Clin Evid. 2003;10:1431-43.

Cross M, Smith E, Hoy D, Nolte S, Ackerman I, Fransen M, et al. The global burden of hip and knee osteoarthritis: estimates from the global burden of disease 2010 study. Ann Rheum Dis. 2014;73(7):1323-30.

Cunha MR, Carvalho CAF, Caldeira EJ, Oda DY, Shirane HY, Schmidt J, et al. Contribuição ao conhecimento anatômico da síndrome do músculo piriforme. Perspectivas Médicas. 2008;19(2):12-5

DeMaio M, Paine R, Mangine RE, Drez D Jr. Plantar fasciitis. Orthopedics. 1993;16(10):1153-63.

Dobbs MB, Gordon JE, Luhmann SJ, Szymanski DA, Schoenecker PL. Surgical correction of the snapping iliopsoas tendon in adolescents. J Bone Joint Surg Am. 2002;84-A(3):420-4.

Doherty C, Delahunt E, Caulfield B, Hertel J, Ryan J, Bleakley C. The incidence and prevalence of ankle sprain injury: a systematic review and meta-analysis of prospective epidemiological studies. Sports Med. 2014;44(1):123-40.

Doi T, Akai M, Fujino K, Iwaya T, Kurosawa H, Hayashi K, et al. Effect of home exercise of quadriceps on knee osteoarthritis compared with nonsteroidal antiinflammatory drugs: a randomized controlled trial. Am J Phys Med Rehabil. 2008;87(4):258-69.

Dutton M. Fisioterapia ortopédica: exame. avaliação e intervenção. Porto Alegre: Artmed; 2010. v. 2.

Egner E. Knee joint meniscal degeneration as it relates to tissue fiber structure and mechanical resistance. Pathol Res Pract. 1982;173(3):310-24.

Enloe LJ, Shields RK, Smith K, Leo K, Miller B. Total hip and knee replacement treatment programs: a report using consensus. J Orthop Sports Phys Ther. 1996;23(1):3-11.

Ernest-Suarez K, Aguilar-Salinas P, Dalfior Junior L, Torrealba G. PETKO: Pilates Exercise Training before Knee arthroplasty in patients with Osteoarthritis A two-arm, randomized, open-label assessor blinded phase II clinical trial. Principles and Practice of Clinical Research. 2016;2(2).

Evans N, Gale S, Schurger A, Blanke O. Visual feedback dominates the sense of agency for brain-machine actions. PLoS One. 2015;10(6):e0130019.

Farias N, Buchalla CM. A classificação internacional de funcionalidade, incapacidade e saúde da organização mundial da saúde: conceitos, usos e perspectivas. Rev Bras Epidemiol. 2005;8(2).

Felson DT, Lawrence RC, Dieppe PA, Hirsch R, Helmick CG, Jordan JM, et al. Osteoarthritis: new insights. Part 1: the disease and its risk factors. Ann Intern Med. 2000;133(8):635-46.

Fishman LM, Dombi GW, Michaelsen C, Ringel S, Rozbruch J, Rosner B, et al. Piriformis syndrome: diagnosis, treatment, and outcome – a 10-year study. Arch Phys Med Rehabil. 2002;83(3):295-301.

Fransen M, McConnell S, Hernandez-Molina G, Reichenbach S. Land-based exercise for osteoarthritis of the hip: updated systematic review and meta-analysis. Osteoarthritis and Cartilage. 2014;22(Supll):S51.

Garrett WE Jr, Safran MR, Seaber AV, Glisson RR, Ribbeck BM. Biomechanical comparison of stimulated and nonstimulated skeletal muscle pulled to failure. Am J Sports Med. 1987;15(5):448-54.

Garrick JG, Requa RK. The epidemiology of foot and ankle injuries in sports. Clin Sports Med. 1988;7(1):29-36.

Gauchard GC, Jeandel C, Tessier A, Perrin PP. Beneficial effect of proprioceptive physical activities on balance control in elderly human subjects. Neurosci Lett. 1999 1;273(2):81-4.

Goff JD, Crawford R. Diagnosis and treatment of plantar fasciitis. Am Fam Physician. 2011;84(6):676-82.

Gonzalez P, Pepper M, Sullivan W, Akuthota V. Confirmation of needle placement within the piriformis muscle of a cadaveric specimen using anatomic landmarks and fluoroscopic guidance. Pain Physician. 2008;11(3):327-31.

Herrington L, Davies R. The influence of Pilates training on the ability to contract the transversus abdominis muscle in asymptomatic individuals. J Body Work Mov Ther. 2005;9(1):52-7.

Hodges PW, Cresswell AG, Daggfeldt K, Thorstensson A. Three dimensional preparatory trunk motion precedes asymmetrical upper limb movement. Gait Posture. 2000;11(2):92-101.

Hodges PW, Richardson CA. Contraction of the abdominal muscles associated with movement of the lower limb. Phys Ther. 1997;77(2):132-42.

Iwamoto J, Takeda T, Sato Y. Effect of muscle strengthening exercises on the muscle strength in patients with osteoarthritis of the knee. Knee. 2007;14(3):224-30.

Jacobson T, Allen WC. Surgical correction of the snapping iliopsoas tendon. Am J Sports Med. 1990;18(5):470-4.

Jan MH, Lin JJ, Liau JJ, Lin YF, Lin DH. Investigation of clinical effects of high- and low-resistance training for patients with knee osteoarthritis: a randomized controlled trial. Phys Ther. 2008;88(4):427-36.

Juhl C, Christensen R, Roos EM, Zhang W, Lund H. Impact of exercise type and dose on pain and disability in knee osteoarthritis: a systematic review and meta-regression analysis of randomized controlled trials. Arthritis Rheumatol. 2014;66(3):622-36.

Jull G, Richardson C, Toppenberg R, Comerford M, Bui B. Towards a measurement of active muscle control for lumbar stabilization. Aust J Physiother. 1993;39(3):187-93.

Keskula DR, Tamburello M. Conservative management of piriformis syndrome. J Athl Train. 1992;27(2).

Kibler WB, Goldberg C, Chandler TJ. Functional biomechanical deficits in running athletes with plantar fasciitis. Am J Sports Med. 1991;19(1):66-71.

Larson CM, Pierce BR, Giveans MR. Treatment of athletes with symptomatic intra-articular hip pathology and athletic pubalgia/sports hernia: a case series. Arthroscopy. 2011;27(6):768-75.

Lewis CL, Sahrmann S. Acetabular labral tears. Phys Ther. 2006;86(1):110-21.

Magee DJ. Avaliação musculoesquelética. Barueri: Manole; 2010.

Manek NJ, Lane NE. Osteoarthritis: current concepts in diagnosis and management. Am Fam Phys. 2000;61(6):1795-804.

Mazloum V, Rahnama N. Comparison of the effects of therapeutic exercise and Pilates training on function and proprioception in patients with knee osteoarthritis: a randomized controlled trial. J Rehabil. 2014;15(1):53-62.

Meyers WC, Foley DP, Garrett WE, Lohnes JH, Mandlebaum BR. Management of severe lower abdominal or inguinal pain in high-performance athletes. PAIN (Performing Athletes with Abdominal or Inguinal Neuromuscular Pain Study Group). Am J Sports Med. 2000;28(1):2-8.

Moore KL, Persaud TVN. The developing human: clinically oriented embryology. 7ª ed. Philadelphia: Elsevier; 2003.

Najafabadi MT, Mahdavinejad R, Ali Ghasemi G. Comparison of isometric and Pilates exercises on knee pain and quality of life in women with knee osteoarthritis. Asian Journal of Multidisciplinary Studies. 2014;2(3).

Narvani AA, Tsiridis E, Kendall S, Chaudhuri R, Thomas P. A preliminary report on prevalence of acetabular labrum tears in sports patients with groin pain. Knee Surg Sports Traumatol Arthrosc. 2003;11(6):403-8.

Neumann DA. Cinesiologia do aparelho musculoesquelético: fundamentos para a reabilitação física. 2ª ed. São Paulo: Elsevier; 2011.

O'Sullivan PB. Lumbar segmental 'instability': clinical presentation and specific stabilizing exercise management. Man Ther. 2000;5(1):2-12.

Pai VS. A modified direct lateral approach in total hip arthroplasty. J Orthop Surg (Hong Kong). 2002;10(1):35-9.

MÉTODO PILATES: DAS BASES FISIOLÓGICAS AO TRATAMENTO DAS DISFUNÇÕES

Paoletti S. Las fascias. el papel de los tejidos en la mecánica humana. Barcelona: Editorial Paidotribo; 2004.

Patel KV, Guralnik JM, Dansie EJ, Turk DC. Prevalence and impact of pain among older adults in the United States: findings from the 2011 National Health and Aging Trends Study. Pain. 2013;154(12):2649-57.

Petersen W, Rembitzki IV, Koppenburg AG, Ellermann A, Liebau C, Brüggemann GP, et al. Treatment of acute ankle ligament injuries: a systematic review. Arch Orthop Trauma Surg. 2013;133(8):1129-41.

Petersilge CA. MR arthrography for evaluation of the acetabular labrum. Skeletal Radiol. 2001;30(8):423-30.

Pilates JH. A obra completa de Joseph Pilates. 1ª ed. São Paulo: Phorte Editora; 2010.

Prichasuk S. The heel pad in plantar heel pain. J Bone Joint Surg Br. 1994;76(1):140-2.

Proske U, Morgan DL. Muscle damage from eccentric exercise: mechanism, mechanical signs, adaptation and clinical applications. J Physiol. 2001;537(Pt 2):333-45.

Pull MR. Ranson C. Eccentric muscle actions: implications for injury prevention and rehabilitation. Phys Ther Sport. 2007;8:88-97.

Richardson C, Jull G, Toppenberg R, Comerford M. Techniques for active lumbar stabilisation for spinal protection: a pilot study. Aust J Physiother. 1992;38(2):105-12.

Roberts JM, Fu FH, McClain EJ, Ferguson AB Jr. A comparison of the posterolateral and anterolateral approaches to total hip arthroplasty. Clin Orthop Relat Res. 1984;(187):205-10.

Rosis RG, Massabki PS, Kairalla M. Osteoartrite: avaliação clínica e epidemiológica de pacientes idosos em instituição de longa permanência. Rev Soc Bras Clin Med. 2010;8(2):101-8.

Roxas M. Plantar fasciitis: diagnosis and therapeutic considerations. Altern Med Rev. 2005;10(2):83-93.

Rydeard R, Leger A, Smith D. Pilates-based therapeutic exercise: effect on subjects with nonspecific chronic low back pain and functional disability: a randomized controlled trial. J Orthop Sports Phys Ther. 2006;36(7):472-84.

Santos JPM, Freitas GFP. Métodos de treinamento da estabilização central. Ciências Biológicas da Saúde. 2010;31(1):93-101.

Schepsis AA, Leach RE, Gorzyca J. Plantar fasciitis. Etiology, treatment, surgical results, and review of the literature. Clin Orthop Relat Res. 1991;(266):185-96.

Shih CH, Du YK, Lin YH, Wu CC. Muscular recovery around the hip joint after total hip arthroplasty. Clin Orthop Relat Res. 1994;(302):115-20.

Standring S. Gray's Anatomia – a base anatômica da prática clínica. 40ª ed. Rio de Janeiro: Elsevier; 2010.

Tepper S, Hochberg MC. Factors associated with hip osteoarthritis: data from the First National Health and Nutrition Examination Survey (NHANES-I). Am J Epidemiol. 1993;137(10):1081-8.

Unlu E, Eksioglu E, Aydog E, Aydog ST, Atay G. The effect of exercise on hip muscle strength, gait speed and cadence in patients with total hip arthroplasty: a randomized controlled study. Clin Rehabil. 2007;21(8):706-11.

Vargas IQ. O efeito de exercícios do refomer e step chair do método pilates na propriocepção do tornozelo [dissertação]. Vila Real: Universidade de Trás-os-Montes e Alto Douro; 2014.

Wall PD, Fernandez M, Griffin DR, Foster NE. Nonoperative treatment for femoroacetabular impingement: a systematic review of the literature. PM R. 2013;5(5):418-26.

Zhang W, Moskowitz RW, Nuki G, Abramson S, Altman RD, Arden N, et al. OARSI recommendations for the management of hip and knee osteoarthritis, part I: critical appraisal of existing treatment guidelines and systematic review of current research evidence. Osteoarthritis Cartilage. 2007;15(9):981-1000.

Zhang W, Moskowitz RW, Nuki G, Abramson S, Altman RD, Arden N, et al. OARSI recommendations for the management of hip and knee osteoarthritis, Part II: OARSI evidence-based, expert consensus guidelines. Osteoarthritis Cartilage. 2008;16(2):137-62.

14
Aplicação do Método Pilates nas Disfunções da Coluna Vertebral

Gisela Cristiane Miyamoto
Katherinne Ferro Moura Franco
Naiane Teixeira Bastos de Oliveira
Cristina Maria Nunes Cabral

CONCEITOS BIOMECÂNICOS BÁSICOS DA COLUNA VERTEBRAL

Anatomia e biomecânica da coluna vertebral

A estrutura óssea da coluna vertebral é composta por 33 vértebras, sendo 7 cervicais, 12 torácicas, 5 lombares, 5 sacrais e 4 ou 5 coccígeas. No adulto, as vértebras sacrais e coccígeas estão fundidas, formando os ossos do sacro e do cóccix. Essa fusão do sacro e cóccix faz com que apenas 24 vértebras sejam consideradas móveis e contribuam de forma ativa para o movimento do tronco. Como pode ser visto na Figura 14.1, as vértebras podem ser divididas em três partes: anteriormente pelo corpo vertebral (composto por tecido esponjoso circundado por uma cortical bem rígida); posteriormente pelo arco vertebral (composto pelo processo espinhoso, processos transversos, lâminas e processos articulares); e os pedículos, que atuam como pontes entre o corpo e o arco vertebral. Os pedículos são os responsáveis por transferir as forças musculares aplicadas no arco vertebral para dispersão pelo corpo e disco vertebral.

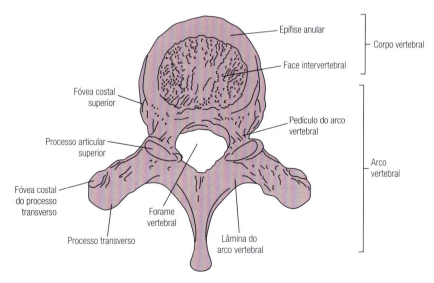

Figura 14.1. Exemplo dos componentes gerais de uma vértebra.

Uma junção intervertebral possui três componentes funcionais (Figura 14.2): os processos transversos e espinhosos, que funcionam como alavancas que melhoram a potência mecânica dos músculos e ligamentos ali inseridos; as articulações apofisárias, que são do tipo planas, responsáveis pela orientação do movimento intervertebral; e a articulação intersomática, que é composta por duas vértebras separadas por um disco intervertebral, formando uma articulação cartilagínea, cuja principal função é absorver e distribuir cargas pela coluna vertebral. O disco intervertebral é um anel de fibrocartilagem, composto por duas estruturas: o anel fibroso e o núcleo pulposo no centro. Sua função primária é a absorção de choques, e ele é o componente responsável pela maior parte da mobilidade da coluna.

A estabilidade passiva da coluna é conferida pelas articulações apofisárias, discos e ligamentos. Os principais ligamentos da coluna são: ligamento amarelo (ou *flavum*), ligamento longitudinal posterior, ligamentos supraespinhoso e intraespinhoso, que estão na parte posterior da coluna e limitam a flexão; ligamentos intertransversos, localizados entre os processos transversos e que limitam a flexão e a inclinação lateral; e o ligamento longitudinal anterior, o único na região anterior das vértebras, que limita a extensão da coluna.

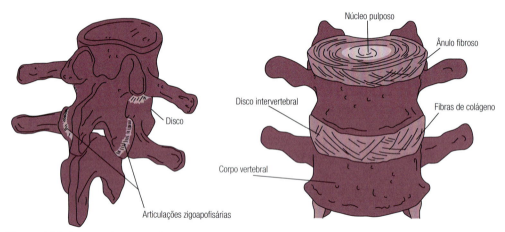

Figura 14.2. Imagens demonstrando os processos transversos e espinhosos, a articulação apofisária, a articulação intersomática e a composição do disco intervertebral.

Músculos da coluna vertebral e suas ações

Já que os músculos são as estruturas que mais serão visadas e trabalhadas com os exercícios do Pilates, para melhor entendimento dos músculos e suas ações musculares, eles serão divididos didaticamente em cinco grupos: os músculos posteriores do tronco, os músculos anterolaterais do tronco, os músculos adicionais do tronco, os músculos anterolaterais da região craniocervical e os músculos posteriores da região craniocervical.

Músculos posteriores do tronco

Esses serão divididos didaticamente em camadas superficial, intermediária e profunda.

Os músculos que compõem a camada superficial dos músculos posteriores do tronco são: trapézio, latíssimo do dorso, romboides, elevador da escápula e serrátil anterior. Esses músculos, quando se contraem bilateralmente, auxiliam na extensão do tronco, embora suas funções primárias estejam mais voltadas para o movimento escapular, e são mais bem explicadas no capítulo 12.

Os músculos que compõem a camada intermediária são: serrátil posterior superior e serrátil posterior inferior, que têm funções mais relacionadas à respiração. O serrátil posterior superior eleva as primeiras costelas (ação na inspiração) e o serrátil posterior inferior deprime as últimas costelas (ação na expiração).

Por fim, os músculos que compõem a camada profunda contêm o grupo dos eretores espinais (espinais, longuíssimos e iliocostais), o grupo dos transversoespinais (semiespinais, multífidos e rotadores) e o grupo segmentar curto (interespinais e intertransversais). Todos os músculos da camada profunda contraindo-se bilateralmente realizam a extensão da coluna. Além disso, a atuação conjunta desses músculos mantém a estabilidade posterior da coluna vertebral, mantém a coluna ereta e controla a flexão do tronco para frente, com o indivíduo em pé ou sentado, ao se contraírem excentricamente. Já se contraindo unilateralmente, os músculos que realizam a inclinação lateral são todos os eretores espinais (espinais, longuíssimos, iliocostais), todos os transversoespinais (semiespinais, multífidos, rotadores) e, do grupo segmentar curto, apenas os intertransversais. Os músculos que realizam rotação para o mesmo lado quando se contraem unilateralmente são todos os eretores espinais; e os músculos que realizam rotação para o lado oposto quando se contraem unilateralmente são todos os transversoespinais.

Músculos anterolaterais do tronco

Pertencem a esse grupo os músculos reto do abdome, oblíquo interno, oblíquo externo e transverso do abdome. Todos os músculos anterolaterais do tronco (exceto o transverso do abdome), ao se contraírem bilateralmente, realizam a flexão do tronco. Esses músculos, contraindo-se simultaneamente, também auxiliam na manutenção da postura ereta da coluna, especialmente os oblíquos interno e externo e o transverso do abdome. Os músculos que realizam a inclinação lateral do tronco ao se contraírem unilateralmente são os oblíquos interno e externo. Além disso, ao se contrair unilateralmente, o oblíquo interno também realiza a rotação para o mesmo lado, e o oblíquo externo realiza a rotação para o lado oposto. O transverso do abdome é o único músculo anterolateral do tronco que não tem uma ação mobilizadora, pois, ao se contrair, leva a um aumento da pressão intra-abdominal e à estabilização da coluna lombar, por sua ação na fáscia toracolombar.

Músculos adicionais do tronco

O iliopsoas e o quadrado lombar são considerados músculos adicionais do tronco. O iliopsoas corresponde à fusão dos músculos ilíaco e psoas maior. Esse é um músculo com grande influência no tronco, na coluna lombar, na junção lombossacra e no quadril. É o principal flexor do quadril e do tronco; com as pernas fixas, ele pode inclinar anteriormente a pelve, o que aumenta a lordose lombar.

Já o quadrado lombar, quando se contrai bilateralmente, estende a região lombar e, contraindo-se unilateralmente, realiza a inclinação lateral da região lombar ou a elevação da pelve, como um sinergista do glúteo médio nesse movimento.

Músculos anterolaterais da região craniocervical

Os músculos que compõem esse grupo são o esternocleidomastóideo, os escalenos (anterior, médio e posterior), os longos da cabeça e do pescoço, o reto anterior da cabeça e o reto lateral da cabeça. Os músculos que, contraindo-se bilateralmente, realizam a flexão da cabeça são o esternocleidomastóideo, longo da cabeça e reto anterior da cabeça. Os que realizam a flexão cervical são os longos da cabeça e do pescoço, os escalenos e o esternocleidomastóideo. Já com a contração unilateral, o longo do pescoço, escalenos e reto lateral da cabeça realizam a inclinação lateral. Os que, ao se contraírem unilateralmente, realizam a rotação da cabeça para o mesmo lado são os longos da cabeça e do pescoço; e os que realizam a rotação da cabeça para o lado oposto são os escalenos e o esternocleidomastóideo.

Músculos posteriores da região craniocervical

Esses músculos são divididos em duas camadas: a superficial e a profunda (ou músculos suboccipitais).

Os músculos que compõem a camada superficial são os esplênios da cabeça e cervical, que, ao se contraírem bilateralmente, realizam a extensão da cervical e, ao se contraírem unilateralmente, realizam a inclinação lateral e a rotação da cabeça para o mesmo lado.

Os músculos que compõem a camada profunda são os retos posteriores maior e menor da cabeça e oblíquos superior e inferior da cabeça. Todos eles, ao se contraírem bilateralmente, realizam a extensão da cabeça e cervical. Ao se contraírem unilateralmente, os que realizam inclinação lateral são os retos posteriores maior e menor da cabeça, e o oblíquo superior da cabeça. Os que realizam a rotação da cabeça para o mesmo lado são o reto posterior maior da cabeça e o oblíquo inferior da cabeça.

Tabela 14.1. Resumo dos músculos que realizam os movimentos da coluna vertebral

Movimento	Músculos que o realizam
Flexão da cabeça	Esternocleidomastóideo, longo da cabeça e reto anterior da cabeça
Flexão da cervical	Longos da cabeça e pescoço, escalenos, e esternocleidomastóideo
Extensão da cabeça	Retos posteriores maior e menor da cabeça, oblíquos superior e inferior da cabeça, trapézio, elevador da escápula, semiespinhal da cabeça
Extensão da cervical	Esplênios da cabeça e pescoço, retos posteriores maior e menor da cabeça, oblíquos superior e inferior da cabeça, trapézio, semiespinhal do pescoço e do tórax
Inclinação lateral da craniocervical	Longo do pescoço, escalenos, reto lateral da cabeça, esplênios da cabeça e pescoço, retos posteriores maior e menor da cabeça e oblíquo superior da cabeça, trapézio, elevador da escápula, semiespinhal da cabeça
Rotação da craniocervical	Ipsilaterais ao movimento: longos da cabeça e do pescoço, esplênios da cabeça e pescoço, reto posterior maior da cabeça e oblíquo inferior da cabeça, elevador da escápula Contralaterais ao movimento: escalenos, esternocleidomastóideo, trapézio, semiespinhal do pescoço e do tórax
Flexão do tronco	Reto do abdome, oblíquos interno e externo e iliopsoas
Extensão do tronco	Grupo dos eretores espinais, grupo dos transversoespinais, grupo segmentar curto, quadrado lombar Secundariamente: trapézio, latíssimo do dorso, romboides, elevador da escápula e serrátil anterior
Inclinação lateral do tronco	Oblíquos interno e externo, quadrado lombar, grupo dos eretores espinais, grupo dos transversoespinais e apenas os intertransversais do grupo segmentar curto
Rotação do tronco	Ipsilaterais ao movimento: oblíquo interno e o grupo dos eretores espinais Contralaterais ao movimento: oblíquo externo e o grupo dos transversoespinais
Manutenção da postura ereta	Transverso do abdome, oblíquos interno e externo, o grupo dos eretores espinais, grupo dos transversoespinais e grupo segmentar curto

Grupo dos eretores espinais: composto pelos músculos espinais, longuíssimos e iliocostais; grupo dos transversoespinais: composto pelos músculos semiespinais, multífidos e rotadores; grupo segmentar curto: composto pelos músculos interespinais e intertransversais.

Fáscia toracolombar

Desempenha um importante papel na estabilidade mecânica das regiões lombar e sacroilíaca. Ela é mais extensa na região lombar, onde é dividida em três camadas: as camadas anterior (que divide o psoas maior do quadrado lombar) e média (que divide o quadrado lombar dos eretores da espinha e multífidos lombares) são fixadas nos processos transversos das vértebras lombares e nas cristas ilíacas; e a camada posterior (que cobre a superfície posterior dos eretores da espinha e mais superficialmente do latíssimo do dorso), que se fixa nos processos espinhosos das vértebras lombares e sacrais, próximo às espinhas ilíacas posterossuperiores. As camadas média e posterior se fundem em suas margens laterais, formando uma estrutura denominada rafe lateral, que se funde com a fáscia dos músculos transverso do abdome e oblíquo interno, como pode ser observado na Figura 14.3.

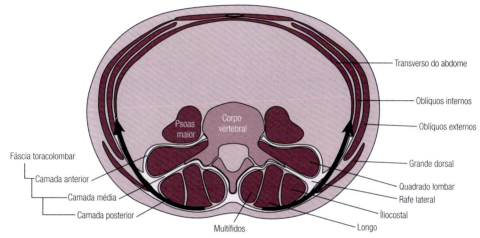

Figura 14.3. Imagem demonstrando a fáscia toracolombar.

Curvaturas normais da coluna vertebral

A coluna possui uma série de curvaturas no plano sagital que definem a sua posição neutra, produzindo a postura ideal. Essa postura neutra confere uma lordose fisiológica às regiões cervical (aproximadamente 30° a 35°) e lombar (aproximadamente 45°), e uma cifose fisiológica às regiões torácica (aproximadamente 40°) e sacrococcígea. Essas curvaturas fornecem resistência e elasticidade à coluna vertebral, permitindo a dispersão das forças compressivas por toda a sua extensão. Os principais fatores responsáveis pela manutenção das curvaturas são: a linha de gravidade que passa pelo corpo (que produz um torque que ajuda a manter o formato ideal das curvaturas), além do formato dos corpos e disco vertebrais, da orientação espacial das articulações facetárias, da tensão sobre os ligamentos e do grau de rigidez muscular. Alguns desses fatores podem ser modificáveis (como o grau de rigidez muscular) e outros não (como um corpo vertebral em formato de cunha, por exemplo). Em geral, as curvaturas da coluna não são fixas e mudam de formato durante movimentos e ajustes posturais (exceto a cifose sacrococcígea, que é fixa após sua completa fusão). Dessa forma, essas curvaturas podem ser afetadas por posturas inadequadas, que vão causar compensações nas curvaturas adjacentes. Um exemplo disso é uma hiperlordose lombar, que pode se desenvolver em compensação a uma hipercifose torácica, ou vice-versa. São várias as curvaturas anormais que podem acontecer por compensações posturais e, quando severas, podem aumentar o estresse sobre os músculos, ligamentos, discos, articulações facetárias, entre outras estruturas.

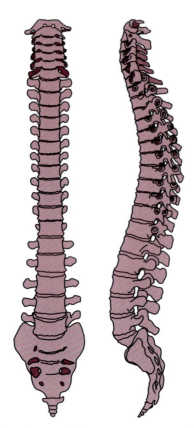

Figura 14.4. Imagens demonstrando a coluna vertebral e suas curvaturas normais no plano sagital.

Cada região da coluna vertebral tem características específicas, que refletem sua função e o grau de movimento. As vértebras situadas nas regiões de transição, que são chamadas de junções cervicotorácica, toracolombar e lombossacral, acabam possuindo características mistas das duas regiões às quais pertencem, e normalmente essas junções são áreas de grande mobilidade.

Características específicas de cada segmento vertebral

Região cervical

Possui as menores e mais móveis vértebras da coluna vertebral, e sua principal diferença é a presença de forames nos processos transversos das suas vértebras, por onde passa a artéria vertebral ascendente. Possui três vértebras atípicas, que são o atlas, o áxis e a sétima vértebra cervical (C7). O atlas se articula diretamente com o crânio, formando a articulação atlanto-occipital. Essa articulação é a maior responsável pelo movimento de flexão/extensão da coluna cervical, mas não permite os movimentos de inclinação lateral e rotação. No áxis, a maior diferença em comparação com as outras vértebras cervicais é a presença do processo odontoide (ou dente do áxis), que fornece um eixo de rotação para o atlas e a cabeça, por meio da articulação atlantoaxial. Essa articulação é a mais móvel da região cervical, permitindo os movimentos rotacionais e de flexão/extensão, sendo ela a responsável por 50% do movimento de rotação de toda a coluna cervical. Já a C7 é a maior das vértebras cervicais e possui muitas características da vértebras torácicas, por estar na junção cervicotorácica. Atuando em conjunto, as vértebras cervicais possuem uma grande amplitude de movimento, de 65° a 90° de rotação, de 20° a 45° de inclinação lateral, de 80° a 90° de flexão e de 70° a 80° de extensão. Vale ressaltar, além da flexoextensão, a protração e a retração da região craniocervical (articulação atlanto-occipital), que também ocorrem no plano sagital. Esses movimentos levam a movimentos contrários da região craniocervical e cervical baixa (C2 a C7). Durante a protração, a coluna cervical baixa flexiona, enquanto a craniocervical estende simultaneamente; e o oposto ocorre durante a retração, com a extensão (ou retificação) da cervical baixa e a flexão da craniocervical. Esses movimentos são muito usados e úteis no dia a dia e geralmente se associam à visão. No entanto, períodos prolongados de protração podem levar a uma postura anterior crônica da cabeça, o que vai provocar uma tensão excessiva nos músculos extensores da região craniocervical.

Região torácica

É a região submetida a maior restrição de movimento, devido à sua articulação com as costelas e o esterno, por meio das facetas dispostas nos corpos de cada vértebra torácica. Possui amplitude de movimento limitada em todos os planos, com 20° a 40° de flexão e 20° a 25° de extensão; o movimento é mais limitado na região superior da coluna torácica e aumenta na região inferior, sendo maior na junção toracolombar. Possui inclinação lateral de aproximadamente 25° a 30°, também maior na região inferior, e de 30° a 35° de rotação, que é maior na região superior da coluna torácica.

Região lombar

É a região submetida a maior carga na coluna vertebral, dessa forma possui vértebras maiores. Possui grande amplitude de movimento, entre 40° e 59° de flexão, 15° e 37° de extensão, 14° e 26° de inclinação lateral e 5° e 18° de rotação. A junção lombossacral é a que possui maior mobilidade entre as vértebras lombares, sendo a maior responsável pelo movimento de flexão/extensão, com

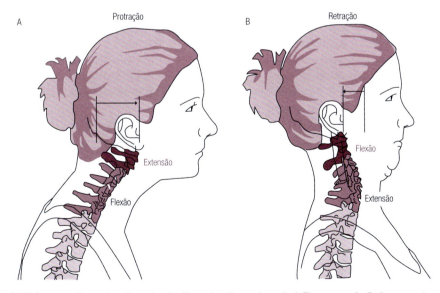

Figura 14.5. Imagens demonstrando protração (A) e retração craniocervical (B), com a relação inversa entre a região craniocervical e a cervical baixa.

aproximadamente 75% desse movimento ocorrendo nessa região. A flexão lombar completa é capaz de aumentar o forame intervertebral em 19%, enquanto a extensão lombar completa reduz os forames intervertebrais em 11%. Dessa forma, situações que envolvem estenose dos forames levam ao aumento da dor com a hiperextensão e à redução da dor com a flexão, exceto em casos em que há herniação do núcleo pulposo. Nesses casos, o contrário pode ocorrer, já que a extensão pode aliviar a dor por levar a uma anteriorização do núcleo pulposo, e uma extensão lombar mantida pode reduzir a pressão dentro do disco intervertebral e a pressão de contato entre o material herniado e os tecidos neurais. Esse fenômeno geralmente é relatado com uma centralização dos sintomas, ou seja, a migração dos sintomas das extremidades inferiores para a região lombar apenas, popularizados pelos exercícios de mckenzie.

Região sacral

Essa região é composta por cinco vértebras, que no adulto se fundem formando o sacro. Uma das principais funções do sacro é a transmissão das cargas da coluna vertebral para a pelve. Ele se articula com o osso ilíaco por meio das articulações sacroilíacas, que são altamente estáveis para permitir essa transferência das altas cargas que incidem sobre a coluna vertebral para os membros inferiores e o chão, de forma efetiva. Essas articulações merecem ser observadas com cautela, pois estima-se que aproximadamente 15% a 30% dos casos de dor lombar crônica são, na verdade, dor sacroilíaca. Essa articulação é do tipo sinartrodial e tem como principal fonte de estabilidade os estabilizadores passivos, como a cápsula articular e os ligamentos sacroilíaco anterior, iliolombar, interósseos, sacroilíacos posteriores curto e longo, sacrotuberal e sacroespinhoso. Devido ao tipo de articulação e à grande estabilização que possuem, essas articulações apresentam amplitude de movimento muito pequena, de aproximadamente 1° a 4° de rotação no plano sagital e de 1 a 2 mm de translação. Dois termos são usados para nomear os movimentos que ocorrem na articulação sacroilíaca: "nutação", que é definida como a inclinação anterior da base do sacro em relação ao ilíaco, e "contranutação", que é o movimento inverso, definido como a inclinação posterior da base do sacro em relação ao ilíaco. Esses termos podem descrever o movimento do sacro em relação ao ilíaco, do ilíaco em relação ao sacro, ou de ambos os movimentos realizados de forma simultânea.

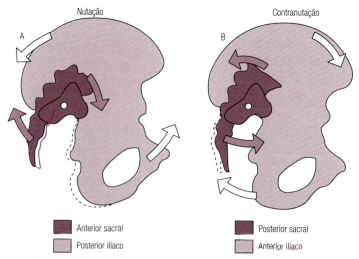

Figura 14.6. Imagens demonstrando a nutação (A) e contranutação (B) do sacro em relação ao ilíaco.

As articulações sacroilíacas possuem duas funções:

- Alívio do estresse dentro do anel pélvico durante a marcha, a corrida e, em mulheres, o parto. A flexão e a extensão alternadas dos membros inferiores durante a marcha ou a corrida (numa maior proporção) fazem com que cada lado da pelve rode levemente fora de fase em relação ao outro, o que gera torções em sentidos opostos sobre os ilíacos direito e esquerdo. Apesar de serem de pequena amplitude, os movimentos de nutação e contranutação que ocorrem nas articulações sacroilíacas ajudam a dissipar essas cargas. Já com relação ao parto, ocorre um aumento significativo da frouxidão articular no último trimestre de gravidez, induzido pela ação dos hormônios, para permitir o aumento do movimento de nutação durante o parto, ampliando a rotação posterior da parte inferior do sacro, que vai aumentar o tamanho do diâmetro da pelve para facilitar a saída do bebê. Por isso, a dor nessa articulação também não é incomum durante a gestação e no pós-parto.

- Estabilidade durante a transferência de cargas entre o esqueleto axial e os membros inferiores. Essa estabilidade é alcançada pela posição da pelve em nutação das articulações sacroilíacas, que aumenta a compressão e as forças de cisalhamento entre as superfícies articulares, melhorando a estabilidade articular nessas articulações. Essa posição é chamada de posição de bloqueio e é alcançada pelo aumento do torque em nutação, que é produzido por três forças: a ação da gravidade, a tensão passiva dos ligamentos estirados e a ativação muscular dos principais estabilizadores ativos da articulação [os eretores da espinha, multífidos lombares, latíssimo do dorso, músculos abdominais (reto abdominal, oblíquos interno e externo e transverso do abdome), extensores do quadril [glúteo máximo e isquiotibiais], piriforme e iliopsoas]:
  - Os eretores da espinha e multífidos lombares, por sua ação de inclinação anterior do sacro;
  - Os músculos abdominais e extensores do quadril, por sua ação de inclinação posterior do ilíaco;
  - O latíssimo do dorso, transverso do abdome, multífidos lombares, eretores da espinha e oblíquo interno, por suas conexões na fáscia toracolombar, que também auxilia na estabilização dessas articulações;
  - O iliopsoas e o piriforme, por se fixarem diretamente à cápsula articular ou às margens das articulações sacroilíacas, fornecendo também estabilidade a elas.

Região coccígea

É composta por quatro ou cinco vértebras fundidas no adulto e se articula com o sacro por meio da articulação sacrococcígea, que geralmente se funde na vida adulta.

Ritmo lombopélvico

Corresponde à relação cinemática entre a região lombar e as articulações coxofemorais em movimentos no plano sagital. Variações do ritmo lombopélvico podem indicar interações musculares e articulares anormais na região, o que pode auxiliar na determinação de um tratamento em caso de dor.

Durante a flexão do tronco em direção ao chão com os joelhos estendidos, ocorre simultaneamente 40° de flexão da coluna lombar e 70° de flexão do quadril, que correspondem ao ritmo lombopélvico normal. Alterações desse ritmo podem ocorrer de duas formas: excessiva flexão lombar com limitada flexão de quadril (por um déficit de mobilidade no quadril); ou excessiva flexão do quadril com limitada flexão lombar (por um déficit de mobilidade lombar). Nesses casos, as regiões que não possuem déficit podem compensar o déficit de mobilidade da outra, o que pode aumentar o estresse sobre a região compensadora. No caso do déficit de mobilidade do quadril gerando excessiva flexão toracolombar, se isso ocorre de forma repetida por um tempo prolongado, pode levar ao enfraquecimento dos estabilizadores passivos posteriores da região lombar, reduzindo sua capacidade de limitar a flexão e gerando aumento da carga compressiva nos discos intervertebrais. No caso do déficit de mobilidade lombar gerando excessiva flexão do quadril, pode levar a uma sobrecarga nos extensores do quadril, aumentando as cargas compressivas nessa articulação, o que pode gerar dor.

Durante a extensão do tronco, a partir de uma posição de flexão do tronco em direção ao chão com os joelhos estendidos (ao retornar à posição neutra a partir da flexão completa do tronco), o movimento inicia-se pela extensão do quadril (com maior ativação dos extensores do quadril – glúteo máximo e isquiotibiais), que é seguida, aproximadamente na metade do movimento, pela extensão da coluna lombar (com maior ativação dos extensores lombares). Isso gera maior demanda nos extensores do quadril (que são músculos fortes e aguentam essa demanda aumentada) durante o momento em que o torque em flexão sobre a coluna é maior. Essa é uma estratégia benéfica, que protege os músculos e articulações lombares de grandes forças, e é considerada uma ativação muscular normal. Alterações dessa ativação podem ocorrer quando há fraqueza e/ou déficit de ativação importantes dos extensores do quadril, o que pode aumentar a demanda sobre os extensores do tronco; ou de forma protetora, com os pacientes que têm dor lombar, retardando a ativação dos extensores do tronco, deixando todo o movimento a encargo dos extensores do quadril, o que pode gerar tensão excessiva nessa musculatura, que também pode ser uma fonte de dor.

Influência do movimento pélvico na coluna lombar

Outra estratégia de movimento da coluna lombar no plano sagital envolve um movimento curto e sutil de inclinação da pelve anterior e posteriormente, realizada com o tronco parado. Assim, uma inclinação anterior da pelve acentua a lordose lombar, enquanto a inclinação posterior da pelve retifica a região lombar.

A inclinação anterior da pelve é conseguida com a contração dos flexores do quadril e extensores lombares. Uma hiperlordose lombar pode ser causada por fraqueza muscular dos extensores do quadril e abdominais e/ou por contratura (aumento da rigidez passiva) dos flexores do quadril, o que pode levar a consequências negativas, como o aumento da compressão entre as articulações apofisárias lombares e aumento da força de cisalhamento anterior na junção lombossacral, o que pode favorecer o desenvolvimento de uma espondilolistese anterior.

Já a inclinação posterior da pelve é alcançada pela contração dos extensores do quadril e abdominais. Um excesso de inclinação posterior da pelve pode levar à retificação lombar, que também pode ser ruim, pois a lombar perde sua curvatura fisiológica, que ajuda na dissipação de cargas. Além disso, essa postura desloca o núcleo pulposo posteriormente, o que pode favorecer o desenvolvimento de uma protusão e posteriormente de uma herniação do núcleo pulposo.

Importante:

Os movimentos de inclinação anterior e posterior da pelve são conhecidos como anteversão e retroversão da pelve, respectivamente. Essa é uma forma errônea de nomear esses movimentos, pois a maioria dos autores usam os termos "retroversão" e "anteversão" para torções ósseas (como a anteversão do colo do fêmur e a retroversão da cabeça do úmero), e não para movimentos. Para os movimentos da pelve, os termos mais corretos são "inclinação anterior e posterior". E são esses os termos que serão usados em todo este capítulo.

Influência da postura sentada no alinhamento das regiões lombar e craniocervical

A posição da pelve no plano sagital, quando na postura sentada, pode influenciar todo o alinhamento da coluna vertebral. Sentar com a pelve inclinada posteriormente leva a uma coluna lombar retificada; em geral, essa forma de sentar faz com que a coluna torácica e a cervical se inclinem para a frente, em flexão, e para manter o olhar na horizontal a região craniocervical realiza uma leve extensão (ou seja, essa postura lombar está associada a uma protração craniocervical). Com o tempo, essa postura pode resultar na retração adaptativa dos extensores craniocervicais, dos ligamentos posteriores e das membranas das articulações atlanto-occipital e atlantoaxial. Além disso, essa postura também gera maiores demandas sobre os componentes passivos que resistem à flexão, incluindo os discos intervertebrais.

Assim, a postura ideal para sentar inclui uma lordose fisiológica (gerada por uma leve inclinação anterior da pelve), o que vai levar a uma coluna torácica mais ereta (com uma cifose fisiológica) e facilitar uma base mais estendida da coluna cervical. Dessa forma, a região craniocervical tende a flexionar levemente para uma postura mais neutra (com uma leve retração craniocervical), diminuindo assim a sobrecarga em todas as estruturas da coluna vertebral.

DESORDENS DA COLUNA VERTEBRAL

Coluna cervical

Dor cervical

A dor cervical é uma desordem comum que gera altos níveis de incapacidade e absenteísmo, representando um significativo problema de saúde pública, com altos custos socioeconômicos. A dor cervical afeta mais a população adulta e as mulheres, e a prevalência pontual global média é de 4,9%, a prevalência anual média é de 37,2% e a prevalência média ao longo da vida é de 48,5%. Além disso, cerca de 44% dos pacientes desenvolvem sintomas crônicos e continuam com incapacidade moderada a longo prazo. Ter idade maior que 40 anos, dor lombar coexistente, dor cervical por um longo período, ciclismo como atividade regular, perda de força nas mãos, má qualidade de vida e baixa vitalidade são fatores de risco importantes para o desenvolvimento de dor cervical crônica (duração maior que 12 semanas).

Existe uma variedade de causas para a dor cervical, tais como osteoartrites, desordens discogênicas, trauma, tumores, infecção, síndrome da dor miofascial, torcicolos e lesão em chicote. No entanto, a dor cervical pode ser classificada de acordo com a sua etiologia, sendo por desordem mecânica, por compressão de raiz nervosa e por patologias graves (fraturas ou mielopatia). A diretriz americana de prática clínica mostra que limitações das regiões cervical e torácica superior, dores de cabeça, e dor referida ou irradiada para um membro superior são achados clínicos comumente utilizados para classificar pacientes com dor cervical, de acordo com a Classificação Estatística Internacional de Doenças (CID), nas seguintes categorias: dor cervical ou dor na coluna torácica, dores de cabeça, síndrome cervicocranial, entorse e tensão da cervical, espondilólises com radiculopatia e desordem do disco cervical com radiculopatia; e de acordo com a Classificação Internacional de Funcionalidade, Incapacidade e Saúde (CIF): dor cervical com déficit de mobilidade, dor cervical com dores de cabeça, dor cervical com deficiências de coordenação do movimento e dor cervical com dor irradiada.

As principais características dos pacientes com dor cervical com déficits de mobilidade (dor cervical ou na coluna torácica) são:

- Indivíduos jovens (idade menor que 50 anos);
- Dor cervical aguda (duração menor que 12 semanas);
- Sintomas isolados na cervical;
- Restrita amplitude de movimento da coluna cervical.

As principais características dos pacientes de dor cervical com dores de cabeça (dores de cabeça ou síndrome cervicocranial) são:
- Dor de cabeça unilateral associada com sintomas na região da coluna cervical/suboccipital, agravada por movimentos e posições da coluna cervical;
- Dor de cabeça produzida ou agravada com provocação da miofáscia cervical posterior ipsilateral e articulações;
- Restrita amplitude de movimento da coluna cervical;
- Restrita mobilidade segmental;
- Desempenho anormal no teste de flexão craniocervical.

As principais características dos pacientes de dor cervical com deficiência da coordenação do movimento (entorse e tensão da coluna cervical) são:
- Dor cervical com duração maior que 12 semanas;
- Desempenho anormal no teste de flexão craniocervical e no teste de resistência do flexor profundo;
- Déficits de força, resistência e coordenação dos músculos da cervical e do quarto superior (longo da cervical, trapézio médio, trapézio inferior, serrátil anterior);
- Déficits de flexibilidade dos músculos do quarto superior (escalenos, trapézio superior, elevador da escápula, peitoral menor, peitoral maior).

As principais características dos pacientes de dor cervical com dor irradiada (espondilólises com radiculopatia e desordem do disco cervical com radiculopatia) são:
- Sintomas em membro superior, geralmente dor radicular ou referida, que é produzida ou agravada com os testes de Spurling, Maneuver e de tensão do membro superior, e reduz com teste de distração cervical;
- Diminuição da rotação da coluna cervical (menor que 60°) para o lado envolvido;
- Sinais de compressão de raiz nervosa;
- Sucesso com redução dos sintomas dos membros superiores com o exame inicial e os procedimentos de intervenção.

Uma recente revisão sistemática sobre a efetividade de exercícios para a melhora da dor, incapacidade, função, satisfação do paciente, qualidade de vida e efeito global percebido mostrou que os exercícios de fortalecimento específico são benéficos para pacientes com dor cervical crônica, dor de cabeça cervicogênica e radiculopatia. Além disso, os exercícios de fortalecimento e resistência para o ombro e região cérvico-escapulotorácica podem trazer benefícios para a redução da dor e melhora da função desses pacientes com desordens mecânicas da cervical. No entanto, os exercícios de alongamento não mostram efeitos para esses pacientes quando são utilizados sozinhos, sem outras intervenções adicionais.

Lesão em chicote

A lesão em chicote é um mecanismo de aceleração-desaceleração (movimento de chicote) que é imposto na coluna cervical, geralmente por ocasião de um acidente automobilístico. O impacto desse mecanismo pode promover lesões nos tecidos moles e ósseo que causam uma variedade de manifestações clínicas. A lesão em chicote pode ser classificada de acordo com a duração dos sintomas, sendo aguda (até 12 semanas) e crônica (maior que 12 semanas). Ainda, a lesão em chicote pode ser classificada de zero a 4°, de acordo com a classificação de Quebec Task Force (Quadro 14.1).

Quadro 14.1. Classificação de Quebec Task Force

Graus	Descrição da classificação
0	Nenhuma queixa sobre a coluna cervical Nenhum sinal físico
I	Queixa de dor na coluna cervical, rigidez ou sensibilidade Nenhum sinal físico
II	Queixas na coluna cervical e sinais musculoesqueléticos (diminuição da amplitude de movimento e pontos de sensibilidade)
III	Queixas na coluna cervical e sinais neurológicos (diminuição ou ausência dos reflexos tendíneos, fraqueza e déficits sensitivos)
IV	Queixas na coluna cervical e fratura ou luxação

Com relação ao prognóstico da lesão em chicote, estima-se que 44% dos pacientes se recuperam em um mês após a lesão, 65% deles se recuperam em 12 meses após a lesão e 75% deles se recuperam em cinco anos após a lesão. Altos níveis iniciais de intensidade da dor e incapacidade estão associados com o prognóstico dos sintomas após a lesão em chicote. Outros fatores que influenciam no prognóstico da incapacidade de pacientes com lesão em chicote são baixo nível de escolaridade, aumento da sensibilidade com o frio e redução da amplitude de movimento da coluna cervical. Além disso, alguns fatores psicológicos como baixa autoestima, catastrofização e ansiedade também estão associados com o prognóstico da dor e incapacidade desses pacientes.

Para o tratamento da fase aguda, a diretriz de prática clínica para lesão em chicote recomenda exercícios ativos envolvendo exercícios funcionais e de amplitude de movimento, fortalecimento dos músculos da coluna cervical e escapular, fortalecimento dos músculos flexores profundos da cervical, bem como intervenções educativas sobre o processo de recuperação, com orientações para manter as atividades de vida diária focando na melhora da função desses pacientes. Nessa fase, também podem ser recomendados mobilização e manipulação, modalidades passivas (calor, gelo e massagem), tratamento medicamentoso e recursos físicos (eletroterapia, eletroestimulação, ultrassom e ondas curtas), em conjunto com exercícios, quando a terapia com exercícios e aconselhamentos não são suficientes. Essa diretriz ainda mostra que o uso de colares não é recomendado, principalmente quando usados por mais de 48 horas. Além disso, outras intervenções como tratamento cirúrgico (exceto para o grau IV), almofadas cervicais, injeções e infusão de metilprednisolona intravenosa não são recomendadas por falta de evidências.

Já para a fase crônica, os tratamentos recomendados são intervenções educativas e aconselhamento, exercícios ativos (exercícios funcionais e de amplitude de movimento, fortalecimento dos músculos flexores profundos da cervical, fortalecimento dos músculos da cervical e escápula), abordagem cognitivo-comportamental, terapia manual (combinada com exercícios), reabilitação vestibular e neurotomia de radiofrequência.

Radiculopatia cervical

A radiculopatia cervical pode ser definida como dor em um padrão radicular, em um ou ambos os membros superiores, relacionada à compressão e/ou irritação de uma ou mais raízes nervosas da cervical. Problemas no disco intervertebral (hérnia, protusão), na articulação zigoapofisária (osteófitos, gânglio, tumor, artrite reumatoide, gota, espondilite anquilosante, fratura, espondilólises), no corpo vertebral (tumor, doença de Paget, fratura, espondilólises, osteomielites, hidratação, hiperparatireoidismo), na meninge (cistos, meningioma, cisto dermoide, cisto epidermoide, abscesso epidural, hematoma epidural), nos vasos sanguíneos (angioma, arterite), na bainha de mielina (neurofibroma, Schwannoma) e no nervo (neuroblastoma, ganglioneuroma) podem conduzir à compressão.

Os principais sinais e sintomas são dor no braço ou cervical, dor na região escapular e periescapular, parestesias, disestesias (alterações de sensibilidade, especialmente do tato), dormência, fraqueza muscular, diferentes graus de alterações sensoriais, motoras e reflexas relacionadas com a compressão de raiz nervosa, sem evidência de disfunção da medula espinhal. Ainda, os pacientes com radiculopatia cervical também podem apresentar alguns sintomas atípicos, como fraqueza dos músculos deltoide, escapulares e intrínsecos da mão, dor no peito ou região profunda do peito e dores de cabeça. Esses sintomas podem ser melhorados com tratamento adequado. Testes provocativos como testes de Spurling devem ser considerados no diagnóstico da radiculopatia cervical, além de tomografia computadorizada ou ressonância magnética antes de uma cirurgia de descompressão.

A diretriz de prática clínica para radiculopatia cervical mostra que ainda não existem evidências sobre tratamentos médicos e fisioterapêuticos para a melhora dos sintomas desses pacientes (medicamentos, injeções de esteroides, terapia por exercícios, mobilização e manipulação, bandagem, tração, eletroestimulação, acupuntura e eletroterapia). Por enquanto, as evidências são voltadas para os tratamentos cirúrgicos, que mostram bons resultados para alívio rápido dos sintomas comparado às intervenções médicas e fisioterapêuticas. Porém, os efeitos a longo prazo parecem ser semelhantes aos das intervenções médicas e fisioterapêuticas.

Uma recente revisão sistemática sobre os efeitos de terapia por exercícios para pacientes com radiculopatia cervical (pós-cirúrgicos ou que não fizeram cirurgia) mostrou que exercícios para fortalecimento dos músculos flexores profundos da cervical, correção postural e alongamento muscular podem trazer benefícios para melhora da dor, incapacidade e postura anteriorizada da cabeça de pacientes com radiculopatia cervical.

Postura anteriorizada da cabeça

O ângulo craniovertebral (ângulo da linha horizontal que atravessa o processo espinhal de C7 e a linha que liga o processo espinhoso de C7 ao trágus da orelha) tem sido avaliado com o objetivo de identificar alterações no posicionamento da cabeça de indivíduos saudáveis ou com algum tipo de afecção musculoesquelética. Indivíduos que apresentam ângulos craniovertebrais menores podem apresentar postura anteriorizada da cabeça mais acentuada, altos níveis de dor na coluna cervical, incapacidade, dores de cabeça e amplitude de movimento reduzida.

A postura anteriorizada da cabeça pode ser definida como o posicionamento anterior da coluna cervical e está associada com desequilíbrio muscular, dor, fadiga e limitação de movimento da coluna cervical. A postura anteriorizada da cabeça é a posição em que a cabeça repousa em um deslocamento anterior no plano horizontal, sendo baseada a partir de pontos anatômicos. Alguns estudos sugerem que indivíduos com a postura anteriorizada da cabeça podem apresentar alterações na atividade dos músculos posturais.

Dessa forma, exercícios de fortalecimento e alongamento têm sido recomendados a fim de melhorar o alinhamento postural e minimizar os sintomas de pacientes com a postura anteriorizada da cabeça. Os exercícios podem ser focados nos músculos flexores profundos da coluna cervical, pois são extremamente importantes para a estabilização e o alinhamento da coluna cervical, bem como os músculos trapézio médio, esplênio e esternocleidomastóideo.

Evidências científicas do método Pilates nas desordens da coluna cervical

Somente a partir de 2013, os efeitos do método Pilates no tratamento de pacientes com desordens da coluna cervical começaram a ser investigados. No entanto, ainda existem poucos estudos publicados. Um estudo piloto publicado em 2013 avaliou os efeitos do método Pilates em pacientes com dor cervical crônica. Nesse estudo, foram realizados exercícios baseados no *mat* Pilates em grupo, com frequência de uma vez por semana, 1 hora de duração, durante seis semanas. Os resultados mostram que o método Pilates melhora a incapacidade após seis e 12 semanas e reduz a dor após 12 semanas de pacientes com dor cervical crônica. Esses resultados são clinicamente relevantes. No entanto, devem ser analisados com cautela, pois esse estudo foi somente um piloto com amostra de apenas 13 pacientes.

Recentemente dois estudos sobre o método Pilates no tratamento da dor cervical foram publicados. Um deles avaliou os efeitos do método Pilates e da ioga em pacientes com dor cervical crônica de origem mecânica. Nesse estudo foram avaliados 56 pacientes. No tratamento, foram realizados exercícios do *mat* Pilates em grupo, e os resultados foram comparados com ioga e grupo controle sem intervenção. Cada sessão de tratamento teve duração de 1 hora, com frequência de uma vez por semana, durante 12 semanas. Os resultados mostraram que o método Pilates e a ioga melhoram significantemente a incapacidade e a intensidade da dor de pacientes com dor cervical crônica quando comparados ao grupo controle. No entanto, não foi observada diferença entre o método Pilates e a ioga para esses pacientes.

O outro estudo comparou os efeitos do método Pilates e de um programa de exercícios no ângulo craniovertebral, amplitude de movimento da cervical, dor e fadiga muscular de indivíduos com a postura anteriorizada da cabeça. Nesse estudo foram avaliadas 28 mulheres sedentárias. As participantes foram divididas em dois grupos de tratamento. Um grupo de tratamento recebeu um programa de exercícios baseados no Pilates moderno e o outro grupo recebeu um programa de exercícios baseado em fortalecimento e alongamento. Ambos os grupos receberam uma sessão de 50 minutos, três vezes por semana, durante 10 semanas. Os resultados mostraram que o método Pilates pode promover aumento do ângulo craniovertebral e amplitude de movimento da cervical, sendo superior ao programa de exercícios. Além disso, o método Pilates promoveu alterações positivas na atividade eletromiográfica do músculo esternocleidomastóideo. No entanto, ambas as intervenções mostraram ser eficazes para a melhora da dor e incapacidade.

Coluna torácica

Doença de Scheuermann

A doença de Scheuermann foi descrita pela primeira vez em 1920, por Holger Scheuermann, como uma cifose torácica e toracolombar rígida associada ao corpo vertebral em cunha na adolescência. Atualmente, a doença de Scheuermann é considerada a causa mais comum de hipercifose da coluna torácica e toracolombar durante a adolescência, com prevalência de 4% a 8%, acometendo principalmente o sexo feminino. A doença de Scheuermann é caracterizada pelo corpo vertebral em forma de cunha, irregularidade da placa vertebral, crescimento vertebral anterior diminuído, nódulos de Schmorl, estreitamento dos espaços de disco intervertebral e degeneração prematura de discos vertebrais, iniciando-se antes da puberdade, após a ossificação da apófise do anel vertebral, com mais predominância durante o crescimento do adolescente (entre 12 e 15 anos). Sorenson descreveu, para o diagnóstico, critérios específicos de três ou mais vértebras apicais adjacentes, cada uma com um mínimo de 5° ou mais de cunha. Entretanto, Drummond sugeriu que para o diagnóstico são necessárias duas ou mais vértebras apicais adjacentes. Atualmente existem dois padrões de curvas: o padrão torácico (pacientes que apresentam mais

MÉTODO PILATES: DAS BASES FISIOLÓGICAS AO TRATAMENTO DAS DISFUNÇÕES

capacidade nas primeiras seis semanas; 2) proporcionar um controle adequado dos sintomas; e 3) recomendar ao paciente que permaneça o mais ativo possível e retorne cedo às suas atividades normais, incluindo o trabalho.

No que se refere à realização de exercícios físicos para tratamento da dor lombar aguda não específica, a literatura ainda é conflitante a respeito, mas a recomendação atual é para a não indicação/realização de exercícios específicos, como exercícios de fortalecimento, alongamento ou de direção específica (como flexão e extensão) para esses pacientes. No entanto, existe evidência de

Tabela 14.2. Bandeiras vermelhas

Característica	Pode se relacionar com
Idade de início da dor inferior a 20 anos e superior a 55 anos	Espondilite anquilosante (abaixo de 20 anos) ou fratura/câncer (acima de 55 anos)
Dor noturna	Espondilite anquilosante ou câncer
História recente de trauma violento	Fratura
Uso prolongado de corticosteroides	Fratura
Dor constante e progressiva, não mecânica (sem alívio com repouso)	Câncer
Dor torácica	Câncer
História pregressa de tumor maligno	Câncer
Perda de peso inexplicável	Câncer
Indisposição sistêmica	Câncer
Febre	Infecção
Abuso de drogas/imunossupressão/HIV	Infecção
Sintomas neurológicos generalizados (perda de sensibilidade, força e reflexo)	Compressão radicular
Deformidade estrutural	Compressão radicular

Tabela 14.3. Bandeiras amarelas

Características	Exemplos
Atitudes e crenças inapropriadas sobre dor lombar	Crença de que a dor lombar é prejudicial ou gravemente incapacitante Alta expectativa em tratamentos passivos em vez de crença de que a participação ativa vai ajudar
Comportamento da dor inapropriado	Comportamento de medo e esquiva com níveis de atividade reduzida
Problemas ou questões de compensação relacionados ao trabalho	Reduzida satisfação com o trabalho Afastamento médico com remuneração
Problemas emocionais	Depressão, ansiedade, estresse, tendência para o mau humor e redução da interação social

que pacientes com dor lombar subaguda não específica podem se beneficiar de exercícios físicos graduais.

Com relação ao tratamento para a dor lombar crônica não específica, os principais objetivos são: 1) educar o paciente com relação ao prognóstico favorável da dor e para ele se manter ativo e gerenciar a sua dor; e 2) proporcionar o controle dos sintomas por meio de terapias ativas.

As mesmas características clínicas, para orientar melhor o diagnóstico e tratamento. O fato de a dor lombar não específica não ter tanta relação com achados anatomopatológicos e com exames de imagens não significa que todos os pacientes são iguais e devam ser tratados exatamente da mesma forma. Embora todos os pacientes apresentem a mesma condição de saúde (que é a dor lombar não específica), eles serão heterogêneos em relação aos sintomas e apresentarão respostas diferentes em relação ao tratamento, especialmente relacionado à terapia por exercício físico. Dessa forma, é necessário que esses pacientes sejam divididos em subgrupos que compartilhem.

Em 2012, uma diretriz de prática clínica para tratamento da dor lombar, que se baseia na divisão por subgrupos, foi publicada por um grupo de pesquisadores com experiência na classificação em subgrupos. Seu objetivo foi facilitar o manejo dos pacientes com dor lombar não específica que responderiam melhor a determinados tipos de tratamento. Acreditamos que esse estudo auxilie muito na tomada de decisão clínica para a escolha dos exercícios de Pilates para esses pacientes.

Essa diretriz classificou os pacientes de acordo com o principal déficit apresentado, em: déficit de mobilidade, déficit de coordenação, dor referida em membros inferiores e dor irradiada (esse último grupo está mais relacionado com a dor lombar por compressão de raiz nervosa).

As principais características dos pacientes que se enquadram no grupo déficit de mobilidade são:

- Dor recente (menos de 16 dias);
- Hipomobilidade segmentar na coluna torácica inferior ou lombar [avaliada pela mobilização posteroanterior (PAC)];
- Dor primária e unilateral;
- Início da dor associado a um movimento brusco;
- Quando atinge os membros inferiores, não ultrapassa os joelhos;
- Os sintomas são reproduzidos com teste de mobilidade segmentar (PAC);
- Não apresentam sinais neurológicos (déficit de sensibilidade, força e reflexo);
- E podem apresentar alteração da mobilidade acessória da coluna lombopélvica e de quadril [amplitude de movimento (ADM) de rotação interna do quadril superior a 35°].

Esses pacientes tendem a responder bem a tratamentos com terapia manual (manipulação ou mobilização) e exercícios que enfatizem a mobilidade da coluna, sem esquecer de trabalhar a educação do paciente, com orientações para que ele permaneça ativo, evite repouso na cama e leve uma vida ativa.

As principais características dos pacientes que se enquadram no grupo déficit de coordenação são:
- Episódios recorrentes de dor lombar;
- Possibilidade de apresentar dor nos membros inferiores;
- Idade inferior a 40 anos;
- Dor reproduzida com testes de provocação (teste de instabilidade em prono);
- Rara presença de sinais neurológicos;
- Deficiência de coordenação do movimento em flexão/extensão da coluna;
- Hipermobilidade segmentar lombar (avaliada pela PAC);
- Déficit de mobilidade nas regiões torácica, lombopélvica e quadril;
- Diminuição de força e resistência dos músculos do tronco e pelve.

MÉTODO PILATES: DAS BASES FISIOLÓGICAS AO TRATAMENTO DAS DISFUNÇÕES

Esses pacientes tendem a responder bem a tratamentos com reeducação neuromuscular (exercícios de controle motor/estabilização segmentar), enfatizando a posição neutra da coluna lombar e a contração do transverso do abdome; treino de força e resistência muscular, especialmente dos músculos do tronco e quadril; e educação do paciente, em relação as posturas e movimentos que mantêm a coluna neutra.

Como o subgrupo de déficit de coordenação busca trabalhar exercícios com a contração dos músculos do *core* (ou *power house*, no Pilates), especialmente o transverso do abdome, vale a pena falar um pouco sobre a efetividade desse tipo de exercício. Uma recente revisão sistemática demonstrou que os exercícios com contração do *core* foram um pouco melhores que os exercícios globais a curto prazo (mas a diferença entre os grupos para melhora da dor foi de apenas 1,29 pontos em favor do grupo *core*, demonstrando melhora estatisticamente significante, mas não clinicamente relevante), mas foram semelhantes a médio e longo prazo em relação a dor e incapacidade. Esse resultado é apoiado por outra revisão sistemática ainda mais recente, que confirma que os exercícios de *core* não se mostram superiores a exercícios globais sem essa contração, para pacientes com dor lombar não específica. Isso demonstra que, embora os exercícios com a ativação dos músculos do *power house* sejam efetivos para tratar pacientes com dor lombar não específica, eles apresentam resultados semelhantes aos exercícios globais sem essa ativação. O que mostra que, se o paciente não conseguir realizar o princípio da centralização do Pilates, não significa que ele não vai melhorar tanto quanto o paciente que consegue realizar o princípio.

As principais características dos pacientes que se enquadram no grupo dor referida em membros inferiores são:

- Dor lombar e referida para membros inferiores;
- Dor que diminui ou centraliza com posições específicas e/ou movimentos repetidos e dor que piora no movimento contrário à centralização. As posições que melhoram a dor podem ser a flexão, extensão ou inclinação lateral, e as características dos pacientes serão diferentes em cada situação:
  - O paciente que tem melhora da dor com a flexão sente piora da dor com a extensão da coluna ou durante caminhadas, são mais velhos (acima de 50 anos) e os sintomas podem ocorrer devido a estenose lombar;
  - Os pacientes que sentem alívio da dor na extensão (corresponde a maior parte dos pacientes com preferência direcional) sentem piora da dor com a flexão, tendem a apresentar redução da lordose lombar com extensão lombar reduzida e os sintomas podem estar associados a hérnia de disco;
  - Já os pacientes que apresentam alívio da dor com a inclinação lateral (uma minoria dos pacientes), apresentam piora da dor com a extensão (sendo esse movimento limitado pela dor) tendem a apresentar um deslocamento lateral do tronco (ombros) em relação à pelve (chamado de *shift* lateral) e apresentam ADM de inclinação lateral assimétrica.

Esses pacientes tendem a responder bem a tratamentos com exercícios de preferência direcional, buscando trabalhar na posição que alivia a dor; terapia manual, com mobilização posteroanterior (PAC) para promover a extensão limitada ou a mobilização com flexão da coluna, a depender da preferência direcional do paciente; ou correção do *shift* lateral.

As principais características dos pacientes que se enquadram no <u>grupo dor irradiada</u> são:

- Dor lombar com irradiação para o membro inferior envolvido;
- Presença de parestesia, dormência e fraqueza muscular;
- Sintomas radiculares presentes em repouso ou reproduzidos nos testes de Slump ou Lasègue;;
- Alteração sensorial e/ou diminuição de reflexos do membro inferior acometido.

Esses pacientes tendem a responder bem a tratamentos com técnicas alternativas para propiciar a centralização, como promover estabilidade dinâmica e manter a coluna em posição neutra, utilizar dispositivos externos de estabilização (cintas) por curtos períodos, evitar posições que piorem os sintomas; tração mecânica; terapia manual, por meio da mobilização articular e de tecidos moles; mobilização neural, sem reproduzir os sintomas; e exercícios sustentados no final da ADM que gerem alívio da dor. Vale salientar que esse é o menor subgrupo que existe. A técnica de tração apresenta evidência conflitante em relação a sua efetividade e a técnica de mobilização neural apresenta evidência fraca. Além disso, esse subgrupo não se enquadra na dor lombar não específica, e sim na compressão radicular, porém foi apresentado neste tópico para melhor visualização de todos os subgrupos juntos.

Esse conhecimento sobre as diferentes características dos pacientes com dor lombar não específica pode ser amplamente utilizado no método Pilates, pois ele permite uma gama enorme de exercícios para trabalhar qualquer músculo e quaisquer movimentos do corpo humano. Como os principais subgrupos usam exercícios para tratar os pacientes, sejam eles de mobilização, de estabilização segmentar, globais, de preferência direcional e posturas que promovem tração, todos esses tipos de exercícios podem ser realizados com o método Pilates, como veremos na sessão sobre os exercícios.

Diferença entre dor referida e dor irradiada

Dor irradiada – A dor nos membros inferiores é causada por compressão radicular e traz consigo sinais e sintomas neurológicos como déficit de sensibilidade, fraqueza muscular e diminuição/ausência dos reflexos, correspondente ao trajeto da raiz nervosa que está comprimida.

Dor referida – É uma dor sentida em um local que se encontra à distância dos tecidos responsáveis pela dor, porém mantendo relação com o ponto do estímulo primário. Pode ser causada por pontos de tensão. Sua principal característica é que não traz consigo sintomas neurológicos de compressão radicular.

Dor lombar por compressão radicular

Um outro tipo comum de dor lombar é a dor lombar por compressão de raiz nervosa. São vários os termos usados para descrever essa dor, como: dor ciática, síndrome radicular lombossacral, radiculopatia lombar (refere-se mais aos sintomas neurológicos causados por uma compressão da raiz, que não precisa estar associada com a dor), dor da raiz nervosa e aprisionamento ou irritação da raiz nervosa. Esse tipo de dor envolve uma dor lombar que afeta também os membros inferiores, uni ou bilateralmente. A dor lombar por compressão de raiz nervosa pode surgir de um prolapso de disco, estenose do canal vertebral ou foraminal ou cicatrização cirúrgica. Na maioria dos pacientes, essa dor provém de uma única raiz nervosa, e o envolvimento de mais de uma raiz nervosa aumenta a possibilidade de um distúrbio neurológico mais generalizado. A dor em geral é intensa, bem delimitada, correspondente ao dermátomo da raiz comprometida e, na maioria das vezes, irradia abaixo do joelho até o pé ou dedos. Nesses pacientes, é comum que a irradiação da dor para os membros inferiores seja mais incômoda que a dor na lombar, sendo frequentemente a queixa principal do paciente.

A hérnia de disco é a causa mais comum de dor lombar por compressão radicular, e um disco herniado pode ser classificado de duas formas: protusão discal, que ocorre quando o material discal não excede o comprimento craniocaudal do disco vertebral, ainda sendo contido pela parte mais externa do anel fibroso; e extrusão discal, que ocorre quando o material discal ultrapassa a contenção externa do anel fibroso. Essas protusões e extrusões podem ser localizadas central ou posteriormente (com compressão do saco dural, ligamento longitudinal posterior e raízes inferiores), posterolateralmente (com compressão da raiz que sai imediatamente abaixo do segmento) ou foraminalmente (com compressão da raiz do mesmo nível do segmento).

Como explicado anteriormente, a hérnia de disco nem sempre está associada a dor lombar, pois ela é encontrada em grande quantidade de pessoas assintomáticas. Um estudo realizado em pessoas assintomáticas com idades de 60 anos ou mais demonstrou que 36% tinham uma hérnia de disco, 21% tinham estenose espinhal e mais de 90% tinham um disco degenerado ou abaulamento. Isso também foi confirmado por uma revisão sistemática que indicou que 20% a 35% das pessoas assintomáticas têm discos abaulados ou extrusados, e 25% das pessoas com idade inferior a 40 anos e quase todos com idade superior a 60 anos possuem discos com abaulamento radicular. Por isso, a hérnia de disco só passa ser clinicamente relevante quando ela comprime uma raiz nervosa, causando dor radicular. A dor radicular está mais associada com inflamação do nervo afetado pela compressão do que propriamente pela compressão em si. A compressão propriamente dita está mais relacionada com os sinais de radiculopatia, ou seja, os sinais neurológicos (parestesias, déficit de sensibilidade, déficit de força e diminuição dos reflexos) que podem ou não vir acompanhados de dor radicular.

A prevalência de hérnia de disco como causa da dor lombar varia entre 1% e 5%, tende a ocorrer com maior incidência entre a terceira e quarta década de vida e, ao contrário do que ocorre na dor lombar não específica, é mais prevalente em homens. Com relação ao prognóstico, pacientes com irradiação para os membros inferiores e sinais de compressão da raiz nervosa tendem a ter pior resultado e a ficar mais tempo em licença médica do que pacientes que possuem apenas dor lombar.

Ao se avaliar a história do paciente, se houver sinais de que a dor lombar possa ser causada por compressão radicular (como presença de dor irradiada até o pé), o exame físico deve incluir exame neurológico dos membros inferiores com pesquisa dos miótomos, dermátomos (que podem ser observados na Figura 14.7) e reflexos tendíneos de cada segmento da coluna lombossacral. Uma revisão recente demonstrou que esses exames neurológicos isoladamente não distinguem com precisão pacientes com dor lombar com ou sem radiculopatia devida a hérnia discal, mas dão uma ideia da presença ou não de sinais neurológicos. Além disso, deve-se incluir também os testes de triagem diagnóstica, como o teste de elevação ativa da perna reta (SLR – que demonstra alta sensibilidade para compressão de raiz nervosa, ou seja, se ele der negativo, a probabilidade de o paciente ter a doença é muito pequena), o SLR cruzado e teste de Slump (que demonstram alta especificidade para compressão de raiz nervosa, ou seja, se eles derem positivo, a probabilidade de o paciente ter a doença é muito alta). Com a junção de todos esses dados de avaliação, se houver grande suspeita de compressão radicular, a literatura indica a realização de exames de imagem para confirmação, em especial da ressonância magnética, que é o melhor exame de imagem para identificar essa afecção.

A estratégia de gestão inicial recomendada para pacientes com dor lombar por compressão da raiz nervosa é o tratamento conservador, mas há pouca evidência para guiar a estratégia de gestão mais adequada. O que a literatura recomenda para o tratamento desses pacientes atualmente é:

- Aconselhamento para permanecer ativo;
- Educação breve sobre a dor lombar;
- Terapia manual (especialmente mobilizações e liberação miofascial);
- Mobilização neural;
- Abordagem de tratamento orientada para a extensão, que usa exercícios repetidos de progressão para extensão da coluna vertebral, com o objetivo de reduzir os sintomas da perna e/ou promover a centralização;
- Medicamentos para controle da dor, como relaxantes musculares e AINEs.

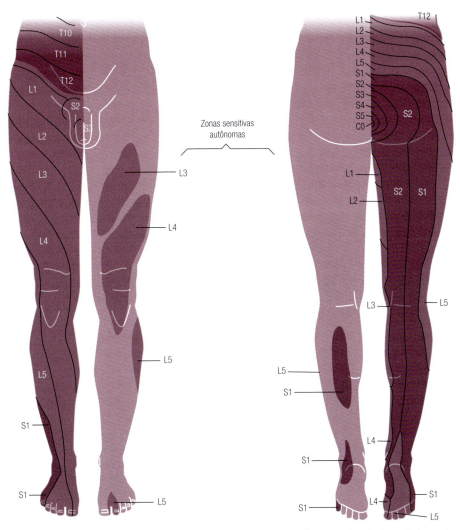

Figura 14.7. Mapa de dermátomos demonstrando as regiões em que os pacientes sentem dor/parestesias, a depender da raiz nervosa comprometida.

Deve haver cautela durante a manipulação de pacientes com hérnia de disco, já que alguns estudos sugerem que essa técnica é contraindicada nesses pacientes, embora outros acreditem que pode ser realizada após uma boa avaliação. Embora apresente fracas evidências, a mobilização neural ainda é indicada para o tratamento desses pacientes, contanto que seja realizada sem causar a piora dos sintomas. Não são recomendadas terapia por *biofeedback*, suporte lombar, termoterapia (calor/frio), ultrassom e recursos elétricos. Considerar injeções epidurais de anestésico local e esteroide em pacientes com dor radicular aguda e grave.

Como descrito anteriormente, pacientes que apresentam dor irradiada para os membros inferiores fazem parte de um subgrupo de tratamento da dor lombar. Acredita-se que pacientes com características como presença de dor irradiada para membros inferiores (dor distal ao joelho), sinais e sintomas de compressão de raiz nervosa, que apresentem distalização (contrário da centralização, quando a dor fica mais distal à região lombar) dos sintomas com extensão lombar, e teste do SLR cruzado positivo tendem a responder melhor a uma terapia com tração mecânica. No entanto, um estudo recente que avaliou esse subgrupo encontrou que a tração mecânica não mostrou maior efetividade quando adicionada a um tratamento que englobava exercícios de extensão, terapia manual (pac para promover a extensão lombar) e educação do paciente. Isso mostra que talvez a tração não traga melhoras significativas nesse subgrupo de pacientes, por isso deve ser usada com cautela.

Dor lombar por espondilólise e/ou espondilolistese

A instabilidade segmentar da coluna lombar é considerada uma causa potencial de dor lombar, e uma das causas dessa dor pode ser a espondilólise e/ou espondilolistese, especialmente em crianças e adolescentes. Para entender a espondilólise e a espondilolistese, é necessário conhecer bem a região anatômica denominada *pars* interarticular. A *pars* interarticular é a região localizada entre os processos articulares superior e inferior da articulação facetária e pode ser vista como a linha entre a lâmina e o pedículo no plano transverso (Figura 14.8).

A espondilólise é um defeito (fratura) na *pars* interarticular que separa o arco neural em dois segmentos: segmento anterossuperior (que contém o pedículo, o processo transverso e a faceta superior) e segmento posteroinferior (que contém a lâmina, o processo espinhoso e a faceta inferior). Estudos mostram que o ponto de maior tensão no interior de um segmento vertebral encontra-se dentro da *pars* interarticulares, o que leva a crer que a espondilólise é uma fratura por estresse. Já a espondilolistese ocorre quando a vértebra superior desliza sobre a vértebra inferior, perdendo o alinhamento normal da coluna, e esse escorregamento pode ser anterior (anterolistese) ou posterior (retrolistese). A anterolistese ocorre em maior frequência e pode causar sintomas que vão desde dor lombar localizada no nível do deslizamento até dor radicular, embora a queixa mais comum seja a dor na região paravertebral lombossacral, com limitação de alguns movimentos.

A espondilólise tem prevalência de 4,4% em crianças e de 5% a 6% em adultos, aumentando para 15% a 47% em atletas adolescentes, sendo a natação um dos esportes com maior prevalência (63%) dessa lesão. Além disso, é mais prevalente no sexo masculino (proporção de 2 homens:

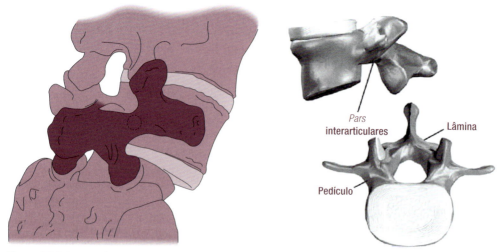

Figura 14.8. Imagem demonstrando a *pars* interarticular.

14 – APLICAÇÃO DO MÉTODO PILATES NAS DISFUNÇÕES DA COLUNA VERTEBRAL **477**

1 mulher) e em caucasianos (na proporção de 3 caucasianos:1 afro-americano). Aproximadamente 85% a 95% da lesão ocorrem na L5 e 5% a 15% ocorrem na L4. A espondilolistese tem incidência de 2% a 6%, aumentando para 15% a 70% em indivíduos que têm parentes de primeiro grau com espondilolistese. Tem maior incidência nas idades entre 9 e 12 anos nas meninas e entre 10 e 14 anos nos meninos, em decorrência do estirão de crescimento. Em torno de 50% a 81% das espondilolisteses têm espondilólise associada; ao contrário da espondilólise, a espondilolistese é duas a três vezes mais comum em mulheres.

A espondilólise pode ser causada por diversos fatores, como uma predisposição genética, que leva a uma *pars* interarticulares mais fraca, o que a torna mais predisposta à lesão; a fratura por estresse, que se desenvolve como uma resposta gradual ao uso mecânico, e esses microtraumas podem causar a fratura da *pars* interarticulares; e um trauma violento, podendo levar a uma lesão mais aguda, que é uma causa mais rara da espondilólise. Os mecanismos de lesão podem ser: forças de flexão, forças de extensão, cisalhamento, movimentos de torção e microtraumas repetitivos. A resistência ao deslocamento da vértebra é gerada pelas facetas posteriores, ligamentos e disco intervertebral. Como a espondilolistese se relaciona com a espondilólise, na maioria das vezes, a fratura ou alongamento da *pars* interarticulares compromete os elementos posteriores que enfraquecem o mecanismo de resistência ao deslocamento da vértebra, o que permite o deslizamento e gera instabilidade.

A classificação da espondilólise vai ser de acordo com a sua localização em: persistência da sincondrose neurocentral, fenda pedicular ou retrossomática, fenda na *pars* interarticular (espondilólise verdadeira), fenda retroístmica, fenda paraespinosa e fenda espinosa. Das classificações que existem para a espondilolistese, a mais usada é a de Wiltse e Bradford, que a dividem em cinco tipos:

- Displásica, causada por uma anomalia da porção superior do sacro ou do arco de L5;
- Ístmica, causada por fratura por estresse que lesiona o istmo vertebral;
- Degenerativa, causada por uma lesão secundária a um processo degenerativo do disco vertebral ou da articulação apofisária;
- Traumática, causada por uma fratura aguda do arco posterior;
- Patológica, causada por uma doença óssea (como um tumor), que acomete o arco posterior.

A espondilolistese ístmica é a mais comum; a degenerativa é encontrada em adultos na quarta e quinta década de vida; e a displásica e a ístmica são as mais encontradas em crianças. Existe ainda a classificação radiográfica de Meyerding, que divide a espondilolistese, pela porcentagem de deslizamento, em:

- Grau I – deslizamento de 0% a 25%;
- Grau II – deslizamento de 25% a 50%;
- Grau III – deslizamento de 50% a 75%;
- Grau IV – deslizamento maior que 75%;
- E grau V ou espondiloptose – deslizamento completo (Figura 14.9).
- Cerca de 70% das espondilolisteses são grau i, e 20% são grau II.

Nem todos os pacientes que apresentam espondilólise/espondilolistese apresentam dor lombar. A maioria dos indivíduos com espondilólise é assintomática, o que foi demonstrado por um estudo que encontrou 19% de casos de espondilólise, mas, desses, apenas 4% relataram dor lombar. A dor lombar por espondilólise/espondilolistese se apresenta clinicamente com uma dor leve a moderada, que vai piorando progressivamente, geralmente localizada na região paraespinhal, glúteos e face posterior das coxas. Inicialmente a dor pode aparecer apenas nos extremos dos movimentos de extensão e rotação. À medida que a dor progride, o paciente pode apresentar inclinação posterior da pelve e postura flexionada de quadril e joelho, restrição da amplitude de movimento, espasmo muscular em paravertebrais, achatamento do sacro e marcha em passos curtos com as pernas rígidas (o que leva a um "gingado pélvico", que corresponde a uma rotação pélvica durante o esforço). Esses pacientes apresentarão história de exacerbação da dor com a atividade física (pacientes jovens) e dor lombar unilateral (na maioria dos casos), agravada por movimentos de torção e hiperextensão da coluna. No exame físico, podem ser encontrados espasmos musculares e limitação na ADM da lombar por causa da dor; deformidade na coluna lombar pode aparecer como um degrau na palpação da região lombossacral. No entanto, a deformidade em geral só pode ser palpada quando a espondilolistese tiver um deslizamento superior a 50%. Alguns testes clínicos que podem ser usados nesses pacientes são: o teste de extensão lombar passiva, o teste de instabilidade em prono e o teste de SLR.

A radiografia simples é o método mais comumente usado para a detecção e documentação de espondilólise e espondilolistese, mas também podem ser realizadas a tomografia computadorizada, a ressonância magnética e a cintilografia óssea, e os resultados desses exames podem alterar a forma de tratar esses pacientes. Na radiografia em posição oblíqua é possível ver a imagem do "cachorro de Lachapelle" (também chamado de *scottie dog*), que é o sinal patognomônico (sinal característico de uma doença) da espondilolistese, na qual pode ser observada a coleira no pescoço do cachorro (Figura 14.10).

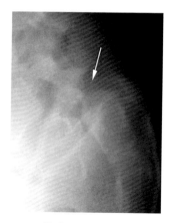

Figura 14.9. Imagem demonstrando uma espondiloptose.

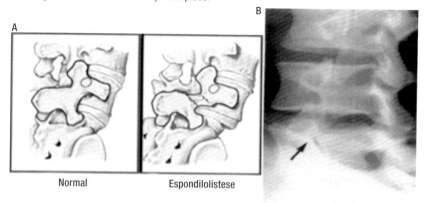

Figura 14.10. A) Imagem demonstrando a figura do *scottie dog* com a coleira no pescoço, como é em uma vista normal e na espondilolistese; B) A imagem vista em um raio X.

A Figura 14.11 mostra um algoritmo de tratamento da espondilólise de acordo com os exames complementares.

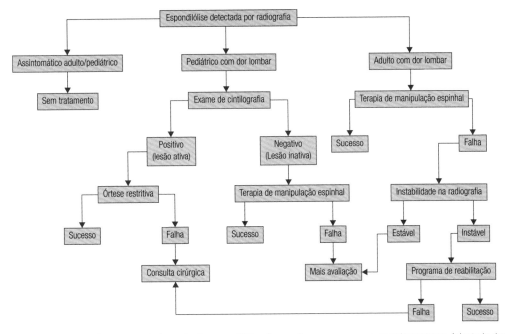

Figura 14.11. Algoritmo para o tratamento da espondilólise de acordo com os exames complementares. Adaptada de: Haun & Kettner (2006).

Se a cintilografia óssea for positiva e a tomografia computorizada mostrar espondilólise, significa lesão com cicatrização ativa. Nesse caso:
- Há excelente chance de recuperação com programa de estabilização segmentar;
- O paciente deve parar a atividade que causa a dor;
- Apenas recomendar o uso de cinta se o paciente sentir dor nas atividades de vida diária;
- Em caso de falha do tratamento conservador após seis meses, a indicação é cirúrgica. Se o disco estiver normal na ressonância magnética, pode ser realizada apenas a reparação direta da *pars*; se o disco estiver anormal, o paciente pode ser candidato a fusão.
- Se a cintilografia óssea for negativa, deve-se pedir uma ressonância magnética.

Se a ressonância for negativa, nesses casos:
- Há excelente chance de recuperação com um programa de estabilização segmentar;
- O paciente deve parar a atividade que causa a dor;
- Se a dor persistir, deve-se pedir uma tomografia computadorizada.

Se a tomografia mostrar espondilólise, significa espondilólise crônica, inativa. Se isso ocorrer:
- Não é provável cicatrizar, mas não necessitará de cirurgia;
- Se o paciente permanecer persistentemente sintomático, confirmado com bloqueio da *pars*, pode ser candidato a reparação direta da *pars* de forma cirúrgica.

Porém, se após a cintilografia óssea negativa, a ressonância for positiva, pode-se tratar de hérnia de disco ou inflamação no disco – tratáveis com programa de estabilização segmentar, afastamento da atividade dolorosa, anti-inflamatórios e injeções na coluna vertebral.

O objetivo da órtese restritiva no caso de pacientes pediátricos com dor que tiveram resultado positivo na cintilografia óssea é para evitar movimento na fratura de esforço e permitir a cicatrização óssea no defeito. Mesmo sem a fusão óssea, o resultado para o paciente é tipicamente muito bom. Além de órtese, alongamento e fortalecimento muscular são aconselhados.

A terapia com manipulação espinhal nas áreas adjacentes da coluna lombar tem demonstrado ser o método mais eficaz na redução da dor crônica em pacientes com espondilólise, porém sem manipulação do local da espondilólise, pela presença de instabilidade nessa região.

Um regime de exercício específico para fortalecer os músculos estabilizadores do tronco (*power house*), a fim de proporcionar estabilidade dinâmica da coluna vertebral, tem mostrado bons resultados no alívio da dor, assim como exercícios de alongamento, coordenação, fortalecimento muscular global e exercícios de preferência direcional. A literatura mostra que um programa de estabilização do tronco oferece um retorno precoce ao esporte sem o uso de cinta lombossacral.

Se a dor lombar for persistente e/ou houver a presença de dor radicular resistente ao tratamento conservador, ou o deslizamento da vértebra for progressivo, deve ser indicado o tratamento cirúrgico.

Dor lombar por disfunção sacroilíaca/dor sacroilíaca

A dor na articulação sacroilíaca é uma causa comum de dor lombar crônica. Ela é definida como uma dor localizada na articulação sacroilíaca (podendo ocorrer desde a região entre as cristas ilíacas posterossuperiores até a prega glútea inferior), que é reprodutível por testes de provocação e aliviada pela infiltração seletiva da articulação sacroilíaca com anestésico local. Diferente de outros tipos de dor lombar, a dor sacroilíaca tende a ter um evento específico relacionado a dor (como quedas, estresse repetitivo ou gestação), o que ocorre em 40% a 50% dos casos, diferente de outras dores que são de caráter mais insidioso.

A região sacroilíaca é uma fonte subestimada de dor lombar mecânica, pois estima-se que aproximadamente 16% a 30% de todas as dores lombares não específicas sejam causadas por essa articulação. Tem maior prevalência em atletas mais jovens, em idosos e em mulheres durante a gestação (com esse valor chegando a 49% nessas mulheres). Nos idosos, a dor sacroilíaca tende a se apresentar bilateralmente, com causa articular (como artrites), e as pessoas jovens e ativas são mais propensas a apresentar dor unilateral causada pelo envolvimento de tecidos moles que se relacionam com a articulação sacroilíaca. O principal mecanismo de lesão extra-articular ocorre com a combinação de carga axial e rotação, e a artrite e as espondiloartropatias estão entre as principais causas intra-articulares da dor sacroilíaca. As espondiloartropatias também podem estar associadas às patologias extra-articulares, como no caso de lesões ligamentares, musculares e entesopatias. São muitos os fatores de risco que podem contribuir para o aparecimento dessa dor, como: discrepâncias entre os membros inferiores (maior ou igual a 5 milímetros), anormalidades biomecânicas da marcha, variações anatômicas, tensão persistente, traumas de baixo impacto, escoliose, gravidez e cirurgias de coluna (especialmente envolvendo cirurgias de fusão do sacro).

Embora a apresentação clínica da dor sacroilíaca seja muito variável entre os pacientes, o padrão de apresentação clínica mais comum é uma dor no glúteo que se estende para a região posterolateral da coxa, com uma parcela desses pacientes relatando, inclusive, dor na região inguinal. Outras características como dor unilateral ao permanecer sentado e ausência de dor lombar se mostraram formas confiáveis de distinguir uma dor sacroilíaca de um outro tipo de dor lombar. Com relação aos melhores testes diagnósticos que podem ser usados para identificar pacientes com dor sacroilíaca, uma revisão sistemática concluiu que o teste de impulso da coxa, o teste de compressão e três ou mais testes provocativos positivos (sendo eles: teste de compressão, teste de distração, teste de impulso da coxa, teste de Gaenslen e sinal de Patrick) parecem ter sensibilidade e especificidade razoáveis na identificação dos pacientes com dor sacroilíaca, comparados com diagnósticos por bloqueios analgésicos (considerado o padrão-ouro). Com relação ao uso de exames de imagem, eles devem ser adaptados à apresentação clínica dos pacientes, mas alguns estudos concordam que a ressonância magnética parece ser o exame mais eficaz na detecção precoce da maioria das causas de dor sacroilíaca (seja por causas inflamatórias ou não inflamatórias).

O tratamento da dor sacroilíaca pode incluir tratamento farmacológico, terapia cognitivo--comportamental, terapia manual, terapia por exercícios e, se necessário, avaliação psiquiátrica (para bandeiras amarelas associadas à dor sacroilíaca), bem como técnicas intervencionistas de manejo da dor (como bloqueios analgésicos e infiltração de corticosteroides intra ou extra-articular). Embora não apresente muitas evidências, a terapia manual (especialmente a manipulação associada de articulação sacroilíaca e coluna lombar) parece ser um recurso que pode trazer benefícios para esses pacientes. Já as injeções de esteroides intra e extra-articular podem proporcionar alívio a curto prazo em pacientes com inflamação ativa, mas sua eficácia a longo prazo permanece não comprovada. Nos indivíduos que obtiveram alívio significativo, mas transitório, com as injeções, a ablação de radiofrequência dos ramos dorsais lombares inferiores e ramos laterais S1-S3 mostrou proporcionar alívio da dor, com duração de até um ano.

É importante salientar que nem sempre alterações biomecânicas, déficits de força e flexibilidade se correlacionam com a dor sacroilíaca (pois esses déficits nem sempre resultam em dor, e a dor nem sempre é acompanhada por achados objetivos desses componentes). No entanto, a terapia por exercícios baseada em treinamento de força e flexibilidade é comumente utilizada na reabilitação e pode ser aplicada para corrigir os desequilíbrios biomecânicos e déficits apresentados por esses pacientes, que podem estar associados com a lesão, ou pode piorá-la e retardar o retorno às atividades normais. Justamente pela importância dos estabilizadores ativos na estabilidade dessa articulação, é importante um programa que enfoque o fortalecimento dos músculos do *power house* (transverso do abdome e multífidos lombares), nos eretores da espinha, latíssimo do dorso, reto abdominal, oblíquos interno e externo, extensores do quadril (glúteo máximo e isquiotibiais), piriforme e iliopsoas. Vale ressaltar que muitos desses pacientes apresentam o iliopsoas extremamente tensionado (e muitas vezes, a liberação miofascial do iliopsoas reproduz a dor do paciente na sacroilíaca). Por isso é de extrema importância a liberação miofascial e o fortalecimento correto desse músculo.

Evidências científicas do método Pilates nas desordens da coluna lombossacral

A maioria dos estudos que existem sobre o método Pilates nas desordens da coluna lombossacral são sobre a dor lombar não específica. É nessa afecção que são encontrados os estudos mais robustos e de melhor qualidade metodológica. Com isso, temos resultados mais concretos sobre a efetividade do método Pilates nessa disfunção.

Existem dois estudos do tipo Delphi (que avalia consenso de uma população sobre determinado assunto) realizados com fisioterapeutas australianos, questionando sobre as indicações, contraindicações, benefícios, riscos, definição e aplicação do método Pilates em pacientes com dor lombar crônica não específica. Nesses estudos os fisioterapeutas sugerem que as sessões de Pilates para pacientes com dor lombar crônica não específica devem:

- Ser realizadas de forma supervisionada;
- Ter a duração mínima de 30 minutos e máxima de 60 minutos;
- Ter a frequência de duas a três vezes por semana;
- Por um período de pelo menos três a seis meses;
- Ser complementadas com exercícios domiciliares;
- Ter supervisão individualizada do paciente nas duas primeiras semanas, mas após esse período a terapia pode ser realizada em grupos de até quatro pacientes por terapeuta;

MÉTODO PILATES: DAS BASES FISIOLÓGICAS AO TRATAMENTO DAS DISFUNÇÕES

- Ser realizadas com os equipamentos de Pilates, que fornecem resistência imposta por molas, como o *Reformer* e o Cadillac, entre outros.

Algumas dessas indicações corroboram as diretrizes de prática clínica para tratamento da dor lombar não específica, que demonstram que esses pacientes devem ser tratados em grupos e que os exercícios supervisionados são mais recomendados. A sugestão que o tempo de tratamento deve ser de pelo menos três meses vai contra a maioria dos estudos de Pilates em dor lombar, que demonstram que os tratamentos variaram de 10 dias a oito semanas (com a realização de seis a 30 sessões, uma média de 15 sessões no geral). Isso demonstra que o Pilates consegue ter um efeito positivo em relação a dor e função em um tempo menor que três meses. Mas a maioria dos estudos corrobora a ideia de que as sessões devem ter entre 30 e 60 minutos de duração, e a frequência de realização das sessões deve variar de uma a três vezes por semana.

Com relação ao uso dos aparelhos do estúdio de Pilates, um estudo mostra que não há diferença entre os exercícios do *mat* Pilates e os do estúdio de Pilates para pacientes com dor lombar crônica, incapacidade global, incapacidade específica e cinesiofobia em curto prazo, mas que, no seguimento de seis meses após o tratamento, a melhora da incapacidade global e específica e cinesiofobia se manteve mais nos pacientes que realizaram os exercícios do estúdio de Pilates. Isso pode indicar que os efeitos dos exercícios, quando realizados nos aparelhos, podem ser mais duradouros.

Esses fisioterapeutas australianos ainda acreditam que o método Pilates é contraindicado em casos diagnosticados de pré-eclâmpsia, risco de fratura ou fraturas instáveis/não consolidadas, tumor, infecção, hérnia abdominal e em todos os casos em que o exercício físico for contraindicado. Além disso, indicam que os exercícios do método Pilates devem ser realizados com cautela em indivíduos com espondilolistese instável, radiculopatia significativa, osteoporose severa, clientes ansiosos, hérnia inguinal e vertigem benigna.

Quanto à efetividade do método Pilates nesses pacientes, as evidências mostram que o Pilates é mais eficaz que intervenções mínimas (que incluem nenhum tratamento, atividades usuais, educação, medicamentos, consultas com profissionais de saúde e manutenção de atividades físicas) para a melhora da dor, incapacidade, função específica e impressão global da recuperação a curto prazo. Também é mais eficaz que intervenções mínimas para a melhora da dor e incapacidade a médio prazo, mas não para função específica e impressão global de recuperação a médio prazo. No entanto, o método Pilates não parece ser mais eficaz que outras formas de exercício para dor e incapacidade a curto prazo, mas um estudo encontrou um pequeno efeito significativo para melhora apenas da função a médio prazo em favor do método Pilates. Embora o método Pilates não tenha apresentado muita diferença em comparação a outras formas de exercícios, uma revisão recente acredita, com base nos seus achados, que o método Pilates pode ser mais eficaz que exercícios muito diferentes da técnica (como exercícios em uma bicicleta estacionária), mas não se mostra superior a exercícios que envolvem estabilização segmentar.

Esses resultados corroboram o que as diretrizes de prática clínica afirmam, ou seja, que o exercício terapêutico é eficaz para melhora da dor e incapacidade em pacientes com dor lombar crônica não específica, mas não há recomendação do melhor exercício. Isso porque parece não haver diferenças entre as várias formas de exercício que podem ser usados para esse fim.

Um estudo recente avaliou se o uso de uma corrente analgésica (corrente interferencial) antes da realização dos exercícios do método Pilates poderia potencializar a melhora de dor, incapacidade, função específica, cinesiofobia e impressão global de recuperação nesses pacientes e encontrou que a corrente analgésica não acrescentou nada ao tratamento com o método Pilates, demonstrando que os exercícios do método Pilates são suficientes para o tratamento desses pacientes.

Um estudo biomecânico conduzido recentemente comparou a ativação muscular dos músculos glúteo máximo e oblíquo externo em indivíduos com dor lombar crônica e em um grupo controle sem dor, e encontrou que a ativação muscular foi semelhante entre os grupos nos exercícios *shoulder bridge* (ponte sobre os ombros) no solo, *hip roll* (rolamento do quadril) no *Reformer* e *breathing* (respiração) no Cadillac. Isso mostra que não existem diferenças entre a ativação muscular do glúteo máximo e oblíquo externo de pacientes com dor lombar e sem dor, pelo menos nesses exercícios que são realizados com o indivíduo em decúbito dorsal. Além disso, esse estudo mostra também que o exercício *shoulder bridge* foi o que teve maior ativação dos músculos avaliados nos dois grupos, mas foi o que menos causou dor lombar. Isso mostra que o método Pilates é um exercício seguro para esses pacientes e que pode ser usado com a finalidade de trabalhar mais esses músculos. Esses dados corroboram com o apresentado em uma revisão sistemática, que avaliou estudos do método Pilates com análise biomecânica dos músculos de tronco e pelve. Essa revisão encontrou apenas um estudo que comparou indivíduos com dor lombar com um grupo controle sem dor, e viu que indivíduos com dor lombar possuem menor ativação e cocontração dos antagonistas estabilizadores do tronco (músculos oblíquo interno e multífidos) durante a ativação do *power house* no princípio da centralização. Isso nos faz entender que talvez pacientes com dor lombar apresentem déficits de ativação muscular em alguns músculos que podem ser potencializados por determinados movimentos ou posturas, por isso devemos procurar exercícios que possam melhorar essa ativação, progressivamente, sem causar dor.

Escoliose

A escoliose é definida como uma deformidade torcional do tronco e da coluna vertebral, combinada com a translação e rotação de várias vértebras com alteração tridimensional, gerando uma curvatura lateral no plano frontal, uma rotação axial no plano horizontal e uma alteração das curvaturas normais do plano sagital. Essa alteração tridimensional pode explicar alterações da lordose, cifose paradoxal e retificação. A retificação da coluna vertebral pode ser encontrada com frequência nesses pacientes, porém alguns pacientes podem apresentar hiperlordose e hipercifose.

A curvatura no plano frontal pode ser visualizada em uma radiografia na posição anteroposterior (AP). Essa curvatura pode ser mensurada pelo ângulo de Cobb, no qual é delimitada pela última vértebra mais superior e pela última vértebra mais inferior dessa curvatura (Figura 14.12),

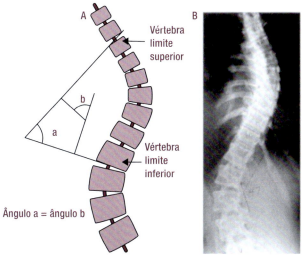

Figura 14.12. A) Mensuração do ângulo de Cobb para escoliose. B) A mensuração do ângulo Cobb em um raio X.

MÉTODO PILATES: DAS BASES FISIOLÓGICAS AO TRATAMENTO DAS DISFUNÇÕES

e pela rotação axial máxima, que pode ser avaliada pela vértebra apical. Para o diagnóstico da escoliose, é necessário apresentar ângulo de Cobb maior ou igual a 10° e rotação axial. A classificação da escoliose pode ser feita de três formas: cronológica (Quadro 14.3), angular (Quadro 14.4) e topográfica (Quadro 14.5).

Quadro 14.3. Classificação cronológica

Diagnóstico por idade	Anos e meses
Infantil	Zero a 2 anos e 11 meses
Juvenil	3 a 9 anos e 11 meses
Adolescente	10 a 17 anos e 11 meses
Adulto	Maior que 18 anos

Quadro 14.4. Classificação angular

Gravidade	Graus de angulação de Cobb
Baixa	5° a 15°
Baixa a moderada	16° a 24°
Moderada	25° a 34°
Moderada a severa	35° a 44°
Severa	45° a 59°
Muito severa	Igual ou maior que 60°

Quadro 14.5. Classificação topográfica

Região	Ápice
Cervical	Disco intervertebral de C6-C7
Cervicotorácica	C7 a T1
Torácica	Disco intervertebral de T1-T2 a disco intervertebral de T11-T12
Toracolombar	T12 a L1
Lombar	Disco intervertebral de L1-L2

Existem duas formas de escoliose: a funcional e a estruturada. A escoliose funcional é uma curvatura da coluna vertebral secundária a uma causa extraespinhal conhecida, por exemplo, alteração de tamanho de membros inferiores ou assimetria de tônus muscular paravertebral. A escoliose funcional pode ser parcialmente reduzida ou retroceder completamente após a causa ser eliminada (por exemplo, na posição deitada). Já a escoliose estruturada é considerada idiopática, pois não existe uma afecção específica causando a deformidade. Somente cerca de 20% dos pacientes apresentam escoliose secundária a outro processo patológico (escoliose funcional), e os demais 80% dos pacientes apresentam escoliose idiopática (escoliose estruturada).

A escoliose idiopática é de origem desconhecida, em que a deformidade da coluna vertebral pode ser definida como uma síndrome de etiologia multifatorial. A escoliose idiopática pode ser explicada a partir de uma deformidade de rotação primária (Figuras 14.13 e 14.14), Bem como uma deformidade axial intravertebral e intradiscal com rotação axial. A maior deformidade intravertebral assimétrica pode ser encontrada na vértebra ápice da curvatura, podendo diminuir nas vértebras simétricas (na posição neutra) que se encontram mais distantes da vértebra ápice.

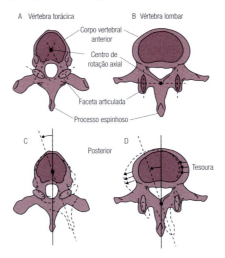

Figura 14.13. Mecanismo de rotação axial em uma vértebra torácica (A e C). Mecanismo de rotação axial de uma vértebra lombar (B e D). Note que o centro de rotação axial é anterior na vértebra torácica e posterior na vértebra lombar, quando está associada com cisalhamento. Fonte: Imagem retirada do artigo de Burwell (2003).

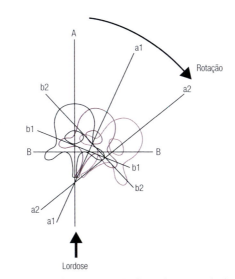

Figura 14.14. Rotação axial vertebral na escoliose estruturada. Fonte: imagem retirada do artigo de Burwell (2003).

Além disso, as deformidades vertebrais da escoliose estruturada ocorrem devido às forças laterais de cisalhamento desenvolvidas na parte anterior da coluna vertebral, conduzindo a vértebra apical para fora da linha média, enquanto as forças de torque desenvolvidas pelas estruturas musculoligamentares posteriores tentam minimizar os desvios e rotações das vértebras (Figura 14.15). Outro fator importante para a escoliose estruturada é o conceito de círculo vicioso (Figura 14.16), no qual as forças excêntricas cíclicas no final do corpo vertebral nos planos sagital e frontal, associadas à modulação do crescimento, favorecem a progressão dessa afecção, especialmente em curvaturas mais acentuadas.

Uma mínima deformidade pode alterar a carga intraespinhal e causar mudança no equilíbrio estático e dinâmico do paciente, sem alteração morfológica na coluna vertebral. Uma resposta neurológica inadequada, disfunção muscular ou restrição ligamentar limitada poderia resultar em várias alterações funcionais caóticas, resultando em alteração de equilíbrio e progressiva deterioração. Além disso, o conceito de instabilidade do desenvolvimento da escoliose idiopática é uma combinação da alteração esquelética primária (incluindo desacoplamento do crescimento entre a coluna vertebral anterior e a posterior, quando o crescimento vertebral desenvolve alterações maturacionais na coluna vertebral sagital), alteração ligamentar primária (afetando as

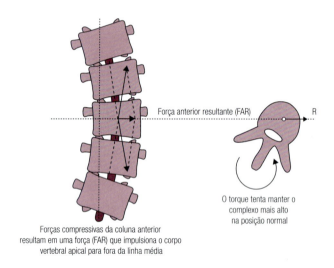

Figura 14.15. O padrão de força na coluna escoliótica. Fonte: imagem retirada do artigo de Burwell (2003).

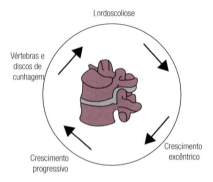

Figura 14.16. Diagrama do conceito de círculo vicioso pelo qual as vértebras imaturas excêntricas em uma coluna escoliótica causam crescimento progressivo torcional de vértebras e discos intervertebrais (conceito de torção induzido pelo crescimento). Fonte: imagem retirada do artigo de Burwell (2003).

estruturas posteriores da coluna vertebral) e desequilíbrio neuromuscular segmentar (criando suscetibilidade biomecânica para a torção espinhal induzida pelo crescimento). O conceito de desequilíbrio neuromuscular segmentar explica os diferentes padrões lordóticos associados com cada curvatura estruturada, sendo única, dupla e/ou tripla. Essas curvaturas compensatórias ou contratorções são ajustes das torções das curvaturas principais, decorrentes de alterações nos mecanismos neuromusculares, gerando correções extravagantes a fim de alinhar o posicionamento da cabeça com a linha média do corpo.

Ainda, algumas disfunções musculares também podem ser um fator etiológico para o desenvolvimento da escoliose idiopática. A contratura dos músculos abdutores do quadril pode causar limitação de adução do quadril, sendo na maioria das vezes no quadril direito, consequentemente levando a um distúrbio no crescimento da região pelve-lombossacral, com o desenvolvimento de escoliose lombar à esquerda, seguida por escoliose torácica à direita. Os exercícios de alongamento para essa musculatura na infância (após o diagnóstico) são importantes para evitar o desenvolvimento de escolioses severas em adolescentes e podem promover cura de pequenas curvaturas em crianças menores. Outra disfunção muscular comum é o desequilíbrio entre os músculos paravertebrais, interferindo nos reflexos posturais e na composição corporal relacionada à carga vertical, que conduz para o desenvolvimento de uma curvatura de escoliose. Uma hiperfunção de todos os músculos paravertebrais de um único lado pode ser uma explicação para a rotação, inclinação lateral e flexão da escoliose idiopática, com subsequente conceito do círculo vicioso. Além disso, os pacientes com escoliose também podem apresentar redução da flexibilidade da coluna vertebral durante a inspiração profunda, diminuição da mobilidade da extensão torácica, inclinação lateral e rotação.

A escoliose idiopática surge durante a infância ou adolescência e pode progredir em relação a múltiplos fatores durante um rápido período de crescimento (com idade entre 6 e 24 meses, 5 e 8 anos, e 11 e 14 anos). Dados epidemiológicos mostram que a escoliose idiopática juvenil com ângulo de Cobb maior que 10° afeta entre 1% e 12% da população geral. O desenvolvimento da curvatura da coluna vertebral muda rapidamente no início da puberdade, considerado um período marcante para a progressão da escoliose idiopática, pois ocorre crescimento longitudinal do esqueleto axial. Porém, na fase final da puberdade, a progressão gradualmente começa a diminuir e, com o crescimento completo da coluna vertebral, a escoliose idiopática tem baixo potencial para progressão.

O potencial da progressão da escoliose idiopática difere pela angulação da curvatura lateral e gênero. Os ângulos de Cobb abaixo de 10° devem ser acompanhados, pois os pacientes podem apresentar potencial para progressão, especialmente em meninas durante a fase de crescimento na puberdade. A progressão é similar entre meninos e meninas na escoliose idiopática, com ângulo de Cobb entre 10° e 20°. No entanto, na escoliose idiopática com angulações maiores que 20°, o risco de progressão é mais frequente nas meninas do que nos meninos, sendo aumentada essa proporção de acordo com o aumento do ângulo de Cobb.

A escoliose idiopática deve ser tratada com antecedência, a fim de evitar a progressão para deformidades severas no tronco (angulação entre 30° e 50°). Essas angulações maiores podem promover altos riscos de problemas de saúde na fase adulta, reduzindo a qualidade de vida em decorrência de deformidades estéticas, dor, incapacidade e progressivas limitações funcionais (prática de atividade física e habilidade para o trabalho). Somente cerca de 1% dos casos é tratado com correção cirúrgica, e cerca de 10% dos pacientes requerem tratamento conservador. O tratamento conservador pode ser dividido em dois grupos: funcional e morfológico. Esse tratamento tem sido considerado eficaz entre 80% e 100% para melhora da estética, qualidade de vida, incapacidade, bem-estar psicológico e função respiratória, bem como para redução da dor de coluna, graus de angulação de Cobb, progressão da escoliose e necessidade de mais tratamento na fase adulta.

Os exercícios fisioterapêuticos específicos são recomendados como o primeiro passo do tratamento de pacientes com escoliose idiopática para prevenir a progressão da deformidade, reduzir a dor e melhorar a incapacidade, podendo ser associados ou não a órteses corretivas. Esses exercícios são baseados em correção postural, treinamento das atividades de vida diária, estabilização da postura correta e educação do paciente, e devem ser individualizados de acordo com a necessidade de cada paciente, padrão da curva e fase de tratamento. O programa de tratamento pode ser executado regularmente até se alcançarem os melhores resultados, com sessões individuais ou em pequenos grupos. Os exercícios fisioterapêuticos específicos podem ser classificados de acordo com a autocorreção proposta: extrínsecos (em que a correção máxima é também obtida com auxílio da gravidade, posicionamento dos membros e/ou dispositivos de posicionamento); intrínsecos (em que a correção máxima é obtida sem nenhum auxílio); nenhuma autocorreção, porém com exercícios assimétricos; e nenhuma autocorreção com exercícios simétricos.

As diretrizes de escoliose idiopática também recomendam terapia por exercícios para melhora da função respiratória e atividades esportivas. Os exercícios para a função respiratória podem promover expansão e ventilação em compartimentos específicos dos pulmões comprometidos. Já as atividades esportivas não são recomendadas como tratamento para pacientes com escoliose idiopática, mas podem trazer benefícios psicológicos, neuromotores e bem-estar geral. As atividades esportivas devem ser recomendadas durante todas as fases do tratamento, porém podem haver restrições para algumas modalidades esportivas e atividades competitivas, principalmente para pacientes com alto risco de progressão.

Uma revisão sistemática sobre os efeitos dos exercícios específicos de escoliose para adolescentes com escoliose idiopática mostra que esses exercícios podem ser utilizados adicionalmente a outras intervenções conservadoras, a fim de aumentar a eficácia dessas intervenções, reduzindo a curvatura torácica e lombar. Além disso, os exercícios específicos de escoliose podem reduzir a prescrição de órteses corretivas, quando comparados com a fisioterapia e exercícios gerais. Ainda, esses exercícios podem ser mais eficazes que eletroestimulação, tração e treinamento postural para evitar a progressão da escoliose. No entanto, ainda são necessários mais estudos de boa qualidade para comprovar os reais efeitos desse programa de exercícios para pacientes com escoliose idiopática.

Evidências científicas do método Pilates na escoliose

Atualmente, existem somente quatro estudos sobre a utilização do método Pilates no tratamento de pacientes com escoliose. Um desses estudos é um relato de caso de uma mulher com 39 anos que tinha fusão na coluna vertebral, dor lombar e incapacidade severa. A paciente recebia atendimento de quiropraxia e um programa de exercícios do método Pilates, que promoveram melhora da dor lombar crônica e do condicionamento físico.

Um estudo publicado em 2010 avaliou 31 mulheres universitárias com dor lombar crônica associada à escoliose funcional, comparando o método Pilates com um grupo controle sem intervenção. Nesse estudo foi avaliada somente a intensidade da dor. O programa de tratamento consistiu em 24 sessões com exercícios orientados de acordo com a convexidade da escoliose de cada paciente. Os resultados mostraram que o método Pilates pode diminuir significantemente a dor, sendo 66% a mais do que o grupo controle.

Um estudo publicado em 2012 avaliou 31 mulheres estudantes com escoliose funcional, comparando o método Pilates com um grupo controle sem intervenção. Nesse estudo, foram avaliados os desfechos de intensidade da dor, grau de escoliose e grau de flexibilidade de flexão de tronco. O programa de tratamento foi realizado duas vezes por semana com sessões de 1 hora, durante três meses. Os resultados mostraram que o método Pilates pode reduzir o ângulo de Cobb, melhorar a flexibilidade de tronco e diminuir a intensidade da dor dessas pacientes.

Outro estudo mais recente avaliou 24 pacientes com escoliose idiopática, sendo o ângulo de Cobb maior que 20°, a fim de comparar os efeitos dos exercícios de schroth com o método Pilates. Nesse estudo foram avaliados o ângulo de Cobb e a distribuição do peso corporal. O programa de tratamento foi realizado três vezes por semana com sessões de 1 hora, durante três meses. Os resultados mostraram que ambos os grupos tiveram efeitos positivos na distribuição do peso corporal e na redução do ângulo de Cobb, porém os exercícios de schroth parecem ser mais eficazes que o método Pilates.

Espondilite anquilosante

A espondilite anquilosante é uma inflamação crônica e progressiva que afeta mais homens do que mulheres, frequentemente entre 20 e 50 anos, com prevalência de 0,1% a 1,4%. A espondilite anquilosante atinge o esqueleto axial, com inflamação asséptica do tecido sinovial, ligamentos espinhais, discos intervertebrais e articulações facetárias, resultando em graus variáveis de mobilidade restrita da coluna vertebral, com perda de capacidade funcional e dor. Cerca de 80% dos pacientes podem desenvolver os primeiros sintomas com idade inferior a 30 anos e menos de 5% dos pacientes, com idade superior a 45 anos. A causa da espondilite anquilosante é desconhecida, porém existe um fator genético que contribui mais fortemente: molécula MHC classe I HLA B27. Em torno de 90% a 95% dos pacientes com espondilite anquilosante são positivos para HLA B27. O diagnóstico da espondilite anquilosante é realizado com critérios clínicos e radiológicos.

O tratamento da espondilite anquilosante deve ser adaptado de acordo com as manifestações da doença, considerando a gravidade dos sintomas e outros fatores, como os desejos e expectativas do paciente. O tratamento indicado é a combinação de terapia farmacológica e não farmacológica, incluindo educação e fisioterapia. Uma revisão sistemática observou que há pouca evidência com relação à intervenção não farmacológica para esses pacientes, porém a opinião dos especialistas é fortemente positiva. A intervenção fisioterápica tem como objetivo manter ou melhorar a mobilidade da coluna vertebral, reduzir a dor, educar e motivar os pacientes. Um estudo Delphi envolvendo 11 fisioterapeutas e um reumatologista experientes no assunto recomenda exercícios individuais específicos com ênfase na mobilidade articular de acordo com os objetivos individuais definidos após avaliação. Além disso, são recomendados exercícios que envolvam o alongamento, o fortalecimento e a aptidão cardiopulmonar e funcional.

Evidências científicas do método Pilates na espondilite anquilosante

Atualmente existem dois estudos que verificaram os efeitos do método Pilates na espondilite anquilosante. O primeiro estudo, publicado em 2012, avaliou 55 pacientes e teve como objetivo investigar os efeitos do método Pilates em pacientes com espondilite anquilosante. O estudo comparou dois grupos: no grupo I os participantes eram submetidos a um programa de exercícios do método Pilates; e no grupo II os participantes continuaram o tratamento que estavam realizando anteriormente, o qual não foi descrito no artigo. O programa de tratamento do grupo I foi realizado considerando: educação postural, busca por posição neutra, exercícios realizados na posição sentada e em pé, exercícios de alongamento, exercícios para melhorar a propriocepção e a respiração, realizados três vezes por semana, durante 12 semanas e com sessões de 1 hora. A avaliação dos dois grupos considerou a capacidade funcional, atividade da doença, mobilidade da coluna vertebral, expansão torácica e qualidade de vida. Os resultados mostraram que a capacidade funcional melhorou no grupo i após 24 semanas, sugerindo um efeito benéfico a longo prazo do método Pilates. Além disso, o grupo i apresentou melhora significativa na atividade da doença, mobilidade da coluna vertebral e expansão torácica no seguimento de 24 semanas. Porém, não houve mudanças para a qualidade de vida após o tratamento (longo e curto prazo) nesse grupo, enquanto no grupo ii não houve nenhuma diferença significativa nos parâmetros avaliados.

O segundo estudo, publicado em 2013, avaliou 96 pacientes com espondilite anquilosante e teve como objetivo demonstrar os benefícios de um programa de exercícios multimodal (método Pilates, McKenzie e Heckscher). O estudo comparou dois grupos: grupo i grupo I (Pilates, McKenzie e Heckscher) e grupo II clássico cinético). O protocolo de exercícios de ambos os grupos foi realizado em três períodos: o grupo I realizou 20 minutos de exercícios gerais do método Pilates, 20 minutos de exercícios gerais do método Heckscher e 10 minutos de exercícios do método Mckenzie; já o grupo II realizou 10 minutos de aquecimento com exercícios aeróbicos, 20 minutos de exercícios aeróbicos no período principal e, por fim, 10 minutos de exercícios respiratórios na fase de resfriamento. Os participantes realizaram sessões de 50 minutos, três vezes por semana, com duração de 48 semanas e foram avaliados antes e após o tratamento, levando em consideração a função pulmonar, a função física e a atividade da doença. O resultado desse estudo mostrou que, após o tratamento, ambos os grupos apresentaram melhora comparado à avaliação antes do tratamento para todos os desfechos avaliados, porém não houve diferença significante entre os grupos.

De acordo com os estudos realizados até o momento, podemos concluir que o método Pilates pode ser incluído na rotina de tratamento em pacientes com espondilite anquilosante para o controle da função, atividade da doença e função pulmonar. Porém, mais estudos com amostras maiores e períodos de acompanhamento mais longos devem ser realizados, pois podem auxiliar na avaliação do real valor terapêutico desse método popular de exercício físico em pacientes com espondilite anquilosante.

EXERCÍCIOS DO MÉTODO PILATES PARA REABILITAÇÃO DAS DESORDENS DA COLUNA VERTEBRAL

Conceitos básicos

Princípios fundamentais

Todo o programa de tratamento baseado em exercícios do método Pilates deve ser realizado seguindo os princípios fundamentais do método Pilates tradicional – concentração, controle, centralização, fluidez de movimento, precisão e respiração –, assim como os princípios adicionais do método Pilates moderno – consciência, alinhamento, coordenação, alongamento e persistência. Além disso, o programa de tratamento deve conter exercícios que enfatizam a ativação dos músculos que compõem o *power house* de forma isométrica (o foco será a estabilização da coluna vertebral) ou de forma concêntrica e excêntrica (o foco será a mobilidade da coluna vertebral), a fim de promover maior estabilização e ganho de mobilidade.

Respiração

A respiração deve seguir dois ciclos respiratórios por repetição de exercício, sendo a inspiração na posição inicial e final para enfatizar a isometria muscular, e a expiração durante a execução do movimento para enfatizar as contrações concêntricas e excêntricas. É importante lembrar que os exercícios devem ser executados com autocrescimento, e alguns músculos do *power house*, tais como transverso do abdome, oblíquos do abdome, assoalho pélvico, glúteo máximo, trapézio médio e inferior, devem ser ativados de forma isométrica durante a expiração em todos os exercícios, para promover maior estabilização da coluna vertebral, pelve e escápulas. Além disso, os exercícios devem ser executados com velocidade lenta, respeitando o tempo respiratório fisiológico, sendo um tempo de inspiração para dois tempos de expiração (por exemplo: 2 segundos de tempo inspiratório, para 4 segundos de tempo expiratório).

Programa de exercícios

O programa de exercícios deve ser individualizado de acordo com a condição médica e física de cada paciente. Os exercícios podem ser realizados entre 6 e 10 repetições, para enfatizar o ganho de força muscular, e maior que 10 repetições, para enfatizar o ganho de resistência muscular. No entanto, o trabalho de resistência muscular deve ser recomendado com cautela, de acordo com o nível de condicionamento de cada paciente, preferencialmente em exercícios com baixa intensidade e baixo nível de complexidade.

Aquecimento

O aquecimento é uma preparação para qualquer atividade física, para melhorar o desempenho muscular. Os exercícios dinâmicos de aquecimento podem melhorar o desempenho de força e potência muscular, além de trazer benefícios para a flexibilidade e dor muscular tardia. No entanto, o aquecimento passivo ou baseado em exercícios de alongamento não é recomendado, pois não possui efeitos positivos para a melhora do desempenho muscular. Os exercícios de aquecimento são essenciais para a preparação da coluna vertebral para o programa de exercícios escolhido para o tratamento. Nessa fase, devem ser enfatizados exercícios de respiração, ativação dos componentes do *power house*, estabilização da coluna vertebral e mobilidade da coluna vertebral, pelve e escápulas.

1 – Breathing

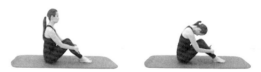

Descrição: Paciente sentado com flexão dos membros inferiores e da coluna vertebral, e membros superiores abraçando os membros inferiores. Realizar a respiração com ativação dos componentes do *power house*, enfatizando a expansão da região posterior da caixa torácica.

Nível: Preparatório

Objetivos:
- Conscientizar a respiração;
- Ativar músculos estabilizadores.

Cuidados:
- Enfatizar o alongamento axial e a posição neutra da coluna;
- Evitar hiperlordose lombar e elevação dos ombros.

Variações:
- Nível Preparatório: Realizar o exercício na postura sentada com flexão dos membros inferiores e da coluna vertebral e membros superiores abraçando os membros inferiores,

porém com uma faixa elástica envolvendo a caixa torácica (paciente segura as pontas da faixa elástica com as mãos), a fim de proporcionar um estímulo tátil para facilitar a execução do movimento. Realizar a respiração com ativação dos componentes do *power house*, enfatizando a expansão da região posterior da caixa torácica;
- Nível Básico: Realizar o exercício em decúbito dorsal no solo, com quadris e joelhos flexionados e pés apoiados no chão, membros superiores no chão ao longo do corpo ou mãos posicionadas na região abdominal.

2 – Pelvic mobility

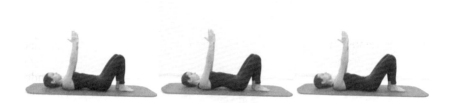

Descrição: Paciente em decúbito dorsal no solo, com quadris e joelhos flexionados e pés apoiados no chão, membros superiores em flexão de 90° dos ombros e cotovelos estendidos ou no chão ao longo do corpo. Realizar o movimento de inclinação anterior da pelve durante a inspiração, seguido pelo movimento de inclinação posterior da pelve durante a expiração. Iniciar e finalizar o exercício com a posição neutra da coluna vertebral e pelve.
Nível: Básico
Objetivos:
- Conscientizar quanto aos movimentos da coluna lombar e pelve;
- Conscientizar quanto à posição neutra da pelve e à lordose fisiológica da coluna lombar;
- Proporcionar mobilidade articular;
- Exercício que deve ser usado para pacientes com dor lombar crônica não específica com déficit de coordenação/espondilólise ou espondilolistese, para ensinar o posicionamento correto da pelve (lordose fisiológica) e para trabalhar a mobilidade dos pacientes com dor lombar crônica não específica com déficit de mobilidade.

Cuidados:
- Enfatizar o alongamento axial e a posição neutra da coluna;
- Evitar elevação dos ombros;
- Evitar movimentos da cabeça e cervical;
- Reduzir a amplitude de movimento caso o paciente apresente dor durante a execução do exercício.

Variação:
- Nível Preparatório: Realizar o exercício com dois ciclos respiratórios: um ciclo com a inspiração mantendo em isometria na amplitude total de inclinação anterior e a expiração realizando o movimento para inclinação posterior total; e o outro ciclo com a inspiração mantendo em isometria na amplitude total de inclinação posterior e a expiração realizando o movimento para inclinação anterior total.

3 – Hip roll

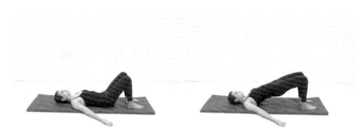

Descrição: Paciente em decúbito dorsal no solo, com quadris e joelhos flexionados e pés apoiados no chão, e membros superiores no chão ao longo do corpo. Realizar o movimento de inclinação posterior da pelve, seguido por extensão de quadril, subindo e articulando vértebra por vértebra até a posição de ponte sobre os ombros, e depois retornar à posição inicial, descendo e articulando vértebra por vértebra. Iniciar e finalizar o exercício com a posição neutra da coluna vertebral e pelve.

Nível: Básico

Objetivos:
- Conscientizar a ativação do músculo glúteo máximo;
- Proporcionar mobilidade da coluna vertebral;
- Fortalecer os músculos dos membros inferiores (glúteo máximo, isquiotibiais e quadríceps especialmente);
- É um exercício bom para ser realizado por pacientes com dor lombar crônica não específica com déficit de coordenação/espondilólise ou espondilolistese, déficit de mobilidade (enfatizando a mobilização da coluna vértebra por vértebra) e dor sacroilíaca (pelo fortalecimento de glúteo máximo).

Cuidados:
- Enfatizar o alongamento axial e a posição neutra da coluna vertebral;
- Evitar hiperlordose cervical e lombar;
- Evitar elevação dos ombros;
- Quanto mais próximos os pés ficam do glúteo, mais fácil. Quanto mais distantes, mais exige de isquiotibiais e mais difícil fica o exercício.

Variações:
- Nível Preparatório: Realizar o exercício com os pés sobre o *Arc Barrel*, a fim de facilitar a mobilidade da coluna vertebral;
- Nível Intermediário I: Realizar o exercício com os pés sobre o Bosu, a fim de desafiar o equilíbrio e a ativação do músculo glúteo máximo;
- Nível Intermediário II: Realizar o exercício com as mãos atrás da nuca para promover alongamento dos músculos peitorais maior e menor e potencializar a ação dos membros inferiores. Bom para paciente com hipercifose, por favorecer a abertura do tórax;
- Nível Avançado: Realizar o exercício com os pés sobre a bola, a fim de desafiar ainda mais o equilíbrio e a ativação dos músculos glúteo máximo e isquiotibiais.

4 – Cat strotching

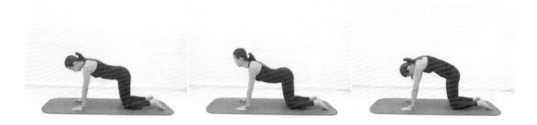

Descrição: Paciente em quatro apoios no solo, com cotovelos e punhos estendidos. Realizar inclinação posterior da pelve com flexão da coluna vertebral e depois mobilizar a coluna vertebral e a pelve para a posição oposta (inclinação anterior da pelve com extensão da coluna vertebral). Iniciar e finalizar o exercício com a posição neutra da coluna vertebral e pelve.

Nível: Básico

Objetivos:
- Conscientizar quanto ao movimento da coluna vertebral e pelve;
- Proporcionar mobilidade da coluna vertebral e pelve;
- Fortalecer os músculos deltoide na porção anterior, serrátil anterior, peitoral maior e menor;
- Exercício ideal para realizar com pacientes com dor lombar não específica com déficit de mobilidade.

Cuidados:
- Evitar elevação dos ombros;
- Evitar flexão dos cotovelos;
- Evitar inclinação do paciente para frente ou para trás;
- Importante evitar excessos nas hipercifoses ou hiperlordoses. Nesses casos, orientar o paciente a mobilizar mais a região com mais déficit e mobilizar menos a região onde há excessos, com o auxílio manual do terapeuta.

Variações:
- Nível Preparatório: Reduzir a amplitude de movimento. Iniciar com a posição neutra da coluna vertebral e pelve. Mobilizar a coluna vertebral e a pelve somente para flexão completa e retornar para a posição neutra, ou somente para extensão completa e retornar para a posição neutra;
- Nível Básico: Realizar o exercício com uma bola entre os joelhos para ativação dos adutores, a fim de facilitar a ativação do assoalho pélvico e abdominais.

5 – Hip mobility

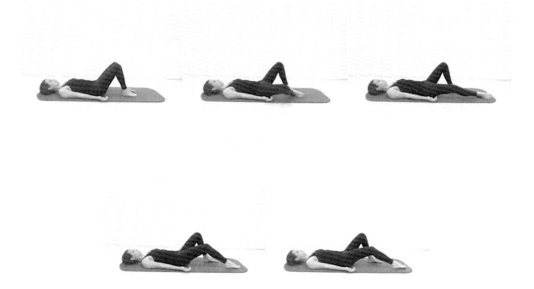

Descrição: Paciente em decúbito dorsal no solo, quadris e joelhos flexionados e pés apoiados no chão, membros superiores no chão ao longo do corpo. Um membro inferior estabiliza, enquanto o outro membro inferior realiza rotação externa do quadril, seguida por extensão de joelho. Retornar com rotação interna de quadril, seguida por flexão do joelho. Depois, inverter o movimento do quadril. Realizar rotação interna do quadril, seguida por extensão do joelho. Retornar com rotação externa do quadril, seguida por flexão do joelho. Manter a coluna vertebral e a pelve na posição neutra.

Nível: Básico

Objetivos:
- Conscientizar quanto ao movimento do quadril e joelho;
- Desafiar a estabilização da coluna vertebral e pelve na posição neutra;
- É um exercício bom para ser realizado por pacientes com dor lombar crônica não específica, com déficit de coordenação/espondilólise ou espondilolistese.

Cuidados:
- Evitar movimentos no membro inferior de apoio;
- Evitar elevação dos ombros;
- Evitar inclinação e rotação da pelve;
- Evitar desenhos circulares no chão com o pé. Durante a execução do exercício, o calcanhar deve seguir a linha da espinha ilíaca anterossuperior ou ísquios do membro inferior de gesto (membro que realiza o movimento) durante todo o movimento.

Variações:
- Nível Preparatório I: Anular os movimentos de rotação do quadril, realizar somente flexão e extensão do joelho, deslizando o pé no chão, a fim de facilitar a consciência da estabilização da coluna vertebral e pelve;
- Nível Preparatório II: Realizar o exercício com o pé de gesto sobre o rolo.

6 – Scissors with logs

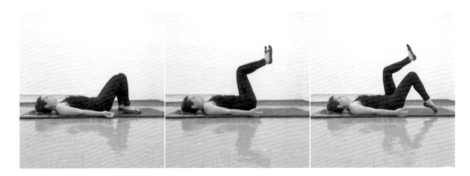

Descrição: Paciente em decúbito dorsal no solo, com quadris e joelhos flexionados e pés apoiados no chão, e membros superiores no chão ao longo do corpo. Para a posição inicial, realizar o movimento de inclinação posterior da pelve e sustentar isometricamente, depois elevar um membro inferior de cada vez para a posição de cadeira. Realizar extensão de quadril com flexão plantar, alternando os membros inferiores (como se o hálux fosse tocar o solo). A inclinação posterior da pelve e a flexão de joelho devem ser mantidas.

Nível: Intermediário

Objetivos:
- Conscientizar a ativação dos estabilizadores, especialmente os músculos abdominais;
- Proporcionar mobilidade do quadril;
- Fortalecer os músculos abdominais;
- É um exercício bom para ser realizado por pacientes com dor lombar crônica não específica com déficit de coordenação/espondilólise ou espondilolistese.

Cuidados:
- Enfatizar o alongamento axial e a posição neutra da coluna;
- Evitar hiperlordose cervical e lombar;
- Evitar elevação dos ombros.

Variações:
- Nível Preparatório: Realizar o exercício sustentando os membros inferiores na posição de cadeira;
- Nível Básico I: Realizar o exercício sustentando os membros inferiores na posição de cadeira. Durante a inspiração, realizar abdução do quadril e, na expiração, realizar adução do quadril até a posição inicial;

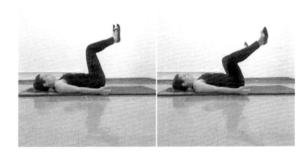

- Nível Básico II: Realizar o exercício com os pés sobre a bola, a fim de facilitar a estabilização da coluna vertebral. Nessa variação, o paciente mantém um membro inferior na posição de cadeira, enquanto o outro membro inferior estende o joelho empurrando a bola com o pé, depois retornando a bola para a posição inicial para alternar o membro inferior;
- Nível Intermediário: Realizar o exercício sustentando os membros inferiores na posição de cadeira. Durante a inspiração, realizar abdução do quadril unilateral, enquanto o outro membro permanece em isometria. Na expiração, realizar extensão do joelho e adução do quadril no sentido caudal, seguidos por flexão do joelho retornando para a posição inicial;

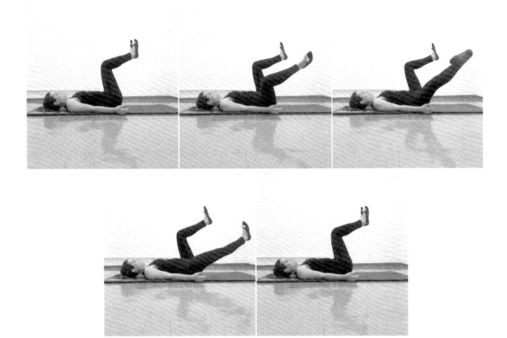

- Nível Avançado: Realizar o exercício com a posição da cadeira e estender o joelho da perna de gesto durante a execução do movimento para aumentar a alavanca e desafiar ainda mais os músculos abdominais.

7 – Shoulder and scapular mobility

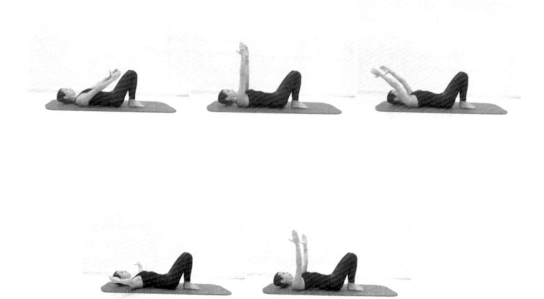

Descrição: Paciente em decúbito dorsal no solo, com quadris e joelhos flexionados e pés apoiados no chão, e membros superiores no chão ao longo do corpo. Realizar movimentos circulares com os membros superiores, com os cotovelos estendidos, para ambas as direções.

Nível: Básico

Objetivos:
- Conscientizar quanto ao movimento correto da escápula e ombro;
- Desafiar a estabilização da coluna vertebral e escápulas;
- Proporcionar mobilidade articular;
- Exercício bom para realizar com pacientes com hipercifose, a fim de melhorar a mobilidade torácica.

Cuidados:
- Enfatizar o alongamento axial e a posição neutra da coluna;
- Evitar abertura excessiva das costelas quando os braços estiverem elevados;
- Evitar hiperlordose lombar;
- Evitar extensão do tronco;
- Evitar elevação dos ombros e sobrecarga na cervical;
- Manter punhos neutros.

Variações:
- Nível Preparatório: Reduzir a amplitude de movimento para facilitar a estabilização;
- Nível básico: Realizar o exercício com movimentos de tesoura (flexão e extensão dos ombros) com os membros superiores para desafiar a estabilização dos componentes laterais do tronco e da coluna vertebral;

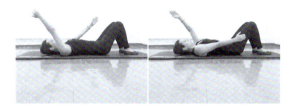

- Nível Intermediário I: Realizar o exercício com velocidade rápida, mantendo a postura neutra estática, a fim de desafiar ainda mais os músculos estabilizadores;
- Nível Intermediário II: Realizar o exercício com carga, usando *tonning ball,* a fim de fortalecer os membros superiores e desafiar a estabilização.

8 – Abdomen preparation

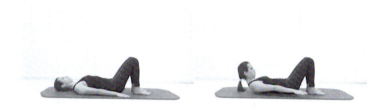

Descrição: Paciente em decúbito dorsal no solo, com quadris e joelhos flexionados e pés apoiados no chão, e membros superiores no chão ao longo do corpo. Realizar flexão craniocervical, seguida por flexão da parte superior da coluna torácica (até o nível do ângulo inferior das escápulas) e flexão dos ombros com os cotovelos estendidos e os punhos neutros, subindo vértebra por vértebra. Depois, retornar à posição inicial, descendo vértebra por vértebra. Iniciar e finalizar com a coluna vertebral e a pelve na posição neutra.

Nível: Básico

Objetivos:
- Conscientizar quanto ao movimento e à estabilização correta da cervical;
- Desafiar a estabilização da coluna lombar e pelve;
- Proporcionar mobilidade articular da coluna torácica superior e cervical;
- Ativar a musculatura abdominal.

Cuidados:
- Enfatizar o alongamento axial e a posição neutra da coluna;
- Evitar o excesso de flexão da coluna cervical;
- Evitar hiperlordose lombar;

- Usar coxins de posicionamento na região occipital para evitar mau posicionamento da cervical;
- Evitar elevação dos ombros e sobrecarga na cervical.

Variações:
- Nível Básico I: Realizar o exercício com os membros superiores segurando o peso da cabeça com as mãos entrelaçadas na região da nuca, a fim de reduzir a sobrecarga na cervical, porém dificultando a ativação dos músculos abdominais (devido à alavanca do posicionamento dos membros superiores);
- Nível Básico II: Realizar o exercício com rotação do tronco superior, a fim de ativar os músculos oblíquos do abdome;

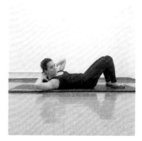

- Nível Intermediário: Realizar o exercício com pulsos curtos (movimentos rápidos e com pequena amplitude).

9 – Breaststroke preparation

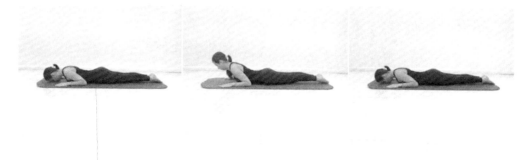

Descrição: Paciente em decúbito ventral no solo, cotovelos flexionados com antebraço apoiado no chão na linha dos ombros, e quadris e joelhos estendidos. Realizar extensão craniocervical, seguida por extensão da parte superior da coluna torácica (até o nível do processo xifoide) com auxílio dos membros superiores, subindo vértebra por vértebra. Depois, retornar à posição inicial, descendo vértebra por vértebra. Iniciar e finalizar com a coluna vertebral e a pelve na posição neutra.

Nível: Preparatório

Objetivos:
- Conscientizar quanto ao movimento e à estabilização correta da cervical;
- Desafiar a estabilização da coluna lombar e pelve;
- Proporcionar mobilidade articular da coluna torácica superior e cervical;
- É um exercício bom para ser realizado por pacientes com dor lombar crônica não específica, com preferência direcional para extensão, e por pacientes com dor lombar irradiada

para os membros inferiores (dor por compressão de raiz nervosa) que centralizem com extensão;
- É um exercício que também pode ser usado em pacientes com hipercifose torácica, para trabalhar a mobilidade para extensão, assim como o fortalecimento dos extensores de tronco.

Cuidados:
- Enfatizar o alongamento axial e a posição neutra da coluna;
- Usar coxins de posicionamento na região abdominal para pacientes com hiperlordose lombar;
- Evitar amplitudes grandes;
- Evitar elevação dos ombros e sobrecarga na cervical;
- Quando as mãos do paciente forem colocadas mais para frente (na frente da cabeça), o exercício vai enfatizar mais a extensão torácica. Quando a mão estiver mais atrás (como na foto), enfatizará mais a extensão lombar. Se as mãos estiverem muito atrás e o paciente com dor lombar relatar desconforto, uma alternativa é colocar as mãos mais à frente.

Variações:
- Nível Básico: Realizar o exercício sem auxílio dos membros superiores, a fim de desafiar a estabilização da coluna lombar e pelve, bem como o fortalecimento dos músculos extensores. Na posição inicial, os membros superiores se encontram posicionados no chão ao longo do corpo. Realizar a extensão do tronco com extensão dos ombros (os membros superiores flutuam ao longo do corpo) e depois retornar para a posição inicial;

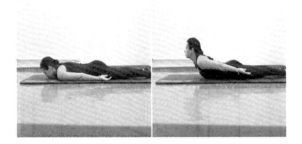

- Nível Intermediário: Realizar o exercício com os ombros abduzidos, cotovelos flexionados e mãos na região da testa, para aumentar a alavanca e desafiar ainda mais a estabilização e o fortalecimento dos músculos extensores.

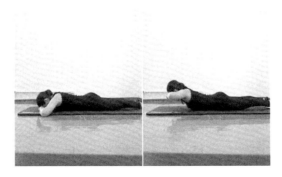

Relaxamento/Resfriamento

Os exercícios de relaxamento e resfriamento são comumente utilizados durante a prática de atividade física (nos últimos 5 minutos), embora ainda existam controvérsias com relação aos verdadeiros efeitos desses exercícios. Alguns estudos têm mostrado que os exercícios de relaxamento/resfriamento podem minimizar a dor muscular tardia e auxiliar na recuperação de parâmetros clínicos dos sistemas respiratório e cardiovascular. Na fase de relaxamento/resfriamento de um programa de exercícios para pacientes com desordens da coluna vertebral, podem ser utilizados exercícios de mobilidade articular e técnicas de terapia manual.

1 – Thoracic spine twist

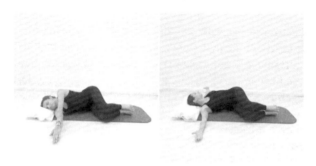

Descrição: Paciente em decúbito lateral no solo, com ombros, quadris e joelhos com 90° de flexão, cotovelos estendidos e uma mão sobre a outra. Realizar abdução horizontal do membro superior de cima e rotação da coluna vertebral, seguido por movimento da coluna cervical (com o olhar sempre na direção da mão). Iniciar e finalizar o exercício com a postura neutra da coluna vertebral e pelve.

Nível: Básico

Objetivos:
- Proporcionar mobilidade da coluna vertebral no plano transversal;
- Fortalecer os músculos estabilizadores.

Cuidados:
- Enfatizar o alongamento axial e a posição neutra da coluna vertebral;
- Evitar hiperlordose cervical e lombar;
- Evitar elevação dos ombros;
- Evitar movimentos em grandes amplitudes.

Variações:
- Nível Preparatório I: Realizar o exercício com um travesseiro entre os membros inferiores;
- Nível Preparatório II: Realizar o exercício com amplitude de movimento menor.

2 – Low back twist

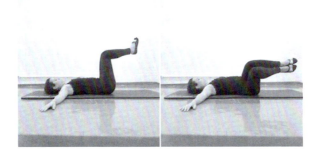

Descrição: Paciente em decúbito dorsal no solo, quadris e joelhos flexionados e pés apoiados no chão, membros superiores no chão com abdução de ombros de 90°. Para a posição inicial, realizar o movimento de inclinação posterior da pelve e sustentar isometricamente, depois elevar um membro inferior de cada vez para a posição de cadeira (90° de flexão de quadril, joelho e dorsiflexão). Realizar rotação da coluna vertebral para um lado e depois para o outro lado. A inclinação posterior da pelve e a flexão de joelho devem ser mantidas.

Nível: Intermediário

Objetivos:
- Conscientizar a ativação dos estabilizadores, especialmente os músculos abdominais;
- Proporcionar mobilidade da coluna vertebral no plano transversal;
- Fortalecer os músculos abdominais;
- Promover relaxamento dos músculos posteriores do tronco (músculos superficiais);
- É um exercício bom para ser realizado por pacientes com dor lombar crônica não específica com déficit de coordenação/espondilólise ou espondilolistese.

Cuidados:
- Enfatizar o alongamento axial e a posição neutra da coluna;
- Evitar hiperlordose cervical e lombar;
- Evitar elevação dos ombros;
- Manter os ombros no chão;
- Evitar movimentos em grandes amplitudes caso apresente dor durante na execução do exercício.

Variações:
- Nível Preparatório I: Realizar o exercício com os membros inferiores sobre a bola;
- Nível Preparatório II: Adicionar dois *tonning balls* pequenos na região mais dolorida da coluna vertebral (um *tonning ball* para cada lado da coluna, na mesma direção) e realizar o exercício com os membros inferiores sobre a bola. Esse exercício tem como objetivo proporcionar relaxamento e liberação miofascial;

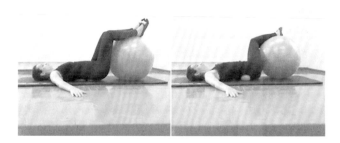

Nível Básico: Realizar o exercício com os membros inferiores sobre a bola, porém, durante a rotação da coluna vertebral, realizar a extensão de joelho com dorsiflexão do membro inferior de cima, a fim de alongar a cadeia posterior cruzada. Depois, realizar a rotação para o outro lado, trocando o membro inferior;

Nível Avançado: Realizar a rotação da coluna vertebral sem auxílio da bola, seguido por extensão de joelho com dorsiflexão do membro inferior de cima, a fim de alongar a cadeia posterior cruzada e desafiar a estabilização de ombros, escápulas e cervical, bem como os músculos abdominais. Depois, realizar a rotação para o outro lado, trocando o membro inferior.

3 – Traction with roller

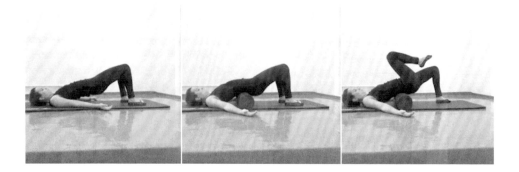

Descrição: Paciente em decúbito dorsal no solo, quadris e joelhos flexionados e pés apoiados no chão, membros superiores no chão ao longo do corpo. Primeiramente, realizar o movimento de ponte sobre os ombros. O terapeuta posiciona o rolo na coluna lombar e o paciente retorna a coluna vertebral, porém apoiando o corpo no rolo. Para a posição inicial, realizar o movimento de inclinação posterior da pelve e sustentar isometricamente, depois elevar um membro inferior de cada vez com os joelhos bem flexionados, aproximando os membros inferiores na região abdominal. O paciente deve descarregar o peso do corpo no rolo enquanto empurra o rolo bilateralmente com as mãos em direção caudal até toda a coluna encostar no solo. A inclinação posterior da pelve e a flexão de joelho devem ser mantidas.

Nível: Básico

Objetivos:
- Proporcionar tração e relaxamento da coluna lombar;
- Exercício bom para realizar em pacientes com dor lombar irradiada para os membros inferiores (dor por compressão de raiz nervosa).

Cuidados:
- Evitar hiperlordose cervical e lombar;
- Evitar elevação dos ombros.

Variação:
- Nível Preparatório: Realizar o exercício com um cinto ou uma toalha embaixo da coluna lombar. O terapeuta puxa a toalha no sentido caudal, realizando a tração.

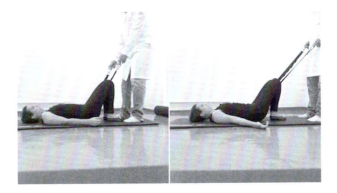

4 – Massage

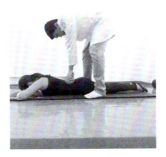

Descrição: Paciente em decúbito ventral no solo, com ombros abduzidos, cotovelos flexionados com antebraços apoiados no chão, mãos sobrepostas na região da testa, quadris e joelhos estendidos. O paciente deve se concentrar somente na respiração (não há necessidade da contração dos componentes do *power house*) enquanto o terapeuta passa o rolo ou bola ou *tonning ball* nas regiões com maior tensão e rigidez muscular.

Nível: Básico

Objetivos:
- Conscientizar a respiração;
- Relaxar os músculos posteriores dos membros inferiores, posteriores do tronco e escapulares.

Cuidados:
- Evitar hiperlordose lombar;
- Evitar rotação da coluna cervical;
- Usar coxins de posicionamento na região abdominal para pacientes com hiperlordose lombar;
- Pode ser realizado com o paciente sentado na caixa do *Reformer* abraçando a bola suíça, nos casos em que o paciente sente dor lombar na posição de decúbito ventral.

Variações:
- Nível Preparatório: Realizar o relaxamento deitado sobre o *Arc Barrel*, especialmente em pacientes com hiperlordose lombar;
- Nível Intermediário: Realizar o relaxamento deitado sobre a bola.

5 – Side traction

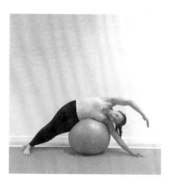

Descrição: Paciente deitado de lado sobre a bola, com um membro inferior sobreposto ao outro, apoiados na parede, e os membros superiores com flexão de 180° de ombros e cotovelos estendidos. O paciente deve relaxar e somente se concentrar nos exercícios respiratórios enquanto o terapeuta realiza uma tração lateral (uma mão na pelve e outra mão na escápula do paciente).

Nível: Intermediário

Objetivos:
- Promover relaxamento dos músculos da coluna vertebral e tronco;
- Minimizar o padrão da curvatura lateral em pacientes com escoliose;
- Exercício bom para realizar em pacientes com dor lombar não específica com preferência direcional para inclinação lateral e com irradiação para o membro inferior por compressão radicular (nesse caso, o lado da irradiação deve ficar para cima).

Cuidados:
- Evitar sobrecargas na coluna cervical;
- Evitar rotações da pelve.

Variações:
- Nível Preparatório: Realizar o exercício sobre o *Arc Barrel* ou travesseiro, a fim de reduzir a amplitude;

- Nível Básico I: Realizar o exercício com os membros inferiores posicionados um na frente do outro e depois trocar as posições, a fim de tracionar partes diferentes do músculo quadrado lombar. O terapeuta pode enfatizar uma torção na parte superior do tronco;
- Nível Básico II: Paciente deitado de lado sobre o *Barrel*, com um membro inferior sobreposto ao outro, apoiados no espaldar, e os membros superiores com flexão de 180° de ombros e cotovelos estendidos.

6 – Child's posture

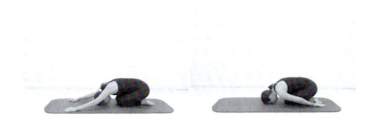

Descrição: Paciente ajoelhado, flexiona mais os joelhos sentando nos calcanhares (se possível) com flexão de toda a coluna vertebral apoiando a cabeça no chão. Os membros superiores podem estar estendidos ao longo do corpo ou à frente da cabeça ou na região da testa. Realizar respirações lentas e profundas, enfatizando a contração dos componentes do *power house*.
Nível: Básico
Objetivos:
- Postura compensatória após exercícios de extensão da coluna vertebral;
- Promover relaxamento dos músculos da coluna vertebral;
- Proporcionar flexibilidade da coluna vertebral e membros inferiores;
- Essa postura pode aliviar bastante a dor lombar em pacientes com preferência direcional para flexão.

Cuidados:
- Evitar essa postura em pacientes com afecções no joelho;
- Evitar elevação dos ombros.

Variação:
- Nível Preparatório: Realizar o exercício na postura sentada com flexão dos membros inferiores, flexão da coluna vertebral e membros superiores abraçando os membros interiores.

Exercícios do método Pilates específicos para reabilitação das desordens da coluna cervical

O programa de tratamento para pacientes com dor cervical deve ser baseado em exercícios de correção postural, mobilidade articular, alongamento e fortalecimento dos músculos cervicais e escapulotorácicos, e coordenação. A combinação de exercícios de alongamento e fortalecimento dos músculos cervicais e escapulotorácicos promove melhora dos sintomas de pacientes com dor cervical crônica a curto (imediatamente após a intervenção a três meses após a intervenção) e longo prazo (maior que 12 meses após a intervenção).

Correção postural

Uma boa postura e alinhamento articular são importantes para evitar sobrecargas na coluna cervical. Para a execução dos exercícios com bom alinhamento articular, às vezes são necessários coxins de posicionamento, a fim de aliviar e evitar tensões da coluna cervical. Esses coxins podem ser pequenos travesseiros, tatus, placas e/ou toalhas de acordo com a necessidade de cada paciente.

1 – Correction postural in lateral decubitus

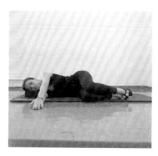

Descrição: Paciente em decúbito lateral com um pequeno travesseiro na cabeça, membros superiores e membros inferiores com 90° de flexão, cotovelos estendidos e mãos sobrepostas. Realizar os exercícios respiratórios enfatizando o alinhamento neutro da coluna vertebral e o autocrescimento.

Nível: Preparatório

Objetivos:
- Promover ativação dos músculos estabilizadores da coluna cervical;
- Proporcionar alinhamento articular adequado.

Cuidados:
- Evitar elevação dos ombros;
- Evitar posturas compensatórias.

Variação:
- Nível Básico: Realizar o exercício com membros inferiores estendidos, membro superior de cima posicionado ao longo do corpo e membro superior de baixo em 90° de flexão de ombro e cotovelo estendido, para dificultar a estabilização e a manutenção do alinhamento da coluna vertebral.

2 – Neck hyperextension

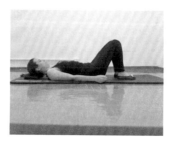

Descrição: Paciente em decúbito dorsal no solo com uma placa ou travesseiro na cabeça (com altura suficiente para promover alinhamento neutro da coluna cervical), quadris e joelhos flexionados e pés apoiados no chão, membros superiores no chão ao longo do corpo. Realizar os exercícios respiratórios enfatizando o alinhamento neutro da coluna vertebral e o autocrescimento.

Nível: Preparatório

Objetivos:
- Promover ativação dos músculos estabilizadores da coluna cervical;
- Promover alinhamento neutro na coluna cervical;
- Proporcionar relaxamento muscular.

Cuidados:
- Evitar elevação dos ombros;
- Evitar posturas compensatórias.

Variação:
- Nível Básico: Realizar o exercício com os membros inferiores estendidos, membros superiores em 90° de flexão de ombros e cotovelos estendidos, a fim de dificultar a estabilização e a manutenção do alinhamento neutro da coluna vertebral.

3 – Neck rectification

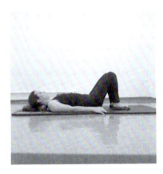

Descrição: Paciente em decúbito dorsal no solo com uma placa ou pequeno travesseiro na cabeça e uma toalha enrolada (ou *tonning ball*) na coluna cervical, com quadris e joelhos flexionados e pés apoiados no chão, e membros superiores no chão ao longo do corpo. Realizar os exercícios respiratórios enfatizando o alinhamento neutro da coluna vertebral e o autocrescimento.

Nível: Preparatório

Objetivos:
- Promover ativação dos músculos estabilizadores da coluna cervical;
- Promover lordose na coluna cervical retificada;
- Proporcionar relaxamento muscular e alinhamento articular adequado.

Cuidados:
- Evitar elevação dos ombros;
- Evitar posturas compensatórias.

Variação:
- Nível Básico: Realizar o exercício com membros inferiores estendidos, membros superiores em 90° de flexão de ombros e cotovelos estendidos, a fim de dificultar a estabilização e a manutenção do alinhamento neutro da coluna vertebral.

4 Soated correction postural

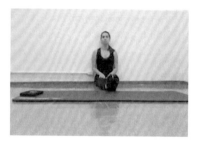

Descrição: Paciente sentado com os membros inferiores estendidos e membros superiores ao longo do corpo, a fim de dificultar a estabilização e a manutenção do alinhamento neutro da coluna vertebral. Usar placas ou caixas para pacientes com encurtamento da cadeia posterior. Realizar os exercícios respiratórios enfatizando o autocrescimento e o alinhamento neutro da coluna vertebral e pelve.

Nível: Básico

Objetivos:
- Promover ativação dos músculos estabilizadores da coluna vertebral;
- Proporcionar relaxamento muscular e alinhamento articular adequado;
- Alongar cadeia posterior.

Cuidados:
- Evitar elevação dos ombros;
- Evitar retificações ou hiperlordoses da coluna vertebral;
- Evitar posturas compensatórias.

Variações:
- Nível Preparatório: Realizar o exercício sentado sobre os ísquios com as regiões occipital, torácica e sacral encostadas na parede, quadris e joelhos levemente flexionados e pés apoiados no chão, membros superiores no chão ao longo do corpo;
- Nível Intermediário: Realizar o exercício com os membros inferiores estendidos, membros superiores em 90° de flexão de ombros e cotovelos estendidos, a fim de dificultar a estabilização e a manutenção do alinhamento neutro da coluna vertebral. Usar placas ou caixas para pacientes com encurtamento da cadeia posterior.

5 – Standing correction postural

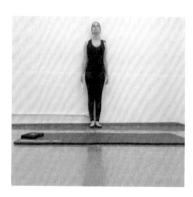

Descrição: Paciente em pé com as regiões occipital, torácica e sacral encostadas na parede, quadris e joelhos estendidos, alinhados com as espinhas ilíacas anterossuperiores, membros superiores ao longo do corpo. Realizar os exercícios respiratórios enfatizando o autocrescimento e alinhamento neutro da coluna vertebral e pelve.

Nível: Preparatório

Objetivos:
- Promover ativação dos músculos estabilizadores da coluna vertebral;
- Proporcionar relaxamento muscular e alinhamento articular adequado.

Cuidados:
- Evitar elevação dos ombros;
- Evitar retificações ou hiperlordoses da coluna vertebral;
- Evitar posturas compensatórias.

Variação:
- Nível Básico: Realizar o exercício na posição unipodal. Um membro inferior com 90° de flexão de quadril, joelho e dorsiflexão, membros superiores em 90° de flexão de ombros e cotovelos estendidos, a fim de dificultar o equilíbrio, a estabilização e a manutenção do alinhamento neutro da coluna vertebral.

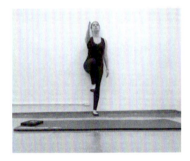

Exercícios de mobilidade articular

Os exercícios de mobilidade articular são essenciais para a melhora da amplitude de movimento e estabilização articular. Esses exercícios devem ser realizados em todos os planos de movimento enfatizando o autocrescimento, com ativação dos componentes do *power house* e alinhamento postural adequado (ombros e escápulas alinhadas, coluna vertebral e pelve em posição neutra), da mesma forma que foi treinado nos exercícios anteriores.

1 – Slight nod of head for bend

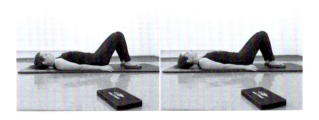

Descrição: Paciente em decúbito dorsal no solo, com quadris e joelhos flexionados e pés apoiados no chão, membros superiores no chão ao longo do corpo. Realizar lentamente o movimento de flexão craniocervical (um leve aceno com a cabeça), em seguida retornar para a posição neutra, deslizando a região occipital, sem desencostar a cabeça do chão. Manter a coluna vertebral e pelve na posição neutra.

Nível: Preparatório

Objetivos:
- Promover ativação dos músculos estabilizadores da coluna cervical;
- Promover mobilidade articular das primeiras vértebras cervicais no plano sagital;
- Proporcionar relaxamento muscular e consciência para o movimento.

Cuidados:
- Evitar elevação e protração dos ombros;
- Evitar posturas compensatórias.

Variações:
- Nível Básico: Realizar o exercício com membros inferiores estendidos, membros superiores em 90° de flexão de ombros e cotovelos estendidos, a fim de dificultar a estabilização e a manutenção do alinhamento da coluna vertebral;
- Nível Intermediário: Realizar o exercício na postura sentada, a fim de desafiar os músculos estabilizadores da coluna vertebral.

2 – Slight nod of head for extension

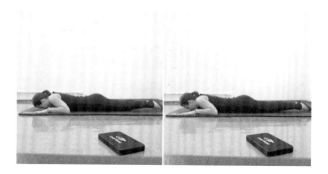

Descrição: Paciente em decúbito ventral com a ponta do nariz tocando o solo, cotovelos flexionados com antebraços apoiados no chão na mesma linha dos ombros, quadris e joelhos estendidos. Realizar lentamente o movimento de extensão craniocervical (um leve aceno com a cabeça), em seguida retornar para a posição neutra, deslizando a ponta do nariz pelo chão. Manter a coluna vertebral e pelve na posição neutra.

Nível: Preparatório

Objetivos:
- Promover ativação dos músculos estabilizadores da coluna cervical;
- Promover mobilidade articular das primeiras vértebras cervicais no plano sagital;
- Proporcionar relaxamento muscular e consciência para o movimento.

Cuidados:
- Evitar elevação dos ombros;
- Evitar posturas compensatórias.

Variações:
- Nível Básico: Realizar o exercício sem auxílio dos membros superiores, a fim de desafiar a estabilização da coluna lombar e pelve, bem como o fortalecimento dos músculos extensores. Realizar o movimento com os membros superiores estendidos com as mãos entrelaçadas atrás da coluna lombossacral;
- Nível Intermediário: Realizar o exercício na postura sentada, a fim de desafiar os músculos estabilizadores da coluna vertebral.

3 – Head bending and extension in supine

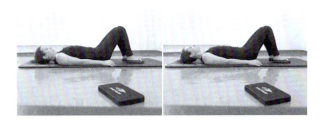

Descrição: Paciente em decúbito dorsal no solo, com quadris e joelhos flexionados e pés apoiados no chão, membros superiores no chão ao longo do corpo. Realizar lentamente o movimento de flexão e extensão da cabeça (como se dissesse "sim" com a cabeça), deslizando a região occipital pelo chão, sem desencostar a cabeça do chão. Manter a coluna vertebral e a pelve na posição neutra.

Nível: Preparatório

Objetivos:
- Promover ativação dos músculos estabilizadores da coluna cervical no plano sagital;
- Promover mobilidade articular da coluna cervical;
- Proporcionar relaxamento muscular e consciência para o movimento.

Cuidados:
- Evitar elevação dos ombros;
- Evitar posturas compensatórias;
- Evoluir progressivamente a amplitude de movimento.

Variações:
- Nível Básico: Realizar o exercício com membros inferiores estendidos, membros superiores em 90° de flexão de ombros e cotovelos estendidos, a fim de dificultar a estabilização e a manutenção do alinhamento neutro da coluna vertebral;

- Nível Intermediário: Realizar o exercício na postura sentada, a fim de desafiar os músculos estabilizadores da coluna vertebral.

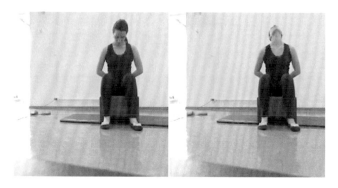

4 – Head bending and extension in ventral

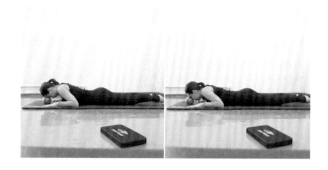

Descrição: Paciente em decúbito ventral com uma *tonning ball* na região da testa, cotovelos flexionados com antebraço apoiado no chão na mesma linha dos ombros, quadris e joelhos estendidos. Realizar lentamente o movimento de flexão e extensão da cabeça (como se dissesse "sim" com a cabeça), deslizando o *tonning ball* pelo chão. Manter a coluna vertebral e a pelve na posição neutra.

Nível: Básico

Objetivos:
- Promover ativação dos músculos estabilizadores da coluna cervical no plano sagital;
- Promover mobilidade articular da coluna cervical;
- Proporcionar relaxamento muscular e consciência para o movimento.

Cuidados:
- Evitar elevação dos ombros;
- Evitar posturas compensatórias;
- Evoluir progressivamente a amplitude de movimento.

Variação:
- Nível Básico: Realizar o exercício sem auxílio dos membros superiores, a fim de desafiar a estabilização da coluna lombar e pelve, bem como promover o fortalecimento dos músculos extensores. Realizar o movimento com os membros superiores estendidos com as mãos entrelaçadas atrás da coluna lombossacral.

5 – Head bending side

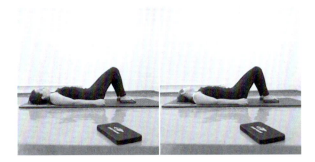

Descrição: Paciente em decúbito dorsal no solo, quadris e joelhos flexionados e pés apoiados no chão, membros superiores no chão ao longo do corpo. Realizar lentamente o movimento de inclinação da cabeça e cervical de um lado para o outro (como se a orelha quisesse encostar no ombro), deslizando a região occipital, sem desencostar a cabeça do chão. Manter a coluna vertebral e a pelve na posição neutra.

Nível: Preparatório

Objetivos:
- Promover ativação dos músculos estabilizadores da coluna cervical;
- Promover mobilidade articular da coluna cervical no plano frontal;
- Proporcionar relaxamento muscular e consciência para o movimento.

Cuidados:
- Evitar elevação dos ombros;
- Evitar posturas compensatórias;
- Evoluir progressivamente a amplitude de movimento.

Variações:
- Nível Básico I: Realizar o exercício com membros inferiores estendidos, membros superiores em 90° de flexão de ombros e cotovelos estendidos, a fim de dificultar a estabilização e a manutenção do alinhamento neutro da coluna vertebral;
- Nível Básico II: Realizar o exercício em decúbito ventral com a testa apoiada na *tonning ball*. Durante o movimento, deslizar a *tonning ball* no solo;

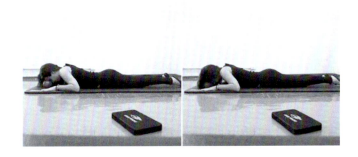

- Nível Intermediário. Realizar o exercício na postura sentada, a fim de desafiar os músculos estabilizadores da coluna vertebral.

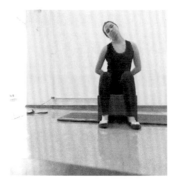

6 – Head rotation

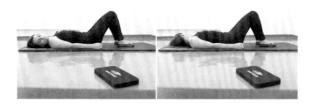

Descrição: Paciente em decúbito dorsal no solo, com quadris e joelhos flexionados e pés apoiados no chão, membros superiores no chão ao longo do corpo. Realizar lentamente o movimento de rotação da cabeça e cervical de um lado para o outro (como se dissesse "não" com a cabeça), deslizando a região occipital pelo chão, sem desencostar a cabeça do chão. Manter a coluna vertebral e a pelve na posição neutra.

Nível: Preparatório

Objetivos:
- Promover ativação dos músculos estabilizadores da coluna cervical;
- Promover mobilidade articular da coluna cervical no plano transversal;
- Proporcionar relaxamento muscular e consciência para o movimento.

Cuidados:
- Evitar elevação dos ombros;
- Priorizar o alinhamento do queixo com o ombro no final do movimento;
- Evitar posturas compensatórias;
- Evoluir progressivamente a amplitude de movimento.

Variações:
- Nível Básico I: Realizar o exercício com membros inferiores estendidos, membros superiores em 90° de flexão de ombros e cotovelos estendidos, a fim de dificultar a estabilização e a manutenção do alinhamento da coluna vertebral;

- Nível Básico II: Realizar o exercício em decúbito ventral com a testa apoiada na *tonning ball*. Durante o movimento, deslizar a *tonning ball* no solo;

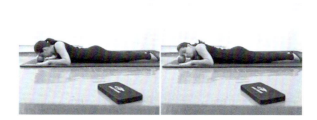

- Nível Intermediário: Realizar o exercício na postura sentada, a fim de desafiar os músculos estabilizadores da coluna vertebral.

7 – Neck retraction

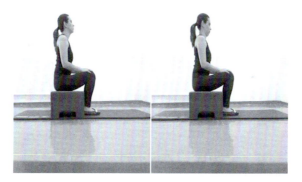

Descrição: Paciente sentado sobre os ísquios em uma caixa, com quadris e joelhos flexionados e pés apoiados no chão, membros superiores ao longo do corpo ou sobre os membros inferiores. Realizar o movimento de retração da cabeça, deslizando o queixo para trás horizontalmente e mantendo o nariz apontando para frente (olhar para o horizonte). Manter a coluna vertebral e a pelve na posição neutra.
Nível: Preparatório
Objetivos:
- Promover ativação dos músculos estabilizadores da coluna vertebral;
- Proporcionar relaxamento muscular e alinhamento articular adequado.
Cuidados:
- Evitar elevação dos ombros;
- Evitar retificações ou hiperlordoses da coluna vertebral;
- Evitar posturas compensatórias.
Variações:

- Nível Básico: Realizar o exercício sentado em uma bola, a fim de dificultar a estabilização e a manutenção do alinhamento neutro da coluna vertebral;
- Nível Intermediário: Realizar o exercício com uma faixa elástica na cabeça, vindo da frente, e realizar o movimento de retração contra a resistência da faixa elástica.

8 – Shoulder blade exercise

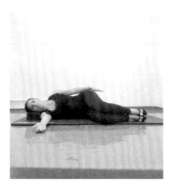

Descrição: Paciente em decúbito lateral com um pequeno travesseiro na cabeça, membros inferiores com 90° de flexão, um membro superior com 90° de flexão de ombro e o outro membro superior ao longo do corpo. Realizar o deslizamento da escápula para trás e para baixo (retração e depressão), em seguida retornar à posição inicial (postura neutra: 30° de angulação escapular). Manter a coluna vertebral e a pelve na posição neutra.

Nível: Preparatório

Objetivos:
- Promover ativação dos músculos estabilizadores da escápula;
- Promover ativação dos músculos estabilizadores da coluna vertebral;
- Promover mobilidade articular da escápula;
- Proporcionar relaxamento muscular e consciência para o movimento.

Cuidados:
- Evitar elevação dos ombros;
- Evitar posturas compensatórias;
- Evoluir progressivamente a amplitude de movimento.

Variações:
- Nível Básico I: Realizar o exercício mantendo isometricamente a posição da escápula em retração e depressão por três ciclos respiratórios, em seguida retornar à posição inicial;
- Nível Básico II: Realizar o exercício com membros inferiores estendidos, membro superior de cima posicionado ao longo do corpo e membro superior de baixo em 90° de flexão de ombro e cotovelo estendido, a fim de dificultar a estabilização e a manutenção do alinhamento da coluna vertebral;
- Nível Intermediário: Realizar o exercício bilateralmente na postura sentada, a fim de desafiar os músculos estabilizadores da coluna vertebral.

9 – Thoracic mobility

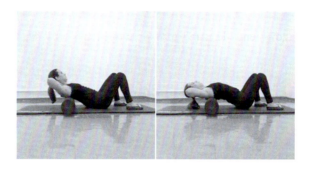

Descrição: Paciente em decúbito dorsal com a coluna torácica apoiada no rolo, mãos entrelaçadas atrás da nuca para dar suporte à cabeça e coluna cervical, quadril e joelhos flexionados e pés apoiados no chão. Realizar o movimento de extensão da cabeça, coluna cervical e torácica, seguido por flexão de cabeça, coluna cervical e torácica. Manter a coluna lombar e a pelve na posição neutra.

Nível: Preparatório

Objetivos:
- Promover ativação dos músculos estabilizadores da coluna vertebral;
- Promover mobilidade articular da coluna torácica e cervical;
- Proporcionar relaxamento muscular e consciência para o movimento.

Cuidados:
- Evitar elevação dos ombros;
- Evitar posturas compensatórias;
- Evoluir progressivamente a amplitude de movimento.

Variações:
- Nível Básico: Realizar o exercício sentado no chão sobre os ísquios com uma bola apoiada na parede e na região da coluna torácica; membros inferiores flexionados e pés apoiados no chão; membros superiores com 90° de flexão de ombros segurando um bastão. Realizar a extensão de cabeça, coluna cervical e torácica com flexão de ombro (na amplitude que conseguir), seguida por flexão de cabeça, coluna cervical e torácica, levando o bastão na direção dos membros inferiores;
- Nível Intermediário: Realizar o exercício sentado no chão sobre os ísquios com uma bola apoiada na parede e região da coluna torácica apoiada, porém com os membros inferiores estendidos e dorsiflexão (flexionar levemente os joelhos nos casos de encurtamento da cadeia posterior ou usar uma caixa); membros superiores com 90° de flexão de ombros segurando um bastão. Realizar a extensão de cabeça, coluna cervical e torácica com flexão de ombro (na amplitude que conseguir), seguida por flexão de cabeça, coluna cervical e torácica, levando o bastão na direção dos membros inferiores.

10 – Neck and thoracic mobility

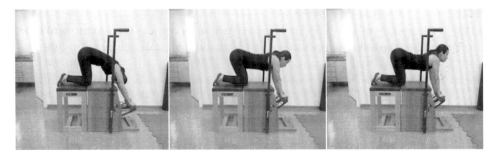

Descrição: Paciente ajoelhado sobre o assento e baú da *Chair*, com as mãos nos pedais. Realizar o movimento de extensão da cabeça, coluna cervical e torácica empurrando os pedais para baixo, depois realizar flexão de cabeça, coluna cervical e torácica subindo os pedais (usar duas molas para facilitar o movimento de extensão e favorecer a ativação dos músculos abdominais na flexão). Manter a coluna lombar e a pelve na posição neutra.

Nível: Intermediário

Objetivos:
- Promover ativação dos músculos estabilizadores da escápula;
- Promover ativação dos músculos estabilizadores da coluna vertebral;
- Promover mobilidade articular da coluna torácica e cervical;
- Proporcionar relaxamento muscular e consciência para o movimento.

Cuidados:
- Evitar elevação dos ombros;
- Evitar posturas compensatórias;
- Evoluir progressivamente a amplitude de movimento.

Variação:
- Nível Avançado: Realizar o exercício com os pedais da *Chair* separados para desafiar a estabilização da coluna vertebral e escápulas.

Exercícios de alongamento

Os exercícios de alongamento devem ser direcionados para os músculos escalenos (anterior, medial e posterior), trapézio superior, elevador da escápula, peitoral maior e peitoral menor, com o objetivo de reduzir a restrição de amplitude de movimento da cervical e promover relaxamento muscular.

1 – Scalenus stretching

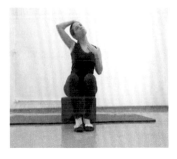

Descrição: Paciente sentado sobre os ísquios em uma caixa, coluna vertebral em posição neutra e olhar para o horizonte, quadris e joelhos flexionados e pés apoiados no chão. O membro superior do lado contralateral que será alongado deve estar posicionado com a mão na região temporal tracionando a cabeça para a inclinação e rotação da cervical. O outro membro superior (lado ipsilateral que será alongado) deve estar posicionado com a mão sobre as primeiras costelas com os dedos direcionados para a clavícula e durante a expiração a mão deve tracionar as costelas no sentido caudal. Realizar o movimento de inclinação e rotação da cabeça para o lado oposto ao lado que será alongado, mantendo a posição por três ciclos respiratórios e depois retornar para a posição inicial. Manter a depressão das escápulas.

Nível: Preparatório
Objetivos:
- Proporcionar relaxamento muscular;
- Alongar os músculos escalenos;
- Reduzir restrição de movimento;
- Promover alinhamento postural adequado.

Cuidados:
- Evitar elevação dos ombros;
- Evitar retificações ou hiperlordoses da coluna vertebral;
- Evitar grandes amplitudes;
- Evitar posturas compensatórias.

Variações:
- Nível Básico: Realizar o exercício sentado em uma bola, a fim de dificultar a estabilização e a manutenção do alinhamento da coluna vertebral.

2 – Scalenus stretching

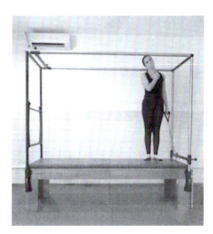

Descrição: Paciente em pé sobre o Cadillac, posicionando o lado a ser alongado na frente da barra de molas, com a coluna vertebral em posição neutra e o olhar para o horizonte, quadris e joelhos levemente flexionados. O membro superior do lado contralateral que será alongado deve estar posicionado com a mão sobre as primeiras costelas, com os dedos direcionados para a clavícula, e durante a expiração, a mão traciona as costelas no sentido caudal. O outro membro superior (lado ipsilateral que será alongado) deve segurar a mola para membros superiores (presa na parte de baixo do Cadillac), a fim de facilitar e enfatizar a depressão do ombro e escápulas, potencializando o alongamento. Realizar o movimento de inclinação e rotação da cabeça para o lado oposto ao lado que será alongado, mantendo a posição por três ciclos respiratórios e depois retornar para a posição inicial. Manter a depressão das escápulas, coluna vertebral e pelve neutra.

Nível: Básico

Objetivos:
- Proporcionar relaxamento muscular;
- Alongar os músculos escalenos;
- Reduzir restrição de movimento;
- Promover alinhamento postural adequado.

Cuidados:
- Evitar elevação dos ombros;
- Evitar retificações ou hiperlordoses da coluna vertebral;
- Evitar a inclinação da coluna vertebral;
- Evitar grandes amplitudes;
- Evitar posturas compensatórias.

Variação:
- Nível Intermediário: Realizar o exercício sentado em uma bola, a fim de dificultar a estabilização e a manutenção do alinhamento neutro da coluna vertebral.

3 – Trapezius stretching

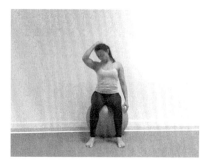

Descrição: Paciente sentado sobre os ísquios em uma bola, com a coluna vertebral em posição neutra e o olhar para o horizonte, quadris e joelhos flexionados e pés apoiados no chão. O membro superior do lado contralateral que será alongado deve estar posicionado com a mão na região occipital, tracionando a cabeça para a rotação e flexão da cervical. O outro membro superior (lado ipsilateral que será alongado) deve estar posicionado ao longo do corpo. Realizar o movimento de inclinação para o lado oposto a ser alongado, rotação para o mesmo lado e flexão de cabeça e cervical, mantendo a posição por três ciclos respiratórios e depois retornar para a posição inicial. Manter a depressão das escápulas, coluna vertebral e pelve neutra.

Nível: Básico

Objetivos:
- Proporcionar relaxamento muscular;
- Alongar o músculo trapézio;
- Reduzir restrição de movimento;
- Promover alinhamento postural adequado.

Cuidados:
- Evitar elevação dos ombros;
- Evitar retificações ou hiperlordoses da coluna vertebral;
- Evitar grandes amplitudes;
- Evitar posturas compensatórias.

Variação:
- Nível Preparatório: Realizar o exercício sentado em uma caixa, a fim de facilitar a estabilização e a manutenção do alinhamento da coluna vertebral.

4 – Trapezius stretching

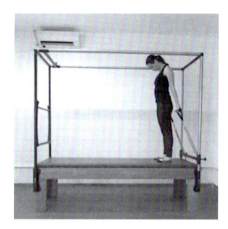

Descrição: Paciente em pé sobre o Cadillac, posicionado de costas para a barra de molas, com a coluna vertebral em posição neutra e o olhar para o horizonte, quadris e joelhos levemente flexionados. Os membros superiores devem segurar a mola para membros superiores (presa na parte de baixo do Cadillac), a fim de facilitar e enfatizar a depressão do ombro e escápulas, potencializando o alongamento. Realizar o movimento de flexão de cabeça, mantendo a posição por três ciclos respiratórios e depois retornar para a posição inicial. Manter a depressão das escápulas, coluna vertebral e pelve neutra.

Nível: Preparatório

Objetivos:
- Proporcionar relaxamento muscular;
- Alongar o músculo trapézio bilateralmente;
- Reduzir restrição de movimento;
- Promover alinhamento postural adequado.

Cuidados:
- Evitar elevação dos ombros;
- Evitar retificações ou hiperlordoses da coluna vertebral;
- Manter a depressão das escápulas;
- Evitar inclinação lateral da coluna vertebral;
- Evitar grandes amplitudes;
- Evitar posturas compensatórias.

Variações:
- Nível Básico: realizar o exercício unilateralmente de lado para o Cadillac segurando uma mola;
- Nível Intermediário: Realizar o exercício sentado em uma bola a fim de dificultar a estabilização e a manutenção do alinhamento da coluna vertebral.

5 – Levator scapulae stretching

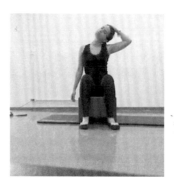

Descrição: Paciente sentado sobre os ísquios em uma caixa, com a coluna vertebral em posição neutra e o olhar para o horizonte, quadris e joelhos flexionados e pés apoiados no chão. O membro superior do lado contralateral que será alongado deve estar posicionado com a mão na região temporal, tracionando a cabeça para a inclinação da cervical. O outro membro superior (lado ipsilateral que será alongado) deve estar posicionado ao longo do corpo. Realizar o movimento de inclinação para o lado oposto a ser alongado, mantendo a posição por três ciclos respiratórios e depois retornar para a posição inicial. Manter a depressão das escápulas, coluna vertebral e pelve neutra.

Nível: Preparatório

Objetivos:
- Proporcionar relaxamento muscular;
- Alongar o músculo elevador da escápula;
- Reduzir restrição de movimento;
- Promover alinhamento postural adequado.

Cuidados:
- Evitar elevação dos ombros;
- Evitar retificações ou hiperlordoses da coluna vertebral;
- Evitar grandes amplitudes;
- Evitar posturas compensatórias.

Variação:
- Nível Básico: Realizar o exercício sentado em uma bola, a fim de dificultar a estabilização e a manutenção do alinhamento da coluna vertebral.

6 – Levator scapulae stretching

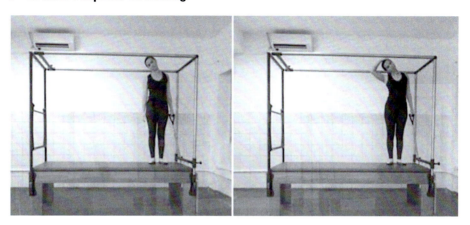

Descrição: Paciente em pé sobre o Cadillac, posicionando o lado a ser alongado na frente da barra de molas, com a coluna vertebral em posição neutra e o olhar para o horizonte, com quadris e joelhos levemente flexionados. O membro superior do lado contralateral que será alongado deve estar posicionado ao longo do corpo. O outro membro superior (lado ipsilateral que será alongado) deve segurar a mola para membros superiores (presa na parte de baixo do Cadillac), a fim de facilitar e enfatizar a depressão do ombro e escápulas, potencializando o alongamento. Realizar o movimento de inclinação para o lado oposto a ser alongado, mantendo a posição por três ciclos respiratórios, e depois retornar para a posição inicial. Manter a depressão das escápulas, coluna vertebral e pelve neutras.

Nível: Preparatório

Objetivos:
- Proporcionar relaxamento muscular;
- Alongar o músculo elevador da escápula;
- Reduzir restrição de movimento;
- Promover alinhamento postural adequado.

Cuidados:
- Evitar elevação dos ombros;
- Evitar retificações ou hiperlordoses da coluna vertebral;
- Evitar a inclinação lateral da coluna vertebral;
- Evitar grandes amplitudes;
- Evitar posturas compensatórias.

Variação:
- Nível Intermediário: Realizar o exercício sentado em uma bola, a fim de dificultar a estabilização e a manutenção do alinhamento da coluna vertebral.

7 – Global stretching for neck

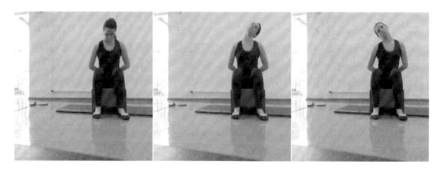

Descrição: Paciente sentado sobre os ísquios em uma caixa, com a coluna vertebral em posição neutra e o olhar para o horizonte, quadris e joelhos flexionados e pés apoiados no chão. Os membros superiores devem estar estendidos com as mãos entrelaçadas atrás da coluna lombossacral. Realizar o movimento de circundução da cabeça, iniciando para um lado e retornando para a posição neutra, e depois para o outro lado. Manter a depressão das escápulas, coluna vertebral e pelve na posição neutra.

Nível: Básico

Objetivos:
- Proporcionar relaxamento muscular;
- Reduzir restrição de movimento;
- Promover alinhamento postural adequado.

Cuidados:
- Evitar elevação dos ombros;
- Evitar retificações ou hiperlordoses da coluna vertebral;
- Evitar grandes amplitudes;
- Evitar posturas compensatórias.

Variação:
- Nível Básico: Realizar o exercício sentado em uma bola, a fim de dificultar a estabilização e a manutenção do alinhamento da coluna vertebral.

8 – Global stretching for neck (Cadillac)

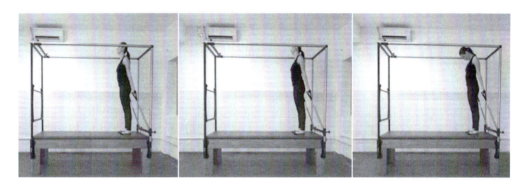

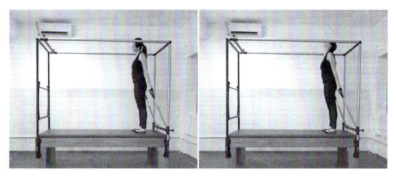

Descrição: Paciente em pé sobre o Cadillac, posicionado de costas para a barra de molas, com a coluna vertebral em posição neutra e o olhar para o horizonte, quadris e joelhos levemente flexionados. Os membros superiores devem segurar a mola para membros superiores (presa na parte de baixo do Cadillac), a fim de facilitar e enfatizar a depressão do ombro e escápulas, potencializando o alongamento. Realizar o movimento de circundução da cabeça, iniciando para um lado e retornando para a posição neutra, e depois para o outro lado. Manter a depressão das escápulas, coluna vertebral e pelve neutra.

Nível: Básico

Objetivos:
- Proporcionar relaxamento muscular;
- Reduzir restrição de movimento;
- Promover alinhamento postural adequado.

Cuidados:
- Evitar elevação dos ombros;
- Evitar retificações ou hiperlordoses da coluna vertebral;
- Evitar a inclinação do corpo para frente;
- Evitar grandes amplitudes;
- Evitar posturas compensatórias.

Variação:
- Nível Intermediário: Realizar o exercício sentado em uma bola, a fim de dificultar a estabilização e a manutenção do alinhamento da coluna vertebral.

9 – Pectoralis major and minor stretching

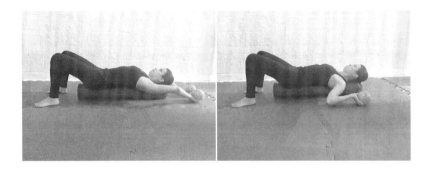

Descrição: Paciente em decúbito dorsal no rolo, com pés apoiados no chão, ombros abduzidos a 180° e cotovelos estendidos, segurando o *tonning ball*. Realizar adução dos ombros e flexão de cotovelos, arrastando o dorso da mão no chão, o máximo que conseguir alongar as estruturas anteriores do ombro. Retornar à posição inicial.

Nível: Intermediário.
Objetivo:
- Alongar peitoral maior e menor, coracobraquial e deltoide na porção anterior.

Cuidados:
- Evitar sobrecarga nos ombros e pescoço;
- Evitar hiperlordose lombar.

Variação:
- Nível Básico: Realizar o exercício sem carga.

Exercícios de fortalecimento

Os exercícios devem ser focados no fortalecimento dos músculos cervicais e escapulotorácicos e dos ombros, especialmente para os flexores profundos da cervical, para promover maior estabilização da coluna cervical. Os exercícios correspondentes aos músculos escapulotorácicos (periescapulares) e dos ombros podem ser encontrados no capítulo 12 deste livro, que correspondem ao fortalecimento dos músculos serrátil anterior, trapézio e romboides, importantes para a estabilização da articulação escapulotorácica. Os exercícios correspondentes aos músculos cervicais devem ser executados preferencialmente de forma isométrica, mantendo de 5 a 10 segundos na posição, com esforço entre 10% e 20% da força máxima (não mais que isso para evitar sobrecargas) e deve ser realizado com 6 a 10 repetições. Esses exercícios de fortalecimento devem ser iniciados no final da reabilitação e supervisionados por um profissional capacitado.

1 – Strengthening for rotator muscles

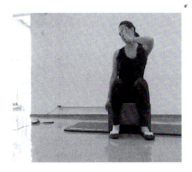

Descrição: Paciente sentado, com quadris e joelhos flexionados e pés apoiados no chão. Um membro superior é responsável por promover resistência para o movimento, enquanto o outro membro superior permanece ao longo do corpo. Uma mão permanece posicionada na região da bochecha do mesmo lado que será fortalecido. O paciente deve tentar empurrar a própria mão realizando o movimento de rotação da cabeça, porém o membro superior deve resistir para manter a força isometricamente (manter entre 5 e 10 segundos e realizar de 6 a 10 repetições). Manter a depressão dos ombros, coluna vertebral e pelve na posição neutra.

Nível: Preparatório
Objetivos:
- Promover ativação dos músculos estabilizadores da coluna cervical;
- Fortalecer os músculos rotadores da cervical.

Cuidados:
- Evitar elevação dos ombros;
- Evitar posturas compensatórias;
- Evoluir progressivamente o tempo de contração isométrica e o número de repetições.

Variações:
- Nível Básico I: Realizar o exercício na posição em pé, a fim de dificultar a estabilização e a manutenção do alinhamento neutro da coluna vertebral.
- Nível Básico II: Realizar o exercício sentado na bola.
- Nível Intermediário: Realizar o exercício em diferentes angulações de rotação da cervical, com cautela para não exceder a amplitude de movimento e sobrecarregar a coluna cervical.

2 – Strengthening for deep neck flexor

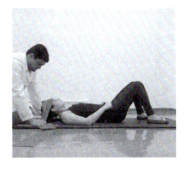

Descrição: Paciente em decúbito dorsal no solo ou sobre a cama do Cadillac, com quadris e joelhos flexionados e pés apoiados no chão, membros superiores ao longo do corpo com uma faixa elástica na testa (terapeuta posicionado atrás da cabeça do paciente, segurando as pontas da faixa elástica para baixo). Realizar o movimento de flexão craniocervical (um leve aceno da cabeça), em seguida realizar levemente a flexão cervical em pequena amplitude, sustentando a posição isometricamente (manter entre 5 e 10 segundos) e depois retornar para a posição neutra, deslizando a região occipital pelo chão (realizar de 6 a 10 repetições). Manter a depressão dos ombros, coluna vertebral e pelve na posição neutra.

Nível: Intermediário
Objetivos:
- Promover ativação dos músculos estabilizadores da coluna cervical;
- Fortalecer os músculos profundos da cervical;
- Proporcionar relaxamento muscular e consciência para o movimento.

Cuidados:
- Enfatizar o alongamento axial e a posição neutra da coluna;
- Usar coxins de posicionamento na região occipital em pacientes com hiperextensão;
- Evitar amplitudes grandes;
- Evitar elevação e protração dos ombros;
- Evitar mau posicionamento da cabeça e cervical.

Variação:
- Nível Preparatório e Básico: Realizar os exercícios descritos na parte de exercícios de mobilidade articular a fim de preparar a musculatura para um fortalecimento mais intenso.

3 – Neck strengthening exercise in 4-point kneeling

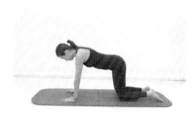

Descrição: Paciente em posição de quatro apoios (joelhos alinhados com os quadris e mãos alinhadas com os ombros). O paciente deve manter a coluna vertebral e a pelve na posição neutra, realizando o autocrescimento. Realizar a respiração, sustentando a posição de quatro apoios, sem alterar o posicionamento da cabeça, coluna vertebral e pelve (posição de mesa). Manter as escápulas em depressão.

Nível: Preparatório
Objetivos:
- Promover ativação dos músculos estabilizadores da coluna cervical;
- Fortalecer os músculos da coluna cervical e serrátil anterior.

Cuidados:
- Evitar elevação dos ombros;
- Evitar posturas compensatórias;
- Manter cotovelos estendidos;
- Evitar sobrecarga e desconforto nos punhos e joelhos;
- Evitar inclinação do paciente para frente ou para trás.

Variações:
- Nível Básico: Realizar o exercício retirando a base de sustentação. Primeiro um membro inferior de cada vez (extensão de quadril e joelho, e flexão plantar, mantendo o membro na mesma altura da pelve), depois um membro superior de cada vez (flexão de ombro, extensão de cotovelo e punho neutro, mantendo o membro na mesma altura do tronco). Progredir retirando um membro superior com um membro inferior (do mesmo lado ou membros de lados opostos);

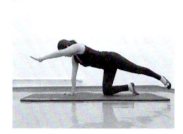

- Nível Intermediário I: Realizar o exercício sem encostar os joelhos no chão com apoio das mãos, antepé e dedos, a fim de desafiar os músculos abdominais e a estabilização da coluna vertebral e membros superiores;
- Nível Intermediário II: Realizar o exercício *swimming* que está descrito na parte de exercícios globais deste capítulo;
- Nível Avançado: Realizar o exercício na posição de prancha com cotovelos e joelhos estendidos com apoio das mãos, antepé e dedos, a fim de desafiar os músculos abdominais e a estabilização da coluna vertebral e membros superiores.

4 – Neck bending and extension in 4-point kneeling

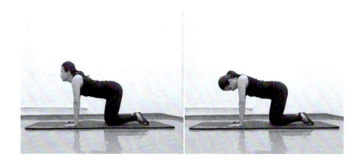

Descriçao: Paciente em posição de quatro apoios (joelhos alinhados com os quadris e mãos alinhadas com os ombros). O paciente deve manter a coluna vertebral e a pelve neutras, realizando o autocrescimento. Realizar extensão da cabeça e cervical (sustentar isometricamente de 5 a 10 segundos) e depois realizar flexão da cabeça e cervical (sustentar isometricamente de 5 a 10 segundos). Manter a posição de quatro apoios sem alterar o posicionamento da coluna torácica, lombar e pelve (posição de mesa).

Nível: Básico

Objetivos:
- Promover ativação dos músculos estabilizadores da coluna cervical;
- Fortalecer os músculos da coluna cervical e serrátil anterior.

Cuidados:
- Evitar elevação dos ombros;
- Evitar posturas compensatórias;
- Manter cotovelos estendidos;
- Evitar sobrecarga e desconforto nos punhos e joelhos;
- Evitar inclinação do paciente para frente ou para trás.

Variações:
- Nível Intermediário: Realizar extensão da cabeça, coluna cervical e torácica (sustentar isometricamente de 5 a 10 segundos) e depois realizar flexão da cabeça, coluna cervical e torácica (sustentar isometricamente de 5 a 10 segundos). Manter a posição de quatro apoios sem alterar o posicionamento da coluna lombar e pelve (posição de mesa);
- Nível Avançado: Realizar o exercício sem o apoio dos joelhos, somente com apoio das mãos, antepé e dedos, a fim de desafiar os músculos abdominais e a estabilização da coluna vertebral e membros superiores, evoluindo para a posição de prancha.

5 – Neck rotation in 4-point kneeling

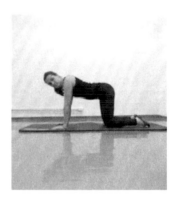

Descrição: Paciente em posição de quatro apoios (joelhos alinhados com os quadris e mãos alinhadas com os ombros). O paciente deve manter a coluna vertebral e a pelve na posição neutra, realizando o autocrescimento. Realizar rotação da cabeça e cervical (sustentar isometricamente de 5 a 10 segundos) e depois realizar a rotação para o outro lado (sustentar isometricamente de 5 a 10 segundos). Manter a posição de quatro apoios sem alterar o posicionamento da coluna torácica, lombar e pelve (posição de mesa).

Nível: Básico
Objetivos:
- Promover ativação dos músculos estabilizadores da coluna cervical;
- Fortalecer os músculos rotadores da coluna cervical e serrátil anterior.

Cuidados:
- Evitar elevação dos ombros;
- Evitar posturas compensatórias;
- Manter cotovelos estendidos;
- Evitar sobrecarga e desconforto nos punhos e joelhos;
- Evitar inclinação do paciente para frente ou para trás.

Variações:
- Nível Intermediário I: Realizar a rotação da cabeça, coluna cervical e torácica, flexionando o membro superior ipsilateral da rotação (para o mesmo lado que segue a região occipital) e depois realizar a rotação da cabeça, coluna cervical e torácica para o outro lado. Manter a posição de quatro apoios, sem alterar o posicionamento da coluna lombar e pelve (posição de mesa);
- Nível Intermediário II: Realizar o exercício sem encostar os joelhos no chão com apoio das mãos, antepé e dedos, a fim de desafiar os músculos abdominais e a estabilização da coluna vertebral e membros superiores;
- Nível Avançado: Realizar o exercício na posição de prancha com cotovelos e joelhos estendidos com apoio das mãos, antepé e dedos, a fim de desafiar os músculos abdominais e a estabilização da coluna vertebral e membros superiores.

Exercícios de coordenação

Os exercícios de coordenação são essenciais para a funcionalidade da coluna cervical. Esses exercícios devem ser realizados no final do tratamento, pois são mais complexos, com associação de movimentos e trabalho respiratório. Dessa forma, após um ótimo programa de tratamento baseado em mobilidade articular, fortalecimento dos músculos estabilizadores e alongamento, os pacientes podem estar mais preparados para esse tipo de exercício.

1 – Coordination movement with resistance

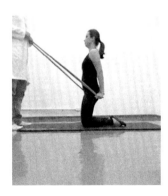

Descrição: Paciente ajoelhado no chão de frente ao espaldar segurando as pontas de uma faixa elástica com as mãos; com membros inferiores, coluna vertebral e pelve alinhados e eretos, olhando para o horizonte; com membros superiores com 60° de flexão de ombros, cotovelos estendidos e punhos neutros. Realizar extensão de ombro contra a resistência da faixa elástica, mantendo os cotovelos estendidos (durante a expiração), assim que os membros superiores estiverem alinhados com o tronco, sustentar isometricamente os membros superiores e realizar o movimento de rotação da cabeça de um lado para outro (durante a inspiração) e depois retornar para a posição neutra juntamente com a posição inicial dos membros superiores (durante a expiração).

Nível: Preparatório

Objetivos:
- Promover ativação dos músculos estabilizadores da coluna vertebral;
- Fortalecer os músculos rotadores da coluna cervical e extensores dos ombros;
- Promover coordenação do movimento da cabeça, coluna cervical e membros superiores.

Cuidados:
- Evitar elevação dos ombros;
- Evitar posturas compensatórias;
- Manter cotovelos estendidos e punhos neutros;
- Evitar sobrecarga e desconforto nos joelhos;
- Evitar inclinação do tronco para frente ou para trás.

Variações:
- Nível Básico: Realizar o exercício no Cadillac usando as molas de membros superiores, ajoelhado de frente para a barra de molas. Essa variação tem como objetivo desafiar o equilíbrio e a estabilização;

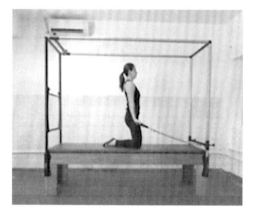

- Nível Intermediário I: Realizar o exercício no Cadillac usando as molas de membros superiores, em pé de frente para a barra de molas. Essa variação tem como objetivo desafiar o equilíbrio e a estabilização de mais grupos musculares e mais articulações;

- Nível Intermediário II: Realizar o exercício no *Reformer* usando as alças de mão (carga moderada), ajoelhado de costas para a barra de pés. Essa variação tem como objetivo desafiar o equilíbrio e a estabilização;

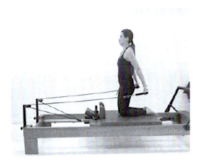

- Nível Avançado: Realizar o exercício no *Reformer* usando as alças de mão (carga leve), ajoelhado de costas para a barra de pés. Essa variação tem como objetivo desafiar ainda mais o equilíbrio e a estabilização.

2 – Swan dive with coordination

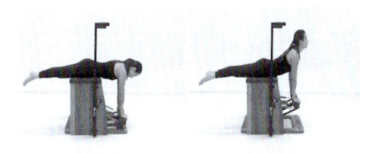

Descrição: Paciente em decúbito ventral sobre o assento da *Chair*, cotovelos estendidos com as mãos nos pedais, quadris levemente abduzidos e joelhos estendidos. Realizar extensão craniocervical seguida por extensão da coluna torácica e lombar com auxílio dos membros superiores, subindo vértebra por vértebra e mantendo a pelve apoiada (durante a expiração). Sustentar isometricamente enquanto realiza o movimento de circundução da cabeça e cervical de um lado para outro, retornando para a frente, depois inverter o lado e retornar o olhar para frente (durante dois ciclos inspiratórios). Em seguida, retornar à posição inicial, descendo vértebra por vértebra (durante a expiração). Iniciar e finalizar com a coluna vertebral e a pelve na posição neutra.
Nível: Intermediário
Objetivos:
- Promover ativação dos músculos estabilizadores da coluna vertebral;
- Promover mobilidade articular em extensão completa da coluna vertebral;
- Promover coordenação do movimento da cabeça e coluna cervical com a respiração.

Cuidados:
- Evitar elevação dos ombros;
- Evitar posturas compensatórias;
- Evitar sobrecarga e desconforto na coluna cervical e lombar.

Variações:
- Nível Básico: Realizar o exercício com amplitude menor (extensão da coluna torácica superior levantando o corpo até o nível do processo xifoide);
- Nível Intermediário I: Realizar o exercício no solo;
- Nível Intermediário II: Realizar o exercício no *Barrel*, a fim de desafiar a estabilização;

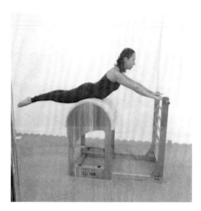

- Nível Avançado: Realizar o exercício no solo, elevando a pelve e membros inferiores do chão, permanecendo somente o dorso do pé no chão, a fim de promover maior mobilidade articular e estabilização dos músculos extensores.

3 – Coordination movement in 4-point kneeling

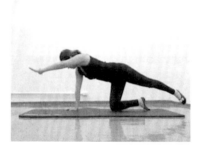

Descrição: Paciente em posição de quatro apoios (joelhos alinhados com os quadris e mãos alinhadas com os ombros). O paciente deve manter a coluna vertebral e a pelve na posição neutra, realizando o autocrescimento. Elevar um membro superior (flexão de ombro, extensão de cotovelo e punho neutro, mantendo o membro na mesma altura do tronco) e um membro inferior ipsilateral (extensão de quadril e joelho, e flexão plantar, mantendo o membro na mesma altura da pelve). Durante a expiração, realizar a flexão da coluna vertebral, cotovelo e joelho, levando o membro superior em direção ao membro inferior (se possível, o cotovelo deve tocar o joelho) e depois retornar à posição inicial.

Nível: Básico

Objetivos:

- Promover ativação dos músculos estabilizadores da coluna vertebral;
- Promover mobilidade articular da coluna vertebral em flexão;
- Promover coordenação do movimento da cabeça, coluna cervical, membros superiores e inferiores com a respiração.

Cuidados:

- Evitar elevação dos ombros;
- Evitar posturas compensatórias;
- Manter cotovelos estendidos;
- Evitar sobrecarga e desconforto nos punhos e joelhos.

Variações:

- Nível Intermediário: Realizar o exercício com membros opostos (com movimento cruzado) para desafiar a coordenação, equilíbrio e estabilização;
- Nível Avançado: Realizar o exercício sem encostar os joelhos no chão, com apoio das mãos, antepé e dedos, a fim de desafiar os músculos abdominais e a estabilização da coluna vertebral e membros superiores.

Exercícios do método Pilates específicos para reabilitação da escoliose

Os principais objetivos do tratamento para pacientes com escoliose idiopática são: auxiliar na redução da taxa de progressão da curvatura, principalmente no período da puberdade; prevenir ou tratar as disfunções respiratórias decorrentes das deformidades e redução da mobilidade da caixa torácica; prevenir ou tratar as síndromes de dor da coluna vertebral; proporcionar melhora da incapacidade relacionada às atividades de vida diária ou habilidades do trabalho; melhorar a estética corporal a partir de correção postural. Além disso, um programa de exercícios deve promover melhora do controle neuromotor e postural da coluna vertebral, equilíbrio, propriocepção e da força muscular, especialmente o tônus muscular torácico, bem como promover mobilidade da coluna vertebral, expansão da parte côncava e ventilação em compartimentos específicos dos pulmões e expansão da parte côncava do tórax.

O programa de exercícios baseados no método Pilates deve ser individualizado de acordo com as características clínicas de cada paciente. O tratamento inicialmente deve ser executado individualmente ou em pequenos grupos, podendo utilizar espelhos, a fim de facilitar a execução dos exercícios de autocorreção. Um programa de exercícios baseados no método Pilates para pacientes com escoliose idiopática pode conter exercícios de autocorreção, deslocamento lateral (*shift* lateral), fortalecimento muscular, mobilidade articular, flexibilidade, estabilização e equilíbrio. Durante a execução dos exercícios, deve ser enfatizada a ativação dos músculos componentes do *power house*, a fim de promover estabilização da coluna vertebral. Além disso, é importante enfatizar a respiração profunda e consciente para estimular partes do compartimento pulmonar comprometidas devido às deformidades e déficit de mobilidade das costelas e coluna vertebral.

Os exercícios realizados nos planos frontal e transversal devem ser realizados com o mesmo número de repetições e com a mesma intensidade para ambos os lados da coluna vertebral. Além disso, ambos os lados da coluna vertebral e membros bilateralmente devem ser adequadamente alongados e fortalecidos devido ao conceito de círculo vicioso da escoliose, que gera tensões musculares excêntricas, buscando sempre um bom alinhamento postural com a cabeça, coluna vertebral e pelve na posição mais neutra possível. Dessa forma, além dos exercícios específicos para escoliose, o programa de tratamento baseado no método Pilates deve conter exercícios de mobilidade articular, de alongamento e fortalecimento da coluna vertebral, membros superiores e inferiores, que serão abordados e destacados na sessão de exercícios globais deste capítulo.

Correção postural

O tratamento da escoliose é baseado em princípios sensório-motores e sinestésicos, e isso facilita a correção da assimetria da postura e do tronco. Para esses pacientes, são extremamente importantes os estímulos táteis, verbais e visuais para facilitar a autocorreção postural. Além disso, o programa de exercícios deve ser executado mantendo a postura correta, especialmente com exercícios que simulam as atividades de vida diária. Os exercícios de autocorreção para pacientes com escoliose devem ser realizados em diferentes posicionamentos, com ou sem auxílio corretivo externo (travesseiros e coxins), durante a fase de aquecimento da sessão de tratamento baseado no método Pilates, juntamente com os exercícios respiratórios e ativação do *power house*, a fim de promover alinhamento postural adequado. Todas as sessões devem ser finalizadas com exercícios de autocorreção, com o paciente caminhando na frente do espelho, a fim de proporcionar maior consciência postural durante uma atividade dinâmica e com ação da gravidade sobre a coluna vertebral.

1 – Basic/intermediate postural correction

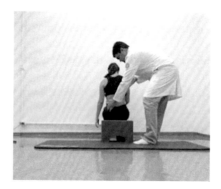

Descrição: Paciente sentado sobre os ísquios em uma caixa, com quadris e joelhos com 90° de flexão e pés apoiados no chão, membros superiores no chão ao longo do corpo. Realizar os exercícios respiratórios, enfatizando a autocorreção postural, priorizando o alinhamento neutro da coluna vertebral e pelve com auxílio do espelho e estímulos táteis do terapeuta.

Nível: Básico

Objetivos:
- Promover ativação dos músculos estabilizadores da coluna vertebral;
- Promover autocorreção postural;
- Proporcionar relaxamento muscular e alinhamento articular adequado;
- Treinar a postura correta nas atividades de vida diária.

Cuidados:
- Evitar elevação dos ombros;
- Evitar retificações ou hiperlordoses da coluna vertebral;
- Evitar posturas compensatórias.

Variações:
- Nível Preparatório: Realizar o exercício em decúbito lateral;
- Nível Básico I: Realizar o exercício com os membros inferiores estendidos, membros superiores em 90° de abdução de ombros e cotovelos estendidos, a fim de dificultar a estabilização e a manutenção do alinhamento neutro da coluna vertebral e escápulas, porém com auxílio do terapeuta;
- Nível Básico II: Realizar o exercício sentado em uma cadeira com os membros superiores sobre uma mesa; a fim de simular a atividade de escrever;
- Nível Básico III: Realizar o exercício na posição de quatro apoios, podendo elevar os membros inferiores e superiores unilateralmente (ipsilateral ou contralateral);

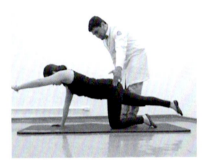

- Nível Intermediário I: Realizar o exercício sentado na bola; a fim de desafiar a estabilização.

2 – Intermediate/advanced postural correction

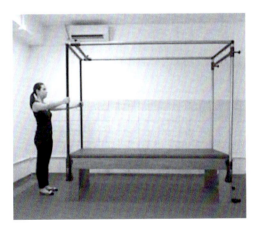

Descrição: Paciente em pé fora do Cadillac, de frente para a barra de molas, quadris e joelhos estendidos, alinhados com as espinhas ilíacas anterossuperiores, membros superiores segurando as hastes verticais do Cadillac com 90° de flexão de ombros e cotovelos estendidos. Realizar os exercícios respiratórios, enfatizando a autocorreção postural, priorizando o alinhamento neutro da coluna vertebral e pelve, com auxílio do espelho e estímulos táteis do terapeuta.

Nível: Preparatório
Objetivos:
- Promover ativação dos músculos estabilizadores da coluna vertebral;
- Promover autocorreção postural;
- Proporcionar relaxamento muscular e alinhamento articular adequado;
- Treinar a postura correta nas atividades de vida diária.

Cuidados:
- Evitar elevação dos ombros;
- Evitar retificações ou hiperlordoses da coluna vertebral;
- Evitar posturas compensatórias.

Variações:
- Nível Intermediário I: Realizar o exercício na posição unipodal. Um membro inferior com 90° de flexão de quadril, joelho e dorsiflexão, membros superiores em 90° de flexão de ombros e cotovelos estendidos, a fim de dificultar o equilíbrio, a estabilização e a manutenção do alinhamento neutro da coluna vertebral;
- Nível Intermediário II: Realizar o exercício na posição unipodal, porém com um membro inferior com abdução de quadril, joelhos estendidos e dorsiflexão, membros superiores em 90° de abdução de ombros e cotovelos estendidos, a fim de promover maior ativação do músculo glúteo médio, bem como dificultar o equilíbrio, a estabilização e a manutenção do alinhamento neutro da coluna vertebral;
- Nível Avançado III: Realizar o exercício na posição de estrela na parede. Paciente de lado para a parede, um membro superior abduzido com o cotovelo flexionado e antebraço apoiado na parede, o outro membro superior abduzido com o cotovelo flexionado e mão tocando no ombro ipsilateral. Um membro inferior permanece de apoio com quadril e joelho estendido e o outro membro inferior com abdução de quadril, joelho estendido e dorsiflexão. Realizar a autocorreção, mantendo a postura de estrela;

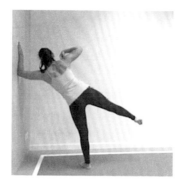

- Nível Avançado IV: Realizar o exercício na posição de estrela. Paciente de lado para o Cadillac, um membro superior segurando a haste vertical com 180° de flexão de ombro, tronco inclinado com a cabeça direcionada para a haste vertical, o outro membro superior abduzido. Um membro inferior permanece de apoio com quadril e joelho estendido e o outro membro inferior com abdução de quadril, joelho estendido e dorsiflexão. Realizar a autocorreção mantendo a postura de estrela.

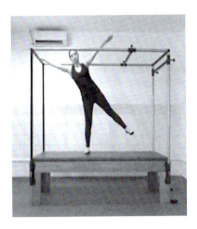

Exercícios com supercorreção

Algumas técnicas de exercícios específicos para escoliose enfatizam a implementação de programas de exercícios com supercorreção do padrão da curvatura da escoliose durante atividades da vida diária como nas posições em pé e sentada. Esses exercícios são mantidos isometricamente pelo paciente, no qual são realizados os movimentos opostos do padrão da curvatura e sustentando essa posição de três a cinco ciclos respiratórios. Envolve movimentos de elevação dos calcanhares (*hitch exercise*), consequentemente promovendo elevação da pelve, translação da pelve ou da coluna vertebral (*shift* lateral) e retração de escápulas. Esses exercícios podem ser realizados com auxílio do espelho e um apoio de sustentação (coxins, caixas e travesseiros), a fim de facilitar a conscientização do movimento que está sendo executado.

1 – Overcorrection

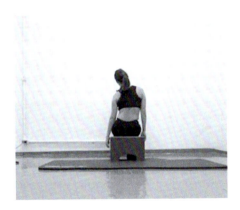

Descrição: Paciente sentado com a postura de supercorreção, membros inferiores com 90° de flexão de quadris e joelhos, pés apoiados no chão e membros superiores apoiados sobre uma mesa ou sobre a cama do Cadillac ou ao longo do corpo. Essa postura envolve a posição de supercorreção da pelve, retração do ombro, com simultâneo alinhamento do perfil sagital e supercorreção da translação, ou seja, levando as partes do corpo para lados opostos do padrão da curvatura. Realizar os exercícios respiratórios e promover estabilização a partir da tensão muscular do tronco e ativação dos componentes do *power house* na postura corrigida. Durante toda a execução do exercício, é importante manter um comando verbal para orientar o paciente.

Nível: Preparatório

Objetivos:
- Promover ativação dos músculos estabilizadores da coluna vertebral e escápulas;
- Promover uma supercorreção do padrão da curvatura da escoliose na posição de atividade de vida diária sentada.

Cuidados:
- Evitar a postura neutra da coluna vertebral, pelve e escápulas;
- Evitar posturas compensatórias na rotação;
- Começar com amplitudes menores na presença de dor;
- Evitar sobrecarga e desconforto na coluna vertebral.

Variações:
- Nível Básico: Realizar o exercício sentado na bola a fim de desafiar a estabilização da coluna vertebral e da pelve;
- Nível Intermediário: Realizar o exercício na postura em pé, a fim de dificultar a supercorreção devido à ação da gravidade, no qual o paciente precisa estabilizar mais articulações.

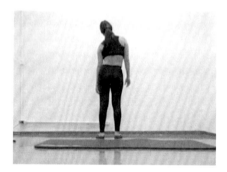

2 – Shift lateral

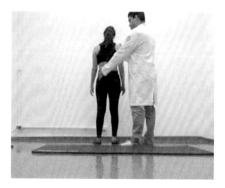

Descrição: Paciente em pé, com membros inferiores estendidos e membros superiores ao longo do corpo. Realizar a translação da pelve e/ou da coluna vertebral para o lado oposto do padrão da curvatura. Sustentar a posição enquanto realiza os exercícios respiratórios e ativação dos componentes do *power house* na postura corrigida. Durante toda a execução do exercício, é importante manter um comando verbal e o estímulo tátil para orientar o paciente.

Nível: Básico

Objetivos:
- Promover ativação dos músculos estabilizadores da coluna vertebral e escápulas;
- Promover uma supercorreção do padrão da curvatura da escoliose na posição de atividade de vida diária em pé.

Cuidados:
- Evitar a posição neutra da coluna vertebral, pelve e escápulas;
- Evitar posturas compensatórias na rotação;
- Começar com amplitudes menores na presença de dor;
- Evitar sobrecarga e desconforto na coluna vertebral.

Variações:
- Nível Intermediário: Realizar o exercício sentado na bola a fim de desafiar a estabilização;
- Nível Avançado: Realizar o exercício em pé sobre o disco de propriocepção, a fim de desafiar a correção postural e o equilíbrio.

3 – Hitch exercise

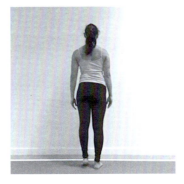

Descrição: Paciente em pé, com membros inferiores estendidos e membros superiores ao longo do corpo. Realizar a elevação do calcanhar, assim elevando a pelve para o lado oposto do padrão da curvatura. Sustentar a posição enquanto realiza os exercícios respiratórios e a ativação dos componentes do *power house* na postura corrigida. Durante toda a execução do exercício, é importante manter um comando verbal e estímulo tátil para orientar o paciente.

Nível: Básico

Objetivos:
- Promover ativação dos músculos estabilizadores da coluna vertebral e escápulas;
- Promover uma supercorreção do padrão da curvatura da escoliose na posição de atividade de vida diária em pé.

Cuidados:
- Evitar a posição neutra da coluna vertebral, pelve e escápulas;
- Evitar posturas compensatórias na rotação;

- Começar com amplitudes menores na presença de dor;
- Evitar sobrecarga e desconforto na coluna vertebral.

Variação:
- Nível Intermediário: Realizar o exercício sentado sobre a bola e realizar a elevação da pelve, desencostando o ísquio da bola a fim de desafiar a estabilização da coluna vertebral.

Exercícios de equilíbrio e propriocepção

Alguns pacientes com escoliose podem apresentar alterações das reações de equilíbrio e da integração neuromotora devido ao padrão da curvatura. Os exercícios de equilíbrio e propriocepção têm como objetivo melhorar o equilíbrio axial, estático e dinâmico do tronco. Esses exercícios devem enfatizar a autocorreção, sendo realizados em ambientes estáveis ou instáveis. A evolução da dificuldade desses exercícios deve ser progressiva para obter a melhor integração da estabilização da coluna vertebral.

1 – Walking stopped

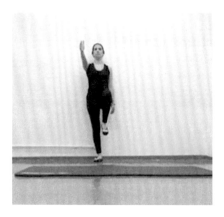

Descrição: Paciente em pé no solo com um membro inferior de apoio com joelho estendido e o outro membro com flexão de quadril e joelho de 90° e dorsiflexão. O membro superior do lado ipsilateral ao membro inferior de apoio mantém 90° de flexão de ombro com extensão de cotovelo; o outro membro superior permanece ao longo do corpo. Sustentar a posição de três a cinco ciclos respiratórios e depois trocar a posição dos membros. Durante toda a execução do exercício, é importante salientar a autocorreção da curvatura da escoliose, podendo utilizar estímulos visuais (espelho), táteis e comando verbal do terapeuta.

Nível: Básico

Objetivos:
- Trabalhar o equilíbrio e a coordenação;
- Promover ativação dos músculos estabilizadores da coluna vertebral;
- Treinar a postura correta nas atividades de vida diária.

Cuidados:
- Evitar elevação dos ombros;
- Evitar retificações ou hiperlordoses da coluna vertebral;
- Evitar posturas compensatórias.

Variação:
- Nível Preparatório: Realizar a dissociação dos membros, sentado sobre a bola, a fim de facilitar a coordenação e a estabilização.

2 – Superman

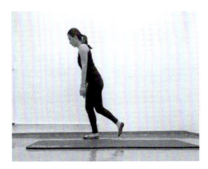

Descrição: Paciente em pé no solo com um membro inferior de apoio com leve flexão de quadril e joelho e o outro membro elevado com extensão de quadril, leve flexão do joelho e dorsiflexão. Os membros superiores devem estar posicionados ao longo do corpo e o tronco, inclinado para frente, mantendo a coluna vertebral na posição neutra. Sustentar a posição de três a cinco ciclos respiratórios e depois trocar a posição dos membros inferiores. Durante toda a execução do exercício, é importante salientar a autocorreção da curvatura da escoliose, podendo utilizar estímulos visuais (espelho), táteis e comando verbal do terapeuta.

Nível: Preparatório

Objetivos:
- Trabalhar o equilíbrio e a coordenação;
- Promover ativação dos músculos estabilizadores da coluna vertebral;
- Treinar a postura correta nas atividades de vida diária.

Cuidados:
- Evitar elevação dos ombros;
- Evitar retificações ou hiperlordoses da coluna vertebral;
- Evitar posturas compensatórias.

Variações:
- Nível Preparatório: Realizar o exercício anulando a inclinação do tronco para frente a fim de facilitar os ajustes posturais e o equilíbrio;
- Nível Básico: Realizar o exercício com os membros superiores com 90° de flexão de ombro;
- Nível Intermediário: Realizar o exercício com os joelhos estendidos e membros superiores com 180° de flexão de ombros e cotovelos estendidos a fim de dificultar o equilíbrio e a estabilização;
- Nível Avançado: Realizar o exercício com o pé de apoio sobre o disco de propriocepção a fim de dificultar o equilíbrio, a propriocepção e a estabilização na base instável.

3 – Jumps with upper limbs

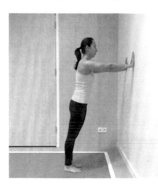 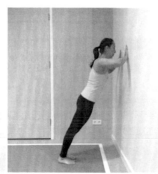 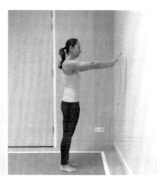

Descrição: Paciente em pé na frente de uma parede (distância: paciente deve alcançar a parede com os membros superiores em 90° de flexão de ombros, cotovelos e punhos estendidos e mãos apoiadas na parede). Realizar flexão de braço na parede (*push-up*), seguida por extensão dos cotovelos, impulsionando o tronco e desencostando as mãos da parede (saltos com membros superiores). Durante toda a execução do exercício, é importante salientar a autocorreção da curvatura da escoliose, podendo utilizar estímulos táteis e comando verbal do terapeuta.

Nível: Básico

Objetivos:
- Trabalhar propriocepção;
- Promover ativação dos músculos estabilizadores da coluna vertebral;
- Treinar a postura correta nas atividades de vida diária.

Cuidados:
- Evitar elevação dos ombros;
- Evitar retificações ou hiperlordoses da coluna vertebral;
- Evitar posturas compensatórias.

Variações:
- Nível Preparatório: Realizar o exercício ajoelhado no chão a fim de facilitar a estabilização da postura correta;
- Nível Intermediário I: Realizar o exercício com *tonning balls* nas mãos a fim de desafiar a propriocepção e equilíbrio;
- Nível Intermediário II: Realizar o exercício no *Reformer* com a prancha de saltos. Paciente ajoelhado de frente para a prancha de saltos, apoiando as mãos na prancha com os cotovelos flexionados. Realizar os saltos com os membros superiores empurrando a prancha e movendo o carrinho para trás;

- Nível Avançado: Realizar o exercício na posição de prancha no solo, com os membros superiores estendidos, mãos no chão com flexão de ombros de 90° e extensão de cotovelos e punhos, quadril e joelhos com 45° de flexão, tíbias e dorso dos pés apoiados no solo. Realizar a flexão de cotovelo seguido por extensão do cotovelo impulsionando o solo e desencostando as mãos do chão (saltos com os membros superiores).

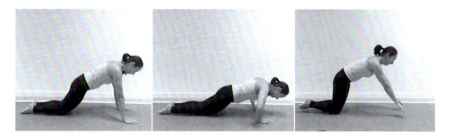

4 – Spine proprioception

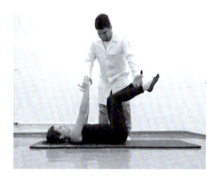

Descrição: Paciente em decúbito dorsal no solo, com quadris e joelhos flexionados e pés apoiados no chão, membros superiores no chão ao longo do corpo. Para a posição inicial, realizar o movimento de inclinação posterior da pelve e sustentar isometricamente, depois elevar um membro inferior de cada vez para a posição de cadeira (90° de flexão de quadril, joelho e dorsiflexão) e membros superiores com 90° de flexão de ombros e leve adução horizontal dos ombros, cotovelos estendidos e palma das mãos unidas. O terapeuta realiza resistência para várias direções nos membros superiores e inferiores simultaneamente, e o paciente precisa manter a posição de cadeira isometricamente. Durante toda a execução do exercício, é importante salientar a autocorreção da curvatura da escoliose com comando verbal do terapeuta.

Nível: Intermediário
Objetivos:
- Conscientizar a ativação dos estabilizadores, especialmente os músculos abdominais;
- Fortalecer os músculos abdominais;
- Promover propriocepção da coluna vertebral.

Cuidados:
- Enfatizar o alongamento axial e a posição neutra da coluna;
- Evitar hiperlordose cervical e lombar;
- Evitar elevação dos ombros.

Variações:
- Nível Básico: Realizar o exercício com flexão de quadris e joelhos e pés apoiados no chão, a fim de facilitar a ativação dos músculos abdominais;

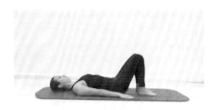

- Nível Avançado: Realizar o exercício com uma bola ou bloco entre os membros inferiores (ativação de adutores) e membros superiores segurando uma *tonning ball*, a fim de dificultar a estabilização da coluna vertebral e escápulas.

Exercícios do método Pilates globais para reabilitação das desordens da coluna vertebral

Nesta seção, serão destacados os principais exercícios realizados para a coluna vertebral, assim como os exercícios de membros superiores e inferiores que mais afetam a função da coluna. Em todos os exercícios serão salientados os objetivos, cuidados e variações para cada tipo de afecção da coluna vertebral, baseado na parte teórica vista anteriormente neste capítulo. Para as desordens da coluna torácica, são recomendados exercícios que promovam a consciência corporal com relação a posição neutra e correta da coluna vertebral, mobilização da caixa torácica (vértebras, costelas, escápulas e clavículas), alongamento dos músculos peitorais maior e menor, isquiotibiais e iliopsoas, fortalecimento dos músculos extensores do tronco e exercícios de estabilização do tronco e coluna vertebral.

Os exercícios com ênfase no princípio da centralização do Pilates são indicados para os pacientes com dor lombar não específica com déficit de coordenação, mas alguns exercícios podem apresentar melhores resultados nesses pacientes, então eles serão especificados. Os pacientes com dor lombar por espondilólise/espondilolistese respondem bem ao tratamento com exercícios baseados na estabilização segmentar, ou seja, os mesmos exercícios dos pacientes com dor lombar com déficit de coordenação. No entanto, devem ser respeitadas os movimentos que causam dor em uma fase inicial, como a extensão e a rotação nesses pacientes. Relembrando que a terapia por exercício não é recomendada pela literatura atual para pacientes com dor lombar não específica aguda (até seis semanas) e que deve ser realizada com cautela em pacientes com espondilolisteses graves (buscando exercícios de estabilização da região lombossacral, mas com cuidado para não piorar os sintomas).

Nos pacientes com escoliose, os exercícios de mobilidade articular têm como objetivo melhorar a mobilidade da coluna vertebral no plano frontal (padrão da curvatura lateral), transversal (padrão rotacional da curvatura lateral) e sagital (lordose da coluna lombar e mobilidade da cifose da coluna torácica). Além disso, esses exercícios podem proporcionar restauração das curvaturas fisiológicas da coluna vertebral, bem como reduzir o padrão tridimensional e melhorar a mobilidade escapular, pelve e quadril. O fortalecimento muscular dos membros superiores e inferiores em vários planos de movimento são importantes para esses pacientes, pois pode promover indiretamente o fortalecimento dos músculos estabilizadores do tronco e, consequentemente, a estabilização da coluna vertebral. Dessa forma, o programa de exercícios para pacientes com escoliose deve conter exercícios de fortalecimento para os músculos do tronco anterior e posterior, bem como para os membros superiores e inferiores nas posturas em pé e sentada, preferencialmente com carga, a fim de desafiar a estabilização da coluna vertebral durante a autocorreção. Ainda, os exercícios de alongamento auxiliam na restauração da flexibilidade dos membros inferiores e no relaxamento dos músculos do tronco sobrecarregados pelo padrão tridimensional da curvatura lateral, bem como dos músculos pelvitrocantéricos, que afetam com frequência os pacientes com escoliose.

Já para a espondilite anquilosante, são recomendados exercícios individuais específicos com ênfase na mobilidade, de acordo com os objetivos individuais definidos após avaliação. O programa de tratamento deve ser direcionado para a melhora da função pulmonar, controle da função e da atividade da doença com exercícios de educação postural, consciência da postura neutra da coluna vertebral na posição sentada e em pé (simulando as atividades de vida diária), mobilidade articular (especialmente para expansão torácica), alongamento, propriocepção e respiração.

Exercícios globais para tronco e coluna vertebral

1 – Swan front

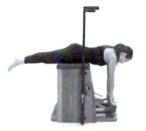
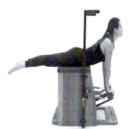

Descrição: Paciente deitado em decúbito ventral, membros superiores e inferiores estendidos com as mãos apoiadas nos pedais (molas com resistência moderada). Iniciar e finalizar o exercício com a posição neutra da coluna vertebral. Realizar extensão craniocervical, seguida por extensão da coluna torácica e lombar com auxílio dos membros superiores, subindo vértebra por vértebra e mantendo a pelve apoiada. Em seguida, retornar à posição inicial, descendo vértebra por vértebra.

Nível: Básico
Objetivos:
- Promover ativação dos músculos estabilizadores da coluna vertebral e escápulas;
- Promover mobilidade articular da coluna vertebral no plano sagital;
- Promover mobilidade da cifose torácica e lordose lombar na extensão;

- Em pacientes com escoliose, durante toda a execução do exercício, é importante salientar a autocorreção da curvatura da escoliose, bem como estímulos táteis e comando verbal do terapeuta;
- Esse exercício é ótimo para pacientes com dor lombar crônica com preferência direcional para extensão e pode ser benéfico para pacientes com dor irradiada para membros inferiores que sentem alívio da dor com extensão;
- Também é um exercício para realizar em pacientes com hipercifose, pois promove a mobilização da coluna torácica em extensão e fortalece extensores do tronco (quando tem pouca mola)

Cuidados:
- Evitar elevação dos ombros;
- Evitar posturas compensatórias;
- Evitar sobrecarga e desconforto na coluna vertebral.

Variações:
- Nível Preparatório: Realizar o exercício com amplitude menor (extensão da coluna torácica superior);
- Nível Básico I: Realizar o exercício com os pedais separados, realizando apenas a rotação do tronco, para trabalhar o controle do movimento rotacional;
- Nível Básico II: Realizar o exercício com os pedais separados, porém com extensão e rotação de tronco;

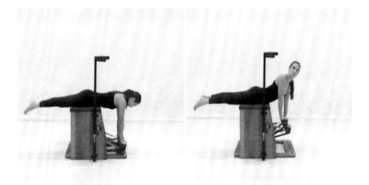

- Nível Básico III: Realizar o exercício no Cadillac segurando a barra torre;

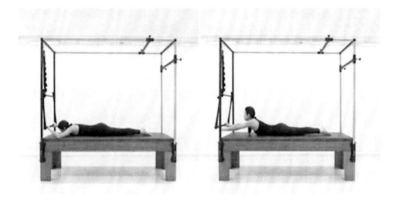

- Nível Básico IV: Realizar o exercício em decúbito ventral na bola suíça sobre o Cadillac, segurando a barra torre;

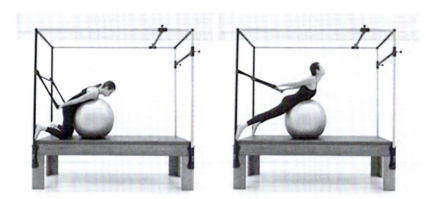

- Nível Intermediário I: Realizar o exercício com carga leve na *Chair*, a fim de dificultar a extensão;
- Nível Intermediário II: Realizar o exercício adicionando flexão da cabeça, com coluna cervical e torácica empurrando os pedais para baixo após a realização da fase de extensão do exercício básico, a fim de enfatizar a mobilidade da cifose torácica;

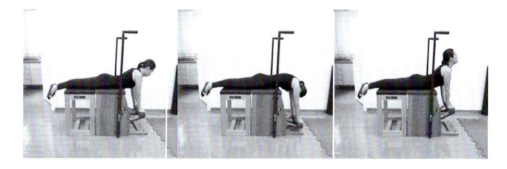

- Nível Intermediário III: Realizar o exercício no solo. Com as mãos posicionadas à frente da linha do ombro, enfatiza-se a extensão torácica (pacientes com hipercifose), e com as mãos posicionadas na linha do ombro, enfatiza-se a extensão lombar (pacientes com retificação da lordose lombar);

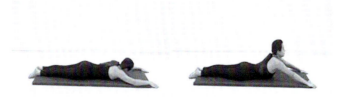

- Nível Avançado I: Realizar o exercício em decúbito ventral no Cadillac, segurando a barra torre a um braço de distância, com as molas vindas de cima. Realizar flexão dos cotovelos trazendo a barra atrás da cabeça. Em seguida, realizar a extensão dos cotovelos enquanto estende a coluna, sem tirar as EIAS (espinhas ilíacas anterossuperiores) da cama, retornar flexionando os cotovelos, levando a barra atrás da cabeça enquanto vai descendo o tronco até a posição inicial;

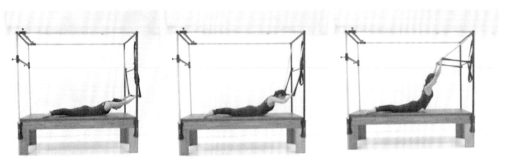

- Nível Avançado II: Realizar o exercício anterior do nível avançado e, após extensão completa da coluna, manter em isometria e só flexionar e estender os cotovelos, potencializando a contração dos eretores da coluna;

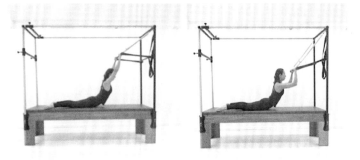

- Nível Avançado III: Realizar o exercício em decúbito ventral na caixa do *Reformer*, com os pés na barra dos pés, joelhos levemente flexionados e mãos apoiadas na testa. Realizar a extensão do tronco, cotovelos e joelhos simultaneamente.

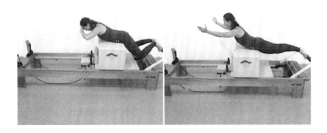

2 – Hamstring stretch

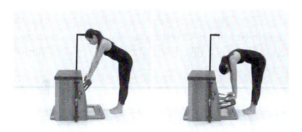

Descrição: Paciente em pé em frente a *Chair*, com membros inferiores estendidos e membros superiores ao longo do corpo. Iniciar e finalizar o exercício com a posição neutra da coluna vertebral. Realizar flexão craniocervical, seguida por flexão da coluna cervical, torácica e lombar, direcionando as mãos para os pedais. Quando as mãos estiverem apoiadas completamente nos pedais, realizar flexão completa da coluna vertebral empurrando os pedais para baixo (molas com resistência moderada). Depois, retornar à posição inicial, subindo vértebra por vértebra.

Nível: Básico

Objetivos:
- Promover mobilidade articular da coluna vertebral no plano sagital;
- Promover alongamento da cadeia posterior;
- Promover mobilidade da cifose torácica e lordose lombar na flexão;
- Em pacientes com escoliose, durante toda a execução do exercício, é importante salientar a autocorreção da curvatura da escoliose com estímulos táteis e comando verbal do terapeuta;
- Esse é um exercício ótimo para os pacientes com dor lombar não específica com preferência direcional para flexão.

Cuidados:
- Evitar elevação dos ombros;
- Evitar posturas compensatórias;
- Manter joelhos estendidos durante todo o movimento;
- Evitar sobrecarga e desconforto na coluna vertebral.

Variações:
- Nível Básico I: Realizar o exercício com carga mais pesada, a fim de desafiar os músculos abdominais;
- Nível Básico II: Realizar o exercício com o paciente atrás da *Chair*. Não permitir que o paciente incline o tronco para frente;

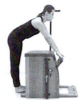

- Nível Básico III: Realizar o exercício com os membros inferiores cruzados;

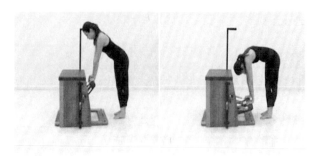

- Nível Básico IV: Realizar o exercício sentado na *Chair* para adicionar o alongamento dos adutores do quadril;

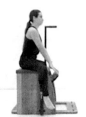
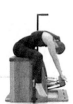

- Nível Intermediário I: Realizar o exercício do Nível Básico, porém no retorno para a posição em pé, o paciente faz uma pausa alinhando cabeça, tronco e pelve na posição neutra. Realizar o movimento de extensão com a coluna vertebral (partindo da extensão craniocervical, coluna cervical, torácica e lombar) sem mover os pedais, logo após retornar para a posição neutra, seguido pela flexão da coluna vertebral completa, e depois retornar para a posição em pé, subindo vértebra por vértebra;
- Nível Intermediário II: Realizar o exercício com os pedais separados, empurrando os braços alternadamente. Exige maior controle da coluna para manter a posição e também fortalece tríceps braquial;

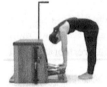
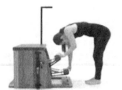
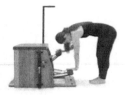

- Nível Intermediário III – Realizar o exercício atrás da cadeira com uma perna dobrada sobre o assento. Favorece o alongamento dos músculos pelvitrocantéricos (piriforme, gêmeos superior e inferior, obturadores interno e externo);

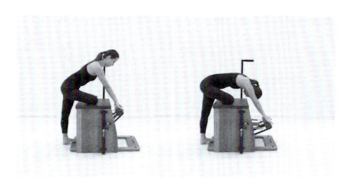

- Nível Avançado: Realizar o exercício do nível intermediário I, porém no momento da extensão sustentar a postura do tronco enquanto eleva um membro inferior (extensão de quadril e joelho e flexão plantar), sem rodar a pelve, a fim de desafiar a estabilização e o equilíbrio.

3 – The cat

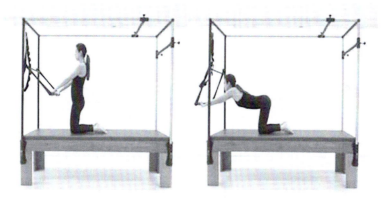

Descrição: Paciente ajoelhado no Cadillac, com membros inferiores na mesma linha da coluna vertebral e membros superiores segurando a barra torre (com uma mola posicionada de cima para baixo e presa na barra torre). Realizar a flexão craniocervical, seguida pela flexão da coluna cervical, torácica e lombar, e por fim a flexão de quadril, empurrando a barra para frente e mantendo o quadril na mesma linha dos joelhos até a posição de mesa com a coluna vertebral e a pelve na posição neutra. Depois realizar inclinação anterior da pelve, seguida por extensão da coluna lombar, torácica e cervical, e retornar para a posição neutra e para a posição inicial ajoelhada.
Nível: Intermediário
Objetivos:
- Promover ativação dos músculos estabilizadores da coluna vertebral e escápulas;
- Promover mobilidade articular da coluna vertebral no plano sagital;

- Promover mobilidade da lordose lombar e cifose torácica na flexão e extensão;
- Em pacientes com escoliose, durante toda a execução do exercício, é importante salientar a autocorreção da curvatura da escoliose com estímulos táteis e comando verbal do terapeuta;
- É um exercício ótimo para ser usado nos pacientes com dor lombar não específica com déficit de mobilidade e de coordenação (numa fase mais inicial, com posturas simétricas para começar a trabalhar a estabilização).

Cuidados:
- Evitar elevação dos ombros;
- Evitar posturas compensatórias;
- Evitar sobrecarga e desconforto na coluna vertebral.

Variações:
- Nível Preparatório: Realizar o exercício no solo (exercício *cat stretching* descrito na sessão de aquecimento);
- Nível Básico I: Realizar o exercício anulando o movimento de extensão da coluna vertebral;
- Nível Básico II: Realizar o exercício no solo empurrando uma bola;
- Nível Básico III: Realizar o exercício no *Reformer*, fazendo extensão da coluna com a flexão dos ombros, mantendo os cotovelos estendidos, e retornando o carrinho com a flexão da coluna (em forma de C);

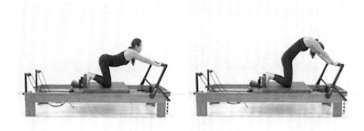

- Nível Intermediário I: Realizar o exercício na *Chair*, para trabalhar também equilíbrio e coordenação. Desce com extensão da coluna e sobe realizando flexão;

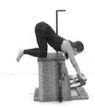 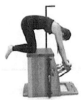

- Nível Intermediário II: Realizar o exercício na *Chair*, descendo e subindo com extensão da coluna, para maior ativação de multífidos e paravertebrais;

- Nível Intermediário III: Realizar o exercício sentando sobre os pés. O paciente inicia ajoelhado, realiza a extensão da coluna vertebral, sentando nos calcanhares e trazendo a barra para trás; em seguida, realiza a flexão da coluna vertebral e empurra a barra para frente até realizar a extensão da coluna vertebral na posição de mesa. Após, retorna com flexão da coluna vertebral até a posição inicial.

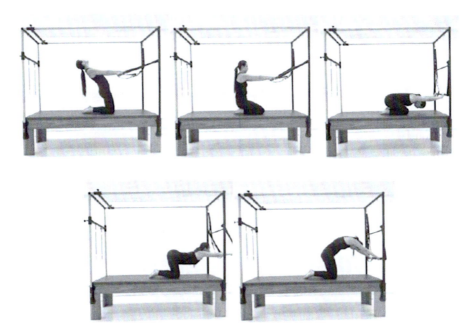

4 – Mermaid

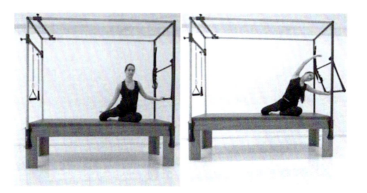

Descrição: Paciente sentado de lado para a barra torre (com uma mola posicionada de cima para baixo e presa na barra torre), com os membros inferiores flexionados (o membro inferior mais próximo da barra torre com o quadril em rotação externa e o outro membro com o quadril em rotação interna, simulando a posição da sereia). O membro superior mais próximo da barra torre segura a barra e o outro membro superior se mantém ao longo do corpo. Realizar a flexão lateral da coluna vertebral empurrando a barra para frente, simultaneamente com a abdução do membro superior oposto à barra; depois retornar para a posição inicial.

Nível: Básico

Objetivos:
- Promover ativação dos músculos estabilizadores da coluna vertebral e escápulas;
- Promover mobilidade articular da coluna vertebral no plano frontal;
- Promover mobilidade da curvatura lateral da escoliose;
- Em pacientes com escoliose, durante toda a execução do exercício, é importante salientar a autocorreção da curvatura da escoliose com estímulos táteis e comando verbal do terapeuta;
- É um exercício ótimo para ser usado nos pacientes com dor lombar não específica com preferência direcional para inclinação lateral, para correção do *shift* lateral.

Cuidados:
- Evitar elevação dos ombros;
- Evitar posturas compensatórias;
- Evitar que o glúteo contralateral da barra torre saia do apoio da cama;
- Usar coxins nos ísquios caso o paciente não consiga permanecer com a coluna vertebral e a pelve neutras na posição de sereia;
- Evitar sobrecarga e desconforto na coluna vertebral.

Variações:
- Nível Preparatório: Realizar o exercício com os membros inferiores cruzados e pendurados para fora da cama ou cruzados sobre a cama;
- Nível Básico I: Realizar o exercício sentado no solo ou sobre a caixa e empurrando uma bola;
- Nível Básico II: Realizar o exercício no *Reformer*, inicialmente com pouca mola. Ao realizá-lo com mais molas, vai trabalhar fortalecimento de deltoide;

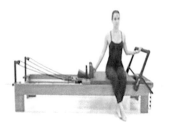
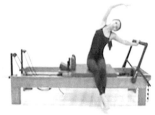

- Nível Básico III: Realizar o exercício sentado na *Chair*, com um membro inferior estendido e apoiado no chão (atrás da *Chair*) e uma mão apoiada no pedal;

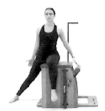
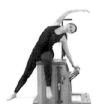

- Nível Básico IV: Realizar o exercício Nível Básico III sem o apoio da perna no chão (com as duas pernas penduradas à frente), para trabalhar mais o equilíbrio e a estabilização da pelve;

- Nível Intermediário I: Realizar o exercício em pé sobre o Cadillac ou no solo, usando a barra do Cadillac, a fim de dificultar a estabilização da coluna vertebral, pelve e quadril;
- Nível Intermediário II: Realizar o exercício ajoelhado no chão, com a mão apoiada nos pedais da *Chair*. Favorecer o fortalecimento de glúteo máximo, isquiotibiais, abdutores do quadril (lado oposto) e adutores (lado da cadeira), enquanto trabalha equilíbrio de tronco;

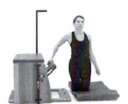 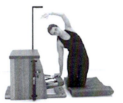

- Nível Intermediário III: Realizar a sustentação da prancha lateral no antebraço com o cotovelo flexionado ou na mão com o cotovelo estendido;

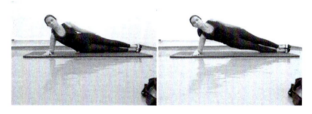

- Nível Intermediário IV: Realizar o exercício *side bend*. Paciente sentado de lado sobre um trocânter, com membros inferiores em rotação externa e mão apoiada no chão na linha do ombro, com extensão de cotovelo. Um membro inferior fica completamente apoiado no chão e o outro membro inferior, somente com o pé apoiado no chão, posicionado na frente do outro pé, e joelho apontando para cima. Realizar a inclinação lateral da coluna vertebral com extensão dos joelhos e adução dos quadris, e retornar para a posição inicial;

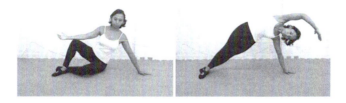

- Nível Avançado I: Realizar o exercício em pé de lado no *Reformer*, com uma mão apoiada na barra dos pés, ombros abduzidos a aproximadamente 90°, pés apoiados no apoio de ombros, com as pernas cruzadas. Realizar leve adução do ombro de apoio (trazendo levemente o carrinho, enquanto realiza inclinação lateral) com abdução do ombro suspenso;

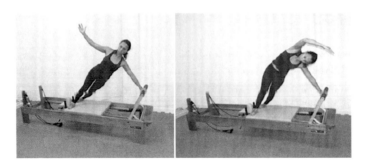

- Nível Avançado II: Realizar o exercício anterior, associado à abdução do membro inferior de cima, para fortalecer ainda mais o glúteo médio desse membro e potencializar o trabalho de equilíbrio;
- Nível Avançado III: Realizar o exercício sentado na caixa do *Reformer*, de lado para a barra de pés, com uma perna estendida com o pé preso na fita embaixo e a outra flexionada em cima da caixa, com coluna e pelve neutras e ombros abduzidos a 90°. Realizar inclinação lateral, aduzindo o braço de baixo e abduzindo o de cima. Retornar para a vertical e inclinar para o outro lado.

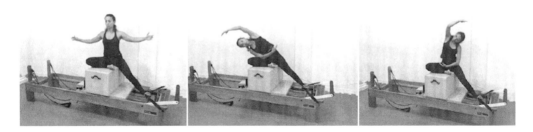

5 – Mermaid with rotation

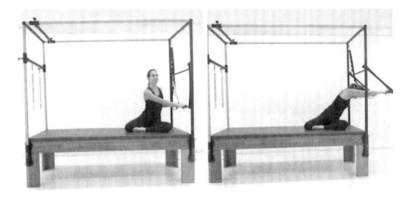

Descrição: Paciente sentado de lado para a barra torre (com uma mola posicionada de cima para baixo e presa na barra torre), com os membros inferiores em posição de sereia e os membros superiores segurando a barra. Dessa forma, o paciente inicia com a coluna vertebral em rotação. Realizar a flexão craniocervical, seguida pela flexão da coluna cervical, torácica e lombar, empurrando a barra para frente. Depois, retornar para a posição inicial subindo vértebra por vértebra.

Nível: Intermediário

Objetivos:
- Promover ativação dos músculos estabilizadores da coluna vertebral e escápulas;
- Promover mobilidade articular da coluna vertebral no plano transversal;
- Em pacientes com escoliose, durante toda a execução do exercício, é importante salientar a autocorreção da curvatura da escoliose com estímulos táteis e comando verbal do terapeuta;
- Reduzir o padrão rotacional da curvatura lateral da escoliose;
- Esse exercício é ótimo para pacientes com dor lombar crônica com déficit de coordenação em uma fase intermediária, para trabalhar a estabilização do tronco em rotação. Em pacientes com dor lombar por espondilólise ou espondilolistese, em uma fase mais intermediária, para começar a introduzir o movimento de rotação (quando o paciente já tem uma estabilização lombar eficaz).

Cuidados:
- Evitar elevação dos ombros;
- Evitar posturas compensatórias;
- Evitar que o glúteo contralateral da barra torre saia do apoio da cama;
- Usar coxins nos ísquios caso o paciente não consiga permanecer com a coluna vertebral e a pelve neutras na posição de sereia;
- Evitar sobrecarga e desconforto na coluna vertebral.

Variações:
- Nível Preparatório: Realizar o exercício com os membros inferiores cruzados e pendurados para fora da cama ou cruzados sobre a cama;
- Nível Básico: Realizar o exercício sentado no solo ou sobre a caixa e empurrando uma bola;
- Nível Intermediário I: Realizar o exercício no *Reformer*;

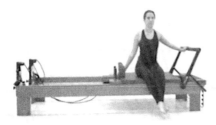
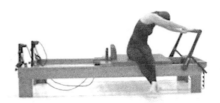

- Nível Intermediário II: Realizar o exercício posicionado do lado da barra torre no Cadillac, porém com um membro superior na barra e o outro membro superior livre. Iniciar o movimento com a flexão lateral da coluna vertebral simultaneamente com a abdução do membro superior livre, empurrando a barra. No final da amplitude, realizar uma rotação da coluna vertebral com flexão, alcançando e segurando a barra com o membro superior que estava livre. Depois retornar para a posição inicial, desfazendo inicialmente a rotação da coluna vertebral e depois a inclinação lateral;
- Nível Intermediário III: Realizar o exercício em pé sobre o Cadillac ou no solo, usando a barra do Cadillac, a fim de dificultar a estabilização da coluna vertebral, pelve e quadril;
- Nível Avançado: Realizar o exercício em pé de lado no *Reformer*, com uma mão apoiada na barra dos pés, o outro ombro abduzido a aproximadamente 90°, pés apoiados no apoio de ombros, com as pernas cruzadas. Realizar abdução do ombro de apoio, ao mesmo tempo em que realiza rotação do tronco, e retornar realizando uma extensão do tronco. Aumenta o fortalecimento de oblíquos e de deltoide.

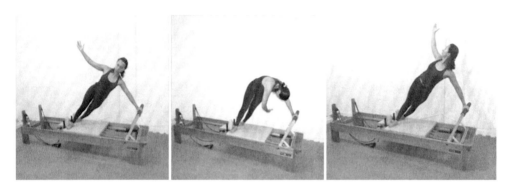

6 – Twist

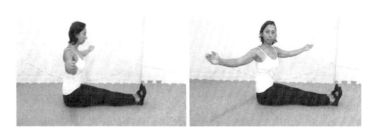

Descrição: Paciente sentado no solo com os membros inferiores levemente abduzidos, com joelhos estendidos e dorsiflexão, e os membros superiores com 90° de abdução de ombros, cotovelos estendidos, punhos neutros e palmas das mãos apontando para baixo. Realizar a torção da coluna vertebral sem alterar a posição da pelve e membros inferiores, com três pulsos na expiração (realizar a rotação e retornar um pouco, seguida por rotação com amplitude maior que o pulso anterior e retornar um pouco, e realizar o último pulso com a maior amplitude de rotação possível). Depois retornar para a posição inicial, seguido pela torção para o outro lado.

Nível: Básico
Objetivos:
- Promover ativação dos músculos estabilizadores da coluna vertebral e escápulas;
- Promover mobilidade articular da coluna vertebral no plano transversal;
- Fortalecer músculos abdominais oblíquos e multífidos;
- Alongar os músculos isquiotibiais e tríceps sural;
- Em pacientes com escoliose, durante toda a execução do exercício, é importante salientar a autocorreção da curvatura da escoliose, bem como estímulos táteis e comando verbal do terapeuta;
- Reduzir o padrão rotacional da curvatura lateral da escoliose;
- Esse exercício é ótimo para pacientes com dor lombar crônica com déficit de coordenação, em uma fase em que a dor não está muito intensa, para trabalhar a estabilização do tronco em rotação, assim como para pacientes com dor lombar por espondilólise ou espondilolistese, em uma fase intermediária para introduzir o movimento de rotação quando ele já possuir um controle sobre a estabilização lombar.

Cuidados:
- Evitar elevação dos ombros;
- Evitar posturas compensatórias;
- Evitar translações e inclinações;
- Evitar movimentos na pelve, membros superiores e inferiores;
- Usar coxins nos ísquios caso o paciente não consiga permanecer com a coluna vertebral e a pelve na posição neutra devido ao encurtamento dos músculos isquiotibiais e tríceps sural;
- Evitar sobrecarga e desconforto na coluna vertebral.

Variações:
- Nível Preparatório I: Realizar o exercício com os membros inferiores cruzados, anulando o alongamento dos membros inferiores;
- Nível Preparatório II: Realizar o exercício anulando os pulsos a fim de facilitar a coordenação do movimento;
- Nível Básico: Realizar o exercício sentado sobre o *Barrel* com os pés no espaldar;

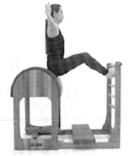
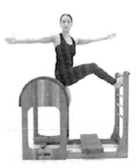

- **Nível Avançado:** Realizar o exercício no *Reformer* (é o exercício chamado "*bouquet*"). Potencializa o alongamento de cadeia posterior com a extensão dos MMII, ao mesmo tempo que fortalece reto abdominal, oblíquos internos e externos, glúteo máximo, isquiotibiais, iliopsoas, quadríceps e tríceps sural.

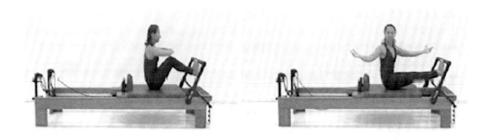

7 – Side twist

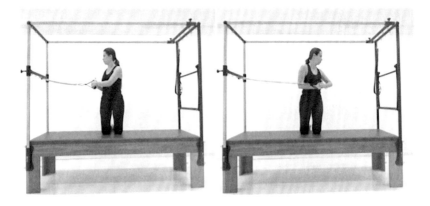

Descrição: Paciente ajoelhado sobre o Cadillac de lado para a barra de molas, segurando a alça de mão com as duas mãos, mantendo os ombros flexionados e os cotovelos semiflexionados (como se estivesse segurando uma bola entre os membros superiores), coluna vertebral e pelve na posição neutra. Realizar rotação do tronco em direção oposta à da mola e retornar para a posição inicial.

Nível: Intermediário

Objetivos:
- Fortalecer os músculos reto abdominal e oblíquos;
- Promover mobilidade articular da coluna vertebral no plano transversal;
- Fortalecer músculos abdominais oblíquos e multífidos;
- Em pacientes com escoliose, durante toda a execução do exercício, é importante salientar a autocorreção da curvatura da escoliose com estímulos táteis e comando verbal do terapeuta;
- Reduzir o padrão rotacional da curvatura lateral da escoliose.

Cuidados:
- Manter pelve alinhada;
- Evitar inclinação lateral;

- Manter controle escapular (escápulas em "V");
- Evitar utilizar os membros superiores;
- Evitar sobrecarga nos ombros e pescoço.

Atenção:
- Exercícios de membros superiores para o manguito rotador (os *side arm work* apesentados no capítulo 12 deste livro também são importantes para trabalhar a estabilização lateral do tronco e da coluna vertebral, especialmente em pacientes com escoliose).

Variações:
- Nível Básico: Realizar o exercício sentado com os membros inferiores cruzados, a fim de facilitar o controle e a estabilização da coluna vertebral e da pelve;
- Nível Intermediário: Realizar o exercício sentado ou ajoelhado sobre o *Reformer*. O paciente fica de lado para a barra segurando as alças de mão;

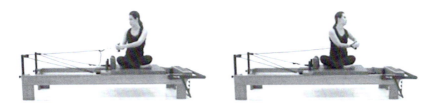

- Nível Avançado: Realizar o exercício em pé para fora do Cadillac e de lado para a barra de molas, a fim de dificultar a estabilização da coluna vertebral, pelve e membros inferiores.

8 – Rolling back

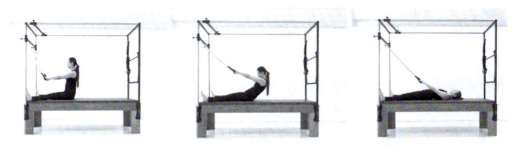

Descrição: Paciente sentado sobre o Cadillac, com os pés apoiados nas hastes verticais, segurando as alças de mão com os ombros flexionados a aproximadamente 90° e cotovelos estendidos. Realizar flexão da coluna, enquanto vai descendo vértebra por vértebra até deitar, e retornar à posição inicial flexionando a coluna até a posição inicial.

Nível: Básico

Objetivos:
- Promover a mobilidade da coluna vertebral no plano sagital;
- Favorecer o controle abdominal (transverso do abdome e assoalho pélvico);
- Fortalecer os músculos reto abdominal, oblíquos e flexores do quadril (iliopsoas e reto femoral);

- Em pacientes com escoliose, durante toda a execução do exercício, é importante salientar a autocorreção da curvatura da escoliose, bem como estímulos táteis e comando verbal do terapeuta;
- É um exercício ótimo para ser usado nos pacientes com dor lombar não específica, com déficit de mobilidade (por trabalhar a mobilidade da coluna vertebral) e déficit de coordenação, para trabalhar a estabilização do tronco em um exercício mais estável.

Cuidados:
- Alongamento axial quando estiver na posição sentada;
- Evitar movimentos de cotovelos para compensar fraqueza abdominal;
- Se faltar alongamento de cadeia posterior, pode fazer com joelhos levemente flexionados.

Atenção:
- Molas pesadas – Facilitam a ação dos abdominais na hora de rolar para baixo (excentricamente) e na hora de rolar para cima (concentricamente).
- Molas leves – Dificultam a ação dos abdominais, exigindo que o paciente realize mais força em abdome para realizar o exercício.

Variações:
- Nível Básico: Realizar o exercício descendo e subindo com a coluna em extensão, com enfoque no fortalecimento dos eretores espinhais e multífidos, com a manutenção da extensão da coluna;
- Nível Intermediário I: Realizar o exercício descendo em extensão e subindo em flexão da coluna, para trabalhar a coordenação e aumentar a mobilidade da coluna na amplitude completa do movimento;
- Nível Intermediário II: Realizar o exercício sentado na bola, segurando a barra torre;

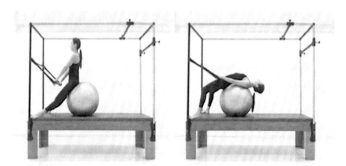

- Nível Intermediário III: Realizar o exercício com uma mão só, que potencializa a ação da musculatura abdominal na subida;

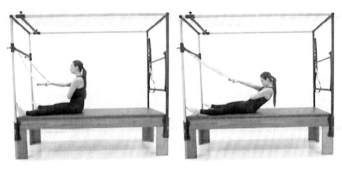

- Nível Avançado: Realizar o exercício com uma mão só, associando rotação da coluna vertebral na descida, a fim de potencializar a ação dos músculos oblíquos do abdome.

9 – Spine stretch

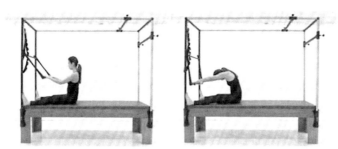

Descrição: Paciente sentado sobre o Cadillac com os pés apoiados nas hastes verticais, segurando a barra torre, com os ombros relaxados e a coluna alinhada. Realizar flexão da coluna e quadris, rolando para frente vértebra por vértebra, e retornar à posição inicial.

Nível: Básico

Objetivos:
- Promover a mobilidade da coluna vertebral no plano sagital;
- Alongar cadeia posterior;
- Em pacientes com escoliose, durante toda a execução do exercício, é importante salientar a autocorreção da curvatura da escoliose, bem como estímulos táteis e comando verbal do terapeuta;
- É um exercício ótimo para ser usado nos pacientes com dor lombar não específica, com preferência direcional para a flexão.

Cuidados:
- Alongamento axial quando estiver na posição sentada;
- Não permitir flexão de joelhos durante o alongamento.

Variações:
- Nível Básico I: Realizar o exercício com os membros inferiores pendurados, realizando a flexão da coluna associada à extensão dos joelhos e dorsiflexão do tornozelo, de forma alternada. Esse exercício simula a mobilização neural do nervo ciático do teste de Slump, que pode ser realizada em pacientes com dor lombar com irradiação para os membros inferiores por compressão radicular. Em uma fase inicial, pode-se realizar apenas a extensão do joelho, mantendo a coluna na posição neutra, e evoluir para a flexão da coluna quando os sintomas dolorosos diminuírem;

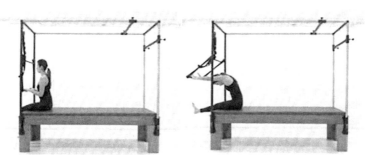

- Nível Básico II: Realizar o exercício sentado no *Barrel*;

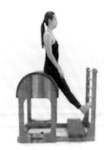
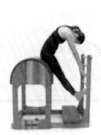

- Nível Básico III: Realizar o exercício no *Barrel*, com os ombros abduzidos a 90° e adicionando uma rotação do tronco durante a flexão;
- Nível Básico IV: Realizar o exercício no solo com membros superiores com 90° de flexão de ombros;
- Nível Intermediário: Realizar o exercício em pé sobre o Cadillac, segurando a barra torre.

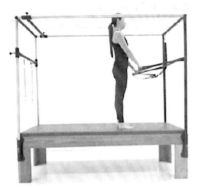
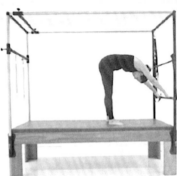

10 – Breathing

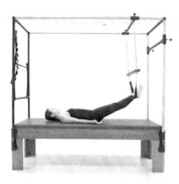
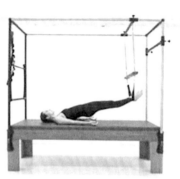

Descrição: Paciente em decúbito dorsal sobre o Cadillac, com os pés na alça do trapézio, com pernas estendidas e braços ao lado do corpo. Realizar elevação dos quadris com os joelhos estendidos e retornar à posição inicial. Pode ser realizado mobilizando a coluna vértebra por vértebra.

Nível: Básico
Objetivos:
- Melhorar a mobilidade da coluna vertebral;
- Favorecer o controle abdominal (transverso do abdome e assoalho pélvico);
- Fortalecer glúteo máximo e isquiotibiais;
- Em pacientes com escoliose, durante toda a execução do exercício, é importante salientar a autocorreção da curvatura da escoliose, com estímulos táteis e comando verbal do terapeuta;
- Esse exercício é bom para realizar em pacientes com dor lombar não específica com déficit de coordenação; se realizado com mobilização da coluna, também é um bom exercício para pacientes com dor lombar não específica com déficit de mobilidade.

Cuidados:
- Evitar força nos membros superiores;
- Evitar rotação externa do quadril;
- Evitar hiperextensão da coluna lombar quando estiver no topo.

Atenção:
- Concentrar a força em glúteos e isquiotibiais, evitando sobrecarga em paravertebrais.

Variações:
- Nível Básico I: Realizar o exercício segurando as alças de mão e, ao mesmo tempo que elevar a pelve, estender os ombros, para o fortalecimento da porção posterior do deltoide e tríceps braquial;

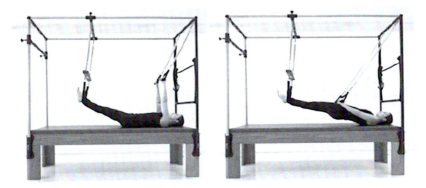

- Nível Intermediário I: Realizar elevação da pelve com os joelhos estendidos; quando estiver em cima flexionar os joelhos, estender e descer;

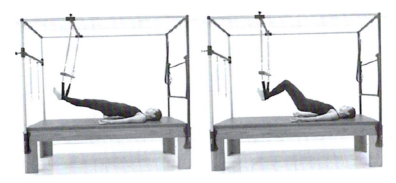

- Nível Intermediário II: Realizar o exercício no *Reformer*. Para enfatizar a estabilização lombopélvica e o fortalecimento de glúteo máximo e isquiotibiais;
- Nível Avançado: Realizar o exercício Intermediário II com uma perna só. Elevar a pelve com os dois pés apoiados, retirar um pé de apoio, estendendo o joelho e estender o joelho de apoio. Aumenta ainda mais a demanda sobre os estabilizadores da região lombopélvica.

11 – Hanging pull ups

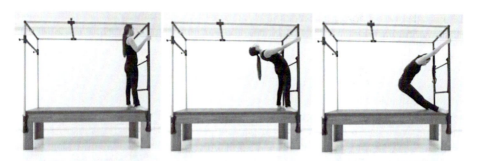

Descrição: Paciente em pé sobre o Cadillac, segurando as hastes verticais com cotovelos flexionados e pés encostados nas hastes. Realizar uma extensão da coluna, associada à extensão dos cotovelos, seguida pela flexão dos quadris com extensão dos ombros, e retornar à posição inicial.

Nível: Básico

Objetivos:
- Melhorar a mobilidade da coluna vertebral;
- Alongar cadeia posterior;
- Em pacientes com escoliose, durante toda a execução do exercício, é importante salientar a autocorreção da curvatura da escoliose com estímulos táteis e comando verbal do terapeuta;

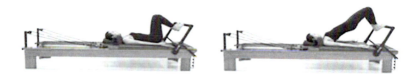

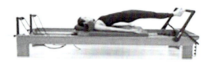

- É um exercício ótimo para ser usado nos pacientes com dor lombar não específica com preferência direcional para a extensão.

Atenção:
- Permitir que os braços fiquem relaxados durante o exercício, com força apenas nas mãos;
- Quanto mais flexível for o paciente, mais perto ele deve ficar.

Variações:
- Nível Básico I: Realizar o exercício fora do Cadillac, de lado, para favorecer o alongamento da cadeia lateral. Tem melhor efeito para pacientes com preferência direcional para a inclinação lateral na dor lombar e para pacientes com escoliose;

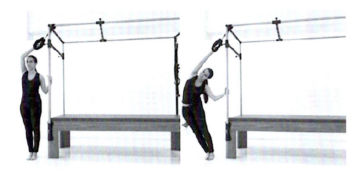

- Nível Avançado I: Realizar o exercício segurando as alças *fuzzies*, com os pés na bola suíça e joelhos estendidos. Inicia-se com o corpo relaxado (como se estivesse sentado) e eleva-se o quadril até uma posição de hiperextensão da coluna;

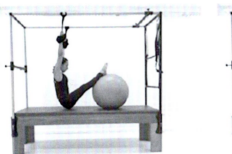
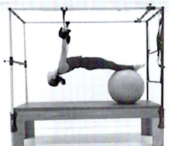

- Nível Avançado II: Realizar o exercício com o paciente suspenso segurando as hastes horizontais e os pés apoiados nas alças *fuzzies*, para favorecer o fortalecimento dos músculos latíssimo do dorso, redondo maior, romboides, bíceps braquial, glúteo máximo, isquiotibiais;

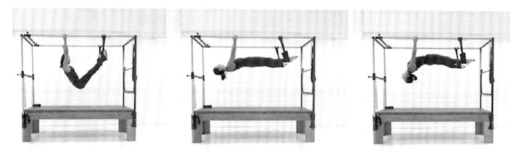

- Nível Avançado III: Realizar o exercício Avançado II, mas, após a extensão completa, realizar a flexão dos joelhos (levando os pés em direção à cabeça), para maior enfoque no fortalecimento de isquiotibiais e eretores da espinha.

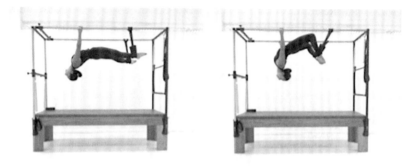

12 – Straight back

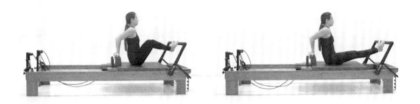

Descrição: Paciente sentado no *Reformer*, com a coluna em posição neutra, pés na barra dos pés, com calcanhares unidos, joelhos flexionados, mãos no topo dos apoios dos ombros, com extensão dos ombros e flexão dos cotovelos. Realizar a extensão dos joelhos, mantendo a posição do tronco, e retornar à posição inicial.

Nível: Básico
Objetivos:
- Alongar cadeia posterior;
- Favorecer o controle abdominal (transverso do abdome e assoalho pélvico);
- Fortalecer glúteo máximo, isquiotibiais (por sua ação como extensor do quadril), iliopsoas e quadríceps;
- Em pacientes com escoliose, durante toda a execução do exercício, é importante salientar a autocorreção da curvatura da escoliose com estímulos táteis e comando verbal do terapeuta;
- Exercício bom para realizar em pacientes com dor lombar não específica com déficit de coordenação.

Cuidados:
- Alongamento axial quando estiver na posição sentado;
- Evitar elevação dos ombros.

Variações:
- Nível Preparatório: Realizar o exercício com as mãos pressionando as laterais do carrinho;
- Nível Básico I: Realizar flexão plantar e dorsiflexão para aumentar o alongamento de cadeia posterior e fortalecer tríceps sural;
- Nível Básico II: Realizar o exercício com a coluna flexionada (*round back*), potencializando a ação dos músculos abdominais;

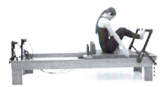 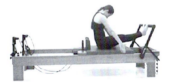

- Nível Básico III: Realizar o exercício com as mãos para trás, segurando no apoio de ombros e alternando as pernas. Pode ser considerado mais fácil.

13 – Swimming

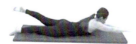 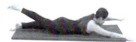

Descrição: Paciente em decúbito ventral no solo, com membros superiores posicionados acima da cabeça, apoiados no chão, com ombros flexionados, cotovelos estendidos e antebraço e punhos na posição neutra; membros inferiores em flexão plantar, quadris e joelhos estendidos. Realizar extensão craniocervical, seguida de extensão da parte superior da coluna torácica (até o nível do processo xifoide), e elevar os membros superiores (sem encostar no solo) e os membros inferiores (extensão bilateral dos quadris, mantendo extensão do joelho e a flexão plantar). Sustentar a extensão da coluna vertebral enquanto alterna movimentos de membros superiores e membros inferiores (flexão e extensão alternadas de quadris e ombros).

Nível: Intermediário

Objetivos:
- Fortalecimento dos músculos extensores da coluna vertebral, extensores do quadril (glúteo máximo e isquiotibiais) e flexores do ombro (deltoide anterior especialmente);
- Desafiar a estabilização da coluna lombar e pelve;
- Proporcionar mobilidade articular dos ombros e quadris;
- Fortalecer os estabilizadores da coluna cervical;
- Em pacientes com escoliose, durante toda a execução do exercício, é importante salientar a autocorreção da curvatura da escoliose com estímulos táteis e comando verbal do terapeuta;
- Exercício ótimo para uma fase intermediária do tratamento de pacientes com dor lombar não específica com preferência direcional para extensão.

Cuidados:
- Enfatizar o alongamento axial e a posição neutra da coluna;
- Usar coxins de posicionamento na região abdominal para pacientes com hiperlordose lombar;
- Evitar amplitudes grandes;
- Evitar elevação dos ombros;
- Evitar mau posicionamento da cabeça e cervical.

Variações:
- Nível Básico I: Realizar o exercício com as variações da preparação do nado peito (descritas na sessão de aquecimento: "*Breakstroke preparation*");
- Nível Básico II: Realizar o exercício no Cadillac alternando apenas as pernas;

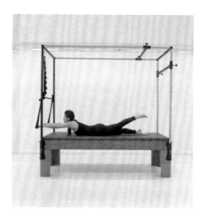

- Nível Avançado I: Realizar o exercício sobre o Bosu ou *Barrel*.

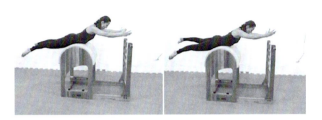

14 – Swan dive

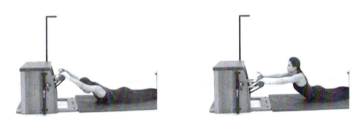

Descrição: Em decúbito ventral no chão, na frente da *Chair*, a um braço de distância dela com as mãos nos pedais e a coluna levemente estendida com as orelhas na altura dos braços. Pressionar os pedais levemente para estender a coluna sem elevar o osso púbico do chão e retornar à posição inicial.

Nível: Intermediário

Objetivos:
- Promover a mobilidade da coluna vertebral;
- Favorecer o controle abdominal (transverso do abdome, assoalho pélvico, reto abdominal, oblíquos internos e externos);
- Fortalecer multífidos, paravertebrais e glúteo máximo e latíssimo do dorso;
- Em pacientes com escoliose, durante toda a execução do exercício, é importante salientar a autocorreção da curvatura da escoliose com estímulos táteis e comando verbal do terapeuta;
- Exercício para uma fase intermediária do tratamento de pacientes com dor lombar não específica com preferência direcional para extensão.

Cuidados:
- Manter uma extensão uniforme da coluna;
- Evitar hiperextensão cervical e lombar.

Atenção:
- Subir tão alto quanto o suporte abdominal permitir.

Variações:
- Nível Intermediário: Realizar o exercício no *Reformer*, em decúbito ventral na caixa;

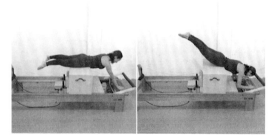

- Nível Avançado I: Realizar o exercício no *Reformer* segurando as alças de mão. Potencializa o fortalecimento da musculatura posterior de tronco;

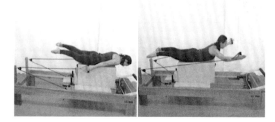

- Nível Avançado II: Realizar o exercício na *Chair*;

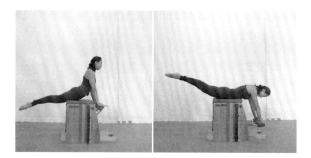

- Nível Avançado III: Realizar o exercício no *Barrel*;

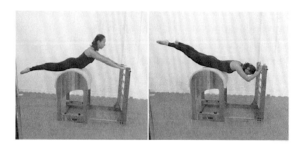

- Nível Avançado IV: Realizar o exercício no solo.

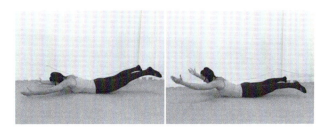

15 – Grasshopper

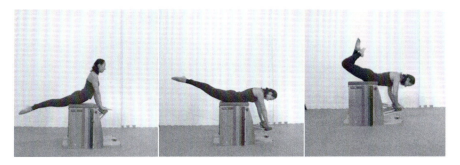

Descrição: Paciente em decúbito ventral na *Chair*, mãos apoiadas nos pedais, coluna vertebral estendida (cotovelos estendidos) e pernas estendidas e abduzidas. Empurrar o pedal para baixo, mantendo a extensão da coluna e levando as pernas estendidas para cima; em seguida flexionar os joelhos para cruzar os tornozelos três vezes, alternando. Mantendo a extensão máxima dos quadris e coluna, estender os joelhos e retornar à posição inicial.

Nível: Avançado

Objetivos:
- Alongar cadeia anterior;
- Mobilizar coluna vertebral;
- Favorecer o controle abdominal (transverso do abdome, multífidos, assoalho pélvico, reto abdominal, oblíquos internos e externos);
- Fortalecer eretores da espinha, multífidos, glúteo máximo e isquiotibiais;
- Em pacientes com escoliose, durante toda a execução do exercício, é importante salientar a autocorreção da curvatura da escoliose com estímulos táteis e comando verbal do terapeuta;
- Exercício para uma fase avançada do tratamento de pacientes com dor lombar não específica com preferência direcional para extensão, que já estejam sem dor e com todas as características de um paciente avançado de Pilates.

Cuidados:
- Manter extensão uniforme da coluna;
- Evitar hiperextensão cervical e lombar;
- Manter os fêmures elevados enquanto cruza os tornozelos, não permitindo que encostem na *Chair*.

Atenção:
- Subir tão alto quanto o suporte abdominal permitir.

Variação:
- Nível Avançado I: Realizar o exercício no *Reformer*, em decúbito ventral na caixa e mãos no apoio de madeira e com o tronco e cotovelos estendidos. Ao realizar a flexão dos cotovelos, flexionar os joelhos, mantendo a extensão do tronco;
- Nível Avançado II: Realizar o exercício no *Barrel*.

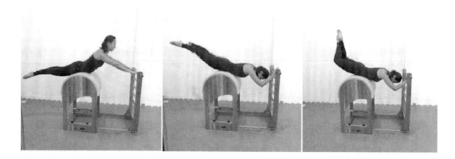

16 – Backbend

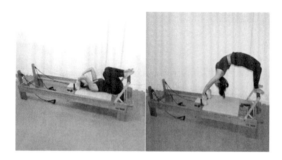

Descrição: Paciente deitado com a lombar fora do carrinho do *Reformer*, pés apoiados na barra (flexão de quadril e joelho), flexão de ombros e cotovelos, segurando o apoio de ombros. Realizar elevação da pelve com leve extensão de joelho e extensão de cotovelo, fazendo o carrinho andar, deslizando a cabeça para trás.

Nível: Avançado

Objetivos:
- Mobilizar coluna vertebral;
- Alongar cadeia anterior;
- Favorecer o controle abdominal (transverso do abdome, multífidos e assoalho pélvico);
- Fortalecer reto abdominal, oblíquos internos e externos, paravertebrais, multífidos, glúteo máximo, tríceps braquial;
- Exercício para uma fase avançada do tratamento de pacientes com dor lombar não específica com preferência direcional para extensão, que já estejam sem dor e com todas as características de um paciente avançado de Pilates.

Cuidados:
- Realizar lentamente para o paciente não desequilibrar;
- Aumentar a amplitude progressivamente.

Atenção:
- Tem que ter uma quantidade razoável de mola para estabilizar o movimento.

17 – Bridge

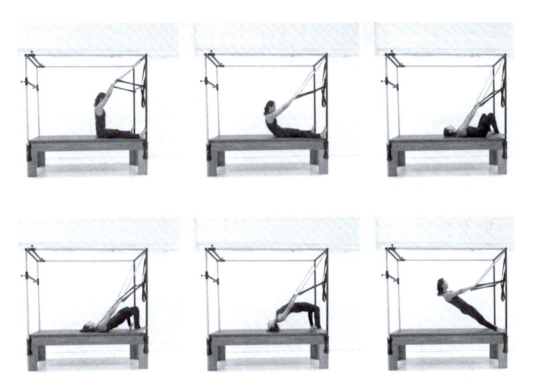

Descrição: Paciente sentado sobre o Cadillac, voltado para a barra torre, com pernas estendidas, pés apoiados nas hastes verticais e tornozelos em flexão plantar, braços flexionados segurando a barra torre com os cotovelos estendidos. O paciente começa a deitar na cama, com a coluna em "C", descendo vértebra por vértebra ao mesmo tempo que flexiona os joelhos. Em seguida, eleva os quadris até encostar a cabeça na cama, e continua até elevar o topo da cabeça (ficar com o corpo inteiro sem encostar na cama) e finalizar estendendo os joelhos. Em seguida, encosta o topo da cabeça na cama e vai descendo o tronco vértebra por vértebra até sentar estendendo os joelhos; finalizar inclinando o tronco para frente, com flexão dos ombros e cotovelos flexionados.

Nível: Avançado

Objetivos:
- Melhorar a mobilidade da coluna vertebral;
- Fortalecer transverso do abdome, reto abdominal, oblíquos internos e externos, eretores da coluna, glúteo máximo, isquiotibiais e quadríceps;
- Em pacientes com escoliose, durante toda a execução do exercício, é importante salientar a autocorreção da curvatura da escoliose, bem como estímulos táteis e comando verbal do terapeuta;
- Exercício que pode ser realizado em uma fase mais avançada do tratamento de pacientes com dor lombar não específica com déficit de mobilidade e de coordenação.

Cuidado:
- Manter o alongamento axial.

Atenção:
- Usar duas molas de resistência moderada, vindas de cima.

18 – Hinge with extension

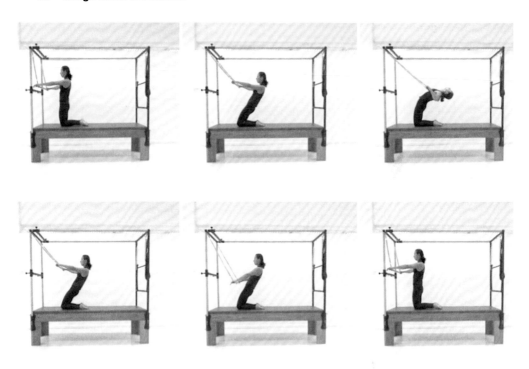

Descrição: Paciente ajoelhado sobre o Cadillac, segurando a barra de rolamento com ombros flexionados e cotovelos estendidos, coluna e pelve neutras. Inclinar o tronco para trás em bloco até onde a estabilização puder ser mantida, em seguida flexionar os cotovelos, associado à extensão da coluna e quadril, retornar à posição neutra da coluna e estender levemente os ombros, mantendo os cotovelos estendidos, para auxiliar o retorno do tronco à posição neutra.

Nível: Avançado

Objetivos:
- Melhorar a mobilidade da coluna vertebral;
- Alongar cadeia anterior;
- Favorecer o controle abdominal (transverso do abdome, multífidos e assoalho pélvico);
- Fortalecer reto abdominal, oblíquos, eretores da coluna, latíssimo do dorso, redondo maior, deltoide posterior, glúteo máximo e isquiotibiais;
- Em pacientes com escoliose, durante toda a execução do exercício, é importante salientar a autocorreção da curvatura da escoliose com estímulos táteis e comando verbal do terapeuta;
- Exercício que pode ser realizado em uma fase mais avançada do tratamento de pacientes com dor lombar não específica com déficit de mobilidade e de coordenação.

Cuidados:
- Manter pelve e coluna neutras;
- Evitar flexão excessiva de cotovelos para não dar ênfase em braço.

Atenção:
- Quanto mais leve a mola, mais força em abdome terá que ser feita para manter a estabilização.

19 – Half hang

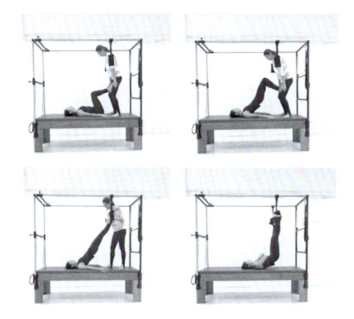

Descrição: Paciente pendurado no Cadillac, com os pés seguramente enganchados nas *fuzzies*, em dorsiflexão para não escorregar, com torácica alta apoiada na cama. Ficar na posição por alguns segundos, relaxando. Para chegar à posição, o terapeuta irá auxiliá-lo, conforme mostra a Figura.

Nível: Avançado

Objetivos:
- Relaxar os músculos da coluna e do quadril;
- Esse exercício pode ser usado para promover tração em pacientes com dor lombar com irradiação para os membros inferiores por compressão radicular, no entanto deve ser realizado com extrema cautela. O paciente tem que ter um nível de consciência alto no Pilates e um nível de dor muito baixo. Além disso, o paciente deve ser capaz de relaxar completamente na posição, caso contrário, em vez de melhorar, vai piorar a dor.

Cuidados:
- Não passar mais que 1 minuto na posição;
- O terapeuta auxilia a subida, com o paciente fazendo uma ponte nas pernas do terapeuta.

20 – Short spine

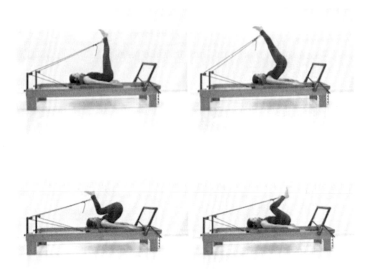

Descrição: Paciente deitado no *Reformer*, com as pernas estendidas, pés em flexão plantar e alça de pés. Realizar uma flexão do quadril mantendo os joelhos estendidos até o limite de alongamento de isquiotibiais. Continuar levando as pernas para trás e para cima tirando a lombar do apoio até o meio da torácica. Flexionar os joelhos, mantendo os calcanhares unidos e começar a rolar a coluna até encostar o cóccix no estofado, em seguida estender os joelhos em diagonal para frente.

Nível: Básico

Objetivos:
- Mobilizar coluna;
- Alongar cadeia posterior;
- Favorecer o controle abdominal (transverso do abdome e assoalho pélvico);
- Fortalecer reto abdominal, oblíquos internos e externos, glúteo máximo, isquiotibiais e quadríceps;
- Em pacientes com escoliose, durante toda a execução do exercício, é importante salientar a autocorreção da curvatura da escoliose com estímulos táteis e comando verbal do terapeuta;
- Exercício bom para pacientes com dor lombar crônica não específica com déficit de mobilidade e de coordenação.

Cuidados:
- Não sobrecarregar cervical;
- Realizar com cuidado a primeira vez para o paciente não rolar para trás.

Variações:

- Nível Intermediário I: Realizar o exercício todo mantendo os joelhos estendidos (*long spine*);

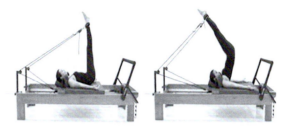

- Nível Intermediário II: Realizar o exercício no solo (*roll over*) a fim de potencializar o fortalecimento dos músculos abdominais;

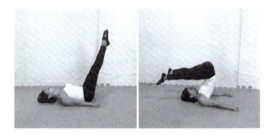

- Nível Avançado: Realizar o exercício no solo com rotação (*corkscrew*) a fim de potencializar o fortalecimento dos músculos abdominais.

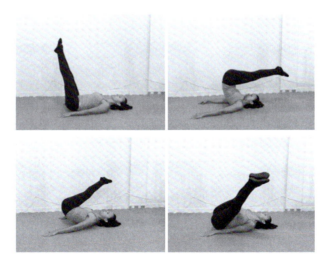

21 – The hundred

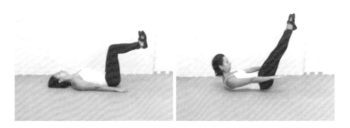

Descrição: Paciente em decúbito dorsal no solo, com quadris e joelhos flexionados e pés apoiados no chão, membros superiores no chão ao longo do corpo. Para a posição inicial, realizar o movimento de inclinação posterior da pelve e sustentar isometricamente, depois elevar um membro inferior de cada vez para a posição de cadeira (90° de flexão de quadril, joelho e dorsiflexão). Realizar flexão craniocervical, seguida de flexão da coluna cervical e torácica superior, mantendo a flexão até o ângulo inferior da escápula. Realizar simultaneamente a extensão do joelho, mantendo a flexão do quadril de 45° r flexão plantar, e elevar os membros superiores do chão (permanecendo paralelos ao solo). Iniciar o exercício na inspiração, realizando cinco movimentos curtos e rápidos dos ombros (pulsos com flexão e extensão de ombros), e na expiração realizar mais cinco movimentos dos ombros, sustentando a posição do tronco e membros inferiores.

Objetivos:
- Conscientizar a ativação dos estabilizadores;
- Proporcionar coordenação e mobilidade dos ombros;
- Fortalecer os músculos abdominais isometricamente.
- Promover estabilização da coluna vertebral;
- Em pacientes com escoliose, durante toda a execução do exercício, é importante salientar a autocorreção da curvatura da escoliose com estímulos táteis e comando verbal do terapeuta;
- Exercício bom para realizar em pacientes com dor lombar não específica com déficit de coordenação.

Cuidados:
- Enfatizar o alongamento axial e a posição neutra da coluna;
- Evitar hiperlordose cervical e lombar;
- Evitar elevação dos ombros;
- Evitar posturas compensatórias.

Variações:
- Nível Preparatório I: Realizar o exercício com os pés no chão, a fim de facilitar o fortalecimento;
- Nível Preparatório II: Realizar o exercício na posição de cadeira com os pés sobre a bola, a fim de facilitar o fortalecimento e a estabilização da pelve e da coluna lombar;
- Nível Preparatório III: Realizar o exercício com os joelhos estendidos e os pés sobre a bola, a fim de facilitar o fortalecimento e a estabilização da pelve e da coluna lombar;
- Nível Intermediário I: Realizar o exercício descendo os membros inferiores, estendendo o quadril durante os pulsos dos membros superiores na inspiração, seguido por flexão de quadril, subindo os membros inferiores durante os pulsos dos membros superiores na expiração, a fim de desafiar o fortalecimento dos músculos abdominais inferiores;

- Nível Intermediário II: Realizar o exercício com pulsos dos membros superiores alternados, a fim de desafiar a estabilização lateral da coluna vertebral e do tronco;
- Nível Intermediário III: Realizar o exercício com resistência deitado na cama do *Reformer* com as alças de mão ou deitado no Cadillac com a cabeça para a barra de molas com as molas saindo de cima, a fim de desafiar a estabilização da coluna vertebral;

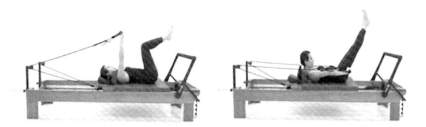

- Nível Avançado: Realizar o exercício com pulsos dos membros superiores alternados, porém com 180° de flexão de ombros (braços acima da cabeça), a fim de aumentar a alavanca e desafiar ainda mais o fortalecimento dos músculos abdominais.

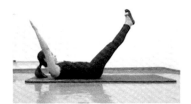

22 – Half roll back

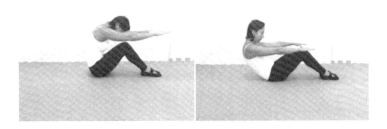

Descrição: Paciente sentado com flexão dos membros inferiores e da coluna vertebral, com ombros flexionados e cotovelos estendidos paralelos com o solo. Realizar o rolamento da pelve e da coluna lombar para trás (como se fosse deitar no chão) até encostar toda a coluna lombar no chão e retornar flexionando ainda mais a coluna vertebral, articulando somente a pelve.

Nível: Básico
Objetivos:
- Mobilizar a pelve e a coluna lombar no plano sagital;
- Fortalecer os músculos reto abdominal e oblíquos do abdome, flexores e extensores de quadril;
- Em pacientes com escoliose, durante toda a execução do exercício, é importante salientar a autocorreção da curvatura da escoliose com estímulos táteis e comando verbal do terapeuta;
- Exercício bom para realizar em pacientes com dor lombar não específica com déficit de coordenação.

Cuidados:
- Evitar elevação dos ombros;
- Evitar tensão na coluna cervical;
- Evitar posturas compensatórias.

Variações:
- Nível Preparatório: Realizar o exercício com uma bola ou bloco entre os membros inferiores, a fim de ativar os músculos adutores e facilitar a ativação dos músculos abdominais e do assoalho pélvico;
- Nível Básico: Realizar o exercício com rotação, a fim de enfatizar o fortalecimento dos músculos oblíquos;
- Nível Intermediário: Realizar o exercício sobre o *Barrel* ("*Sit Up*") com as mãos atrás da cabeça, cotovelos flexionados e ombros abduzidos, um pé apoiado no espaldar, com joelhos flexionados, enquanto a outra perna fica reta acima do espaldar, sem encostar. Realizar a flexão do quadril (elevando o tronco), sem alterar a perna estendida, e retornar à posição inicial.

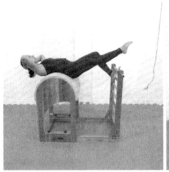
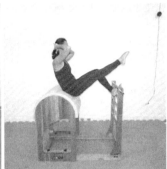

23 – Single leg stretch

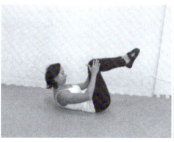 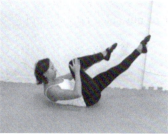

Descrição: Paciente em decúbito dorsal no solo, com quadris e joelhos flexionados e pés apoiados no chão, membros superiores no chão ao longo do corpo. Para a posição inicial, realizar o movimento de inclinação posterior da pelve e sustentar isometricamente, depois elevar um membro inferior de cada vez para a posição de cadeira (90° de flexão de quadril, joelho e dorsiflexão). Realizar flexão craniocervical, seguida da flexão da coluna cervical e torácica superior, mantendo a flexão até o ângulo inferior da escápula. Realizar simultaneamente a extensão do joelho de um membro inferior, mantendo a flexão do quadril de 45° e a flexão plantar, e o outro membro inferior mantém a flexão de quadril e joelho com a mão do membro superior do lado ipsilateral do membro inferior posicionada no maléolo lateral e a mão do membro superior contralateral posicionada no côndilo medial do fêmur. Durante a expiração, realizar a troca dos membros mantendo a flexão da coluna vertebral isometricamente.

Nível: Básico

Objetivos:
- Trabalhar a coordenação;
- Fortalecer os músculos abdominais isometricamente;
- Promover estabilização da coluna vertebral;
- Em pacientes com escoliose, durante toda a execução do exercício, é importante salientar a autocorreção da curvatura da escoliose com estímulos táteis e comando verbal do terapeuta;
- Exercício bom para realizar em pacientes com dor lombar não específica com déficit de coordenação.

Cuidados:
- Enfatizar o alongamento axial e a posição neutra da coluna;
- Evitar hiperlordose cervical e lombar;
- Evitar elevação dos ombros;
- Evitar posturas compensatórias.

Variação:
- Nível Intermediário: Realizar o exercício com os membros superiores segurando a nuca e realizando rotação do tronco (o cotovelo contralateral do membro inferior flexionado tenta encostar no joelho), trocando os membros a cada expiração a fim de fortalecer os músculos oblíquos do abdome.

24 – Double leg stretch

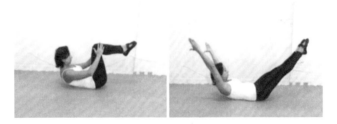

Descrição: Paciente em decúbito dorsal no solo, quadris e joelhos flexionados e pés apoiados no chão, membros superiores no chão ao longo do corpo. Para a posição inicial, realizar o movimento de inclinação posterior da pelve e sustentar isometricamente, depois elevar um membro inferior de cada vez para a posição de cadeira (90° de flexão de quadril, joelho e dorsiflexão). Realizar flexão craniocervical, seguida de flexão da coluna cervical e torácica superior, mantendo a flexão até o ângulo inferior da escápula com as mãos posicionadas na linha dos côndilos laterais do fêmur. Realizar a extensão do joelho, mantendo a flexão do quadril de 45° e a flexão plantar, enquanto estende os cotovelos direcionando os membros superiores para cima da cabeça (como se fosse tirar um chapéu), seguido por flexão dos cotovelos e joelhos, retornando para a posição inicial e mantendo a coluna vertebral isometricamente.

Nível: Básico

Objetivos:
- Trabalhar a coordenação;
- Fortalecer os músculos abdominais isometricamente;
- Promover estabilização da coluna vertebral;
- Em pacientes com escoliose, durante toda a execução do exercício, é importante salientar a autocorreção da curvatura da escoliose com estímulos táteis e comando verbal do terapeuta;
- Exercício bom para realizar em pacientes com dor lombar não específica com déficit de coordenação.

Cuidados:
- Enfatizar o alongamento axial e a posição neutra da coluna;
- Evitar hiperlordose cervical e lombar;
- Evitar elevação dos ombros;
- Evitar posturas compensatórias.

Variações:
- Nível Preparatório: Realizar o exercício com os pés sobre uma bola a fim de facilitar o fortalecimento dos músculos abdominais;

- Nível Intermediário: Realizar o exercício adicionando círculo dos membros superiores enquanto realiza rotação externa do quadril e dorsiflexão, seguidas por rotação interna do quadril até a posição neutra com flexão plantar (desenhando um círculo com os pés), a fim de desafiar a isometria dos abdominais.

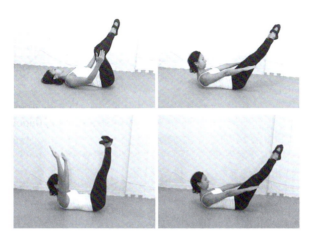

25 – Scissors

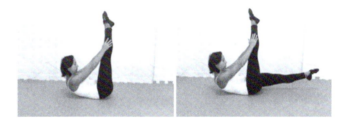

Descrição: Paciente em decúbito dorsal no solo, com quadris e joelhos flexionados e pés apoiados no chão, e membros superiores no chão ao longo do corpo. Para a posição inicial, realizar o movimento de inclinação posterior da pelve e sustentar isometricamente, depois elevar um membro inferior de cada vez para a posição de cadeira (90° de flexão de quadril, joelho e dorsiflexão). Realizar flexão craniocervical, seguida da flexão da coluna cervical e torácica superior, mantendo a flexão até o ângulo inferior da escápula. Realizar simultaneamente a extensão do joelho com flexão de quadril (na amplitude que conseguir, mantendo os joelhos estendidos). Os membros superiores seguram uma das pernas enquanto o outro membro realiza extensão de quadril; depois se trocam os membros inferiores simultaneamente (como se fosse uma tesoura).

Nível: Básico
Objetivos:
- Fortalecer os músculos reto abdominal e oblíquos do abdome;
- Fortalecer os músculos flexores e extensores do quadril;
- Promover estabilização da coluna vertebral;

- Em pacientes com escoliose, durante toda a execução do exercício, é importante salientar a autocorreção da curvatura da escoliose com estímulos táteis e comando verbal do terapeuta;
- Exercício bom para realizar em pacientes com dor lombar não específica com déficit de coordenação.

Cuidados:
- Enfatizar o alongamento axial e a posição neutra da coluna;
- Evitar hiperlordose cervical e lombar;
- Evitar elevação dos ombros;
- Evitar posturas compensatórias.

Variações:
- Nível Preparatório I: Realizar o exercício com amplitude menor;
- Nível Preparatório II: Realizar o exercício com abdução e adução dos membros inferiores e mãos entrelaçadas na nuca;
- Nível Intermediário: Realizar o exercício no *Reformer* ou no Cadillac usando uma resistência nos membros superiores, a fim de desafiar o fortalecimento dos músculos abdominais e a estabilização da coluna vertebral. Paciente mantém os membros superiores isometricamente segurando as alças de mãos paralelas à cama, enquanto realiza o movimento de tesoura. A cada troca dos membros inferiores, realizar flexão e extensão dos ombros.

26 – Leg pull front

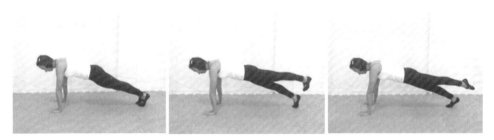

Descrição: Paciente em quatro apoios no solo, com cotovelos e punhos estendidos. Estender um joelho de cada vez até chegar à posição de prancha com apoio do antepé. Executar a elevação posterior de um membro inferior realizando uma dorsiflexão, enquanto o membro inferior de apoio realiza uma flexão plantar. Inverter o movimento dos tornozelos entre os membros inferiores, depois retornar para a posição inicial e trocar o membro inferior.

Nível: Intermediário

Objetivos:
- Trabalhar coordenação;
- Promover estabilização para escápulas e coluna vertebral;
- Fortalecer os músculos serrátil anterior, glúteo máximo, isquiotibiais;
- Fortalecer os músculos abdominais isometricamente;
- Alongar tríceps sural;
- Em pacientes com escoliose, durante toda a execução do exercício, é importante salientar a autocorreção da curvatura da escoliose com estímulos táteis e comando verbal do terapeuta;

- Exercício bom para realizar em pacientes com dor lombar não específica com déficit de coordenação.

Cuidados:
- Evitar tensão nos ombros e coluna cervical;
- Evitar desconforto nos punhos;
- Evitar posturas compensatórias.

Variações:
- Nível Preparatório: Realizar o exercício em quatro apoios com flexão de quadril de 60°. Realizar a elevação dos joelhos do chão e retornar para a posição inicial, a fim de preparar os músculos estabilizadores para a posição de prancha;
- Nível Básico I: Realizar o exercício anulando os movimentos coordenativos dos tornozelos, a fim de facilitar a coordenação e reduzir o tempo de sustentação da prancha;
- Nível Básico II: Realizar o exercício com a prancha em antebraço (posição de esfinge).

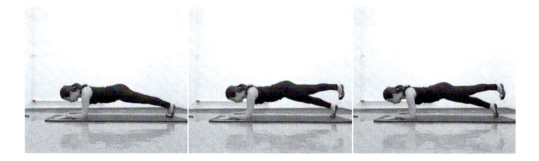

27 – Leg pull

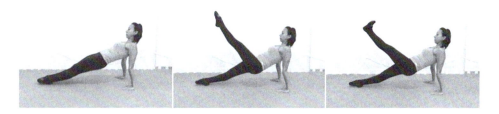

Descrição: Paciente sentado com os membros inferiores estendidos e flexão plantar, membros superiores posicionados atrás dos glúteos na linha dos ombros com cotovelos e punhos estendidos. Realizar a extensão do quadril com elevação da pelve e membros inferiores com apoio dos calcanhares no chão, mantendo uma prancha invertida. Depois realizar flexão do quadril com extensão do joelho, elevando o membro inferior, seguido por dorsiflexão e extensão do quadril com flexão plantar. Repetir três vezes o movimento e depois trocar o membro inferior.

Nível: Avançado

Objetivos:
- Trabalhar coordenação;
- Promover estabilização para escápulas e coluna vertebral;
- Fortalecer os músculos serrátil anterior, glúteo máximo, isquiotibiais e tríceps sural;

- Alongar tríceps sural;
- Em pacientes com escoliose, durante toda a execução do exercício, é importante salientar a autocorreção da curvatura da escoliose com estímulos táteis e comando verbal do terapeuta;
- Exercício bom para realizar em pacientes com dor lombar não específica com déficit de coordenação.

Cuidados:
- Evitar tensão nos ombros e coluna cervical;
- Evitar desconforto nos punhos;
- Evitar posturas compensatórias.

Variações:
- Nível Preparatório: Realizar o exercício com apoio em antebraço e pelve no chão a fim de facilitar a estabilização. Realizar o movimento dos membros inferiores;
- Nível Básico: Realizar o exercício com apoio em antebraço, porém com a pelve elevada na prancha invertida;

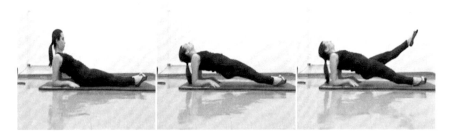

- Nível Intermediário: Realizar o exercício anulando os movimentos coordenativos de tornozelo e alternar os membros inferiores simultaneamente, a fim de facilitar a coordenação e reduzir o período de permanência na prancha invertida.

28 – Breaststroke

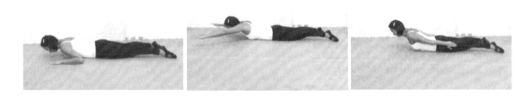

Descrição: Paciente em decúbito ventral no solo, cotovelos flexionados com antebraço apoiado no chão na linha dos ombros, quadris e joelhos estendidos. Realizar extensão craniocervical, seguida por extensão da parte superior da coluna torácica (até o nível do processo xifoide) com auxílio dos membros superiores, subindo vértebra por vértebra. Depois, elevar os membros superiores (flutuando no chão), estender os cotovelos levando os membros superiores acima da cabeça, seguido por círculo com os braços (até membros superiores estarem ao longo do corpo) e retornar para a posição inicial dos membros superiores e coluna vertebral.

Nível: Básico

Objetivos:
- Fortalecer os músculos glúteo máximo, multífidos e oblíquos do abdome;
- Desafiar a estabilização da coluna lombar e pelve;
- Trabalhar a coordenação;
- Em pacientes com escoliose, durante toda a execução do exercício, é importante salientar a autocorreção da curvatura da escoliose com estímulos táteis e comando verbal do terapeuta;
- Exercício bom para realizar em pacientes com dor lombar não específica com déficit de coordenação.

Cuidados:
- Enfatizar o alongamento axial e a posição neutra da coluna;
- Usar coxins de posicionamento na região abdominal para pacientes com hiperlordose lombar;
- Evitar amplitudes grandes;
- Evitar elevação dos ombros e sobrecarga na cervical.

Variações:
- Nível Preparatório e Básico: Realizar os exercícios "*Breaststroke preparation*" da sessão de aquecimento;
- Nível Intermediário I: Realizar o exercício deitado sobre a cama do Cadillac com a cabeça na direção da barra de molas e membros superiores segurando as alças de mão (com as molas de membros superiores criando uma resistência), a fim de desafiar o fortalecimento dos músculos multífidos e fortalecer os membros superiores;
- Nível Intermediário II: Realizar o exercício deitado sobre uma caixa no *Reformer* com a cabeça na direção oposta à barra de pés, segurando as alças de mão (criando uma resistência), a fim de desafiar o fortalecimento dos músculos multífidos e fortalecer os membros superiores.

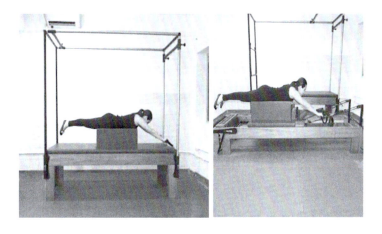

29 – One leg kick

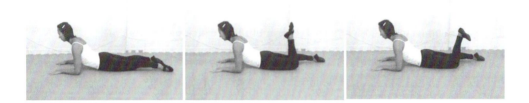

Descrição: Paciente em decúbito ventral no solo, cotovelos flexionados com antebraço apoiado no chão na linha dos ombros, membros inferiores levemente abduzidos com rotação externa do quadril, joelhos estendidos e flexão plantar. Realizar extensão craniocervical seguida por extensão da coluna torácica e lombar, mantendo somente a pelve no solo com auxílio dos membros superiores, subindo vértebra por vértebra, e sustentar isometricamente. Depois, executar flexão do joelho unilateralmente realizando dorsiflexão seguida por extensão de joelho. Realizar novamente a flexão do joelho no mesmo membro inferior, porém com flexão plantar e depois trocar o membro inferior.

Nível: Intermediário

Objetivos:
- Fortalecer os músculos glúteo máximo, multífidos e oblíquos do abdome;
- Desafiar a estabilização da coluna lombar e pelve;
- Trabalhar a coordenação;
- Em pacientes com escoliose, durante toda a execução do exercício, é importante salientar a autocorreção da curvatura da escoliose com estímulos táteis e comando verbal do terapeuta.

Cuidados:
- Enfatizar o alongamento axial e a posição neutra da coluna;
- Usar coxins de posicionamento na região abdominal para pacientes com hiperlordose lombar;
- Evitar amplitudes grandes;
- Evitar elevação dos ombros e sobrecarga na cervical.

Variações:
- Nível Preparatório: Realizar o exercício anulando a extensão da coluna vertebral, a fim de treinar o movimento coordenativo dos membros inferiores. Manter a cabeça e membros superiores no solo, com a testa apoiada nas mãos;

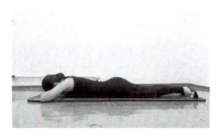

- Nível Básico: Realizar o exercício com extensão da coluna torácica superior, reduzindo a amplitude, a fim de facilitar o fortalecimento dos multífidos.

30 – Double leg kick

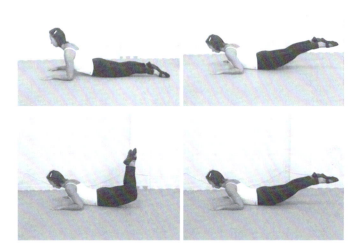

Descrição: Paciente em decúbito ventral no solo, com cotovelos flexionados com antebraço apoiado no chão na linha dos ombros, membros inferiores levemente abduzidos com rotação externa do quadril, joelhos estendidos e flexão plantar. Realizar extensão craniocervical, seguida por extensão da coluna torácica e lombar, mantendo somente a pelve no solo com auxílio dos membros superiores, subindo vértebra por vértebra e sustentar isometricamente. Depois, realizar a extensão do quadril, com extensão dos joelhos. Iniciar o exercício realizando flexão bilateral do joelho com flexão plantar e retornar para a posição inicial mantendo a extensão do quadril.

Nível: Intermediário

Objetivos:
- Fortalecer os músculos glúteo máximo, multífidos e oblíquos do abdome;
- Desafiar a estabilização da coluna lombar e pelve;
- Em pacientes com escoliose, durante toda a execução do exercício, é importante salientar a autocorreção da curvatura da escoliose com estímulos táteis e comando verbal do terapeuta.

Cuidados:
- Enfatizar o alongamento axial e a posição neutra da coluna;
- Usar coxins de posicionamento na região abdominal para pacientes com hiperlordose lombar;
- Evitar amplitudes grandes;
- Evitar elevação dos ombros e sobrecarga na cervical.

Variações:
- Nível Preparatório: Realizar o exercício anulando a extensão da coluna vertebral a fim de treinar o movimento coordenativo dos membros inferiores. Manter a cabeça e membros superiores no solo, com a testa apoiada nas mãos;

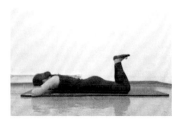

- Nível Básico: Realizar o exercício com extensão da coluna torácica superior, reduzindo a amplitude a fim de facilitar o fortalecimento dos multífidos.

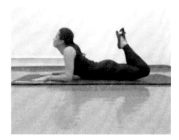

31 – Semicircle

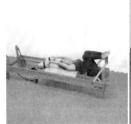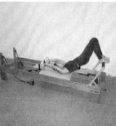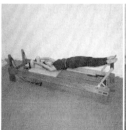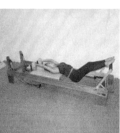

Descrição: Paciente deitado no *Reformer* somente com a parte superior do tronco, pés na barra, membros superiores com 180° de flexão de ombros segurando o apoio dos ombros e coluna lombar, e pelve para fora da cama na direção das molas. Realizar inclinação posterior da pelve subindo vértebra por vértebra, seguida por extensão dos joelhos empurrando o carrinho para trás. Depois articular a coluna retornando a pelve na direção das molas e retornar o carrinho para a posição inicial flexionando os joelhos.

Nível: Intermediário

Objetivos:
- Mobilizar coluna vertebral, pelve, quadris e joelhos;
- Promover alinhamento corporal;

- Favorecer o controle abdominal (transverso do abdome e assoalho pélvico);
- Fortalecer reto abdominal, oblíquos internos e externos, glúteo máximo e isquiotibiais;
- Em pacientes com escoliose, durante toda a execução do exercício, é importante salientar a autocorreção da curvatura da escoliose com estímulos táteis e comando verbal do terapeuta.

Cuidados:
- Evitar elevação dos ombros;
- Evitar excesso de força em membros superiores.
- Atenção:
- Quanto menor o número de molas, maior a exigência sobre os músculos isquiotibiais para controlar o movimento;

Variação:
- Nível Intermediário: Realizar o exercício invertendo o movimento. Iniciar com extensão de joelhos, seguida por inclinação posterior da pelve mobilizando a coluna vertebral, subindo vértebra por vértebra. Depois flexionar os joelhos e descer a coluna vertebral até a posição inicial.

32 – Monkey

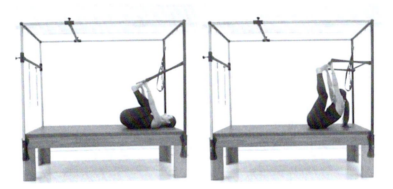

Descrição: Paciente em decúbito dorsal sobre a cama do Cadillac, com flexão de quadris e joelhos, pés na barra torre e mãos segurando ao lado dos pés. Empurrar a barra para cima realizando uma flexão da coluna vertebral, com extensão dos joelhos e depois retornar à posição inicial.

Nível: Avançado

Objetivos:
- Mobilizar a coluna vertebral no plano sagital;
- Alongar cadeia posterior;
- Favorecer o controle abdominal (transverso do abdome, reto abdominal, oblíquos internos e externos).

Cuidado:
- Evitar sobrecarga nos ombros.

Atenção:
- Às vezes é necessário usar a caixa de extensão para facilitar o posicionamento inicial do paciente;

- Pode usar a mola de cima para facilitar o movimento;
- Pode usar a mola de baixo para dificultar o movimento;
- O uso do cinto de segurança é imprescindível.

Variação:
- Nível Básico: Realizar o exercício com um membro inferior na barra e o outro permanece estendido, a fim de alongar o músculo iliopsoas do membro de apoio e dificultar o movimento do membro de gesto (que está na barra).

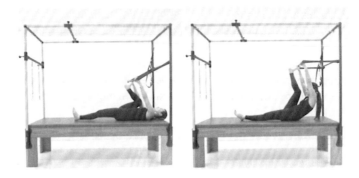

33 – Sit up

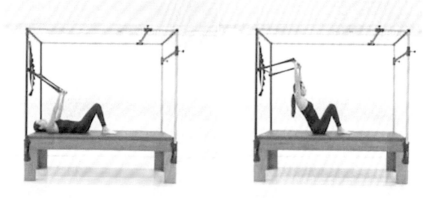

Descrição: Paciente em decúbito dorsal sobre o Cadillac, com quadris e joelhos flexionados e pés apoiados no solo. Os membros superiores, com aproximadamente 90° de flexão de ombros e cotovelos estendidos, seguram a barra torre. Realizar a flexão craniocervical seguida pela coluna cervical, torácica e lombar até sentar, projetando a barra para cima, e retornar para a posição inicial.

Nível: Básico

Objetivos:
- Mobilizar coluna vertebral no plano sagital;
- Favorecer o controle abdominal (transverso do abdome, reto abdominal, oblíquos internos e externos);
- Fortalecer reto abdominal e oblíquos do abdome;

- Em pacientes com escoliose, durante toda a execução do exercício, é importante salientar a autocorreção da curvatura da escoliose com estímulos táteis e comando verbal do terapeuta.

Cuidados:
- Manter alongamento axial;
- Evitar que a força seja somente de membros superiores;
- Evitar sobrecarga nos ombros e pescoço.

Atenção:
- Mola vinda de cima: facilitar o movimento;
- Mola vinda de baixo: dificultar o movimento.

Variações:
- Nível Intermediário I: Realizar o exercício com os membros inferiores estendidos e, durante o movimento do tronco, adicionar flexão dos quadris, mantendo os joelhos estendidos, a fim de desafiar o fortalecimento dos músculos abdominais;

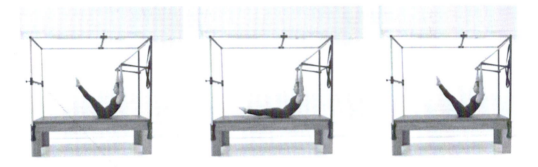

- Nível Intermediário II: Realizar o exercício com os membros inferiores estendidos e, durante o movimento do tronco, adicionar flexão e extensão dos cotovelos, a fim de desafiar o fortalecimento dos músculos abdominais;

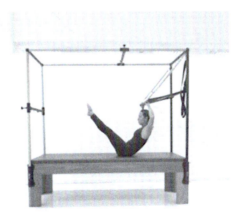

- Nível Avançado I: Realizar o exercício associando movimento dos membros superiores (flexão/extensão de cotovelos) e inferiores (extensão/flexão do quadril), enquanto mantém o tronco isometricamente;

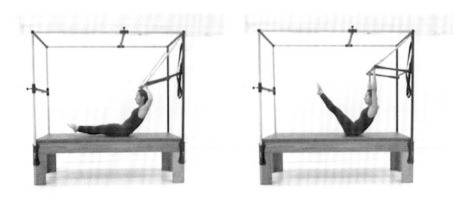

- Nível Avançado II: Realizar o exercício associando extensão da coluna torácica e cervical, a fim de fortalecer os músculos multífidos. O paciente se posiciona com quadril e joelhos flexionados e cabeça fora da cama. Segurando a barra torre, mantendo os ombros flexionados e cotovelos estendidos, realizar flexão do tronco (iniciando pela cabeça) até sentar, projetando a barra para cima. Para retornar à posição inicial, realizar extensão da coluna e ir descendo até deitar com a cabeça para fora da cama novamente;

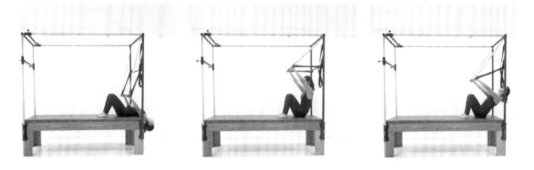

- Nível Avançado III: Realizar o exercício *teaser* no solo.

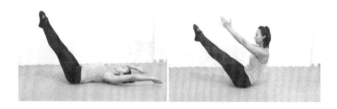

34 – Ballet stretches

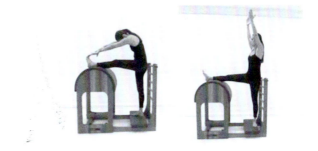

Descrição: Paciente em pé de frente para o *Barrel*, com as costas voltadas para o espaldar. Um membro inferior sobre o *Barrel* com extensão de joelho e dorsiflexão, o outro membro inferior estendido no chão ou sobre uma caixa, com os ombros flexionados a 180°, cotovelos em extensão, antebraço e punhos na posição neutra. Realizar flexão da coluna para frente sobre o membro inferior do Barrel, descendo vértebra por vértebra e levando os braços em direção ao pé, e retornar para a posição inicial.

Nível: Básico

Objetivos:
- Promover mobilidade da coluna vertebral no plano sagital;
- Alongar cadeia posterior.
- Exercício bom para realizar em pacientes com dor lombar não específica com déficit de coordenação, de mobilidade e com preferência direcional para flexão.

Cuidados:
- Alongamento axial quando voltar à posição inicial;
- Manter o alinhamento pélvico;
- Manter a extensão dos joelhos;
- Evitar curvaturas anormais da coluna;
- Evitar hiperextensão dos joelhos;
- Regular a altura do *Barrel* de acordo com a flexibilidade do paciente;
- Evitar sobrecarga e elevação dos ombros.

Variações:
- Nível Preparatório: Realizar o exercício anulando a flexão da coluna, com membros superiores abduzidos a 90° e tornozelo do membro inferior sobre o *Barrel* em flexão plantar, realizando flexão e extensão do joelho do membro inferior de apoio em rotação externa de quadril (*plié*);
- Nível Básico I: Realizar o exercício para a cadeia lateral e músculos adutores. Paciente em pé de lado para o *Barrel*, com membro inferior abduzido sobre o *Barrel* e tornozelo em dorsiflexão com os ombros flexionados a 180°, com cotovelo em extensão, antebraço e pu-

nhos na posição neutra. Realizar a inclinação lateral da coluna vertebral sobre o membro inferior que está no *Barrel*, levando os braços em direção ao pé, e retornar para a posição inicial. Bom para realizar com pacientes com preferência direcional para inclinação lateral;

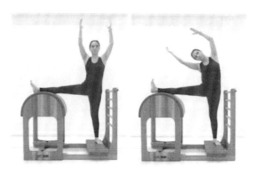

- Nível Básico II: Realizar o exercício de frente para o espaldar com um membro inferior estendido sobre o *Barrel*, tornozelo em flexão plantar, ombros flexionados a 180°, cotovelos estendidos, antebraço e punhos na posição neutra, a fim de alongar a cadeia anterior. Realizar a flexão da coluna vertebral para frente sobre o espaldar, retornar mantendo a pelve estável e estendendo a coluna torácica. Depois retornar para a posição inicial;

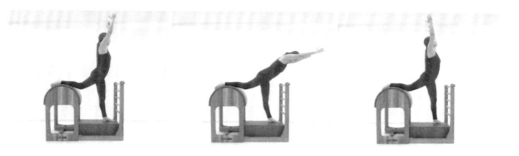

- Nível Básico III – Realizar o exercício para os músculos pelvitrocantéricos. Paciente em pé de frente para o *Barrel*, com um membro inferior com rotação externa e flexão do quadril, flexão de joelho, ombros flexionados a 180°, cotovelos estendidos, antebraço e punhos na posição neutra. Realizar flexão da coluna para frente sobre o membro inferior do *Barrel*, descendo vértebra por vértebra e levando os braços em direção ao pé, e retornar para a posição inicial.

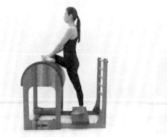
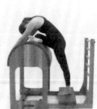

Exercícios para membros inferiores

1 – Leg series stand-up

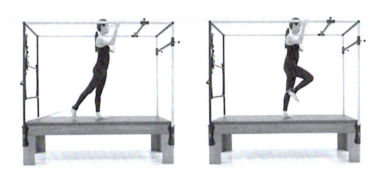

Descrição: Paciente em pé sobre o Cadillac, segurando as hastes horizontais e com a mola saindo de trás. Um membro inferior permanece apoiado no chão e o outro membro inferior (membro de gesto) inicia com extensão de joelho e leve extensão de quadril com a mola presa usando a alça de tornozelo. Realizar flexão de quadril e joelho mantendo a coluna vertebral e a pelve na posição neutra e retornar para a posição inicial.

Nível: Intermediário

Objetivos:
- Fortalecer o músculo iliopsoas e reto femoral, secundariamente;
- Promover estabilização da coluna vertebral;
- Em pacientes com escoliose, durante toda a execução do exercício, é importante salientar a autocorreção da curvatura da escoliose com estímulos táteis e comando verbal do terapeuta;
- Nos pacientes com dor sacroilíaca, esse exercício é importante de ser trabalhado numa fase um pouco mais intermediária, após o paciente conseguir manter a lordose fisiológica da lombar, pelo comprometimento do iliopsoas nessa afecção.

Cuidados:
- Evitar compensações da coluna vertebral e pelve;
- Evitar força excessiva dos membros superiores.

Variações:
- Nível Básico I: Realizar o exercício sentado no Cadillac, com as pernas penduradas e sem carga. Manter a postura neutra da pelve e realizar e elevação do joelho (flexão do quadril) com o joelho flexionado;

- Nível Básico II: Realizar o exercício em decúbito dorsal no Cadillac, com uma perna apoiada na cama com flexão de quadril e joelho e outra com flexão de quadril a 45° e joelho estendido com alça de tornozelo. É melhor para realizar em uma fase inicial de fortalecimento do iliopsoas, quando o paciente não tem tanta estabilidade da curvatura lombar;

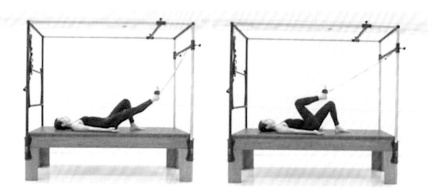

- Nível Básico III: Realizar o exercício no plano frontal para fortalecimento dos músculos adutores do quadril. Paciente em pé sobre o Cadillac de lado, segurando a haste horizontal. O membro inferior mais próximo da mola inicia com leve abdução do quadril (membro de gesto) e a mola presa usando a alça de tornozelo. O outro membro inferior permanece apoiado no chão. Realizar a adução do quadril mantendo a coluna vertebral e a pelve na posição neutra, e retornar para a posição inicial;

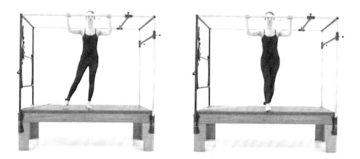

- Nível Básico IV: Realizar o exercício no plano frontal para fortalecimento dos músculos abdutores do quadril. Paciente em pé sobre o Cadillac de lado, segurando a haste horizontal. O membro inferior mais próximo da mola permanece apoiado no chão e o outro membro inferior inicia com leve adução do quadril (membro de gesto) e a mola presa usando a alça de tornozelo. Realizar a adução do quadril mantendo a coluna vertebral e a pelve na posição neutra, e retornar para a posição inicial. O fortalecimento dos abdutores do quadril é importante para o tratamento da dor lombar não específica e da dor sacroilíaca;

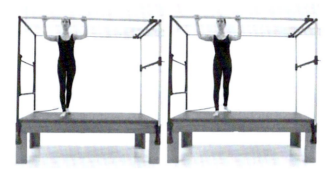

- Nível Básico V: Realizar o exercício no plano sagital de costas para a barra de molas, a fim de fortalecer os músculos glúteo máximo e isquiotibiais. Paciente em pé sobre o Cadillac, segurando as hastes verticais com o tronco flexionado e a coluna vertebral na posição de mesa. Um membro inferior permanece apoiado no chão e o outro membro inferior (membro de gesto) inicia com flexão de quadril e joelho com a mola presa, usando a alça de tornozelo. Realizar extensão de quadril e joelho mantendo a coluna vertebral e a pelve na posição neutra e retornar para a posição inicial. O fortalecimento dos extensores do quadril é importante para o tratamento da dor lombar não específica e da dor sacroilíaca, além da restauração do ritmo lombopélvico normal.

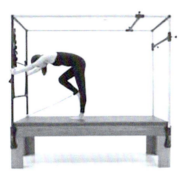
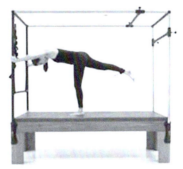

2 – Footwork (Reformer)

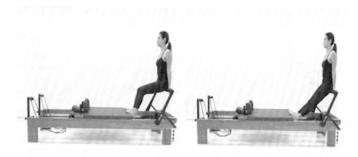

Descrição: Paciente sentado sobre a barra de pés do *Reformer* com os pés na cama e membros superiores estendidos, com as mãos apoiadas na barra. Realizar extensão do joelho e retornar para a posição inicial, mantendo a coluna vertebral e a pelve na posição neutra.

Nível: Básico

Objetivos:
- Fortalecer o músculo quadríceps femoral;
- Promover estabilização da coluna vertebral;
- Em pacientes com escoliose, durante toda a execução do exercício, é importante salientar a autocorreção da curvatura da escoliose com estímulos táteis e comando verbal do terapeuta.

Cuidados:
- Evitar compensações da coluna vertebral e pelve;
- Evitar força excessiva dos membros superiores.

Variações:
- Nível Básico: Realizar o exercício adicionando movimento de tornozelo, a fim de fortalecer os músculos do tríceps sural. Após a extensão dos joelhos, realizar flexão plantar e dorsiflexão, seguidas pela flexão do joelho, retornando para a posição inicial;
- Nível Intermediário: Realizar o exercício unilateralmente sentado sobre a caixa com o pé na barra de pés, a fim de desafiar a estabilização da coluna vertebral e pelve, bem como o fortalecimento dos membros inferiores. Esse exercício também pode ser usado em pacientes com dor lombar irradiada para os membros inferiores (dor radicular), pois simula uma mobilização neural do nervo ciático. Nesses casos, realizar com carga leve, respeitando a dor do paciente.

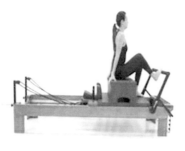
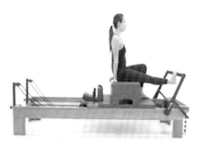

3 – Elephant

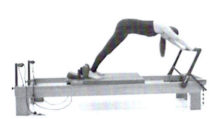 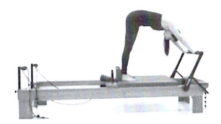

Descrição: Paciente em pé sobre o *Reformer*, com os calcanhares apoiados nos apoios de ombros, membros superiores estendidos, com as mãos segurando a barra e coluna vertebral na posição neutra. Realizar a extensão dos quadris empurrando o carrinho para trás, enquanto mantém isometricamente a posição dos membros superiores e da coluna vertebral. Depois retornar para a posição inicial realizando a flexão do quadril e trazendo o carrinho de volta.

Nível: Básico

Objetivos:
- Fortalecer os músculos glúteo máximo e isquiotibiais;
- Alongar cadeia posterior;
- Promover estabilização da coluna vertebral;
- Em pacientes com escoliose, durante toda a execução do exercício, é importante salientar a autocorreção da curvatura da escoliose com estímulos táteis e comando verbal do terapeuta.

Cuidados:
- Evitar elevação dos calcanhares;
- Evitar as curvaturas anormais da coluna vertebral;
- Evitar tensão nos ombros e na coluna cervical.

Variação:
- Nível Intermediário: Realizar o exercício permanecendo com a coluna arredondada (flexão completa da coluna vertebral).

4 – Footwork (Chair)

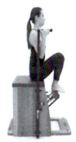 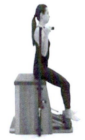

Descrição: Paciente sentado na beirada do assento da *Chair* com a coluna vertebral e a pelve na posição neutra, com os membros superiores segurando as barras paralelas e os membros inferiores flexionados com os pés nos pedais. Realizar a extensão dos joelhos empurrando os pedais para baixo e retornar para a posição inicial.

Nível: Básico

Objetivos:
- Fortalecer os músculos quadríceps femoral concentricamente e glúteo máximo e isquiotibiais excentricamente;
- Promover estabilização da coluna vertebral.

Cuidados:
- Evitar inclinações da pelve e hiperextensão da coluna lombar;
- Evitar tensões nos ombros e na coluna cervical;
- Evitar posturas compensatórias;
- Em pacientes com escoliose, durante toda a execução do exercício, é importante salientar a autocorreção da curvatura da escoliose, com o terapeuta utilizando estímulos táteis e comando verbal;
- Exercício bom para realizar em pacientes com dor lombar crônica não específica com déficit de coordenação.

Variações:
- Nível Intermediário I: Realizar o exercício unilateralmente, com um membro inferior no pedal e o outro membro inferior com extensão de joelho e flexão de quadril (tentar manter o membro inferior na altura da pelve), a fim de desafiar a estabilização da coluna vertebral e pelve, bem como fortalecer os membros inferiores;

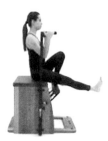
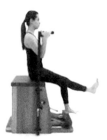

- Nível Intermediário II: Realizar o exercício bilateralmente com os pedais separados, a fim de desafiar a estabilização de pelve e membros inferiores;
- Nível Intermediário III: Realizar o exercício bilateralmente com os pedais separados, porém alternando os membros inferiores, a fim de desafiar a estabilização de pelve e coluna vertebral;
- Nível Avançado: Realizar o exercício sem auxílio dos membros superiores, a fim de desafiar a estabilização da coluna vertebral e o equilíbrio. Nesta variação os membros superiores devem ser mantidos com 90° de flexão de ombros, cotovelos estendidos e punhos em posição neutra.

5 – Pump one leg

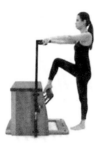 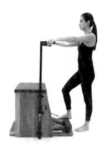

Descrição: Paciente em pé de frente para a *Chair* com um membro inferior em flexão de quadril e joelho, com o calcanhar apoiado no pedal (membro de gesto), e o outro membro inferior com o joelho estendido e o pé no chão. Realizar extensão do quadril e joelho do membro de gesto, empurrando o pedal para baixo, depois retornar para a posição inicial controlando o movimento.

Nível: Básico

Objetivos:
- Fortalecer o músculo quadríceps femoral concentricamente e glúteo máximo e isquiotibiais excentricamente;
- Promover estabilização da coluna vertebral;
- Em pacientes com escoliose, durante toda a execução do exercício, é importante salientar a autocorreção da curvatura da escoliose, com estímulos táteis e comando verbal do terapeuta;
- Exercício para realizar com pacientes com dor lombar crônica não específica com déficit de coordenação.

Cuidados:
- Evitar inclinações da pelve e hiperextensão da coluna lombar;
- Evitar tensão nos ombros e na coluna cervical;
- Evitar posturas compensatórias;
- Evitar mau alinhamento dos membros inferiores.

Variações:
- Nível Básico I: Realizar o exercício de lado para a *Chair*. Um membro inferior fica posicionado de frente para o pedal com o pé sobre ele, com flexão de quadril e joelho (membro de gesto). O outro membro inferior fica com o joelho estendido e o pé apoiado no chão

ou sobre um bloco ou uma caixa. Realizar extensão do quadril e joelho do membro de gesto, depois retornar para a posição inicial controlando o movimento, a fim de fortalecer adicionalmente o músculo tensor da fáscia lata;

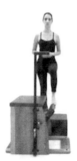 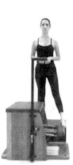

- Nível Básico II: Realizar o exercício do Nível Básico I, porém com o membro invertido sobre o pedal, a fim de fortalecer adicionalmente os músculos adutores.

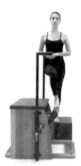 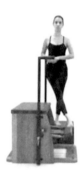

6 – Standing leg pump

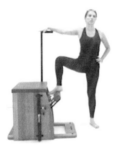 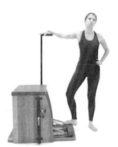

Descrição: Paciente em pé de lado para a *Chair*. O membro inferior mais próximo do pedal inicia com flexão e rotação externa do quadril e flexão do joelho com o pé sobre o pedal (membro de gesto) e o outro membro inferior com o joelho estendido e o pé no chão. O membro superior mais próximo da *Chair* segura a barra paralela em abdução de ombro e o outro membro superior fica posicionado na cintura. Realizar a extensão do quadril e joelho mantendo a rotação externa do quadril e depois retornar para a posição inicial controlando o movimento.

Nível: Intermediário

Objetivos:
- Fortalecer os músculos glúteo máximo e médio, piriforme e quadríceps femoral;
- Promover estabilização da coluna vertebral;
- Em pacientes com escoliose, durante toda a execução do exercício, é importante salientar a autocorreção da curvatura da escoliose com estímulos táteis e comando verbal do terapeuta;
- Exercício bom para realizar em pacientes com dor lombar não específica com déficit de coordenação.

Cuidados:
- Evitar inclinações da pelve e hiperextensão da coluna lombar;
- Evitar tensão nos ombros e na coluna cervical;
- Evitar posturas compensatórias;
- Evitar mau alinhamento dos membros inferiores.

Variações:
- Nível Avançado I: Realizar o exercício sem auxílio do membro superior. As mãos ficam na cintura, a fim de desafiar o equilíbrio e a estabilização da coluna vertebral e membros inferiores;
- Nível Avançado II: Realizar o exercício sem auxílio do membro superior. Os membros superiores ficam em 180° de abdução de ombros, a fim de desafiar o equilíbrio e a estabilização das escápulas, coluna vertebral e membros inferiores.

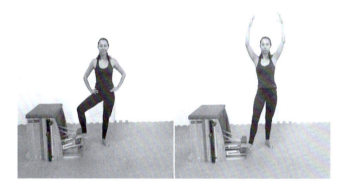

7 – Horse

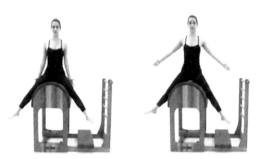

Descrição: Paciente sentado no ápice do *Barrel*, com um membro inferior de cada lado (como se estivesse sentado sobre um cavalo), joelhos flexionados e dorsiflexão, coluna vertebral e pelve na posição neutra, membros superiores ao longo do corpo estendidos e supinados. Realizar adução do quadril (apertando o *Barrel* e tirando a pelve do encosto), com extensão dos joelhos e abdução de ombros, e depois retornar para a posição inicial controlando o movimento.

Nível: Intermediário

Objetivos:
- Fortalecer os músculos glúteo máximo, isquiotibiais e adutores;
- Promover estabilização da coluna vertebral;
- Em pacientes com escoliose, durante toda a execução do exercício, é importante salientar a autocorreção da curvatura da escoliose com estímulos táteis e comando verbal do terapeuta.

Cuidados:
- Evitar posturas compensatórias;
- Evitar elevação dos ombros;
- Realizar o exercício após um aquecimento prévio dos músculos adutores.

Variação:
- Nível Básico: Realizar o exercício com adução do quadril, porém anulando a extensão do joelho, mantendo-se sentado sobre o cavalo.

8 – Going up front

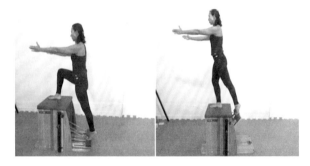

Descrição: Paciente em pé de frente para a *Chair*. Um membro inferior fica com o pé apoiado no pedal com flexão plantar, quadril e joelhos estendidos, e o outro membro fica sobre o assento da *Chair*, com flexão do quadril e joelho (membro de gesto). Os membros superiores ficam com

90° de flexão de ombros, cotovelos estendidos e as palmas das mãos voltadas uma para a outra. Realizar a extensão do quadril e joelho do membro de gesto, subindo o pedal, e depois retornar para a posição inicial, controlando o movimento.

Nível: Avançado

Objetivos:
- Fortalecer os músculos quadríceps femoral, glúteo máximo, isquiotibiais (por sua ação extensora do quadril), glúteo médio e rotadores externos do quadril;
- Promover estabilização da coluna vertebral;
- Em pacientes com escoliose, durante toda a execução do exercício, é importante salientar a autocorreção da curvatura da escoliose com estímulos táteis e comando verbal do terapeuta;
- Exercício bom para realizar em pacientes com dor lombar não específica com déficit de coordenação;
- Treinar o equilíbrio.

Cuidados:
- Evitar inclinações da pelve e hiperextensão da coluna lombar;
- Evitar tensão nos ombros e na coluna cervical;
- Evitar posturas compensatórias;
- Evitar mau alinhamento dos membros inferiores.

Variação:
- Nível Avançado: Realizar o exercício de lado para a *Chair*, a fim de fortalecer adicionalmente o músculo glúteo médio. Um membro inferior fica com o pé apoiado no pedal com flexão plantar, extensão e rotação externa de quadril, joelhos estendidos, e o outro membro, sobre o assento da *Chair*, com flexão e rotação externa do quadril e flexão de joelho (membro de gesto). Os membros superiores se mantêm com 90° de abdução de ombros. Realizar a extensão do quadril mantendo a rotação externa do quadril e joelho do membro de gesto, subindo o pedal e depois retornar para a posição inicial controlando o movimento.

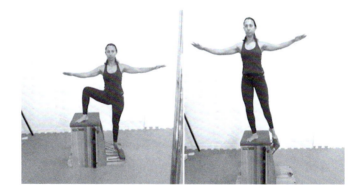

9 – Side splits

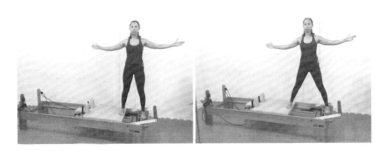

Descrição: Paciente em pé de lado, com um pé apoiado no carrinho e o outro pé apoiado na madeira, com os joelhos estendidos e membros superiores com 90° de abdução de ombros. O *Reformer* deve estar com a barra de pés abaixada. Realizar a abdução do quadril empurrando o carrinho e depois retornar para a posição inicial.

Nível: Avançado

Objetivos:
- Com resistência leve: fortalecer e alongar os músculos adutores do quadril e fortalecer glúteo máximo;
- Com resistência moderada: alongar os músculos adutores e fortalecer os músculos glúteo médio, glúteo mínimo e tensor da fáscia lata;
- Trabalhar o equilíbrio;
- Promover estabilização da coluna vertebral;
- Em pacientes com escoliose, durante toda a execução do exercício é importante salientar a autocorreção da curvatura da escoliose, bem como estímulos táteis e comando verbal do terapeuta;
- Importante exercício para o fortalecimento do glúteo médio nos pacientes com dor lombar não específica e com dor sacroilíaca.

Cuidados:
- Evitar inclinações da pelve e hiperextensão da coluna lombar;
- Evitar rotação do tronco;
- Manter a descarga de peso igualmente nos membros inferiores;
- Evitar tensão nos ombros e na coluna cervical;
- Evitar posturas compensatórias;
- Evitar mau alinhamento dos membros inferiores.

Variações:
- Nível Avançado I: Realizar o exercício com os membros superiores ao longo do corpo anulando a abdução dos ombros, a fim de facilitar a estabilização das escápulas;

- Nível Avançado II: Realizar o exercício com os joelhos semiflexionados, a fim de anular a ação do músculo tensor da fáscia lata e enfatizar a ação do glúteo médio (com carga moderada);

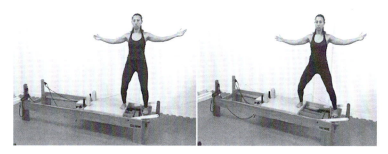

- Nível Avançado III: Realizar o exercício com flexão unilateral, a fim de fortalecer o músculo quadríceps.

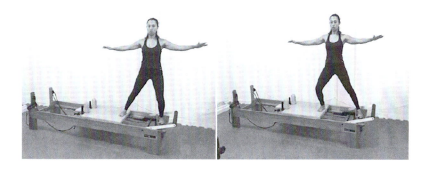

10 – Tower

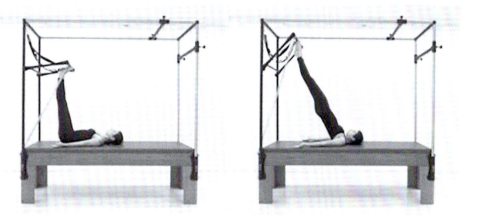

Descrição: Paciente em decúbito dorsal sobre o Cadillac, pés apoiados na barra torre, com flexão de quadris, extensão dos joelhos e flexão plantar, e mãos ao lado do corpo. Realizar elevação do quadril até a altura da torácica alta e retornar para a posição inicial.

Nível: Básico
Objetivos:
- Melhorar a mobilidade da coluna vertebral;
- Alongar cadeia posterior;
- Favorecer o controle abdominal (transverso do abdome e assoalho pélvico);
- Fortalecer glúteo máximo, isquiotibiais e tríceps sural, reto abdominal, oblíquos internos e externos.

Cuidados:
- Evitar força nos membros superiores;
- Não deixar o apoio dos pés tão perto das pontas dos dedos;
- Cuidado para os pés do paciente não escorregarem.

Atenção:
- Orientar o paciente a fazer força para frente e para cima.
- Variações:
- Nível Intermediário I: Realizar a flexão dos joelhos quando estiver com a pelve elevada;

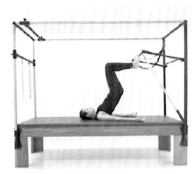

- Nível Intermediário II: Realizar o exercício com apoio em um membro inferior, enquanto o outro permanece na frente da barra torre;

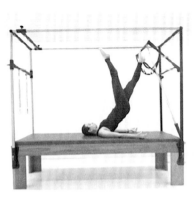

- Nível Avançado: Realizar todo o movimento com os joelhos flexionados. Dessa forma, a maior parte da força para realizar o movimento vai ser feita pelo tronco.

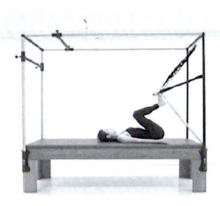 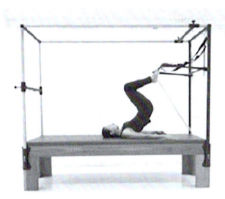

11 – Ballet series

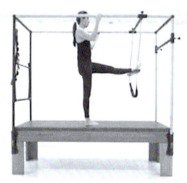 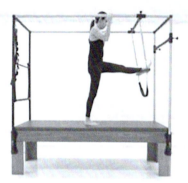

Descrição: Paciente em pé de frente para a barra de molas. Um membro inferior permanece de apoio e o outro membro inferior com flexão de quadril e extensão de joelho apoiado na alça do trapézio, membros superiores com 90° de flexão de ombros, cotovelos estendidos, antebraço e punhos na posição neutra. Realizar a inclinação do tronco para frente, mantendo a extensão dos joelhos e empurrando o trapézio para frente, e depois retornar para a posição inicial.

Nível: Básico
Objetivo:
- Alongar e fortalecer a cadeia posterior.

Cuidados:
- Evitar que o calcanhar saia do chão;
- Evitar a flexão do joelho de apoio.

Variações:
- Nível Preparatório I: Realizar o exercício segurando nas hastes horizontais, a fim de facilitar o equilíbrio;
- Nível Preparatório II: Realizar o exercício sem movimentar o trapézio, executando flexão e extensão do joelho do membro inferior de apoio com rotação externa de quadril (*plié*);

- Nível Básico I: Realizar o exercício de lado para a barra de molas para enfatizar o alongamento dos músculos adutores. Paciente com um membro inferior apoiado na alça do trapézio com abdução e rotação externa do quadril e joelho estendido. Realizar a inclinação do tronco para o lado e retornar para a posição inicial;

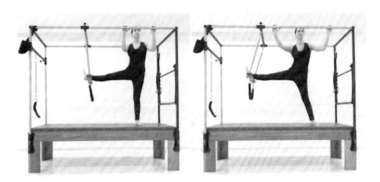

- Nível Básico II: Realizar o exercício com o paciente de costas para a alça do trapézio, a fim de alongar os músculos psoas e reto femoral, bem como fortalecer os músculos eretores espinhais e iliopsoas do membro inferior de apoio. Um membro inferior com quadril e joelho estendido e o pé apoiado na alça do trapézio. Realizar a flexão de quadril do membro inferior de apoio mantendo o joelho estendido para aumentar extensão do quadril do membro inferior que está na alça do trapézio, associado à extensão lombar. Depois retornar para a posição inicial;

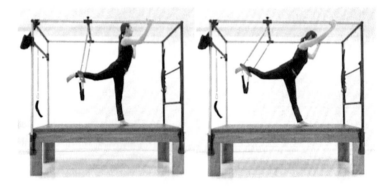

- Nível Básico III: Realizar o exercício com o paciente de costas para a alça do trapézio, a fim de alongar os músculos psoas e reto femoral, bem como fortalecer os músculos quadríceps e iliopsoas do membro inferior de apoio. Um membro inferior fica com quadril na posição neutra e joelho flexionado com pé apoiado na alça do trapézio e o outro membro inferior fica de apoio com o joelho estendido. Realizar a flexão do joelho do membro inferior de apoio, evitando a inclinação anterior da pelve;

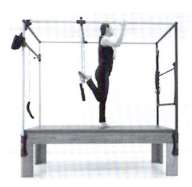

- Nível Intermediário: Realizar a sequência do exercício *ballet stretches* do *Barrel* em pé sobre o Cadillac, com um membro inferior posicionado na alça do trapézio e membros superiores flexionados a 180°. Realizar todos os exercícios da série do Nível Básico no *Barrel*;
- Nível Avançado: Realizar o exercício em pé sobre o Cadillac, com um membro inferior posicionado na alça *fuzzy* e mãos nas hastes horizontais, a fim de desafiar a flexibilidade e o equilíbrio.

12 – Stretches back: quadriceps and psoas

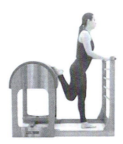 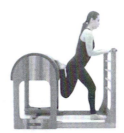

Descrição: Paciente em pé, de frente para o espaldar, com um membro inferior de apoio e extensão de joelho e o outro membro inferior com joelho flexionado, pé apoiado no *Barrel*, coluna vertebral e pelve na posição neutra. Realizar a flexão do quadril e joelho do membro inferior de apoio e retornar para a posição inicial.
Nível: Básico
Objetivos:
- Alongar os músculos iliopsoas e quadríceps do membro inferior apoiado no *Barrel*;
- Fortalecer o músculo quadríceps femoral do membro inferior de apoio.

Cuidados:
- Alongamento axial;
- Evitar abdução do membro inferior apoiado no *Barrel*;
- Evitar hiperextensão da coluna lombar e inclinação da pelve;
- Regular a distância do *Barrel* de acordo com a altura do paciente;
- Usar caixas para ajustar a altura do paciente;
- Evitar sobrecarga e elevação dos ombros.

Variação:
- Nível Intermediário: Realizar o exercício com um membro inferior sobre a bola, a fim de desafiar o equilíbrio e a flexibilidade. Paciente em pé com um membro inferior de apoio e extensão de joelho e o outro membro inferior com joelho flexionado, pé apoiado na bola, coluna vertebral e pelve na posição neutra. Realizar a flexão do quadril e joelho do membro inferior de apoio, simultaneamente com a extensão do quadril do membro inferior que está na bola, e retornar para a posição inicial.

13 – Front splits

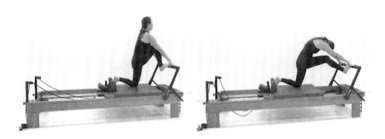

Descrição: Paciente ajoelhado sobre o *Reformer*. Um membro inferior permanece no carrinho com o pé no apoio de ombro, e o outro membro inferior, com flexão de quadril e joelho e pé apoiado na barra de pés, mãos apoiadas na barra e coluna vertebral na posição neutra. Realizar a extensão do joelho do membro inferior que está na barra, flexionando a coluna vertebral. Depois retornar para a posição inicial.

Nível: Intermediário

Objetivos:
- Alongar cadeia posterior do membro inferior que está na barra;
- Alongar o músculo iliopsoas do membro inferior de apoio;
- Fortalecer os músculos glúteo máximo, isquiotibiais (por sua ação como extensor do quadril) e quadríceps femoral.

Cuidados:
- Alongamento axial na posição inicial;
- Evitar curvaturas anormais na coluna vertebral;
- Evitar tensão nos ombros e cervical.

Variações:
- Nível Básico I: Realizar o exercício em pé, fora do *Reformer*. Paciente com um membro inferior para fora do *Reformer* com o joelho estendido, outro membro inferior ajoelhado no carrinho, com pé apoiado no apoio de ombro, e mãos segurando a barra. Realizar a

extensão do joelho que está no carrinho empurrando para trás e mantendo o membro inferior de apoio e a coluna vertebral na posição neutra;

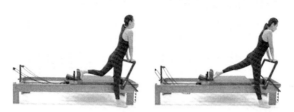

- Nível Básico II: Realizar o exercício em pé fora do *Reformer*, porém mantendo flexão do quadril e joelho do membro inferior que está no chão;

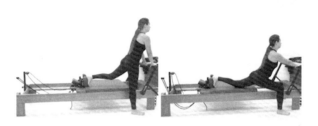

- Nível Básico III: Executar o exercício em pé, fora do *Reformer*, porém realizando flexão de quadril, com extensão do joelho do membro inferior que está no chão, a fim de alongar os músculos isquiotibiais;

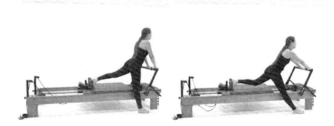

- Nível Intermediário: Realizar o exercício Básico II no solo, com o pé sobre a bola, membros superiores com 90° de flexão de ombros, a fim de desafiar o equilíbrio;
- Nível Avançado I: Realizar o exercício em pé sobre o *Reformer*, a fim de desafiar o equilíbrio. Um membro inferior fica estendido com o pé apoiado no apoio de ombro e o outro

membro inferior, com o pé na barra com joelho flexionado, e mãos na barra. Realizar extensão do joelho do membro que está na barra empurrando o carrinho para trás;

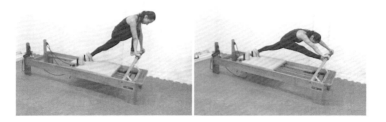

- Nível Avançado II: Realizar o exercício em pé sobre o *Reformer* no Nível Avançado I, porém sem auxílio dos membros superiores (90° de abdução) e com a coluna vertebral ereta na posição neutra, a fim de desafiar ainda mais o equilíbrio;

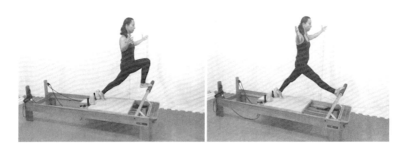

- Nível Avançado III: Realizar o exercício em pé sobre o *Reformer*, porém de costas para a barra (*back splits*). Um membro inferior fica com quadril e joelho semiflexionados e o outro membro inferior com o pé na barra, joelho e quadril estendidos, e membros superiores com 90° de abdução. Realizar a flexão do quadril e a extensão do joelho do membro que está no carrinho, empurrando o carrinho para frente, mantendo o membro inferior que está na barra estendido. O objetivo é fortalecer o músculo quadríceps femoral do membro inferior que está no carrinho, alongar o músculo iliopsoas e fortalecer o músculo glúteo máximo e isquiotibiais do membro inferior que está na barra.

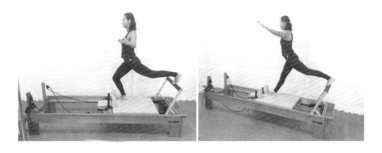

Exercícios para membros superiores

1 – Arms biceps

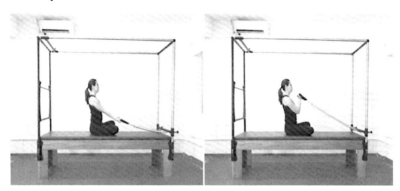

Descrição: Paciente sentado sobre a cama do Cadillac de frente para a barra de molas, com membros inferiores cruzados, membros superiores segurando a alça de mãos (com as molas para membros superiores presas superiormente na barra de molas), ombros com 90° de flexão, cotovelos estendidos e antebraço supinado. Realizar a flexão dos cotovelos mantendo punho neutro e retornar para a posição inicial.

Nível: Preparatório

Objetivos:
- Fortalecer músculos braquial e bíceps braquial;
- Promover estabilização da coluna vertebral e escápulas;
- Em pacientes com escoliose, durante toda a execução do exercício, é importante salientar a autocorreção da curvatura da escoliose com estímulos táteis e comando verbal do terapeuta.
- Exercício bom para realizar em pacientes com dor lombar não específica com déficit de coordenação.

Cuidados:
- Evitar flexoextensão dos punhos;
- Evitar sobrecarga nos ombros e pescoço;
- Evitar posturas compensatórias.

Variações:
- Nível Básico I: Realizar o exercício com os quadris e joelhos estendidos, a fim de alongar os músculos isquiotibiais;

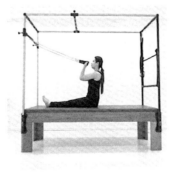

- Nível Básico II: Realizar o exercício no *Reformer*. Paciente sentado na caixa, de costas para a barra de pés, segurando as alças de mão com os ombros levemente flexionados e cotovelos estendidos. Realizar flexão dos cotovelos e retornar para a posição inicial;

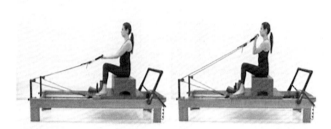

- Nível Básico III: Realizar o exercício com a barra de rolamento no Cadillac, a fim de facilitar a coordenação dos membros superiores;
- Nível Intermediário I: Realizar o exercício em pé sobre o Cadillac ou fora do Cadillac em frente à barra de molas, a fim de desafiar a estabilização da coluna vertebral;
- Nível Intermediário II: Realizar o exercício em pé, porém com as molas presas na parte inferior do Cadillac, a fim de desafiar a estabilização da coluna vertebral e a ativação dos músculos posteriores da coluna vertebral;

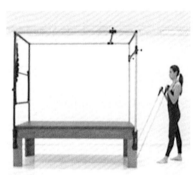

- Nível Intermediário III: Realizar o exercício alternando os membros superiores na postura sentada ou em pé, a fim de desafiar o controle e a estabilização da coluna unilateralmente;

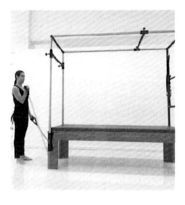

- Nível Intermediário IV: Realizar o exercício ajoelhado no *Reformer*, a fim de desafiar a estabilização da coluna vertebral e o equilíbrio.

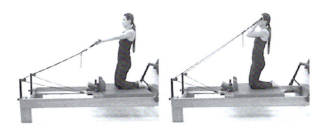

2 – Arms pull up and down

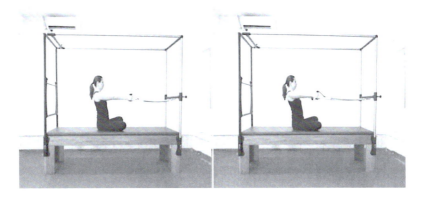

Descrição: Paciente sentado sobre a cama do Cadillac, de frente para a barra de molas, com os membros inferiores cruzados, membros superiores segurando a alça de mãos (com as molas para membros superiores presas superiormente na barra de molas), ombros com 90° de abdução, cotovelos estendidos, antebraço e punho na posição neutra. Realizar abdução horizontal dos ombros mantendo os cotovelos estendidos e retornar para a posição inicial.

Nível: Preparatório
Objetivos:
- Fortalecer os músculos deltoide e trapézio;
- Promover estabilização da coluna vertebral;
- Em pacientes com escoliose, durante toda a execução do exercício, é importante salientar a autocorreção da curvatura da escoliose com estímulos táteis e comando verbal do terapeuta.

Cuidados:
- Evitar flexoextensão dos punhos;
- Evitar sobrecarga nos ombros e pescoço;
- Evitar posturas compensatórias.

Variações:
- Nível Preparatório: Realizar o exercício com os cotovelos flexionados e antebraço pronado, a fim de diminuir a alavanca e facilitar o fortalecimento muscular;

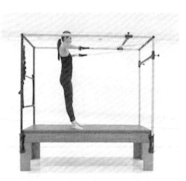

- Nível Básico: Realizar o exercício com os joelhos estendidos, a fim de promover alongamento dos músculos isquiotibiais e dificultar a estabilização da coluna vertebral;
- Nível Intermediário I: Realizar o exercício em pé sobre o Cadillac ou fora do Cadillac em frente à barra de molas, a fim de desafiar a estabilização da coluna vertebral;

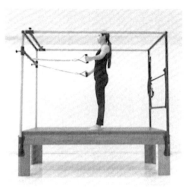

- Nível Intermediário II: Realizar o exercício unilateralmente usando uma mola presa na parte inferior do Cadillac, com o paciente posicionado de lado para a barra de molas, a fim de desafiar a estabilização da coluna vertebral.

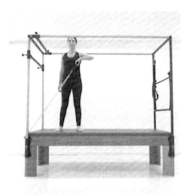

3 – Midback series: side

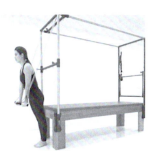

Descrição: Paciente em pé fora do Cadillac, de costas para a barra de molas, quadris e joelhos estendidos, membros superiores segurando a alça de mãos com as molas vindas de trás presas na parte superior do Cadillac, ombros abduzidos a 90° e cotovelos estendidos. Realizar adução dos ombros mantendo cotovelos estendidos e retornar para a posição inicial.

Nível: Intermediário

Objetivos:
- Fortalecer os músculos latíssimo do dorso, redondo maior e peitoral maior;
- Promover estabilização da coluna vertebral;
- Em pacientes com escoliose, durante toda a execução do exercício, é importante salientar a autocorreção da curvatura da escoliose com estímulos táteis e comando verbal do terapeuta.
- Exercício bom para realizar em pacientes com dor lombar não específica com déficit de coordenação.

Cuidados:
- Evitar flexoextensão dos punhos;
- Evitar sobrecarga nos ombros e pescoço;
- Evitar posturas compensatórias.

Variação:
- Nível Básico: Realizar o exercício unilateralmente. Paciente posicionado de lado para a barra de molas.

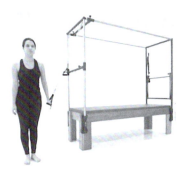

4 – Standing on floor at open end: hug

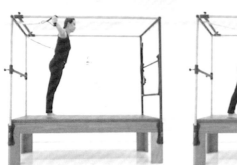
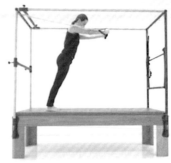

Descrição: Paciente em pé sobre o Cadillac, com o corpo levemente inclinado para frente, segurando as alças de mão, com a mola vinda de trás, ombros abduzidos a 90° e cotovelos estendidos. Realizar adução na horizontal dos ombros mantendo os cotovelos estendidos e retornar para a posição inicial.

Nível: Básico

Objetivos:
- Fortalecer os músculos deltoide, peitoral maior e menor, serrátil, subescapular e coracobraquial;
- Promover estabilização da coluna vertebral;
- Em pacientes com escoliose, durante toda a execução do exercício, é importante salientar a autocorreção da curvatura da escoliose com estímulos táteis e comando verbal do terapeuta.
- Exercício bom para realizar em pacientes com dor lombar não específica com déficit de coordenação.

Cuidados:
- Evitar hiperextensão lombar;
- Evitar sobrecarga nos ombros e pescoço.

Variações:
- Nível Básico: Realizar o exercício com os cotovelos flexionados a 90° e antebraço pronado. No momento da abdução horizontal, realizar a extensão dos cotovelos;

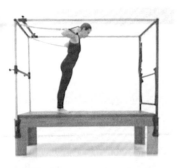
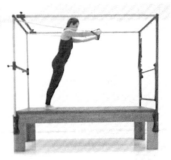

- Nível Intermediário: Realizar o exercício sentado sobre o Cadillac, com os membros inferiores estendidos, a fim de desafiar o controle e a estabilização do tronco.

5 – Arms triceps

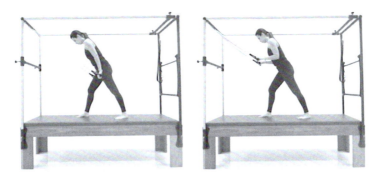

Descrição: Paciente em pé sobre o Cadillac ou fora, de frente para a barra de molas, com quadris e joelhos estendidos, segurando as alças de mão, com a mola presa na parte superior do Cadillac, braços ao longo do corpo e cotovelos flexionados. Realizar extensão de cotovelos e retornar para a posição inicial.

Nível: Intermediário
Objetivos:
- Fortalecer o músculo tríceps braquial;
- Promover estabilização da coluna vertebral;
- Em pacientes com escoliose, durante toda a execução do exercício, é importante salientar a autocorreção da curvatura da escoliose com estímulos táteis e comando verbal do terapeuta.
- Exercício bom para realizar em pacientes com dor lombar não específica com déficit de coordenação.

Cuidados:
- Evitar flexoextensão dos punhos;
- Evitar sobrecarga nos ombros e pescoço;
- Manter a posição dos ombros;
- Evitar posturas compensatórias.

Variações:
- Nível Básico I: Realizar o exercício sentado sobre uma caixa, a fim de facilitar a estabilização;
- Nível Básico II: Realizar o exercício com a barra de rolamento, a fim de facilitar a coordenação dos membros superiores;
- Nível Intermediário I: Realizar o exercício unilateralmente, alternando os membros superiores, a fim de desafiar o controle e a estabilização lateral da coluna vertebral;
- Nível Intermediário II: Realizar o exercício no *Reformer*, a fim de fortalecer os músculos tríceps braquial, latíssimo do dorso, redondo maior, deltoide posterior, romboides e trapézio. Paciente sentado na caixa, de costas para a barra dos pés, segurando as alças de mão,

com o braço ao longo do corpo e cotovelos flexionados ao máximo. Realizar extensão dos cotovelos, sem mudar a posição do tronco e dos ombros, e retornar para a posição inicial;

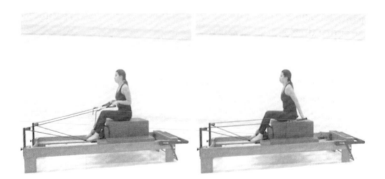

Nível Intermediário III: Realizar o exercício no *Reformer* sentado na caixa, de frente para a barra de pés, a fim de fortalecer os músculos tríceps braquial, deltoide anterior e peitoral maior. Paciente segura as alças de mão, com flexão de 180° de ombros e cotovelos flexionados ao máximo. Realizar extensão dos cotovelos, sem mudar a posição do tronco e dos ombros, e retornar para a posição inicial.

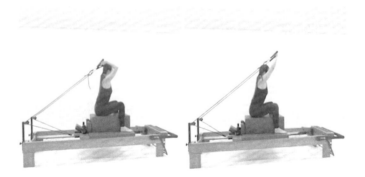

6 – Triceps sit

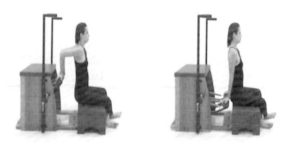

Descrição: Paciente sentado em uma caixa, de costas para os pedais da *Chair*, com pernas cruzadas, mãos segurando os pedais com hiperextensão de ombros e flexão de cotovelos. Realizar extensão dos cotovelos empurrando o pedal para baixo e retornar para a posição inicial. Durante toda a execução do exercício é importante salientar a autocorreção da curvatura da escoliose com estímulos táteis e comando verbal do terapeuta.

Nível: Básico

Objetivos:
- Fortalecer os músculos tríceps braquial e ancôneo;
- Promover estabilização da coluna vertebral;
- Em pacientes com escoliose, durante toda a execução do exercício, é importante salientar a autocorreção da curvatura da escoliose com estímulos táteis e comando verbal do terapeuta;
- Exercício bom para realizar em pacientes com dor lombar não específica com déficit de coordenação.

Cuidados:

Evitar desconforto nos ombros e punhos;
- Evitar sobrecarga no pescoço e elevação dos ombros;
- Evitar posturas compensatórias.

Variação:
- Nível Intermediário: Realizar o exercício com os membros inferiores estendidos e dorsiflexão, a fim de alongar os músculos isquiotibiais e tríceps sural.

7 – Midback series: straigth down

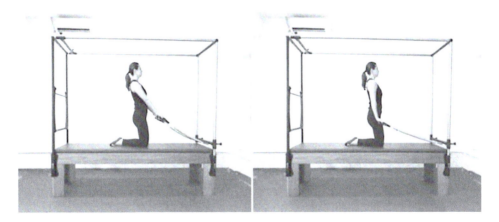

Descrição: Paciente ajoelhado sobre o Cadillac de frente para a barra de molas, com quadris e joelhos flexionados, pés apoiados no chão, membros superiores segurando as alças de mão (com as molas para membros superiores presas inferiormente na barra de molas), ombros com 90° de flexão, cotovelos estendidos e antebraço pronado. Realizar extensão dos ombros e retornar para a posição inicial.

Nível: Básico

Objetivos:

Fortalecer latíssimo do dorso, redondo maior e deltoide posterior;

Promover estabilização da coluna vertebral.

Cuidados:
- Evitar sobrecarga nos ombros e pescoço;
- Evitar flexoextensão dos punhos;
- Evitar posturas compensatórias.
- Em pacientes com escoliose, durante toda a execução do exercício, é importante salientar a autocorreção da curvatura da escoliose com estímulos táteis e comando verbal do terapeuta.
- Exercício bom para realizar em pacientes com dor lombar não específica com déficit de coordenação.

Variações:
- Nível Preparatório: Realizar o exercício sentado, com os membros inferiores cruzados com a barra de rolamento, a fim de facilitar a coordenação dos membros superiores e a estabilização;
- Nível Básico I: Realizar o exercício sentado com os joelhos estendidos, a fim de promover alongamento dos músculos isquiotibiais e dificultar a estabilização da coluna vertebral;
- Nível Básico II: Realizar círculos com os membros superiores;
- Nível Básico III: Realizar o exercício no *Reformer*. Paciente sentado na cama do *Reformer* ou na caixa, de costas para a barra de pés, segurando as alças de mão com os ombros levemente flexionados e cotovelos estendidos. Realizar extensão dos ombros fazendo o carrinho deslizar e retornar para a posição inicial;

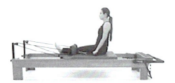

- Nível Intermediário I: Realizar o exercício ajoelhado sobre o Cadillac com as molas vindo de cima para desafiar a estabilização da coluna vertebral;

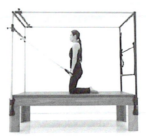

- Nível Intermediário II: Realizar o exercício em pé sobre o Cadillac ou fora, em frente à barra de molas, a fim de desafiar a estabilização da coluna vertebral.

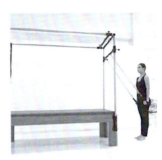

- Nível Intermediário III: Realizar o exercício alternando os membros superiores, a fim de desafiar o controle e a estabilização;
- Nível Intermediário IV: Realizar o exercício ajoelhado no *Reformer*, a fim de desafiar a estabilização da coluna vertebral e o equilíbrio.

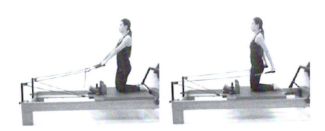

BIBLIOGRAFIA RECOMENDADA

Airaksinen O, Brox JI, Cedraschi C, Hildebrandt J, Klaber-Moffett J, Kovacs F, et al. Chapter 4. European guidelines for the management of chronic nonspecific low back pain. Eur Spine J. 2006;15 Suppl 2:S192-300.

Albanese M, Pizzutillo PD. Family study of spondylolysis and spondylolisthesis. J Pediatr Orthop. 1982;2(5):496-9.

Allegri M, Montella S, Salici F, Valente A, Marchesini M, Compagnone C, et al. Mechanisms of low back pain: a guide for diagnosis and therapy. F1000Res. 2016;5.

Alves de Araújo ME, Bezerra da Silva E, Bragade Mello D, Cader SA, Shiguemi Inoue Salgado A, Dantas EH. The effectiveness of the Pilates method: reducing the degree of non-structural scoliosis, and improving flexibility and pain in female college students. J Bodyw Mov Ther. 2012;16(2):191-8.

Altan L, Korkmaz N, Dizdar M, Yurtkuran M. Effect of Pilates training on people with ankylosing spondylitis. Rheumatol Int. 2012;32(7):2093-9.

Araújo MEA, Silva EB, Vieira PC, Cader SA, Mello DB, Dantas EHM. Redução da dor crônica associada à escoliose não estrutural, em universitárias submetidas ao método Pilates. Motriz. 2010;16(4):958-66.

Aulisa AG, Falciglia F, Giordano M, Mastantuoni G, Poscia A, Guzzanti V. Conservative treatment in Scheuermann's kyphosis: comparison between lateral curve and variation of the vertebral geometry. Scoliosis Spinal Disord. 2016;11(Suppl 2):33.

Bezalel T, Carmeli E, Been E, Kalichman L. Scheuermann's disease: current diagnosis and treatment approach. J Back Musculoskelet Rehabil. 2014;27(4):383-90.

MÉTODO PILATES: DAS BASES FISIOLÓGICAS AO TRATAMENTO DAS DISFUNÇÕES

Boden SD, Davis D, Dina T, Patronas N, Wiesel S. Abnormal magnetic-resonance scans of the lumbar spine in asymptomatic subjects. A prospective investigation. J Bone Joint Surg Am. 1990;72(3):403-8.

Bogduk N. On the definitions and physiology of back pain, referred pain, and radicular pain. Pain. 2009;147(1-3):17-9.

Bogduk N. The anatomy and pathophysiology of neck pain. Phys Med Rehabil Clin N Am. 2011;22(3):367-82.

Bogduk N, Mercer S. Biomechanics of the cervical spine. I: Normal kinematics. Clin Biomech (Bristol, Avon). 2000;15(9):633-48.

Bono CM, Ghiselli G, Gilbert TJ, Kreiner DS, Reitman C, Summers JT, et al. An evidence-based clinical guideline for the diagnosis and treatment of cervical radiculopathy from degenerative disorders. Spine Jl. 2011;11(1):64-72.

Borghouts JA, Koes BW, Bouter LM. The clinical course and prognostic factors of non-specific neck pain: a systematic review. Pain. 1998;77(1):1-13.

Boyd-Clark L, Briggs C, Galea M. Muscle spindle distribution, morphology, and density in longus colli and multifidus muscles of the cervical spine. Spine. 2002;27(7):694-701.

Blum CL. Chiropractic and pilates therapy for the treatment of adult scoliosis. J Manipulative Physiol Ther. 2002;25(4):E3.

Braun J, Sieper J. Ankylosing spondylitis. Lancet. 2007;369(9570):1379-90.

Brumitt J, Matheson J, Meira EP. Sports Health: A Multidisciplinary. 2013.

Burwell R. Aetiology of idiopathic scoliosis: current concepts. Pediatr Rehabil. 2003;6(3-4):137-70.

Butt S, Saifuddin A. The imaging of lumbar spondylolisthesis. Clin Radiol. 2005;60(5):533-46.

Carette S, Fehlings MG. Cervical radiculopathy. New Engl J Med. 2005;353(4):392-9.

Cheng CH, Tsai LC, Chung HC, Hsu WL, Wang SF, Wang JL, et al. Exercise training for non-operative and post-operative patient with cervical radiculopathy: a literature review. J Phys Ther Sci. 2015;27(9):3011-8.

Childs JD, Cleland JA, Elliott JM, Teyhen DS, Wainner RS, Whitman JM, et al.; American Physical Therapy Association. Neck pain: Clinical practice guidelines linked to the International Classification of Functioning, Disability, and Health from the Orthopedic Section of the American Physical Therapy Association. J Orthop Sports Phys Ther. 2008;38(9):A1-A34.

Chou R, Qaseem A, Snow V, Casey D, Cross JT Jr, Shekelle P, et al.; Clinical Efficacy Assessment Subcommittee of the American College of Physicians; American College of Physicians; American Pain Society Low Back Pain Guidelines Panel. Diagnosis and treatment of low back pain: a joint clinical practice guideline from the American College of Physicians and the American Pain Society. Ann Intern Med. 2007;147(7):478-91.

Cohen SP. Sacroiliac joint pain: a comprehensive review of anatomy, diagnosis, and treatment. Anesth Analg. 2005;101(5):1440-53.

Cohen SP, Chen Y, Neufeld NJ. Sacroiliac joint pain: a comprehensive review of epidemiology, diagnosis and treatment. Expert Rev Neurother. 2013;13(1):99-116.

Ćosić V, Day, Iogna P, Stecco A. Fascial Manipulation(®) method applied to pubescent postural hyperkyphosis: A pilot study J Bodyw Mov Ther. 2014;18(4):608-15.

Costa LC, Maher CG, Hancock MJ, McAuley JH, Herbert RD, Costa LO. The prognosis of acute and persistent low-back pain: a meta-analysis. CMAJ. 2012;184(11):E613-24.

Costa LC, Maher CG, McAuley JH, Hancock MJ, Herbert RD, Refshauge KM, et al. Prognosis for patients with chronic low back pain: inception cohort study. BMJ. 2009;339:b3829.

Côté P, Wong JJ, Sutton D, Shearer HM, Mior S, Randhawa K, et al. Management of neck pain and associated disorders: A clinical practice guideline from the Ontario Protocol for Traffic Injury Management (OPTIMa) Collaboration. Eur Spine J. 2016;25(7):2000-22.

Cruz-Ferreira A, Fernandes J, Kuo YL, Bernardo LM, Fernandes O, Laranjo L, et al. Does pilates-based exercise improve postural alignment in adult women? Women Health. 2013;53(6):597-611.

da Luz Jr. MA, Costa LO, Fuhro FF, Manzoni AC, Oliveira NT, Cabral CM. Effectiveness of mat Pilates or equipment-based Pilates exercises in patients with chronic nonspecific low back pain: a randomized controlled trial. Phys Ther. 2014;94(5):623-31.

Dagenais S, Tricco AC, Haldeman S. Synthesis of recommendations for the assessment and management of low back pain from recent clinical practice guidelines. Spine J. 2010,10(6).514-29.

Dagfinrud H, Kvien TK, Hagen KB. The Cochrane review of physiotherapy interventions for ankylosing spondylitis. J Rheumatol. 2005;32(10):1899-906.

Dahm KT, Brurberg KG, Jamtvedt G, Hagen KB. Advice to rest in bed versus advice to stay active for acute low--back pain and sciatica. Cochrane Database Syst Rev. 2010:(6):CD007612.

Debnath UK, Harshavardhana N, Scammell BE, Freeman BJ. Lumbar pars injury or spondylolysis – diagnosis and management. Orthop Trauma. 2009;23(2):109-16.

Delitto A, George SZ, Van Dillen LR, Whitman JM, Sowa G, Shekelle P, et al. Low back pain. J Orthop Sports Phys Ther. 2012;42(4):A1-57.

Dunleavy K, Kava K, Goldberg A, Malek M, Talley S, Tutag-Lehr V, et al. Comparative effectiveness of Pilates and yoga group exercise interventions for chronic mechanical neck pain: quasi-randomised parallel controlled study. Physiotherapy. 2016;102(3):236-42.

Emery K, De Serres SJ, McMillan A, Côté JN. The effects of a Pilates training program on arm-trunk posture and movement. Clin Biomech (Bristol, Avon). 2010;25(2):124-30.

Fardon DF, Williams AL, Dohring EJ, Murtagh FR, Gabriel Rothman SL, Sze GK. Lumbar disc nomenclature: version 2.0: Recommendations of the combined task forces of the North American Spine Society, the American Society of Spine Radiology and the American Society of Neuroradiology. Spine J. 2014;14(11):2525-45.

Fejer R, Kyvik KO, Hartvigsen J. The prevalence of neck pain in the world population: a systematic critical review of the literature. Eur Spine J. 2006;15(6):834-48.

Ferrari S, Vanti C, O'Reilly C. Clinical presentation and physiotherapy treatment of 4 patients with low back pain and isthmic spondylolisthesis. J Chiropr Med. 2012;11(2):94-103.

Franco KM, Franco YD, Oliveira NB, Miyamoto GC, Santos MO, Liebano RE, et al. Is Interferential current before Pilates exercises more effective than placebo in patients with chronic nonspecific low back pain?: A randomized controlled trial. Arch Phys Med Rehabil. 2017;98(2):320-8.

Fritz JM, Lindsay W, Matheson JW, Brennan GP, Hunter SJ, Moffit SD, et al. Is there a subgroup of patients with low back pain likely to benefit from mechanical traction?: Results of a randomized clinical trial and subgrouping analysis. Spine. 2007;32(26):E793-800.

Fusco C, Zaina F, Atanasio S, Romano M, Negrini A, Negrini S. Physical exercises in the treatment of adolescent idiopathic scoliosis: an updated systematic review. Physiother Theory Pract. 2011;27(1):80-114.

GBD 2015 Disease and Injury Incidence and Prevalence Collaborators. Global, regional, and national incidence, prevalence, and years lived with disability for 310 diseases and injuries, 1990-2015: a systematic analysis for the Global Burden of Disease Study 2015. Lancet. 2016;388(10053):1545-1602.

George SZ. Fear: a factor to consider in musculoskeletal rehabilitation. J Orthop Sports Phys Ther. 2006;36(5):264-6.

George SZ, Fritz JM, Childs JD. Investigation of elevated fear-avoidance beliefs for patients with low back pain: a secondary analysis involving patients enrolled in physical therapy clinical trials. J Orthop Sports Phys Ther. 2008;38(2):50-8.

Giannotti E, Trainito S, Arioli G, Rucco V, Masiero S. Effects of physical therapy for the management of patients with ankylosing spondylitis in the biological era. Clin Rheumatol. 2014;33(9):1217-30.

Grivas TB, Burwell GR, Vasiliadis ES, Webb JK. A segmental radiological study of the spine and rib – cage in children with progressive infantile idiopathic scoliosis. Scoliosis. 2006;1:17.

Grivas TB, Vasiliadis ES, Rodopoulos G. Aetiology of Idiopathic Scoliosis. What have we learned from school screening. Stud Health Technol Inform. 2008;140:240-4.

Grivas T, Vasiliadis E, Rodopoulos G, Bardakos N, Gatos C. The role of the intervertebral disc in correction of scoliotic curves. A theoretical model of idiopathic scoliosis pathogenesis. Stud Health Technol Inform. 2008;140:33-6.

Gross A, Kay TM, Paquin JP, Blanchette S, Lalonde P, Christie T, et al.; Cervical Overview Group. Exercises for mechanical neck disorders. Cochrane Database Syst Rev. 2015;(1):CD004250.

Guzman J, Hurwitz EL, Carroll LJ, Haldeman S, Côté P, Carragee EJ, et al. A new conceptual model of neck pain: linking onset, course, and care: the Bone and Joint Decade 2000–2010 Task Force on Neck Pain and Its Associated Disorders. J Manipulative Physiol Ther. 2009;32(2):S17-28.

Hamill J, Knutzen KM. Bases biomecânicas do movimento humano. Barueri, SP: Manole; 2012.

Hanten WP, Olson SL, Russell JL, Lucio RM, Campbell AH. Total head excursion and resting head posture: normal and patient comparisons. Arch Phys Med Rehabil. 2000;81(1):62-6.

Harman K, Hubley-Kozey CL, Butler H. Effectiveness of an exercise program to improve forward head posture in normal adults: a randomized, controlled 10-week trial. J Man Manip Ther. 2005;13(3):163-76.

Harvey AM. Classification of chronic pain-descriptions of chronic pain syndromes and definitions of pain terms. Clin J Pain. 1995;11(2):163.

Haun DW, Kettner NW. Spondylolysis and spondylolisthesis: a narrative review of etiology, diagnosis, and conservative management. J Chiropr Med. 2005;4(4):206-17.

Hawkins WA, Dale JW. High and low level tetracycline resistance in Shigella sonnei. J Hyg (Lond). 1978;81(1):131-8.

Hayden JA, van Tulder MW, Malmivaara A, Koes BW. Exercise therapy for treatment of non-specific low back pain. Cochrane Database Syst Rev. 2005;(3):CD000335.

Hoy D, Bain C, Williams G, March L, Brooks P, Blyth F, et al. A systematic review of the global prevalence of low back pain. Arthritis Rheum. 2012;64(6):2028-37.

Hoy D, March L, Brooks P, Blyth F, Woolf A, Bain C, et al. The global burden of low back pain: estimates from the Global Burden of Disease 2010 study. Ann Rheum Dis. 2014;73(6):968-74.

Junges S, Gottlieb MG, Baptista RR, Quadros CB, Resende TL, Gomes I. Effectiveness of pilates method for the posture and flexibility of women with hyperkyphosis. Rev Bras Cienc Mov. 2012;20(1):21-33.

Kamali F, Shirazi SA, Ebrahimi S, Mirshamsi M, Ghanbari A. Comparison of manual therapy and exercise therapy for postural hyperkyphosis: A randomized clinical trial. Physiother Theory Pract. 2016;32(2):92-7.

Karjalainen K, Malmivaara A, Mutanen P, Pohjolainen T, Roine R, Hurri H. Outcome determinants of subacute low back pain. Spine. 2003;28(23):2634-40.

Kim G, HwangBo P. Effects of Schroth and Pilates exercises on the Cobb angle and weight distribution of patients with scoliosis. J Phys Ther Sci. 2016;28(3):1012-5.

Konstantinou K, Dunn KM. Sciatica: review of epidemiological studies and prevalence estimates. Spine. 2008;33(22):2464-72.

Kok HK, Mumtaz A, O'Brien C, Kane D, Torreggiani WC, Delaney H. Imaging the patient with sacroiliac pain. Can Assoc Radiol J. 2016;67(1):41-51.

Koyama Y, Koike A, Yajima T, Kano H, Marumo F, Hiroe M. Effects of 'cool-down' during exercise recovery on cardiopulmonary systems in patients with coronary artery disease. Jpn Circ J. 2000;64(3):191-6.

Kuo YL, Tully EA, Galea MP. Sagittal spinal posture after Pilates-based exercise in healthy older adults. Spine. 2009;34(10):1046-51.

Kurosawa D, Murakami E, Aizawa T. Referred pain location depends on the affected section of the sacroiliac joint. Eur Spine J. 2015;24(3):521-7.

Law RY, Herbert RD. Warm-up reduces delayed onset muscle soreness but cool-down does not: a randomised controlled trial. Aust J Physiother. 2007;53(2):91-5.

Lee SM, Lee CH, O'Sullivan D, Jung JH, Park JJ. Clinical effectiveness of a Pilates treatment for forward head posture. J Phys Ther Sci. 2016;28(7):2009-13.

Lonstein JE. Scoliosis: surgical versus nonsurgical treatment. Clin Orthop Relat Res. 2006;443:248-59.

Marques NR, Morcelli MH, Hallal CZ, Gonçalves M. EMG activity of trunk stabilizer muscles during Centering Principle of Pilates Method. J Bodyw Mov Ther. 2013;17(2):185-91.

McCrary JM, Ackermann BJ, Halaki M. A systematic review of the effects of upper body warm-up on performance and injury. Br J Sports Med. 2015;49(14):935-42.

McNeely ML, Torrance G, Magee DJ. A systematic review of physiotherapy for spondylolysis and spondylolisthesis. Man Ther. 2003;8(2):80-91.

Mallin G, Murphy S. The effectiveness of a 6-week Pilates programme on outcome measures in a population of chronic neck pain patients: a pilot study. J Bodyw Mov Ther. 2013;17(3):376-84.

Marshall PW, Kennedy S, Brooks C, Lonsdale C. Pilates exercise or stationary cycling for chronic nonspecific low back pain: does it matter? A randomized controlled trial with 6-month follow-up. Spine (Phila Pa 1976). 2013;38(15):E952-9.

Martin BI, Deyo RA, Mirza SK, Turner JA, Comstock BA, Hollingworth W, et al. Expenditures and health status among adults with back and neck problems. Jama. 2008;299(6):656-64.

Millner JR, Barron JS, Beinke KM, Butterworth RH, Chasle BE, Dutton LJ, et al. Exercise for ankylosing spondylitis: an evidence-based consensus statement. Semin Arthritis Rheum. 2016;45(4):411-27.

Murade ECM. Espondilólise e espondilolistese em atletas jovens. In: Sociedade Nacional de Fisioterapia Esportiva; Mendonça LM, Oliveira RR, organizadores. PROFISIO – Programa de Atualização em Fisioterapia Esportiva e Traumato-ortopédica: Ciclo 4. Porto Alegre: Artmed Panamericana; 2014.

National Guideline Centre (UK). Low Back Pain and Sciatica in Over 16s: Assessment and Management. London: National Institute for Health and Care Excellence (UK); 2016.

Navega MT, Furlanetto MG, Lorenzo DM, Morcelli MH, Tozim BM. Efeitos do método Pilates solo no equilíbrio e na hipercifose torácica em idosas: ensaio clínico controlado randomizado. Rev Bras Geriatr Gerontol. 2016;19(3):465-72.

Negrini S, Aulisa AG, Aulisa L, Circo AB, de Mauroy JC, Durmala J, et al. 2011 SOSORT guidelines: Orthopaedic and Rehabilitation treatment of idiopathic scoliosis during growth. Scoliosis. 2012 20;7(1):3.

Negrini S, Aulisa L, Ferraro C, Fraschini P, Masiero S, Simonazzi P, et al. Italian guidelines on rehabilitation treatment of adolescents with scoliosis or other spinal deformities. Eura Medicophys. 2005;41(2):183-201.

Negrini S, Grivas TB, Kotwicki T, Maruyama T, Rigo M, Weiss HR; Members of the Scientific society On Scoliosis Orthopaedic and Rehabilitation Treatment (SOSORT). Why do we treat adolescent idiopathic scoliosis? What we want to obtain and to avoid for our patients. SOSORT 2005 Consensus paper. Scoliosis. 2006;1:4.

Neumann DA. Cinesiologia do aparelho musculoesquelético: fundamentos para reabilitação. Rio de Janeiro, RJ: Elsevier Health Sciences; 2011.

Oliveira NTB, Freitas SMSF, Moura KF, Luz Jr. MA, Cabral CMN. Biomechanical analysis of the trunk and pelvis during Pilates method exercises: systematic review. Fisioter Pesq. 2015;22(4):443-55.

Oliveira NT, Freitas SM, Fuhro FF, Luz Jr. MA, Amorim CF, Cabral CM. Muscle activation during pilates exercises in participants with chronic nonspecific low back pain: a cross-sectional case-control study. Arch Phys Med Rehabil. 2016.

Olsen O, Sjøhaug M, van Beekvelt M, Mork PJ. The effect of warm-up and cool-down exercise on delayed onset muscle soreness in the quadriceps muscle: a randomized controlled trial. J Hum Kinet. 2012;35:59-68.

Parent S, Newton PO, Wenger DR. Adolescent idiopathic scoliosis: etiology, anatomy, natural history, and bracing. Instr Course Lect. 2005;54:529-36.

Paton CM, Nagelkirk PR, Coughlin AM, Cooper JA, Davis GA, Hassouna H, et al. Changes in von Willebrand factor and fibrinolysis following a post-exercise cool-down. Eur J Appl Physiol. 2004;92(3):328-33.

Perriman DM, Scarvell JM, Hughes AR, Lueck CJ, Dear KB, Smith PN. Thoracic hyperkyphosis: a survey of Australian physiotherapists. Physiother Res Int. 2012;17(3):167-78.

Pincus T, Burton AK, Vogel S, Field AP. A systematic review of psychological factors as predictors of chronicity/disability in prospective cohorts of low back pain. Spine. 2002;27(5):E109-20.

Rocha NS, Groisman S, Silva LS, Alberto LS. Tratamento osteopático de pacientes com dor radicular de origem discal. In: Sociedade Nacional de Fisioterapia Esportiva; Mendonça LM, Vezzani S, organizadores. PROFISIO – Programa de Atualização em Fisioterapia Esportiva e Traumato-ortopédica: Ciclo 3. Porto Alegre: Artmed Panamericana; 2014. p. 49-78.

Romano M, Minozzi S, Bettany-Saltikov J, Zaina F, Chockalingam N, Kotwicki T, et al. Exercises for adolescent idiopathic scoliosis. Cochrane Database Syst Rev. 2012;(8):CD007837.

Roșu MO, Țopa I, Chirieac R, Ancuta C. Effects of Pilates, McKenzie and Heckscher training on disease activity, spinal motility and pulmonary function in patients with ankylosing spondylitis: a randomized controlled trial. Rheumatol Int. 2014;34(3):367-72.

Saragiotto BT, Machado GC, Ferreira ML, Pinheiro MB, Abdel Shaheed C, Maher CG. Paracetamol for low back pain. Cochrane Database Syst Rev. 2016;(6):CD012230.

Savigny P, Kuntze S, Watson P, Underwood M, Ritchie G, Cotterell M, et al. Low back pain: early management of persistent non-specific low back pain. London: National Collaborating Centre for Primary Care and Royal College of General Practitioners. 2009.

Snelling NJ. Spinal manipulation in patients with disc herniation: a critical review of risk and benefit. Int J Osteopath Med. 2006;9(3):77-84.

Sohn J, Choi H, Lee S, Jun A. Differences in cervical musculoskeletal impairment between episodic and chronic tension-type headache. Cephalalgia. 2010;30(12):1514-23.

Spence A. Anatomia humana básica. Barueri, SP: Manole; 1991.

Spitzer WO, Skovron ML, Salmi LR, Cassidy JD, Duranceau J, Suissa S, et al. Scientific monograph of the Quebec Task Force on Whiplash-Associated Disorders: redefining "whiplash" and its management. Spine (Phila Pa 1976). 1995;20(8 Suppl):1S-73S.

Sterling M. Clinical guidelines for best practice management of acute and chronic whiplash-associated disorders. 2008.

Szadek KM, van der Wurff P, van Tulder MW, Zuurmond WW, Perez RS. Diagnostic validity of criteria for sacroiliac joint pain: a systematic review. J Pain. 2009;10(4):354-68.

Thackeray A, Fritz JM, Childs JD, Brennan GP. The effectiveness of mechanical traction among subgroups of patients with low back pain and leg pain: a randomized trial. J Orthop Sports Phys Ther. 2016;46(3):144-54.

Tsirikos A, Jain A. Scheuermann's kyphosis; current controversies. J Bone Joint Surg Br. 2011;93(7).857-64.

van der Windt DA, Simons E, Riphagen II, Ammendolia C, Verhagen AP, Laslett M, et al. Physical examination for lumbar radiculopathy due to disc herniation in patients with low-back pain. Cochrane Database Syst Rev. 2010;(2):CD007431.

van Tulder M, Becker A, Bekkering T, Breen A, del Real MT, Hutchinson A, et al. Chapter 3. European guidelines for the management of acute nonspecific low back pain in primary care. Eur Spine J. 2006;15 Suppl 2:S169-91.

Vanelderen P, Szadek K, Cohen SP, De Witte J, Lataster A, Patijn J, et al. 13. Sacroiliac joint pain. Pain Pract. 2010;10(5):470-8.

Waddell G. The back pain revolution. 2nd ed. Edinburgh: Elsevier Health Sciences; 2004.

Watkins RG IV, Watkins RG III. Lumbar spondylolysis and spondylolisthesis in athletes. Semin Spine Surg. 2010;22(4).

Wang XQ, Zheng JJ, Yu ZW, Bi X, Lou SJ, Liu J, et al. A meta-analysis of core stability exercise versus general exercise for chronic low back pain. PloS One. 2012;7(12):e52082.

Weiss HR, Dieckmann J, Gerner HJ. Effect of intensive rehabilitation on pain in patients with Scheuermann's disease. Stud Health Technol Inform. 2002;88:254-7.

Wells C, Kolt GS, Marshall P, Bialocerkowski A. Indications, benefits, and risks of Pilates exercise for people with chronic low back pain: a Delphi survey of Pilates-trained physical therapists. Phys Ther. 2014;94(6):806-17.

Wells C, Kolt GS, Marshall P, Bialocerkowski A. The definition and application of Pilates exercise to treat people with chronic low back pain: a Delphi survey of Australian physical therapists. Phys Ther. 2014;94(6):792-805.

Wells C, Kolt GS, Marshall P, Hill B, Bialocerkowski A. The effectiveness of Pilates exercise in people with chronic low back pain: a systematic review. PloS One. 2014;9(7):e100402.

Wong HK, Hui JH, Rajan U, Chia HP. Idiopathic scoliosis in Singapore schoolchildren: a prevalence study 15 years into the screening program. Spine. 2005;30(10):1188-96.

Wright EF, Domenech MA, Fischer JR Jr. Usefulness of posture training for patients with temporomandibular disorders. J Am Dent Assoc. 2000;131(2):202-10.

Xiong B, Sevastik JA, Hedlund R, Sevastik B. Radiographic changes at the coronal plane in early scoliosis. Spine (Phila Pa 1976). 1994;19(2):159-64.

Yaman O, Dalbayrak S. Kyphosis and review of the literature. Turk Neurosurg. 2014;24(4):455-65.

Yamato TP, Maher CG, Saragiotto BT, Hancock MJ, Ostelo RW, Cabral CM, et al. Pilates for low back pain. Cochrane Database Syst Rev. 2015;7:CD010265.

Yip CH, Chiu TT, Poon AT. The relationship between head posture and severity and disability of patients with neck pain. Man Ther. 2008;13(2):148-54.

Zaina F, Atanasio S, Ferraro C, Fusco C, Negrini A, Romano M, et al. Review of rehabilitation and orthopedic conservative approach to sagittal plane diseases during growth: hyperkyphosis, junctional kyphosis, and Scheuermann disease. Eur J Phys Rehabil Med. 2009;45(4):595-603.

O Método Pilates para a Terceira Idade

15

Caio Cezar de Lima Maciel
Márcio Tubaldini Sousa
Romeu Rodrigues de Souza

INTRODUÇÃO

Neste capítulo serão abordados tópicos sobre o método Pilates voltado para a população idosa. Considerando a degeneração das habilidades motoras e a perda muscular que ocorrem no processo de envelhecimento, ambos envolvidos com a senescência, busca-se compreender a importância do uso do método Pilates e sua correta utilização de forma segura e eficaz, com os exercícios mais adequados para essa população, a fim de obter sucesso na melhora da autonomia e independência funcional. Isso impacta positivamente a qualidade de vida dos idosos praticantes do método, e essa prática constante promove inúmeros benefícios. Sendo assim, o método Pilates é uma importante ferramenta para a melhoria dos dois processos que ocorrem no envelhecimento: a senescência e a senilidade.

DEGENERAÇÃO DAS HABILIDADES MOTORAS COM O ENVELHECIMENTO

Em 2015, a população brasileira superou a estimativa de 205 milhões de habitantes, sendo a parcela de idosos de aproximadamente 12,5%, ou seja, 26 milhões de brasileiros têm mais de 65 anos. Segundo a perspectiva do Instituto Brasileiro de Geografia e Estatística (IBGE), a população de idosos atingirá 30% da população total até o ano de 2050, devido ao comportamento da população brasileira, que há décadas apresenta uma taxa de natalidade abaixo da taxa de reposição.

Proporcionalmente ao aumento do número de idosos na população, ocorre o crescimento da inserção de idosos nos programas de reabilitação e exercícios, com diferentes objetivos de reabilitação, recuperação e prevenção de lesões, na busca do aprimoramento da capacidade funcional, da habilidade motora e de prevenir ou tratar lesões musculoesqueléticas associadas a atividades de vida diária, exercício ou lazer.

Sabe-se que as habilidades motoras no idoso apresentam declínio fisiológico proporcional à idade com relação ao nível de atividade física e à presença de doenças associadas. A avaliação dessas habilidades pode ser feita sob diferentes espectros, como propriocepção, equilíbrio, *balance*, estabilidade corporal e força, assim como quanto a seus reflexos na independência e autonomia dos idosos. A adequada execução dos mais simples aos mais elaborados gestos motores requer essas habilidades nas diferentes posturas estáticas, assim como durante a transição espacial do corpo nas diferentes superfícies.

As estatísticas do número de quedas em idosos refletem a degeneração dos padrões de marcha, do equilíbrio e da agilidade, ocorrendo pela redução da coordenação motora e do controle postural. Idosos apresentam redução na capacidade de sustentação de carga e de execução de respostas motoras rápidas, que evitariam quedas e lesões decorrentes da perda de equilíbrio. A redução da força muscular justifica parcialmente essa dinâmica das quedas, entretanto a perda gradativa da propriocepção e da coordenação sensório-motora certamente antecede o fator muscular no âmbito das reações de proteção e retificação de equilíbrio.

O equilíbrio pode ser definido como a habilidade de permanecer de pé e depende da integridade dos sentidos de visão, da integridade vestibular, da propriocepção e das respostas neuromusculares aos comandos do sistema nervoso central (SNC) e ao tempo de reação. De forma didática, podemos abordar o equilíbrio com uma terminologia mais ampla: a estabilidade postural. A estabilidade postural pode ser subdividida em dois componentes: a estabilidade postural estática e a estabilidade postural dinâmica. O componente estático é definido como a habilidade em manter o corpo imóvel em postura ereta, sem reações ou movimentações compensatórias (tremor, mudança de base de apoio ou reajustes posturais). A estabilidade postural estática é proporcionada pela integridade do sistema neuromuscular e labiríntico quando em repouso. A estabilidade postural dinâmica pode ser definida como a habilidade do indivíduo em manter seu centro de gravidade estável enquanto realiza movimentos. A perda da estabilidade postural determina mudanças de hábitos diários e de autocuidado, diminuição da velocidade de marcha e redução dos escores de qualidade de vida nos idosos, sendo o relato de medo de cair frequente em todos os questionários de atividade física.

A taxa de idosos que sofrem ao menos uma queda por ano é de, em média, 30%. Esses valores percentuais são diretamente proporcionais à idade, estando em 32% entre os 65 e 74 anos de idade, 35% entre os 75 e 84 anos de idade e, por fim, 51% nos idosos com mais de 85 anos de idade. A frequência de quedas é significativamente maior em mulheres do que em homens, quando pareados por faixa etária. A autonomia em atividade de vida diária (AVD – por exemplo: comer, tomar banho, realizar higiene íntima, vestir-se, sair da cama) é um fator determinante na incidência de quedas em idosos, haja vista uma probabilidade 14 vezes maior de queda nos idosos que requerem auxílio nos autocuidados. Do total de quedas, 5% a 10% resultam em ferimentos que necessitam de cuidados médicos e 5% em fraturas.

Entre os muitos elementos que compõem a integridade e a estabilidade do equilíbrio/estabilidade postural, enfatizaremos a integração entre o sistema musculoesquelético e o SNC, doravante denominado de coordenação sensório-motora.

A coordenação sensório-motora é composta por uma intrincada rede de captação de sinais aferentes provindos dos receptores periféricos que alimentam o SNC, o qual processa essas informações e envia comandos via eferente ao sistema musculoesquelético para ação. As informações aferentes provêm das articulações periféricas, receptores musculares, cápsulas articulares e mecanorreceptores presentes em ligamentos, tais como receptores de pressão, de temperatura, de dor e de tato.

Em 1906, Sherrington rotulou como propriocepção esse acúmulo de informações aferentes, tais como senso de posição, postura e movimento. O processamento dos sinais aferentes no SNC ocorre em três níveis: na medula espinhal (arco reflexo), no cerebelo e tronco encefálico (atividades automáticas) e/ou no córtex cerebral (movimentos voluntários), sendo combinadas as respostas do córtex visual e do sistema labiríntico para coordenar as reações para a adequada estabilização do centro de massa corporal. Após o processamento no SNC, as informações eferentes são transmitidas à musculatura periférica. Esses sinais eferentes percorrem simultaneamente motoneurônios alfa e gama, proporcionando tanto respostas facilitatórias quanto inibitórias, as quais, ao atingirem as unidades motoras, proporcionam respectivamente contração ou relaxamento das fibras musculares, sendo a adequada coordenação entre esses sinais agonistas e antagonistas que permite o movimento coordenado.

O equilíbrio/estabilidade postural baseia-se, portanto, no adequado e contínuo disparo das reações de endireitamento (ou reajustamento do equilíbrio) em busca da manutenção da postura ortostática. A observação científica dessas reações de endireitamento ocorre, por exemplo, por meio da eletromiografia em resposta a perturbações posturais. Os pesquisadores denominam-nas de "reações posturais automáticas", haja vista que essas reações são ajustes promovidos sem esforço consciente e, ademais, antecedem os movimentos voluntários de ajuste postural dinâmico. Esses ajustes posturais em posição ereta evoluem desde a ativação e o reposicionamento osteomuscular do tornozelo (observado em pequenas perturbações da base de apoio), ascendendo ao joelho, quadril e mudança de passo (alterações das bases de apoio), à medida que os estímulos são mais intensos. Vale ressaltar que a diminuição da capacidade de equilíbrio associada à idade tem início por volta dos 45 anos de idade e acomete toda a coordenação sensório-motora, ou seja, os componentes visual, vestibular e proprioceptivo, além dos componentes de flexibilidade, força, equilíbrio e coordenação. Essa combinação de fatores ocorre porque, além das reações posturais automáticas e mesmo antecipatórias de ajuste postural, a habilidade motora é suplementada por ações motoras voluntárias que evocam e integram os sistemas corticais superiores. Um importante componente da ação motora voluntária é o tempo de reação, que pode ser definido como o "pensar-fazer", ou seja, como o processo de tomada de decisão e realização da tarefa e a velocidade para o início do movimento. Como componente do equilíbrio, o tempo de reação é influenciado por vários fatores, tais como idade, gênero, estimulação, fadiga e nível de atividade física.

O envelhecimento é acompanhado por atrofia cortical cerebral e cerebelar, comprovada pela diminuição do volume encefálico em 0,45% por ano em adultos e pela incidência crescente de doenças neurológicas. Como consequência da degeneração cortical, observam-se movimentos descoordenados, déficit de equilíbrio e tremores, evidenciando o envolvimento cerebral e cerebelar na coordenação e execução dos movimentos voluntários. É importante se lembrar de que os movimentos voluntários são iniciados por estruturas cerebrais e cabe ao cerebelo o papel regulatório na coordenação dos movimentos e do equilíbrio.

As reações de ajustamento de equilíbrio são fortemente influenciadas pela força e sabe-se que o envelhecimento proporciona decrescimento de força muscular mesmo em idosos fisicamente ativos, como observado nos indivíduos estudados da federação olímpica norte-americana de levantamento de peso. A análise dos ajustes posturais dinâmicos proporciona a percepção precoce do declínio da força e da habilidade motora no idoso. O teste TUG (*Timed Up and Go*) permite, de forma simples, replicável e reprodutível, correlacionar a velocidade de marcha, a amplitude do passo, a força muscular, as reações de ajuste corporal e os ajustes corporais de cinturas pélvica e escapular. Entretanto, como ressaltado por Sherrington *et al.* (2011), o treinamento de força não é crucial para a prevenção de queda em idosos, e os programas de treinamento deverão enfatizar exercícios promotores de moderadas a intensas reações de ajuste postural. Destacam-se os exercícios que reduzem a base de apoio (posturas de pé com pés paralelos e alinhados; um pé defronte ao outro pé) e que promovem maiores ajustes do centro de gravidade (esticar e alcançar, transferir o peso de um pé a outro, executar marcha sobre barra estreita ou sobre blocos irregulares e alternados) e, por fim, a realização desses mesmos exercícios sem o uso de auxílio dos braços.

Existem fatores associados ao equilíbrio que independem da coordenação sensório-motora e que são bastante frequentes no cotidiano dos idosos, tais como episódios súbitos de hipotensão arterial superior a 20 mmHg na transição de posturas, promovida por medicação anti-hipertensiva e antiarrítmica, arritmias complexas e insuficiência cardíaca. A polifarmácia, definida pela

MÉTODO PILATES: DAS BASES FISIOLÓGICAS AO TRATAMENTO DAS DISFUNÇÕES

ingesta de quatro ou mais medicamentos diários, é reconhecida como a maior causa de quedas em idosos. Os principais medicamentos associados a alterações de equilíbrio estão no grupo de prescrição frequentes aos idosos, por exemplo, ansiolíticos e tranquilizantes (que alteram o SNC), anti-hipertensivos e antiarrítmicos (que alteram o pronto ajuste barorreflexo).

O exercício físico (atividade física estruturada) promove a melhora do padrão da marcha e do equilíbrio, tanto pelo aumento da secção transversal e da capacidade de força gerada pelo músculo quanto pela melhora das respostas antecipatórias automáticas, da coordenação motora e da capacidade cognitiva.

ENVELHECIMENTO DOS MÚSCULOS

O músculo esquelético é constituído por células (fibras) musculares estriadas e por tecido conjuntivo situado entre as fibras musculares e que lhes dão sustentação e resistência às trações. Entre as fibras colágenas do tecido conjuntivo transitam os capilares sanguíneos, que nutrem as células musculares.

À medida que o corpo envelhece, os músculos sofrem alterações estruturais. Ocorre perda de células musculares, e os locais correspondentes são preenchidos por tecido conjuntivo, especialmente fibras colágenas. A consequência desse processo é denominada atrofia muscular. Entretanto, é necessário salientar que esse processo não ocorre com igual velocidade e intensidade em todos os músculos e em todas as pessoas. Os músculos menos utilizados na vida diária são mais afetados. Na mulher, as alterações são menos intensas do que no homem. Uma consequência da perda de células musculares é a diminuição da força muscular. Isso ocorre porque as células musculares mais afetadas são as de contração rápida. As células musculares de contração lenta também sofrem esse processo, porém mais lentamente.

É importante lembrar que o processo de envelhecimento dos músculos, assim como o de outros tecidos, pode ser minimizado por uma série de fatores. Um dos mais importantes é, sem dúvida, a realização de atividade física de maneira orientada. E quanto mais precocemente for iniciada essa prática, menos intensas serão as alterações do processo de envelhecimento dos músculos. Outro ponto importante a ser lembrado é que os benefícios da prática de atividade física para minimizar os efeitos do envelhecimento nos músculos ocorrem em qualquer fase da vida, mesmo no envelhecimento já estabelecido. É claro que quanto antes a prática de atividade física for iniciada, melhor. Trabalhos mostram que a prática de treinamento resistido para essa finalidade é melhor que a de treinamento aeróbio.

ENTENDENDO O MÉTODO PILATES E SUA APLICABILIDADE NA POPULAÇÃO IDOSA

A Organização Mundial de Saúde (OMS) considera população idosa, em países emergentes como o Brasil, os indivíduos a partir dos 60 anos de idade e, em países desenvolvidos, as pessoas a partir dos 65 anos de idade.

O repertório de exercícios do método Pilates para os idosos deve ser constituído respeitando as limitações individuais e visando atender às necessidades específicas decorrentes do processo de envelhecimento de forma individualizada.

O método Pilates é um programa de exercícios que visa à promoção do condicionamento físico com um trabalho de resistência muscular, utilizando o próprio peso corporal ou o uso de molas para oferecer resistência gradativa de acordo com a sua deformação. Esse método se baseia em princípios que seguem uma sequência lógica – respiração, concentração, centralização, controle, precisão e fluidez do movimento –, descritos em estudos realizados sobre o método. Os benefícios positivos obtidos em sua prática constante, observados em estudos, relacionam-se à melhora da força e da resistência muscular, flexibilidade e alinhamento axial, que está diretamente ligado à melhora da postura e equílibrio. Além disso, reduz o risco de quedas e melhora o desempenho das atividades de vida diária em idosos e, como consequência, proporciona significativa melhora da qualidade de vida dessa população.

Partindo desse pressuposto, pode-se atuar com esse método de maneira eficaz nos dois processos que ocorrem durante o envelhecimento, ou seja, a senescência e a senilidade. A senescência caracteriza-se por diminuição progressiva da capacidade funcional e das funções orgânicas, sendo um efeito fisiológico do organismo no decorrer do envelhecimento. A senilidade caracteriza-se por um processo patológico que pode ser desencadeado por estresse emocional, acidente ou mesmo por uma patologia durante o envelhecimento que envolve os sistemas orgânicos, podendo levar à perda completa de sua função. Essas alterações podem ocasionar perda de resistência, flexibilidade, equilíbrio, coordenação e até mesmo de memória, levando à perda da autonomia com redução direta da qualidade de vida de idosos.

A falta de equilíbrio em idosos reflete de forma significativa na qualidade de vida dessa população, que se caracteriza pela ineficácia do desempenho neuromuscular e pelo desequilíbrio, sendo essas as principais causas de queda, podendo causar lesões ou até mesmo levar o indivíduo ao óbito.

Por esse motivo, atualmente se observa o aumento da procura por exercícios físicos que promovam maior segurança para seus praticantes, principalmente pela população de idosos. Estudos relacionam a prática constante do método Pilates com benefícios cientificamente comprovados e relacionados à melhora do equilíbrio estático e dinâmico, influenciando diretamente na melhora da qualidade de vida, diminuindo o risco de quedas e impactando de forma significativa a autonomia e independência funcional.

REPERTÓRIO DE EXERCÍCIOS DO MÉTODO PILATES PARA A CONSTRUÇÃO DE UMA AULA/SESSÃO DE TRATAMENTO DIRECIONADA PARA A POPULAÇÃO IDOSA

Com base na compreensão dos tópicos anteriores e do processo de envelhecimento, abordaremos os exercícios do método Pilates visando mostrar como ele pode atender às necessidades da população idosa e sua eficácia em relação às alterações decorrentes do processo de envelhecimento. Antes de aplicar qualquer exercício, é necessário: conhecer o histórico de saúde do indivíduo; realizar uma avaliação minuciosa, não somente de forma estática, mas dinâmica, para conhecer as limitações e necessidades específicas pertinentes a esse indivíduo; ter conhecimento de seus objetivos. Partindo desse conhecimento, devem-se aplicar os exercícios de forma gradativa, sempre iniciando por movimentos de execução básica, progredindo para movimentações de execução intermediária até chegar a movimentos de execução avançada. O intuito é atingir de maneira segura e eficiente tanto os objetivos do aluno/paciente como os seus objetivos, de acordo com a avaliação realizada, evitando o risco de quedas e lesões provenientes de compensações durante a realização dos exercícios. É importante reavaliar o aluno/paciente periodicamente para verificar se ele está obtendo uma curva ascendente em relação à evolução e traçar novos objetivos e condutas se houver necessidade, de acordo com a reavaliação.

EXEMPLOS DE EXERCÍCIOS DO MÉTODO PILATES PARA A POPULAÇÃO IDOSA E O REPERTÓRIO E SUA SEQUÊNCIA LÓGICA

A seguir, será apresentada uma sequência lógica a ser seguida para uma aula/sessão envolvendo o método Pilates, com o repertório na ordem abaixo:

- Respiração;

- Mobilidade articular;
- Aquecimento;
- Exercícios direcionados aos objetivos de seu aluno/paciente;
- Desaceleração/relaxamento.

Ressaltando que os exercícios propostos são apenas uma sugestão, a prescrição do exercício adequado a seu aluno/paciente necessitará da avaliação de um fisioterapeuta do método Pilates qualificado, conforme elucidado anteriormente. As Figuras de 15.1 a 15.43 apresentam exercícios voltados à população idosa.

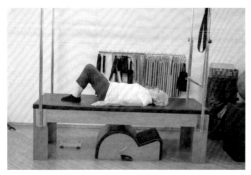 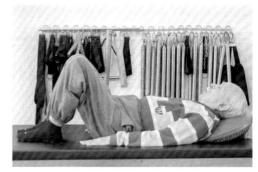

Figura 15.1. Exercícios respiratórios preconizando a respiração posterolateral. Na figura à direita, um exemplo de posicionamento em caso de anteriorização da cabeça para melhor posicionamento em decúbito dorsal.

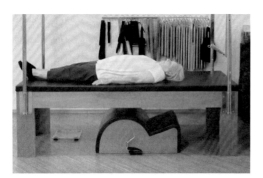 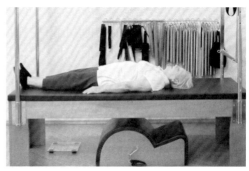

Figura 15.2. Exercícios respiratórios associados à elevação e, posteriormente, à depressão escapular respectivamente.

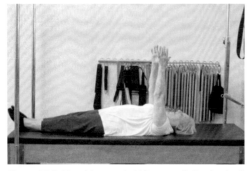 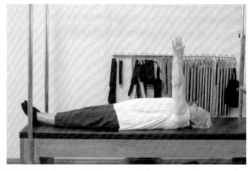

Figura 15.3. Exercícios respiratórios associados à adução e à abdução das escápulas, respectivamente demonstrados com a sequência do movimento.

15 – O MÉTODO PILATES PARA A TERCEIRA IDADE | 645

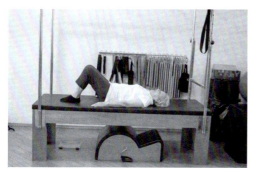

Figura 15.4. Exercício respiratório associado ao movimento de báscula do quadril, visando à mobilidade lombopélvica.

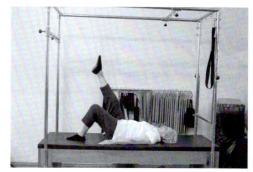

Figura 15.5. Exercícios respiratórios associados a movimentos circulares de membros inferiores.

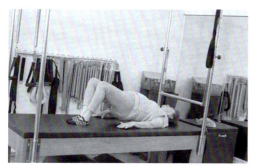
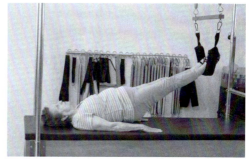

Figura 15.6. Exercícios respiratórios associados ao exercício *bridge*, buscando a mobilidade articular de coluna sacral à torácica para a elevação do quadril, retornar com o movimento oposto. Variação na figura à direita.

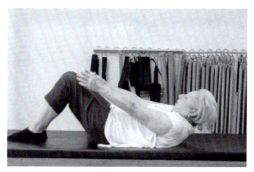
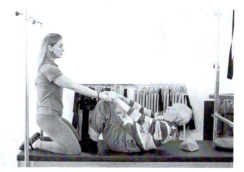

Figura 15.7. Exercícios respiratórios associados ao exercício de flexão de tronco, buscando a mobilidade articular elevando as escápulas para iniciar o aquecimento. À direita, exemplo de auxílio para a execução do movimento de forma eficaz.

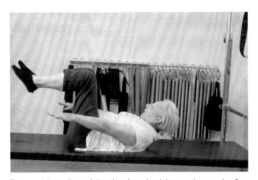

Figura 15.8. Exercício *the hundred* (uma das variações facilitadoras, podendo se adaptar de acordo com a capacidade individual).

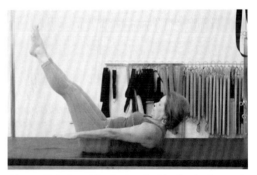

Figura 15.9. Exercício *the hundred* (realizado de acordo com a capacidade individual).

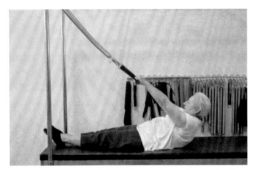

Figura 15.10. Exercício *roll up* (uma das variações facilitadoras; inicia-se o movimento no solo e, com auxílio da mola, realiza-se a subida do tronco, sendo o movimento finalizado levando-se as mãos em direção aos pés e alongando a cadeia posterior).

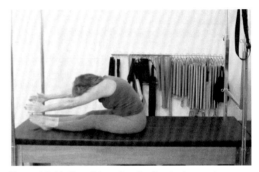

Figura 15.11. Exercício *roll up* (realizado de acordo com a capacidade individual).

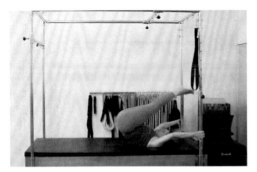

Figura 15.12. Exercício *roll over* (uma das variações facilitadoras, realizada de acordo com a capacidade individual).

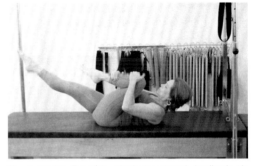

Figura 15.13. Exercício *single leg stretch* (realizado de acordo com a capacidade individual).

15 – O MÉTODO PILATES PARA A TERCEIRA IDADE | 647

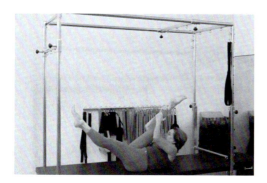

Figura 15.14. Exercício single *straight stretch* (realizado de acordo com a capacidade individual).

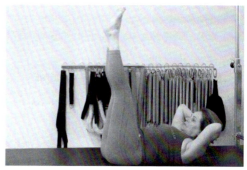

Figura 15.15. Exercício double *straight leg* (realizado de acordo com a capacidade individual). Pode ser realizado com uma amplitude de movimento menor, joelhos semifletidos, sempre mantendo ativa a musculatura abdominal e a região das escápulas elevada.

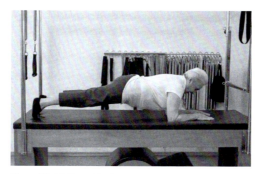

Figura 15.16. Exercício de prancha. Realizado inicialmente com os joelhos apoiados, sendo solicitado o crescimento axial e a ativação de glúteos e abdome, evitando o desalinhamento cervical.

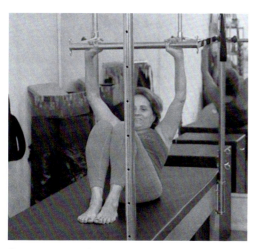

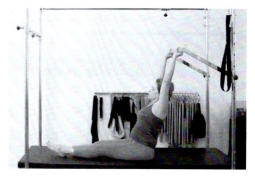

Figura 15.17. Exercício *sit up*. Pode ser realizado com os membros inferiores flexionados (figura à esquerda) ou estendidos (figura à direita).

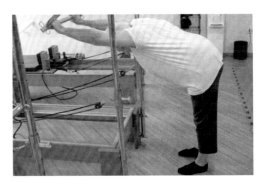
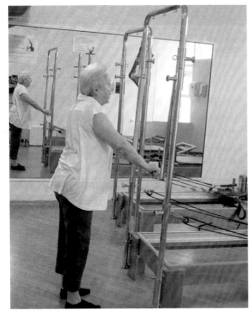

Figura 15.18. *Spine stretch* (figura à esquerda: posição inicial; figura à direita: posição final). Sempre orientar a realização do movimento com mobilidade articular (nas figuras, a sequência do movimento).

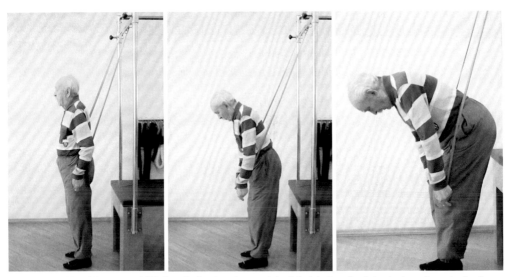

Figura 15.19. Exercício para mobilidade articular da coluna vertebral, fortalecimento abdominal – pois o *elastic* oferece resistência contra o movimento –, trabalho de equilíbrio e alongamento da cadeia muscular posterior (nas figuras, a sequência do movimento).

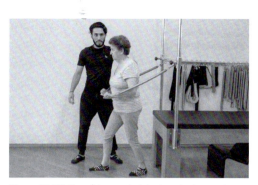 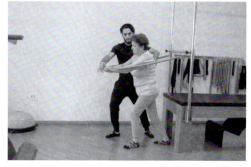

Figura 15.20. Exercício para fortalecimento de membros superiores e treino de equilíbrio, com o trabalho da musculatura profunda de tronco para manter o alinhamento axial e a estabilização corporal (nas figuras, a sequência do movimento).

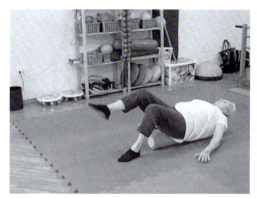 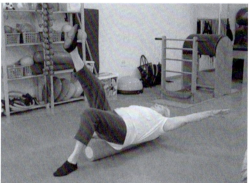

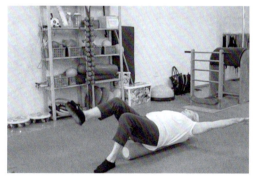

Figura 15.21. Exercícios de equilíbrio com rolo de espuma (evolução gradativa nas figuras da esquerda para a direita, respectivamente).

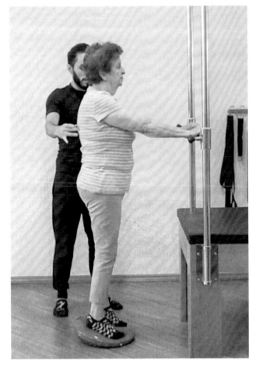
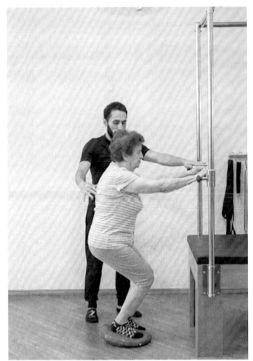
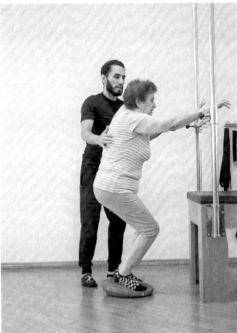
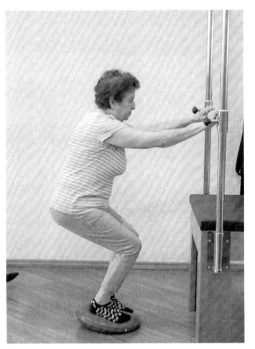

Figura 15.22. Exercício de equilíbrio com o *balance disc* e sua evolução gradativa nas figuras da esquerda para a direita, respectivamente. Esses exercícios podem ser realizados de forma estática e/ou dinâmica.

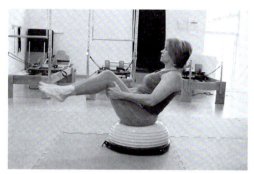

Figura 15.23. Exercício de equilíbrio no Bosu (variação facilitadora).

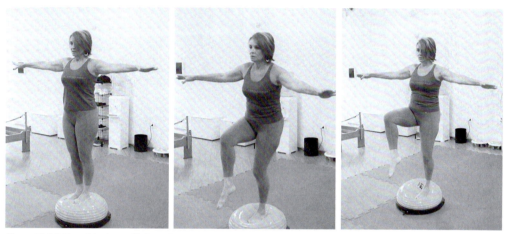

Figura 15.24. Exercício de equilíbrio no Bosu (evolução gradativa nas figuras da esquerda para a direita respectivamente). Pode ser realizado de forma estática e/ou dinâmica, mantendo os joelhos semifletidos na posição inicial e, caso realize de forma dinâmica, na posição final também.

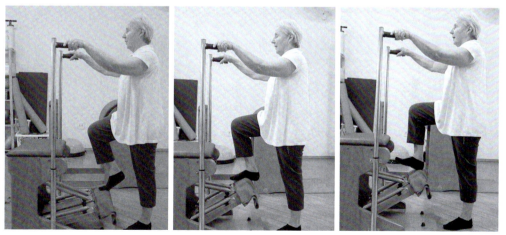

Figura 15.25. Exercício *footwork one leg pump front* e suas variações, que possibilitam enfatizar a cadeia muscular anterior (das primeiras figuras) e posterior (última figura).

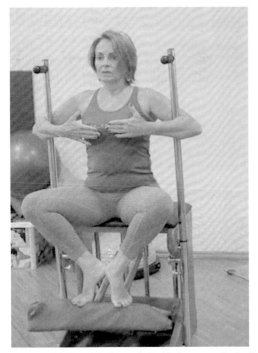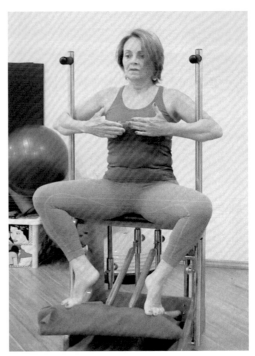

Figura 15.26. Exercício *footwork double leg pumps* (variações).

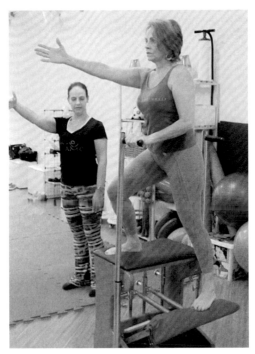

Figura 15.27. Exercício *going up and side* (variação facilitadora)

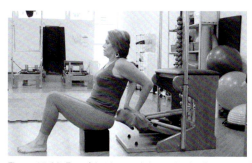 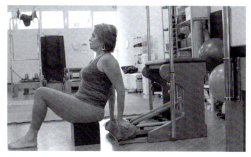

Figura 15.28. Exercício tríceps *sitting on* (variação para melhor posicionamento e alinhamento axial com o uso do banco). Nas figuras, a sequência do movimento.

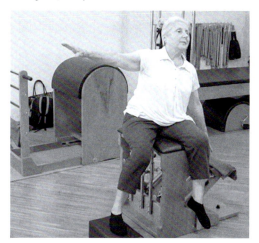 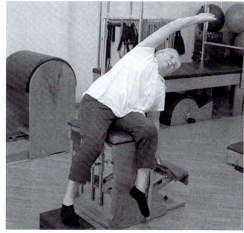

Figura 15.29. Exercício *mermaid*, com a utilização de um banco no pé de apoio para melhorar o alinhamento postural e favorecer a biomecânica do movimento de lateralização de tronco sem compensações. Nas figuras, a sequência do movimento.

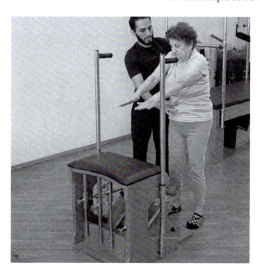 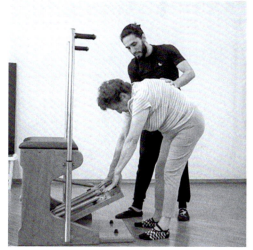

Figura 15.30. Exercício *hamstring stretch*. Se houver desequilíbrio, o aluno deve ser auxiliado durante toda a execução do movimento e receber orientação clara e objetiva sobre a execução do movimento e a descarga de peso nos membros inferiores. Nas figuras, a sequência do movimento.

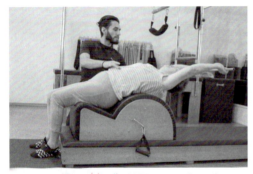 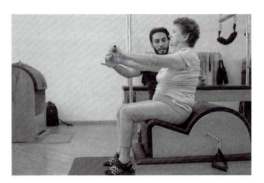

Figura 15.31. Exercício *sit up* (variação no *Spine Corrector*).

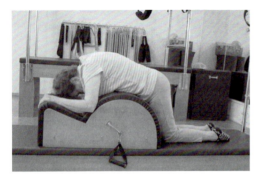 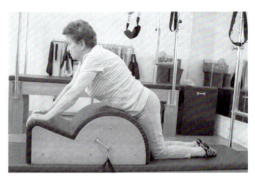

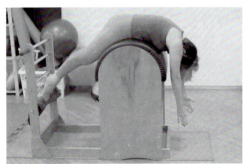 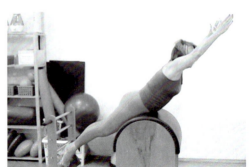

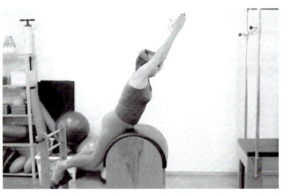

Figura 15.32. Exercício *swan dive* (nas duas figuras acima, a sequência do movimento realizada no *Spine Corrector*; e nas três figuras a seguir, a sequência do movimento realizada no *Laddor Barrel*, em ambas as variações).

15 – O MÉTODO PILATES PARA A TERCEIRA IDADE | 655

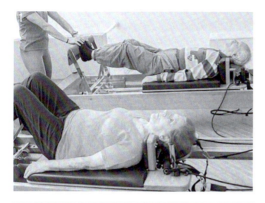
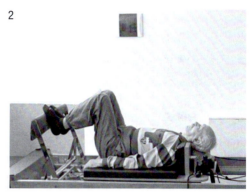
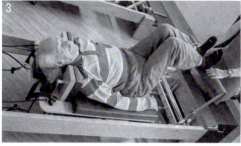

Figura 15.33. Exercício *footwork*. Respectivamente, 1. *toes*, 2. variação e 3. *heels*.

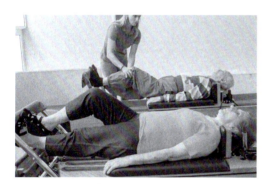
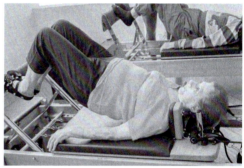

Figura 15.34. Exercício *footwork running and one leg*.

Figura 15.35. Exercício *bridge on bar* ou *pelvic lift*.

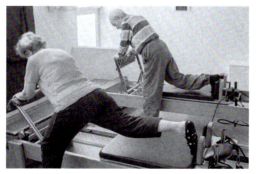

Figura 15.36. Exercício *front splits*.

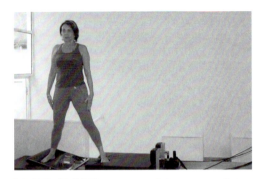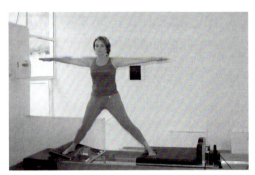

Figura 15.37. Exercício *side splits*. Exige muito equilíbrio e propriocepção, sendo um exercício avançado para a população idosa, portanto se deve ter muita atenção ao incluí-lo em seu repertório.

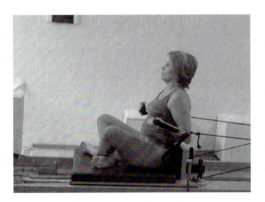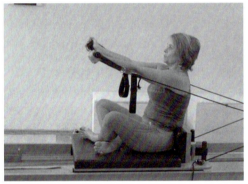

Figura 15.38. Exercício de remada frontal: *offering* (variação).

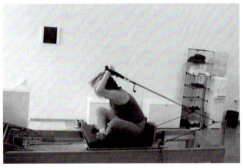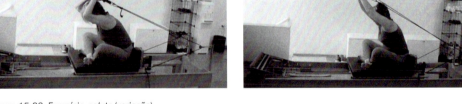

Figura 15.39. Exercício *salute* (variação).

15 – O MÉTODO PILATES PARA A TERCEIRA IDADE | 657

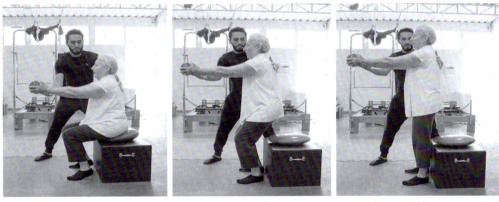

Figura 15.40. Exercício de sentar e levantar. Variação com o auxílio do *balance* disco, para deixar os joelhos numa posição biomecanicamente correta ao flexioná-los e promover desafio para o tronco, e uma *tonic ball*, para trabalhar membros superiores.

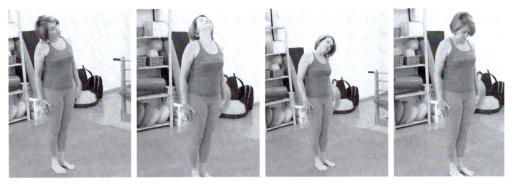

Figura 15.41. Movimentação lenta e suave da cervical para relaxar essa região.

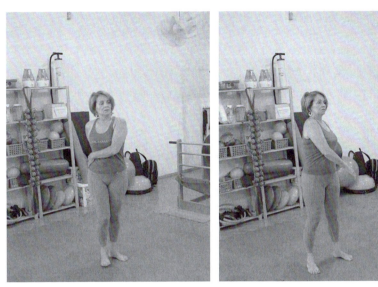

Figura 15.42. Movimentos suaves de rotação da coluna vertebral para relaxamento.

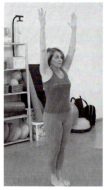 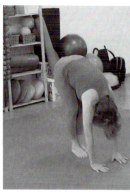 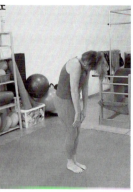 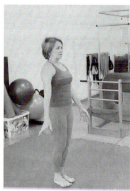

Figura 15.43. Crescimento axial, seguido de flexão da coluna vertebral, retorno com mobilidade vertebral sequencial de lombar a cervical, com leve flexão de joelhos até o retorno à posição ortostática, respectivamente.

CONCLUSÃO

A partir dos conhecimentos adquiridos sobre os mecanismos envolvidos no processo de envelhecimento, pode-se concluir que o método Pilates pode ser aplicado para a promoção de saúde, a prevenção de comorbidades e a reabilitação em idosos.

Quando realizado de forma adequada e respeitando os seus princípios – respiração, concentração, centralização, controle, precisão e fluidez, respectivamente nessa sequência lógica –, para a obtenção da execução do movimento harmônico, o método Pilates proporciona aos seus praticantes melhora da força, flexibilidade, propriocepção, consciência corporal, equilíbrio estático e dinâmico e do alinhamento axial, assim como, consequentemente, melhora da postura e das habilidades motoras na população idosa.

O método tem como base o fortalecimento dos músculos centrais, como os abdominais (principalmente o transverso abdominal, que é um importante estabilizador da coluna vertebral), paravertebrais (dentre os quais se destacam os multífidos), glúteos e os do assoalho pélvico. Joseph Hubertus Pilates, criador do método, denominou-os de *power house* (centro de força), sendo diretamente ligado ao princípio da centralização. Joseph Pilates nomeou seu método de Contrologia, por ter como base o controle da mente para a execução dos movimentos, associando o desempenho motor, a estabilização das estruturas corporais e a postura ao fortalecimento e flexibilidade, levando à melhora da autonomia e à independência funcional, principalmente na população idosa, ou seja, como o próprio criador do método dizia: "Você é tão jovem como a flexibilidade da sua coluna".

Créditos das fotografias: Helen Marcusso

BIBLIOGRAFIA RECOMENDADA

Andersen JL. Muscle fibre type adaptation in the elderly human muscle. Scand J Med Sci Sports. 2003;13(1):40-7.
Antunes HK, Santos RF, Cassilhas R, Santos RV, Bueno OF, Mello MT. Reviewing on physical exercise and the cognitive function. Rev Bras Med Esporte. 2006;12(2):108-14.
Ashnagar Z, Shadmehr A, Jalaei S. The effects of acute bout of cycling on auditory & visual reaction times. J Bodyw Mov Ther. 2015;19(2):268-72.
Barker AL, Bird ML, Talevski J. Effect of pilates exercise for improving balance in older adults: a systematic review with meta-analysis. Arch Phys Med Rehabil. 2015;96(4):715-23.

Bastian AJ. Moving, sensing and learning with cerebellar damage. Curr Opin Neurobiol. 2011;21(4):596-601.

Bemben MG. Age-related alterations in muscular endurance. Sports Med. 1998;25(4):259-69.

Bennett DA, Wilson RS, Boyle PA, Buchman AS, Schneider JA. Relation of neuropathology to cognition in persons without cognitive impairment. Ann Neurol. 2012;72(4):599-609.

Betik AC, Thomas MM, Wright KJ, Riel CD, Hepple RT. Exercise training from late middle age until senescence does not attenuate the declines in skeletal muscle aerobic function. Am J Physiol Regul Integr Comp Physiol. 2009;297(3):R744-55.

Bird ML, Hill KD, Fell JW. A randomized controlled study investigating static and dynamic balance in older adults after training with Pilates. Arch Phys Med Rehabil. 2012;93(1):43-9.

Brasil. Ministério da Saúde; Secretaria de Atenção à Saúde; Departamento de Atenção Básica. Envelhecimento e saúde da pessoa idosa. Brasília; 2006. (Cadernos de Atenção Básica, n. 19)

Brown MD. Capillary growth in response to exercise training is retained in ageing human skeletal muscle and can be demonstrated non-invasively Acta Physiol (Oxf). 2006;187(3):355.

Cadore EL, Rodríguez-Mañas L, Sinclair A, Izquierdo M. Effects of different exercise interventions on risk of falls, gait ability, and balance in physically frail older adults: a systematic review. Rejuvenation Res. 2013;16(2):105-14.

Campos de Oliveira L, Gonçalves de Oliveira R, Pires-Oliveira DA. Effects of Pilates on muscle strength, postural balance and quality of life of older adults: a randomized, controlled, clinical trial. J Phys Ther Sci. 2015;27(3):871-6.

Carmeli E, Coleman R, Reznick AZ. The biochemistry of aging muscle. Exp Gerontol. 2002;37(4):477-89.

Cartee GD. Aging skeletal muscle: response to exercise. Exerc Sport Sci Rev. 1994;22:91-120.

Charles M, Charifi N, Verney J, Pichot V, Feasson L, Costes F, et al. Effect of endurance training on muscle microvascular filtration capacity and vascular bed morphometry in the elderly. Acta Physiol (Oxf). 2006;187(3):399-406.

Chiba K, Yamada H, Eendoh K, Hayahida K, Nagashma J, Yamagata A, et al. Ventricular size and cortical atrophy in normal elderly volunteers and demential patients. Rinsho Hahasen. 1985;30(11):1-10.

Ciosak IC, Elizabeth B, Maria FBNAC, Nelize GRN, Juliana SIR, Rubia AA, et al. Senescência e senilidade: novo paradigma na atenção básica de saúde. Rev Esc Enferm USP. 2011;45(spe2):1763-8.

Cordo PJ, Nashner LM. Properties of postural adjustments associated with rapid arm movements. J Neurophysiol. 1982;47(2):287-302.

Duque G, Boersma D, Loza-Diaz G, Hassan S, Suarez H, Geisinger D, et al. Effects of balance training using a virtual-reality system in older fallers. Clin Interv Aging. 2013;8:257-63.

Evans WJ, Campbell WW. Sarcopenia and age-related changes in body composition and functional capacity. J Nutr. 1993;123(2 Suppl):465-8.

Fotenos AF, Snyder AZ, Girton LE, Morris JC, Buckner RL. Normative estimates of cross-sectional and longitudinal brain volume decline in aging and AD. Neurology. 2005;64(6):1032-9.

Freeman SH, Kandel R, Cruz L, Rozkalne A, Newell K, Frosch MP, et al. Preservation of neuronal number despite age-related cortical brain atrophy in elderly subjects without Alzheimer disease. J Neuropathol Exp Neurol. 2008;67(12):1205-12.

Frontera WR, Hughes VA, Fielding RA, Fiatarone MA, Evans WJ, Roubenoff R. Aging of skeletal muscle: a 12-yr longitudinal study. J Appl Physiol (1985). 2000;88(4):1321-6.

Ge Y, Grossman RI, Babb JS, Rabin ML, Mannon LJ, Kolson DL. Age-related total gray matter and white matter changes in normal adult brain. Part II: quantitative magnetization transfer ratio histogram analysis. AJNR Am J Neuroradiol. 2002;23(8):1334-41.

Grabiner MD, Bareither ML, Gatts S, Marone J, Troy KL. Task-specific training reduces trip-related fall risk in women. Med Sci Sports Exerc. 2012;44(12):2410-4.

Harris BA. The influence of endurance and resistance exercise on muscle capillarization in the elderly: a review. Acta Physiol Scand. 2005;185(2):89-97.

Heathcote G. Autonomy, health and ageing: transnational perspectives. Health Educ Res. 2000;15(1):13-24.

Horak FB, Nashmer LM. Central programming of postural movements: adaptation to altered support-surface configurations. J Neurophysiol. 1986;55(6):1369-81.

Huang YP, Tuason MY, Wu, T, Plaitakis A. MRI and CT features of cerebellar degeneration. J Formos Med Assoc. 1993;92(6):494-508.

Hyun J, Hwangbo K, Lee CW. The effects of pilates mat exercise on the balance ability of elderly females. J Phys Ther Sci. 2014;26(2):291-3.

Hoogendam YY, van der Lijn F, Vernooij MW, Hofman A, Niessen WJ, van der Lugt A, et al. Older age relates to worsening of fine motor skills: a population-based study of middle-aged and elderly persons. Front Aging Neurosci. 2014 25;6:259.

Howe TE, Rochester L, Neil F, Skelton DA, Ballinger C. Exercise for improving balance in older people. Cochrane Database Syst Rev. 2011;(11):CD004963.

Instituto Brasileiro de Geografia e Estatística – IBGE. Homepage: <www.ibge.gov.br/home>.

Johnson DK, Storandt M, Morris JC, Langford ZD, Galvin JE. Cognitive profiles in dementia: Alzheimer disease vs healthy brain aging. Neurology. 2008;71(22):1783-9.

Kaesler DS, Mellifont RB, Swete KP, Taaffe DR. A novel balance exercise program for postural stability in older adults: a pilot study. J Bodyw Mov Ther. 2007;11:37-43.

Klima DW, Newton RA, Keshner EA, Davey A. Fear of falling and balance ability in older men: the priest study. J Aging Phys Act. 2013;21(4):375-86.

Kloubec JA. Pilates for improvement of muscle endurance, flexibility, balance, and posture. J Strength Cond Res. 2010;24(3):661-7.

Koller WC, Glatt SL, Fox JH, Kaszniak AW, Wilson RS, Huckman MS. Cerebellar atrophy: relationship to aging and cerebral atrophy. Neurology. 1981;31(11):1486-8.

Kyle UG, Genton L, Hans D, Karsegard VL, Michel JP, Slosman DO, et al. Total body mass, fat mass, fat-free mass, and skeletal muscle in older people: cross-sectional differences in 60-year-old persons. J Am Geriatr Soc. 2001;49(12):1633-40.

Lajoie Y. Effect of computerized feedback postural training on posture and attentional demands in older adults. Aging Clin Exp Res. 2004;16(5):363-8.

Lamoth CJ, Alingh R, Caljouw SR. Exergaming for elderly: effects of different types of game feedback on performance of a balance task. Stud Health Technol Inform. 2012;181:103-7.

Lange C, Unnithan V, Larkam E, Latta PM. Pilates inspired exercise for learning functional motor skills. J Bodyw Mov Ther. 2000;4(2):99-108.

Louis ED, Cubo E, Trejo-Gabriel-Galán JM, Villaverde VA, Benito VD, Velasco SS, et al. Tremor in school-aged children: a cross-sectional study of tremor in 819 boys and girls in Burgos, Spain. Neuroepidemiology. 2011;37(2):90-5.

Manto MU. Cerebellar disorders: a practical approach to diagnosis and management. Cambridge: Cambridge University Press; 2010.

Matsudo SM, Matsudo VKR, Barros Neto TL. Impacto do envelhecimento nas variáveis antropométricas, neuromotoras e metabólicas da aptidão física. Rev Bras Ciênc Mov. 2000;8(4):21-32.

Mayda AB, Westphal A, Carter CS, DeCarli C. Late life cognitive control deficits are accentuated by white matter disease burden. Brain. 2011;134(Pt 6):1673-83.

Miller CA, Hayes DM, Dye K, Johnson C, Meyers J. Using the Nintendo Wii Fit and body weight support to improve aerobic capacity, balance, gait ability, and fear of falling: two case reports. J Geriatr Phys Ther. 2012;35(2):95-104.

Mokhtari M, Nezakatalhossaini M, Esfarjani F. The effect of 12-week pilates exercises on depression and balance associated with falling in the elderly. Prcedia Soc Behav Sci. 2013;70:1714-23

Nashmer LM, Forssberg H. Phase-dependent organization of postural adjustments associated with arms movements while walking. J Neurophysiol. 1986;55(6):1382-94.

Newell D, Shead V, Sloane L. Changes in gait and balance parameters in elderly subjects attending an 8-week supervised Pilates programme. J Bodyw Mov Ther. 2012;16(4):549-54.

Newman AB, Lee JS, Visser M, Goodpaster BH, Kritchevsky SB, Tylavsky FA, et al. Weight change and the conservation of lean mass in old age: the Health, Aging and Body Composition Study. Am J Clin Nutr. 2005;82(4):872-8.

Nikolić M, Bajek S, Bobinac D, Vranić TS, Jerković R Aging of human skeletal muscles. Coll Antropol. 2005;29(1):67-70

Overstall PW. The use of balance training in elderly people with falls. Rev Clin Gerontol. 2003;13:153-61.

Pereira SEM, Buksman S, Perracini M, Py L, Barreto KML, Leite VVM. Projeto Diretrizes: Quedas em Idosos. Sociedade de Geriatria e Gerontologia; 2001.

Portegijs E, Edgren J, Salpakoski A, Kallinen M, Ratanen T, Alen M, et al. Balance confidence was associated with mobility and balance performance in older people with fall-related hip fracture: a cross-sectional study. Arch Phys Med Rehabil. 2012;93(12):2340-6.

Reed-Jones RJ, Dorgo S, Hitchings MK, Bader JO. Vision and agility training in community dwelling older adults: incorporating visual training into programs for fall prevention. Gait Posture. 2012;35(4):585-9.

Resnick SM, Pham DL, Kraut MA, Zonderman AB, Davatzikos C. Longitudinal magnetic resonance imaging studies of older adults: a shrinking brain. J Neurosci. 2003;23(8):3295-301.

Rodrigues BGS, Cader SA, Torres NVOB, Oliveira EM, Dantas EHM. Autonomia funcional de idosas praticantes de Pilates. Fisioter Pesqui. 2010;17(4):300-5.

Rogatto GP, Gobbi S. Efeitos da atividade física regular sobre parâmetros antropométricos e funcionais de mulheres jovens e idosas. Rev Bras Cineantropom Desempenho Hum. 2001;3(1):63-9.

Rogers M, Page P, Takeshima N. Balance training for the older athlete. IJSPT. 2013;8(4):517-30.

Rosant C, Nagel MD, Pérot C. Aging affects passive stiffness and spindle function of the rat soleus muscle. Exp Gerontol. 2007;42(4):301-8.

Ruzene JRS, Navega MT. Avaliação do equilíbrio, mobilidade e flexibilidade em idosas ativas e sedentárias. Rev Bras Geriatr Gerontol. 2014;17(4):785-93.

Salat DH, Buckner RL, Snyder AZ, Greve DN, Desikan RS, Busa E, et al. Thinning of the cerebral cortex in aging. Cereb Cortex. 2004;14(7):721-30.

Schmidt RA. Anticipation and timing in human performance. Psychol Bull. 1968;70(6p1):631-48.

Sekendiz AB, Altuna O, Korkusuza B, Akinb S. Effects of Pilates exercise on trunk strength, endurance and flexibility in sedentary adult females. J Bodyw Mov Ther. 2007;11(4)318-26.

Sherrington C. The integrative action of the nervous system. New Haven, CT: Yale University Press; 1906.

Sherrington C, Tiedemann A, Fairhall N, Close JC, Lord SR. Exercise to prevent falls in older adults: an updated meta-analysis and best practice recommendations. N S W Public Health Bull. 2011;22(3-4):78-83.

Shmuelof L, Krakauer JW. Are we ready for a natural history of motor learning? Neuron. 2011;72(3):469-76.

Short KR, Nair KS. Muscle protein metabolism and the sarcopenia of aging. Int J Sport Nutr Exerc Metab. 2001;11(Suppl.):S119-27.

Spirduso WW, Francis KL, Macrae PG. Motor control, coordinations and skill. In: Spirduso WW, Francis KL, Macrae PG. Physical dimension in aging. Champaign: Human Kinetics; 1995. p. 152-83.

Sullivan EV, Rose J, Pfefferbaum A. Physiological and focal cerebellar substrates of abnormal postural sway and tremor in alcoholic women. Biol Psychiatry. 2010;67(1):44-51.

Svenssson ML, Rundgren A, Larson M, Oden A, Sund V, Landahl S. Accidents in the institucionalized elderly: a risk analysis. Aging (Milano). 1991;3(2):181-92.

Tinetti ME, Speechley M. Prevention falls among the elderly. N Engl J Med. 1989;320(16):1055-9.

Tipton KD. Muscle protein metabolism in the elderly: influence of exercise and nutrition. Can J Appl Physiol. 2001;26(6):588-606.

Tseng BS, Marsh DR, Hamilton MT, Booth FW. Strength and aerobic training attenuate muscle wasting and improve resistance to the development of disability with aging. J Gerontol A Biol Sci Med Sci. 1995;50 Spec No:113-9.

United States Weightlifting Federation: USA Men's and Women's Records. Colorado Springs, CO; 1991.

Welle S. Cellular and molecular basis of age-related sarcopenia. Can J Appl Physiol. 2002;27(1):19-41.

O Método Pilates para Pediatria

16

Denise Pripas

CONTEXTO ATUAL DA CRIANÇA E DO ADOLESCENTE

Nossos ossos, músculos e tendões são as máquinas que movimentam nosso corpo e, para manter essas máquinas funcionando bem, é essencial ter um estilo ativo de vida. Antigamente, a infância era a fase mais ativa de uma pessoa, porém as crianças da atual geração tendem a preferir passatempos que envolvem inatividade, e poucas delas se mexem o suficiente para desenvolver um sistema musculoesquelético forte e saudável.

Com o avanço tecnológico, as crianças estão cada vez mais sedentárias. Se antigamente suas brincadeiras preferidas eram subir em árvores, brincar de pega-pega e esconde-esconde, atualmente são o computador e o *videogame*. Além disso, esses comportamentos muitas vezes são reafirmados e incentivados pelos pais.

Uma revisão sistemática da literatura científica foi realizada com crianças em idade escolar (de 5 a 17 anos) e revelou que em média nossas crianças precisam acrescentar 90 minutos de atividade física moderada a intensa em sua rotina diária. Entretanto, esse aumento deve ser gradual, iniciando-se com 30 minutos a mais de atividade física ao dia e atingindo os 90 minutos sugeridos após aproximadamente cinco meses.

Segundo essa revisão, o tempo gasto em frente ao computador, televisão e *videogame* deve diminuir proporcionalmente ao aumento da atividade física: inicialmente reduzindo 30 minutos dessas atividades, alcançando uma queda de 90 minutos em relação ao tempo que gastam hoje, ao longo de cinco meses.

Para alcançar os melhores resultados em relação à saúde, o ideal é que a criança ou adolescente participe de diferentes modalidades de atividade física, trabalhando habilidades como resistência aeróbica, flexibilidade e força.

Não é necessário ter uma atividade física regular todos os dias. Dar tempo para a criança criar suas brincadeiras, de preferência em lugares amplos, parquinhos ou quadras, e juntamente com outras crianças, já proporciona diversos benefícios à saúde. A maior parte desse tempo deve ser utilizada para exercícios aeróbicos (correr, pedalar, jogar futebol etc.). Também se deve incluir uma parcela de alongamento muscular, como compensação às horas que a criança passa sentada. Entretanto, 1 hora de exercício mais vigoroso, supervisionado e programado, no mínimo de três vezes por semana, é o recomendado para melhoras mais significativas na saúde e desenvolvimento motor dos pequenos.

Esses exercícios mais vigorosos, por sua vez, devem incluir o fortalecimento muscular e ósseo, utilizando exercícios resistidos ou com carga e atividades de maior impacto, como saltar.

Segundo o American College of Sports Medicine (ACSM), 50% das lesões sofridas pelos adolescentes no esporte poderiam ser evitadas caso eles praticassem um programa de condicionamento e fortalecimento muscular.

Somando-se ao problema da inatividade em si – muito ligada ao uso excessivo de dispositivos tecnológicos –, vemos que poucas crianças vão hoje a pé para a escola e, quando o fazem, é carregando uma mochila pesada, geralmente da forma errada, e lá ficam sentadas em suas carteiras escolares com uma péssima postura (Figura 16.1).

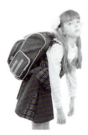
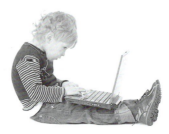

Figura 16.1. O efeito do excesso de peso nas mochilas e do uso de dispositivos eletrônicos na postura das crianças.

Com isso, problemas como sedentarismo, dores e alterações posturais não são mais exclusivos dos adultos; e é por isso que a procura por uma atividade física na infância tem aumentado bastante, como alternativa para driblar esses novos problemas do universo infantil.

Além disso, o sedentarismo – juntamente com o *marketing* do consumismo – resulta num novo problema: antes tínhamos crianças subnutridas; hoje, temos muitas crianças obesas ou com sobrepeso.

Tanto as alterações posturais citadas como o sobrepeso podem causar distúrbios respiratórios. O inverso também pode ocorrer: problemas respiratórios podem vir a ocasionar alguma alteração postural, já que a musculatura respiratória tem correlação com os músculos posturais.

Portanto, a prática da atividade física para as crianças é essencial para um crescimento saudável, mas as respostas do organismo são diferentes nessa fase da vida, e é preciso que a intensidade e frequência do exercício sejam bem controladas por um profissional da área, já que diferem muito do adulto.

É importante ressaltar também que o contexto em que as crianças e adolescentes se inserem atualmente é diferente do da geração anterior a elas, portanto suas necessidades também são diferentes. A velocidade em que ocorrem as mudanças e a quantidade de coisas que podemos fazer ao mesmo tempo usando um computador ou celular propiciam que as crianças sejam mais dispersas na escola, onde ainda é usado, em sua maioria, um método linear de ensino. Assim, muitas crianças têm recebido diagnóstico de TDAH (transtorno de déficit de atenção e hiperatividade), porém é muito importante saber reconhecer se esse diagnóstico é ou não correto.

A Figura 16.2 resume o contexto em que as crianças estão inseridas atualmente.

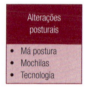

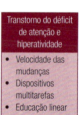

Figura 16.2. O contexto atual da infância e suas consequências.

O EXERCÍCIO FÍSICO PARA A CRIANÇA SAUDÁVEL

Muitas pessoas acham que o fortalecimento muscular é prejudicial às crianças em fase de crescimento, porém isso nunca foi demonstrado cientificamente. Ao contrário da opinião popular, o fortalecimento só melhora a condição óssea das crianças.

Um estudo realizado com meninas de 9 e 10 anos acompanhou-as por um programa de 10 meses de treinamento. Um grupo fez exercícios aeróbicos e fortalecimento muscular, e o outro só fez a parte aeróbica. A densidade mineral óssea das meninas que realizaram o fortalecimento aumentou 6,2%, enquanto a das que só fizeram exercícios aeróbicos teve aumento somente de 1,4%.

Existe também um senso comum que diz que crianças não devem usar equipamentos, pesos ou molas em seu treino, somente o peso do próprio corpo; isso também não é verdade.

Crianças destreinadas e crianças com sobrepeso podem não ser capazes de realizar um único exercício completo usando seu próprio peso. Entretanto, utilizando-se o equipamento ou acessório adequado, essa mesma criança pode ser capaz de realizar 10 a 15 repetições de um mesmo movimento.

Dito isso, por que vemos tantas pessoas contra o uso desses equipamentos no caso das crianças?

Até o término da adolescência, o organismo ainda está em fase de maturação de seu sistema motor. Isso significa que algumas habilidades motoras da criança e do adolescente podem não estar completamente desenvolvidas. Isso implica maior dificuldade para a realização de determinados exercícios, e caso esses não sejam supervisionados por um profissional habilitado, podem ocasionar lesões.

Portanto, o profissional da área deve conhecer cada fase do desenvolvimento motor (o que está se desenvolvendo e o que já está desenvolvido em cada idade), avaliar cada criança separadamente (existem variações na velocidade de aquisição das habilidades motoras), escolher exercícios que sejam adequados para cada criança individualmente e instruir da forma correta, para garantir uma execução segura.

A instrução deve incluir técnicas de respiração, correção da postura, da amplitude e velocidade dos movimentos. Também é essencial dar *feedback* e reforço positivo, essenciais tanto na prevenção de lesões como no aprendizado motor; e muito importantes para a aquisição de autoconfiança e satisfação da criança.

O PILATES COMO EXERCÍCIO PARA AS CRIANÇAS

O Pilates já tem em seus princípios a respiração, a correção postural, o treino de diferentes habilidades motoras e a individualização dos exercícios para cada indivíduo. Utiliza-se, também, de diversos acessórios, que podem ser usados para facilitar (Figura 16.3), dificultar ou adaptar um exercício para diferentes casos.

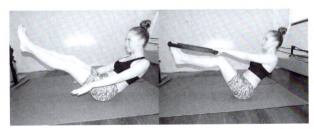

Figura 16.3. O uso do acessório (*Magic Circle*), à direita, para facilitar a sustentação do tronco no exercício proposto *teaser*. À esquerda, vemos a adolescente realizando o exercício com dificuldade de sustentar a postura.

Esses mesmos equipamentos e acessórios estimulam a curiosidade e a criatividade da criança, que enxergam o estúdio de Pilates como espaço lúdico, com inúmeras possibilidades de brincadeiras (Figuras 16.4 e 16.5).

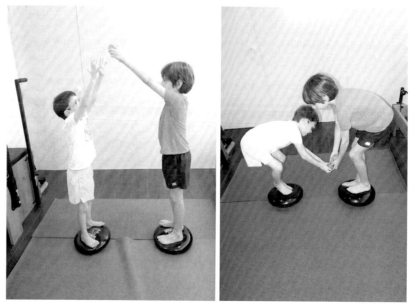

Figura 16.4. Exercício de equilíbrio antecipatório em bipedestação, com coordenação e interação entre as crianças. Realizado sobre o disco proprioceptivo, desafia e estimula a criança.

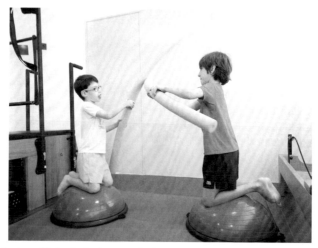

Figura 16.5. Exercício de equilíbrio ajoelhado com rolo de isopor, que serve como elemento lúdico, e ainda demanda treino de equilíbrio compensatório.

Além disso, podemos utilizar objetos como caixas, espumas e almofadas, para adaptar exercícios ao seu tamanho (Figura 16.6) e posicionar melhor a criança (Figura 16.7).

O método também ajuda a criança a conhecer seu corpo, tão pouco explorado no mundo atual. Enquanto realizam os exercícios, as crianças aprendem a perceber melhor as diferentes partes de seu corpo e seu posicionamento no espaço. Isso desenvolve não só a consciência corporal, mas o reconhecimento do que é seu espaço e o espaço do outro. Também é possível instruí-las sobre como se sentar corretamente na carteira da escola, como carregar melhor a mochila ou qual é a melhor posição para assistir à televisão ou jogar *videogame*.

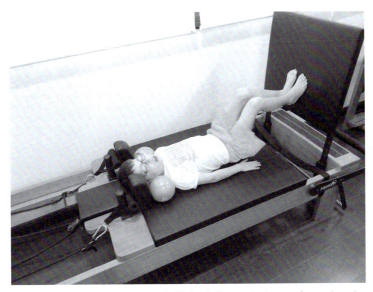

Figura 16.6. Saltos pliométricos no *Reformer* utilizando *Toning Ball* para adaptar o equipamento ao tamanho da criança.

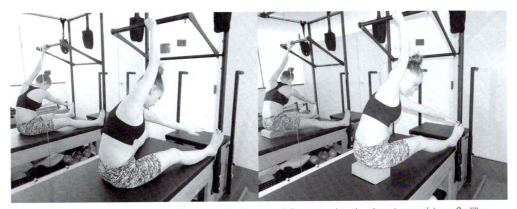

Figura 16.7. Retângulo de borracha utilizado para facilitar a posição neutra da pelve durante exercício no Cadillac.

Exercícios para melhora da consciência corporal podem ser vistos nas figuras a seguir.

A Figura 16.8 mostra um exercício realizado com bolinha (pode ser bola de golfe, bola de tênis ou bola de borracha), para estimular a sensibilidade da planta do pé, a força da musculatura flexora dos dedos e intrínseca do pé, e a mobilidade entre as diversas articulações dos ossos do pé. Como atualmente permanecemos a maior parte do dia com os pés calçados, esses estímulos são pouco realizados naturalmente, e com isso a nossa base de apoio fica prejudicada.

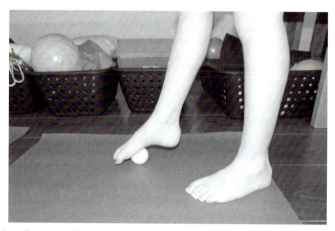

Figura 16.8. Bola de golfe sendo utilizada para estimulação da sensibilidade, força e mobilidade do pé.

A Figura 16.9 mostra um exercício para consciência da posição dos pés, joelhos e quadris. Discos de rotação são excelentes acessórios para esse tipo de estímulo e exacerbam condições como pé abduzido, valgo de joelho e rotação interna do quadril. Dessa forma, a percepção dessas alterações posturais aumenta, possibilitando o entendimento e a correção delas. Pode ser utilizado de maneira estática ou dinâmica, realizando a rotação externa e interna dos quadris e verificando o que ocorre nos joelhos e pés em cada situação.

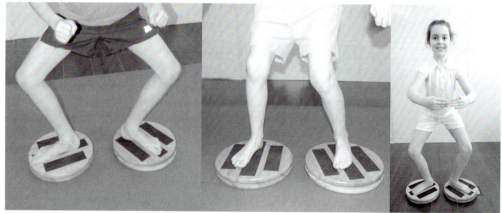

Figura 16.9. Exercício no disco de rotação para consciência corporal de quadril, joelho e pé. À esquerda, rotação externa de quadril; no centro, alinhamento neutro, desejado. À direita vemos o exercício aplicado de forma lúdica, fazendo alusão aos movimentos e posições do balé.

Outra região da qual se costuma ter a consciência diminuída é a cintura escapular. A Figura 16.10 mostra a barra fixa do Cadillac sendo utilizada para mobilização e percepção do movimento das escápulas. Realizar o exercício em decúbito dorsal pode ser bom para isolar o movimento das escápulas em relação à coluna torácica.

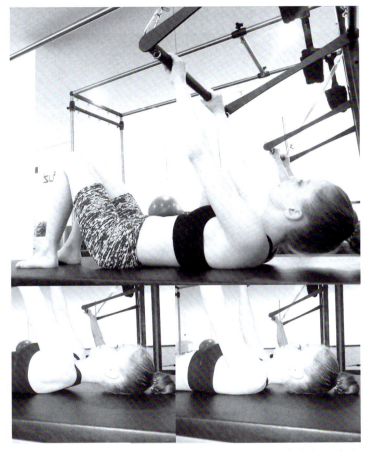

Figura 16.10. Mobilidade e consciência escapular no Cadillac. No detalhe abaixo, à direita escápulas em abdução e à esquerda em adução.

ALTERAÇÕES POSTURAIS

Muitos problemas posturais, em especial aqueles relacionados com a coluna vertebral, têm sua origem no período de crescimento e desenvolvimento corporal, ou seja, na infância e na adolescência. Além disso, durante essas fases, os indivíduos estão sujeitos a comportamentos de risco para a coluna (Figura 16.11), principalmente aqueles relacionados à utilização de mochilas e à postura sentada (para assistir à televisão e utilizar o computador, por exemplo).

Tais comportamentos podem acarretar alterações posturais da coluna, que, se não tratados no início, podem se tornar problemas estruturais irreversíveis.

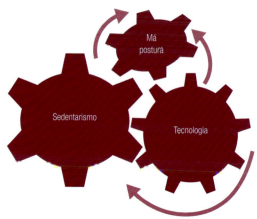

Figura 16.11. Círculo vicioso entre sedentarismo, uso excessivo de dispositivos tecnológicos e má postura.

Para a detecção dessas alterações, é imprescindível realizar a avaliação postural da criança ou adolescente. Deve-se fazer a avaliação em todas as vistas – anterior, posterior, lateral direita e lateral esquerda (Figura 16.12) – e também uma avaliação da mobilidade, que pode ser feita com o teste de terceiro dedo ao solo (Figura 16.13).

Preferencialmente, devemos tirar fotografias de todas essas posturas a cada quatro ou seis meses, para possibilitar o acompanhamento ao longo do desenvolvimento e crescimento da criança. O uso do simetógrafo para ajudar a encontrar possíveis assimetrias é muito recomendado.

Vamos tratar aqui das duas alterações mais prevalentes entre crianças e adolescentes: hiperlordose lombar e escoliose.

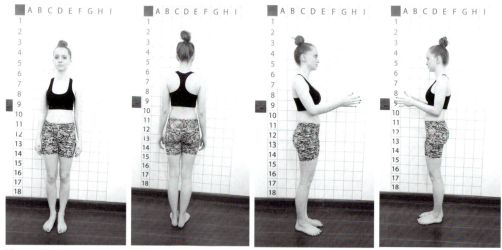

Figura 16.12. Fotos para avaliação postural com uso de simetógrafo, nas vistas anterior, posterior, lateral direita e lateral esquerda (da esquerda para a direita, respectivamente).

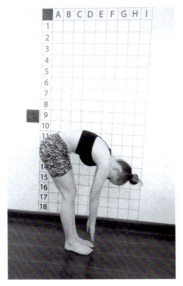

Figura 16.13. Foto para avaliação de mobilidade da coluna com uso de simetógrafo. O teste utilizado foi o teste de terceiro dedo ao solo. Vemos que a paciente apresenta baixa flexibilidade da cadeia posterior (pelo flexo de joelhos) e hipomobilidade lombar (flexão em bloco).

HIPERLORDOSE LOMBAR

A hiperlordose lombar é um desvio anteroposterior da coluna lombar, no qual ocorre aumento da curvatura lordótica (Figura 16.14). Estudos encontraram prevalência de 65% a 70% de hiperlordose lombar em adolescentes e pré-adolescentes escolares no Brasil, sendo mais comum no sexo feminino.

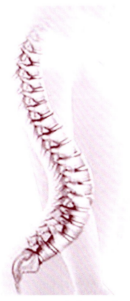

Figura 16.14. Hiperlordose lombar: aumento da curva anteroposterior da coluna lombar.

A hiperlordose lombar está fortemente relacionada com outras alterações posturais, tais como anteversão da pelve, hiperextensão de joelhos e déficit de contenção abdominal. Em muitos casos, também ocorre diminuição da mobilidade da região lombar para os movimentos de flexão e extensão. A longo prazo, também pode acarretar osteoartrose, hérnias discais, osteófitos e lombalgia.

A musculatura abdominal é responsável por funções como conter e sustentar o conteúdo abdominal e manter a curvatura da coluna lombar e a estabilidade estática e dinâmica da pelve. A fraqueza desses músculos pode interferir na biomecânica da coluna, ocasionando aumento da lordose lombar e protusão abdominal. O fortalecimento dos músculos abdominais proporciona mais estabilidade à coluna vertebral.

Logo, o tratamento de pessoas com hiperlordose lombar deve ser planejado com ênfase na estabilização da coluna e fortalecimento abdominal, ambos fortemente trabalhados com o método Pilates, além do ganho de mobilidade entre as vértebras no plano sagital.

Os exercícios demonstrados na Figura 16.15 trabalham o fortalecimento do *power house*, com ênfase no abdome transverso, de forma lúdica e divertida, utilizando o Bosu ou o disco proprioceptivo, e ainda estimulando a interação e a cooperação entre as crianças.

Outra forma interessante de trabalhar o fortalecimento do abdome pode ser vista na Figura 16.16: o exercício de sentar e deitar com a ajuda da barra fixa do Cadillac pode ser realizado de forma a trabalhar a mobilidade sagital da coluna juntamente com o fortalecimento.

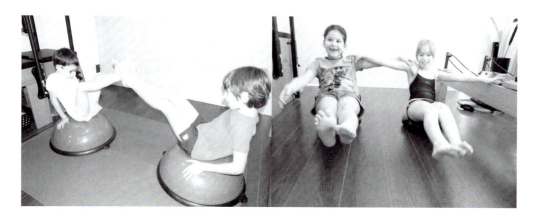

Figura 16.15. Fortalecimento do *power house* sobre superfície instável. O exercício escolhido (*teaser*) pode ser realizado de forma lúdica e estimulando a interação entre as crianças.

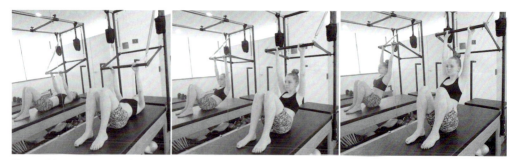

Figura 16.16. O exercício *sit-up* no Cadillac trabalha o fortalecimento abdominal e a mobilidade da coluna.

Já para a avaliação da mobilidade no plano sagital, podemos fazer o rolamento em bipedestação, de forma livre (Figura 16.17) ou nos aparelhos (Figura 16.18). Muitas crianças com hiperlordose podem apresentar movimento em bloco na região da coluna lombar. A série de exercícios a seguir demonstra opções de como proceder para exercitar a mobilidade da coluna, em casos nos quais ela for diminuída.

Como a consciência dos movimentos da lombar é muito precária em quem tem hipomobilidade, um caminho que pode gerar melhores resultados é trabalhar inicialmente a mobilidade da pelve (movimentos de anteversão e retroversão) e aos poucos transferir esse trabalho para a flexão e extensão lombar. Na Figura 16.19 vemos um exemplo desse trabalho realizado com a bola suíça.

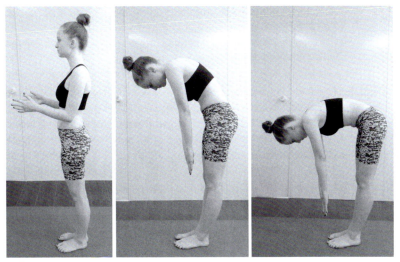

Figura 16.17. Rolamento livre.

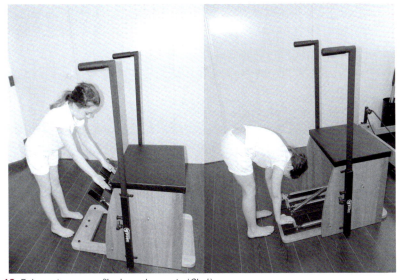

Figura 16.18. Rolamento com auxílio de equipamento (*Chair*).

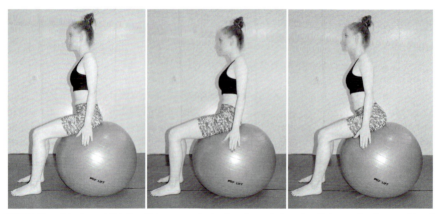

Figura 16.19. Exercício de mobilidade pélvica em sedestação sobre a bola suíça. Pelve neutra (esquerda), retroversão (centro) e anteversão (direita).

Outra forma de exercitar a mobilidade lombar é dar referências para o corpo do local onde a força deve ser aplicada, para que o movimento ocorra como desejado. Na Figura 16.20 vemos o exercício *roll back* realizado de forma livre e com uso de um acessório posicionado na região lombar.

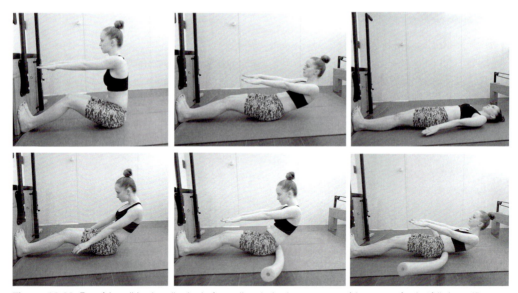

Figura 16.20. Exercício *roll back* realizado de forma livre (acima) e com acessório para estímulo tátil da região a ser mobilizada (abaixo).

Utilizando o estímulo tátil provocado pelo acessório, a criança consegue entender e executar melhor o movimento solicitado.

Ainda trabalhando a mobilidade da coluna no plano sagital, podemos utilizar o exercício conhecido como *cat stretch* (Figura 16.21), no qual é realizada a flexão e a extensão da coluna de maneira lúdica, imitando o movimento do gato.

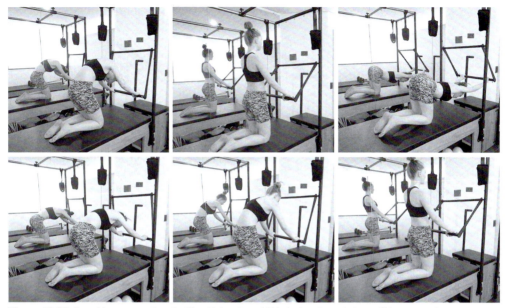

Figura 16.21. Exercício *cat stretch* no Cadillac. Treino de mobilidade da coluna de forma lúdica, imitando o movimento animal.

ESCOLIOSE

A escoliose (Figura 16.22) é definida como um desvio tridimensional da coluna: inclinação no plano frontal acompanhada de rotação e de gibosidade (corresponde a uma lateroflexão vertebral); 80% dos casos são considerados de origem idiopática.

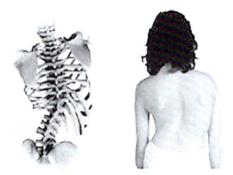

Figura 16.22. Escoliose: desvio tridimensional da coluna vertebral.

Pequenos graus de curvatura ocorrem em até 20% dos adolescentes, porém no sexo feminino a probabilidade de progressão do desvio é maior. Estudos que avaliaram as alterações posturais em meninas do ensino médio, no sul e no nordeste do Brasil, encontraram prevalência de escoliose de 66% e 69,6%, respectivamente.

Seu início ocorre geralmente no começo da puberdade, tendo sua progressão associada ao estirão de crescimento. Para que não haja evolução e fixação das curvaturas, o tratamento das escolioses deve ocorrer enquanto as epífises de crescimento ósseo não se fecham.

O método Pilates como uma forma de tratamento para alterações posturais já é muito difundido. A aplicação do Pilates em pacientes com escoliose idiopática pode ser uma ferramenta eficaz no combate à progressão da escoliose e até mesmo melhorar as condições dela.

Um estudo avaliou a eficácia do método Pilates na redução da dor crônica associada à escoliose não estrutural. Participaram do estudo 31 universitárias, com idade entre 18 e 25 anos, com diagnóstico de escoliose não estrutural e apresentando dor crônica na coluna vertebral. A amostra foi dividida em grupo controle (não submetido à nenhuma intervenção terapêutica) e grupo experimental (que participou do programa de mecanoterapia pelo método Pilates). A intervenção consistiu de 24 sessões. Houve diminuição significativa de 66% da dor no grupo experimental.

Outro estudo dividiu meninas com escoliose idiopática em dois grupos: um submetido à técnica da Reeducação Postural Global (RPG) e outro, ao método Pilates. Ambas as técnicas eram efetuadas duas vezes semanais, totalizando 20 sessões. A análise estatística foi realizada, e os resultados demonstraram melhora significativa na redução do nível de dor e da curva escoliótica em ambas as técnicas, sendo assim extremamente indicadas no tratamento conservador da escoliose.

Num terceiro estudo, os exercícios do método foram aplicados numa paciente com escoliose severa, de forma concomitante ao tratamento quiroprático. Com o tratamento combinado, a paciente apresentou melhora na função e diminuição da dor.

Em todos os estudos foi concluído que o método Pilates aplicado em curto prazo ocasiona melhora postural em alguns aspectos. Porém, para obter ganhos mais significativos na reeducação postural, são necessárias mais de 20 sessões.

A seguir, temos uma sequência de exercícios sugeridos para realinhamento postural de crianças com escoliose que englobam o fortalecimento do *power house* e exercícios para aumento da mobilidade tridimensional da coluna. Para este, o ideal é iniciar com exercícios de mobilidade isolada (num único plano) e depois evoluir para a mobilidade combinada (em dois ou três planos), pois esta exige mais consciência para a realização correta dos movimentos.

O treino da musculatura do *power house* e a mobilidade no plano sagital da coluna podem ser realizados da mesma forma que na hiperlordose lombar.

Já a mobilidade no plano frontal pode ser trabalhada com exercícios de inclinação utilizando a bola suíça, *Chair* ou *Reformer*, como nas Figuras 16.23, 16.24 e 16.25, respectivamente. Em casos de escoliose, o exercício pode ser realizado para ambos os lados, porém com ênfase na inclinação no sentido da convexidade da curva escoliótica.

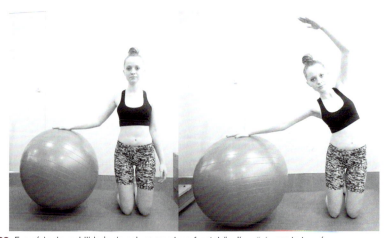

Figura 16.23. Exercício de mobilidade da coluna no plano frontal (inclinação) com bola suíça.

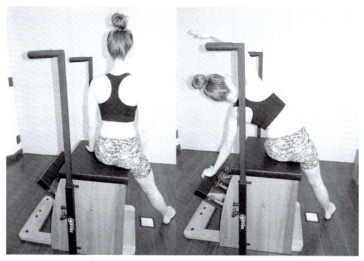

Figura 16.24. Exercício de mobilidade da coluna no plano frontal (inclinação) na *Chair*.

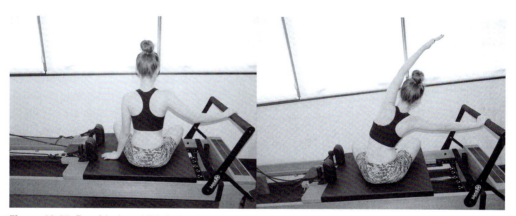

Figura 16.25. Exercício de mobilidade da coluna no plano frontal (inclinação) no *Reformer*.

Exercícios no plano transversal (movimentos de rotação) podem ser realizados de forma isolada, porém são mais interessantes quando combinados com movimentos nos outros planos, pois dificilmente nossa coluna fará rotação sem inclinação, flexão ou extensão concomitante. O exercício da Figura 16.26 mostra um exemplo de rotação combinada com flexão no *Reformer*.

Esse exercício pode ser realizado logo após o exercício da Figura 16.25, como variação ou complemento.

Já o exercício que aparece na Figura 16.27 pode ser realizado em flexão ou extensão de coluna (de acordo com a necessidade avaliada pelo profissional), combinando essa posição com o movimento de inclinação. É realizado utilizando dois discos de rotação.

Para finalizar a série de mobilidade de coluna, pode ser realizado o exercício *circular saw combination* no Cadillac (Figura 16.28), que trabalha os três planos de movimento.

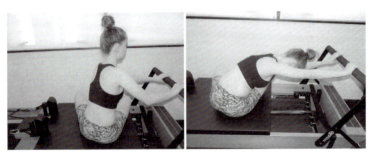

Figura 16.26. Movimento combinado da coluna: movimentos de rotação e inclinação realizados no *Reformer*.

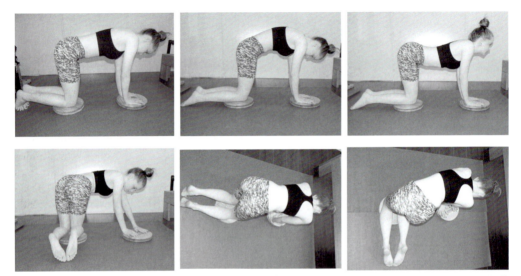

Figura 16.27. Exercício de inclinação em quatro apoios. Acima: à esquerda, posição inicial (neutra); no centro, variação em flexão da coluna; e à direita, variação em extensão da coluna. Abaixo: à esquerda, inclinação do tronco; no centro e à direita, vista superior da posição inicial e da inclinação do tronco, respectivamente.

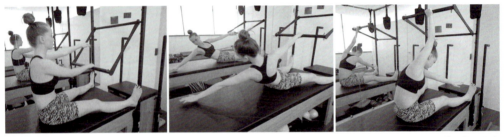

Figura 16.28. Exercício *circular saw combination* no Cadillac: trabalha a mobilidade da coluna nos três planos de movimento. Da esquerda para a direita: posição inicial; rotação, inclinação e extensão da coluna; e inclinação e rotação contralaterais e flexão da coluna.

CONSIDERAÇÕES FINAIS SOBRE O PILATES COMO TRATAMENTO DAS ALTERAÇÕES POSTURAIS

Podemos nos perguntar por que razão o Pilates pode ser tão ou mais eficaz do que outros exercícios no realinhamento postural. A resposta está na importância que o método Pilates dá para o *power house* (casa de força). Para que o princípio do *power house* seja respeitado, é necessário realizar todos os exercícios utilizando a cocontração dos músculos abdominais, paravertebrais, diafragma e assoalho pélvico, promovendo, assim, a estabilização da coluna (Figura 16.29).

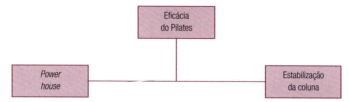

Figura 16.29. Os princípios do Pilates que garantem sua eficácia no tratamento de alterações posturais.

Estudos de Richardson e Jull (1995), que aplicaram exercícios de cocontração para a reeducação do transverso do abdome em pacientes com dor lombar, seguindo os mesmos princípios do método Pilates, observaram que os exercícios realizados com contração isométrica dos estabilizadores da coluna lombar são mais eficazes na melhora da dor.

Já um estudo de O'Sullivan *et al.* (1997) comparou pacientes com lombalgia que utilizaram exercícios específicos também de cocontração dos músculos abdominais profundos e multífidos lombares, baseados no trabalho de Richardson, com outros que realizaram tratamentos diversos com exercícios tradicionais. Aqueles que fizeram os exercícios de reeducação do transverso apresentaram resultados estatisticamente significativos na intensidade da dor, apontando efetividade na reeducação do transverso abdominal. Novamente, O'Sullivan (2000) utilizou os mesmos princípios de treinamento, comparando padrões de instabilidade lombar e obteve bons resultados melhorando a dor crônica e também havendo a correção postural.

Dessa forma, concluímos que o método Pilates pode contribuir significativamente no tratamento de desvios posturais comuns na criança e no adolescente.

OBESIDADE INFANTIL

A obesidade é caracterizada pelo acúmulo excessivo de gordura corporal, com potencial prejuízo à saúde, decorrente de vários fatores – sejam esses genéticos ou ambientais –, como padrões dietéticos e de atividade física ou ainda fatores individuais de suscetibilidade biológica, entre muitos outros, que interagem na etiologia da patologia (Figura 16.30).

Mais recentemente, e adaptando uma definição mais curta, a Organização Mundial de Saúde (OMS) define obesidade como um excesso de gordura corporal acumulada no tecido adiposo, com implicações para a saúde.

A obesidade infantil é, segundo a OMS, um dos problemas de saúde pública mais graves do século XXI, sobretudo nos países em desenvolvimento. Em 2010, havia 42 milhões de crianças com sobrepeso em todo o mundo, das quais 35 milhões viviam em países em desenvolvimento. No Brasil, a prevalência de sobrepeso e obesidade infantil é de 33,5%, segundo dados do Instituto Brasileiro de Geografia e Estatística (IBGE).

Não se trata de um problema meramente estético. Além de frequentemente sofrerem *bullying* por parte dos colegas, crianças obesas tendem a desenvolver vários problemas de saúde, como diabetes, doenças cardíacas e má formação óssea. O sobrepeso e a obesidade são o quinto fator principal de risco de disfunção no mundo.

De acordo com a OMS, crianças obesas e com sobrepeso tendem a se tornar adultos obesos e têm maior probabilidade de adquirir mais cedo doenças crônicas como diabetes e doenças cardiovasculares.

Hoje em dia, crianças brasileiras estão muito urbanas e não dão espaço para as atividades físicas, gastando a maior parte do tempo em atividades sedentárias como *videogame*, televisão e computador. Além disso, a oferta dos *fast-food* está cada vez maior e mais atrativa, contribuindo para que as pessoas se alimentem mal e aumentando a prevalência de obesidade.

ALTERAÇÕES POSTURAIS NA OBESIDADE

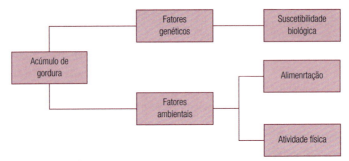

Figura 16.30. Etiologia da obesidade.

O aumento do volume abdominal provoca alteração do centro de gravidade da criança para frente, culminando nas seguintes alterações posturais (Figura 16.31):

Abdome protuso;
- Aumento da lordose lombar;
- Anteversão da pelve;
- Hipercifose torácica;
- Hiperlordose cervical;
- Deslocamento anterior da cabeça;

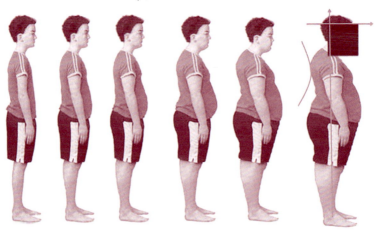

Figura 16.31. Alterações posturais advindas da obesidade.

- Inclinação anterior da pelve;
- Rotação medial dos quadris;
- Joelhos valgos;
- Pés planos.

PILATES NA OBESIDADE

O Pilates pode ser uma ótima opção de tratamento para crianças obesas ou com sobrepeso, por diversos motivos:
- O uso do Pilates como treinamento físico pode aumentar o gasto energético dessas crianças e diminuir o excesso de gordura;
- Pode ser usado para trabalhar as alterações posturais consequentes do excesso de peso;
- Pode agir como ferramenta de socialização, já que essas crianças muitas vezes são discriminadas por seus colegas;
- A criança que pratica o Pilates pode desenvolver seu gosto pela atividade física e fica mais motivada a aderir a hábitos saudáveis e boa alimentação.

Sabemos que, para a perda de peso, é necessário realizar exercícios aeróbicos, o que a princípio não é possível no Pilates clássico. Entretanto, crianças obesas, frequentemente sedentárias, podem não conseguir inicialmente realizar uma atividade aeróbica com a duração e a intensidade necessárias para ser caracterizada como tal. Isso ocorre devido a uma baixa resistência cardiorrespiratória e prejudica o desempenho da criança em esportes como futebol, corrida, natação, entre outros, o que pode desestimular a prática da atividade física.

Com o Pilates, é possível realizar um exercício de menor intensidade e/ou menor duração e aumentar ambos os parâmetros gradualmente. Assim, a criança adquire gosto pelo exercício físico e consegue, aos poucos, mesclar o treino do Pilates com o de outras modalidades.

Além disso, o fortalecimento muscular e o ganho de massa magra que pode ocorrer com o Pilates aumentam o metabolismo basal do indivíduo, consequentemente gerando maior gasto energético, o que contribui com o emagrecimento.

A seguir, indicamos algumas opções de exercícios que podem ser realizados no Pilates com o objetivo de gerar aumento da frequência cardíaca (se realizados de forma dinâmica) e, posteriormente, melhorar a condição cardiorrespiratória da criança.

A Figura 16.32 mostra um exercício de saltos (pliométrico) sendo realizado com a prancha vertical no *Reformer*.

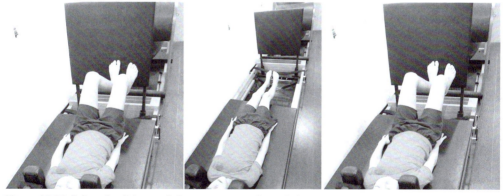

Figura 16.32. Saltos pliométricos no *Reformer* com a prancha vertical.

É possível iniciar com poucas repetições, molas leves e baixa velocidade, para evoluir gradualmente nesses três quesitos.

Essa opção, além de ser divertida para a criança, imita o salto na vertical presente em muitos esportes e brincadeiras, como vôlei, basquete, pular corda, entre outros, assemelhando-se ao universo infantil. Isso aumenta a adesão à prática do Pilates e prepara a criança para as atividades que poderá fazer na escola ou em seu momento de lazer. Entretanto, por ser realizado na horizontal, elimina a força da gravidade e diminui o impacto sobre o membro inferior, o que pode ser benéfico em indivíduos que já apresentam sobrecarga nos joelhos, tornozelos e quadris pelo excesso de peso.

Também temos o exercício da bicicleta, que pode ser realizado em diversos aparelhos e também simula uma atividade recreacional da criança.

Na Figura 16.33 está apresentada a opção do exercício no *Reformer* em decúbito dorsal, com as alças de pés desvinculadas.

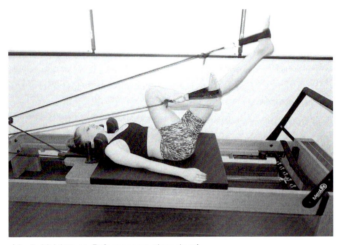

Figura 16.33. Exercício de bicicleta no *Reformer* com alças de pé.

Como evolução desse exercício, vemos opções de movimentos que simulam a pedalada também em sedestação (Figura 16.34) e em postura ortostática (Figura 16.35).

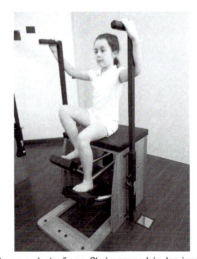

Figura 16.34. Exercício de bicicleta em sedestação na *Chair* com pedais desvinculados.

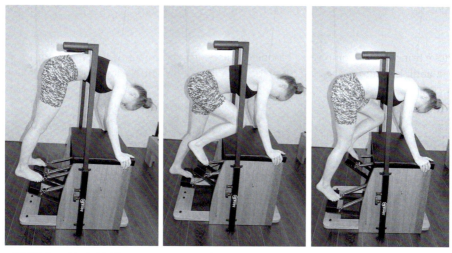

Figura 16.35. Exercício de bicicleta em postura ortostática na *Chair* com pedais desvinculados.

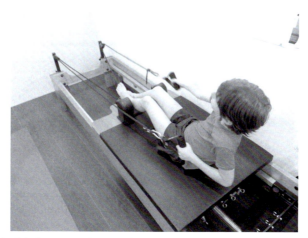

Figura 16.36. Exercício dinâmico com movimentos alternados de membros superiores em sedestação no *Reformer*.

Para todas essas posições, é possível evoluir gradualmente nos itens já citados anteriormente (número de repetições, resistência e quantidade de molas e velocidade).

Em todos os exemplos citados até aqui, além do aumento da resistência cardiorrespiratória, ocorre também treino de coordenação motora, fortalecimento de membros inferiores, abdome e, no último, fortalecimento de membros superiores.

Ainda com os mesmos objetivos anteriores, vemos o exercício demonstrado na Figura 16.36, no qual são realizados movimentos alternados dos braços no *Reformer* em sedestação.

Exercícios semelhantes podem ser realizados no *Wall Unit*, no Cadillac e também com acessórios como as bandas elásticas (Figura 16.37) e o Bosu com alças (Figura 16.38).

Podemos ainda simular outros esportes, como a natação. Na Figura 16.39, vemos a opção do *swimming* no *Barrel* com pés apoiados e movimento de membros superiores livres, e vice-versa.

Como evolução, pode-se realizar o mesmo exercício no solo ou sobre a Meia-Lua, com movimentos simultâneos em braços e pernas.

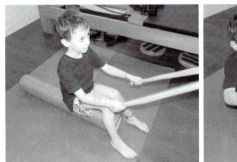 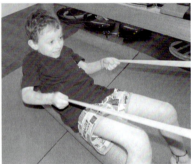

Figura 16.37. Exercício dinâmico com movimentos alternados de membros superiores em sedestação sobre o rolo, utilizando a resistência de banda elástica.

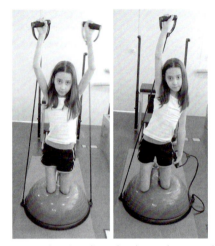

Figura 16.38. Exercício dinâmico com movimentos alternados de membros superiores, ajoelhado sobre o Bosu com alças.

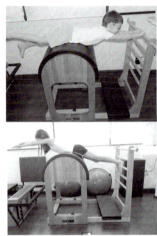

Figura 16.39. Exercício *swimming* no *Barrel*. Acima: mãos apoiadas e movimento de membros inferiores livre; abaixo: pés apoiados e movimento de membros superiores livre.

Exercícios lúdicos, como *rolling like a ball* (Figura 16.40), *seal* e *boomerang*, do Pilates clássico também são ótimas alternativas para estimular o movimento de forma contínua para crianças obesas ou com sobrepeso.

DISTÚRBIOS RESPIRATÓRIOS

As patologias respiratórias são as doenças mais frequentes durante a infância, acometendo um número elevado de crianças, de todos os níveis socioeconômicos. Entre as mais comuns estão a bronquite e a asma.

A bronquite (Figura 16.41) é uma inflamação e irritação nos brônquios, caracterizada por tosse e aumento da secreção mucosa dos mesmos, acompanhada ou não de febre, predominando em idades menores. Quando apresentam grande quantidade de secreção pode-se perceber o ruído respiratório ("chiado" ou "ronqueira").

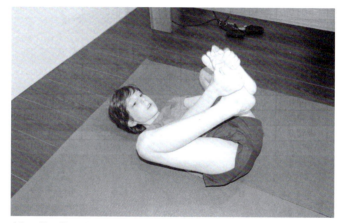

Figura 16.40. Exercício *rolling like a ball*: estimula o movimento de forma contínua e lúdica.

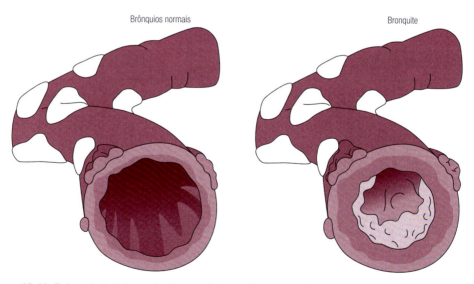

Figura 16.41. Fisiopatologia da bronquite: à esquerda, brônquios normais; à direita, inflamação e aumento de secreção nos brônquios.

As crianças portadoras de bronquite estão mais predispostas a infecções. Pode se tornar crônica, levando a uma perda progressiva de peso e estatura, e em 50% dos casos a bronquite crônica leva à insuficiência respiratória.

Já a asma (Figura 16.42) é uma doença crônica do trato respiratório. Sua crise é causada por obstrução devida à contração da musculatura lisa, edema da parede brônquica e infiltração de células brancas do sangue. Manifesta-se por meio crises de broncoespasmo, com dispneia, acessos de tosse e sibilos presentes à ausculta pulmonar.

São episódios autolimitados, podendo ser controlados por medicamentos, com retorno normal das funções na maioria das crianças. Em metade dos casos, os primeiros sintomas da doença surgem até o terceiro ano de vida e, em muitos pacientes, desaparecem com a puberdade. Porém, a persistência na idade adulta leva ao agravo da doença.

Um estudo realizado a fim de observar as alterações posturais em crianças asmáticas de 8 a 14 anos de idade constatou que essa patologia tem alto impacto na postura dessas crianças. Concluiu-se que o esforço respiratório inadequado, utilizando a musculatura acessória, modificou crônica e gradativamente as linhas de força que orientam o tronco (Figura 16.43).

Além disso, a medicação utilizada para a asma desacelera o crescimento de seus usuários, constituindo um fator de risco para a incidência de alterações posturais na criança (Figura 16.44). Caso essas alterações não sejam tratadas precocemente, podem tornar-se irreversíveis na fase adulta.

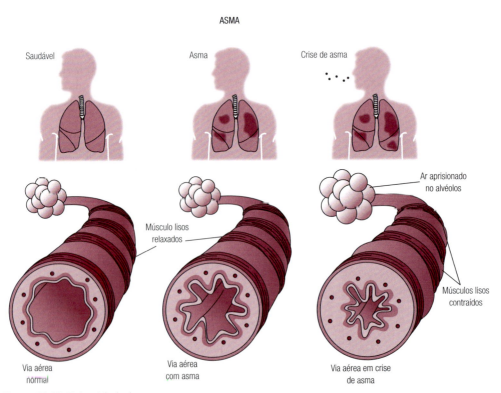

Figura 16.42. Fisiopatologia da asma.

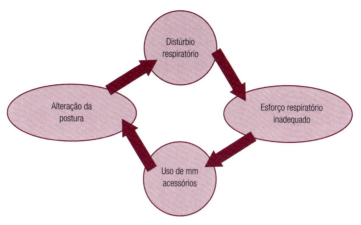

Figura 16.43. Influência das afecções respiratórias no surgimento de alterações posturais e vice-versa.

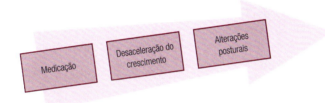

Figura 16.44. Influência da medicação para asma no surgimento de alterações posturais.

É possível observar que o contrário é verdadeiro: os pulmões, responsáveis pela respiração, se encontram dentro da caixa torácica; sendo assim, qualquer alteração desta, advinda de uma alteração postural, pode comprimir o pulmão – de um lado ou de ambos –, acarretando problemas respiratórios (Figura 16.43).

Sabemos que as costelas limitam todos os movimentos da caixa torácica, por exemplo: durante a inclinação para o lado, ela é elevada e alargada do lado contralateral e é comprimida do lado ipsilateral. Sendo assim, vemos que a postura interfere na mecânica respiratória.

Indivíduos que apresentam desequilíbrio postural como hipercifose torácica, em quadros avançados, podem ter seus pulmões comprimidos, diminuindo a capacidade pulmonar. Outro caso é o de pacientes que têm escoliose: se essa for côncava para o lado direito, por exemplo, o pulmão direito estará comprometido.

Além disso, a flexibilidade da região da caixa torácica é imprescindível para o sucesso da respiração, pois o processo de inspiração e de expiração precisa da flexibilidade da caixa torácica para expansão e compressão pulmonar. A ausência dessa flexibilidade também pode levar a patologias respiratórias.

O PILATES NOS DISTÚRBIOS RESPIRATÓRIOS

O Pilates pode ser muito eficaz para tratar as patologias respiratórias, já que age nas três vertentes: controle respiratório, alinhamento postural e flexibilidade muscular. Por ser uma atividade de intensidade controlada, com movimentos suaves e poucas repetições, pode ser realizado sem grande desgaste físico do praticante, com muita qualidade.

Uma forma de treinar a respiração de forma lúdica com crianças pequenas é utilizando acessórios como balões, língua de sogra e bolinha de sabão; todos eles estimulando a expiração. Para o treino inspiratório, podem-se utilizar canudos para beber água.

É possível estimular a expiração com fechamento das últimas costelas pedindo para a pessoa apertar uma bola ou um *Magic Circle* enquanto solta o ar (Figura 16.45).

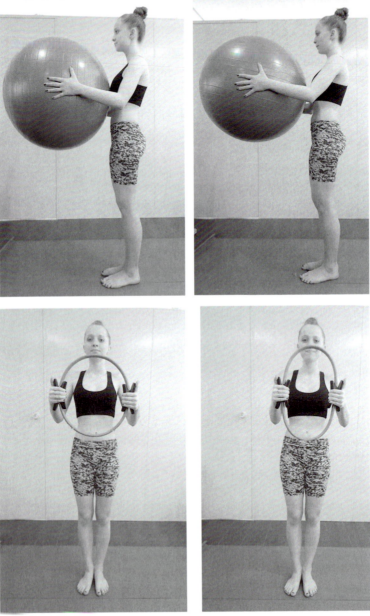

Figura 16.45. Exercício para treino expiratório concomitante ao fechamento das últimas costelas com o uso de bola suíça (acima) e de *Magic Circle* (abaixo).

Em casos de baixa flexibilidade da caixa torácica, vemos o gradil costal se movimentando em bloco durante os movimentos de elevação dos membros superiores, com compensação na coluna (movimento compensatório de extensão). O treino desse movimento sem essas compensações e com ênfase na descida das últimas costelas pode ser muito benéfico para o ganho de mobilidade torácica e, consequentemente, o aumento da capacidade de expansão dos pulmões (Figura 16.46).

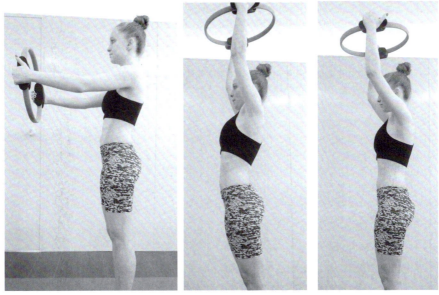

Figura 16.46. Exercício de elevação de membros superiores com *Magic Circle*. Da esquerda para a direita: posição inicial; elevação com compensação em extensão da coluna; elevação com controle do posicionamento de coluna e ênfase no fechamento das últimas costelas na expiração.

A mobilidade e a flexibilidade do tronco, que costumam estar diminuídas em crianças com patologias respiratórias, podem ser trabalhadas com os mesmos exercícios citados na sessão de alterações posturais (Figuras 16.23 a 16.27).

TRANSTORNO DE DÉFICIT DE ATENÇÃO E HIPERATIVIDADE

O TDAH é uma disfunção cognitiva e comportamental que, segundo estudos, tem prevalência de 5% entre as crianças de todo o mundo.

São características do TDAH: dificuldade de atenção, alta impulsividade e hiperatividade. O TDAH pode estar associado também com outras doenças, como ansiedade, depressão, distúrbios de personalidade, entre outras.

Alguns sintomas relatados por pacientes em tratamento podem ser descritos como: dificuldade em esperar sua vez, impaciência, estar sempre em movimento, dificuldades em concentração, distrair-se facilmente, dificuldades de organização e planejamento, dificuldades em seguir passos lógicos, agir antes de pensar, entre outros.

Notam-se no indivíduo com TDAH falhas no sistema responsável por funções executivas, que compreendem as atividades que utilizam ações voluntárias, independentes, autônomas, auto-organizadas e orientadas para metas específicas; e também dificuldades para solucionar novos problemas, antecipar consequências e mudar as estratégias de modo flexível. Essas funções se dão pela ligação da área do córtex pré-frontal com as áreas motoras, o sistema límbico e o sistema reticular ativador ascendente.

Para diminuir os sintomas causadores de prejuízos na esfera da convivência do indivíduo, utiliza-se um tratamento multiprofissional, com medicamentos, terapias psicológicas e intervenção organizacional da pessoa. De forma a sistematizar o ambiente externo à pessoa, uma série de rotinas é estimulada, como: uso de agenda, anotações, mural de lembretes, despertadores, intervalos com frequência e atividades de estímulo da concentração e de relaxamento.

Muitas crianças, ao apresentarem dificuldade no aprendizado escolar, são diagnosticadas como TDAH. Porém, esse diagnóstico só pode ser dado quando ela apresentar os critérios de A a E, citados na Figura 16.47.

Pelo critério C, vemos que os prejuízos devem estar presentes em mais de um contexto, portanto crianças com dificuldade apenas na escola não podem ser diagnosticadas com TDAH. É possível que muitas crianças estejam sendo medicadas e tratadas erroneamente como portadoras de TDAH.

Há no Brasil uma cultura de "medicalização", na qual a administração de medicamentos é maior do que outros tipos de terapia, e é feita com altas doses de estimulantes e antidepressivos. Portanto, é importante realizar o diagnóstico correto, além de pensar em terapias alternativas, como o exercício físico.

A. Ou (1) ou (2)

(1) seis (ou mais) dos seguintes sintomas de desatenção persistiram por pelo menos 6 meses, em grau mal-adaptativo e inconsistente com o nível de desenvolvimento:

Desatenção:

(a) Frequentemente deixa de prestar atenção a detalhes ou comete erros por descuido em atividades escolares de trabalho ou outras

(b) com frequência tem dificuldades para manter a atenção em tarefas ou atividades lúdicas

(c) Com frequência parece não escutar quando lhe dirigem a palavra

(d) Com frequência não segue instruções e não termina seus deveres escolares, tarefas domésticas ou deveres profissionais (não devido a comportamento de oposição ou incapacidade de compreender instruções)

(e) Com frequência tem dificuldade para organizar tarefas e atividades

(f) Com frequência evita, antipatiza ou reluta a envolver-se em tarefas que exijam esforço mental constante (como tarefas escolares ou deveres de casa)

(g) Com frequência perde coisas necessárias para tarefas ou atividades (por ex. brinquedos, tarefas escolares, lápis, livros ou outros materiais)

(h) É facilmente distraído por estímulos alheios à tarefa

(i) Com frequência apresenta esquecimento em atividades diárias

(2) Seis (ou mais) dos seguintes sintomas de hiperatividade persistiram por pelo menos 6 meses, em grau mal-adaptativo e inconsistente com o nível de desenvolvimento:

Hiperatividade:

(a) Frequentemente agita as mãos ou os pés ou se remexe na cadeira

(b) Frequentemente abandona sua cadeira em sala de aula ou outras situações nas quais se espera que permaneça sentado

(c) Frequentemente corre ou escala em demasia, em situações nas quais isso é inapropriado (em adolescentes e adultos, pode estar limitado a sensações subjetivas de inquietação)

(d) Com frequência tem dificuldade para brincar ou se envolver silenciosamente em atividades de laser

(e) Está frequentemente "a mil" ou muitas vezes age como se estivesse "a todo vapor"

(f) Frequentemente fala em demasia

Impulsividade:

(g) Frequentemente dá respostas precipitadas antes de as perguntas terem sido completadas

(h) Com frequência tem dificuldade para aguardar sua vez

(i) Frequentemente interrompe ou se mete em assuntos de outros (por ex., intromete-se em conversas ou brincadeiras)

B. Alguns sintomas de hiperatividade-impulsividade ou desatenção que causaram prejuízo estavam presentes antes dos 7 anos de idade

C. Algum prejuízo causado pelos sintomas está presente em dois ou mais contextos (por ex., na escola [ou trabalho] e em casa)

D. Deve haver claras evidências de prejuízo clinicamente significativo no funcionamento social, acadêmico ou ocupacional

E. Os sintomas não ocorrem exclusivamente durante o curso de um Transtorno Invasivo do Desenvolvimento, Esquizofrenia ou outro Transtorno Psicótico e não mais bem explicados por outro transtorno mental (por ex. Transtorno do Humor, Transtorno de Ansiedade, Transtorno Dissociativo ou um Transtorno da Personalidade)

Figura 16.47. Critérios para o diagnóstico de TDAH.

TDAH E EXERCÍCIO

Estão bem estruturadas na literatura as mudanças positivas que a prática regular do exercício físico traz na aptidão física em geral. Porém, novos estudos verificaram que o exercício físico realizado de forma sistematizada pode trazer benefícios também na esfera mental do ser humano. No entanto, para que haja um resultado satisfatório, o praticante precisa ter uma rotina planejada e estruturada, que pode ser construída por meio da dedicação, assiduidade e organização pessoal e do ambiente.

Atividades livres de competição, com intensidade moderada e duração entre 20 e 60 minutos, realizadas de duas a três vezes semanais, acompanhadas de amigos, são prescrições de exercício físico visando à melhora da saúde psicológica do indivíduo.

Além disso, do ponto de vista fisiológico, existem duas maneiras básicas de pensar o TDAH em relação ao exercício. Uma é sobre os neurotransmissores: o exercício aumenta a concentração de dopamina e de norepinefrina, bem como de outros produtos químicos do cérebro que, acredita-se, são condutores do sistema de atenção. Sendo assim, a prática de exercício tem efeito positivo semelhante àquele que ocorre ao tomar um estimulante como a Ritalina®.

Em segundo lugar, ao longo do tempo, o exercício ajuda a construir o mecanismo para aumentar a quantidade de neurotransmissores no cérebro, bem como seus receptores pós-sinápticos. O exercício regular acaba promovendo o crescimento do sistema.

Para auxiliar na elaboração da prescrição do exercício físico para pessoas com TDAH, podemos estabelecer alguns facilitadores:

- Estabelecer o planejamento a curto, médio e longo prazo do treinamento;
- Propor atividades intervaladas e dinâmicas que atraiam o participante e mantenham sua concentração. Para isso, podem ser utilizados circuitos lúdicos, nos quais a criança tem várias "tarefas a cumprir", como na Figura 16.48, que mostra um circuito em que a criança precisa começar em pé no disco proprioceptivo, encostar as mãos no Bosu à frente, levantar novamente, passar por um caminho com outro disco até o Bosu e, sobre este último, equilibrar-se em um só pé;

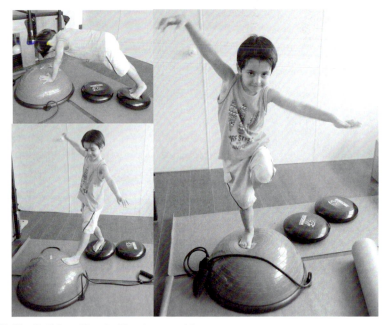

Figura 16.48. Circuito lúdico utilizando diferentes acessórios.

- Estabelecer planos de rotina semanais;
- Inserir planilhas instrutivas durante as sessões;
- Adequar o ambiente físico de forma lógica para ajudar a organização mental durante o desenvolvimento da sessão;
- Propor atividades que aumentem o tempo de concentração, controlem a impulsividade e amenizem a hiperatividade. Opções interessantes seriam exercícios de equilíbrio (Figuras 16.49 e 16.50) e de cooperação entre duas crianças (Figuras 16.51 e 16.52);
- Instruir de forma clara e expressiva;
- Explicar verbalmente, demonstrar e avaliar as percepções que tenham melhor êxito;
- Com frequência, avaliar o desempenho do indivíduo durante os exercícios e ao longo da temporada de treinamento;
- Conversar com a criança sobre a estratégia utilizada;
- Propor atividades lúdicas, que sejam de interesse da criança, para que ela fique motivada a participar. Brincadeiras que já fazem parte do universo infantil podem ser adaptadas com diversos acessórios, assim ficam mais atrativas. A seguir, alguns exemplos: a Figura 16.53 mostra a bola sendo usada para aumentar a dificuldade do "carrinho de mão".

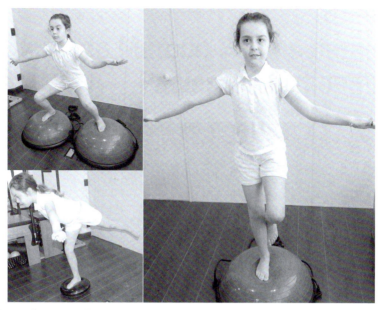

Figura 16.49. Exercícios de equilíbrio em superfície instável.

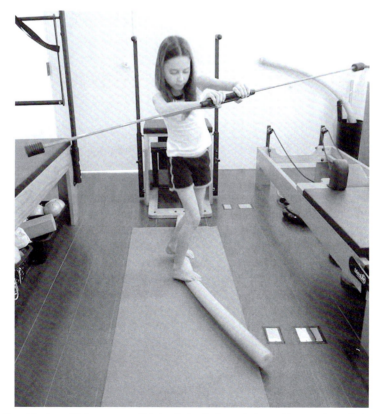

Figura 16.50. Exercício de equilíbrio com superfície instável e dupla tarefa (acessório nos pés e mãos).

694 | MÉTODO PILATES: DAS BASES FISIOLÓGICAS AO TRATAMENTO DAS DISFUNÇÕES

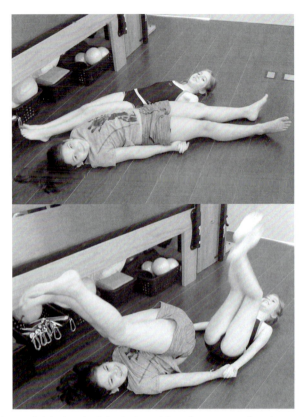

Figura 16.51. Exercício para fortalecimento abdominal com interação e cooperação entre as crianças

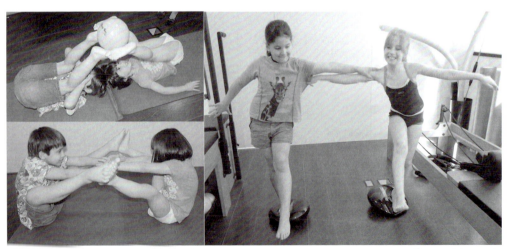

Figura 16.52. Exercícios lúdicos que estimulam a interatividade e a cooperação entre as crianças. É necessária atenção ao seu corpo e ao do próximo para realizar a atividade proposta.

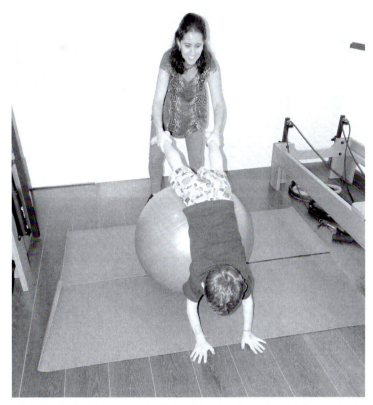

Figura 16.53. Exercício simulando brincadeira infantil: "carrinho de mão" sobre a bola – estimula concentração, equilíbrio e interação.

Na Figura 16.54, uma brincadeira que pode ser adaptada para treino de equilíbrio e atenção é o "siga o mestre", na qual a criança deve seguir os comandos do fisioterapeuta ou de outra criança.

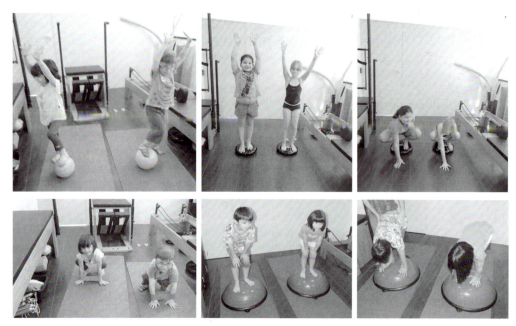

Figura 16.54. Exercício simulando brincadeira infantil "siga o mestre" – estimula a atenção e a concentração aos comandos e uso de acessórios concomitantemente. Acima, à esquerda, com *softball*; e no centro e à direita, com disco proprioceptivo. Abaixo, à esquerda, com banda elástica circular; e no centro e à direita, com o Bosu.

16 – O MÉTODO PILATES PARA PEDIATRIA | 697

Jogar bola, porém inserindo uma dificuldade como se equilibrar sobre uma superfície instável ou simplesmente numa posição ou forma diferente da usual, também pode ser interessante para essas crianças, como as sequências demonstradas nas Figuras 16.55 e 16.56.

Por fim, podemos realizar um exercício de equilíbrio ajoelhado sobre a bola com a ajuda do fisioterapeuta (Figura 16.57) como desafio, o que pode ser extremamente motivador.

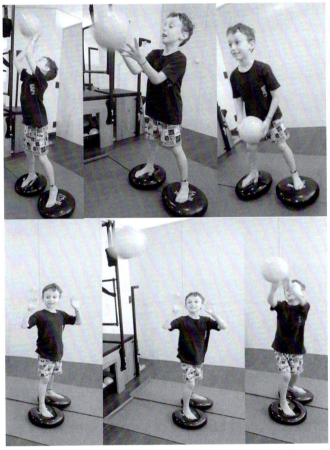

Figura 16.55. Jogar bola em superfície instável, em diferentes posições: estimula o equilíbrio e a atenção.

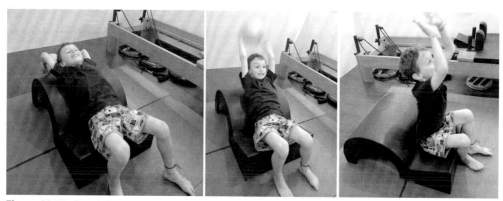

Figura 16.56. Jogar bola sentado e deitado sobre o *Spine Corrector*: estimula a atenção e a concentração.

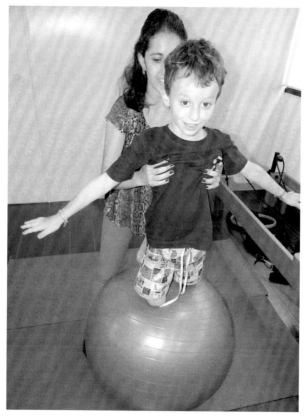

Figura 16.57. Exercício de equilíbrio ajoelhado em bola suíça, com a ajuda do fisioterapeuta: estimula a concentração, o controle da ansiedade, além de desafiar e motivar a criança.

CONCLUSÃO

O método Pilates constrói o corpo físico, mental e emocional, por meio da reestruturação postural, com ganhos objetivos e progressivos. Por se utilizar de exercícios lúdicos e que simulam as funções que o corpo exerce no dia a dia, esse método é uma ótima alternativa para crianças e adolescentes.

Alcançam-se com o Pilates diversos benefícios para esse público:

- Consciência corporal: aumento da percepção do próprio corpo, melhora da noção espacial, conhecimento de seus limites e do limite dos outros à sua volta. Ideal também para crianças/adolescentes em fase de crescimento, para melhor reconhecimento das mudanças na estrutura corporal.
- Postura: o Pilates trabalha a postura de diversas formas, trazendo um melhor posicionamento da criança diante do computador ou *videogame* ou que fica horas sentada na escola, durante o andar e para carregar pesos, como a mochila. Diminui também o risco de alterações posturais que poderiam se estender para o futuro: muitos casos de escoliose idiopática e hiperlordose começam na adolescência e podem ser evitados com o Pilates. Prevenção é o melhor remédio!
- Respiração: o Pilates trabalha a respiração de forma profunda e sincronizada, melhorando a qualidade dela no dia a dia, durante os esforços e até no sono, aumentando a capacidade pulmonar e a troca gasosa promovida. Assim, tem efeito positivo de melhora das afecções do trato respiratório como bronquite e asma.
- Concentração: a concentração necessária para a execução dos exercícios pode melhorar o desempenho escolar da criança. Em casos de crianças ou adolescentes com TDAH, o Pilates pode auxiliar no treino da atenção e concentração, diminuir os níveis de hiperatividade, além de auxiliar na elaboração de metas e planos a curto, médio e longo prazo.
- Coordenação: os exercícios podem ser trabalhados de forma a aumentar a coordenação motora da criança, contribuindo com seu desenvolvimento motor.
- Equilíbrio: o Pilates desenvolve essa habilidade motora, melhorando o equilíbrio e as respostas musculares perante os desequilíbrios gerados no dia a dia.
- Condicionamento físico: ao iniciar cedo uma atividade de que gosta, de forma lúdica e recreativa, a criança desenvolve desde pequena o gosto pelo exercício físico e esporte e tem uma motivação a mais para aderir aos hábitos alimentares saudáveis, diminuindo o risco de obesidade e sedentarismo.
- Sociabilização: o Pilates para crianças pode ser realizado de forma individual, porém as duplas ou grupos são mais indicados, pois promovem maior interação social, além de trabalhar questões como senso de equipe, solidariedade e respeito pelos limites e conquistas do outro.
- Controle de estresse e ansiedade: ao trazer a criança de volta a um ambiente lúdico, com brincadeiras e estímulo à criatividade, são descarregadas tensões físicas e também psicológicas, já que na atual sociedade é comum o excesso de atividade, informação, matérias escolares e responsabilidades desde cedo. Dessa forma, ajuda a prevenir doenças que anteriormente eram vistas quase exclusivamente em adultos, como estresse, depressão e ansiedade.

É importante ressaltar que competitividade e treinos em excesso não devem fazer parte do mundo infantil.

BIBLIOGRAFIA RECOMENDADA

American Psychiatric Association. Diagnostic and Statistical Manual of Mental Disorders (5th edition). Washington DC; 2013.

Araújo MEA, Silva EB, Vieira PC, Cader SA, Mello DB, Dantas EHM. Redução da dor crônica associada à escoliose não estrutural, em universitárias submetidas ao método Pilates. Motriz. 2010;16(4):958-66.

Blum CL. Chiropractic and pilates therapy for the treatment of adult scoliosis. J Manipulative Physiol Ther. 2002;25(4):E3.

Daou M, Pergher G. Contribuições da atividade física para o tratamento psicológico do TDAH em crianças. Rev Psicol IMED. 2015;7(1):42-51.

Destch C, Luz AMH, Candidotti CT, Oliveira DS, Lazaron F, Guimarães LK, et al. Prevalência de alterações posturais em escolares do ensino médio em uma cidade no Sul do Brasil. Rev Panam Salud Publica. 2007;21(4):231-8.

Dolmerl MB, Tomasl E. Validade da fotogrametria computadorizada na detecção de escoliose idiopática adolescente. Rev Bras Fisioter. 2008;12(4):290-7.

Grumach AS, Sampaio PL. Doenças alérgicas respiratórias. In: Marcondes E. Pediatria básica. 8ª ed. São Paulo: Sarvier; 1994.

Janssen I, Leblanc AG. Systematic review of the health benefits of physical activity and fitness in school-aged children and youth. Int J Behav Nutr Phys Act. 2010;7:40.

Kisner C, Colby LA. Exercícios terapêuticos: fundamentos e técnicas. 3ª ed. São Paulo: Manole; 1998.

Magill RA. Aprendizagem motora: conceitos e aplicações. 5ª ed. São Paulo: Edgard Blucher; 2000.

Muito além do peso. Direção: Estela Renner. 2012. Disponível em: <www.muitoalemdopeso.com.br>.

O'Sullivan PB, Phyty GD, Twomey LT, Allison GT. Evaluation of specific stabilizing exercise in the treatment of chronic low back pain with radiologic diagnosis of spondylolysis or spondylolisthesis. Spine (Phila Pa 1976). 1997;22(24):2959-67.

O'Sullivan PB. Lumbar segmental 'instability': clinical presentation and specific stabilizing exercise management. Man Ther. 2000;5(1):2-12.

Pontes S. Efeitos do Método Pilates no alongamento da cadeia posterior. RevNovaFísio. 2008;60:23-4.

Rego ARON, Scartoni FR. Alterações posturais de alunos de 5ª a 6ª séries do ensino fundamental. Fit Perf J. 2008;7(1):10-5.

Ribeiro TVM. Bronquite. In: Marcondes E. Pediatria básica. 8ª ed. São Paulo: Sarvier; 1994.

Ricieri D, Rosário Filho N, Costa JR. Impacto da asma sobre a postura corporal de crianças entre 8 e 14 anos analisada pela biofotogrametria, Acta Fisiátrica. 2008;15(4):214-9.

Richardson CA, Jull GA. Muscle control – pain control. What exercises would you prescribe? Man Ther. 1995;1(1):2-10.

Segura DCA, Nascimento FC, Chiossi CA, Silva MAA, Guilherme JH, Santos JV. Estudo comparativo do tratamento da escoliose idiopática adolescente através dos métodos de RPG. Rev Saúde Pesq. 2011;4(2):200-6.

Sigaud CHS, Veríssimo MLR. Enfermagem Pediátrica: o cuidado de enfermagem à criança e ao adolescente. São Paulo: Pedagógica e Universitária; 1996.

Souchard P. Fundamentos da Reeducação Postural Global – princípios e originalidade. São Paulo, SP: Editora Realizações; 2003.

Westcott W, Faigenbaum A. Strength training for kids. IDEA – Health & Fitness Association. Disponível em: <http://www.ideafit.com/fitness-library/strength-training-for-kids>. Acesso em: 1º abr. 2015.

O Método Pilates para Gestantes 17

Andrea Scarlato
Marcia Maria Gimenez

A gestação desencadeia intensas modificações fisiológicas e anatômicas. Dois fatores são fundamentais para a evolução da gestação: o crescimento uterino e as alterações hormonais. Eles provocam as adaptações físicas e bioquímicas próprias da gestação, incluindo também a sobrecarga ponderal.

A postura da gestante se altera a partir do crescimento uterino e fetal, consequentemente ocorre uma anteriorização do centro de gravidade e o corpo se desloca para trás. Como ajuste compensatório, amplia-se o polígono de sustentação e acentuam-se as adaptações posturais. O crescimento das mamas, os vícios posturais e o aumento de peso podem agravar as modificações fisiológicas do período gestacional e desencadear processos álgicos e patológicos posturais, tanto estáticos quanto dinâmicos.

O hormônio relaxina, em conjunto com o estrógeno, tem um papel no metabolismo do tecido conjuntivo durante a gestação. Eles induzem o remodelamento do colágeno, que irá contribuir para o aumento da distensibilidade dos tecidos no canal de parto. Como consequência, haverá maior flexibilidade de todas as articulações, podendo esse efeito permanecer por até seis meses de puerpério. As gestantes que apresentam maior grau de frouxidão articular desenvolvem maior diâmetro abdominal, com probabilidade justificada pelo aumento da elasticidade na parede abdominal.

Sapsford e Hodges (2001) relatam que, quando a parede abdominal se encontra relaxada, há diminuição na atividade eletromiográfica da musculatura do assoalho pélvico, com consequente diminuição da função de sustentação do assoalho pélvico e comprometimento do mecanismo de continência urinária.

O conhecimento dos mecanismos de adaptações fisiológicas da gestação é uma estratégia importante para o cuidado obstétrico, pois as alterações fisiológicas envolvem todos os sistemas temporariamente. Sendo assim, o sucesso do pré-natal está diretamente relacionado a um atendimento humanizado, assistencial e preventivo, associado ao acompanhamento de uma equipe multidisciplinar.

Conforme explicado acima, a gestação normal está associada a ajustes fisiológicos e anatômicos que acarretam acentuadas mudanças no organismo materno. O útero, por exemplo, sofre modificações de hipertrofia e dilatação, requerendo aumento da vascularização, pela necessidade de maior perfusão sanguínea. Essa é uma informação importante para correlacionar com a prática de exercício físico, que deve ser planejado com a ciência de que a gestante está com o fluxo uteroplacentário aumentado.

A gravidez está associada com aumento do estado simpático, que pode ser exacerbado por algumas condições de complicações gestacionais. Exercícios durante a gestação podem melhorar significativamente o controle autonômico cardíaco. Segundo May *et al.* (2015), mais estudos precisam ser feitos para determinar se essa adaptação ao exercício pode reduzir o risco de resultados adversos associados com condições de gestação com mau controle autonômico, como diabetes, hipertensão, pré-eclâmpsia e ganho de peso excessivo.

Os efeitos da gravidez no sistema cardiorrespiratório materno incluem aumentos no consumo de oxigênio, débito cardíaco, frequência cardíaca, volume sistólico e volume plasmático. O aumento na reserva de oxigênio, visto no início da gravidez, é reduzido mais tarde, sugerindo que o exercício maternal pode apresentar maior estresse fisiológico no terceiro trimestre. Para manter uma frequência cardíaca ideal, abaixo de 140 batimentos por minuto (bpm), durante a gravidez, a intensidade do exercício deve ser reduzida. A realização de exercícios na posição supina no final da gravidez tem gerado preocupações, porque o débito cardíaco na posição supina é menor do que em decúbito lateral, presumivelmente porque o útero grávido obstrui parcialmente a veia cava inferior.

Os profissionais de saúde que tratam de mulheres grávidas devem discutir potenciais benefícios à saúde e riscos resultantes de exercícios. Com a devida atenção para a estratificação de risco, o exercício é seguro para a mãe e o feto. Benefícios do exercício físico durante a gravidez incluem a redução nas taxas de cesariana, adequado ganho de peso fetal e gerenciamento de diabetes gestacional. Exercícios de intensidade moderada e até de alta intensidade (recomendados quando a gestante já praticava atividade física antes de engravidar) em gestações normais são seguros para o feto em desenvolvimento e claramente apresentam vários benefícios importantes.

Recomenda-se que as mulheres com *diabetes mellitus* gestacional façam tanto exercícios aeróbicos quanto de resistência, com intensidade moderada, no mínimo três vezes por semana, durante 30 a 60 minutos a cada vez.

O exercício físico melhora a circulação sanguínea, amplia o equilíbrio muscular, diminui câimbras nas pernas, fortalece a musculatura abdominal e facilita na recuperação pós-parto, além de prevenir algias nas regiões da coluna vertebral.

No entanto, o exercício extenuante na gestação pode oferecer para a mãe riscos de hipertermia, hipoglicemia e lesões musculoesqueléticas. Além disso, a ação hormonal do sistema nervoso simpático, durante o exercício extenuante, provavelmente desvia sangue do útero e dos órgãos viscerais para ser distribuído preferencialmente aos músculos ativos, o que representa um perigo para o fluxo sanguíneo placentário.

Diante das possíveis complicações, é importante que se tenha alguns cuidados com a prática do exercício e a sua prescrição, para que a gestante adquira os benefícios proporcionados por tal prática de maneira segura. Dessa forma, os exercícios a serem selecionados devem favorecer o retorno venoso, de forma a não exceder os 140 bpm, respeitando o nível de aptidão física inicial e anterior à gestação.

O Pilates é uma técnica que visa à integração entre a mente, o corpo e o espírito, e os princípios nos quais ele se baseia podem transformar o período gestacional em uma experiência incrível e benéfica para mãe e bebê. Podemos fazer algumas relações entre os princípios e os benefícios durante a gestação:

- Respiração: Todos os exercícios devem ser realizados no ritmo da respiração, e a expiração geralmente é utilizada no maior esforço do exercício, permitindo, dessa forma, uma oxigenação adequada a todo o corpo materno e também ao feto;
- Centro de força (*power house*): É de onde se originam os movimentos e, de forma geral, é composto pelos músculos do abdome, lombar, quadril, glúteos e assoalho pélvico. O centro de força deve ser ativado antes da realização de todos os exercícios. O centro de força também representa um importante pilar de sustentação para a gestação. E se considerarmos a necessidade de força dos músculos abdominais para o parto, encontraremos forte sustentação para a realização da técnica;
- Concentração: A concentração é a ligação entre a mente e o corpo, sendo ela que comanda a ação muscular. É necessário se concentrar e prestar atenção no exercício, para que sua

execução seja plena e eficaz. Isso pode fazer com que a mulher desenvolva maior consciência corporal em relação às alterações gestacionais;

- Precisão: Para Pilates, os movimentos devem ser realizados de forma precisa, evitando-se gastos desnecessários de energia. Na gestação, o corpo aumenta, sobremaneira, seu gasto energético, por isso a escolha de uma técnica que priorize a qualidade e a precisão, em vez da quantidade de exercícios executados, está bem indicada para esse período;
- Controle: Esse princípio é a essência do método, pois, quando o movimento é iniciado no centro de força e feito com o máximo controle, o movimento evita lesões desnecessárias e consequentes do período gestacional, gerando apenas resultados positivos;
- Fluidez: A realização dos movimentos deve ser feita com ritmo e de forma contínua, evitando, assim, tensões, principalmente nas regiões da coluna cervical e da coluna lombar, regiões bastante solicitadas como resposta às alterações fisiológicas da gestação.

O método está em grande ascensão e aceitação, com exercícios que podem ser realizados tanto em aparelhos como em solo, sendo possível a combinação de diferentes movimentos, assim como a adequação dos exercícios às necessidades de cada fase gestacional.

O principal objetivo da utilização do método durante a gestação é alcançar um melhor funcionamento do corpo, baseando-se no fortalecimento do "centro de força", expressão que denomina, de forma geral, as quatro camadas de abdominais, assoalho pélvico, eretores profundos da coluna, flexores e extensores de quadril, músculos de extrema importância para a manutenção da estabilidade do tronco e da pelve, locais foco de muitas alterações e desconfortos causados durante o período gestacional, necessitando, por isso, de atenção preferencial.

Segundo Endacott (2007), a prática do método Pilates durante a gestação aumenta a força dos músculos abdominais e proporciona maior apoio das vísceras, permitindo melhor estabilidade e mobilidade da coluna vertebral, o que gera aumento do espaço para o bebê e diminuição da sobrecarga lombar.

A prática do método causa também um efeito relaxante para a grávida, já que ela aprenderá a respirar e relaxar corretamente, aumentando sua consciência corporal para as mudanças de todo esse período, assim como para o parto e o período puerperal.

O conhecimento e a atenção ao assoalho pélvico são de extrema importância tanto para realização de todos os exercícios do Pilates, já que fazem parte do centro de força, como durante o período gestacional, o parto e o puerpério. O assoalho pélvico forma a porção inferior da cavidade abdominopélvica, e sua força refere-se ao grau de contração máxima com recrutamento do maior número de fibras possíveis. Eventos como a gestação, parto, aumento de peso e envelhecimento acabam por afetar a força dos músculos do assoalho pélvico (MAP) e outras estruturas que dão suporte aos órgãos pélvicos.

O assoalho pélvico é a única musculatura transversal do corpo que suporta carga, sendo responsável por diversas funções: dar suporte aos órgãos abdominais e pélvicos, manter a continência urinária e fecal e auxiliar no aumento da pressão intrabdominal, na respiração e na estabilização do tronco. Além disso, esses músculos permitem o intercurso sexual e o parto; suas contrações involuntárias são as características principais do orgasmo; e, quando fracos, podem interferir negativamente na função sexual feminina.

A gestação é um período de mudanças físicas, mas também psicológicas e emocionais, que, em conjunto com as influências sociais, culturais e religiosas, podem causar impacto na atividade e no comportamento sexual. Normalmente, com o avanço da gestação, as mulheres apresentam diminuição da frequência e do desejo sexual, todavia ainda não está clara na literatura a relação entre a gestação, a força de contração dos MAPs e a função sexual feminina.

PRÁTICA DOS EXERCÍCIOS DE PILATES

Cada mulher é diferente e única, o que significa que devemos adaptar a rotina de exercícios conforme as necessidades físicas e o momento de cada gestante. O início das aulas de Pilates dependerá de qual era a atividade física da gestante anteriormente à gestação. Se ela já era praticante de Pilates, poderá continuar praticando com fisioterapeutas que sejam especializados em Pilates na gestação. Porém, se a mulher deseja iniciar as aulas de Pilates sem ser praticante prévia, ela precisará de liberação médica e deverá iniciar as aulas preferencialmente após a 12ª semana gestacional.

A duração de uma aula é de aproximadamente 60 minutos e são recomendadas pelo menos duas aulas por semana, para que possam ser sentidos os benefícios no dia a dia.

Para a prática segura, os exercícios devem ser feitos com os pés descalços ou com meias que tenham solas antiderrapantes, já que o crescimento abdominal anterioriza o centro de gravidade e o aumento do hormônio relaxina deixa as articulações mais instáveis, aumentando o risco de quedas. Sugerimos o uso de roupas leves, confortáveis e que não impeçam ou restrinjam os movimentos.

O fim da tarde ou o começo da noite são sugeridos como a melhor hora para se exercitar, já que o corpo estará previamente aquecido pelas atividades do dia. O número de repetições para cada exercício pode variar entre 3 e 10 vezes, lembrando que a qualidade da execução é sempre mais importante do que a quantidade de repetições. A utilização de um frequencímetro é imprescindível para o controle e a segurança das gestantes, respeitando como parâmetro uma frequência cardíaca máxima de 140 bpm.

A seguir, dividiremos os exercícios em três fases distintas, sendo a primeira para a fase inicial da gestação, da 1ª a 12ª semana gestacional (apenas para as mulheres que já praticavam o Pilates anteriormente). Para a fase intermediária, da 13ª a aproximadamente a 25ª semana. Para a fase final, da 26ª a 38ª semana.

Independentemente da fase de início dos exercícios, é imprescindível que se realize o aquecimento no início da atividade, despertando o corpo para a respiração, concentração, conscientização corporal e adequação postural. Vale lembrar que existe um número bem grande de exercícios e que os exercícios sugeridos aqui são apenas uma amostra entre tantas possibilidades e combinações de movimentos.

Para que os exercícios sejam eficientes, deve haver coerência na programação de uma aula para esse grupo específico. Existem elementos essenciais, abaixo descritos, que devem ser levados em consideração:

- Especificidade muscular: fortalecer grupos musculares específicos que serão mais solicitados durante a gestação e o parto, e também durante os cuidados com os bebês, por exemplo, os músculos dos membros superiores, que irão suportar o peso do bebê enquanto a nova mamãe tiver que carregá-lo, bem como os abdominais, que serão extremamente solicitados durante o trabalho de parto;
- Estabilidade: Manter uma parte do corpo fixa enquanto outra se move, principalmente a estabilização da coluna durante os movimentos. Durante a gestação, o transverso do abdome e os músculos profundos da coluna têm papel fundamental para a estabilidade da coluna lombar, foco dos principais desconfortos desse período;
- Mobilidade: Enfatizar o movimento em uma ou mais articulações, com máxima eficiência, sem tensões desnecessárias em áreas não solicitadas;
- Sequenciamento: Ordem na qual acontecem os movimentos durante um exercício. A interação de forças ou sinergia que existe entre o assoalho pélvico, a região abdominal e região torácica permite uma conexão corporal, que é um dos componentes essenciais no sequenciamento de movimento.

Todas as aulas de Pilates para gestantes, de forma geral, devem conter em média de 15 a 20 exercícios, divididos em aquecimento, trabalho de músculos específicos e um encerramento que vise ao relaxamento dos músculos solicitados. Escolha exercícios que contemplem a mobilização e estabilidade de coluna, a mobilização e estabilização dos ombros e quadris e o fortalecimento dos músculos do centro e membros superiores e inferiores. Os princípios devem ser incluídos e corrigidos em todos os momentos da aula, de forma contínua, para criar um exercício inteligente, que seja tanto seguro quanto eficiente, além de permitir que as mulheres se tornem conscientes de como seus corpos funcionam.

Algumas adaptações com acessórios, por exemplo, *fitness circle*, faixas elásticas ou *tonning ball*, poderão ser realizadas segundo a necessidade postural de cada mulher, para aliviar quaisquer tensões desnecessárias durante a execução dos exercícios.

O aquecimento sempre deve preceder qualquer sequência de exercícios em qualquer fase gestacional.

Indicações para a interrupção da prática de Pilates durante a gestação
- Dor abdominal intensa;
- Contrações uterinas de longa duração;
- Diminuição da atividade fetal;
- Fortes dores de cabeça ou no peito;
- Sudorese intensa e repentina;
- Tontura;
- Sangramento vaginal.

SUGESTÃO PARA O AQUECIMENTO

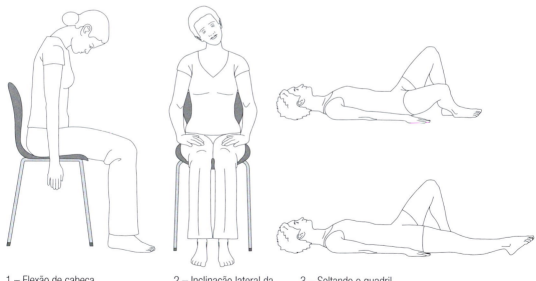

1 – Flexão de cabeça

2 – Inclinação lateral da cabeça

3 – Soltando o quadril

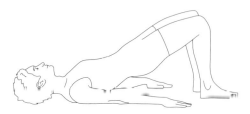

4 – Rolamento do quadril

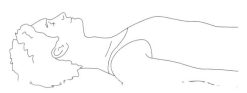

5 – Elevação e depressão das escápulas

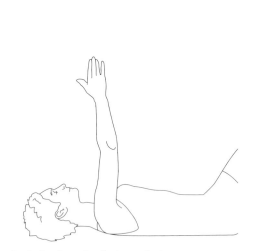

6 – Protração e retração das escápulas

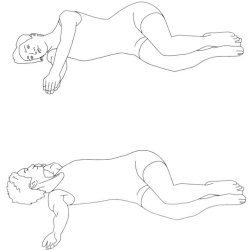

7 – Rotação da coluna

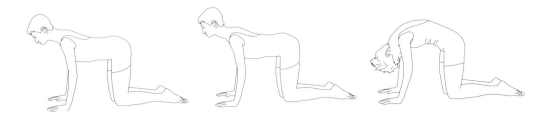

8 – Alongamento do gato

SUGESTÃO DE EXERCÍCIOS PARA A FASE INICIAL

Nessa fase, as alterações musculoesqueléticas ainda não se fazem tão presentes, o que aumenta ainda mais as possibilidades de exercícios, porém devemos considerar que as gestantes podem apresentar episódios de tontura e vertigens. Nesse caso coloque-a deitada em decúbito lateral esquerdo, monitore seus sinais vitais e aguarde até seu pronto restabelecimento para retomar os exercícios.

Os exercícios para a fase inicial da gestação têm como objetivos principais:
- Autoconhecimento da dinâmica corporal;
- Preparar o corpo para as mudanças fisiológicas do período gestacional;
- Fortalecer os músculos do centro e membros superiores e inferiores.

Aproveite para inserir os exercícios que são realizados em decúbito ventral, já que há um discreto crescimento abdominal nesse período.

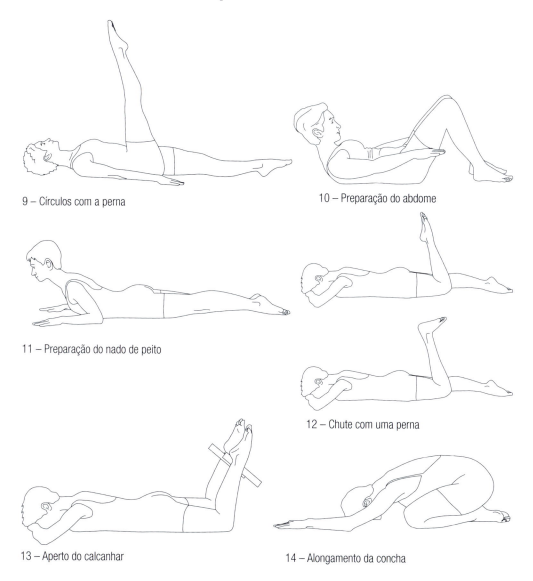

9 – Círculos com a perna

10 – Preparação do abdome

11 – Preparação do nado de peito

12 – Chute com uma perna

13 – Aperto do calcanhar

14 – Alongamento da concha

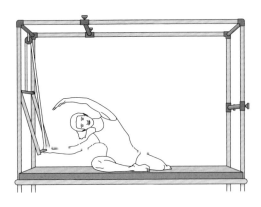

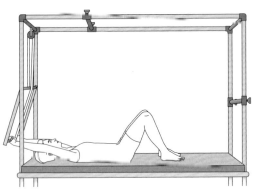

16 – Empurrando de costas com ou sem rolamento para cima

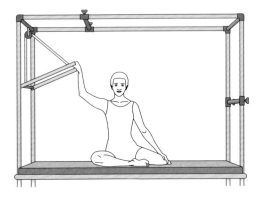

15 – Sereia

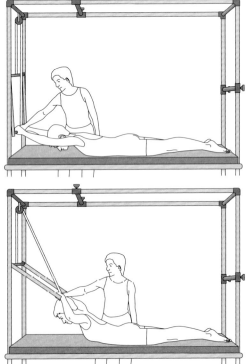

17 – Empurrando de bruços com extensão de coluna

17 – O MÉTODO PILATES PARA GESTANTES | 709

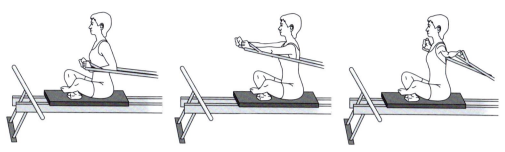

18 – Segunda posição

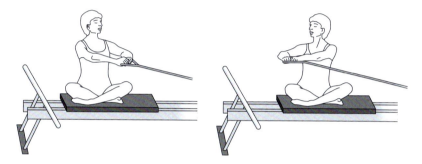

19 – Torção lateral sentada

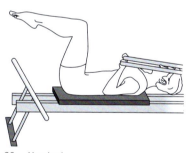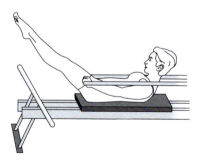

20 – *Hundred*

MÉTODO PILATES: DAS BASES FISIOLÓGICAS AO TRATAMENTO DAS DISFUNÇÕES

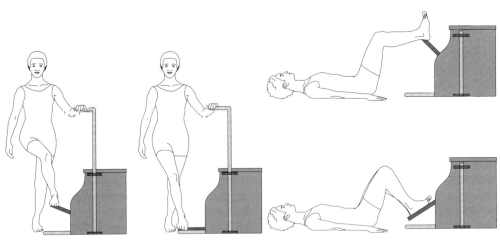

21 – Empurrando cruzado

22 – Empurrando com o quadril baixo

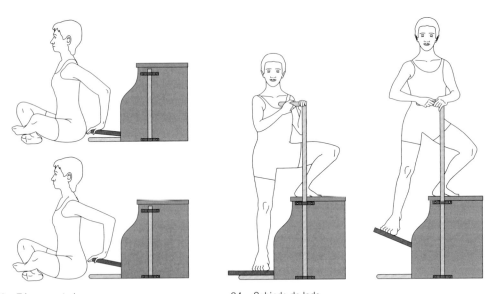

23 – Tríceps sentada

24 – Subindo de lado

SUGESTÃO PARA A FASE INTERMEDIÁRIA DA GESTAÇÃO

Com o crescimento abdominal e a anteriorização do centro de gravidade, a gestante pode ter seu equilíbrio alterado, aumentando o risco de quedas durante as trocas posturais, que devem ser bem orientadas, acompanhadas ou auxiliadas pelo terapeuta, assim como a entrada e a saída dos aparelhos para execução dos exercícios em estúdio.

Para as gestantes que iniciarem seu programa nesse período da gestação, podemos começar com os exercícios descritos para a primeira fase, apenas retirando aqueles que são feitos em decúbito ventral, evitando desconfortos.

Objetivos principais:
- Continuar exercitando os músculos abdominais e os do assoalho pélvico;
- Mobilizar a coluna cervical e lombar;
- Estabilizar e mobilizar as articulações do ombro e do quadril;
- Melhorar a estabilidade da articulação do tornozelo;
- Melhorar o retorno venoso.

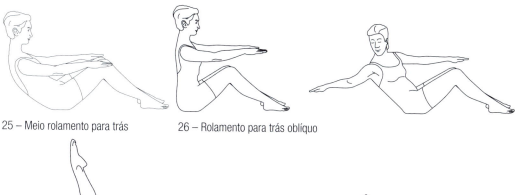

25 – Meio rolamento para trás   26 – Rolamento para trás oblíquo

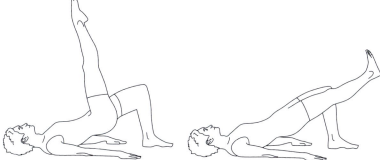

27 – Ponte sobre os ombros

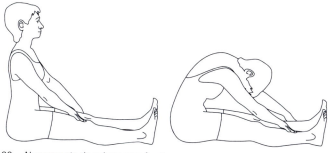

28 – Alongamento da coluna para frente

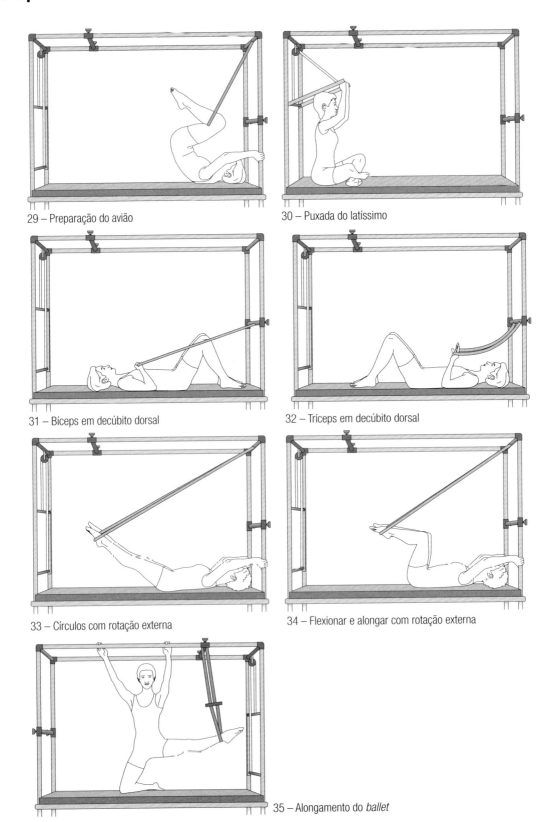

29 – Preparação do avião
30 – Puxada do latíssimo
31 – Bíceps em decúbito dorsal
32 – Tríceps em decúbito dorsal
33 – Círculos com rotação externa
34 – Flexionar e alongar com rotação externa
35 – Alongamento do *ballet*

17 – O MÉTODO PILATES PARA GESTANTES | 713

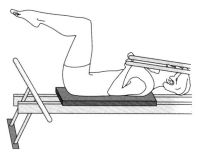
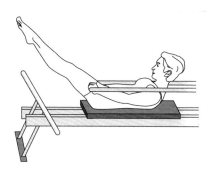

36 – *Hundred*

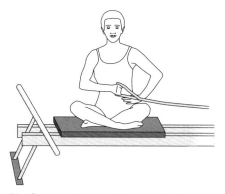
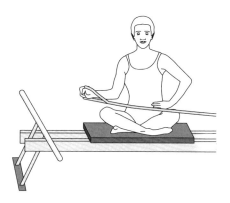

37 – Braço na lateral, sentada com rotação externa

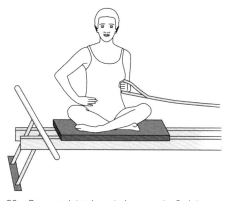
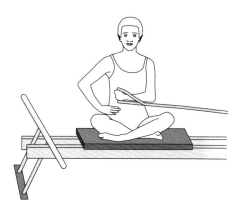

38 – Braço na lateral, sentada com rotação interna

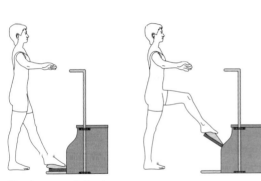

39 – *Leg press* de frente

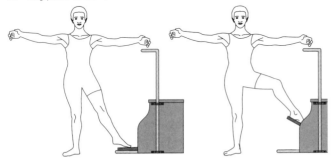

40 – *Leg press* de lado

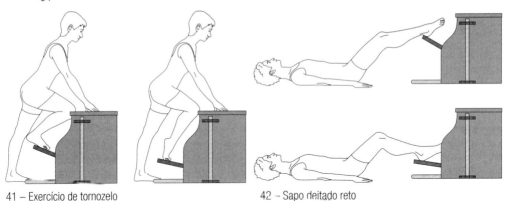

41 – Exercício de tornozelo

42 – Sapo deitado reto

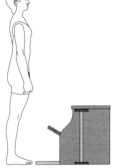
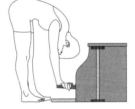

43 – Gato em pé de frente

SUGESTÃO PARA A FASE FINAL DA GESTAÇÃO

Nessa fase as alterações na postura estarão mais acentuadas. A expansão uterina poderá diminuir a excursão diafragmática, o que poderá causar desconforto respiratório, principalmente em decúbito dorsal, por isso é melhor evitar exercícios que mantenham a gestante nessa posição por períodos prolongados.

É comum o aumento do edema de membros inferiores e superiores.

Esse é um período precioso de preparação para o parto. Utilize exercícios que incentivem a flexão, a rotação lateral e a abdução dos membros inferiores, postura importante de conscientização para as solicitações da hora do parto.

Objetivos:
- Preparar o corpo para o parto normal;
- Melhorar o retorno venoso e diminuir o edema, principalmente dos membros inferiores;
- Aumentar a conscientização corporal;
- Trabalhar a respiração como um recurso para relaxamento;
- Diminuir desconfortos específicos.

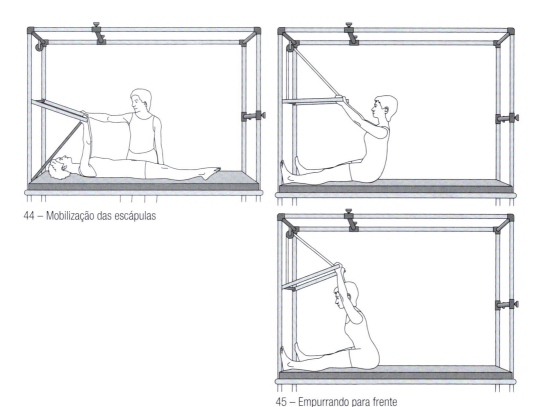

44 – Mobilização das escápulas

45 – Empurrando para frente

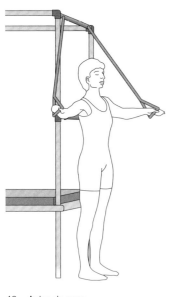
46 – Anjos de neve

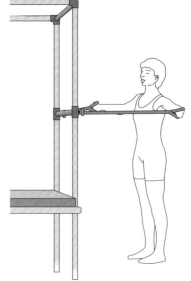
47 – Braços para os lados

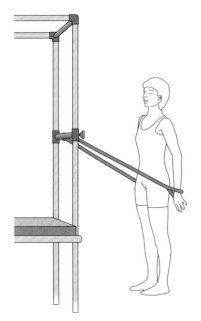
48 – Expansão do tórax com rotação lateral da cabeça

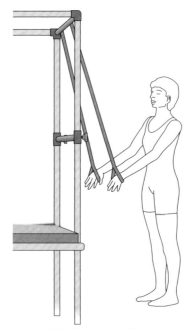
49 – Pressão do latíssimo

17 – O MÉTODO PILATES PARA GESTANTES | 717

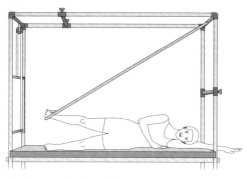
50 – Elevar e abaixar na lateral

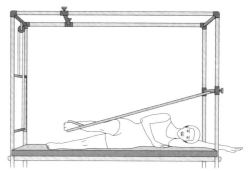
51 – Flexionar e alongar na lateral

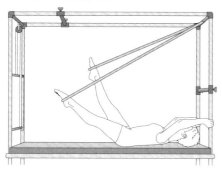
52 – Correndo

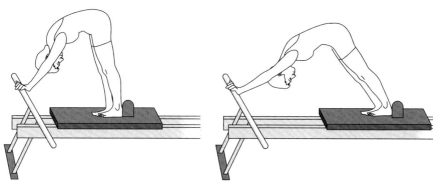
53 – Elefante

718 | MÉTODO PILATES: DAS BASES FISIOLÓGICAS AO TRATAMENTO DAS DISFUNÇÕES

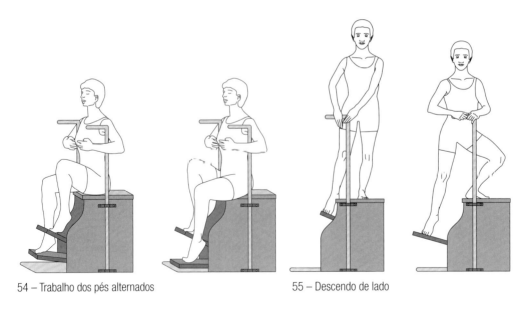

54 – Trabalho dos pés alternados   55 – Descendo de lado

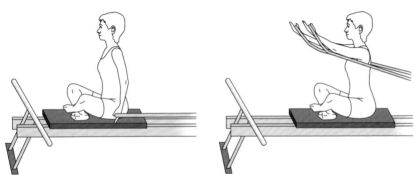

56 – Remada frontal

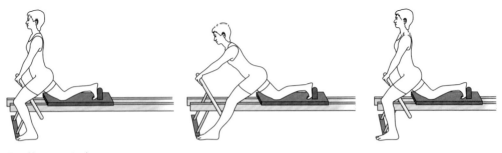

57 – Alongamento de uma coxa

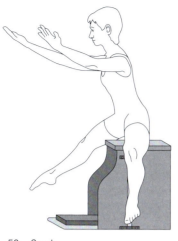 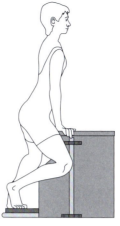 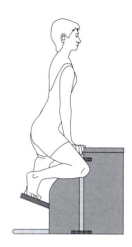

58 – Cavalo   59 – Sapo de frente

PERÍODO PUERPERAL

Segundo o American College of Obstetricians and Gynecologists, o retorno à atividade física no pós-parto está associado a inúmeras vantagens, como a redução da incidência de depressão, diferenças no perfil hormonal, redução da pressão arterial, entre outras. Na ausência de complicações, recomenda-se que a prática de exercícios no pós-parto seja iniciada em 30 dias após o parto normal e 45 dias após o parto cirúrgico, aplicando-se os mesmos princípios utilizados para a prescrição de exercícios na população em geral. O retorno às condições pré-gestacionais, especialmente em atletas, dependerá do grau de aptidão física que a mulher mantiver durante a gestação.

No puerpério ocorrem fenômenos involutivos no útero, vagina e vulva, trompas, ovários, parede abdominal e períneo. Entre as alterações anatômicas e macroscópicas, observa-se que o útero passa da posição logo abaixo do apêndice xifoide para a cicatriz umbilical imediatamente após o parto. Ocorre uma redução de 72% do volume uterino nas duas primeiras semanas, e o útero atinge as suas dimensões normais em 35 a 42 dias pós-parto. Esse fenômeno sofre influência de determinadas condições, podendo ocorrer de forma mais lenta (hipoinvolução) ou mais rápida (hiperinvolução). Grandes distensões abdominais durante a gestação, a cesárea, a não lactação ou a presença de infecções retardam essa involução. Por outro lado, com a amamentação e em situações em que o exercício físico se instala precocemente, esse fenômeno ocorre de forma mais rápida.

No que diz respeito à parede abdominal, o tônus é restabelecido de forma progressiva na musculatura anterior e lateral, assim como na pele. Esse retorno depende do quanto o útero foi distendido durante a gestação. Nos casos em que isso ultrapassa os limites de distensibilidade muscular e da pele, ocorre flacidez e pregueamento do abdome, podendo, ainda, haver diástase do músculo reto abdominal (DMRA) e da região periumbilical. O metabolismo e os sistemas cardiovascular, digestivo, hematopoiético, urinário, respiratório, neuropsíquico, osteoarticular, endócrino e tegumentar também sofrem modificações após o parto. O metabolismo basal retorna ao normal de forma lenta.

Segundo KO *et al.* (2013), em seu estudo controlado com 28 mulheres no período pós-parto, atividades como Pilates e ioga beneficiaram a saúde física e mental das mulheres nesse período, melhorando sua qualidade de vida e reduzindo o peso corporal e o percentual de gordura.

MÉTODO PILATES: DAS BASES FISIOLÓGICAS AO TRATAMENTO DAS DISFUNÇÕES

Em outro estudo controlado para investigar os efeitos de um programa de treinamento em Pilates na qualidade do sono pós-parto, observou-se melhora significativa na qualidade subjetiva do sono, latência do sono, disfunção diurna e no escore global do Índice de Qualidade de Sono de Pittsburgh (PSQI).

Dessa forma, pode-se concluir que existem muitos benefícios do Pilates para o período puerperal, porém suas maiores contribuições serão em relação à reabilitação dos abdominais, na DMRA, e também dos músculos do assoalho pélvico, aumentando a conscientização corporal, melhorando ou mantendo a continência urinária e reequilibrando a postura.

BIBLIOGRAFIA RECOMENDADA

ACOG Committee Opinion. Exercise during pregnancy and the postpartum period. Am Coll Obstet Gynecol. 2002;99:171-3.

Ashrafinia F, Mirmohammadali M, Rajabi H, Kazemnejad A, Sadeghniiathaghighi K, Amelvalizadeh M, et al. The effects of Pilates exercise on sleep quality in postpartum women. J Bodyw Mov Ther. 2014;18(2):190-9.

Baracho E. Fisioterapia aplicada à obstetrícia, uroginecologia e aspectos de mastologia. 4ª ed. Rio de Janeiro: Guanabara Koogan; 2007.

Bell R, O'Neill M. Exercise and pregnancy: a review. Birth. 1994;21(2):85-95.

Bø K, Sherburn M. Evaluation of female pelvic-floor muscle function and strength. Phys Ther. 2005;85(3):269-82.

Brisotti B. Receita para recuperação pós-parto. Guia de Pilates. 2012;3(3).

Carpenter RE, Emery SJ, Uzun O, D'Silva LA, Lewis MJ. Influence of antenatal physical exercise on haemodynamics in pregnant women: a flexible randomisation approach. BMC Pregnancy Childbirth. 2015;15:186.

Endacott J. Pilates para grávidas. 1ª ed. São Paulo: Manole; 2007.

Evenson KR, Mottola MF, Rousham EK, Brown WJ. Summary of International Guidelines for Physical Activity after Pregnancy. Obstet Gynecol Surv. 2014;69(7):407-14.

Fransceschet J, Sacomori C, Cardoso FL. Força dos músculos do assoalho pélvico em gestantes. Rev Bras Fisioter. 2009;13(5):383-9.

Ko YL, Yang CL, Fang CL, Lee MY, Lin PC. Community based post-partum exercise program. J Clin Nurse. 2013;22:15-6.

Leite APL, Moura EA, Campos AAS, Mattar R, Souza E, Camano L. Validação do índice de função sexual feminina em grávidas brasileiras. Rev Bras Ginecol Obstet. 2007;29(8):396-401.

Mattos ML. Princípios do Pilates. Guia de Pilates. 2011;1(1).

May LE, Knowlton J, Hanson J, Suminski R, Paynter C, Fang X, et al. Effects of exercise during pregnancy on maternal heart rate and heart rate variability. PM R. 2016;8(7):611-7.

McArdle WD, Katch FI, Katch VL. Fisiologia do exercício: energia e desempenho humano. 5ª ed. Rio de Janeiro: Guanabara Koogan; 2003.

Mota AM. Em busca de bem-estar e equilíbrio. Guia de Pilates. 2011;1(1).

Ostgaard HC, Andersson GB, Schultz AB, Miller JA. Influence of some biomechanical factors on low-back pain in pregnancy. Spine (Phila Pa 1976). 1993;18(1):61-5.

Padayachee C, Coombes JS. Exercise guidelines for gestational diabetes mellitus. World J Diabetes. 2015;6(8):1033-44.

Palma P, editor. Urofisioterapia: aplicações clínicas das técnicas fisioterapêuticas nas disfunções miccionais e do assoalho pélvico. 2ª ed. São Paulo: Personal Link Comunicações; 2014.

Phillips C, Monga A. A childbirth and pelvic floor – "The gynaecological consequences". Rev Gynaecol Perinat Pract. 2005; 5(1):15-21.

Santos MCC, Ferreira AMV, Navarro F. Avaliação do IMC e do percentual de gorduras em mulheres na fase puerperal e suas correlações com o ganho de peso e a prática de exercício físico. Rev Bras Prescrição Fisiologia Exerc. 2007;1(2):35-45.

Sapsford RR, Hodges PW. Contraction of the pelvic floor muscles during abdominal maneuvers. Arch Phys Med Rehabil. 2001;82(8):1081-8.

Souza A, Malaquias BF, Ferreira LOC. Alterações hematológicas e gravidez. Rev Bras Hemato Hemoter. 2002;24(1):29-36.

Pilates nas Disfunções do Assoalho Pélvico

18

Adriana L. Moreno Camargo

Há menos de duas décadas, os fisioterapeutas que atuavam nas disfunções musculoesqueléticas não consideravam os músculos do assoalho pélvico (MAPs) como parte integrante do complexo lombopélvico, o que levava à negligência desse grupo muscular quando se tratava de pacientes com lombalgia ou disfunção da articulação sacroilíaca. E não foi só isso! O tratamento para as incontinências era realizado desencorajando totalmente o uso dos músculos abdominais. Mas essas crenças estão mudando.

Compreender as correlações anatômicas, a função na estatita e na dinâmica dos MAPs, bem como as causas das disfunções pélvicas é fundamental para melhorar o tratamento e a prevenção de tais condições clínicas.

A cavidade abdominopélvica é delimitada anteriormente pelos músculos abdominais, posteriormente pelas vértebras lombares (músculos multífidos), em sua porção superior pelo diafragma e inferiormente pelos MAPs (diafragma pélvico). Sendo assim, qualquer variação de pressão nessa cavidade é sentida por suas "paredes", daí a necessidade do equilíbrio de força-tensão-flexibilidade entre esses músculos (Figura 18.1). Estamos falando aqui do *power house*. E muitas vezes nos esquecemos da real importância dos MAPs para a obtenção desse equilíbrio.

O assoalho (ou diafragma) pélvico é constituído pelos músculos estriados, levantador do ânus e coccígeo, assim como pelas fáscias que os revestem posteriormente. O músculo levantador do ânus, componente mais importante do pavimento pélvico, apresenta simetria bilateral e divide-se em três estruturas – puborretal, pubococcígeo e iliococcígeo –, formando um eficiente anel muscular que suporta os órgãos pélvicos em posição normal e assume uma importante função na continência fecal e urinária ao direcionar o complexo anorretal e a uretra para o púbis, por contração muscular, permitindo a oclusão dessas estruturas. Inferiormente, encontramos o diafragma urogenital, formado pelo músculo transverso superficial do períneo, por suas fáscias superior e inferior, e pelos músculos bulboesponjoso, isquiocavernoso e esfíncter externo do ânus.

O assoalho pélvico cresce e se desenvolve durante a infância, quando atinge sua capacidade funcional máxima e os sintomas são raros. Em certas mulheres, com o declínio normal na reserva funcional com o aumento da idade, os sintomas começam a ocorrer.

O assoalho pélvico serve para múltiplas funções como prazer e sexualidade, micção e continência urinária, defecação e continência fecal e parto, e para manter os órgãos pélvicos em posição (sendo os dois últimos específicos do assoalho pélvico feminino). Para fazer todas essas coisas, o assoalho pélvico precisa de uma estrutura anatômica intacta, que consiste de músculo, tecido conjuntivo e nervos. Além disso, a sua função está sujeita ao controle pelo sistema nervoso central. A função do assoalho pélvico e a continência, assim, podem ser prejudicadas não apenas por lesão anatômica direta (como no parto vaginal), mas também pelo controle neuronal disfuncional, por exemplo, na doença neurológica, neuropatia diabética e distúrbios cognitivos.

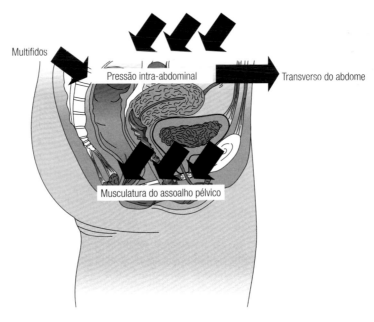

Figura 18.1. Representação esquemática da distribuição de forças nos aumentos de pressão intra-abdominal.

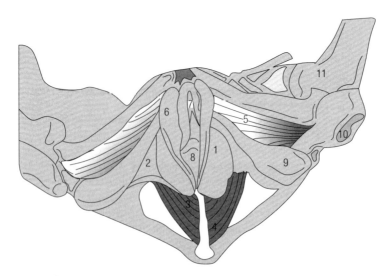

Figura 18.2. Vista anterior da pelve. 1) m. bulboesponjoso; 2) m. isquiocavernoso; 3) m. transverso superficial do períneo; 4) m. levantador do ânus; 5) m. obturador externo; 6) lábio maior; 7) clitóris; 8) óstio da vagina; 9) tuber isquiático; 10) trocânter maior do fêmur; 11) trocânter menor do fêmur. Adaptada de: Moreno (2009).

Compreender a causa das disfunções pélvicas é fundamental para melhorar o tratamento e a prevenção de tais condições clínicas. Embora de etiologia multifatorial e mais preponderantes em mulheres, podem ser citados como fatores que aumentam a probabilidade do surgimento de disfunções pélvicas: parto vaginal instrumentado, lesão nervosa, levantamento de peso (atividades físicas e/ou profissionais que exigem esforços consideráveis e repetitivos), declínio rápido de peso, da estrutura do tecido conjuntivo e do músculo levantador ânus, bem como injúrias causadas por cirurgias prostáticas.

Em mulheres sem disfunções nos MAPs, existe uma cocontração da porção inferior do músculo transverso do abdome durante a contração voluntária do assoalho pélvico, e essa integração muscular se mostra ainda mais eficaz, inclusive com elevação do colo vesical.

Vários estudos têm sido realizados na última década, comprovando a relação direta entre a contração dos músculos abdominais e do assoalho pélvico. Durante a contração dos músculos abdominais, em especial dos transversos, existe uma coativação do músculo coccígeo, considerado o ator principal no fechamento uretral e no suporte vaginal. Sendo assim, torna-se óbvia a coativação dos MAPs durante o treinamento dos músculos abdominais.

A contração dos MAPs durante a contração dos músculos abdominais pode ser ausente ou fraca em mulheres com disfunções pélvicas. Destaca-se aqui a incidência de mulheres (37%) que não conseguem realizar uma contração efetiva desses músculos quando solicitados em uma primeira vez, por simplesmente não terem consciência de sua localização e/ou função. Surge, então, a necessidade, por parte do profissional que administra as aulas (sessões) de Pilates, de ter a certeza de que quem executa o exercício sabe perfeitamente onde estão os MAPs e tem consciência da contração muscular desse grupo em específico. Isso se torna mais significativo em indivíduos sintomáticos, nos quais a força muscular do assoalho pélvico já está diminuída , podendo levar a uma execução inversa, ou seja, a realização de Valsalva, expondo o executor a um risco de piora dos sintomas.

A melhor posição para se iniciar a conscientização e o trabalho de ganho de força dos MAPs é a supina, pois a diminuição da ação da gravidade sobre a cavidade abdominal permite melhor execução do exercício. Estudos sugerem que os exercícios introdutórios do Pilates, incluindo os exercícios de *mat* iniciais e as séries no *Reformer*, diminuem a pressão intra-abdominal, favorecendo, assim, a ativação dos MAPs.

Além disso, o uso de pranchas anatômicas para esclarecer a localização e as funções do músculo do assoalho pélvico, numa abordagem inicial, pode trazer muitos benefícios para uma futura execução da contração dos MAPs, quando solicitados em um exercício com maior grau de dificuldade.

Tornam-se imprescindíveis o estímulo de contração por meio do comando verbal do terapeuta e o planejamento de exercícios progressivamente mais elaborados para que o fortalecimento dos MAPs seja efetivo e mantido ao longo do tempo da prática do método Pilates.

Mais estudos clínicos são necessários para a comprovação da eficácia do método Pilates no tratamento das disfunções do assoalho pélvico. Porém, é incontestável a importância desse método no fortalecimento dos MAPs, bem como no reequilíbrio muscular e postural, essenciais para a prevenção das disfunções pélvicas, ressaltando-se, aqui, a população feminina no pré e pós-parto, no climatério e na melhor idade.

BIBLIOGRAFIA RECOMENDADA

Bø K. Pelvic floor muscle training in treatment of female stress urinary incontinence, pelvic organ prolapse and sexual dysfunction. World J Urol. 2012;30(4):437-43.

Burgio KL, Goode PS, Johnson TM, Hammontree L, Ouslander JG, Markland AD et al. Behavioral versus drug treatment for overactive bladder in men: the Male Overactive Bladder Treatment in Veterans (MOTIVE) Trial. J Am Geriatr Soc. 2011;59(12):2209-16.

Coleman TJ, Nygaard IE, Holder DN, Egger MJ, Hitchcock R. Intra-abdominal pressure during Pilates: unlikely to cause pelvic floor harm. Int Urogynecol J. 2015;26(8):1123-30.

Corton MM. Anatomy of the pelvis: how the pelvis is built for support. Clin Obstet Gynecol. 2005;48(3):611-26.

Cruz CC. Comparação entre terapia comportamental e acupuntura para o tratamento da incontinência urinária por hiperatividade do detrusor [tese]. Universidade Federal de São Paulo; 2015.

Delancey JO, Kane Low L, Miller JM, Patel DA, Tumbarello JA. Graphic integration of causal factors of pelvic floor disorders: an integrated life span model. Am J Obstet Gynecol. 2008;199(6):610.e1-5.

Halski T, Ptaszkowski K, Słupska L, Dymarek L, Paprocka-Borowicz M. Relationship between lower limb position and pelvic floor muscle surface electromyography activity in menopausal women: a prospective observational study. Clin Interv Aging. 2017;12:75-83.

Hodges PW, Sapsford R, Pengel LH. Postural and respiratory functions of the pelvic floor muscles. Neurourol Urodyn. 2007;26(3):362-71.

Jundt K, Peschers U, Kentenich H. The investigation and treatment of female pelvic floor dysfunction. Dtsch Arztebl Int. 2015;112(33-34):564-74.

Junginger B, Baessler K, Sapsford R, Hodges PW. Effect of abdominal and pelvic floor tasks on muscle activity, abdominal pressure and bladder neck. Int Urogynecol J. 2010;21(1):69-77.

Madill SJ, McLean L. A contextual model of pelvic floor muscle defects in female stress urinary incontinence: a rationale for physiotherapy treatment. Ann N Y Acad Sci. 2007;1101:335-60.

Martins M, Berlezi EM, Dreher DZ. Performance of the Oxford scale and of the manometric perineal biofeedback in the evaluation of stress urinary incontinence in climacteric women. Sci Med. 2016;26(1):ID22969.

Moreno AL. Fisioterapia em uroginecologia. 2ª ed. São Paulo: Manole; 2009.

Sapsford R. Rehabilitation of pelvic floor muscles utilizing trunk stabilization. Man Ther. 2004;9(1):3-12.

Sapsford RR, Hodges PW, Richardson CA, Cooper DH, Markwell SJ, Jull GA. Co-activation of the abdominal and pelvic floor muscles during voluntary exercises. Neurourol Urodyn. 2001;20(1):31-42.

Stafford RE, Mazzone S, Ashton-Miller JA, Constantinou C, Hodges PW. Dynamics of male pelvic floor muscle contraction observed with transperineal ultrasound imaging differ between voluntary and evoked coughs. J Appl Physiol (1985). 2014;116(8):953-60.

Thompson JA, O'Sullivan PB, Briffa NK, Neumann P. Differences in muscle activation patterns during pelvic floor muscle contraction and Valsalva maneuver. Neurourol Urodyn. 2006;25(2):148-55.

Torelli L, de Jarmy Di Bella ZI, Rodrigues CA, Stüpp L, Girão MJ, Sartori MG. Effectiveness of adding voluntary pelvic floor muscle contraction to a Pilates exercise program: an assessor-masked randomized controlled trial. Int Urogynecol J. 2016;27(11):1743-1752.

Aplicação do Método Pilates para o Paciente Cardiopata 19

Vanessa Mair

INTRODUÇÃO

A inclusão de pacientes em programas de exercícios, dentro de um programa de prevenção cardiovascular primária ou secundária, está amplamente apoiada em achados científicos conclusivos. A prática regular de atividade física leva à redução significativa da morbimortalidade e à melhora da qualidade de vida, justificando o custo-efetividade da reabilitação cardiovascular.

Para os portadores de cardiopatias, existem duas estratégias básicas, conhecidas internacionalmente, quais sejam, a reabilitação cardiovascular com ênfase no exercício físico (*exercise-only*) e a reabilitação cardiovascular abrangente (*comprehensive care rehabilitation*), na qual o exercício é parte de um programa que tem como objetivos a remoção do tabagismo, a mudança de hábitos alimentares e o controle do estresse. Além dessas abordagens, é importante que seja fornecida informação ao paciente sobre a fisiopatologia de sua(s) doença(s) e a relação dela(s) com a atividade física, atividade sexual e trabalho.

A recomendação da prática de exercícios aeróbicos, associados aos exercícios de fortalecimento muscular, é a principal intervenção no processo de reabilitação cardiopulmonar e metabólica (recomendação de grau A, evidência de nível 1). Quando exercícios aeróbicos e exercícios de fortalecimento muscular estão associados, resultam em aumento da capacidade de exercício, melhora da função endotelial, diminuição do nível de catecolaminas circulantes, melhora da qualidade de vida e diminuição dos fatores de risco.

Devem ser buscadas opções seguras, ampliando as possibilidades aos pacientes, com o objetivo de aproximá-los da vida convencional e das preferências de vida, otimizando a adesão aos programas de exercícios.

Entre os fatores que apoiam a participação do paciente portador de cardiopatias em programas como o método Pilates, estão: a diminuição de massa e a consequente diminuição de força muscular, que podem estar associadas a longos períodos de restrição ao leito, à inatividade física e/ou ao uso de corticoides.

Devido à popularização do método Pilates, muitas vezes pacientes portadores de cardiopatias ou com risco para evoluir com doença cardiovascular chegarão aos estúdios interessados em praticar o método. A identificação e o controle dos fatores de risco cardiovascular, com incentivo à mudança dos hábitos de vida, podem ser cruciais para o sucesso do método.

Os exercícios devem ser realizados regularmente, com intensidade leve a moderada, e feitos no solo ou com equipamentos. Eles apresentam pontos cruciais para o paciente cardiopata, pois o método tem como um dos princípios o controle da respiração e utiliza baixo número de repetições.

Embora ainda existam dúvidas acerca do assunto método Pilates para cardiopatas, quando ele é empregado de maneira adequada, além dos ganhos resultantes dos exercícios, esse grupo de pacientes pode ser beneficiado com a reeducação postural, já que eles podem apresentar desalinhamentos posturais, rigidez de segmentos articulares e patologias ortopédicas como hérnia de disco.

Não podemos privar esse grupo da prática do método Pilates se não houver contraindicação bem estabelecida. Métodos que abordam movimentos para essa população vêm apresentando resultados interessantes. Métodos como tai chi, ioga, Feldenkrais e Pilates abordam movimentos não convencionais, mantendo unidos o corpo e a mente, preservando as conexões e os centros de controle de movimento, e otimizando os ganhos funcionais.

PRESCRIÇÃO SEGURA DE UM PROGRAMA DE PILATES PARA CARDIOPATAS

A prescrição do exercício para esse grupo deve seguir uma criteriosa avaliação e orientação individualizada. Eles devem estar hemodinamicamente compensados e com adequada utilização de terapia medicamentosa. O trabalho com essa população deve, preferencialmente, ser feito por uma equipe multidisciplinar (médicos, fisioterapeutas, nutricionistas etc.). Para o início da prática do método, é necessária prescrição ou liberação médica.

Também é importante:

- Realizar exame clínico, para se saber exatamente que condição o paciente apresenta antes de iniciar a prática do método;
- Realizar eletrocardiograma (ECG) de repouso, teste de esforço e ecocardiograma, de acordo com as recomendações das associações e sociedades de cardiologia, antes de iniciar o programa;
- Determinar em qual a fase de reabilitação o paciente está e o que influenciará com a intensidade dos exercícios;
- Durante as primeiras sessões, verificar a pressão arterial (PA) e realizar monitoração da percepção de esforço pela Escala de Borg.

É importante lembrar que o aumento da PA depende de fatores controláveis como a magnitude do componente isométrico, a carga utilizada, a quantidade de massa muscular envolvida, bem como o número de repetições e/ou a duração do exercício.

Para os pacientes que foram submetidos a cirurgias cardíacas e/ou angioplastia transluminal coronariana ou sofreram infarto agudo do miocárdio (IAM), o treino resistido pode ter início após duas a três semanas do evento.

Recomendações

Sociedades como a American Heart Association, o American College of Sports Medicine e a European Society of Cardiology recomendam a prática do exercício resistido como parte complementar de um programa de prevenção e reabilitação cardiovascular, sendo indicado para qualquer indivíduo em qualquer faixa etária. Para indivíduos cardiopatas, a recomendação é a seguinte:

- Número de repetições: 10 a 15 repetições;
- Número de exercícios: 8 a 10 exercícios (de força; e a aula pode ser complementada com alongamentos e mobilizações);
- Número de séries: uma a três séries de cada exercício;
- Intervalo de descanso entre as séries;
- Evitar isometria prolongada;

- Frequência semanal: duas a três vezes por semana;
- Intensidade do esforço: baixa a moderada intensidade – 40% a 80% de 1 repetição máxima (RM).

Para maior segurança, a intensidade pode ser determinada por meio da realização de um teste ergoespirométrico, no qual é possível avaliar, de modo preciso, a resposta hemodinâmica a uma situação de estresse máximo. Com esse teste, é possível estabelecer os limites de frequência cardíaca (FC) máxima segura. No caso de resposta isquêmica, deve-se limitar a FC até 10 batidas por minuto (bpm) abaixo do limiar de isquemia e, na ausência de resposta isquêmica, o limite deve ser o segundo limiar, ou o ponto de compensação respiratória.

Caso o paciente realize o teste ergométrico, deve ser utilizada a fórmula de Karvonen:

$$FC\ treinamento = [(FC\ máxima - FC\ repouso) \times \%\ de\ intensidade] + FC\ repouso$$

Pode-se trabalhar com segurança, inicialmente, entre 30% e 50% da FC de reserva para a execução dos exercícios. Devem-se levar em consideração queixas de angina, alterações súbitas de FC e de PA, tontura ou outros sinais, como palidez cutânea e sudorese. Um aparelho de monitoramento da FC é muito útil durante a prática do método para um melhor monitoramento da intensidade.

As sessões duram cerca de 50 minutos, duas a três vezes por semana, sempre com controle individual de FC e da carga de trabalho. Os exercícios devem seguir a progressão adequada, de acordo com a clínica e a evolução do paciente. Os pacientes devem ser reavaliados periodicamente, de acordo com o protocolo da instituição, e a observação clínica deve ser diária.

Contraindicações

Contraindicações absolutas: angina instável, hipertensão arterial sistêmica (HAS) – pressão arterial sistólica (PAS) > 160 mmHg e pressão arterial diastólica (PAD) > 100 mmHg –, arritmias não controladas, insuficiência cardíaca (IC) severa, estenose severa e insuficiência valvar e cardiomiopatia hipertrófica obstrutiva.

Aplicação do método Pilates para o paciente cardiopata

Após a alta hospitalar, o início precoce da prática do método Pilates, representa um estímulo ao paciente para aderir ao controle dos fatores de risco e para modificar o seu estilo de vida. Um dos objetivos mais importantes é a reintegração do paciente ao meio social, familiar e de trabalho, reduzindo o tempo de improdutividade e preparando-o para a tolerância de esforço adequado.

O método Pilates tem sido aplicado em pacientes cardiopatas devido aos seus benefícios terapêuticos, com ressalvas à isometria prolongada. No entanto, existem poucas evidências que apoiam a sua utilização como tratamento para a IC.

Na IC, em resposta à disfunção hemodinâmica, ocorre aumento da ativação neuro-humoral via sistema nervoso simpático e sistema renina-angiotensina, os quais implicam a progressão da doença.

Para minimizar essa resposta, são usados betabloqueadores e inibidores da enzima conversora da angiotensina, levando à redução da morbidade e da mortalidade decorrentes da doença.

A FC, a PA sistêmica e a frequência respiratória são influenciadas pelos estímulos simpático e parassimpático. O barorreflexo arterial modula a condução do nervo vago para o nodo sinoatrial. Em pacientes pós-IAM e portadores de IC, tem sido observada diminuição de sensibilidade do barorreflexo arterial, levando a um aumento do risco de morte súbita devido a arritmias ventriculares.

Indivíduos com cardiomiopatia hipertrófica apresentam restrição à prática de exercícios que aumentam a resistência vascular sistêmica e que dificultam a manutenção do débito cardíaco. Deve ser discutido com o médico cardiologista a condição clínica atual e a indicação de exercícios de baixa intensidade.

Em 2012, foi publicado o primeiro trabalho avaliando a aplicação de *mat* Pilates para pacientes com IC classe funcional (CF) I a II (de acordo com a classificação da New York Heart Association – NYHA). O estudo demonstrou que o grupo que praticou *mat* Pilates, duas vezes por semana, durante 16 semanas, obteve ganho significativo sobre a capacidade funcional quando comparado ao grupo que praticou um programa convencional de exercícios. O grupo que praticou *mat* Pilates apresentou aumento significativo do VO_{2pico} (20% *vs.* 6%). Esse aumento estava ligado ao aumento da ventilação e ao pulso de O_2. Houve diminuição significativa da PAD. Não ocorreram eventos adversos em ambos os grupos.

Vale lembrar que a capacidade de exercício está diretamente relacionada com o prognóstico do paciente com disfunção ventricular.

Outro estudo realizado no Brasil aplicou o método Pilates, duas vezes por semana, durante 16 semanas, em um grupo de 44 mulheres hipertensas, tratadas com medicação, e comparou-o com um grupo controle, que manteve a atividade de vida diária, porém sem a prática de atividade física. O grupo de intervenção apresentou melhora significativa das pressões sistólica, diastólica e média em todos os momentos avaliados. O grupo de intervenção ainda apresentou diminuição do peso e da circunferência abdominal, bem como aumento da flexibilidade e da força em mãos esquerda e direita. Esses resultados justificam a realização do método Pilates como tratamento não medicamentoso para pacientes hipertensos.

De acordo com dados do American College of Sports Medicine (ACSM), a população está envelhecendo, e a população com mais de 85 anos é o segmento que mais cresce no mundo. Assim como a população vive mais, ocorre um aumento da incidência de doenças cardiovasculares que acompanham o envelhecimento. É necessário determinar mudanças no estilo de vida para um envelhecimento mais saudável e também elucidar a extensão dos mecanismos pelos quais a atividade física pode melhorar o estado de saúde cardiovascular, com ganho de capacidade funcional, qualidade de vida e independência dessa população. O envelhecimento é um processo complexo que envolve muitas variáveis (por exemplo: genética, estilo de vida, doenças crônicas), as quais interagem umas com as outras, influenciando as formas de envelhecimento.

A participação regular em programas de atividade física contribui para um número favorável de respostas para um envelhecimento saudável. A redução dos fatores de risco associados ao estado de doença (cardíaca, diabetes etc.) melhora o estado de saúde e contribui para maior expectativa de vida.

Treino resistido ou treino de força e o método Pilates

Diversas pesquisas têm sugerido que o exercício resistido, quando prescrito e supervisionado adequadamente, é capaz de produzir impacto positivo, decorrente de adaptações neuromusculares, aumento de força e resistência muscular.

O exercício resistido promove estresse cardiovascular e alteração no balanço autonômico cardíaco, isto é, diminuição da atividade vagal e aumento da atividade simpática cardíaca. Essas respostas elevam a FC, com objetivo de atender à demanda de sangue aumentada na musculatura ativa. O tempo de recuperação da FC depende de diversos fatores, como condicionamento físico, idade, tipo de exercício e tipo de musculatura envolvida, além do tempo de exercício.

O treino resistido leva a aumento do metabolismo basal, estabilização ou redução do peso e aumento da sensibilidade à insulina, independentemente de mudanças na capacidade aeróbica.

Exercícios resistidos auxiliam também no controle da síndrome metabólica, além de ter influência positiva sobre doença periférica oclusiva.

Nos cardiopatas, a diminuição de massa muscular causa um "efeito cascata", cursando com piora ainda mais importante da funcionalidade do que pela própria cardiopatia. Portanto, um treino resistido adequado pode evitar ou minimizar essa perda, bem como melhorar a tolerância ao esforço.

O consumo máximo de O_2 não aumenta significativamente com o treino resistido. Estudos revelaram que um treino resistido intensivo pode aumentar a capacidade submáxima em indivíduos saudáveis. Já o estudo que avaliou os efeitos do método Pilates sobre o consumo máximo de O_2 aponta ganhos consideráveis.

Os exercícios resistidos aumentam a capacidade funcional para atividades de vida diária, suprimem a queda de força relacionada ao avanço da idade e atenuam as respostas cardiovasculares ao esforço.

Estudos afirmam que a prática semanal de 30 minutos ou mais de treinamento resistido está associado à diminuição de 23% do risco para ocorrência de IAM não fatal e/ou doença cardiovascular fatal.

O treino resistido é recomendado para pessoas de todas as idades como um importante componente de um programa de exercícios. Considerando que a massa e a força musculares diminuem cerca de 30% entre a terceira e a sexta década de vida, comprometendo principalmente as fibras musculares de contração rápida, a extensão da perda devida ao processo biológico do envelhecimento pode ser fortemente influenciada pelo sedentarismo.

Exercícios resistidos auxiliam a propriocepção, a coordenação e o equilíbrio, reduzindo o risco de quedas, assim como o tratamento de artrose, representando uma importante ferramenta contra doenças articulares degenerativas, também presentes nos indivíduos cardiopatas.

O treino resistido auxilia positivamente a densidade óssea em mulheres e homens. O treino regular reduz e previne, respectivamente, a diminuição de massa óssea que acompanha o envelhecimento e o período pós-menopausa. Assim, o treino resistido é importante na prevenção e no tratamento da osteoporose.

Pacientes idosos com IC apresentam risco aumentado para hospitalizações frequentes. Fatores comportamentais, como entendimento sobre medicações e alimentação, e fatores sociais frequentemente contribuem para readmissões precoces, o que sugere que muitas readmissões poderiam ser prevenidas.

Problemas psicossociais estão frequentemente associados às doenças e ao envelhecimento. Esses problemas, associados à cardiopatia, exacerbam o catabolismo, tornando o tipo e a intensidade do exercício a ser aplicado, benéficos ou maléficos.

Com base nesses achados, foi baseada a linha racional que dá suporte a aplicação de programas de Pilates para cardiopatas.

Pressão arterial × atividade muscular

A resposta da PA ao exercício resistido depende da magnitude do componente isométrico e da carga aplicada (em porcentagem da contração voluntária máxima – CVM), e da quantidade da massa muscular envolvida.

A resposta da PA também depende do número de repetições e da duração da contração. Os mais altos valores de PA são alcançados entre 70% e 95% da CVM quando realizados até a exaustão. Aparentemente, ambos os fatores estão relacionados ao aumento da PA: a carga e a duração da contração. Ainda, a PA pode aumentar quando ocorre a manobra de Valsalva.

Em treinos de baixa intensidade (40% a 60% de 1 RM) e com poucas repetições (10 a 15 repetições), ocorre apenas um moderado aumento da PA quando comparados a treinos moderados de resistência. Resultados de uma metanálise mostraram que, quando o treino resistido é realizado regularmente, ocorre redução dos valores de PA sistólica e diastólica de repouso. Incrementos de força muscular levam à redução da FC e da PA, diminuindo, então, a sobrecarga muscular causada por atividades de rotina e ocupacionais. Menores PA e FC levam a melhor oxigenação do miocárdio quando comparadas ao treino aeróbico.

A contração isométrica pura promove um comportamento típico de aumento da resistência vascular sistêmica, que muitas vezes não é desejado para indivíduos portadores de coronariopatia e IC avançada. No entanto, seu efeito negativo está quase sempre associado à manobra de Valsalva.

O método Pilates aborda essencialmente exercícios isométricos e respiratórios, os quais podem contribuir para o aumento da eficiência ventilatória e reduzir a energia necessária para os movimentos. Esses efeitos são mediados pela diminuição do reflexo muscular inspiratório, com consequente melhora do fluxo sanguíneo muscular ao exercício.

Considerações sobre o emprego do método Pilates para cardiopatas

A integração entre os movimentos envolvendo baixo e/ou alto limiar de contração muscular difere do trabalho isolado de fortalecimento baseado em treino de fortalecimento utilizado nos programas de reabilitação cardiovascular, tornando o método Pilates diferenciado e muito útil para essa população.

Para todos os pacientes, deve ser realizada uma avaliação criteriosa e detalhada, além de explicação sobre o método e a abordagem de modificações em suas atividades de vida diária.

Os fisioterapeutas de Pilates devem ser conhecedores da fisiopatologia apresentada por seu aluno. Devem saber contraindicar exercícios em momentos de descompensação e/ou agravamento do quadro e devem estar prontos para adaptar sua abordagem, uma vez que ainda são pobres as evidências científicas na área. Como acontece com o método Pilates, existem outras áreas que continuam trabalhando com baixo nível de recomendação e evidência científica. Portanto, são necessários alguns cuidados como:

- Não utilizar exercícios que requerem a posição invertida (cabeça abaixo do nível dos pés) para indivíduos com história de hipertensão e doença cardíaca grave;
- Utilizar elevação de tronco para os portadores de cardiopatias graves;
- Os pacientes com IC tendem a ter menor redução da resistência vascular sistêmica em carga baixa de treino resistido (1 minuto a 60% de 1 RM de *leg press*), havendo maior magnitude de mudança nos pacientes com doença arterial coronariana;
- Conhecer os efeitos da carga de trabalho e de evolução sobre as variáveis que controlam o débito cardíaco (DC): FC, contratilidade miocárdica, pré-carga e pós-carga;
- Evitar a manobra de Valsalva.

PILATES PARA SÍNCOPE REFLEXA NEUROMEDIADA

Estudos recentes vêm sendo realizados com o objetivo de melhorar o conhecimento sobre como o sistema nervoso autônomo (SNA), sobre a resposta aos exercícios e à recuperação, bem como as respostas ao treinamento em longo prazo. No entanto, ainda não existe recomendação para a prática do método Pilates para pacientes com disfunção autonômica.

A síncope reflexa neuromediada é uma das principais causas de perda de consciência. A resposta consiste em vasodilatação e aumento da FC. Durante períodos prolongados em ortostatismo, essa reação é desencadeada por uma redução do volume sanguíneo central devida à dilatação das veias das extremidades, e em alguns casos está associada a outros fatores desencadeantes.

Pacientes com síncope reflexa podem sofrer de perdas recorrentes de consciência, que podem variar de um episódio ao ano, semanalmente ou até diariamente. A maior parte desses pacientes frequentemente apresenta pré-síncope, a qual pode ser tão incapacitante quanto a síncope propriamente dita.

A síncope reflexa neuromediada geralmente não é uma condição perigosa, no entanto a qualidade de vida pode ser seriamente afetada.

Existe um consenso para o tratamento da síncope reflexa neuromediada que consiste em promover uma explicação sobre a fisiopatologia envolvida, reconhecer as situações que podem ser desencadeantes e realizar treinamento postural passivo. No entanto, sabe-se que a prática regular de exercícios é uma intervenção terapêutica que pode restabelecer a dinâmica autonômica em pacientes com disfunção autonômica.

Vários medicamentos têm sido testados. No entanto, não existem evidências científicas que sejam superiores ao placebo.

Uma simples intervenção parece ser relevante para a maioria dos pacientes que sofrem de síncope reflexa neuromediada e não tem efeitos colaterais. Sabe-se que movimentos como cruzar as pernas aumentam a tolerância ao ortostatismo. Ou seja, aumentar a tensão muscular pode aumentar esse efeito.

Existem dados conclusivos de que o cruzar as pernas combinado com a tensão nas pernas, abdome e membros superiores pode ser aplicado como uma medida para aumentar o retorno venoso, podendo abortar ou controlar a síncope reflexa neuromediada.

Considerações sobre o emprego do método Pilates para pacientes com síncope reflexa neuromediada

A elevação dos membros inferiores contra a gravidade pode promover o retorno do fluxo sanguíneo aprisionado nas extremidades e aumentar a pré-carga cardíaca, impedindo a síncope reflexa neuromediada.

Os pacientes com síncope reflexa neuromediada apresentam restrições importantes à vida normal. Com o tempo, percebem sua baixa tolerância ao exercício e a fadiga presente em muitos casos, tornando-se completamente sedentários.

A incidência da síncope reflexa neuromediada é maior nas mulheres entre 20 e 35 anos e após os 75 anos. A fisiopatologia da doença e as adaptações necessárias devem ser de conhecimento do fisioterapeuta de Pilates. Como acreditamos que a integração entre os movimentos envolvendo baixo e/ou alto limiar de contração muscular diferem do trabalho isolado de fortalecimento baseado em treino de fortalecimento utilizado nos programas de reabilitação autonômica, o método Pilates apresenta um trabalho diferenciado e muito útil para essa população, apesar de serem escassas as publicações na área. São necessários alguns cuidados:

- Não utilizar mudanças bruscas de posição;
- Devido à intolerância ao ortostatismo, os exercícios devem ser realizados, na sua maioria, nas posições deitada e sentada, progredindo de acordo com a tolerância e a reversão dos sintomas;
- Utilizar elevação de membros inferiores (MMII) para os indivíduos mais sintomáticos;
- Esses pacientes tendem a ter menor tolerância para o trabalho com altas cargas.

PODEMOS EXTRAPOLAR OS ACHADOS DOS DEMAIS MÉTODOS?

Pesquisas recentes mostram que pessoas com doença cardiovascular podem ser beneficiadas com a prática de ioga. Assim como para o método Pilates, ainda é pobre a literatura que recomenda ou não a realização de ioga para pacientes com doença cardiovascular. No entanto, estudos apontam que a combinação entre alongamento, atividade suave, respiração e trabalho de relaxamento pode ter benefícios especiais para a população com hipertensão, IC e outras doenças cardiovasculares.

Um trabalho conduzido com 40 indivíduos, com IC CF I-III, aplicou 1 hora de ioga, duas vezes por semana, completando 16 sessões supervisionadas, durante um período de oito a dez semanas, observando-se aumento significativo do VO_{2pico}, capacidade de exercício e flexibilidade, e redução dos marcadores inflamatórios.

O protocolo supervisionado era composto por 5 minutos de aquecimento, 40 minutos de posturas de ioga em ortostatismo ou sentada, e 15 minutos de relaxamento. Após as primeiras quatro aulas, era recomendado que o paciente realizasse 18 posturas em seu domicílio, uma vez por semana. As posturas utilizadas incluíram combinações entre flexão e extensão de coluna, e rotações e posturas que trabalhavam o equilíbrio. Modificações foram realizadas de acordo com a condição clínica individual e as limitações ortopédicas apresentadas. Cadeiras foram usadas para pacientes que não estavam aptos a levantar-se do chão sem auxílio, e uma parede foi usada como auxílio para as posições de equilíbrio, quando necessário. Um ponto importante da pesquisa foi que o professor de ioga que conduziu o trabalho tinha cerca de 20 anos de experiência em reabilitação cardíaca.

As posturas de ioga, combinadas com exercícios de respiração, podem atenuar a ativação simpática, podendo levar à redução das pressões de enchimento ventricular, o que pode explicar os resultados encontrados nesse estudo.

A prática de ioga promoveu redução significativa dos marcadores inflamatórios para o grupo intervenção ($p < 0,001$), os quais têm sido associados à alta mortalidade para os pacientes cardiopatas. Os pacientes do grupo ioga apresentaram aumento significativo no VO_{2pico} (ml/kg/min) de $15,3 \pm 5,1$ para $18,4 \pm 5,6$ ($p = 0,003$), enquanto o grupo controle apresentou queda não significativa dessa variável, e ainda aumentaram em 22% o tempo de tolerado na esteira, enquanto no grupo controle houve diminuição em 5% desse tempo.

Esses dados sugerem que a ioga pode melhorar a função endotelial, diminuindo a inflamação e o estresse oxidativo. Ainda, houve melhora dos resultados de qualidade de vida, de acordo com a avaliação do questionário de Minnesota, apenas para o grupo que praticou ioga e melhora da flexibilidade também apenas para esse grupo.

Ambos os pacientes com disfunção sistólica e disfunção diastólica podem responder favoravelmente com melhora similar do VO_{2pico} e da qualidade de vida.

Qualquer trabalho muscular, quando empregado adequadamente, pode ser considerado bom para o coração e vasos sanguíneos. A atividade também ajuda a melhorar a sensibilidade à insulina, importante para o controle de glicemia.

Os exercícios de respiração profunda auxiliam no controle da frequência respiratória. Isso pode diminuir os níveis de PA e a atividade simpática, auxiliando no melhor controle neuro-humoral.

Espera-se que ensaios clínicos mais rigorosos apresentem evidências sobre a segurança do método. Pequenos estudos já comprovam que a ioga pode:

- Reduzir a HAS;
- Melhorar sintomas da IC;
- Promover ganhos com a reabilitação cardíaca;
- Diminuir fatores de risco como níveis de colesterol, glicemia sanguínea e hormônios relacionados ao estresse;
- Melhorar o equilíbrio e diminuir a ocorrência de quedas;
- Melhorar a respiração para portadores de doença pulmonar obstrutiva crônica (DPOC).

CONCLUSÃO

Para que o paciente seja inserido em um programa como o método Pilates é importante que ele tenha sido avaliado e liberado por seu médico titular. Os pacientes portadores de doenças cardíacas muitas vezes apresentam condições associadas, como disfunções metabólicas e/ou musculoesqueléticas. Um bom fisioterapeuta de Pilates cria um ambiente seguro e auxilia no ganho funcional e na melhora postural, propiciando melhora da percepção corporal, para que o paciente melhore suas habilidades e reconheça suas limitações.

BIBLIOGRAFIA RECOMENDADA

Abdulla J, Køber L, Christensen E, Torp-Pedersen C. Effect of beta-blocker therapy on functional status in patients with heart failure – a meta-analysis. Eur J Heart Fail. 2006;8(5):522-31.

Adams BJ, Carr JG, Ozonoff A, Lauer MS, Balady GJ. Effect of exercise training in supervised cardiac rehabilitation programs on prognostic variables from the exercise tolerance test. Am J Cardiol. 2008;101(10):1403-7.

Ades PA, Pashkow FJ, Nestor JR. Cost-effectiveness of cardiac rehabilitation after myocardial infarction. J Cardiopulm Rehabil. 1997;17(4):222-31.

American College of Sports Medicine (ACSM). American College of Sports Medicine position stand. The recommended quantity and quality of exercise for developing and maintaining cardiorespiratory and muscular fitness in healthy adults. Med Sci Sports Exerc. 1990;22:265-74.

American College of Sports Medicine Position Stand. Exercise and physical activity for older adults. Med Sci Sports Exerc. 1998;30(6):992-1008.

Bjarnason-Wehrens B, Mayer-Berger W, Meister ER, Baum K, Hambrecht R, Gielen S; German Federation for Cardiovascular Prevention and Rehabilitation. Recommendations for resistance exercise in cardiac rehabilitation. Recommendations of the German Federation for Cardiovascular Prevention and Rehabilitation. Eur J Cardiovasc Prev Rehabil. 2004;11(4):352-61.

Borghi-Silva A, Carrascosa C, Oliveira CC, Barroco AC, Berton DC, Vilaça D, et al. Effects of respiratory muscle unloading on leg muscle oxygenation and blood volume during high-intensity exercise in chronic heart failure. Am J Physiol Heart Circ Physiol. 2008;294(6):H2465-72.

Bouvette CM, McPhee BR, Opfer-Gehrking TL, Low PA. Role of physical countermaneuvers in the management of orthostatic hypotension: efficacy and biofeedback augmentation. Mayo Clin Proc. 1996;71(9):847-53.

Braith RW, Stewart KJ. Resistance exercise training: its role in the prevention of cardiovascular disease. Circulation. 2006;113(22):2642-50.

Bravo G, Gauthier P, Roy PM, Payette H, Gaulin P, Harvey M, et al. Impact of a 12-month exercise program on the physical and psychological health of osteopenic women. J Am Geriatr Soc. 1996;44(7):756-62.

Brignole M, Alboni P, Benditt D, Bergfeldt L, Blanc JJ, Bloch Thomsen PE, et al.; Task Force on Syncope, European Society of Cardiology. Guidelines on management (diagnosis and treatment) of syncope. Eur Heart J. 2001;22(15):1256-306.

Carvalho T, editor. Diretriz de reabilitação cardiopulmonar e metabólica: aspectos práticos e responsabilidades. Arq Bras Cardiol. 2006;86(1):74-82.

Elkayam U, Roth A, Weber L, Hsueh W, Nanna M, Freidenberger L, et al.Isometric exercise in patients with chronic advanced heart failure: hemodynamic and neurohumoral evaluation. Circulation. 1985;72(5):975-81.

Ettinger WH Jr, Burns R, Messier SP, Applegate W, Rejeski WJ, Morgan T, et al. A randomized trial comparing aerobic exercise and resistance exercise with a health education program in older adults with knee osteoarthritis. The Fitness Arthritis and Seniors Trial (FAST). JAMA. 1997;277(1):25-31.

Fenton AM, Hammill SC, Rea RF, Low PA, Shen WK. Vasovagal syncope. Ann Intern Med. 2000;133(9):714-25.

Fleck SJ, Dean LS. Resistance-training experience and the pressor response during resistance exercise. J Appl Physiol (1985). 1987;63(1):116-20.

Fleck SJ, Falkel J, Harman E, et al. Cardiovascular responses during resistance training (Abstract). Med Sci Sports Exerc. 1989;21:114.

Goble A, Worcester M. Best practice guidelines for cardiac rehabilitation and secondary prevention 1999, Department of Human Services: Victoria, Australia.

Godoy M, editor. I Consenso Nacional de Reabilitação Cardiovascular: fase crônica. Arq Bras Cardiol. 1997;69(4):267-91.

Guimarães GV, Carvalho VO, Bocchi EA, d'Avila VM. Pilates in heart failure patients: a randomized controlled pilot trial. Cardiovasc Ther. 2012;30(6):351-6.

Hamar D. Resistance training for health. In: Martos E, editor. XXVII FIMS World Congress of Sports Medicine, Budapest, June 5-9, 2002. Bologne, Italy: Moduzzi Editore; 2002. S135-8.

Haslam DRS, McCartney N, Mckelvie RS, McDougall JD. Direct measurements of arterial blood pressure during formal weightlifting in cardiac patients. J Cardiopulm Rehabil 1988;8:213-25.

Heffernan KS, Kelly EE, Collier SR, Fernhall B. Cardiac autonomic modulation during recovery from acute endurance versus resistance exercise. Eur J Cardiovasc Prev Rehabil. 2006;13(1):80-6.

Hunter GR, McCarthy JP, Bamman MM. Effects of resistance training on older adults. Sports Med. 2004;34(5):329-48.

Jolliffe JA, Rees K, Taylor RS, Thompson D, Oldridge N, Ebrahim S. Exercise-based rehabilitation for coronary heart disease. Cochrane Database Syst Rev. 2001;(1):CD001800.

Kelley GA, Kelley KS. Progressive resistance exercise and resting blood pressure : A meta-analysis of randomized controlled trials. Hypertension. 2000;35(3):838-43.

Kravik SE, Keil LC, Geelen G, Wade CE, Barnes PR, Spaul WA, et al. Effect of antigravity suit inflation on cardiovascular, PRA, and PVP responses in humans. J Appl Physiol (1985). 1986;61(2):766-74.

Krediet CT, van Dijk N, Linzer M, van Lieshout JJ, Wieling W. Management of vasovagal syncope: controlling or aborting faints by leg crossing and muscle tensing. Circulation. 2002;106(13):1684-9.

La Rovere MT, Bigger JT Jr, Marcus FI, Mortara A, Schwartz PJ. Baroreflex sensitivity and heart-rate variability in prediction of total cardiac mortality after myocardial infarction. ATRAMI (Autonomic Tone and Reflexes After Myocardial Infarction) Investigators. Lancet. 1998;351(9101):478-84.

Larsson L. Physical training effects on muscle morphology in sedentary males at different ages. Med Sci Sports Exerc. 1982;14(3):203-6.

Larsson L, Grimby G, Karlsson J. Muscle strength and speed of movement in relation to age and muscle morphology. J Appl Physiol Respir Environ Exerc Physiol. 1979;46(3):451-6.

Lind AR, McNicol GW. Muscular factors which determine the cardiovascular responses to sustained and rhythmic exercise. Can Med Assoc J. 1967;96(12):706-15.

Linzer M, Gold DT, Pontinen M, Divine GW, Felder A, Brooks WB. Recurrent syncope as a chronic disease: preliminary validation of a disease-specific measure of functional impairment. J Gen Intern Med. 1994;9(4):181-6.

MacDougall JD, Tuxen D, Sale DG, Moroz JR, Sutton JR. Arterial blood pressure response to heavy resistance exercise. J Appl Physiol (1985). 1985;58(3):785-90.

Martins-Meneses DT, Antunes HK, de Oliveira NR, Medeiros A. Mat Pilates training reduced clinical and ambulatory blood pressure in hypertensive women using antihypertensive medications. Int J Cardiol. 2015;179:262-8.

McNeill W. Decision making in Pilates. J Bodyw Mov Ther. 2011;15(1):103-7.

Meyer K, Hajric R, Westbrook S, Haag-Wildi S, Holtkamp R, Leyk D, Hemodynamic responses during leg press exercise in patients with chronic congestive heart failure. Am J Cardiol. 1999;83(11):1537-43.

Mitchell JH, Payne FC, Saltin B, Schibye B. The role of muscle mass in the cardiovascular response to static contractions. J Physiol. 1980;309:45-54.

Mortara A, La Rovere MT, Pinna GD, Parziale P, Maestri R, Capomolla S, et al. Depressed arterial baroreflex sensitivity and not reduced heart rate variability identifies patients with chronic heart failure and nonsustained ventricular tachycardia: the effect of high ventricular filling pressure. Am Heart J. 1997;134(5 Pt 1):879-88.

NIH Consensus Development Panel on Osteoporosis Prevention, Diagnosis, and Therapy. Osteoporosis prevention, diagnosis, and therapy. JAMA. 2001;285(6):785-95.

Petersen JW, Felker GM. Inflammatory biomarkers in heart failure. Congest Heart Fail. 2006;12(6):324-8.

Platen P. Mobilität, fitness und osteoporoseentstehung, körperliche belastung und knochenmasse. Dtsch Z Sportmed. 1995;46:48-56.

Pollock ML, Franklin BA, Balady GJ, Chaitman BL, Fleg JL, Fletcher B, et al. Resistance exercise in individuals with and without cardiovascular disease. Circulation. 2000;101:828-33.

Pollock ML, Vincent KR. Resistance training for health. The President's Council on Physical Fitness and Sport Research Digest. 1996. series 2, n. 8.

Pullen PR, Nagamia SH, Mehta PK, Thompson WR, Benardot D, Hammoud R, et al. Effects of yoga on inflammation and exercise capacity in patients with chronic heart failure. J Card Fail. 2008;14(5):407-13.

Pullen PR, Thompson WR, Benardot D, Brandon LJ, Mehta PK, Rifai L, et al. Benefits of yoga for African American heart failure patients. Med Sci Sports Exerc. 2010;42(4):651-7.

Robertson RM, Medina E, Shah N, Furlan R, Mosqueda-Garcia R. Neurally mediated syncope: pathophysiology and implications for treatment. Am J Med Sci. 1999;317(2):102-9.

Sale DG, Moroz DE, McKelvie RS, MacDougall JD, McCartney N. Comparison of blood pressure response to isokinetic and weight-lifting exercise. Eur J Appl Physiol Occup Physiol. 1993;67(2):115-20.

Sigurdsson A, Swedberg K. The role of neurohormonal activation in chronic heart failure and postmyocardial infarction. Am Heart J. 1996;132(1 Pt 2 Su):229-34.

Smart N, Haluska B, Jeffriess L, Marwick TH. Exercise training in systolic and diastolic dysfunction: effects on cardiac function, functional capacity, and quality of life. Am Heart J. 2007;153(4):530-6.

Smit AA, Hardjowijono MA, Wieling W. Are portable folding chairs useful to combat orthostatic hypotension? Ann Neurol. 1997;42(6):975-8.

Sorock GS, Bush TL, Golden AL, Fried LP, Breuer B, Hale WE. Physical activity and fracture risk in a free-living elderly cohort. J Gerontol. 1988;43(5):M134-9.

Soundarraj D, Singh V, Satija V, Thakur RK. Containing the cost of heart failure management: a focus on reducing readmissions. Card Electrophysiol Clin. 2015;7(4):577-84.

Tanasescu M, Leitzmann MF, Rimm EB, Willett WC, Stampfer MJ, Hu FB. Exercise type and intensity in relation to coronary heart disease in men. JAMA. 2002;288(16):1994-2000.

Ten Harkel AD, van Lieshout JJ, Wieling W. Effects of leg muscle pumping and tensing on orthostatic arterial pressure: a study in normal subjects and patients with autonomic failure. Clin Sci (Lond). 1994;87(5):553-8.

Tran MD, Holly RG, Lashbrook J, Amsterdam EA. Effects of hatha yoga practice on the health-related aspects of physical fitness. Prev Cardiol. 2001;4(4):165-70.

van Lieshout JJ, ten Harkel AD, Wieling W. Physical manoeuvres for combating orthostatic dizziness in autonomic failure. Lancet. 1992;339(8798):897-8.

Van Lieshout JJ, Wieling W, Karemaker JM, Eckberg DL. The vasovagal response. Clin Sci. 1991;81:575-86.

Weissler AM, Warren JV, Estes EH Jr, Mcintosh HD, Leonard JJ. Vasodepressor syncope: factors influencing cardiac output. Circulation. 1952;15:875-82.

Williams MA, Haskell WL, Ades PA, Amsterdam EA, Bittner V, Franklin BA, et al.; American Heart Association Council on Clinical Cardiology; American Heart Association Council on Nutrition, Physical Activity, and Metabolism. Resistance exercise in individuals with and without cardiovascular disease: 2007 update: a scientific statement from the American Heart Association Council on Clinical Cardiology and Council on Nutrition, Physical Activity, and Metabolism. Circulation. 2007;116(5):572-84.

Desenvolvimento e Montagem de um Estúdio de Pilates

20

Gabriela Zaparoli Belucci
Andréia Cristina Ribeiro
Bárbara Cristina Kimura
Eduardo Andrade

INTRODUÇÃO

O método Pilates é uma mistura balanceada com treino de força e flexibilidade que melhora a postura, reduz o estresse e alonga e tonifica a musculatura sem exageros. O método trabalha vários grupos musculares simultaneamente com movimentos suaves e contínuos, enfatizando a concentração, o fortalecimento e a estabilização do *core* (abdome, coluna e região pélvica, também chamada de *power house*).

No *mat* Pilates, os exercícios podem ser feitos no solo, em grupos de até três praticantes por horário ou individualmente, em cinco equipamentos exclusivos: o *Reformer*, o Cadillac, o *Ladder Barrel*, o *Combo Chair* e o *Wall Unit*. O conjunto desses equipamentos é conhecido como estúdio de Pilates.

Sabe-se que o mercado de saúde e bem-estar é o que mais cresce no mundo. E nesse contexto o Pilates é um dos negócios mais seguros, rentáveis e que proporciona o retorno mais rápido. Além disso, o Pilates pode ser praticado em diversos locais, como clínicas, academias, clubes, navios, hotéis ou até mesmo em casa, o que amplia o mercado para empreender.

As pessoas procuram realizar exercícios físicos como o Pilates por várias razões:

- Prevenção contra doenças;
- Maior disposição física;
- Estética;
- Maior força muscular;
- Maior autoconfiança, melhora do bem-estar e qualidade de vida.

Segundo a pesquisa Vigitel 2013 (Vigilância de Fatores de Risco e Proteção para Doenças Crônicas por Inquérito Telefônico), o percentual de pessoas que praticam atividades físicas durante o tempo livre representou um crescimento de 11%, entre 2009 e 2013, o que demonstra maior preocupação com a saúde e maior oportunidade para profissionais da área, entre eles o Pilates.

O negócio de *fitness* segue crescendo no Brasil, porque há correlação entre o aumento da renda *per capita* e o percentual de pessoas que cuidam preventivamente da saúde, com base em estudos internacionais. Se o Brasil continuar fazendo o dever de casa de melhoria de renda, a tendência é que aumente o número de matriculados. Cada vez mais, os médicos têm incentivado a prática de exercícios físicos no dia a dia como garantia de boa saúde. Há foco na prevenção, mas também na melhoria das condições de vida das pessoas que já sofrem de doenças como hipertensão, diabetes, depressão, insônia ou problemas cardíacos, problemas ortopédicos como os de coluna e articulações, e lesões por esforços repetitivos, as chamadas doenças ocupacionais.

Os exercícios de fortalecimento muscular são indicados para que as pessoas atinjam idade avançada com boa mobilidade e mais independência.

REQUISITOS PARA MINISTRAR PILATES

O método Pilates tem uma metodologia própria que exige aparelhos específicos para a realização das aulas. Exige, portanto, profissionais qualificados e com experiência em estúdios de Pilates.

Os profissionais devem ter formação completa em Educação Física ou Fisioterapia e, ainda, ter certificação em Pilates, o que dá uma carga horária de 400 horas para formação completa (dependendo do curso que o profissional fizer). Além disso, são recomendados cursos de aperfeiçoamento e reciclagem constantes.

LOCALIZAÇÃO

De acordo com Miguel Daud e Walter Rabelo, no livro *Marketing de Varejo* (2006), "estar no lugar certo é meio caminho andado para realizar boas vendas". Por isso, é muito importante o conceito de área de influência, sendo a densidade populacional ao redor da loja uma das variáveis a ser considerada.

Definir a localização e escolher o imóvel para a instalação do estúdio de Pilates é uma das decisões mais importantes para o negócio, sendo fator de sucesso do empreendimento.

"Pesquisas mostram que as pessoas costumam caminhar até 700 metros entre suas residências ou locais de trabalho e uma academia", dizem os autores. "É dentro desse raio que o empreendedor deve identificar a demanda".

Mas antes disso, deve ser pensado qual público o empreendedor quer atingir. O estúdio de Pilates deve ser instalado em locais propícios e que alcancem o público-alvo desejado. Locais como bairros de classe média e alta, centros médicos com clínicas, hospitais particulares, uma região central e até em avenidas com academias.

O espaço para ministrar aulas de Pilates deve ter de 50 a 120 m², uma vez que o estúdio é composto de cinco equipamentos básicos para as aulas, não sendo necessário um espaço muito superior a isso; a prática exige concentração em um só local.

Então, para a localização, devem-se considerar:

- O objetivo do negócio;
- O público-alvo que se quer atingir;
- A população dos arredores;
- A concorrência existente ou potencial nas redondezas;
- As condições do imóvel;
- As vias de acesso.

Conveniência e acesso fácil são fatores fundamentais para que o consumidor escolha um estúdio, afinal, acessibilidade é fator de extrema importância para o ponto comercial e pode ser crucial para clientes com dificuldades de locomoção.

Para os clientes que utilizam veículo próprio, manobras e retornos arriscados, assim como falta de espaço para estacionar, são itens que dificultam o acesso ao estúdio. Por outro lado, um acesso seguro, amplo, bem sinalizado e iluminado encorajam o cliente. Atentar também para o acesso de portadores de necessidades especiais. É importante que existam estações de metrô ou pontos de ônibus próximos para a locomoção dos funcionários.

PLANEJAMENTO

Além da escolha da localização, essa é a parte mais essencial ao começar qualquer negócio, independentemente da área: planejar-se! Organização é fundamental para não se perder.

Aqui entram os objetivos com os clientes e com os negócios.

Por exemplo, você vai dar aulas individuais, em duplas ou em grupos? Vai oferecer algo além dos serviços de fisioterapeutas em seu estúdio, como produtos ou cursos? E quanto aos negócios, qual vai ser o tamanho de seu estúdio? Quantas pessoas você pretende atender por horário? Se for trabalhar sozinho, você disponibiliza de manhã, tarde e noite para atender seus alunos?

Enfim, quais são seus projetos futuros para esse estúdio que acaba de começar? Você deve ter em mente como quer que seu negócio seja para poder seguir em frente.

Talvez você já tenha alguma das coisas de que precisa, seja uma parte do dinheiro necessário para o investimento inicial ou um imóvel que possa servir dc localização. Inclua isso também em seu planejamento, para se manter atualizado e não perder tempo com o que não for estritamente necessário.

TIPOS DE ESTÚDIO

Dependendo de onde está localizado, o estúdio vai ter uma ou outra característica que o diferenciará dos demais. Para exemplificar, definimos quatro tipos de estúdio, cada um com as vantagens e desvantagens que o caracterizam.

- **Clínica médica**
  - Maior facilidade de encaminhamentos de clientes.
  - Mesmo atualmente, quando há indicação do médico de confiança para a prática de atividade física, o paciente pode se sentir mais encorajado a iniciá-la.

- **Academia**
  - Pontos positivos: boa estrutura; já tem clientes.
  - Pontos negativos: ambiente barulhento. O espaço disponível para novas modalidades geralmente é raro. Taxa de retenção oscilante.
  - Procure fazer planos trimestrais e semestrais para amenizar a oscilação da taxa de retenção. O barulho das aulas de ginástica não devem interferir nas aulas de Pilates.

- **Rua**
  - Ponto positivo: maior visibilidade.
  - Pontos negativos: requer mais capital de giro inicial para bancar a estrutura. A ausência de estacionamento pode influenciar a escolha do cliente.
  - Será responsabilidade do proprietário do estúdio as despesas com luz, água, aluguel, estacionamento, recepcionista, telefone, limpeza etc.
  - Você deve planejar e calcular todas as despesas iniciais e fixas: o valor cobrado pelas aulas vai depender disso.

- **Hotel/condomínio**
  - Pontos positivos: espaço planejado. Público com alto poder aquisitivo.
  - Ponto negativo: movimento de clientes pode não ser constante.
  - No caso de ser em um hotel, deve-se ter conhecimento antecipado do fluxo de hóspedes e do tempo médio de estadia de cada um. Planeje um programa de Pilates que qualquer um possa realizar, independentemente do período.

MÉTODO PILATES: DAS BASES FISIOLÓGICAS AO TRATAMENTO DAS DISFUNÇÕES

- Em condomínios, a pesquisa deve ser feita entre os moradores. Qual o número de interessados nas aulas? Que horários seriam os mais procurados? Elabore um quadro de atendimento visando à formação de turmas fixas.

TABELAS DE PREÇOS

Para formatar uma tabela de preços, é importante ter bem claro a relação de custos fixos e variáveis. Os custos fixos são aqueles que não mudam mensalmente (exemplo: aluguel).

Verifique com qual porcentual de lucro quer trabalhar para ser aplicado nesse valor.

Identifique quanto custa a ocupação do seu estúdio; o cálculo é feito pelo número de aulas x o número de alunos em sala.

Identifique quanto cada aluno tem que pagar e com que tipo de plano médio será trabalhado (mensal, trimestral, semestral e anual). Sugestão: sempre colocar um valor a mais para dar desconto.

ESTRUTURA

- Sala de recepção para atendimento aos clientes – Necessária para que o cliente se acomode ou passe seu tempo enquanto não é atendido no estúdio.
- Estúdio de Pilates – A área onde as atividades serão desenvolvidas deve contar com os equipamentos, dispostos de forma funcional. É um diferencial que seja coberta com tatames para a aula de "solo".
- Banheiros – Deve contar com banheiros feminino e masculino para os alunos, de preferência com vestiário, armários individuais para a guarda de objetos pessoais e pelo menos dois chuveiros. Invista em um vestiário com lugares para pendurar roupas, um local limpo e bem decorado, pois será, com certeza, o diferencial do local, e a decisão sobre a frequência de alunos dependerá muito da estrutura.
- Escritório para a administração – Não é obrigatório, mas contribui para a boa organização e a gestão administrativa.
- Sala para atendimento – Necessária para a avaliação do aluno e também, eventualmente, poderá ser usada para atendimentos de massagens e fisioterapêutico.
- Estacionamento – É uma solução bastante requerida pelos clientes, inclusive para aqueles com dificuldade de locomoção. O empresário pode realizar convênios com estacionamentos próximos ou contratar serviços de manobristas.

COMPRA DOS EQUIPAMENTOS

Para iniciar no ramo de Pilates, não é necessário ter todos os equipamentos e a estrutura completa. Pode-se começar devagar, com os aparelhos principais, e aos poucos ir investindo no aumento do estúdio.

Um estúdio de Pilates deverá estar condicionado aos exercícios físicos que serão realizados. Sendo assim, a forma como o mobiliário será organizado refletirá a proposta do estúdio.

Na hora de comprar os equipamentos de Pilates, é necessário ficar atento a detalhes importantes, que podem fazer toda a diferença. Como existem vários fornecedores no mercado, o ideal é pesquisar bastante e optar pela melhor relação custo-benefício.

Você certamente já ouviu a expressão "o barato sai caro". Pois é, em muitas situações essa máxima é mais que verdadeira. Não deixe de comprar um equipamento mais durável, mais bem acabado, mais robusto, com mais ajustes e melhor avaliado entre os profissionais que já estão no mercado por causa de alguns reais. Lá na frente você verá que o investimento num equipamento melhor valeu a pena.

Confira algumas dicas valiosas para ajudar você na escolha do fornecedor de seus equipamentos:

- Converse com profissionais de outros estúdios, ou até mesmo de outras cidades, com fisioterapeutas de cursos de Pilates; fale com pessoas pelo Facebook ou por *e-mail*; veja o que eles recomendam;
- Entre nas redes sociais e visite os *site.*. Uma boa atuação nas redes sociais mostra o quanto a empresa se preocupa com seus clientes e parceiros;
- Opte por uma empresa de tradição, que tenha experiência e seja referência no mercado;
- Veja os tipos de assistência técnica que a empresa oferece;
- Entenda se existe uma equipe de engenharia, de testes de laboratório e profissionais de Pilates envolvidos nos processos de fabricação dos equipamentos;
- Verifique se tem assessoria e acompanhamento pós-venda;
- Observe quantos estúdios da marca já foram vendidos.

Detalhes que ajudam a descobrir se os aparelhos são bons e seguros:

- A ergonomia e o conforto dos estofamentos na execução dos movimentos;
- A estrutura de madeira tem encaixes firmes;
- A estrutura metálica recebe tratamento adequado para não enferrujar;
- A estrutura do aparelho tem robustez e sistema de encaixe das peças.

Hoje em dia existem escritórios de arquitetura que projetam o estúdio ao gosto do cliente, inteiramente em 3D, ou seja, todo em perspectiva. O ideal é você comprar seus equipamentos com uma empresa que tenha consultoria especializada e já forneça uma ideia (*layout*) da melhor disposição. Isso facilita a criação do projeto pelo arquiteto.

O *layout* é o que vai definir a melhor maneira de dispor os equipamentos no ambiente, objetivando praticidade e otimização do espaço.

O que se deve levar em conta na hora de planejar o *layout* da sala:

- A dinâmica dos exercícios e a sequência de uso dos equipamentos;
- O espaço disponível para o aluno fazer os movimentos com amplitude e segurança;
- O número máximo de alunos em cada aula.
- Deve ser dada atenção também às estruturas das paredes para a instalação do *Wall Unit* ou prancha de molas.

Deve-se levar em conta na hora de definir o *layout* que as paredes para esses equipamentos devem ter estrutura para suportar a carga e a força aplicada na utilização do equipamento. Paredes com tubulações de água, gás e eletricidade não são adequadas.

Aparelhos: *Reformer*, *Reformer* Torre, Cadillac, *Step Chair*, *Wall Unit*, *Ladder Barrel*, Prancha de Molas, *Step Barrel* ou *Spine Corrector*, Meia-Lua.

Acessórios: bola suíça, *overball*, *magic circle*, faixa elástica, *mini band*, rolo, *orbit*, bastão, *toning ball*.

MARKETING

Muitos pensam que *marketing* é só propaganda, o *folder*, o brinde, a promoção. Mas *marketing* vai muito além disso, e está nos pequenos detalhes de seu relacionamento com o cliente. Uma boa gestão de *marketing* preocupa-se desde o atendimento que o cliente recebe ao telefonar para seu estúdio até a limpeza dos toaletes.

O empreendedor deve ter em mente que as ações de divulgação devem ser feitas sob a ótica do cliente, muitas vezes divergente do que o empreendedor entende ser adequado.

Divulgação

Uma vez definidos a data de inauguração do estúdio e o consequente início das atividades, já se deve começar a divulgação, que pode ser feita por meio de *folders*, *e-mails* e *telemarketing*.

Seja qual for a ferramenta utilizada, atente para a imagem da comunicação. Cores, formatos, texto, tudo deve ser harmonioso e transmitir a qualidade de seu estúdio. Contudo, a melhor divulgação é o boca a boca, que vai continuar divulgando seu estúdio muito tempo depois da inauguração. Um cliente satisfeito é sua melhor vitrine!

O estabelecimento de parcerias com clínicas médicas, academias e outros profissionais da saúde também é muito recomendável, pois pode gerar uma demanda cativa para o estúdio.

Hoje em dia, tornou-se habitual a busca de qualquer produto ou serviço por meio de *sites* na internet, o que torna quase necessária a criação de um *site* apresentando as instalações do estúdio, os horários de atendimento, formulários e *e-mail* para contato, exposição de notícias positivas na mídia sobre o método Pilates e depoimentos de clientes. A internet também pode ser utilizada para estimular a formação de redes sociais nos *sites* de relacionamento.

Comunicação visual

Os cuidados devem estar em todas as partes:
- Logotipo;
- Letreiro;
- Tapete de entrada;
- Placas internas de sinalização;
- Cartões de visita;
- Cartões de controle de presença (quando houver);
- *Folders* e demais materiais de divulgação.

Tudo deve ter a mesma linguagem e a mesma identidade visual. Não se esqueça: o ambiente do estúdio deve refletir o serviço que será prestado.

O mesmo cuidado deve estar na escolha da cor utilizada. A cor escolhida deve ser pensada para ter harmonia com a imagem que se quer transmitir. Uma vez escolhida a cor para a sua comunicação, ela deverá ser respeitada e predominar em todo o material de comunicação de seu estúdio.

DIVERSIFICAÇÃO

Identificar um diferencial em relação aos concorrentes e vê-lo reconhecido pelo consumidor significa vantagem para uma frente em relação à concorrência. Deve ser lembrado que um estúdio Pilates é uma atividade que abrange uma larga faixa etária e visa ao bem-estar, concorrendo com atividades esportivas, fisioterapia ou ioga, disponíveis em vários lugares.

Ciente disso, o empreendedor necessita estabelecer sua estratégia, podendo ser de custo ou de diferenciação.

Na estratégia de custos em que o empreendedor pratica um preço bem mais baixo que os concorrentes, o estúdio necessita ter grande escala de vendas para ter lucro, afinal não possui a mesma margem de lucro que locais mais caros.

Ao optar por essa estratégia, os cuidados com custos administrativos reduzidos devem ser redobrados, pois irão impactar diretamente no resultado financeiro final. Além disso, a taxa de ocupação necessariamente deve ser alta e os horários precisam ser otimizados. Isso tudo para atender um público-alvo consumidor que quer pagar menos, mas por um serviço adequado e que proporcione os mesmos resultados de um estúdio mais caro.

Na estratégia de diferenciação, deve ser pensado em oferecer algum valor agregado ao seu cliente. São exemplos de diferenciação; a localização, que pode ser extremamente conveniente para os consumidores mais próximos; a área disponível do estúdio; a variedade de equipamentos e acessórios; a existência de serviços exclusivos.

Oferecer ambientes bem decorados ou até mesmo um banheiro com vestiário completo pode ser um fator de diferenciação.

A agregação de valor acontece das mais diversas formas. Um meio bastante comum é a comercialização de roupas para ginástica e acessórios, além de lanches, sucos naturais, energéticos etc.

Outra forma muito interessante é oferecer pacotes personalizados para clientes de acordo com a faixa etária, tais como: programas para a terceira idade, público infantil, entre outros. Além disso, pode ser oferecido aos clientes, alguns pacotes e programas estéticos, sendo necessário contratar esteticistas ou fisioterapeutas especializados.

Geralmente os estúdios de Pilates oferecem uma aula experimental de cortesia aos clientes interessados em conhecer esse método. Essa é uma estratégia muito boa para captar novos alunos.

A oferta de pacotes é uma ótima opção e que tem altíssimo valor agregado. Podem ser desenvolvidos pacotes semanal, mensal ou por hora-aula, tabelas para pequenos grupos, descontos para grupos da mesma empresa ou para membros da mesma família.

REGULAMENTAÇÃO

Por ser uma atividade relativamente nova, sua regulamentação ainda está em desenvolvimento, portanto deve-se estar atento ao mercado, sempre observando as orientações dos sindicatos e conselhos de classe da área de saúde como balizadores dos salários e orientadores das relações trabalhistas, evitando, assim, consequências desagradáveis.

A seguir, a Resolução COFFITO nº 386/2011, sobre a utilização do método Pilates.

> RESOLUÇÃO COFFITO Nº 386, de 08 de junho de 2011
> Dispõe sobre a utilização do método Pilates pelo fisioterapeuta e dá outras providências.
> O Plenário do Conselho Federal de Fisioterapia e Terapia Ocupacional, no uso das atribuições conferidas pelo inciso II do Art. 5º da Lei 6.316, de 17 de setembro de 1975, em sua 211ª Reunião Plenária Ordinária, realizada no dia 08 de junho de 2011, na sede do CREFITO-8, situada na Rua Jaime Balão, 580, Hugo Lange, Curitiba-PR, deliberou: CONSIDERANDO que a fisioterapia é profissão regulamentada pelo Decreto-Lei 938 de 1969; CONSIDERANDO o disposto na Resolução COFFITO 8 de 1978; CONSIDERANDO o disposto na Resolução COFFITO 80 de 1987; CONSIDERANDO o amplo reconhecimento social do método Pilates, prescrito e exercido por profissionais fisioterapeutas; CONSIDERANDO a Resolução CNE/CES 4, de 19 de fevereiro de 2002, que normatiza as Diretrizes Curriculares Nacionais dos Cursos de Graduação em Fisioterapia; CONSIDERANDO as ações de promoção da saúde, bem-estar social e qualidade de vida da Organização Panamericana da Saúde (OPA) e Organização Mundial da Saúde (OMS) no Brasil.
> RESOLVE:
> Artigo 1º – Compete ao Fisioterapeuta, para o exercício do método Pilates, prescrever, induzir o tratamento e avaliar o resultado a partir da utilização de recursos cinesioterapêuticos e/ou mecanoterapêuticos, devendo observar: a) Que o método Pilates é um recurso cinesioterapêutico e mecanoterapêutico que promove a educação e reeducação do movimento corporal, composto por exercícios terapêuticos de promoção, prevenção e recuperação da saúde físico funcional; b) Que o objetivo da utilização do método Pilates é a estabilização postural, melhoria da força muscular para desempenho das atividades de vida diária, mobilidade articular, equilíbrio corporal e harmonia das cadeias musculares, entre outras com vistas à melhora da condição de saúde e qualidade de vida de seus clientes/pacientes;

c) Que a avaliação dos seus clientes/pacientes ocorrerá para eleger o melhor recurso do método Pilates e propedêutica apropriada, tais como: tempo, intensidade e frequência do tratamento individualizado ou em grupo, de forma que garanta a qualidade da assistência fisioterapêutica; d) Que a avaliação, prescrição e a evolução da intervenção fisioterapêutica constarão em prontuário, cuja responsabilidade deverá ser assumida pelo Fisioterapeuta, inclusive quanto ao sigilo profissional, bem como a observância dos princípios éticos, bioéticos, técnicos e científicos.

Artigo 2º – Para os efeitos éticos e legais desta Resolução, o método Pilates sempre que indicado e administrado por profissional fisioterapeuta estará vinculado ao controle ético e fiscalizatório do Sistema COFFITO/CREFITO, sendo, portando, necessário o registro, por parte do profissional fisioterapeuta, do seu consultório ou empresas referidas no Artigo 4º no CREFITO de sua circunscrição.

Artigo 3º – Os casos omissos serão deliberados pelo Plenário do COFFITO.

Artigo 4º – Esta resolução entra em vigor na data de sua publicação.

Dra. Elineth da Conceição da Silva Braga

Diretora-Secretária do COFFITO

Dr. Roberto Mattar Cepeda

Presidente do COFFITO

PARTE BUROCRÁTICA: O QUE É NECESSÁRIO PARA ABRIR UM ESTÚDIO DE PILATES?

O CREFITO-3 é o Conselho Regional de Fisioterapia e Terapia Ocupacional da Terceira Região, que abrange o Estado de São Paulo. É órgão de exação das profissões e tem como competência primordial fiscalizar o exercício profissional, expedir a carteira e a cédula de identificação profissional aos profissionais inscritos, cumprir e fazer cumprir as leis, resoluções, decretos e normas, ser um tribunal regional de ética, estimular a valorização da profissão e o bom prestígio dos profissionais de modo geral.

INSCRIÇÃO PESSOA JURÍDICA E CONSULTÓRIO

REGISTRO DE EMPRESA E CONSULTÓRIO

Todo profissional que desejar abrir um consultório ou empresa deverá conhecer a legislação. As empresas do Estado de São Paulo, que ofereçam serviços de Fisioterapia, têm a obrigação de serem registradas junto ao CREFITO-3.

"É obrigatório o registro nos Conselhos Regionais das empresas cujas finalidades estejam ligadas a fisioterapia ou terapia ocupacional, na forma estabelecida em regulamento" Lei 6.316/75 – Artigo 12º, Parágrafo Único.

Esta obrigatoriedade aplica-se às empresas cuja finalidade básica esteja ligada à Fisioterapia. Entre elas: consultórios, clínicas, hospitais, entidades filantrópicas, órgãos públicos, prestadoras de serviços a terceiros, indústrias, comércio ou locação de equipamentos dessas áreas, empresas que mantêm locais de atendimento para seus funcionários, dependentes ou associados.

OBSERVAÇÃO: É proibido ao profissional atuar em empresas que não possuam registro junto ao CREFITO-3.

"É proibido ao Fisioterapeuta, nas respectivas áreas de atuação: XII – trabalhar em empresa não registrada no Conselho Regional de Fisioterapia e Terapia Ocupacional da região." Resolução COFFITO nº 10/78 – Artigo 8º.

COMPARAÇÃO ENTRE REGISTRO DE EMPRESA E CONSULTÓRIO

O fisioterapeuta deverá escolher entre a abertura de um consultório ou empresa. Alguns fatores serão determinantes para a definição do empreendimento:

1 – O propósito operacional do local de trabalho, especificamente à quantidade de atendimentos: O consultório é estabelecido para atendimento exclusivo da clientela do profissional, ou seja, o local poderá servir a vários profissionais, porém não poderá ocorrer

atendimento simultâneo no mesmo espaço físico. Caso a necessidade seja de atendimentos simultâneos, com dois ou mais profissionais atendendo, o local deverá ser destinado à instalação de uma empresa (pessoa jurídica).

– Faturamento: O consultório é utilizado por um profissional autônomo, que recolhe seus impostos junto a Prefeitura, local e taxas do CREFITO-3. Existem diferentes tipos de cobranças de impostos para as empresas, assim como os impostos que incidem sobre a atividade autônoma, porém a atividade autônoma possui limitadores quanto ao faturamento. O governo estabelece faixas de faturamento e suas respectivas incidências de imposto de renda, sendo assim, a partir de um valor, a atividade autônoma gera o recolhimento de impostos tão ou mais onerosos que uma empresa. A orientação sobre o registro de empresas ou consultórios poderá ser fornecida pela Secretaria de Registro do CREFITO-3.

A escolha entre consultório ou empresa poderá ser orientada por profissionais especialistas, tais como, economistas, contadores e advogados ou até mesmo pelo SEBRAE (www.sebrae. com.br).

INSCRIÇÃO DE EMPRESAS (PESSOA JURÍDICA) EM FASE DE ABERTURA

A empresa deve ser constituída por meio de instrumento social denominado Contrato Social, o qual pode ser providenciado por qualquer contador ou advogado, para todas as atividades relacionadas à Fisioterapia. Para o registro, observar os seguintes itens:

– Antes do registro em CARTÓRIO ou JUCESP, o Contrato Social constitutivo da empresa deve ser enviado ao CREFITO-3, em exemplares originais de igual teor, na quantidade citada no texto final do instrumento, devidamente assinado pelos sócios e testemunhas, juntamente com os formulários devidamente preenchidos e assinados. Segundo o estatuto da OAB, todo contrato deve conter também o visto de um advogado para o registro nos órgãos competentes.

– Após a análise e homologação do visto do CREFITO-3 no Contrato Social, serão emitidas as taxas de inscrição (emolumentos) e certificado de registro. O mesmo será entregue, mediante apresentação do comprovante de pagamento dessas taxas. Nesta fase será entregue o requerimento de registro de empresa, que deverá ser devidamente preenchido pelos empresários e protocolado na secretaria de registro do CREFITO-3, no prazo máximo de 45 dias. Junto com o requerimento preenchido e assinado, deverão ser anexados os documentos citados a seguir:

– Original ou cópia autenticada do Contrato Social, devidamente registrado em Cartório ou na Junta Comercial (JUCESP);

– Original do comprovante de inscrição no CNPJ/MF (pode ser a certidão emitida via internet no *site* da Receita Federal).

OBSERVAÇÕES IMPORTANTES:

É imprescindível acrescentar na qualificação dos sócios Fisioterapeutas, no instrumento social, o seu respectivo número de identificação. Exemplo: CREFITO-3/XXXX-F (a letra final mudará, dependendo do tipo de inscrição: LTF, F, LTTO, TO). No contrato social, é recomendável que pelo menos um dos sócios seja Fisioterapeuta, conforme atividade descrita no objetivo social. Caso a empresa seja multidisciplinar, e não houver condições da presença no Contrato Social de um Profissional habilitado, deverá constar no mesmo, uma cláusula ou parágrafo, onde a empresa se responsabilizará em contratar somente profissionais devidamente habilitados, de nível superior e regularmente inscritos no CREFITO-3, para a prestação dos serviços de Fisioterapia.

EMPRESA (PESSOA JURÍDICA) EM ATIVIDADE

Para empresas que já atuam em outra atividade, ou seja, já existem juridicamente e estão incluindo as atividades de Fisioterapia, os responsáveis legais deverão solicitar a inscrição conforme abaixo.

Documentos necessários:

– Original do requerimento para registro de empresa, devidamente preenchido e assinado;

– Original da Declaração de Responsabilidade Técnica, devidamente preenchida e assinada;

– Original ou cópia autenticada do instrumento de Contrato Social e demais alterações ou a última Alteração Contratual Consolidada, se for o caso, devidamente registrada em Cartório ou na Junta Comercial (Jucesp);
– Original do comprovante de inscrição no CNPJ/MF (pode ser a certidão emitida via internet no *site* da Receita Federal).

ÓRGÃOS PÚBLICOS E AUTARQUIAS

Constitui o registro de Hospitais Públicos, UBS, AMAs e outros Centros de Saúde diretamente ligados a administração pública direta ou indireta, a nível federal, estadual e municipal, que mantenham os serviços de Fisioterapia. De acordo com artigo 15 da Resolução COFFITO 8/78, este tipo de registro está dispensado do pagamento de taxas e anuidades ao CREFITO-3.

INSCRIÇÃO PESSOA JURÍDICA E CONSULTÓRIO

Documentos necessários:
– Original do requerimento para registro de Órgão Público, devidamente preenchido e assinado;
– Original da Declaração de Responsabilidade Técnica, devidamente preenchida e assinada;
– Original ou cópia autenticada da lei que instituiu o órgão, departamento ou autarquia. Caso contrário, emitir uma declaração assinada pelo responsável do órgão (Prefeito, Secretário Municipal etc.), citando a data em que o setor foi criado e a finalidade;
– Original do comprovante de inscrição no CNPJ/MF (pode ser a certidão emitida via internet no *site* da Receita Federal).

OUTROS TIPOS DE REGISTROS DE EMPRESAS

1 – Entidades filantrópicas: Constitui o cadastro de Apaes, Santa Casa, Associações sem fins lucrativos. Também está dispensado do pagamento de taxas e anuidades ao CREFITO-3, desde que apresentem o certificado de Entidade Beneficente de Assistência Social – CNAS.
2 – Indústria, comércio ou arrendamento de produtos relacionados à área: Constitui o cadastro de empresas com atividades relacionadas à fabricação, industrialização, comercialização e aluguel de equipamentos relacionados às áreas afins. Recolhem somente taxa de inscrição e de emissão do certificado de registro.
3 – Empresas que mantêm ambulatório para funcionários ou associados: Constitui um cadastro de empresas que possuem um departamento específico das áreas para seus funcionários, dependentes ou associados, como no caso de Metalúrgicas, Bancos, Escritórios, Firmas de Grande Porte, Hotéis, Spas, Clubes de Campo, Clubes Desportivos, etc. Recolhem somente taxa de inscrição e de emissão do certificado de registro.
4 – Clínicas Escola: Constitui o cadastro de clínicas relacionadas as atividades de Fisioterapia e Terapia Ocupacional instaladas em Faculdades e Universidades para estágio dos alunos e atendimento a população. Recolhem somente taxa de inscrição e de emissão do certificado de registro. (Exceto faculdades/universidades públicas, as quais estão isentas do recolhimento destes tributos).
Documentos Necessários: – Original do requerimento para registro, devidamente preenchido e assinado; – Original da Declaração de Responsabilidade Técnica, devidamente preenchida e assinada.

INSCRIÇÃO PESSOA JURÍDICA E CONSULTÓRIO

– Original ou cópia autenticada do Estatuto Social, Contrato Social ou outro documento hábil que criou a entidade ou empresa, devidamente registrado em cartório ou JUCESP;
– Ata de assembleia de criação da entidade ou empresa, devidamente registrada em Cartório, se for o caso;
– Original do comprovante de inscrição no CNPJ/MF (pode ser a certidão emitida via internet no *site* da Receita Federal);
– No caso de Entidade Filantrópica, anexar também: original ou cópia autenticada do Certificado de Entidade Beneficente de Assistência Social (CNAS) ou da Lei que declarou a

Entidade de Utilidade Pública e o comprovante de entrega da declaração de isenção do Imposto de Renda.

REGISTRO DE CONSULTÓRIOS (PROFISSIONAIS AUTÔNOMOS)

"Está obrigado ao registro no CREFITO com jurisdição sobre a região do respectivo funcionamento, o local estabelecido ou anunciado pelo fisioterapeuta, como consultório, para atendimento exclusivo da própria clientela".

"Parágrafo Único – É permitida a utilização e o anúncio (individual) de consultório por mais de um fisioterapeuta; desde que a atividade profissional de cada usuário não esteja vinculada ou condicionada, sob qualquer aspecto, a dos demais." Resolução COFFITO 8/78 – Artigo 105º.

Documentos Necessários:

– Original do requerimento para registro de consultório, devidamente preenchido e assinado;

– Original da Declaração de Responsabilidade Técnica, devidamente preenchida e assinada;

– Original ou cópia autenticada do alvará ou inscrição municipal, expedido pelo órgão competente (consulte a prefeitura local), em nome do profissional (na Capital, pode ser o Cadastro de Contribuinte Mobiliário – CCM);

OBSERVAÇÃO IMPORTANTE: Caso o profissional não tenha alvará em seu nome, poderá apresentar o alvará em nome de terceiro, do local onde irá atuar, juntamente com uma declaração do proprietário do alvará, citando que utiliza parte do espaço físico para o atendimento ou original do contrato de locação/sublocação, conforme parecer jurídico nº 43/2009.

REGISTROS NECESSÁRIOS PARA O EDUCADOR FÍSICO ABRIR UM ESTÚDIO DE PILATES

De acordo com a **Lei Federal 6.839/1980**, é obrigatório o registro das entidades prestadoras de serviços nos órgãos competentes para a fiscalização. Assim, todas as pessoas jurídicas estabelecidas no estado de São Paulo que oferecerem serviços nas áreas de atividades físicas e/ou desportivas devem se registrar junto ao CREF4/SP, seguindo o disposto na **Resolução CREF4/SP 067/2012.**

Para tanto, deverá encaminhar os documentos relacionados abaixo, via Correios, **à sede do CREF4/SP – Rua Líbero Badaró, 377, 3º andar, Centro, São Paulo/SP, CEP 01009-000; à Seccional Campinas – Avenida Marechal Carmona, 618, Vila João Jorge, Campinas/SP, CEP 13041-311**, ou ainda, entregá-los pessoalmente em uma **Unidade Móvel de Atendimento (confira aqui** a agenda de atendimento das Unidades Móveis).

DOCUMENTOS

A. **Requerimento de registro**, em impresso próprio do CREF4/SP, devidamente preenchido e assinado;

B. Cópia autenticada da documentação de constituição, devidamente registrada em órgão competente, conforme o caso:

– Contrato Social de Constituição e respectivas alterações vigentes; ou

– Requerimento de Empresário Inicial e respectivas alterações vigentes; ou

– Estatuto Social e Atas referentes à eleição e posse dos atuais representantes legais, e à criação de filiais;

– Certificado da Condição de Microempreendedor Individual e Cópia autenticada do RG, CNH ou CIP. (Somente em caso de MEI).

C. Cópia atualizada do Comprovante de Inscrição junto ao CNPJ (em caso de MEI o CNAE deverá ser 93.13. -1-00);

* A documentação supracitada exige a assessoria de um escritório de contabilidade devidamente regularizado e inscrito no CRC.

D. **Termo de responsabilidade técnica/Relação de atividades desenvolvidas**, em impresso próprio do CREF4/SP, devidamente preenchido e assinado;

E. **Quadro técnico**, em impresso próprio do CREF4/SP, devidamente preenchido e assinado (em duas vias);

F. Comprovante original de pagamento de inscrição (somente será aceito o comprovante e não o agendamento de pagamento), acompanhado do respectivo boleto bancário **emitido aqui. Atenção:** O simples agendamento bancário não comprova o pagamento da taxa.

OBSERVAÇÕES:

» Não serão aceitos requerimentos cujo preenchimento apresente rasuras, erros de preenchimento e/ou ausência de informações ou documentos;

» Nos itens em que são solicitadas cópias autenticadas, poderão ser apresentadas cópias simples, **desde que estejam acompanhadas das vias originais;**

» O único documento exigido em duas vias de igual teor é o Quadro Técnico;

» Deferido o pedido, será procedida a cobrança de anuidades, inclusive em relação ao exercício atual, nos termos das resoluções vigentes;

» O prazo para expedição do Certificado de Registro Pessoa Jurídica é de **20 (vinte) dias úteis** para as solicitações efetuadas via Correios e de **01 (um) dia útil** para as solicitações efetuadas presencialmente (exceto nos casos onde seja necessária análise específica da documentação, podendo o prazo ser estendido).

TRIBUTOS

Existem três tipos de regimes tributários que a empresa poderá optar, que são: Lucro Real, Lucro Presumido e **Simples Nacional**.

O **Simples Nacional – Serviços e Locação de Bens Móveis**, tem se tornado o regime mais utilizado pelas empresas, tendo em vista a simplificação dos impostos e diminuição de obrigações acessórias.

É de extrema importância fazer o correto enquadramento junto à Receita Federal, para que essa atividade seja contemplada pelo Simples Nacional no anexo adequado e dessa forma possa usufruir de uma tributação menos onerosa e mais simplificada. Podendo nesse regime agregar outros profissionais, desde que seja da área da saúde, como: nutricionista, fisioterapeuta, médico, psicólogo esportivo, terapeuta ocupacional.

O regime Simples Nacional abrange os seguintes tributos: IRPJ, CSLL, PIS/Pasep, Cofins, IPI, ICMS, ISS e a contribuição para a seguridade social destinada a previdência social a cargo da pessoa jurídica (CPP); recolhimento dos tributos mediante documento único – DAS; disponibilização às ME/EPP de sistema eletrônico para a realização do cálculo do valor mensal devido, geração do DAS e, a partir de janeiro de 2012, para a constituição do crédito tributário; apresentação de declaração única e simplificada de informações socioeconômicas e fiscais; prazo para recolhimento do DAS até o dia 20 do mês subsequente aquele em que houver sido auferida a receita bruta.

Trabalho todo esse feito pelo seu contador de confiança. Ele se encarrega de recolher esses tributos e de fazer toda a parte burocrática de registros também.

TABELA DO SIMPLES NACIONAL

ANEXO III (Vigência a partir de 01.01.2012)

Alíquotas e Partilha do Simples Nacional – **Receitas de Locação de Bens Móveis e de Prestação de Serviços**

Receita Bruta em 12 meses (em R$)	Alíquota	IRPJ	CSLL	Cofins	PIS/Pasep	CPP	ISS
Até 180.000,00	6,00%	0,00%	0,00%	0,00%	0,00%	4,00%	2,00%
De 180.000,01 a 360.000,00	8,21%	0,00%	0,00%	1,42%	0,00%	4,00%	2,79%
De 360.000,01 a 540.000,00	10,26%	0,48%	0,43%	1,43%	0,35%	4,07%	3,50%
De 540.000,01 a 720.000,00	11,31%	0,53%	0,53%	1,56%	0,38%	4,47%	3,84%
De 720.000,01 a 900.000,00	11,40 %	0,53%	0,52%	1,58%	0,38%	4,52%	3,87%
De 900.000,01 a 1.080.000,00	12,42%	0,57%	0,57%	1,73%	0,40%	4,92%	4,23%
De 1.080.000,01 a 1.260.000,00	12,54%	0,59%	0,56%	1,74%	0,42%	4,97%	4,26%
De 1.260.000,01 a 1.440.000,00	12,68%	0,59%	0,57%	1,76%	0,42%	5,03%	4,31%
De 1.440.000,01 a 1.620.000,00	13,55%	0,63%	0,61%	1,88%	0,45%	5,37%	4,61%
De 1.620.000,01 a 1.800.000,00	13,68%	0,63%	0,64%	1,89%	0,45%	5,42%	4,65%
De 1.800.000,01 a 1.980.000,00	14,93%	0,69%	0,69%	2,07%	0,50%	5,98%	5,00%
De 1.980.000,01 a 2.160.000,00	15,06%	0,69%	0,69%	2,09%	0,50%	6,09%	5,00%
De 2.160.000,01 a 2.340.000,00	15,20%	0,71%	0,70%	2,10%	0,50%	6,19%	5,00%
De 2.340.000,01 a 2.520.000,00	15,35%	0,71%	0,70%	2,13%	0,51%	6,30%	5,00%
De 2.520.000,01 a 2.700.000,00	15,48%	0,72%	0,70%	2,15%	0,51%	6,40%	5,00%
De 2.700.000,01 a 2.880.000,00	16,85%	0,78%	0,76%	2,34%	0,56%	7,41%	5,00%
De 2.880.000,01 a 3.060.000,00	16,98%	0,78%	0,78%	2,36%	0,56%	7,50%	5,00%
De 3.060.000,01 a 3.240.000,00	17,13%	0,80%	0,79%	2,37%	0,57%	7,60%	5,00%
De 3.240.000,01 a 3.420.000,00	17,27%	0,80%	0,79%	2,40%	0,57%	7,71%	5,00%
De 3.420.000,01 a 3.600.000,00	17,42%	0,81%	0,79%	2,42%	0,57%	7,83%	5,00%

BIBLIOGRAFIA RECOMENDADA

Kauffer Pilates. Saiba tudo sobre como abrir seu estúdio de Pilates e ser bem-sucedido. 2016. Disponível em: <http://kaufferpilates.com.br/blog/2016/01/saiba-tudo-sobre-como-abrir-seu-estudio-de-pilates-e-ser--bem-sucedido>. Acesso em: 20 out. 2017

Negócio Pilates. Monte o seu estúdio de Pilates. Disponível em: <http://www.negociopilates.com.br/landing--page>. Acesso em: 20 out. 2017.

Sebrae – Serviço Brasileiro de Apoio às Micro e Pequenas Empresas. Disponível em: Pilates. <http://www.sebrae.com.br/sites/PortalSebrae/ideias/como-montar-um-estudio-de-pilates>. Acesso em: 20 out. 2017

VOLL Pilates Group. Apostila. p. 101;109.

Índice Remissivo

A

Abdome, percepção da ativação de transverso do, 124
Abdomen preparation, 499
Abdução
    com rotação externa do quadril, 128
    das escápulas, 132
Abrami, Cristina Rossi, 104
Abrami, Maria Cristina, 104
Acentuação da lordose lombar, 276
Acessórios, 189, 214, 237
Acetábulo, 405, 407
Acidentes, 267
Ácido pirúvico, 20
Actina, 17
Adenosina trifosfato (ATP), 18
Adolescente, 663
Adução das escápulas, 132
Adutor
    externo, 405
    longo, 405
    magno, 405
Airmat, 223
Alavanca(s), 27
    de primeira classe, 27
    de segunda classe, 28
    de terceira classe, 28
Alças, 192
Alinhamento, princípios biomecânicos de, 118
Alongamento, 327, 520
    da coxa, 182
    do gato, 141
Alterações posturais, 669
    na obesidade, 680
Anatomia e fisiologia muscular básica, 17
Anderson, Brent, 106
Anel de Zinn, 62
Antebraço e mão, musculatura do, 365

752 | MÉTODO PILATES: DAS BASES FISIOLÓGICAS AO TRATAMENTO DAS DISFUNÇÕES

Ânulo fibroso, 452
Aparelho vestibular, 63
Aperto dos calcanhares, 144
Aponeurose epicraniana, 39
Aprendizado motor, 11
Aprendizagem motora, 11
Aquecimento, 491, 705
Araújo, Neuza, 106
Arco
    plantar, 412
    vertebral, 451
Arms
   biceps, 623
    barrel, 343, 347
    chair, 343, 346
    reformer, 342, 345, 350
   chair, 202
   pull
    side, reformer, 337
    up and down, 625
    cadillac, 318
   pulling
    cadillac, 320, 348
    reformer, 321
   push up and down, cadillac, 353
   pushing
    reformer, 354
    straps, reformer, 311
   triceps, 629
    cadillac, 352, 358
    prone, cadillac, 364
    reformer, 354, 359
   up and down, reformer, 323
Articulação(ões)
    do cotovelo, 288
    do punho e mão, 289
    do tornozelo, 411
    glenoumeral, 283
    intercarpais, 289
    interfalangeanas, 289
    mediocarpal, 289
    metacarpofalangeanas, 289
    radiocarpal, 289
    radioulnar proximal, 287
    sacrococcígea, 406
    sacroilíaca, 406, 459, 480
    sínfise púbica, 406
    temporomandibulares, 56
    umerorradial, 287
    umeroulnar, 287
    zigoapofisárias, 452
Artrocinemática, 281
Artroplastia total de quadril, 414
Asa do osso ilíaca, 401
Asma, 686
Assoalho pélvico, 121, 122, 703, 721

disfunções do, 721
músculos do, 121, 123
percepção da ativação do, 124
Augusto, Daniela, 104, 106, 107

B

Baby chair, 202
Bacilla, Lia, 106
Back extension, 245
Backbend, 578
Bainha tendínea do músculo oblíquo superior, 62
Balance
pelvic lift, cadillac, 347
swan, cadillac, 348
Balé do Teatro Castro Alves, 109
Ballet
series, 617
stretches, 601
Barra(s)
ajustável, 192
de apoio, 192, 213
fixas do cadillac, 268
flexível, 189
móvel do cadillac, 267
torre, 188, 213
Barrel, 268
arms biceps, 343, 347
Basic/intermediate postural correction, 538
Biceps curls, cadillac, 338
Bíceps femoral (cabeça longa) e semitendinoso, 405
Bicycle
nível intermediário, 254
Small barrel, 435
Biomecânica, 23
do cíngulo escapular e ombro, 281
do cotovelo, 287
do punho e mão, 289
Biotensegridade, 35, 36
Bittar, Adriano, 108
Blom, Marie Jose, 102
Bola, 246
Borges, Jaqueline, 104, 106
Bosu, 250
Bowen, Mary, 101
Braços, flexão de (*push up*), 363
Breaststroke, 500, 592
Breathing, 491, 568
com os membros superiores, cadillac, 351
Bridge, 579

C

Cabeça, 133, 134
extensão da, 454
flexão da, 454

Cadeia
cinemática, 23
cinética, 22
aberta, 23
fechada, 24
parcial, 25
muscular cruzada, 266
transportadora de elétrons, 21
Cadeira
alta, 199
baixa, 194
Cadillac, 186
arms
pull up and down, 318
pulling, 320
aéreo, 348
push up and down, 353
triceps, 352, 358
prone, 364
balance
pelvic lift, 347
swan, 348
barra(s)
fixas do, 268
móvel do, 267
biceps curls, 338
breathing, 351
cervo, 349
circular frog, 429
diagonal
extension, horizontal adduction, internal rotation, 324
flexion, abduction, external rotation, 325
global stretching for neck, 527
lat pull, 340
midback series, straigth down, 322
pronation and supination with tonning ball, 388
prone
extension, 314
external rotation at 90° abduction, 332
horizontal abduction, 315
row, 318
prone v-raise, 316
pull down, 428
reverse pull up, 349
ronde de jambe, 429
rotação externa, 333
scaption with external rotation, 330
scapula isolation, 306
side
arm pull, 341
arm work, 335
passé, 440
standing on floor at open end
boxe, 359
hug, 308
tower, 439

    wrist
     extension
      standing, 368
       variant, 371
      supine, 369
      with tonning ball, 366
     flexion
      standing, 379
       variant, 381
      supine, 380
      with tonning ball, 377

Caixa torácica, 129

Caixas, 188, 194, 213

Camarão, Tereza, 106

Campos, Laura, 106

Campos, Tina, 106

Cápsula articular, 284, 285
   estruturas posteriores do ombro, 327

Capsulite adesiva, 294

Captor
   mandibular, 54
   ocular, 60
   podal, 47

Cassel, Nara, 104

Cat stretching, 494

Cavidade glenoide, 285

Centralização, 115

Centro de força (*power house*), 702

Cérebro, 226

Cervical
   extensão da, 454
   flexão da, 454

Cervo, cadillac, 349

Chair
   arms biceps, 343, 346
   extensor stretching, 392
   flexor stretching, 393
   footwork, 607
   molas da, 268
   one arm hand on floor, 356
   pronation and supination with tonning ball, 389
   scapula isolation, 313
   shoulder down and up, 326
   spread eagle, 363
   swan front, 357
   triceps
    press standing, 361
    sit, 355
     on foot bar, 362
   wrist
    extension with tonning ball, 367
    flexion with tonning ball, 378

Child's posture, 507

Ciclo de Krebs, 21

Cinemática, 281

Cinesiologia, 23
Cíngulo
   escapular, 281
    biomecânica do, 281
    disfunções do, 281, 290
   pélvico e membros inferiores, disfunções do, 401, 412
Cintura
   escapular, 130, 132
   pélvica, 125, 401
Circo, 219
Circular frog cadillac, 429
Classificação de Angle, 59
Cóccix, 125, 403, 405
Columpio, 222
Columpio wall, 222
Coluna
   cervical, 133, 134, 461
    extensão exagerada da curvatura da, 269
    flexão exagerada da, 270
    inclinação lateral da, 272
   isquiática, 405
   lombar, 125
    influência do movimento pélvico na, 460
   lombossacral, 468
   torácica, 129, 465
   vertebral
    anatomia, 451
    biomecânica da, 451
    curvaturas normais da, 455
    desordens da, 461
    disfunções da, 451
    movimentos fisiológicos da, 264
    músculos da, 452
    protegendo a, 263
Complexo do ligamento colateral medial, 288
Compra dos equipamentos, 740
Compromisso de corpo inteiro, 114
Comunicação visual, 742
Concentração, 699, 702
Condicionamento físico, 699
Consciência corporal, 699
Contração muscular, 18
   dos MAPS, 723
   isotônica
    concêntrica, 22
    excêntrica, 22
    isométrica, 22
Contraindicações e precauções, 229
Controle, 703
   de estresse e ansiedade, 699
   motor, 118
   sensório-motor, 47
Coordenação, 533, 699
Coordenation
   movement in 4-point kneeling, 536
   movement with resistance, 533

Coração, 227
Cordas, 193
Córnea, 62
Corpo
    do íleo, 401
    do ísquio, 401
    perineal, 122
    vertebral, 451, 452
Correção postural, 508, 538
Correction postural in lateral decubitus, 508
Correia, Verusya, 106
Cotovelo, 288
    biomecânica do, 287
    extensão do, 289
    flexão do, 287
Craniocervical
    inclinação lateral da, 454
    rotação da, 454
Criança, 663
Criss-cross/cruzado/oblíquos, 156
    nível intermediário, 259
Crista lacrimal posterior, 62
Cuidado com as molas, 279
Curvaturas normais da coluna vertebral, 455

D

Danemann, Mabel, 106
Déficit de rotação interna glenoumeral (GIRD), 291
Degeneração das habilidades motoras com o envelhecimento, 639
Depressão das escápulas, 132
Descompressão, 229
Desenvolvimento
    do corpo como um todo, 113
    e montagem de um estúdio de pilates, 737
    motor, 9
Desequilíbrio musculoesquelético, 264
Desordens da coluna vertebral, 461
Determinação do embrião, 2
Diafragma, 43, 119
Diagonal
    extension, horizontal adduction, internal rotation, cadillac, 324
    flexion, abduction, external rotation, cadillac, 325
Diferenciação dos folhetos, 2
Discinese escapular, 290, 291, 296
Disciplinando o aluno/paciente/cliente, 266
Disco, 452
    embrionário tridérmico, 2
    intervertebral, 452
Disfunções
    da coluna vertebral, 451
    do assoalho pélvico, 721
    do cíngulo
     escapular e membros superiores, 281, 290
     pélvico e membros inferiores, 401, 412
    mandibulares, 58

pélvicas, 723
podais, 50
Dissociando o quadril, 127
Distensões musculares do quadril, 415
Distúrbios respiratórios, 685
Diversificação, 742
Divulgação, 742
Doença de Scheuermann, 465
Dor
cervical, 461
irradiada, 473
lombar
não específica, 468
por compressão radicular, 473
por disfunção sacroilíaca/dor sacroilíaca, 480
por espondilólise e/ou espondilolistese, 476
referida, 473
sacroilíaca, 481
Dorso curvo postural, 466
Double leg kick, 595
Double leg stretch/alongamento das duas pernas, 164, 422, 588
nível intermediário, 248
Dura-máter, 45

E

Ectoblasto, 3
Electric chair, 199
Elephant, 607
Elevação
da pelve, 273
das escápulas, 132
dos ombros, 271
Eminência iliopúbica, 401
Endelman, Ken, 96, 98, 107
Entalhe ciático menor, 405
Entorses de tornozelo, 418
Envelhecimento
degeneração das habilidades motoras com o, 639
dos músculos, 642
Epífise anular, 451
Equilíbrio, 225, 544, 699
estático ascendente, 54
transversal da pelve, 408
Equipamentos, 185
Equipe Physio Pilates Polestar, 108
Eretor da espinha, 405
Escápula(s)
depressão das, 132
elevação das, 132
movimentos da, 131
Esclera, 62
Escoliose, 483, 675
estruturada, 484, 485
funcional, 484
idiopática, 485, 487

Especificidade muscular, 704
Espinha
  ilíaca
    anteroinferior, 401, 405
    anterossuperior, 401, 405
    posterior inferior, 401, 405
    posterior superior, 401, 405
  isquiática, 401
Espondilite anquilosante, 489
Espondilólise, 476, 477
Espondilolistese, 476, 477
  degenerativa, 477
  displásica, 477
  ístmica, 477
  patológica, 477
  traumática, 477
Esporão calcâneo, 419
Estabilidade, 225, 704
  do "*power house*", 115
  dos ossos, 36
  esquelética, 288
  estática e dinâmica dos modelos de tensegridade, 34
  lombopélvica, 118
  visceral, 36
Estabilização da coluna cervical em decúbito dorsal, 134
Estabilizadores
  ativos, 288
  dinâmicos da glenoumeral, 286
  estáticos da glenoumeral, 284
  passivos e, 288
Estrógeno, 701
Estúdio de pilates, 185, 740
  desenvolvimento e montagem de um, 737
  registros necessários para o educador físico abrir um, 747
  tipos de, 739
   academia, 739
   clínica médica, 739
   hotel/condomínio, 739
   rua, 739
Exercícios de pilates, 704
  com supercorreção, 541
  de alongamento, 327, 520
  de coordenação, 533
  de equilíbrio e propriocepção, 544
  de fortalecimento, 528
  de mobilidade articular, 511
  de preparação para o *mat* pilates, 137
  de respiração, 123
  específicos para reabilitação
   da escoliose, 537
   das desordens da coluna cervical, 507
   globais
    para reabilitação das desordens da coluna vertebral, 548
    para tronco e coluna vertebral, 549
   para a criança saudável, 665
   para flexibilidade dos flexores do punho, 393

para membros
inferiores, 603
superiores, 623
para o posicionamento
da caixa torácica e da coluna torácica, 129
da cintura escapular, 132
da coluna cervical e da cabeça, 134
para o tratamento e reabilitação funcional
das disfunções do cíngulo pélvico e membros inferiores, 420
das disfunções do cíngulo pélvico, 420
das disfunções dos membros inferiores, 433
para posicionamento da pelve, 126
para reabilitação
das desordens da coluna vertebral, 490
das lesões do cíngulo escapular e membros superiores, 304
Extensão
craniovertebral, 135
da cabeça, 454
da cervical, 454
de uma perna, 160
do cotovelo, 289
do quadril e joelho, 129
do tronco, 454
exagerada da curvatura da coluna cervical, 269
Extensor stretching chair, 392
Extensores do punho, 366

F

Face
auricular para o sacro, 401
intervertebral, 451
sinfisal, 401
Faixa
A, 18
abdominal, 42
cervical, 42
superficial, 39
corporal, 38
do eixo central, 43
do membro inferior, 41
do membro superior, 40
do tronco, 39
elástica, 243
endopélvica, 121
externa, 39
I, 18
ilíaca, 40
interna, 42
toracoabdominal, 43
pélvica, 43
superficial, 38
torácica, 42
toracolombar, 455
Fasciite plantar, 419

Fase motora
  especializada, 9
  fundamental, 9
  reflexiva, 9
  rudimentar, 9
Fatores biopsicossociais, 265
Feedback, 48
Feedfoward, 48
Fêmur, 407, 408
Fenômeno da facilitação, 57
Fibras
  de colágeno, 452
  musculares, 21
    brancas, 21
    características das, 22
    de contração
      lenta, 21
      rápida, 21
    fásicas, 21
    tipo I, 21
    tipo II, 21
    tônicas, 21
    vermelhas, 21
Fíbula, 410
Filamento de actina, 17
Fisiologia do exercício básica, 20
Fletcher, Ron, 98, 101
Flexão
  craniovertebral, 134
  da cabeça, 454
  da cervical, 454
  de braços (*push up*), 363
  de ombros, 130
  do cotovelo, 287
  do punho exacerbada, 277
  do tronco, 454
  exagerada da coluna cervical, 270
Flexibilidade dos extensores do punho, 392
Flexor stretching chair, 393
Flexores do punho, 377, 393
Fluidez, 703
Foam roller, 253
Footwork
  chair, 607
  reformer, 606
Footwork series
  arches, universal reformer, 437
  heels, universal reformer, 438
  tendon, stretch universal reformer, 438
  toes, universal reformer, 436
Forame
  isquiático menor, 405
  obturado, 401, 405
  vertebral, 451
Força de preensão palmar, 366

Fórmice
    inferior da conjuntiva, 62
    superior da conjuntiva, 62
Fórmula de Hooke, 29
Fortalecimento, 528
Forward flexion in side-lying position, solo, 326
Fossa ilíaca, 401
Fóvea costal
    do processo transverso, 451
    superior, 451
França, Selma, 106
Frog, universal reformer, 425
Front, ladder barrel, 431
Front split, 620
    universal reformer, 426
Fusos neuromusculares, 6

G

Gallagher, Sean, 100
Garcia, Inélia, 104
Gástrula, 2
Gêmeo
    inferior, 405
    superior, 405
Gestantes, 701
Glândulas endócrinas, 226
Glicólise aeróbia, 21
Global stretching for neck, 526
    cadillac, 527
Globo ocular, 60, 63
Glúteo
    máximo, 405
    médio, 405
    mínimo, 405
Going up front, 612
Grande dorsal, 405
Grant, Kathleen Stanford, 93
Grant, Kathy, 101
Grasshopper, 577
Guilhotina, 205
Guillotine tower, 205

H

Half hang, 581
Half roll back, 585
Half shoulder bridge spine corrector, 435
Halvorsen, Lana, 102, 104
Hamstring stretch, 553
Hanging pull ups, 570
Head bending
    and extension in supine, 513
    side, 515
Head rotation, 516

Hérnia de disco, 474, 475
Hidratação, 267
High char, 199
Hinge with extension, 580
Hip
    circles spine corrector, 423
    mobility, 495
    roll, 493
Hiperlordose lombar, 671, 672
Hitch exercise, 543
Hooke, Robert, 29
Horse, 612
Horseback, ladder barrel, 430
Hug, reformer, 309

I

I Conferência Sul Americana Physio Pilates Polestar, 111
Íleo, 405
Ilíaco, 402
    movimentos do, 406
    na fossa ilíaca, 405
Ílio, 125
Iliopsoas, 405
Incisura isquiática
    maior, 401
    menor, 401
Inclinação lateral
    da coluna cervical, 272
    da craniocervical, 454
    da pelve, 274
    do tronco, 454
Influência
    da gravidade, 227
    do movimento pélvico na coluna lombar, 460
Instabilidade, 225
    glenoumeral, 298
    multidirecional, 300
Integração somatossensorial, 1
Integrina inativa e ativa, 35
Intermediate/advanced postural correction, 539
Inversões, 225
Invertidas, efeitos, 226
    efeitos psicológicos, 227
Ioga, 220
Íris, 62
Ísquio, 125, 403

J

Jack knife, 259
Joelho, 408
Joelho extensão do, 129
Jumps with upper limbs, 546
Junção intervertebral, 452

K

Knee push up plus, solo, 311

L

Lábio
- glenoidal, 284
- interno da crista ilíaca, 401

Ladder barrel, 208, 209
- *front*, 431
- *horseback*, 430
- *side*, 431
- *stretches back*, 432

Lâmina(s)
- do arco vertebral, 451
- laterais do mesoblasto, 2

Larkam, Elizabeth, 99, 106

Lat pull, cadillac, 340

Leg
- *circles universal reformer*, 424
- *pull*, 591
  - *back prep*/preparação para elevação da perna para trás, 179
  - *front*, 590
    - nível avançado, 239, 255
  - *series stand-up*, 603

Lei de Hooke, 29

Leite, Carla, 106

Lemnisco medial, 7

Lesão(ões)
- do manguito rotador, 293
- em chicote, 462
- labial acetabular, 414
- ligamentares do cotovelo, 288

Levator scapulae stretching, 524, 525

Ligamento, 407
- acromioclavicular superior, 285
- acromiocoracóideo, 285
- conóideo, 285
- coracoumeral, 284, 285
- da articulação do tornozelo, 410
- do complexo do ombro, 285
- do joelho, 408
- glenoumeral, 284, 285
- iliolombar, 404
- sacrococcígeos, 404
- sacroilíacos, 404
- sacrospinosos, 405
- sacrotuberosos, 405
- transverso superior da escápula, 285
- trapezóideo, 285
- umeral transverso, 285

Limites da dor do aluno/paciente, 265

Linha
- arqueada, 401
- intermédia da crista ilíaca, 401

pectínea, 401
Lira, 219, 222
Local da dor × emocional, 265
Long box arms triceps, 360
Low
    back twist, 503
    chair, 194
Lower lift/abaixar e elevar, 165
    nível básico, 238
Lúdico, 228
Lunging
    biceps, solo, 345
    swackadee, solo, 329
Luxação(ões), 296
    acromioclavicular, 296
    glenoumeral
     anterior, 299
     posterior, 300

M

Macrociclos, 467
Magic circle, 240
Mandíbula disfunções mandibulares, 58
Manguito rotador, 329
Manutenção
    da postura ereta, 454
    e cuidados com os aparelhos, 267
Mão, 289
Marcha, 63
Marketing, 741
Markondes, Elaine de, 104
Mascarenhas, Joana Cardoso, 106, 108
Massage, 505
Mat pilates
    básico, 148
    intermediário, 164
Mat wall, 211
Materiais e construção, 188
Mathias, Helena, 106, 108
Mecânica da respiração no método pilates, 123
Mecanotransdução, 36
Meia-lua, 210
Membrana(s)
    quadrada, 405
    Z, 17
Membros superiores, 281
Meninges, 45
Meniscos, 409
Mermaid, 557
    with rotation, 560
Mesoblasto, 2
    intermediário, 2
    paraxial, 2
Método Pilates
    baby arc, 210

como exercício para as crianças, 665
como tratamento das alterações posturais, 679
e sua aplicabilidade na população idosa, 642
em suspensão, 217
erros mais comuns durante a execução dos exercícios no, 269
evitando lesões durante a execução do, 263
fundamentos do, 114
guia dos princípios essenciais do, 113
mecânica da respiração no, 123
na escoliose, 488
na espondilite anquilosante, 489
na obesidade, 681
nas desordens da coluna
cervical, 465
lombossacral, 481
torácica, 467
nos distúrbios respiratórios, 687
para a população idosa, 643
para cardiopatas, 726, 727, 730
para síncope reflexa neuromediada, 730, 731
princípios essenciais do, 114
Suspensus, 217, 221
benefícios do, 229
na flexibilidade de adolescentes, 230
nos sistemas sensoriais no equilíbrio corporal de idosos, 232
Midback series
side, 627
straigth down, 631
cadillac, 322
Miosina, 17
Mobilidade, 704
articular, 511
Mobilização
com rolo solo, 390
de punho, 390
Modificações do fluxo sanguíneo, 226
Molas, 29
da *chair*, 268
fixas, 267
móveis, 267
Monkey, 597
Mordedor de cordas, 193
Movimentos, 408, 410
da escápula, 131
do globo ocular, 61
do ilíaco, 406
do sacro, 406
Musculatura
do antebraço e mão, 365
do ombro e braço, 329
periescapular, 304
Músculo(s), 407, 409, 410
adicionais do tronco, 453
anterolaterais
da região craniocervical, 453
do tronco, 453

bíceps braquial, 289, 338
da coluna vertebral, 452
diafragma, 123
do assoalho pélvico, 121, 123
do complexo do ombro, 286
do *power house*, 263
elevadores do ânus, 121
estriado
 cardíaco, 17
 esquelético, 17
expiratórios, 120
extrínsecos do bulbo do olho, 63
globais, 117
iliococcígeo, 121
infraespinhal, 331
inspiratórios, 119
levantador da pálpebra superior, 62
liso, 17
locais, 117
oblíquo
 inferior, 62
 superior, 62
posteriores
 da região craniocervical, 454
 do tronco, 452
pubococcígeo, 121
puborretal, 121
pubovaginal, 121
reto
 inferior, 62
 lateral, 62
 medial, 62
 superior, 62
subescapular, 335
transverso abdominal, 263

N

Neck
 and thoracic mobility, 520
 bending and extension in 4-point kneeling, 531
 hyperextension, 508
 rectification, 509
 retraction, 517
 rotation in 4-point kneeling, 532
 strengthening exercise in 4-point kneeling, 530
Nervo
 oculomotor [II], 62
 óptico, 62
 trigêmeo, 56, 57
Núcleo pulposo, 452

O

Obesidade infantil, 679
Oblíquo

externo do abdome, 405
interno do abdome, 405
Obturador
de membrana, 405
externo, 405
gêmeo, 405
interno, 405
Oclusão em três classes, 59
classe I, 59
classe II, 59
divisão 1, 59
divisão 2, 59
classe III, 59
Oliveira, Geórgia, 106-108
Ombro(s)
elevação dos, 271
flexão de, 130
musculatura do, 329
One arm hand on floor chair, 356
One leg
circle/círculo de uma perna, 152
kick, 594
Open leg rocker, 246
Órbita, 60
Órgãos tendinosos de Golgi, 5
Origem do treino em suspensão, 218
Osso(s)
do pé, 410
ilíaco, 401
ísquio, 401
pélvicos, 125
púbis, 401
sacral, 401
Osteoartrite
de quadril, 412
tibiofemoral, 416
Overcorrection, 541

P

Paciente cardiopata, 725
Palmilhas posturais, 54
Parte burocrática, 744
Patela, 408
Pé(s)
adaptativo, 49
assimétricos, 51
causativo, 49, 51
cavo(s)
assimétricos, 52
varo, 51
desarmônicos, 53
duplo componente, 49
misto, 49
plano(s)
assimétricos, 51

valgo, 50
Pectíneo, 405
   na linha pectínea, 405
Pectoralis major and minor stretching, 528
   solo, 328
Ped-o-pull, 204
Pedi pole, 204
Pedi-pull, 204, 205
Pediatria, 663
Pedículo do arco vertebral, 451
Peitoral maior e menor, 328
Pelve, 126
   disfunções pélvicas, 723
   elevação da, 273
   inclinação lateral da, 274
   neutra, percepção da 127
   rotação da, 275
Pelvic
   lift, universal reformer, 425
   mobility, 492
Percepção
   da ativação
    de transverso do abdome, 124
    do assoalho pélvico, 124
   da pelve neutra, 127
Períneo, 122
Período puerperal, 719
Perna, extensão de uma, 160
Physio Pilates, 109, 111
Pilates, Joseph Hubertus, 14, 69, 89
   Brasil, 102
   dia a dia do Universal Gymnasium, 82
   EUA, 77
   grande expansão, 96
   homem do futuro, 85
   maioridade do Pilates no Brasil e no mundo, 110
   origens, 69
   os Elders, 89
   Pilates Method Alliance (PMA), 100
   Processo judicial, 100
   projeto da cadeira, 88
   retorno à Alemanha, 75
Pilates Method Alliance (PMA), 100
Pilatice, 104, 105, 107
Piriforme, 405
Plano escapular, 283
Ponte
   com articulação de coluna, 142
   com estabilização de coluna, 144
Posição do profissional, 278
Posterior capsule stretching, solo, 327
Postura, 699
   anteriorizada da cabeça, 464
   sentada no alinhamento das regiões lombar e craniocervical, 461
Power
   balance, 223

770 | MÉTODO PILATES: DAS BASES FISIOLÓGICAS AO TRATAMENTO DAS DISFUNÇÕES

cord, 223
house, 114, 702
  músculos do, 263
Prancha de salto, 194
  sem impacto, 194
Precisão, 703
Preparação
  para a extensão, 139
  para a flexão em cadeia cinética
  aberta, 139
  fechada, 137
  para a flutuação
  1, 140
  2, 141
  para o nadando 1, 145
Press up, reformer, 365
Pressão arterial × atividade muscular, 729
Prettyman, Merryl, 104
Processo
  articular superior, 451
  transverso, 451
Programa de exercícios, 491
Pronadores, 388
Pronation and supination with tonning ball
  cadillac, 388
  chair, 389
Prone
  extension, cadillac, 314
  external rotation at 90° abduction, cadillac, 332
  horizontal abduction, cadillac, 315
  row, cadillac, 318
  v-raise, cadillac, 316
Propriocepção, 544
Protegendo a coluna vertebral, 263
Psoas
  maior, 405
  menor, 405
Pubalgia, 415
Púbis, 125, 403
  pectíneo, 401
Pull down, cadillac, 428
Pump one leg, 609
Pumping one leg, wunda chair, 441
Punch, solo, 305
Punho
  cuidados durante os exercícios, 395
  biomecânica do, 289
  flexão/extensão exacerbada do, 277
  flexibilidade dos extensores do, 392
  mobilização de, 390
Pupila, 62
Push
  down, wunda chair, 430
  up/flexão de braços, 182
  nível avançado, 252

Q

Quadrado, 146
  femoral, 405
  lombar, 405
Quadril, 407
  dissociando o, 127
  distensões musculares do, 415
  extensão do, 129

R

Radiculopatia cervical, 463
Ramo
  comunicante para o gânglio ciliar (raiz sensitiva), 62
  do ísquio, 401
  inferior do osso púbico, 401
  superior do osso púbico, 401
Receptores
  articulares, 6
  classificação funcional dos, 4
  sensitivos, 4
   epitelial, 4
   neuroepitelial, 4
   neuronal, 4
Recesso axilar, 284, 285
Redondo menor, 331
Reformer, 189, 190, 191, 268
  arms
   biceps, 342, 345, 350
   pull side, 337
   pulling, 321
   pushing, 354
       straps, 311
   triceps, 354, 359
   up and down, 323
  footwork, 606
   series
       arches, 437
       heels, 438
       tendon stretch, 438
       toes, 436
  front split, 426
  hug, 309
  leg circles, 424
  pelvic lift, 425
  press up, 365
  running, 439
  sentado na caixa, 361
  side split, 426
  twist/reach, 427
  wrist
   extension
       sitting in box, 374
       supine, 373
   flexion

sitting, 383
   in box, 386
  supine, 384
Região
  cervical, 456
  coccígea, 459
  lombar, 266, 457
  sacral, 458
  sacroilíaca, 480
  torácica, 457
Registros necessários para o educador físico abrir um estúdio de pilates, 747
Regulamentação, 743
Relação pilates × suspensão, 217
Relaxamento, 502
Relaxina, 701
Resfriamento, 502
Resistência
  constante, 29
  elástica progressiva, 243
  progressiva, 29
Respiração, 114, 118, 490, 699, 702
  com a coluna em flexão, 124
   lateral, 125
  externa, 118
  interna, 118
  tridimensional, 123
Respostas
  compensatórias de ajuste postural, 48
  de antecipação, 48
  de *feedback*, 48
  de *feedforward*, 48
Reto
  abdominal, 405
  femoral, 405
Reverse pull up, cadillac, 349
Ritmo lombopélvico, 459
Rocking spine corrector, 436
Rolamento parcial para trás, 150
  com torção, 170
Roldanas, 194
Roll
  down
   nível básico, 254
   solo, 344
  over, nível avançado, 249
Rolling
  back, 565
  like a ball/rolando como uma bola, 154
   nível intermediário, 242
Romboides, 314
Ronde de jambe, cadillac, 429
Rotação
  da craniocervical, 454
  da pelve, 275
  do tronco, 454
  em decúbito lateral, 146

externa, cadillac, 333
para cima e para baixo das escápulas, 133
Running, universal reformer, 439
Ruptura(s)
do ligamento cruzado anterior, 418
meniscais, 418

S

Sacro, 125, 403
movimentos do, 406
San Miguel, Lolita, 101, 109
Sandbag standing, solo, 375, 387
Sartório, 405
Saw, 434
Scalenus stretching, 520, 521
Scaption with external rotation, cadillac, 330
Scapula isolation, 240, 244, 250, 253, 257
cadillac, 306
chair, 313
nível básico, 238
variação unilateral, 247
Scissors/tesoura, 156, 589
with legs, 496
Seal/foca, 180
Seated correction postural, 510
Semicircle, 596
Semimembranoso, 405
Sensação(ões)
da dor, 7
exteroceptivas, 7
proprioceptivas, 7
somáticas, 7
mecanorreceptivas, 7
termorreceptivas, 7
viscerais, 7
Sentado na caixa, *reformer*, 361
Sequenciamento, 704
Sereia sentada, 147
Serrano, Estela, 106
Serrátil anterior, 305
Shift lateral, 542
Sholder bridge/ponto sobre os ombros, 166
Short spine, 582
Shoulder
and scapular mobility, 498
blade exercise, 518
bridge
nível básico, 247
prep/preparação para a ponte sobre os ombros, 157
down and up, chair, 326
Side
arm
pull, cadillac, 341
work, cadillac, 335
bend/inclinação lateral, 181

prep/preparação para inclinação lateral, 163
kicks/chutes
em decúbito lateral, 171
series, 423
up/down, nível intermediário, 251
ladder barrel, 431
passé, cadillac, 440
splits, 614
universal reformer, 426
traction, 506
twist, 564
Side-lying external rotation solo, 331
Síndrome
da dor subacromial, 292, 293
de De Quervain, 303
de fadiga muscular excessiva, SICK, 290
do impacto subacromial, 292
do piriforme, 416
do túnel do carpo, 303
Single leg
circles, 420
kick/chute de uma perna, 168, 433
prep/preparação para o chute de uma perna, 159
leg stretch/alongamento de uma perna, 155, 421, 587
nível básico, 250
straight, 422
Sistema(s)
anterolateral, 8
ativo, 116
ATP-CP, 20
circulatório, 227
da coluna dorsal, 7
glicolítico, 20
ligamentar, 404
modulador, 118
muscular, 405
oxidativo, 21
passivo, 115
vascular cerebral, 226
trabeculares, 408
Sit up, 598
Sitting spiral, solo, 334
Slight nod of head for
bend, 511
extension, 512
Small barrel, 210
bicycle, 435
Sociabilização, 699
Solo
forward flexion in side-lying position, 326
knee push up plus, 311
lunging
biceps, 345
swackadee, 329
mobilização com rolo, 390
pectoralis major and minor stretching, 328

punch, 305
roll-down, 344
sandbag standing, 375, 387
side-lying external rotation, 331
sitting spiral, 334
Spine
    corrector, 209, 237
        half shoulder bridge, 435
        hip circles, 423
        rocking, 436
    proprioception, 547
    stretch, 567
        forward/alongamento da coluna para frente, 159, 433
        nível básico, 257
    twist/torção da coluna, 153
Spread eagle chair, 363
Standing
    correction postural, 510
    leg pump, 610
    on floor at open end
        boxe cadillac, 359
        hug, 628
            cadillac, 308
Step barrel, 209, 237
Straight back, 572
Strengthening
    for deep neck flexor, 529
    for rotator muscles, 529
Stretches back
    ladder barrel, 432
    quadriceps and psoas, 619
Sulco obturatório, 401
Supercorreção, 541
Superfície auricular, 405
Superman, 545
Supinadores, 388
Suporte para cabeça, 193
Supraespinhal, 329
Suspensão, 218
Swan
    dive, 575
        nível intermediário, 238
    prep/preparação para o mergulho do cisne, 161
        2, 178
    with coordination, 535
    front, 549
    chair, 357
Swimming/nadando, 179, 573
    prep/preparação para o nadando 2, 162

T

Tabelas de preços, 740
Teaser
    nível avançado, 242
    prep/preparação para o desafio, 177

Tecido, 220
Tendinite, 301
  do bíceps braquial, 301
    medial, lateral e posterior do cotovelo, 302
Tenossinovite do primeiro compartimento dorsal, 303
Tensegridade, 34
Tensor da fáscia lata, 405
Terceira idade, 639
The cat, 555
The hundred/cem, 148, 584
The one leg circle nível básico, 244
The roll over/rolamento para cima, 167
  prep/preparação para o rolamento para cima, 158
The roll up/rolamento para cima, 151
  nível básico, 241
The saw/serrote, 169
Thoracic
  mobility, 519
  spine twist, 502
Tíbia, 408, 410
Tight stretch/alongamento da coxa, 182
Tipos posturais de pé, 49
Tiras de couro, 193
Toning ball, 256
Torção da coluna, 153
Tornozelo e pé, 410
  entorses de, 418
Torque, 26
Tower, 615
  cadillac, 439
Trabalho do *core* no treinamento suspenso, 224
Traction with roller, 504
Transtorno de déficit de atenção e hiperatividade, 689
  e exercício, 691
Transverso do abdome, 405
Trapézio, 219, 313
  flexível, 189
Trapezius stretching, 522, 523
Treinamento em suspensão, 224
Treino
  de força, 728
  em suspensão, 218
  resistido, 728, 729
Tríade ilíaca, 405
Tríceps braquial, 351
Triceps
  press standing, chair, 361
  sit, 630
    chair, 355
    on foot bar, chair, 362
Trigo, Clara, 106
Trodea, 62
Tronco
  extensão do, 454
  flexão do, 454
  inclinação lateral do, 454

rotação do, 454
Tropomiosina, 17, 18
Troponina, 17, 18
TRX, 221
Tubérculo púbico, 401
Tuberosidade
    ilíaca, 401, 405
    isquial, 405
    isquiática, 401
Túnica conjutiva do bulbo, 62
Twist, 562
    universal reformer, 427

V

Vasos linfáticos, 38
Vasto
    intermédio, 405
    lateral, 405
    medial, 405
Velloso, Terezinha, 106
Ventilação, 118
Via(s)
    proprioceptiva, 56
    sensoriais para a transmissão dos sinais somáticos até o sistema nervoso central, 7
Villas-Bôas, Gal, 106, 107

W

Walking stopped, 544
Wall unit, 211
Wrist
    extension
    standing, cadillac, 368
        variant, cadillac, 371
      supine
        cadillac, 369
        reformer, 373
      with tonning ball
        cadillac, 366
        chair, 367
    flexion
    sitting in box, reformer, 386
    sitting, reformer, 383
    standing, cadillac, 379
        variant, cadillac, 381
      supine
        cadillac, 380
        reformer, 384
      with tonning ball
        cadillac, 377
        chair, 378
    sitting in box, reformer, 374
Wunda chair, 194
    pumping one leg, 441
    push down, 430

X

Young, Thomas, 29